G. Souza-Offtermatt/K.-H. Staubach/P. Sterk/A. Udolph

Intensivkurs Chirurgie

W0077581

Gerlind Souza-Offtermatt
Karl-Hermann Staubach
Peter Sterk
Almut Udolph

Intensivkurs Chirurgie

Unter Mitarbeit von
Jan Nolde und Michael J. Melullis

1. Auflage

Mit 310 Abbildungen und 306 Tabellen

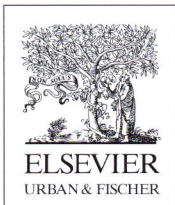

ELSEVIER
URBAN & FISCHER

Zuschriften und Kritik an:

Elsevier GmbH, Urban & Fischer Verlag, Lektorat Medizinstudenten, z.Hd. Nathalie Blanck, Karlstraße 45, 80333 München

Adressen der Herausgeber:

Dr. med. Gerlind Souza-Offtermatt
Verdistraße 1
85598 Baldham

Prof Dr. med. Karl-Hermann Staubach
Universitätsklinik Schleswig-Holstein
Campus Lübeck
Abteilung für Unfallchirurgie
Ratzeburger Allee 160
23538 Lübeck

PD Dr. med. Peter Sterk
Klinikum Kempten-Oberallgäu gGmbH
Allgemein-, Viszeral- und Gefäßchirurgie
mit Department Kinderchirurgie
Robert-Weixler-Straße 50
87439 Kempten (Allgäu)

Almut Udolph
Philippus-Stift
Hülsmannstraße 17
45355 Essen-Borbeck

Wichtiger Hinweis für den Benutzer:

Die Erkenntnisse in der Medizin unterliegen laufendem Wandel durch Forschung und klinische Erfahrungen. Herausgeber und Autoren dieses Werkes haben große Sorgfalt darauf verwendet, dass die in diesem Werk gemachten therapeutischen Angaben (insbesondere hinsichtlich Indikation, Dosierung und unerwünschten Wirkungen) dem derzeitigen Wissensstand entsprechen. Das entbindet den Nutzer dieses Werkes aber nicht von der Verpflichtung, anhand der Beipackzettel zu verschreibender Präparate zu überprüfen, ob die dort gemachten Angaben von denen in diesem Buch abweichen und seine Verordnung in eigener Verantwortung zu treffen.

Wie allgemein üblich wurden Warenzeichen bzw. Namen (z.B. bei Pharmapräparaten) nicht besonders gekennzeichnet.

Bibliografische Information Der Deutschen Bibliothek

Die Deutsche Bibliothek verzeichnet diese Publikation in der Deutschen Nationalbibliografie; detaillierte bibliografische Daten sind im Internet über http://dnb.ddb.de abrufbar.

Programmleitung: Dr. med. Dorothea Hennessen
Teamleitung Klinik: Nathalie Blanck
Lektorat: Dr. med. Konstanze Spring
Redaktion: Dr. med. G. Souza-Offtermatt, K. Spring, L. Lehmeyer
Herstellung: Peter Sutterlitte
Zeichnungen: Helmut Holtermann, Dannenberg
Satz: Typodata, München
Druck und Bindung: Printer Trento, Italien
Umschlaggestaltung: SpieszDesign, Neu-Ulm

ISBN 3-437-43490-X

Aktuelle Informationen finden Sie im Internet unter www.elsevier.de

Vorwort

Es war der Wunsch des Verlags, der uns veranlasste, die Reihe „Intensivkurs" um das Fach Chirurgie zu erweitern. Analog zu den schon vorhandenen Lehrbüchern der Fachrichtungen Pathologie, Gynäkologie und Pädiatrie war es unser Bestreben, den Studenten ein Buch an die Hand zu geben, das sich in der Gliederung eng an die Anforderungen des Gegenstandskatalogs hält und die Prüfungsfragen des IMPP der letzten Jahre mitberücksichtigt. Zusätzlich haben wir die in dieser Reihe didaktisch bewährten Merke-, Klinik- und Kasuistikkästen in größerer Anzahl eingefügt und die prüfungsrelevanten Textabschnitte am Rand vermerkt. Wir bemühten uns dabei, den Lernstoff so verständlich und anschaulich wie möglich mit einer Vielzahl von Tabellen und Abbildungen zu gestalten und wichtige Inhalte besonders hervorzuheben.

Besonderer Wert wurde bei den Kapiteln des speziellen Teils auf die gängige Diagnostik und die „chirurgischen Grundbegriffe" gelegt, um einen schnellen Überblick über die Diagnosemöglichkeiten und die jeweiligen Operationsmethoden zu bieten.

Für das uns entgegengebrachte Vertrauen danken wir dem Verlag Elsevier/Urban & Fischer, insbesondere Frau Dr. Dorothea Hennessen sowie Frau Nathalie Blanck für die freundliche Betreuung. Unser ganz spezieller Dank gilt Frau Dr. Konstanze Spring, die durch ihre engagierte redaktionelle Mithilfe entscheidend am Entstehen des Manuskriptes mitgewirkt hat. Und natürlich möchten wir auch allen Studenten, die das Manuskript kritisch auf Verständlichkeit überprüft haben, an dieser Stelle herzlich danken. Herrn Prof. Dr. K.-H. Staubach und Herrn PD Dr. P. Sterk sei für die aktive Unterstützung und Beschaffung des reichhaltigen Bildmaterials in ganz besonderer Weise gedankt.

Über Anregungen und auch konstruktive Kritik aus dem Leserkreis würden wir uns freuen. Wir hoffen, dass das vorliegende komprimierte Lehrbuch den Studenten bei der Vorbereitung auf das Staatsexamen eine brauchbare Hilfe sein kann und wünschen Ihnen dabei viel Erfolg und Glück.

Gerlind Souza-Offtermatt
Almut Udolph

Geleitwort zur 1. Auflage

Das vorliegende Buch basiert auf langjähriger praktischer Erfahrung der die Autorinnen begleitenden Hochschullehrer. Nach dem Vorbild der Intensivkurse in anderen Fächern ist das vorliegende Werk als kurzes, aber „intensives" Lehrbuch zu verstehen, das in knapper, übersichtlicher Form das Basiswissen der gesamten Chirurgie vermittelt.

Mit Hilfe von zahlreichen Abbildungen, auch aus anderen Standardwerken des Elsevier/Urban & Fischer Verlags, hoffen wir, den Studenten, aber auch interessierten Physiotherapeuten und Krankenschwestern das Wichtigste der Chirurgie nahe zu bringen. Dabei galt: Oftmals ist eine Abbildung klarer als viele Worte.

Wert gelegt haben die Autorinnen vor allem auch auf eine verständliche Darstellung, denn die Erfahrung hat gezeigt, dass nur „die Dinge im Leben hängen bleiben", die auch verstanden worden sind.

Wir wünschen diesem Buch, dass es allen Lesern ein guter Ratgeber für die theoretische Ausbildung, aber auch für die praktische Tätigkeit werde und bitten trotz straffer Gliederung, kurz gefasster Texte und verstärkter visueller Darstellung in Abbildungen und Tabellen um kritsche Kommentare und Hinweise.

Lübeck und Kempten
Prof. Dr. K.-H. Staubach, PD Dr. P. Sterk

Abkürzungsverzeichnis

ACVB	aortokoronarer Venen-Bypass	OSG	oberes Sprunggelenk
BAO	basal acid output	pAVK	periphere arterielle Verschluss-krankheit
BSR	Bizepssehnenreflex		
CCR	kontinuierliche komplette Remission	PCA	patient-controlled analgesia
		PDA	Periduralanästhesie
COLD	chronic obstructive lung disease	PEG	Perkutane endoskopische Gastrostomie
COPD	chronic obstructive pulmonary disease		
		PET	Positronen-Emissions-Tomographie
CR	complete remission	PFN	proximaler Femurnagel
CVI	chronisch venöse Insuffizienz	PIP	Proximales Interphalangeal-Gelenk
CW-Doppler	continuous-Wave Doppler	PR	partielle Remission
D-Arzt	Durchgangsarzt	PRIND	prolongiertes reversibles ischämi-sches neurologisches Defizit
DCIS	duktales Carcinoma in situ		
DHS	dynamische Hüftschraube	PTCA	perkutane transluminale Coronar-angioplastie
DIP	distales Interphalangeal-Gelenk		
DMS	Durchblutung, Motorik, Sensibilität	PTFE-Netz	Polytetrafluorethylen-Netz
DSA	digitale Subtraktionsangiographie	PTS	postthrombotisches Syndrom
EDA	Epiduralanalgesie	PVC	Polyvinylchlorid
EK	Erythrozytenkonzentrat	PW-Doppler	Pulsed-Wave Doppler
EPT	endoskopische Papillotomie	RPR	Radiusperiostreflex
ESWL	extrakorporale Stoßwellenlithotrip-sie	SAB	Subarachnoidalblutung
		SCLC	kleinzelliges Bronchialkarzinom
FFP	fresh frozen plasma	SHF	Schenkelhalsfraktur
FNAC	Feinnadel-Aspirations-Cytologie	SHT	Schädel-Hirn-Trauma
FNB	Feinnadel-Biopsie	SPECT	Single-Photon-Emissionscomputer-tomographie
GCS	Glasgow Coma Scale		
HEP	Hemiendoprothese	SPV	Selektiv proximale Vagotomie
HIT	heparininduzierte Thrombozyto-penie	SSL	Steinschnittlage
		TCD	transkranielle Dopplersonographie
IDK	invasiv duktales Karzinom	TEA	Thrombendarteriektomie
ILK	invasiv lobuläres Karzinom	TENS	transkutane elektrische Nerven-stimulation
IORT	intraoperative Strahlentherapie		
LC-DCP	low-contact dynamic compression plate	TEP	Totalendoprothese
		TIA	transitorische ischämische Attacke
LCIS	lobuläres Carcinoma in situ	TI-GVHD	Transfusionsinduzierte Graft-versus-Host-Krankheit
LISS	less invasive stabilization system		
MAO	maximal acid output	TIPS	Transjugulärer intrahepatischer portosystemischer Stentshunt
MCP	Metakarpophalangealgelenk		
MDP	Magen-Darm-Passage	TK	Thrombozytenkonzentrat
ME	Metallentfernung	TOS	Thoracic-outlet-Syndrom
MRCP	MR-Cholangiopankreatikographie	TRALI	Transfusionsassoziierte akute Lungeninsuffizienz
MRM	Magnetresonanz-Mammographie		
NOMI	nicht okklusive mesenteriale Isch-ämie	TSR	Trizepssehnenreflex
		TUR	Transurethrale Resektion
NSCLC	nichtkleinzelliges Bronchialkarzi-nom	TVT	Akute tiefe Venenthrombose
		USG	unteres Sprunggelenk
ÖGD	Ösophago-Gastro-Duodenoskopie	VATS	videoassistierte Thorakoskopie
OPSI	overwhelming post splenectomy infection	YAG Laser	Yttrium-Aluminium-Granat-Laser
		z.A.	zum Ausschluss

Abbildungsverzeichnis

Die nachfolgend aufgeführten Abbildungen entstammen sämtlich Büchern, die im Verlag Elsevier/ Urban & Fischer, München, erschienen sind:

Abb. 21-6 aus Benninghoff/ Drenckhahn: Anatomie, 16. Auflage, 2003

Abb. 2-1 bis 2-3, 3-1 bis 3-3, 3-5a, 3-7, 3-10 bis 3-12, 4-1, 5-1/2, 6-2/3, 7-2/3, 8-1, 8-3 bis 8-6, 10-10/11, 10-14, 11-1 bis 11-4, 11-7/8, 11-10 bis 11-12, 11-14, 12-3 bis 12-6, 13-1, 13-5, 13-8, 13-13, 14-1/2, 15-2, 15-4, 15-6/7, 17-1 bis 17-3, 17-5, 17-8/9, 17-11, 18-1, 19-2/3, 19-8, 20-1 bis 20-3, 20-6, 21-2, 22-1, 23-1, 25-1/2, 25-4/5, 26-1, 26-4, 27-4/5, 29-1, 30-1 bis 30-3, 30-8, 31-2/3, 31-7/8, 31-10/11, 31-14b, 31-20/21, 31-24, 31-26, 32-3/4, 32-6 bis 32-8, 32-12 bis 32-14, 32-17, 32-19, 32-22, 32-24, 32-27, 32-29 bis 32-32, 32-34/35, 32-40, 33-7, 33-9, 33-12/13, 33-16, 33-18 bis 33-23, 33-25, 33-29 bis 33-36, 33-38, 33-43, 34-3, 34-5/6 aus Berchtold: Chirurgie, 4. Auflage, 2001.

Abb. 7-1, 10-6 aus Böcker/Denk/Heitz: Lehrbuch Pathologie, 2. Auflage, 2001

Abb. 31-16/17, 31-22 aus Breusch: KlinikLeitFaden Orthopädie, 4. Auflage, 2002

Abb. 10-3/4 aus Bühling et al.: Intensivkurs Pathologie, 2. Auflage, 2000

Abb. 16-1, 16-2, 16-4, 16-7 aus Bühling/Friedmann: Intensivkurs Gynäkologie, 1. Auflage, 2004

Abb. 34-1 aus Fleischhauer: Leitfaden Physiotherapie in der Orthopädie und Traumatologie, 1. Auflage, 2001

Abb. 3-4, 3-6, 3-8/9, 6-1, 8-2, 10-7, 11-5, 11-13, 12-1/2, 12-7, 13-2, 15-3, 16-6, 19-1, 21-1, 21-9, 22-4/5, 22-7, 23-2, 23-4, 23-6, 24-1, 25-3, 30-7, 31-6, 31-14a, 31-15, 31-18, 31-23, 31-28/29, 32-11, 32-16, 32-23, 32-28, 32-33, 33-3, 33-10, 33-26, 33-28, 34-4, 34-7, 36-1 aus Hasse/Nürnberger: KlinikLeitFaden Chirurgie, 3. Auflage, 2002

Abb. 13-9 aus Hepp/Kogel: Gefäßchirurgie, 1. Auflage, 2001

Abb. 10-1/2 aus Hoffmann: Crashkurs Anatomie, 1. Auflage, 2000

Abb. 31-30 aus Kauffmann/Moser/Sauer: Radiologie, 2. Auflage, 2001

Abb. 15-1 aus Klöss: Anästhesie, 1. Auflage, 2004

Abb. 34-2 aus Kolster: Leitfaden Physiotherapie, 4. Auflage, 2002

Abb. 10-9, 10-13 aus Liebsch: Kurzlehrbuch Neurologie, 2. Auflage, 2001

Abb. 31-4 aus Mediscript 2. Staatsexamen, Chirurgie 3/94

Abb. 35-1 aus Muntau: Intensivkurs Pädiatrie, 1. Auflage, 2003

Abb. 32-5, 32-37, 33-15, 33-24, 33-39, 33-41, 33-42 aus Nöldeke: KlinikLeitFaden Chirurgische Ambulanz, 2. Auflage, 2002

Abb. 31-25, 31-27 aus Rassner: Dermatologie, 7. Auflage, 2002

Abb. 10-8, 14-3, 33-37 aus Reichert: Lernkarten Chirurgie, 3. Auflage, 2003

Abb. 3-5b+c aus Reymond et al.: Kompaktatlas Chirurgie – Operationstechniken, 1. Auflage, 2003

Abb. 10-5, 32-18, 32-41 aus Schirmer: Neurochirurgie, 9. Auflage, 1998

Abb. 13-3, 17-7, 24-2, 31-9, 32-36 aus Sengersdorf: Chirurgie in Frage und Antwort, 4. Auflage, 2002

Abb. 32-1, 32-9/10, 32-15, 32-20 aus Sobotta: Anatomie-Atlas Band I, 21. Auflage, 1999

Abb. 11-9a+b, 13-7, 17-4, 19-5, 21-3/4, 21-8, 25-11, 26-3, 29-2, 30-4 bis 30-6 aus Visite Live, Hörbuch Chirurgie, 1. Auflage, 2003

Für die Bereitstellung der klinischen Abb. 13-4, 13-6, 13-10 bis 13-12, 15-5, 15-8/9, 16-3, 16-5, 16-8, 17-6, 17-10, 17-12, 18-2/3, 19-4, 19-6/7, 19-9, 20-4/5, 20-7, 21-5, 21-7, 21-10, 22-2/3, 22-6, 22-8, 23-3, 23-5, 23-7, 24-3 bis 24-12, 25-6 bis 25-10, 25-21, 26-2, 26-5, 27-1 bis 27-3, 28-1, 29-3, 30-9, 31-12, 33-8, 33-14, 33-27, 33-40 Sterk et al. danken wir Herrn Dr. Nolde und Herrn Dr. Kraus aus der Klinik der Chirurgie des Universitätsklinikums Schleswig-Holstein, Campus Lübeck, sowie Herrn Dr. Leibecke aus der Klinik für Radiologie und Frau Dr. Eckerle aus der Klinik für Nuklearmedizin und Strahlentherapie, ebenfalls am Universitätsklinikum Schleswig-Holstein, Campus Lübeck sowie Herrn Dr. Antes aus der Radiologie am Klinikum Kempten-Oberallgäu.

Für die hervorragenden Zeichnungen und Kolorierungen danken wir Herrn H. Holtermann, Dannenberg.

Inhaltsverzeichnis

1 Indikationen und Kontraindikationen des operativen Eingriffs

Gerlind Souza-Offtermatt

1.1 Indikationsfindung

1.1.1 Anamnese

Während der Anamnese findet der erste Kontakt zwischen Arzt und Patient statt. Das Gespräch ist sehr wichtig, um ein **Vertrauensverhältnis** zu schaffen und dem Patienten das Gefühl zu geben, mit seinen Beschwerden ernst genommen zu werden.

Ferner kann durch eine genaue und geschickt durchgeführte Anamnese das **Krankheitsbild** oft schon sehr gut **abgegrenzt werden.**

> **Merke**
> In über 60 % der Fälle führt schon eine detaillierte Anamnese zu einer korrekten Diagnose.

Wichtig bei der Anamneseerhebung ist die Einhaltung einer gewissen **Reihenfolge**, damit kein wesentlicher Punkt übersehen wird. Mithilfe eines gestaffelten **Anamnesebogens** ist neben der richtigen Reihenfolge auch gleichzeitig die **Dokumentation** möglich.

Ablauf der Anamnese

Die Anamnese teilt sich in vier Bereiche auf: aktuelle Beschwerden, persönliche Anamnese, Familienanamnese und soziale Anamnese.

Aktuelle Beschwerden

- Unterscheidung zwischen **Hauptbeschwerde** und eventuellen **Nebenbeschwerden**
- Zeitpunkt des Auftretens der Beschwerden → wann erstmalig, wie oft, nächtliches Auftreten, bestimmte Tageszeit?
- Lokalisation → wohin ausstrahlend? Bei Gelenkschmerzen: mono- oder polyartikulär?
- Schmerzcharakter → stechend, brennend, dumpf, wandernd?
- Intensität des Schmerzes → hilfreich ist hier eine Schmerzskala, mit welcher der Schmerz von 1 bis 10 zu bewerten ist.
- Zeitlicher Bezug → intermittierende Beschwerden, zunehmend, chronisch?
- Begleitende Faktoren → Nahrungsaufnahme, Husten, Schmerz bei Belastung?
- Lindernde oder intensivierende Faktoren?
- Funktionsbeeinträchtigung → Miktion, Defäkation; Gelenkfunktion?
- Bisherige Maßnahmen und Therapie?

Persönliche Anamnese

Welche Erkrankungen sind bisher aufgetreten, hatte der Patient schon einen Unfall? Sind Operationsrisiken bekannt, gab es bei einer Operation Komplikationen? Welche Medikamente werden eingenommen? Raucht der Patient? Wie hoch ist der Alkoholkonsum; werden andere Drogen (legal/illegal) konsumiert? Sind dem Patienten Allergien bekannt?

Familienanamnese

Hierbei sollte an Tumorerkrankungen, Erkrankungen mit einer genetischen Komponente und an Stoffwechselerkrankungen gedacht werden.

Soziale Anamnese

Der Patient wird um Angaben zum Familienstand, zur beruflichen Situation und zu seiner Arbeitsbelastung gebeten. Auch die Frage einer körperlichen Behinderung gehört mit zur Anamnese.

1.1.2 Körperliche Untersuchung

Auch für die körperliche Untersuchung empfiehlt es sich, nach einer bestimmten Systematik vorzugehen und diese **Reihenfolge** immer einzuhalten. Dabei sollten unangenehme oder schmerzhafte Untersuchungsabschnitte immer am Schluss erfolgen. Die Untersuchung teilt sich in folgende Schritte auf:
- Beurteilung des **Allgemeinzustandes (AZ)** und der **Bewusstseinslage**
- **Inspektion:** Ernährungszustand (EZ), Hautkolorit, Lippenfarbe und Fingernägel, Exsikkosezeichen, Auffälligkeiten
- **Perkussion:** Lunge, Herz, Abdomen
- **Auskultation:** Lunge, Herz, Abdomen, Gefäße
- **Palpation:** im schmerzarmen Bereich beginnen und langsam zum schmerzhaften Bereich weiterpalpieren
- **Messung:** Puls, Blutdruck, Atemfrequenz, Temperatur, Umfangsmessungen an Extremitäten, Gelenkmessungen
- **rektale Untersuchung.**

Eine klinische Untersuchung sollte stets **seitenvergleichend** erfolgen.

1.1.3 Laboruntersuchungen

Präoperative Routinediagnostik

Zur präoperativen Routinediagnostik werden zusätzlich zur Notfalldiagnostik (s. Klinikkasten) noch weitere Laborparameter bestimmt, die sich u.a. nach dem geplanten Eingriff richten:
- Harnsäure
- Transaminasen
- Cholesterin
- $TSH, T_3/T_4$
- Cholesterin
- Urinuntersuchung.

Weiterführende Diagnostik ist evtl. bei speziellen Fragestellungen notwendig:
- Tumormarker im Fall einer malignen Erkrankung (s. Kap. 7.3.3)
- Hormonbestimmungen
- Antikörperbestimmungen.

Klinik: Notfalldiagnostik

Die Notfalllabordiagnostik umfasst ein Minimum an notwendigen Laborwerten, die für eine Notfall-OP unabdingbar sind:
- Blutbild: Leukozyten, Erythrozyten, Hb, HKT, Thrombozyten, Blutgruppe
- Gerinnung: Quick, PTT
- Elektrolyte: Natrium, Kalium, Kalzium
- Serumparameter: Albumin, γ-GT, Lipase, CK, CK-MB, LDH, Laktat, Harnstoff, Kreatinin.

Bei Vorliegen pathologischer Laborwerte sollte auch bei einem Notfalleingriff versucht werden, die Werte zu normalisieren, da sich dadurch die Prognose erheblich verbessert.

Postoperative Kontrolluntersuchungen

Typisch für die postoperative Phase ist ein **Leukozyten-, CRP-** und **CK-Anstieg.** Diese Werte sowie andere evtl. **pathologische Werte** sollen **täglich,** bei Bedarf auch engmaschiger kontrolliert werden.

Gerinnungswerte werden ebenfalls postoperativ **täglich kontrolliert,** insbesondere nach größeren Eingriffen.

Sonstige Kontrolluntersuchungen richten sich nach der Art des Eingriffs oder sind patientenspezifisch (s. Tab. 1-1).

Bei Bedarf evtl. auch **Kontrolle von Medikamentenspiegeln** (Digitalis, Antibiotika).

Eine Entlassung des Patienten sollte erst bei Normalität oder sinkender Tendenz pathologischer Werte stattfinden.

1.1.4 Bildgebende Verfahren

Sonographie

Die Ultraschalldiagnostik beruht auf der Auswertung reflektierter Schallwellen, die als kurze Impulse durch die Haut eingestrahlt und an Gewebs- und Organschichtgrenzen reflektiert werden.

Besondere Vorteile des Verfahrens: Es ist nicht invasiv und gefahrlos anwendbar, außerdem ist es kostengünstig und leicht reproduzierbar.

Technisch unterscheidet man zwischen
- **A-Bild:** Amplitudenscan; eindimensionale Darstellung der Echos; aus dem Abstand der Amplituden

Tab. 1-1	Postoperative Kontrolluntersuchungen
Pankreaseingriffe	Amylase, Lipase; Hinweis auf Autodigestion
Leber- und Gallenwegsoperationen	γ-GT, AP, SGOT, SGPT, Bilirubin; Hinweis auf Cholestase
Viszerale Durchblutungsstörung	Laktat (zeigt eine Ischämie an)
Einschränkung der Nierenfunktion	Kreatinin, Kalium
Einschränkung der Leberfunktion	Quick, Albumin, F XIII
Patienten mit KHK	CK, CK-MB, GOT, LDH
Diabetes mellitus	Glucose, Laktat, U-Stix

kann auf die Tiefe der reflektierenden Flächen geschlossen werden;

- **B-Bild:** Helligkeitsscan; zweidimensionale Darstellung der Echos; werden an der entsprechenden Stelle als Lichtpunkt dargestellt; der erzeugte Lichtpunkt ist umso heller, je stärker das Echo ist;
- **M-Bild:** Darstellung von Herzwandabschnitten im Rahmen der Echokardiographie;
- **Ultraschall-Doppler:** zur Messung der Strömungsverhältnisse in Gefäßen anhand der von den Erythrozyten mit Doppler-Effekt reflektierten Echos;
- **Duplexsonographie:** Kombination von **Ultraschall-Doppler** und **B-Bild** zur gleichzeitigen Abbildung des interessierenden Blutgefäßes und Messung der Blutströmungsgeschwindigkeit;
- **Farbduplexsonographie:** mit Farbkodierung der Geschwindigkeitssignale; Verwendung zur Beurteilung von Venen;
- **Intraoperative Sonographie:** mit sterilen Schallköpfen ist eine intraoperative Beurteilung von Organen möglich.

> **Merke**
> Die Sonographie ist das erste und wichtigste Verfahren bei jedem **unklaren Abdomen** zur Darstellung von freier abdomineller Flüssigkeit (Blut, Aszites, Eiter).

Endosonographie

Die Endosonographie ist eine weitere, sehr genaue Anwendungsmöglichkeit der Ultraschalltechnik.

Schallsonden werden in Hohlorgane (Ösophagus, Magen, Duodenum, Gallengang, Rektum) eingeführt, um z. B. die Ausdehnung von Tumoren innerhalb der Darmwand zu beurteilen.

Ultraschallkontrollierte Punktion/Biopsie

Mit der ultraschallkontrollierten Punktion ist eine zielgenaue **Entnahme von Biopsien** möglich. Hierbei unterscheidet man zwischen:

- ultraschall**gesteuerter** Punktion, bei der die Punktionsnadel am Schallkopf fix montiert ist, und
- ultraschall**geführter** Punktion, wobei zwischen Schallkopf und Punktionsbesteck keine fixe Verbindung besteht, der Nadelreflex jedoch fortlaufend mit dem Schallkopf kontrolliert wird.

Diese **interventionelle Sonographie** findet auch Anwendung bei **Abszessdrainagen** und **therapeutischen Punktionen** mit nachfolgender Sklerosierung und Koagulation von Gewebe.

Röntgen

Konventionelle Radiographie

Die konventionelle Radiographie findet hauptsächlich Anwendung bei folgenden Aufnahmen:

- **Thoraxübersicht:** Beurteilung von Lungenlappen (Entzündung) und Lungenzeichnung, Verbreiterung des Mediastinums, Herzgröße und Kontur; Pleuraraum, Zwerchfellhochstand, als präoperative Routinediagnostik

- **Abdomenübersicht:**
  - freie Luft unter dem Zwerchfell im Stehen oder in Linksseitenlage **(Luftsichel)** → Perforationen
  - stehende Darmschlingen und Flüssigkeitsspiegel → Darmobstruktionen
  - retroperitoneale Luft (streifenförmige Aufhellung entlang Psoasschatten) → Perforation retroperitonealer Organe, Abszess
  - Verkalkungen: Pankreas, Gallen- und Nierensteine, Ureterkonkrement, Aneurysmen
- **Skelett:** Aufnahmen in 2 Ebenen zur Frakturerkennung und -kontrolle, zum Nachweis von Luxation oder Subluxationsstellung von Gelenken, Strukturanomalien (Osteoporose) sowie degenerativen und arthritischen Veränderungen.

Röntgen-Kontrastdarstellung

Man unterscheidet zwischen wasserlöslichem, jodhaltigen Kontrastmittel (KM), das über die Niere ausgeschieden wird und bariumsulfathaltigem, wasserunlöslichen Kontrastmittel, das zur Darstellung des Magen-Darm-Traktes verwendet wird.

> **Klinik: Regeln bei Kontrastmittelgabe**
> 1. Orale KM-Gabe: grundsätzlich nur **wasserlösliches KM** (z. B. Gastrografin®) benutzen bei **geplanter Magen-Darm-OP,** bei Verdacht auf **Perforation** oder **Ileus** oder **drohender Aspiration.** Bei Verwendung von bariumsulfathaltigem KM besteht in diesen Fällen die Gefahr der Bariumperitonitis.
> 2. Intravenöse KM-Untersuchung **nach** geplanter Schilddrüsenszintigraphie durchführen.
> 3. KM-Gabe nach Radiojodtherapie (z. B. bei Schilddrüsenkarzinom) ist für mehrere Monate kontraindiziert.
> 4. Jodhaltiges KM bei V. a. **Hyperthyreose** wegen Gefahr der thyreotoxischen Krise nur bei dringlicher Indikation verwenden. Vorherige und anschließende Gabe von Perchlorat-Lsg. (z. B. Irenat®) und Thyreostatika.
> 5. Strengste Indikationsstellung bei Niereninsuffizienz.

> **Merke**
> Gefahr der **Kontrastmittelallergie** bei i. v. Verabreichung ist vor allem zu vermuten, wenn schon andere Allergien (Heuschnupfen, atopisches Ekzem, Asthma bronchiale) bekannt sind.

Zur Prophylaxe bei V. a. KM-Allergie oder schon bekannten leichten Unverträglichkeitsreaktionen kann mit H_1/H_2-Blockern oder Steroiden behandelt werden.

Anwendung von Röntgen-Kontrastdarstellungen

Röntgen-Kontrastdarstellungen wurden vielfach von endoskopischen Untersuchungsmethoden oder Sonographie abgelöst. Bei manchen Fragestellungen werden sie aber noch angewandt (s. Tab. 1-2).

Tab. 1-2   Indikationen und Kontraindikationen von Röntgenkontrastmitteldarstellungen

Untersuchung	Indikation	Kontraindikation
Ösophagusbreischluck	Dysphagie, Passagehindernis gastroösophagealer Reflux, Hernien, Divertikel, Varizen, postoperative Anastomosenkontrolle	V.a. ösophagotracheale Fistel
Magen-Darm-Passage (MDP)	Ulkus, Entzündung,Tumor, Motilitätsstörungen	Bei V.a. Perforation nur wasserlösliches KM
Dünndarm-Doppelkontrast (nach Sellink)	Organische Wandläsionen (Stenose, Entzündung), Divertikel, Tumor	Ileus
Kolonkontrasteinlauf	Lage des Kolonrahmens, Darmwandkontur, Darmmotilität, Divertikel, Entzündung,Tumor	Toxisches Megakolon, **akute** Colitis ulcerosa, akute Divertikulitis, Biopsie oder Polypenabtragung 7–10 Tage zuvor Bei Nahtinsuffizienz und Perforation mit wasserlöslichem KM
Perkutane transhepatische Cholangiographie (PTC)	Beurteilung der Lumenweite und des Verlaufs der intra- und extrahepatischen Gallenwege; Konkremente	Aszites, Gerinnungsstörung, Metastasenleber
Darstellung der Harnwege (i.v. Pyelogramm)	Beurteilung der Nierengröße, -lage und -kontur, Konkremente, Ureterverlauf	Kreatinin > 3 mg/dl

Arteriographie   Röntgenologische Darstellung von Arterien mit Kontrastmittel. Man unterscheidet zwischen direkter Arteriographie, bei der das Gefäß perkutan punktiert und das KM injiziert wird, und indirekter Arteriographie, bei der ein Katheter über einen Führungsdraht in proximale Gefäßbereiche vorgeschoben und das KM injiziert wird. Heute meist in DAS-Technik (digitale Subtraktionsangiographie), mit der eine Kontraststeigerung bei geringerer KM-Menge möglich ist.

Phlebographie   Röntgenologische Darstellung von Venen (z.B. V. cava, V. portae, Extremitätenvenen) mithilfe von KM zum Nachweis einer Abflussbehinderung, von Kollateralkreisläufen oder Klappeninsuffizienzen.

Tomographie

Schichtaufnahmen werden hergestellt, indem Röntgenröhre und Filmebene sich gegenläufig zueinander um einen Drehpunkt bewegen. Der Vorteil liegt in der überlagerungsfreieren Darstellung.

Durchleuchtung

Mit der Durchleuchtung ist eine kontinuierliche Beobachtung von funktionellen Abläufen im Körper möglich. Die Röntgenstrahlung wird mit einem **Röntgenbildverstärker** in ein lichtstärkeres Bild mit höherer Auflösung umgewandelt. Die Strahlenbelastung ist höher als bei der konventionellen Radiographie. Anwendung bei **Knochennagelungen** und bei der Positionierung eines Katheters in der **interventionellen Radiologie.**

Computertomographie (CT)

Die schichtbildgebende Röntgenuntersuchung ist ein wichtiges diagnostisches Instrument zur **nichtinvasiven** Untersuchung von Schädel, Thorax, Abdomen, Wirbelsäule und Extremitäten, das auch mit i.v. **Kontrastmittelgabe** ergänzt werden kann. Mit der schnellen **Spiral-CT** ist z.B. bei Polytrauma ein CT in wenigen Minuten zu erstellen. Die **Strahlenbelastung** ist allerdings **mehrfach höher** als bei der konventionellen Radiologie.

Bei der Betrachtung ist zu beachten, dass eine Struktur links im CT-Bild auf der rechten Seite des Körpers liegt.

Bezeichnung für die Dichte: **hypodens** (geringe Dichte), **hyperdens** (höhere Dichte) und **isodens** (gleiche Dichte wie ein anderes Medium).

Magnetresonanztomographie (MRT)

Syn.: Kernspintomographie

MRT ist ein **nichtinvasives** bildgebendes Verfahren ohne Röntgenbelastung, bei dem durch ein Magnetfeld großer Feldstärke und Radiowellen geringer Intensität, die in gepulster Form eingestrahlt werden, Protonen der Wasser- und Fettbestandteile zu Kernspinresonanz angeregt werden.

Der Schwerpunkt liegt in der Anwendung an **Hirn** und **Rückenmark** und im Bereich des **Bewegungs- und Stützapparates.**

Die **Magnetresonanzangiographie (MRA)** als **nichtinvasives** Verfahren (kontrastmittelfrei oder kontrastmittelverstärkt) zur Gefäßdarstellung gewinnt in den letzten Jahren zunehmend an Bedeutung.

Kontraindikationen: **Herzschrittmacher,** Stents, Metallsplitter, Endoprothesen.

Positronen-Emissions-Tomographie (PET)

Mit der Positronen-Emissions-Tomographie können **nichtinvasiv** biochemisch wichtige quantitative Stoffwechseluntersuchungen (Glukosestoffwechsel, Sauerstoffumsatzraten) durchgeführt werden. Dabei werden Positronenstrahler und mit ihnen markierte Radiopharmaka und Körperbausteine (Fett, Aminosäuren, Zucker) verwendet. Als Radionuklide dienen ^{11}C, ^{13}N, ^{15}O und ^{18}F sowie ^{123}I. Zum Nachweis werden ringförmige (bis zu 32 Ringe) oder hexagonal um den Körper angeordnete Detektoren verwendet, pro Ring bis zu 800 Einzeldetektoren. Gleichzeitig können bis zu 60 Schnittbilder aufgenommen werden, wobei eine räumliche Auflösung von 4–5 mm erreicht wird.

Das Haupteinsatzgebiet der Methode ist die Früherkennung und Verlaufskontrolle bei Krebserkrankungen (Onkologie).

Nuklearmedizinische Diagnostik

Verfahren zur Lokalisation von speichernden Herden in Organen durch Injektion von radioaktiv markierten Partikeln (z. B. Technetium) und Scannen mit einer speziellen Kamera zur bildhaften Darstellung.

> **Merke**
> Zwischen 2 Szintigraphien muss ein Abstand von mindestens 2 Tagen eingehalten werden.

Hauptindikationen: **Schilddrüse** → autonomes Adenom, **Skelett** → Tumormetastasen, Entzündung; **Lunge** → Ausschluss Lungenembolie.

1.1.5 Endoskopie

Endoskopische Verfahren haben in den letzten Jahren an Bedeutung gewonnen, da sich durch die Möglichkeit der **Biopsieentnahme** das diagnostische Spektrum erheblich vergrößert hat. Gleichzeitig können auch **therapeutische Maßnahmen** durchgeführt werden.

In der Chirurgie wird die Endoskopie in folgenden Bereichen eingesetzt:
- zur präoperativen Diagnostik und interventionellen Therapie (Polypektomie, ERCP)
- zur Notfalldiagnostik
- intraoperativ
- postoperativ

> **Klinik**
> Als Vorbereitung auf eine Endoskopie sind **Gerinnungswerte** (Quick, PTT) und **BB** zu bestimmen.

Ösophagogastroduodenoskopie (ÖGD)

Die endoskopische Untersuchung des **oberen Gastrointestinaltraktes** hat vielfältige **Indikationen:**
- **notfallmäßig** bei Fremdkörperdigestion, gastrointestinalen Blutungen (Ulkus, Ösophagusvarizen)
- Dysphagie
- persistierendes Erbrechen unklarer Genese

- therapieresistenter gastroösophagealer Reflux
- Abklärung unklarer Oberbauchbeschwerden und unklarer Befunde, die bei Röntgenuntersuchungen erhoben wurden

Zu den **Kontraindikationen** zählen Gerinnungsstörungen, Perforation und respiratorische Insuffizienz.

Retrograde Cholangiopankreatikographie (ERCP)

Bei dieser Untersuchungsmethode werden endoskopische und radiologische Diagnostik kombiniert angewandt. Vom Duodenum aus werden Papilla Vateri und Ductus choledochus sondiert und nach Füllung mit KM radiologisch dargestellt.

Zu den **diagnostischen Indikationen** zählen die unklare Cholestase und der V.a. Choledochuskonkrement; die **therapeutische ERCP** wird zur Steinextraktion, Stenteinlage und Papillotomie bei Papillenstenose eingesetzt.

Koloskopie und Rektoskopie

Mit der **Koloskopie** wird der komplette Dickdarm bis in das terminale Ileum untersucht, wobei gleichzeitig **Biopsien** von verdächtigen Arealen entnommen und **Polypen** mit der Diathermieschlinge entfernt werden.

Indikationen: Vorsorgeuntersuchung im Rahmen der Tumorprophylaxe, Abklärung okkulter Blutabgänge und chronischer Diarrhöen, chronische Colitis ulcerosa.

Zu den **Kontraindikation** gehören die akute Kolitis, das toxische Megakolon und der V.a. Darmperforation.

Als Vorbereitung wird eine Darmspülung (z.B. mit Golytely®) durchgeführt, ein gut vorbereiteter Darm ist Voraussetzung für eine erfolgreiche Koloskopie.

Mit der **Rektoskopie** wird der Dickdarm bis ca. 30 cm ab ano untersucht.

Indikationen: Hämorrhoiden, Tumoren, Divertikel, unklare Blutungen

Bronchoskopie

Die **Bronchien** sind mit dem flexiblen Endoskop bis zur **Subsegmentebene** zu beurteilen.

Gleichzeitig werden **Probeexzisionen** und Material zur zytologischen Untersuchung (Bürstenabstrich, bronchoalveoläre Lavage) entnommen.

Indikationen: Fremdkörperaspiration, endobronchiale Blutungen, Stentimplantation als palliative Maßnahme.

Laparoskopie

Bei der **Endoskopie der Bauchhöhle** unterscheidet man zwischen der **diagnostischen** und der **therapeutischen** Laparoskopie.

Indikationen der diagnostischen Laparoskopie
- Differenzialdiagnose unklarer Ober- oder Unterbauchschmerzen
- Staging bei gastrointestinalen Tumoren
- Klärung der Operabilität bei malignen Tumoren

Zur **therapeutischen Laparoskopie** siehe Kapitel 3.5.2.

1.2 Indikationsformen

1.2.1 Indikationsstufen

Absolute Indikation

Bei Notfällen und lebensbedrohlichen Zuständen.
- Absolut **sofort:** notwendig zur Lebenserhaltung in einer akut lebensbedrohlichen Situation (z. B. Aneurysmaruptur, Spannungspneumothorax).
- Absolut **dringlich:** innerhalb der nächsten Stunden notwendig, um einen irreparablen Schaden oder eine vitale Bedrohung zu vermeiden (z. B. Fraktur 3. Grades).

Bei einer absoluten Indikation ist **nur** eine Operation lebensrettend oder organerhaltend.

Relative Indikation (= elektive Operation)

Die Operation kann als Wahloperation geplant und entsprechend vorbereitet werden. Bei einer relativen Indikation kann evtl. auch eine nichtchirurgische Therapie eine Heilung bewirken.

Palliative Indikation

Als lebensverlängernde Maßnahme bei einer infausten Erkrankung → Schmerzlinderung zur Verbesserung der Lebensqualität.

Präventive Indikation

Operation vor Ausbruch einer Krankheit, z. B. Kolektomie bei einer familiären adenomatösen Polyposis (FAP).

Diagnostische Indikation

Operation zur Exploration einer Erkrankung.

Kosmetische Indikation

Operativer Eingriff aus ästhetischen Gründen, z. B. schönheitschirurgische Eingriffe.

1.2.2 Dringlichkeitsstufen

Tabelle 1-3 zeigt die Einteilung in verschiedene Dringlichkeitsstufen.

1.3 Der operative Eingriff

1.3.1 Operationsziele

Eine Operation kann als Ziel haben:
- Heilung → **kurative Intention**
- Besserung der Lebensqualität und Verlängerung des Lebens → **palliative Intention**
- Diagnosesicherung → **diagnostische Intention**
- Krankheitsverhinderung → **präventive Intention**

1.3.2 Operationszeitpunkt

Im Hinblick auf den Zeitpunkt der Operation ergibt sich folgendes Einteilungsschema:

Eine Notfalloperation muss innerhalb Minuten vorgenommen werden, sie duldet keinerlei Aufschub.

Bei einer **elektiven Operation** hingegen kann der Zeitpunkt nach bestimmten patientenbezogenen Kriterien gewählt werden. Es bleibt somit ausreichende Vorbereitungszeit (Wochen bis Monate) für Diagnostik und eventuelle Therapie einer Begleiterkrankung, sodass der Patient in möglichst optimalem Allgemeinzustand zur Operation kommt.

1.4 Kontraindikationen

Bei jedem chirurgischen Eingriff muss sich der behandelnde Chirurg die Frage stellen, ob es Kontraindikationen gegen diesen diagnostischen oder therapeutischen Eingriff gibt:
- Bei einer **absoluten Kontraindikation** verbietet sich der operative Eingriff in jedem Fall. Das Nichtbeachten der Kontraindikation würde einen **Kunstfehler** bedeuten.
- Liegt eine **relative Kontraindikation** vor, müssen die sich daraus ergebenden Risiken streng abgewogen werden. Bisweilen ist es sehr schwierig, abzuwägen, ob die Durchführung oder das Unterlassen eines Eingriffs für den Patienten das größere Risiko darstellt. Selbstverständlich ist die OP-Dringlichkeit letztendlich ausschlaggebend; so wird bei einer vitalen Indikation, die über das Leben des Patienten entscheidet, jede Kontraindikation außer Acht gelassen.

Folgende Parameter zählen zu den **Risikofaktoren,** bei deren Vorliegen die Indikation überprüft werden muss: Gerinnungsstörungen, Thromboembolien in der Anamnese, kardiopulmonale Erkrankungen, schwere Lebererkrankungen sowie Nierenfunktionsstörungen und endokrine Erkrankungen.

Klinik

Folgende Erkrankungen gelten als **Kontraindikationen** (Ausnahme: vitale Indikation):
- Herzinfarkt < 3 Monate
- präoperative Infektion
- akute Hepatitis bis zur Normalisierung der Serum-Transaminasen
- Hyperthyreose

1.5 Prognose

Die Behandlungsprognose ist eine auf ärztlicher Erfahrung und wissenschaftlichen Kriterien basierende Vorhersage über den zu erwartenden **Verlauf** und **Ausgang einer Erkrankung.** Sie kann aus statistischen Erhebungen für jede Erkrankung unter bestimmten Voraussetzungen (Operationsmethode, Vorbehandlung) ermittelt werden. Zu berücksichtigen ist dabei stets aber auch der individuelle Gesundheitszustand des Patienten.

Man unterscheidet zwischen einer **Prognose quoad vitam,** d. h. mit Aussicht auf Überleben, und einer **Prognose quoad valetudinem,** also mit Aussicht auf Gesundung.

Tab. 1-3	**Dringlichkeitsstufen**	
	Eingriffe	**Vorbereitungszeit**
Dringlichkeitsstufe 1	Soforteingriffe (z. B. akute Blutung, SHT)	Minuten
Dringlichkeitsstufe 2	Dringliche nicht geplante Eingriffe (z. B. Frakturen, Ileus)	Minuten bis Stunden
Dringlichkeitsstufe 3	Bedingt dringliche geplante Eingriffe (z. B. Bypass-OP)	Tage bis Wochen
Dringlichkeitsstufe 4	Nicht dringliche geplante Eingriffe (z. B. nicht inkarzerierte Hernien)	Wochen bis Monate

Die Prognose kann gut, **bona,** zweifelhaft, **dubia,** ungewiss, ungünstig, **infausta,** schlecht, **mala,** oder sehr schlecht, **pessima,** sein.

1.6 Präoperative Aufklärung

1.6.1 Das ärztliche Aufklärungsgespräch

Das ärztliche Aufklärungsgespräch ist ein wichtiger Bestandteil der präoperativen Phase. Ohne die ausdrückliche rechtswirksame Einwilligung des Patienten erfüllt jeder Eingriff den **Straftatbestand der Körperverletzung.** Um die Einwilligung erteilen zu können, muss der Patient selbstverständlich entsprechend über seine Erkrankung und den vorgesehenen Eingriff informiert sein. Zum ärztlichen Eingriff werden **Operationen,** aber auch **Gewebeentnahmen** und **Applikationen von Medikamenten** mit erheblichen Nebenwirkungen gezählt.

> **Merke**
> Jegliche Maßnahmen, welche die körperliche Unversehrtheit des Patienten verletzen, erfüllen ohne Einwilligung den juristischen Straftatbestand der **Körperverletzung.**

Erläuterung der Befunde

Das Aufklärungsgespräch beginnt mit der Erklärung der Befunde und der **Gründe,** die für den vorgesehenen Eingriff sprechen, sowie dessen Bedeutung für die Zukunft des Patienten. Der Arzt muss dazu medizinische **Fachausdrücke laiengerecht** erklären und dem Bildungsstand des Patienten entsprechend erläutern. Erörtert wird ferner, inwieweit der Eingriff zur Diagnostik oder Heilung wesentlich beiträgt und ob **Alternativen** dazu existieren. Der Patient sollte in Umrissen auch über die **Technik** des geplanten Eingriffs und über den normalen **Behandlungsablauf** informiert sein.

Erläuterung der Risiken

Der Erläuterung der Risiken, die mit dem Eingriff verbunden sind, muss herausragende Bedeutung beigemessen werden. Das betrifft die typischen Risiken des Eingriffs selbst und die speziellen Risiken in Bezug auf den Patienten. Der Arzt sollte das Für und Wider

bei **relativen Kontraindikationen** dem Patienten genau erklären und ihm somit eine Entscheidungshilfe geben.

Der Patient muss auch über alle möglichen **Komplikationen** informiert werden, selbst über **Folgen** eines Eingriffs, für die lediglich eine Wahrscheinlichkeit von 0,5 % besteht.

Grundsätzlich sollte dem Informationsbedürfnis des jeweiligen Patienten Rechnung getragen werden. Der Umfang der Aufklärung hängt zudem von der **Dringlichkeit** der Operation ab. Bei Eingriffen der Dringlichkeitsstufe 1 und 2 kann sich die Aufklärung auf einige wesentliche Informationen beschränken, bei der Dringlichkeitsstufe 3 und 4 sollte der Patient differenzierter und umfassender unterrichtet werden.

Bei elektiven Operationen, bei denen ein hoher Blutverlust wahrscheinlich ist, wird dem Patienten die besondere Möglichkeit der Eigenblutspende angeboten.

Ist dagegen geplant, Blutkonserven zu verabreichen, muss auf das Infektionsrisiko hingewiesen werden. Es liegt für **Hepatitis** bei 1 : 20.000 bis 1 : 30.000, für **HIV** 1 : 1.000.000. Auch über die heparininduzierte Thrombozytopenie (HIT) muss der Patient aufgeklärt werden.

Überlegungsfrist, Aufklärung

Das Aufklärungsgespräch sollte so früh wie möglich stattfinden, damit dem Patienten eine **ausreichende Überlegungsfrist** bleibt. Aus diesem Grund ist eine Aufklärung unmittelbar vor dem Eingriff unzureichend. Die Aufklärung soll **spätestens am Vortag** erfolgen.

Einwilligung

Die Einverständniserklärung und das Aufklärungsgespräch werden aus forensischen Gründen unter Verwendung spezieller Formulare **schriftlich dokumentiert.** Auch eine mündliche Einwilligung wird mit Angabe von mindestens zwei Zeugen dokumentiert.

Zu den Voraussetzungen für die Einwilligung gehört zum einen die **Einwilligungsfähigkeit** des Patienten, d. h., er muss bewusstseinsklar sein. Des Weiteren ist die **Geschäftsfähigkeit** des Patienten gefordert, bei Minderjährigen oder Entmündigten muss der gesetzliche Vertreter die Einwilligung erteilen.

Bei akut lebensrettenden Maßnahmen darf ein Eingriff keineswegs wegen fehlender Einwilligung verzögert werden. Ist der Patient ohne Bewusstsein, geht der Arzt von der **mutmaßlichen Einwilligung** aus. An komatösen und alkoholisierten Patienten dürfen jedoch nur Eingriffe der Dringlichkeitsstufe 1 und 2 vorgenommen werden.

Eine Aufklärung nach Prämedikation und Sedierung ist nicht statthaft. Bei Sprachschwierigkeiten sollte ein Dolmetscher hinzugezogen werden.

1.6.2 Juristische Aspekte

Erzwungener Eingriff

Das **Selbstbestimmungsrecht** besagt, dass gegen den erklärten Willen eines bewusstseinsklaren und geschäftsfähigen Patienten Eingriffe selbst bei vitaler Indikation **strafbar** sind. Selbst entscheiden können in diesem Sinne Minderjährige ab 14 Jahren; ihr Wille ist auch bei Einspruch der Eltern ausschlaggebend.

Eine besondere Problematik entsteht in Fällen einer **Zustimmungsverweigerung** seitens sorgeberechtigter Personen für eine dringliche OP bei einem minderjährigen Kind aus weltanschaulichen Gründen oder Uneinsichtigkeit. Gelingt eine Umstimmung nicht, kommt als letzte Lösung die **Einschaltung des Vormundschaftsgericht** in Frage.

2 Chirurgische Infektionslehre

Gerlind Souza-Offtermatt

2.1 Allgemeine Infektionslehre

Der Begriff „Infektion" leitet sich von dem lateinischen Wort inficere = vergiften, anstecken ab und bedeutet das Eindringen von Mikroorganismen (Viren, Bakterien, Pilze, Protozoen oder Würmer) in einen Makroorganismus, der darauf mit Abwehrmaßnahmen (Immunantwort) reagiert.

Unter einer **chirurgischen Infektion** versteht man sowohl Infektionen, die chirurgisch behandelt werden, also Abszesse, Empyeme oder unter Ausschluss von Sauerstoff entstandene Infektionen (z. B. Gasbrand), als auch Infektionen, die nach einem chirurgischen Eingriff auftreten (postoperative Infektion).

Man unterscheidet zwischen
- **Primärinfektion:** entsteht beim ersten Kontakt des Körpers mit einem Krankheitserreger,
- **Sekundärinfektion:** Infektion eines bereits infizierten Organismus mit einem zweiten, anderen Erreger, wobei dem zweiten Erreger der Weg durch den ersten Erreger gebahnt wurde, und
- **Mischinfektion:** wird durch mehrere, gleichzeitig auf den Organismus einwirkende Erreger verursacht.

2.1.1 Grundbegriffe der Hygiene

Asepsis/Antisepsis

Semmelweis definierte 1847 erstmals den Begriff „Asepsis" als **„Keimfreiheit zur Vermeidung einer Infektion oder Kontamination".** Asepsis beinhaltet alle hygienischen Maßnahmen, die geeignet sind, Keimfreiheit zu erreichen, das bedeutet alle **sterilisierenden Maßnahmen.** Sie ist eine Voraussetzung für die primäre Heilung einer Operationswunde. Unter **Antisepsis** hingegen versteht man die Hemmung von Erregern, sodass sie nicht mehr infizieren können. Dies wird durch **Desinfektion** erreicht.

> **Merke**
> Durch **Sterilisation** wird **Asepsis** erreicht, durch **Desinfektion** lediglich **Antisepsis.**

Sepsis

Sepsis bedeutet zunächst einmal das Gegenteil von Asepsis, also die Kontamination mit Krankheitserregern. Sepsis bezeichnet einen Zustand, bei dem der Organismus durch Krankheitserreger wie Bakterien, aber auch durch deren Stoffwechselprodukte (Toxine) oder Pilze in der Blutbahn in eine lebensgefährliche Organdysfunktion gerät.

Hygieneregeln

Sterilisation

Sterilisation ist eine Maßnahme, durch welche alle Mikroorganismen, auch Bakteriensporen, abgetötet werden. Der dadurch erreichte Zustand ist die Asepsis.

Da die zu sterilisierenden Materialien unterschiedliche Thermostabilität besitzen, wird das Sterilisationsverfahren nach dem Material ausgewählt (s. Tab. 2-1 und 2-2).

Für Pharmazeutika, Einwegmaterial und Nahtmaterial wird von der Industrie das Verfahren der Sterilisation mit Kathodenstrahlen angewandt.

> **Merke**
> Das einfache Auskochen von Instrumenten ist keine Sterilisation, da hierbei Gas- und Milzbranderreger sowie Tetanuserreger nicht abgetötet werden.

Mikroorganismen und Sporen werden in Resistenzstufen zwischen I (Viren, Pilze, Bakterien) und IV (Erdsporen) eingeteilt, was bei hygienischen Maßnahmen ebenfalls zu beachten ist.

Desinfektion

Desinfektion ist der Sterilisation gegenüber zu stellen. Durch Desinfektion wird keine Keimfreiheit hergestellt, aber die Mikroorganismen werden reduziert und unschädlich gemacht. Desinfektion wird angewandt, wenn Sterilisation nicht in Betracht kommt, also für die Händedesinfektion, Desinfektion des Operationsgebietes oder für die Raumdesinfektion. Dafür gibt es folgende Möglichkeiten:

Tab. 2-1   Sterilisation thermostabiler Materialien

	Verfahren	Wirktemperatur	Wirkdruck	Wirkzeit
Thermostabile, brennbare Materialien z.B. Wäsche, Instrumente Gummi, Kunststoff	Dampf (Autoklav)	134 °C	2,9 bar	5 min
		121 °C	1,9 bar	25 min
Thermostabile, unbrennbare Materialien z.B. Glas, Metallinstrumente	Heißluft	200 °C	Normaler atmosphärischer Druck	30 min

Tab. 2-2   Sterilisation thermolabiler Materialien

	Verfahren	Wirktemperatur	Wirkdruck	Wirkzeit
Thermolabile Materialien z.B. Kunststoffe, Optiken etc.	Gassterilisation (Äthylenoxid)	55 °C	Normaler atmosphärischer Druck	60 min
	Formaldehyd	60 °C	200 bar	120 min

- **physikalische Desinfektion:** Auskochen mit Wasser unter Zusatz von Soda für mindestens 15 min. Geeignet sind dafür: kochbare Wäsche, Geschirr, Instrumente;
- **chemische Desinfektion:** Für die verschiedenen Anwendungen werden ebenfalls verschiedenartige Desinfektionsmittel verwendet:
  - **Flächendesinfektion** und Desinfektion von Wäsche, Instrumenten oder Ausscheidungen mit Phenol, Chlor oder Formaldehyd in wässriger Lösung;
  - **Desinfektion des Operationsfeldes und der Hände** durch jodhaltige Mittel oder alkoholhaltige Präparate.

Hinsichtlich der Händedesinfektion wird zwischen chirurgischer und hygienischer Händedesinfektion unterschieden. Während die **hygienische** Händedesinfektion hauptsächlich die **hautfremden** Keime beseitigt, werden bei der **chirurgischen** Händedesinfektion auch die **hauteigenen** Keime mehrheitlich eliminiert.

Klinik: Händedesinfektion
Hygienische Händedesinfektion: mindestens 1 min Händedesinfektion z.B. mit Sterillium®.
Chirurgische Händedesinfektion: Waschen der Hände bis zu den Ellenbogen mit Wasser und Seife während mindestens 2 min. Dann Einreiben der Hände bis zu den Ellenbogen mit Desinfektionsmittel, Dauer mindestens 5 min.

Bei der Desinfektion des Operationsfeldes unterscheidet man zwischen Eingriffen mit geringem, mittlerem und hohem Infektionsrisiko (s. Tab. 2-3).

Hospitalismus

Definition

Hospitalismus bezeichnet die im Krankenhaus erworbene Infektion mit resistent gewordenen Erregern.

Tab. 2-3   Desinfektion von Operationsfeldern mit verschiedenen Infektionsrisiken

Infektionsrisiko des Eingriffs	Eingriff	Desinfektion des Operationsfeldes
Kategorie I = geringes Risiko	Intra-, subkutane und intravenöse Injektionen und Blutentnahmen	Ca. 30 s Einwirkzeit des Hautdesinfektionsmittels
Kategorie II = mittleres Risiko	Intravenöse Verweilkanülen, intramuskuläre Injektionen, Blutkulturen	Auftragen des Desinfektionsmittels, nach 30 s nochmaliges Auftragen und Abwischen mit sterilem Tupfer
Kategorie III = hohes Risiko	Operationen, Punktionen von Körperhöhlen, Gelenkpunktionen	Reinigung und Enthaarung der Haut, 2-maliges Auftragen des Desinfektionsmittels zu je 2,5 min, Tragen von Mundschutz und sterilen Handschuhen

Eine solche Infektion nennt man auch nosokomiale Infektion.

Ätiologie

Die Ursachen einer nosokomialen Infektion können bestehen in:
- unkritischer und unsachgemäßer Anwendung von Antibiotika
- Vernachlässigung der Hygienevorschriften
- mangelnder Qualifikation des Personals
- überholter Bautechnik (z.B. veraltetes Leitungssystem oder veraltete Klimaanlagen)

Hospitalkeime

Wichtigste nosokomiale Keime sind neben **Staphylokokken** (Staphylococcus aureus) gramnegative Keime wie **Klebsiellen, Proteus** und **Pseudomonas aeruginosa.** Zunehmend werden Methicillin- (= Oxacillin-)resistente Staphylococcus-aureus-Erreger **(MRSA)** und andere multiresistente Problemkeime wie **Acinetobacter** in Krankenhäusern festgestellt.

Bei älteren Dusch- und Klimaanlagen ist auch an **Legionellen** zu denken, die durch eine mehrmalige Durchspülung des Wasserleitungssystems mit über 70 °C heißem Wasser bekämpft werden können.

Nicht zu vernachlässigen sind auch virale Infektionen wie **Coxsackie-** und **ECHO-Virus-**Erkrankungen sowie **Zytomegalievirus-(CMV-)Infektionen.**

Prophylaxe von Hospitalinfektionen

Hospitalinfektionen kann bei konsequenter Einhaltung einiger prinzipieller Regeln wirksam vorgebeugt werden:
- Händedesinfektion vor und nach jedem Patientenkontakt
- Desinfektion und Sterilisation
- Organisatorische Maßnahmen bei der Behandlung und Pflege der Patienten: Schaffung kleinerer Krankenzimmer, strenge Isolierung infektiöser Patienten, strenge Abschirmung der OP-Säle vom Krankenhausbetrieb und Verzögerung der Resistenzentwicklung von Mikroorganismen gegenüber neuen Chemotherapeutika durch gezielte und konsequente Anwendung.

2.1.2 Infektionsformen

Vor der Beschreibung der einzelnen Infektionsformen soll an dieser Stelle auf die Pathophysiologie der Infektion eingegangen werden.

Nach der **Ätiologie** kann zwischen **viralen, bakterielle** und **parasitären Infektionen** sowie **Mykosen** unterschieden werden.

Der Organismus verfügt über verschiedene Mechanismen, die zum Schutz gegen Erreger dienen. Ein **äußerer Schutz** wird gewährleistet durch:
- intakte Haut und Schleimhäute
- intakte Gewebedurchblutung
- bakterizide Wirkung des Magensaftes und physiologische Bakterienflora

Innere Schutzmechanismen sind die zelluläre (Makrophagen) und die humorale Abwehr (Antikörpersynthese).

Kommt es trotz dieser Schutzmechanismen zum Kontakt des Erregers mit dem Organismus, wird eine Entzündungsreaktion ausgelöst, die durch verschiedene Vermittlersubstanzen, sog. **Mediatoren,** reguliert wird. Man unterscheidet zwischen zellulären Mediatoren, die im Rahmen der Entzündung von Zellen (Mastzellen, Lymphozyten, Granulozyten oder Endothelzellen) sezerniert werden, und Plasmamediatoren, die aus inaktiven, im Blutplasma vorhandenen Vorstufen gebildet werden. Zu den **zellulären Mediatoren** zählt man:
- **biogene vasoaktive Amine:** Histamin und Serotonin → vasodilatierende und permeabilitätssteigernde Wirkung
- **Leukotriene** und **Prostaglandine**
- **Zytokine:** Zu ihnen gehören der Tumor-Nekrose-Faktor (TNF), Interleukine (IL-1, IL-6, IL-8) und Interferone, die bei der Regulation von lokalen und systemischen Immunreaktionen eine Bedeutung haben

Zu den **Plasmamediatoren** gehören:
- **Kinine:** Bradykinin → ebenfalls vasodilatierende und permeabilitätssteigernde Wirkung
- **gerinnungsaktivierende Substanzen** (z.B. Hageman-Faktor)

Auf der anderen Seite werden von den Mikroorganismen verschiedene Produkte gebildet, die den Vorgang der Infektion beeinflussen:
- **Exotoxine** → Proteine, die von lebenden Bakterien sezerniert werden
- **Endotoxine** → Lipopolysaccharide, die bei der Zerstörung von gramnegativen Bakterien frei werden
- **Enzyme,** die von Bakterien zu ihrem Schutz gebildet werden (z.B. Koagulase von Staphylokokken).

Nach der Übertragbarkeit des Erregers ist zwischen **direkten,** von Mensch zu Mensch übertragbaren Infektionen, die als Tröpfcheninfektion, Kontaktinfektion oder als fliegende Infektion ablaufen können und **indirekten** Infektionen zu unterscheiden, bei denen ein Zwischenwirt in die Infektkette eingeschaltet ist.

Lokale Infektionen

Eine lokal begrenzte Infektion ruft einige charakteristische Entzündungszeichen als Antwort auf die Infektion hervor, die von **Celsus** (25 v. bis 40 n. Chr.) bereits beschrieben wurden. Es sind die **klassischen Entzündungszeichen:**
- Rubor → Rötung
- Dolor → Schmerz
- Calor → Überwärmung
- Tumor → Schwellung

Als weiteres Merkmal fügte **Galen** (130–201 n.Chr.) noch die Funktionseinschränkung (Functio laesa) hinzu.

Lokale Infektionen können jedoch darüber hinaus auch Allgemeinreaktionen des Körpers wie Fieber, Leukozytose und BSG-Erhöhung hervorrufen.

Eine lokale bakterielle Entzündung kann sich über folgende Wege ausbreiten:

- **Kontinuierlich:** Die Entzündung breitet sich entweder im Interstitium oder über vorgebildete Wege (z. B. Gallenwege) aus;
- **Lymphogen:** Die Ausbreitung erfolgt über die Lymphbahnen des betroffenen Organs zu den regionären Lymphknoten;
- **Hämatogen:** Eine Einschwemmung von Bakterien ins Blut führt zur **Bakteriämie.** Die Bakterien werden meist von Makrophagen aufgenommen und abgebaut, sodass es zu keinen allgemeinen Krankheitserscheinungen kommt, bei virulenten Erregern oder abgeschwächter Resistenz kann es jedoch zu einer Überschwemmung des Körpers und zur Entwicklung einer **Sepsis** kommen.

Systemische Infektionen

Die hämatogene Aussaat einer lokalen Infektion kann zu einer schweren systemischen Infektion führen, die durch Versagen eines oder mehrerer Organe (Niere, Lunge, Leber, Herz/Kreislauf) geprägt ist. Bakterielle Exo- oder Endotoxine führen dabei in Kombination mit körpereigenen Mediatoren zu einer **reaktiven Hyperzirkulation.** Die periphere O_2-Ausschöpfung und -Verwertung auf Zellebene und die Mikrozirkulation sind hingegen reduziert, wodurch es zur **Organminderperfusion** kommt. Folge ist ein Laktatanstieg mit entsprechendem pH-Abfall und **metabolischer Azidose.** Diese Azidose versucht der Körper durch Hyperventilation zu kompensieren. Ist das nicht mehr möglich, fällt der pH-Wert noch weiter ab, und es kommt als Reaktion zu einer Erweiterung der Gefäße, wodurch das Blut im Kapillarbett versackt → **Schock** und nachfolgende **Organschäden** sind die Folge.

Postoperative Infektionen

Insbesondere bei mangelhafter Immunabwehr des Patienten besteht die Gefahr, dass es trotz aller Vorsichtsmaßnahmen postoperativ zu Infektionen kommt.

> **Merke**
> Es ist festzustellen, dass das Risiko einer postoperativen Infektion mit der Länge des präoperativen Krankenhausaufenthaltes ansteigt.

Postoperative Infektionen kündigen sich durch **Fieber** an. Bei postoperativ auftretendem Fieber während der ersten 2 Tage nach der Operation kommen als Ursachen hauptsächlich in Betracht:
- Wundinfektionen (Erreger meist **Streptokokken**)
- Pneumonie
- Sepsis

Später auftretendes Fieber spricht für:
- Pneumonie
- Harnwegsinfekt (evtl. katheterbedingt)
- Infektion durch zentralen Venenkatheter
- Wundinfektion (Erreger meist **Staphylokokken**)
- intraabdominelle Infektionen (Nahtinsuffizienzen, Abszesse)

Des Weiteren kann auch eine Meningitis, Phlebitis oder Kolitis Ursache der postoperativen Infektion sein.

Harnwegsinfekte

Harnwegsinfekte entstehen postoperativ hauptsächlich durch länger in der Blase verweilende **Harnwegskatheter.** Erreger sind überwiegend **E. coli** und gramnegative Bakterien wie **Pseudomonas** oder **Enterobacter.** Auch durch Spülungen mit Antiseptika lassen sich Harnwegsinfekte nicht ganz verhindern.

Die Rate an Infektionen ist bei suprapubischen Kathetern wesentlich geringer.

Die antibiotische Therapie erfolgt nach Antibiogramm, wobei vor allem Chinolone (Ciprofloxacin) oder Co-trimoxazol eingesetzt werden.

Pneumonien

Nosokomiale Pneumonien gehören zu den häufigsten und schwersten postoperativen Infektionen, vor allem bei älteren Patienten mit reduzierter Immunabwehr. Mangelhafte Belüftung der Lunge durch **Hypoventilation** und **Atelektasen** sind als begünstigende Faktoren anzusehen. Beatmete Patienten sind besonders gefährdet.

Als Erreger kommen sowohl gramnegative Bakterien (**Pseudomonas aeruginosa, Klebsiella pneumoniae**) als auch grampositive Bakterien (**Pneumokokken, Streptokokken** oder **Staphylococcus aureus**) in Frage. Zunehmend werden auf chirurgischen Intensivstationen auch atypische Pneumonien diagnostiziert, als deren Erreger Mycoplasma pneumoniae sowie Chlamydien, aber auch Pilzinfektionen durch Aspergillus oder Candida in Betracht kommen.

Neben der Röntgenaufnahme wird die Diagnose durch Erregernachweis in Sputum oder Bronchiallavage gestellt.

Therapeutisch werden Pneumonien mit Breitspektrumpenicillinen oder Cephalosporinen, evtl. in Kombination mit Aminoglykosiden, angegangen, bei Aspirationspneumonien vorwiegend mit Clindamycin.

Wundinfektionen

Operationswunden werden ihrer bakteriellen Kontamination entsprechend in verschiedene Gruppen eingeteilt:
- **aseptische Wunde:** nicht infizierte, nichttraumatische Wunde bei elektiven Operationen;
- **bedingt aseptische Wunde:** Notfalloperationen, bei denen keine Infektionen vorliegen;
- **kontaminierte Wunde:** frische traumatische Wunden, Wunden bei Eröffnung von infizierten Harn- oder Gallenwegen oder bei akuten nichtpurulenten Entzündungen;
- **septische Wunde:** traumatische Wunde mit nekrotischem Gewebe, Wunden bei purulenten Entzündungen (z. B. perforierte Appendizitis).

Es ist einleuchtend, dass die Infektionsrate mit zunehmender Kontamination stark ansteigt, bei septischen Wunden bis auf 40 %.

Wundinfektionen treten überwiegend zwischen dem 5. und 7. Tag nach der Operation auf und äußern sich in **postoperativem Fieber** (→ tägliche Kontrollen), **Wundrötung** und **Schmerzen.** Bei einem Abszess weist die Wunde eine Fluktuation auf.

Zur Therapie wird die **Wunde eröffnet** und die **Wundbehandlung offen** durchgeführt, unter zusätzlicher Antibiotikagabe bei Gefahr der systemischen Ausbreitung.

Prophylaxe von Wundinfektionen

Seit Einführung der **perioperativen Antibiose,** die meist als Ultrakurzzeitprophylaxe erfolgt, konnten Wundinfektionen von früher 30–50 % auf jetzt 3–10 % reduziert werden. Insbesondere bei längeren Operationen, wo die Wundfläche durch die Umgebungsluft kontaminiert werden kann, ist eine Antibiotikaprophylaxe empfehlenswert. Damit während der Operation schon ein wirksamer Gewebespiegel besteht, sollte die erste Antibiotikagabe etwa $1\frac{1}{2}$ **h vor dem Hautschnitt** erfolgen. Im Allgemeinen ist eine einmalige Gabe als sog. **single shot** ausreichend, bei Operationen > 6 h ist eine Wiederholung möglich.

Infektionen durch Venenkatheter

Die auf chirurgischen Intensivstationen wichtigen und häufig angewandten Venenkatheter sind eine Quelle schwerer nosokomialer Infektionen.

Hauptsächlich **Staphylococcus aureus** und **S. epidermidis** gehören zu den Erregern, die sich intraluminal vermehren oder von der Katheteraußenseite her in die Blutbahn gelangen. Nur durch strenge hygienische Kautelen beim Legen des Katheters, durch regelmäßige Überprüfung der Punktionsstelle und zeitlich begrenzten Verbleib des Venenkatheters kann eine Infektion wirksam vermieden werden.

Kommt es dennoch zu einer venenkatheterbedingten Infektion, die sich in hohem Fieber und Leukozytose äußert, hilft nur die Entfernung des Katheters.

Intraabdominelle Infektionen

Gefürchtet sind postoperative **Abszesse, Nahtinsuffizienzen** und die hieraus entstehende **Peritonitis.**

Unterstützend zu der erforderlichen chirurgischen Intervention werden Breitspektrumantibiotika kombiniert mit **Metronidazol** oder **Clindamycin** verabreicht.

Sepsis

Definition

Nach dem klassischen Sepsisbegriff der Infektiologie ist Sepsis zu definieren als eine generalisierte bakteriämische Infektionskrankheit, die von einem primären Sepsisherd ihren Ausgang nimmt.

Leitsymptome der Sepsis

- Plötzlich einsetzendes **hohes Fieber** mit **Schüttelfrost,** bei höherem Alter des Patienten und Immunsuppression ist auch **Hypothermie** möglich.
- **Tachykardie**
- **Tachypnoe**
- **RR-Abfall** systolisch < 90 mmHg
- Bewusstseinsstörung
- Insuffizienz von mindestens zwei Organsystemen (Lunge, Niere, Herz-Kreislauf-System, Leber)

- Grau-blaues, marmoriertes Hautkolorit; typisch sind sog. **Osler-Spots** (septische Mikroembolien) an Fingern, Zehen und Retina; Petechien

> **Merke**
> Ein Patient mit einer Sepsis wirkt „todkrank".

Lokalisation des Sepsisherdes

Sie ist von großer Bedeutung, um eine erfolgreiche Therapie durchführen zu können:
- klinische Untersuchung: Suche nach der Eintrittspforte
- Röntgen-Thorax: Pneumonie, Abszess, Pleuraerguss
- Sonographie-Abdomen: Überprüfen der Nieren (Harnaufstau, Steine, septische Metastasen), der Leber und Gallenblase (Abszess/Empyem oder Steine), Milz (septische Metastasen); Überprüfen, ob Aszites, Douglas-Abszess vorhanden
- CT Abdomen

Basisdiagnostik

- **Mikrobiologische Diagnostik** mit wiederholten Blutkulturen (aerob und anaerob), Urinuntersuchung, mikrobiologischer Untersuchung von entfernten Drainagen und Kathetern, Punktion von Abszessen, Pleuraerguss und Aszites sowie evtl. Liquorpunktion
- **BB:** Leukozytose mit Linksverschiebung, manchmal aber auch Leukopenie; Thrombopenie
- **Laktat ↑**
- **Quick ↓, PTT ↑**
- Sonstige Labordiagnostik (Elektolyte, Leberwerte etc.), BZ

Therapie

Sofort nach Abnahme der Kulturen erfolgt eine **kalkulierte Antibiose,** d. h. die Antibiotikatherapie bei noch nicht vorliegender Keimanalyse bis zum Erregernachweis. Danach **gezielte Antibiose** entsprechend Antibiogramm; **Sanierung des primären Sepsisherdes** und Wechseln aller Zugänge (ZVK, Dauerkatheter); Gabe von **Glukokortikoiden** als Immuntherapie, Ausgleich von Azidose nach Blutgasanalyse.

Meldepflichtige Infektionen

Das **Bundesseuchengesetz** regelt die Seuchenbekämpfung durch Anzeigepflicht im Verdachts-, Krankheits- oder Todesfall bei bestimmten Infektionskrankheiten (s. Tab. 2-4).

Ergänzt wurde dieses Gesetz seit dem 01.01.2001 durch das **Infektionsschutzgesetz** (IfSG). Meldepflichtig sind die Leiter der Einrichtungen (Labor, Pathologie), an denen die Erregerdiagnostik durchgeführt wurde. Es wird unterschieden zwischen **namentlicher Meldung** an das **Gesundheitsamt,** die sich beschränkt auf Krankheitserreger, deren Nachweis ein Tätigwerden des Gesundheitsamtes erfordern kann und **nichtnamentlicher Meldepflicht** an das **Robert-Koch-Institut.** Diese umfasst Erreger, bei

Tab. 2-4 Meldepflichtige Infektionskrankheiten		
Verdachts-, Erkrankungs- und Todesfall	**Erkrankungs- und Todesfall**	**Todesfall**
<ul><li>Botulismus</li><li>Cholera</li><li>Enteritis infectiosa Salmonellose Übrige Formen mikrobieller Lebensmittelvergiftung</li><li>Fleckfieber</li><li>Lepra</li><li>Milzbrand</li><li>Ornithose</li><li>Paratyphus</li><li>Pest</li><li>Pocken</li><li>Poliomyelitis</li><li>Shigellenruhr</li><li>Tollwut</li><li>Tularämie</li><li>Typhus abdominalis</li><li>Virusbedingtes hämorrhagisches Fieber</li></ul>	<ul><li>Konnatale Erkrankungen Zytomegalie Listeriose Lues Toxoplasmose Rötelnembryopathie</li><li>Brucellose</li><li>Diphtherie</li><li>Gelbfieber</li><li>Leptospirose</li><li>Malaria</li><li>Meningitis/Enzephalitis</li><li>Q-Fieber</li><li>Trachom</li><li>Trichinose</li><li>Tuberkulose</li><li>Virushepatitis</li><li>Wundinfektionen Gasbrand Tetanus</li></ul>	<ul><li>Influenza</li><li>Keuchhusten</li><li>Masern</li><li>Puerperalsepsis</li><li>Scharlach</li></ul>

denen keine fallbezogenen Maßnahmen durch das Gesundheitsamt erforderlich sind.

Ferner besteht für Krankenhäuser und Einrichtungen für ambulantes Operieren die Verpflichtung zur gezielten Erfassung und Bewertung bestimmter nosokomialer Infektionen **(Surveillance)** sowie zur Erfassung von Erregern mit besonderen Resistenzen und Multiresistenzen.

2.1.3 Diagnostik und Therapie

Diagnostik

Voraussetzung für eine erfolgreiche Therapie chirurgischer Infektionen ist die **mikrobiologische Diagnostik** zur sicheren Erfassung der auslösenden Infektion. Dazu sind die richtige Entnahme und der geeignete Transport der zu untersuchenden Probe an das mikrobiologische Labor von großer Bedeutung. Untersucht werden folgende Materialien:

- **Blutkultur:** indiziert bei unklarem Temperaturanstieg (Sepsis) und zwar **vor** Antibiotikagabe. Entnahme von 2 Proben, eine für aerobe und eine für anaerobe Bebrütung. Mykobakterien und Mykoplasmen lassen sich damit allerdings nicht diagnostizieren.
- **Urin:** eingeschickt wird normalerweise **Mittelstrahlurin.** Nur in Ausnahmefällen wird **Einmalkatheterurin** verwendet.
- **Wundmaterial:** Untersuchung von Nekrosematerial, Eiter und Wundsekret zur Ermittlung der Erreger von Wundinfektionen.
- **intravenöse Katheterspitzen:** werden zur Erfassung einer Venenkatheterinfektion in einem sterilen Behälter versandt.
- **Stuhlprobe:** indiziert bei Verdacht auf eine bakterielle Darmerkrankung oder bei Darmparasiten.
- **Liquor.**
- **Material aus den Atmungsorganen:** Rachenabstrich, Sputum, Trachealsekret, gewonnen durch Bronchoskopie oder Bronchiallavage.

- **Serologie:** wenn kein direkter Erregernachweis möglich ist, gelingt durch Antikörpernachweis im Serum indirekt die Diagnostik von manchen bakteriellen Erkrankungen (Mykoplasmen, Chlamydien, Legionellen), viralen Erkrankungen (Hepatitis, HIV) oder Mykosen (Candida und Aspergillus).

Therapie

Lokale Methoden der chirurgischen Intervention bei Infektionen sind die Inzision (z. B. Abszess), die Drainage (intraabdominell oder subkutan) bei Abszessen sowie die Nekroseabtragung (Débridement).

Eine zusätzliche **Antibiotikatherapie** ist bei ausreichender Drainage nicht notwendig, sofern nicht die Gefahr der Ausbreitung über Lymphwege oder die Blutbahn besteht.

Die **Ruhigstellung** des entzündeten Körperteils ist ebenfalls Bestandteil der Behandlung.

> **Merke**
> Als Leitsatz für die chirurgische Therapie von Infektionen gilt: Ubi pus, ibi evacua! Eine Eiteransammlung muss stets eröffnet und so behandelt werden, dass der Eiter abfließen kann.

2.2 Spezielle Infektionslehre

2.2.1 Bakterielle Infektionen

Bakterielle Infektionen lassen sich **einteilen** in:
- **pyogene (eitrige oder purulente) Infektionen** (z. B. Abszess): Erreger pyogener Infektionen sind in erster Linie Streptokokken und Staphylokokken, aber auch E. coli, Pseudomonas, Klebsiellen und Enterokokken. Es handelt sich um **lokalisierte** Infektionen mit eitriger Gewebeeinschmelzung und **Fluktuation,** die durch Granulationsgewebe oder

Abszessmembran gegen das gesunde Gewebe abgegrenzt sind.

- **putride Infektionen** (z.B. putride Phlegmone): Erreger putrider Infektionen sind hingegen hauptsächlich Fäulniserreger wie Proteus und Anaerobier, häufig handelt es sich um Mischinfektionen. Der Gewebezerfall ist eher **flächenhaft, nekrotisch**, das Wundsekret **dünnflüssig, faulig-stinkend, evtl. mit Gasbildung.** Eine Abgrenzung gegenüber gesundem Gewebe existiert nicht.

- **aerobe Infektionen:** Aerobe Infektionen werden durch Aerobier verursacht, d.h. Bakterienarten, die nur in Gegenwart von Sauerstoff wachsen können. Dazu zählen grampositive Kokken wie Streptokokken, Staphylokokken, Pneumokokken und gramnegative Stäbchenbakterien wie Proteus, Pseudomonas, E. coli und Klebsiellen.

- **anaerobe Infektionen:** Anaerobe Infektionen werden durch anaerobe Keime verursacht, die ausschließlich in Abwesenheit von Sauerstoff (obligate Anaerobier) oder mit und ohne Sauerstoff wachsen können (fakultative Anaerobier). Häufig sind auch Mischinfektionen mit aeroben Keimen, wobei diese durch den Sauerstoffverbrauch das Wachstum der Anaerobier begünstigen. Obligat anaerobe Bakterien sind Clostridien.

Aerobe Infektionen

Furunkel

Definition/Erreger

Furunkel: Entzündung eines Haarfollikels (Follikulitis) und seiner Talgdrüse (= Perifollikulitis). Erreger: häufig **Staphylococcus aureus.**

Symptomatik/Lokalisation

Rötung, Schwellung und Schmerzen, evtl. regionäre Lymphknotenschwellung. Lokalisation: behaarte Körperteile.

> **Merke**
> Besondere Beachtung verlangen Furunkel an **Oberlippe, Nase** und **Wangen.** Über die Verbindung V. angularis → V. ophthalmica → Sinus cavernosus können sich eine Sinus-cavernosus-Thrombose und eine eitrige Meningitis entwickeln. Es bestehen Kau- und Sprechverbot; Manipulationen (Ausdrücken) sind streng kontraindiziert.

Komplikationen

Generalisierte Furunkelbildung, die sog. **Furunkulose,** ist mit hochgradiger Abwehrschwäche gegen Staphylokokken verbunden.

Diagnostik/Differenzialdiagnosen

Da Furunkel häufig bei Patienten mit reduzierter Abwehrlage vorkommen, müssen der BZ (Diabetes mellitus) und ein Differenzialblutbild (Leukämie) bestimmt werden, auch an HIV ist zu denken!

Differenzialdiagnostisch muss ein Erysipel oder eine Phlegmone ausgeschlossen werden.

Therapie

Einfacher Furunkel: Ruhigstellen, feuchte Verbände, Rotlicht, bei zentraler Eiterpustel erfolgt Eröffnung mit der Pinzette.

Oberlippen- und Gesichtsfurunkel werden mit penicillinaseresistentem Penicillin i.v. behandelt.

Furunkulose: 2–3 Vollbäder/Tag mit Hexachlorophen und Penicillin i.v.

Karbunkel

Definition/Erreger

Ein Karbunkel entsteht aus mehreren konfluierenden Furunkeln. Es ist flächenhaft epifaszial gelegen, kann sich aber auch unter der Faszie in der Tiefe ausbreiten.

Erreger: **Staphylokokken.**

Symptomatik

Flächenhafte Rötung mit ausgedehnten epifaszialen Nekrosen; oft mit Fieber als Allgemeinsymptom.

Lokalisation: behaarte Körperstellen, bevorzugt Gesäß, Nacken (s. Abb. 2-1), Rücken.

Therapie

Zunächst konservativ wie bei einem Furunkel, dann Inzision und Drainage der Eiterherde sowie Exzision der Nekrosen bis zur Faszie. Besteht die Gefahr der Generalisierung, wird zusätzlich Penicillin i.m. verabreicht.

Lymphangitis, Lymphadenitis

Definition/Erreger/Lokalisation

Bei einer **Lymphangitis** handelt es sich um die Entzündung der Lymphbahnen im Abflussgebiet eines lokalen Infektionsherdes, meist einer Bagatellverletzung, die durch einen roten Streifen (im Volksmund „Blutvergiftung") erkennbar wird.

Erreicht die Entzündung die regionären Lymphknoten, entsteht eine **Lymphadenitis,** die meist im Bereich der Axilla oder inguinal lokalisiert ist.

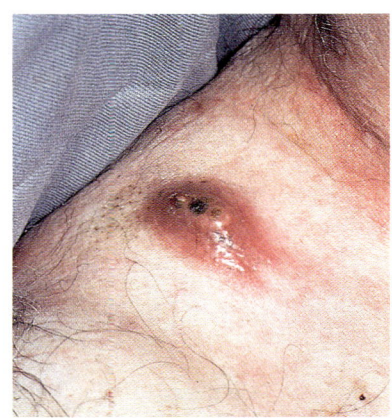

Abb. 2-1   Karbunkel im Bereich des Nackens.

Erreger: **Streptokokken der Gruppe A** und **Staphylokokken.**

Symptomatik

Neben der **streifenförmigen Rötung** der Lymphbahn kann zusätzlich **Fieber** auftreten, der Lymphknoten ist druckdolent und kann eitrig einschmelzen.

Komplikationen

Generalisierung (Sepsis).

Therapie

Im Vordergrund steht die Sanierung des Infektionsherdes und eine symptomatische Therapie: Ruhigstellung der Extremität; hüllende, entzündungshemmende Umschläge. Bei Fieber oder Auftreten einer Lymphadenitis sollte Penicillin i.v. appliziert werden.

Abszess

Definition/Erreger/Lokalisation

Lokalisierte, durch Gewebeuntergang entstandene eitrige Gewebeeinschmelzung in einem **nicht präformierten Raum,** die gegenüber der Umgebung durch eine bindegewebige Membran (Abzessmembran) abgegrenzt ist.

Erreger: **Staphylokokken, E. coli; Mischinfekte.**

Lokalisation: sowohl an der Körperoberfläche (z.B. Spritzenabszess, Wundabszess) als auch in inneren Organen (Leber, Lunge, Hirn, Douglas-Abszess) möglich.

Symptomatik

Leitsymptome eines Abszesses sind die klassischen Entzündungszeichen, pulssynchroner Klopfschmerz und zusätzlich **Fluktuation,** d.h. eine wellenförmige Flüssigkeitsbewegung, die bei der Palpation des Entzündungsherdes wahrgenommen wird.

Differenzialdiagnose

Malignome, bei deren zentraler Erweichung ebenfalls Schwellung und Fluktuation möglich sind, jedoch keine Schmerzen oder Hyperthermie. Des Weiteren muss man an einen „kalten Abszess" bei Tbc denken. Hier finden sich jedoch kein Druckschmerz, keine Rötung und keine Überwärmung.

Therapie

Die Behandlung besteht in Inzision und Drainage des Abszesses sowie Spülung der Abszesshöhle mit NaCl-Lösung bzw. Antiseptika. Eine zusätzliche antibiotische Therapie ist nur erforderlich, wenn Anzeichen für eine Generalisierung bestehen. Die Nachbehandlung besteht in Salbenverbänden (z.B. Fucidine®), täglichem Verbandswechsel sowie Reinigungsbädern. Der Eingriff wird nach Möglichkeit in Allgemeinnarkose vorgenommen, da eine lokale Anästhesie zu Verschleppung von Keimen führen kann.

Intraabdominelle Abszesse können, wenn keine Operation erforderlich ist, sonographisch oder CT-gesteuert punktiert und drainiert werden.

Empyem

Definition/Erreger/Lokalisation

Ein Empyem ist eine Eiteransammlung in einer **anatomisch präformierten Höhle,** bei der keine Abflussmöglichkeit gegeben ist. Im Gegensatz zum Abszess fehlt die umgebende Membran.

Erreger: **Staphylokokken, Streptokokken, E. coli, Proteus,** auch Mischinfekte mit Anaerobiern.

Lokalisation: Pleura, Perikard, Gallenblase, Gelenkhöhle.

Symptomatik

Bei oberflächennaher Lokalisation sind schmerzhafte Schwellung, Rötung und Fluktuation festzustellen, innere Empyeme machen sich durch Druckschmerz, Abwehrspannung sowie Allgemeinsymptome (Leukozytose, Fieber) bemerkbar.

Therapie

- Pleuraempyem → Stadienabhängige Therapie (s. Kap. 11.4.2)
- Gallenblasenempyem → Cholezystektomie
- Gelenkempyem → Spülung des Gelenks unter antibiotischer Breitspektrumtherapie, ggf. Synovialektomie

Phlegmone

Definition/Erreger/Lokalisation

Unter einer Phlegmone versteht man eine sich infiltrativ im interstitiellen Bindegewebe ausbreitende **flächenhafte Entzündung,** die mit Nekrosen einhergeht.

Erreger: Staphylokokken, seltener Streptokokken bei **pyogener Phlegmone;**

Anaerobier wie Bacteroides, Enterobakterien bei **putrider Phlegmone.**

Lokalisation: subkutanes Gewebe, auch subfaszial und intramuskulär. Beispiel: Hohlhandphlegmone, Beugesehnenphlegmone.

Symptomatik

Typisch für eine Phlegmone sind die **unscharfe Begrenzung der Hautrötung** und Schwellung mit Leukozytose und Fieber als Allgemeinsymptomen. Sind gasbildende Keime beteiligt, ist bei der Palpation ein charakteristisches **Gewebeknistern** festzustellen.

Bei einer **Beugesehnenphlegmone** der Hand löst ein punktförmiger Druck auf die betroffene Sehnenscheide heftige Schmerzen aus, die Finger werden in Beugestellung gehalten. Die Ausbreitung von Sehnenscheidenphlegmonen verläuft meist entlang den anatomisch vorgegebenen Bahnen, wobei es häufig zu Nekrosen mit nachfolgendem Funktionsverlust kommt.

Differenzialdiagnose

Die putride Phlegmone muss vom Gasbrand unterschieden werden.

Therapie

Phlegmonen werden stationär behandelt. Es erfolgen eine breite chirurgische Eröffnung und die systemische Gabe hoch dosierter Antibiotika. Bei purulenten Phlegmonen mehrfache Inzision und Eröffnung sowie Abtragung aller Nekrosen.

Gangrän

Definition/Erreger/Lokalisation

Eine ischämische Gewebsnekrose infolge arterieller Durchblutungsstörung (z. B. bei diabetischer Mikroangiopathie) wird als **trockene** Gangrän (trockener Brand) bezeichnet.

Bei Besiedlung mit Fäulnisbakterien entsteht die **feuchte** Gangrän (feuchter Brand).

Erreger: **Fäulnisbakterien.**

Lokalisation: meist an den unteren Extremitäten infolge arterieller Verschlusskrankheit, Erfrierung.

Symptomatik

Die **grau-grün-schwarze Verfärbung** des Gewebes und der **süßlich-faulige Geruch** sind charakteristisch für eine feuchte Gangrän. Bemerkenswert ist, dass Schmerzen häufig fehlen. Durch die Besiedlung mit den Bakterien verflüssigt sich das nekrotische Gewebe zunehmend.

Eine Sonderform ist die **Fournier-Gangrän** (Skrotalgangrän). Nach Verletzungen des Skrotums oder bei perianaler Infektion kommt es in seltenen Fällen perakut zu massiver Nekrose des Skrotalsacks.

Komplikationen

Gefahr der Generalisation der Infektion.

Therapie

- **Trockene Gangrän:** trockene Behandlung mit Antibiotikapuder; Demarkierung der Nekrosen wird abgewartet.
- **Feuchte Gangrän:** Abtragung aller Nekrosen bis zu gut durchblutetem Gewebe hin; oft ist eine Grenzzonenamputation unumgänglich, bei der die Amputation in Höhe der Demarkation von durchblutetem Gewebe zur Nekrose vorgenommen wird. Systemische Antibiotikagabe.

Erysipel

Definition/Erreger/Lokalisation

Flächige Entzündung des Coriums und der intrakutanen Lymphbahnen, bei der die Erreger über kleinste Hautverletzungen oder Rhagaden eindringen und sich entlang den Lymphspalten der Cutis rasch ausbreiten.

Erreger: **β-hämolysierende Streptokokken der Gruppe A.**

Lokalisation: Gesicht (sog. Gesichtsrose), Beine und Hände.

Symptomatik

Charakteristisch ist die **scharf begrenzte, flammende Rötung** mit zungenförmigen Ausläufern der flächenhaften Entzündung (s. Abb. 2-2), die mit Schwellung und Schmerzen sowie Schwellung der regionären Lymphknoten einhergeht.

Hohes Fieber, Schüttelfrost und **Leukozytose** sowie **BSG-Erhöhung** sind die begleitenden Allgemeinsymptome.

Man unterscheidet verschiedene Formen:
- E. rubeosum → Rötung
- E. bullosum → mit Blasenbildung
- E. gangraenosum → mit Nekrosenbildung

Komplikationen

Die Erkrankung neigt zu **Rezidiven,** bei denen es zur Obliteration von Lymphgefäßen und nachfolgend Ödemen (**Elephantiasis**) kommen kann. Ferner kann beim Gesichtserysipel über den Zugang V. angularis – V. ophthalmica – Sinus cavernosus eine **Sinusthrombose** entstehen. Auch eine Generalisierung mit **Sepsis** und **Endokarditis** ist möglich.

Differenzialdiagnose (s. Tab. 2-5)

Therapie

Ruhigstellung des erkrankten Körperteils, Behandlung der Eintrittspforte, hoch dosierte, systemische Antibiotikagabe (Penicillin G oder V). Bei Erysipel gangraenosum sind manchmal auch eine Faszienspaltung und Nekroseabtragung erforderlich.

Kasuistik
Der Dienst habende Notarzt wird zu einer 50-jährigen Frau gerufen. Aus völligem Wohlbefinden heraus haben plötzlich Fieber bis 40 °C und Schüttelfrost eingesetzt. Die klinische Untersuchung zeigt eine flächige, intensiv rote, scharf abgegrenzte, etwas geschwollene Entzündung am rechten Unterschenkel, die sich vom Sprunggelenk nach proximal ausdehnt. Eine Verletzung als Eintrittspforte ist nicht erkennbar, die Haut zwischen

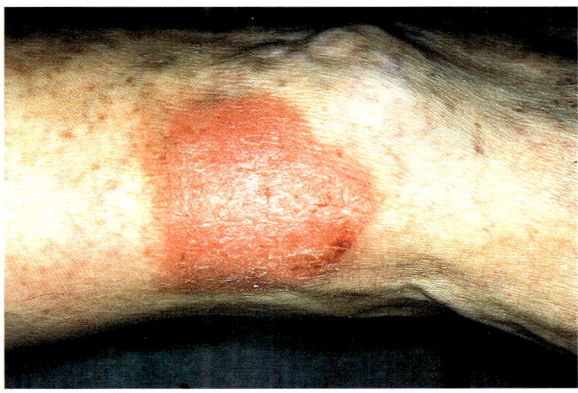

Abb. 2-2 Erysipel im Bereich der unteren Extremität.

Tab. 2-5	Differenzialdiagnose Phlegmone – Erysipel		
	Erreger	**Ausbreitung**	**Symptomatik**
Phlegmone	Meist **Staphylokokken**	Tiefere Ausbreitung entlang Sehnen, Faszien und Muskulatur	**Unscharf begrenzte** Rötung, teigige Schwellung, Fieber
Erysipel	β-hämolysierende **Streptokokken**	Entlang den Lymphspalten der Cutis	Flächenhafte, meist **scharf begrenzte** Rötung mit zungenförmigen Ausläufern, hohes Fieber, Schüttelfrost

den Zehen weist jedoch einige Rhagaden auf. Der Arzt diagnostiziert ein Erysipel und weist die Patientin ins Krankenhaus ein, wo eine BSG von 110/55 und eine Leukozytose von 12.500 festgestellt werden. Der rechte Unterschenkel wird hochgelagert und die Patientin erhält als Thromboseprophylaxe eine Low-dose-Heparinisierung. Die Antibiose wird mit 3 × 5 Mio. IE Penicillin G i.v. für 5 Tage und anschließend oral mit Penicillin V über weitere 5 Tage durchgeführt. Unter dieser Behandlung ist das Fieber schnell rückläufig, und die Entzündung blasst ab.

Erysipeloid
Syn.: Rotlauf

Die Erkrankung kommt hauptsächlich bei einem Personenkreis vor, der beruflich mit Schweinen, Geflügel, Wild und Fisch zu tun hat, sie gilt als Berufskrankheit bei Fleischern.

Die entzündeten, **blaurot verfärbten** Hautflächen befinden sich fast immer an den Händen, wo sich kleine Verletzungen als Eintrittspforten finden lassen. Auffallend sind die **scharfe Begrenzung** und der begleitende **Juckreiz**. Allgemeine Krankheitsymptome sind bei weitem nicht so ausgeprägt wie beim Erysipel, aber es findet sich ebenfalls eine **Neigung zu Rezidiven**. Nur selten entsteht ein generalisiertes Krankheitsbild mit Fieber, Arthritis, Endokarditis und Meningitis. Erreger: Erysipelothrix rhusiopathiae.

Die Behandlung besteht in **Ruhigstellung, feuchten Umschlägen** sowie **hoch dosierter Penicillingabe**.

Nekrotisierende Infekte

Definition/Erreger/Lokalisation
Unter dem Begriff „nekrotisierende Infekte" werden **verschiedene schwere Weichteilinfektionen** wie nekrotisierende Fasziitis, Streptokokkenmyositis oder Clostridienmyonekrose zusammengefasst. Die Entzündung kann sich auf dem Niveau der **Faszien** oder der **Muskulatur** manifestieren. Gemeinsam sind den Erkrankungen aber die rasche Progredienz und Gefährlichkeit. Erreger sind **Streptokokken, Staphylokokken** und **Clostridien**.

An dieser Stelle soll die selten auftretende **nekrotisierende Fasziitis** ausführlicher beschrieben werden.

Pathogenese
Die Entzündung breitet sich entlang den Faszien, bevorzugt an der unteren Extremität, aus. Eintrittspforten sind **Ulcera cruris** oder andere **Läsionen der Haut**. Zunächst entsteht eine Thrombose kleiner Gefäße, dann kommt es zur Fasziennekrose. Ohne Behandlung entwickelt sich ein septisches Krankheitsbild, das zum **Multiorganversagen** führt und letal endet. Begünstigt wird die Entstehung durch Diabetes mellitus, arterielle Verschlusskrankheit, chronische Niereninsuffizienz oder allgemeine Abwehrschwäche.

Erreger: **Streptokokken der Gruppe A** und **Mischinfektionen mit anaeroben Keimen**.

Symptomatik
- Teigig geschwollene, rötlichlivid gefärbte Haut mit unscharfer Begrenzung und zentralen Nekrosen
- Schmerz
- Allgemeinsymptome mit hohem Fieber, Leukozytose und schlechtem Allgemeinzustand; später septisches Krankheitsbild mit zunehmender Somnolenz und Anstieg der Leberwerte und der harnpflichtigen Substanzen.

Diagnostik
Die Diagnose lässt sich aufgrund des klinischen Krankheitsbildes stellen. Im CT sind typische **Lufteinschlüsse entlang den Muskelfaszien** nachweisbar.

Therapie
Eine sofortige chirurgische Intervention ist erforderlich, bei der zunächst Material für die mikrobiologische Untersuchung entnommen wird, dann die Nekrosen radikal abgetragen werden und die Wunde offen gelassen wird. Postoperative **intensivmedizinische Behandlung** und hoch dosierte Antibiotikatherapie mit einem Breitspektrumpenicillin. Tägliche Wiederholung des Débridements bis zum Abklingen der Entzündung. Weichteildefekte können später plastisch gedeckt werden.

Prognose
Unbehandelt verläuft die nekrotisierende Fasziitis letal, aber auch mit Therapie führen 30 % der Fälle zum Tod.

Milzbrand

Definition/Erreger/Lokalisation

Die seltene Infektion wird vom Tier auf den Menschen übertragen und zeigt Symptome entsprechend der Erregeraufnahme (Hautkontakt, Inhalation oder Ingestion):

- **Hautmilzbrand:** Hautkontakt mit kranken Tieren oder deren Produkten (Fell, Wolle, Borsten) und Eindringen des Erregers über kleine Hautläsionen; 95 % aller Milzbrandfälle;
- **Lungenmilzbrand:** Inhalation bakterienhaltigen Staubes;
- **Darmmilzbrand:** Aufnahme infizierter Nahrungsmittel.

Es besteht **Meldepflicht** im Verdachts-, Krankheits- und Todesfall.

Erreger: **Bacillus anthracis**, ein aerobes grampositives Stäbchenbakterium, das auch als biologischer Kampfstoff verwendet wird.

Symptomatik

Hautmilzbrand beginnt mit kleinen juckenden Pusteln (Pustula maligna), die zentral ulzerieren und dann einen kleinen bläulich schwarzen Schorf tragen. Um die Nekrose herum bildet sich ein roter Kranz von kleinen Bläschen, die eine blutig-seröse Flüssigkeit absondern. Bald entwickeln sich eine Lymphangitis und eine Lymphadenitis. Meist bleibt der Infekt lokal begrenzt. Bei Fortschreiten der Erkrankung mit Generalisation entsteht jedoch die Milzbrandsepsis, die eine Letalität von ca. 80 % aufweist.

Bei Inhalation manifestiert sich der **Lungenmilzbrand** zunächst als grippaler Infekt, der sich aber rasch zu der hämorrhagischen Anthraxpneumonie entwickelt, die schnell zum Tod führt.

Der Verzehr von Fleisch kranker Tiere führt zu einer **hämorrhagischer Entzündung des Darms** mit Schwellung und brandiger Verfärbung der Milz.

Diagnostik

Der Erregernachweis gelingt durch Abstrich aus dem Bläschenkranz oder durch Blutkultur, durch fluoreszierende Antikörper oder im Hämagglutinintest.

Therapie

Merke
Chirurgische Eingriffe sind bei Milzbrand kontraindiziert, da sie zur Ausbreitung der Infektion führen.

Die Patienten müssen isoliert werden. Die Therapie besteht in hoch dosierter Gabe von Penicillin G i.v. und Ruhigstellung.

Anaerobe Infektionen

Gasbildender putrider Infekt

Definition/Erreger

Ein gasbildender putrider Infekt ist eine lokale Infektion, die meist epifaszial begrenzt bleibt und durch eine Mischinfektion aus aeroben Keimen (**Streptokokken, Staphylokokken, E. coli**) und **anaeroben gasbildenden Keimen** verursacht wird. Zugrunde liegt häufig eine Weichteilwunde mit Wundtaschen, die ideale Bedingungen für eine Infektion mit Anaerobiern bietet.

Symptomatik/Differenzialdiagnose

Entzündungszeichen bei gangränöser, grau-grün-schwarzer Verfärbung und faulig-süßlichem Geruch, bei der Palpation ist typisches **Knistern** festzustellen. Begleitend sind toxische Allgemeinsymptome mit hohem Fieber und Leukozytose.

Differenzialdiagnostisch ist an Gasbrand zu denken.

Therapie

Nekroseabtragung und Entfernung von Wundtaschen sowie Spülung und Drainage der Wunde. Systemische Breitspektrumantibiose, die nach Vorliegen des Antibiogramms evtl. geändert oder ergänzt werden muss.

Merke
Anaerobe Keime finden bei Mischinfektionen mit aeroben Keimen günstige Bedingungen, da die aeroben Keime durch ihren O_2-Verbrauch noch bessere anaerobe Verhältnisse schaffen.

Gasbrand
Syn.: Gasödem

Definition/Erreger/Lokalisation

Gasbrand ist eine seltene, schwere Wundinfektion mit Ödem- und Gasbildung, die durch ihr rasches Fortschreiten und die rasant sich entwickelnde Toxinämie auch heute noch häufig zum Tod führt.

Erreger: **Clostridium perfringens** in ca. 80 % der Fälle, **Clostridium oedematicus, Clostridium septicum** und **Clostridium histolyticum,** obligat anaerobe, grampositive **Exotoxin** bildende Bakterien, die im Erdreich, aber auch im menschlichen Darm vorkommen. Die Erkrankung ist im Erkrankungs- und Todesfall **meldepflichtig.**

Man unterscheidet eine exogene von einer endogenen Infektion:

- **exogene Infektion:** Besonders gefährdet sind verschmutzte, zerfetzte, tiefe Wunden mit Gewebetaschen, mangeldurchblutetes Gewebe, Amputationen aufgrund einer arteriellen Verschlusskrankheit, Wunden, die primär nicht versorgt wurden;
- **endogene Infektion:** Bei einer Verschleppung ist es möglich, dass Clostridien des Magen-Darm-Traktes in die Gallenblase gelangen und bei einer Cholezystektomie eine Gasgangrän der Bauchwand verursachen.

Symptomatik

Nach einer **Inkubationszeit von 24 h bis 3 Tagen** treten **starke Schmerzen** auf, die Wunde sieht blass und ödematös geschwollen aus, später verfärbt sie sich violettschwarz. Es entleert sich ein **serös-blutiges**

Sekret, aber kein Eiter. Der Muskel hat durch die nekrotisierende Myositis ein Aussehen „wie gekochter Schinken". Charakteristisch sind ein **„Schneeballknistern"** beim Palpieren der Wunde und der süßlich-fade Geruch. Die Infektion breitet sich sehr schnell von distal nach proximal aus.

Schon bald treten, durch die Exotoxine verursacht, auch Allgemeinsymptome auf. Der Patient ist desorientiert, tachykard, hypoton und hat hohes Fieber. Später kommen Ateminsuffizienz, Ikterus, Anämie, Nierenversagen und Herz-Kreislauf-Versagen hinzu.

Diagnostik

- Charakteristisches klinisches Erkrankungsbild.
- Erregernachweis aus dem Wundsekret oder aus einer Probeexzision der Muskulatur (anaerober Transport der Probe!).
- Röntgenologisch stellt sich eine **Muskelfiederung** dar.

Differenzialdiagnose (s. Tab. 2-6)

Therapie

Da bis zum mikrobiologischen Erregernachweis zu viel Zeit verstreicht, muss die Therapie schon bei Verdacht eingeleitet werden. Sie besteht aus **chirurgischer** und **intensivmedizinischer Behandlung** mit **Breitbandantibiose:**

Die Wunde wird breit eröffnet, Nekrosen werden abgetragen und Wundtaschen entfernt. Durch die **offene Wundbehandlung** mit H_2O_2-Spülung und

zusätzliche Gabe von hyperbarem Sauerstoff (3 bar) verschlechtern sich die Lebensbedingungen der anaeroben Erreger. Tritt jedoch keine baldige Besserung der Infektion ein, ist als Ultima Ratio eine **Amputation** der Gliedmaßen erforderlich, um das Leben des Patienten zu retten.

Da in den meisten Fällen eine Mischinfektion vorliegt, wird nicht nur mit **Penicillin G** behandelt, worauf Clostridien sensibel sind, sondern zusätzlich mit **Metronidazol** oder auch **Clindamycin.**

Der Gasbrand weist auch heute noch eine Letalität zwischen 25 und 50 % auf, unbehandelt liegt sie bei 100 %.

Tetanus
Syn.: Wundstarrkrampf

Definition/Erreger/Lokalisation

Schwere Wundinfektion, bei der das **Neurotoxin** des Erregers zu Krämpfen der quer gestreiften Muskulatur führt. Die Erkrankung ist im Erkrankungs- und Todesfall **meldepflichtig.**

Erreger: **Clostridium tetani**, ein grampositiver, Sporen bildender **obligater** Anaerobier, der sich ubiquitär im Erdreich, bevorzugt in feuchtem Holz, oder in Fäkalien findet. Im menschlichen oder tierischen Darm kommt er als Saprophyt vor. Der Erreger produziert folgende Exotoxine:

- **Tetanospasmin** (Neurotoxin): Es gelangt von der Wunde über das Axon zu den motorischen Ganglienzellen im Rückenmark und in der Medulla

---

Tab. 2-6   Differenzialdiagnose gashaltige Phlegmone – Gasödem

	Gashaltige Phlegmone	Gasödem
Erreger	Staphylokokken, Streptokokken, E. coli, Proteus, Typhuskeime	Gasödemerreger
Pathologisch-anatomisch	Fäulnis und jauchig-eitrige Einschmelzung, die auf den Bereich der Wundeiterung beschränkt ist	Fortschreitende gasige Zersetzung im Muskel ohne entzündliche Reaktion und ohne Eiterung
Gas	Umschriebene Gasansammlung im interstitiellen Gewebe des Wundbereichs, zur Umgebung scharf begrenzt; im Röntgenbild grobfleckige Gasbildung in den Gewebsspalten	Gas im Muskel und weit darüber hinaus fortschreitend, im Röntgenbild strichweise Fiederung des Gases entsprechend dem Verlauf der Muskelfasern
Wundsekret	Eiter- und Gasblasen oder bräunliche, zellreiche Jauche	Serös-blutige Flüssigkeit ohne Beimengung zellulärer Elemente
Lokalbefund	Entzündungserscheinungen, Rötung, Hitze, Wundrandnekrosen, Schmerzhaftigkeit im Wundbereich; bei der Inzision gelangt man bald in gesunden, normal durchblutenden Muskel	Keine Rötung, keine Entzündung, Haut weiß, ödematös, später blaubraun verfärbt und polsterartig geschwollen, schnelle weitere Zunahme der Schwellung. Bei der Inzision erreicht man nirgends normales Gewebe
Allgemeinzustand	Bild der toxischen Allgemeininfektion, Fieber hoch, Unruhe, z.T. Delirien, trockene Zunge	Fahles Gesicht, zunächst klares Bewusstsein, später Apathie, große Atmung, Puls enorm beschleunigt, Temperatur nicht übermäßig erhöht
Verlauf	Nach ausgedehnter Inzision meist gutartig	Schlechte Prognose, hohe Letalität

(aus Berchtold: Chirurgie: Urban & Fischer Verlag, 4. Aufl., 2001)

oblongata. Dort blockiert es die eingehenden Hemm-impulse und bewirkt eine erhöhte motorische Aktivitätsbereitschaft, sodass eine gesteigerte Krampfbereitschaft resultiert. Neben dem Weg über das Axon kann das Tetanospasmin auch über den Blutweg zu den motorischen Ganglienzellen gelangen.

- **Tetanolysin:** Es hat eine vorwiegend hämolytische und kardiotoxische Wirkung.

Lokalisation: Eintrittspforte für die Erreger können **Bagatellverletzungen,** Verbrennungen oder tiefe Wunden mit Taschenbildung sein, die das anaerobe Wachstum begünstigen. Bei anaeroben Wundverhältnissen geht Clostridium tetani von der Sporenform in die Vegetativform über und beginnt, sich zu vermehren.

Merke
Prinzipiell ist jede Wunde tetanusgefährdet. Die Sporen können auch jahrelang in Fremdkörpern wie z.B. Granatsplittern überleben und bei einer Entfernung des Fremdkörpers reaktiviert werden.

Durch die Schutzimpfung ist Tetanus in Deutschland sehr selten geworden. Im Durchschnitt treten nur noch 10 Erkrankungsfälle pro Jahr auf, weltweit ist er jedoch eine häufige Erkrankung.

Symptomatik
Nach einer Inkubationszeit von 3–14 Tagen beginnt das **Prodromalstadium** mit Kopfschmerzen, Schweißausbruch, Müdigkeit und Schwindel.

Merke
Je länger die Inkubationszeit, umso besser ist die Prognose der Tetanuserkrankung.

Im **nächsten Stadium** entwickelt sich die typische Symptomatik mit schmerzhaft erhöhter Rigidität der Kiefermuskulatur **(Trismus)** und der Muskulatur des Gesichts, das einen grinsenden Ausdruck bekommt (**Risus sardonicus,** s. Abb. 2-3). Durch den Rigor der Nacken-, Rücken- und Bauchmuskulatur mit Überstreckung der Wirbelsäule entsteht das Bild des **Opisthotonus.** Die Muskelstarre dehnt sich von kranial nach kaudal aus und befällt auch Extremitäten, Kehlkopfmuskulatur und Zwerchfell. Zwischendurch kommt es zu schmerzhaften klonischen Muskelkrämpfen der gesamten Skelettmuskulatur, die durch Geräusche oder optische Reize ausgelöst oder verstärkt werden. Die vermehrte Muskelarbeit be-

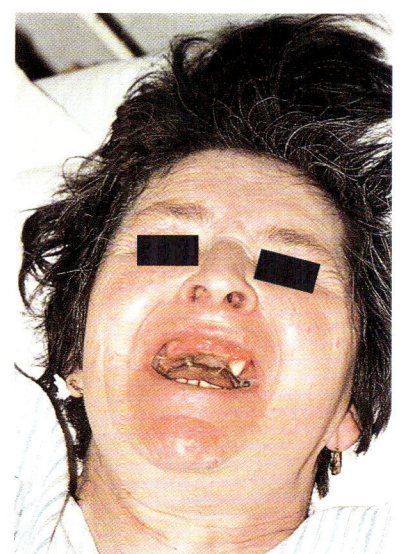

Abb. 2-3   Risus sardonicus bei Tetanusinfektion.

wirkt eine **Hyperthermie,** die 42 °C erreichen kann. Das Bewusstsein des Patienten ist aber zu keinem Zeitpunkt beeinträchtigt.

Der Symptomatik entsprechend wird der Tetanus in verschiedene Schweregrade eingeteilt (s. Tab. 2-7).

Auch bei überstandener Tetanusinfektion wird keine ständige Immunität erworben, weshalb weiterhin für Immunisierung durch Impfung gesorgt werden muss.

Komplikationen
Während starker Krampfanfälle sind **Wirbelkörperfrakturen** oder **Dornfortsatzabrisse** möglich; im Verlauf kann akutes Herzversagen auftreten.

Diagnostik
Die Diagnose kann nach dem klinischen Erkrankungsbild gestellt werden. Der Erregernachweis erfolgt im Wundabstrich, der Toxinnachweis im Blut.

Therapie
- **Breite Exzision** der Wunde und **offene Wundbehandlung**; Entfernung von Fremdkörpern.
- Immunisierung mit Tetanus-Adsorbatimpfstoff (z.B. Tetanol®) 4 × 0,5 ml. Gleichzeitig Gabe von Tetanus-Hyperimmunglobulin (Tetagam®), zur

Tab. 2-7 Schweregrade der Tetanusinfektion	
Grad I **= leichter Tetanus**	Muskelrigidität, Trismus, Schluckbeschwerden, Risus sardonicus
Grad II **= mittelschwerer Tetanus**	Starke Muskelrigidität, vereinzelt klonische Krampfanfälle
Grad III **= schwerer Tetanus**	Generalisierte klonische Krampfanfälle, Ateminsuffizienz durch Mitbeteiligung des Zwerchfells und der Atemhilfsmuskulatur

Überbrückung des schutzlosen Intervalls bis zum Erreichen eines Antitoxintiters. Tetagam® neutralisiert das noch nicht fest an die Nervenendplatten angelagerte Toxin. Die Dosis von 5.000–10.000 IE wird an zwei aufeinander folgenden Tagen appliziert, an weiteren Tagen jeweils 3.000 IE.

- **Antibiotika:** Breitspektrumantibiotikum, um die Produktion weiterer Toxins durch evtl. in der Wunde noch vorhandene Clostridien zu verhindern.
- **Intensivbehandlung** mit ständiger Kontrolle des RR, Blut-pH, Säure-Basen-Haushalts. Sehr wichtig ist die **Abschirmung von äußeren Reizen** zur Vermeidung von Krampfanfällen.
- Eventuell Sedierung, Muskelrelaxation oder erforderlichenfalls Beatmung.

Prognose

Die Letalität beträgt heute trotz Intensivbehandlung immer noch bis zu 50 %. Aus diesem Grund ist es eminent wichtig, auf eine gute Immunisierung zu achten und diese zu erhalten.

Prophylaxe

- **Grundimmunisierung:** Vollschutz besteht nach dreimaliger Injektion von 0,5 ml Tetanustoxoid (Tetanol®) i.m. Nach der ersten Injektion soll ein Abstand von 4–6 Wochen, nach der zweiten Injektion ein Abstand von 6–12 Monaten eingehalten werden. Lebenslang muss im Abstand von 10 Jahren eine **Auffrischimpfung** mit 1 × 0,5 ml Tetanol® durchgeführt werden. Jede Impfung ist sorgfältig im internationalen Impfpass zu vermerken.
- **Fehlende oder unvollständige Grundimmunisierung:** Liegt eine Verletzung vor, so muss in diesem Fall eine Simultanimpfung vorgenommen werden, d.h., es werden 0,5 ml Tetanustoxoid (Tetanol®) i.m. appliziert und gleichzeitig an kontralateraler Stelle Tetanusimmunglobulin 250 IE (Tetagam®), bei vernachlässigten Wunden oder Verbrennungen sogar 500 IE.
  Auch in Fällen, bei denen die letzte Impfung länger als 10 Jahre zurückliegt, muss simultan geimpft werden. Weitere Auffrischimpfungen sollen dann nach 4–6 Wochen und nach 6–12 Monaten erfolgen.
  Liegt die letzte Impfung nur 5–10 Jahre zurück, reicht eine Auffrischimpfung mit 0,5 ml Tetanol® aus. Über das genaue Vorgehen gibt Tabelle 2-8 Auskunft.

> **Merke**
> Im Verletzungsfall gibt es keine Kontraindikation für die Tetanusprophylaxe.

Spezifische bakterielle Infektionen

Aktinomykose
Syn.: Strahlenpilzkrankheit

Definition/Erreger/Lokalisation
Bei dieser Erkrankung handelt es sich nicht, wie der Name vermuten ließe, um eine Pilzerkrankung, sondern um eine **bakterielle,** durch Nekrosen- und Fistelbildung gekennzeichnete **Infektion mit chronischem Verlauf.**

Erreger: **Actinomyces israelii**, ein grampositives, **anaerobes** Bakterium, das sich ubiquitär auf den Schleimhäuten des oberen Verdauungs- und Atmungstraktes findet. Wenn der Erreger veränderte Lebensbedingungen antrifft, z.B. bei Eintritt in mischinfizierte Wundtaschen, in sauerstoffarmes, geschädigtes Gewebe, wird er pathogen. Der Erreger zeichnet sich durch Bildung von **Drusen** aus, d.h. strahlenförmig angeordneten Bakterienhaufen, die von Hyalin und Granulozyten umgeben sind. Die Ausbreitung erfolgt nicht in Blut- und Lymphbahnen, sondern **intrakutan in Gewebespalten.**

Lokalisation: Man unterscheidet je nach Ort der Manifestation verschiedene Formen der Aktinomykose:

- **zervikofaziale Form (60 %):** Ausgehend von der Mundhöhle (z.B. von kariösen Zähnen) setzt sich die Infektion auf die Haut der Wangen und des Halses fort.
- **Pulmonal-thorakal (20 %):** Geht von Entzündungsherden der Bronchien aus und setzt sich auf die Thoraxwand fort;
- **abdominal (20 %):** Bevorzugte Lokalisationen sind rechter Unterbauch, Ileozäkalgegend und Appendix.

Symptomatik

Typisch für eine Aktinomyzes-Infektion ist die Bildung **livider, brettharter Infiltrate,** aus denen sich **Abszesse** und **Fisteln** entwickeln können, welche sich sekundär auch auf den Knochen fortsetzen. Die pulmonal-thorakale Manifestation kann mit **Husten, Fieber, Hämoptysen** oder **Pleuritis** symptomatisch werden und ebenfalls eine chronische Fistelbildung verursachen. Die abdominelle Aktinomykose entsteht meist nach Appendektomien oder perityphlitischen Abszessen und führt zu **Zäkumfisteln.**

> **Merke**
> Bei chronischen Fisteln im orozervikalen, thorakalen oder abdominellen Bereich immer auch an Aktinomykose denken!

Diagnostik

Die Diagnose wird durch den **mikrobiologischen Erregernachweis** (Kultur) oder **histologisch** durch den Nachweis der typischen Drusen im Eiter gestellt, die ein **schwefelkörnerartiges** Aussehen mit gelblich-rötlicher Farbe besitzen.

Therapie

Systemische Antibiose mit intravenöser Penicillin-G-Applikation über 4–6 Wochen, dann Gabe von Penicillin V für mehrere Monate. Empfehlenswert ist eine Kombination mit Metronidazol, da häufig eine Mischinfektion mit anderen Anaerobiern vorliegt. Clindamycin (z.B. Sobelin®) und Doxycyclin (z.B. Vibramycin®) sind alternativ zu Penicillin ebenfalls möglich.

Tab. 2-8   Tetanusprophylaxe im Verletzungsfall

Vorausgehende Tetanol®- Inj. (laut Impfausweis)	Abstand zur letzten Inj. am Verletzungstag	Am Verletzungstag		Abstände zu weiteren Inj. mit Tetanol® zur Vervollständigung des aktiven Schutzes	
		Tetagam® 250 IE i.m.	Tetanol® 0,5 ml i.m.		
		Gleichzeitig	Bilateral	4 Wochen	6–12 Wochen
Keine		Ja	Ja	Ja	Ja
1	Bis 2 Wo.	Ja		Ja	Ja
1	2–8 Wo.	Ja	Ja		Ja
1	> 8 Wo.	Ja	Ja	Ja	Ja
2	Bis 2 Wo.	Ja			Ja
2	> 2 Wo. bis 6 Mon.				Ja
2	6–12 Mon.		Ja		
2	> 12 Mon.	Ja	Ja		
3	Bis 5 J.				
3	> 5– 10 J.		Ja		
3	> 10 J.	Ja	Ja		

(aus Hasse, Nürnberger: Klinikleitfaden Chirurgie, Urban & Fischer Verlag, 3. Aufl., 2002)

Eventuell wird eine **chirurgische Intervention** mit Spaltung der Fisteln und Exzision der Infiltrate erforderlich.

Kasuistik
Einige Zeit nach einer komplizierten Zahnbehandlung mit Zahnextraktion kommt eine 60-jährige Frau zu ihrem Hausarzt und zeigt ihm eine derbe, mehr als 2-Euro-Stück-große livide verfärbte Stelle im Bereich der linken Wange. Diese schmerzhafte Stelle habe sich in der letzten Zeit langsam entwickelt und vergrößere sich allmählich. Im Abstrichpräparat sind mikroskopisch die typischen Drusen des Erregers Actinomyces israelii zu sehen, es handelt sich also um eine Aktinomykose. Die Patientin erhält eine mehrere Wochen andauernde Antibiotikatherapie mit Clindamycin, worauf die Infektion sich langsam bessert.

Tuberkulose

Definition/Erreger/Lokalisation
Tuberkulose ist eine chronisch verlaufende granulomatöse Entzündung, die in Deutschland selten geworden ist, weltweit aber immer noch zu den häufigsten bakteriellen Infektionskrankheiten zählt. Sie ist im Erkrankungs- und Todesfall **meldepflichtig.**
Erreger: **Mycobacterium tuberculosis,** seltener **Mycobacterium bovis,** in Afrika **Mycobacterium africanum.** Die Übertragung erfolgt durch **Tröpfcheninfektion** über die **Atemwege** durch Patienten mit einer offenen Tuberkulose → pulmonale Tuberkulose, seltener **oral** (Milch) → gastrointestinale Tuberkulose oder **über die Haut** durch direkten Kontakt (z. B. bei Metzgern).
Der Verlauf der Erkrankung wird wesentlich von der Menge und Virulenz der Erreger sowie von der Widerstandskraft (Resistenz) des Organismus bestimmt.

Pathogenese
Eintrittspforte ist meist die Lunge (Inhalation), wo sich innerhalb weniger Wochen nach der Infektion ein **Primärherd** bildet, der gewöhnlich subpleural in der mittleren oder oberen Lungenetage gelegen ist. Von dort aus werden die Tuberkelbazillen über die Lymphbahn zu regionären Lymphknoten transportiert. Es entsteht der **Primärkomplex** (= Primärherd + Lymphbahn + Lymphknoten). Der weitere Verlauf hängt maßgeblich von der Immunabwehrlage des Organismus ab:
- bei guter Abwehrlage → Bildung von **Granulomen,** die käsig nekrotisieren **(Tuberkulome)** und narbig **abheilen.** Allerdings können in solchen Herden einzelne Tuberkelbakterien überleben, die nach Aufbrechen alter Tuberkulome (Kavernen) zum Ausgangspunkt einer Reaktivierung werden.
- **bronchogene Erregeraussaat** in ein Lungensegment oder einen ganzen Lungenlappen → **progressive Lungentuberkulose** mit Bildung von **Kavernen,** d. h. fibrös ausgekleideten Hohlräumen, aus denen die Bakterien über den gesamten Bronchialbaum verteilt werden.

- **hämatogene Erregerstreuung**
  - hämatogene Streuung in die **Lungenspitzen** → **Simon-Spitzenherde;**
  - blande hämatogene Streuung in andere Organe **(= extrapulmonale Tuberkulose).** Aufgrund der bereits ausgebildeten Abwehr heilen die Herde (Granulome) meist aus, können aber noch Tuberkelbakterien enthalten, die später wieder reaktiviert werden;
  - **Miliartuberkulose:** hämatogene Streuung bei unzureichender Abwehrlage mit Bildung von hirsekorngroßen Knötchen (Milien) in weiteren Organen (Leber, Milz, Uterus Knochen, Meningen);
  - durch eine fulminante hämatogene Erregeraussaat in alle Organe kommt es in seltenen Fällen zur **Landouzy-Sepsis,** die meist letal endet.

Durch Reinfektion mit Mycobacterium tuberculosis oder durch Reaktivierung von persistierenden Tuberkelbakterien (bei schlechter Abwehrlage oder im Alter) ist ein **Sekundärstadium der Tuberkulose** möglich.

Symptomatik

Die **initialen Symptome** der Tuberkulose sind meist unspezifisch: subfebrile Temperaturen, Schweißneigung, Appetitlosigkeit und Gewichtsabnahme sowie trockener Husten (pulmonale Tbc) oder Bauchschmerzen (gastrointestinale Tbc).

Spätere Symptome sind je nach Manifestation in verschiedenen Organen mannigfaltig und äußern sich sehr organspezifisch.

Diagnostik

- **Kultureller Erregernachweis** in Sputum, Magensaft, Pleuraexsudat, Liquor.
- **Tuberkulin-Hauttest**; ein negativer Tuberkulintest schließt eine Tuberkulose jedoch nicht aus.
- **Mikroskopischer Nachweis** der säurefesten Stäbchen im klinischen Material (Ziehl-Neelsen-Färbung).
- **Röntgen:** Thorax oder Kolondarstellung bei Darmtuberkulose.
- **Histologisch** durch Nachweis spezifischer Granulome.
- **PCR-Analyse.**

Therapie

Die kausale Behandlung der Tuberkulose erfolgt medikamentös durch verschiedene **Tuberkulostatika,** die in Dreifach- oder Vierfachkombinationen langfristig über mehrere Monate eingesetzt werden.

Chirurgische Eingriffe kommen hauptsächlich bei folgenden Organmanifestationen in fortgeschrittenem Stadium in Betracht:

- **Knochen- und Gelenktuberkulose:** Entleerung von tuberkulösen **Gelenkempyemen**, Gelenkresektionen mit **Arthrodese** (Gelenkversteifung);
- **Lungentuberkulose:** Resektionen von **Tuberkulomen** zur Differenzialdiagnostik gegenüber Malignomen, Resektionen bei **Bronchusstenosen** und bei ausgedehnten **Kavernen;**

- **Darmtuberkulose:** Bei Stenosen, Perforationen oder Fistelbildungen werden **Resektionen** der betroffenen Darmabschnitte durchgeführt.

Syphilis

Syn.: Lues, harter Schanker

Definition/Erreger

Die Syphilis gehört zu den **meldepflichtigen** Geschlechtskrankheiten. Charakteristisch für die Erkrankung ist der chronische Verlauf in drei typischen Stadien.

Erreger: **Treponema pallidum,** wird in der Regel durch direkten sexuellen Kontakt über kleine Läsionen der Haut oder Schleimhaut übertragen.

Symptomatik

- **Primärstadium (Lues I):** 2–4 Wochen nach der Infektion bildet sich an der Eintrittsstelle das **Ulcus durum,** eine derbe, **nicht schmerzhafte,** geschwürig zerfallende Infiltration mit Lokalisation in der Regel an den Genitalien, dem Mund oder dem Anus.
- **Sekundärstadium (Lues II):** Nach weiteren 4–8 Wochen treten verschiedenartige **Hautausschläge, Fieber, generalisierte Lymphknotenschwellungen, Gliederschmerzen** und **Splenomegalie** auf. Das Sekundärstadium verläuft mit wechselnden symptomfreien Intervallen über mehrere Jahre.
- **Tertiärstadium (Lues III):** Nach mehreren Jahren treten die für dieses Stadium typischen **Gummen,** d.h. zu Einschmelzung und Defektbildung neigende Granulome, auf, die **in allen Organen** lokalisiert sein können. Chirurgische Relevanz hat insbesondere die Manifestation an der thorakalen Aorta **(Mesaortitis luica),** die durch Zerstörung im Bereich der Adventitia und Media zu **Aortenaneurysma** mit **Rupturgefahr** führt.

Diagnostik

- **Dunkelfeldmikroskopie** → direkter Nachweis des Erregers.
- Serologische Bestimmung der Antikörper.

Therapie

Abgesehen von der heute seltenen Mesaortitis luica kommt eine chirurgische Behandlung bei der Syphilis nicht in Betracht. Als wirksames Antibiotikum kommt in jedem Stadium Penicillin G zur Anwendung.

2.2.2 Pilzinfektionen

Die deutliche Zunahme der Pilzerkrankungen ist durch den Anstieg der intensivmedizinischen Behandlungen bei teilweise abwehrgeschwächten Patienten in Verbindung mit einer großzügigen Antibiotikaverordnung begründet.

Candidiasis

Definition/Erreger/Lokalisation

Candidiasis ist die Sammelbezeichnung für Infektionen durch Sprosspilze der Gattung Candida. Sie ist die häufigste Pilzerkrankung und befällt vorwiegend **abwehrgeschwächte, diabetische, AIDS-Patienten** und Patienten unter **Antibiotika-** oder **Zytostatikabehandlung.**

Erreger: in 90 % der Fälle **Candida albicans**, der als Saprophyt in der Mundhöhle wächst.

Lokalisation: Begünstigt wird das Wachstum an Stellen, die ein feuchtes, geschlossenes Milieu bieten, wie Mundhöhle (Mundsoor), Ösophagus, Vagina, Eichel, Urethra und vor allem bei Säuglingen die Haut der Analregion (Windeldermatitis). Auch ein Pilzbefall der Nägel (Onychomykose) ist möglich.

Symptomatik

- Mundsoor und Ösophagus: weißliche, abstreifbare Beläge
- Genitalbereich: typischer süßlicher Geruch, weißlicher Fluor
- Haut: Erythem, das von einem Saum weißlicher Schuppen begrenzt wird; in der Umgebung finden sich vereinzelte rote Papeln; eine generalisierte Hautcandidose spricht stets für eine Immunschwäche

Sehr gefürchtet ist die **systemische Form der Candidiasis**, die bei Übertritt von Pilzen in das Gefäßsystem entsteht. Die Pilzfäden siedeln sich in der Lunge, Leber, Niere und im Gehirn ab. An diesen Organen verursachen sie dementsprechend Leberabszesse, Pneumonie, Meningitis. Gelangen Pilzfäden aus dem Intestinaltrakt in die freie Bauchhöhle, entsteht die gefürchtete **Pilzperitonitis,** die meist letal endet.

Diagnostik

Die auf bestimmte Körperregionen **begrenzte Candidiasis** wird nach dem klinischen Bild, evtl. in Verbindung mit kulturellem Nachweis, diagnostiziert.

Die **systemische Candidiasis** wird diagnostiziert durch Blutkultur (wenn 2-mal in 24 h positiv),
- Serologie (hohe Fehlerquote!) und
- PE mit histologischer Untersuchung.

Therapie

Lokalbehandlung bei Mundsoor: Nystatin, Amphotericin B, Miconazol. Bei Pilzsepsis: Fluconazol (Diflucan®), Voriconazol (Vfend®) oder alternativ Amphotericin B kombiniert mit Flucytosin.

Prognose

Die Letalität der systemischen Candidiasis liegt zwischen 40 und 80 %.

Aspergillose

Die Pilzinfektion mit **Aspergillus fumigatus** aus der Gattung der **Schimmelpilze** manifestiert sich meist in der **Lunge,** wo sich Aspergillus in einer präformierten Höhle (Kaverne, Zyste, Bronchiektase) festsetzt und ein sog. **Aspergillom** bildet (s. Kap. 11.6.2). Von dort ist eine Generalisation mit Absiedlungen in Gehirn, Herz, Leber oder Nieren möglich. Ein Aspergillom wird durch Segment- oder Lappenresektion behandelt.

2.2.3 Virusinfektionen

Tollwut
Syn.: Lyssa, Rabies

Definition/Erreger/Lokalisation

Die seltene, vom Tier auf den Menschen übertragene Infektionskrankheit ist im Verdachts-, Krankheits- und Todesfall **meldepflichtig.**

Erreger: **Rabies-Virus**, das zur Gruppe der Rhabdoviren gehört und zu den neurotropen Viren gezählt wird. Das Virus ist im ZNS, im Speichel, im Urin und auch in der Milch von infizierten Tieren (Fuchs, Hund, Katze, Marder, Ratte oder Maus) vorhanden und wird beim Biss durch den Speichel übertragen. Das Virus gelangt über Läsionen, aber auch durch intakte Schleimhaut, nicht jedoch durch intakte Haut auf Nervenbahnen in das ZNS, wo es eine **Enzephalitis** mit Lokalisation im **Hippocampus, limbischen System, Kleinhirn** oder **Stammhirnbereich** hervorruft. Es erkranken jedoch nur 20 % der infizierten Personen. Die Inkubationszeit beträgt 10 Tage bis mehrere Monate, meist liegt sie zwischen 3 und 8 Wochen.

> **Merke**
> Mit Beginn der Krankheitsymptome ist ein letaler Verlauf nicht mehr zu verhindern.

Symptomatik

Die Erkrankung läuft nach folgendem Schema ab:
- **Prodromalstadium:** unspezifische Krankheitsymptome wie Kopfschmerzen, Übelkeit und Erbrechen, Lethargie und Reizbarkeit, Depression;
- **sensorisches Stadium:** In diesem Stadium bestehen ausgeprägte Schmerzen an der Verletzungsstelle, vermehrter Speichelfluss, Angst und die **typische Hydrophobie** (= Wasserscheu);
- **Exzitationsstadium:** Dysphagie und Schlundkrämpfe, motorische Unruhe, tonisch-klonische Krämpfe, Wesensänderung mit Wutanfällen;
- **Endstadium:** Hirnnervenlähmungen, Lähmungen der Extremitätenmuskulatur, aufsteigende Lähmungen bis zur Ateminsuffizienz, Tod bei klarem Bewusstsein.

Diagnostik

Aus der Anamnese (auffälliges Verhalten des Tieres) ergibt sich ein Verdacht. Eindeutig ist die Diagnose durch Sektion des Tieres und histologische Untersuchung des Gehirns, bei der die charakteristischen **Negri-Körperchen** gefunden werden.

Therapie/Prophylaxe

Da keine spezielle Therapie gegen die Erkrankung möglich ist, muss das Augenmerk besonders auf die rechtzeitige Prophylaxe gelenkt werden.
- **Präexpositionelle Impfung:** Personen aus gefährdeten Berufsgruppen wie Förster, Jäger, Waldarbeiter, Abdecker und Tierärzte erhalten eine Grundimmunisierung mit 3 × 1 ml **HDC-Vakzine** („human

diploid cell") an den Tagen 0, 28, 56 und nach einem Jahr oder 0, 7, 21 und nach einem Jahr. Eine Auffrischimpfung ist nach 2–5 Jahren mit einer Injektion erforderlich.

- **Postexpositionelle Impfung:** In diesem Fall wird eine Simultanimpfung durchgeführt, die aus der Applikation von Tollwut-Immunglobulin 1 × l 20 IE/kg KG und gleichzeitiger Gabe des HDC-Impfstoffs besteht, die nach bestimmten Schemata mehrmals wiederholt wird.

Die **symptomatische Therapie** besteht aus einer postexpositionellen Impfung und einer lokalen Wundbehandlung mit Reinigung, Exzision und offener Wundbehandlung. Der Tetanusimpfstatus muss überprüft und ggf. aufgefrischt werden oder es muss ebenfalls simultan gegen Tetanus geimpft werden.

Hepatitis B und C

Definition/Erreger/Lokalisation

Hepatitis B und C, die früher auch als Non-A-non-B-Hepatitis bezeichnet wurden, werden beide auf parenteralem Wege durch Blut oder Blutprodukte übertragen. Die Möglichkeit der intraoperativen Ansteckung durch Perforation der Handschuhe oder durch Umgang mit infiziertem Material bei Hautverletzungen ist für medizinisches Personal beträchtlich.

> **Merke**
> Das Risiko einer Hepatitis-B- oder -C-Infektion nach einer perkutanen Verletzung beträgt ca. 30 % und ist damit wesentlich höher als eine HIV-Übertragung (0,3–0,4 %) nach Verletzung.

Erreger: **Hepatitis B** → HBV (DNA-Virus), **Hepatitis C** → HCV (RNA-Virus).

Symptomatik

Hinsichtlich der Symptomatik unterscheiden sich die verschiedenen Hepatitisformen nicht wesentlich voneinander. Im Gegensatz zur fäkal-oral übertragbaren Hepatitis A nehmen Hepatitis B und C häufig einen asymptomatischen Verlauf.

Prodromalstadium (2–9 Tage Dauer): Krankheitsgefühl, Inappetenz, evtl. mäßiges Fieber und Arthralgien.

Stadium der Organmanifestation (ca. 6–10 Wochen Dauer): Ikterus (aber nur bei einem Drittel aller Fälle), Juckreiz, Stuhlentfärbung und Dunkelfärbung des Urins, evtl. Leber- und Milzvergrößerung.

Hepatitis B Die Inkubationszeit beträgt 30–180 Tage; meist asymptomatischer Verlauf, nur 5–10 % der Infektionen nehmen einen chronischen Verlauf.

Hepatitis C Im Durchschnitt etwas kürzere Inkubationszeit von 15–160 Tagen; meist asymptomatischer Verlauf, die Rate der chronischen Verläufe mit 30–70 % der Infektionen ist wesentlich höher.

Fulminante Verläufe kommen in 1 % der Fälle vor.

Komplikationen

Bei chronischen Verläufen → hauptsächlich bei Hepatitis C Entwicklung einer **Leberzirrhose** oder eines **Leberzellkarzinoms.**

Diagnostik

Hepatitis B

- Serologischer Nachweis von HBsAg, HBeAg und Anti-HBc in der akuten Phase
- nach ca. 4 Wochen Abfall von HbsAg und HBeAg
- nach 5–6 Monaten Anstieg der Antikörper Anti-HBe und Anti-HBs

Hepatitis C

- Nachweis von HCV-RNA
- frühestens nach 3 Wochen, meist aber erst nach Ablauf von 3–6 Monaten wird Anti-HCV positiv

Therapie/Prophylaxe

Nur symptomatische Therapie möglich; Verzicht auf lebertoxische Substanzen.

Hepatitis B: aktive Immunisierung mit inaktivierten, hochgereinigten Partikeln des Hepatitis-B-Antigens (z.B. Gen-HB-Vax®), bestehend aus drei Injektionen. Die erste Impfung muss nach einem Monat und nach 6 Monaten wiederholt werden.

Bei Kontakt mit virushaltigem Material muss innerhalb von 12 h die passive Immunisierung mit Hepatitis-B-Immunglobulin erfolgen.

Hepatitis C: Eine Immunisierung ist nicht möglich; kombinierte Behandlung mit Interferon und Ribavirin kann in manchen Fällen zur Ausheilung führen.

AIDS

Definition/Erreger/Einteilung

AIDS („acquired immune deficiency syndrome") ist ein Krankheitsbild, bei dem durch einen viral ausgelösten Defekt der zellulären Immunität sekundär bestimmte Tumorerkrankungen und Erkrankungen durch opportunistische Erreger entstehen.

Das Geschlechtsverhältnis Männer:Frauen für AIDS-Erkrankte liegt in Deutschland bei 9:1, weltweit betrachtet sind Frauen fast ebenso häufig betroffen wie Männer.

Erreger: **HIV** („human immunodeficiency virus") **Typ 1** (10 Subtypen, A–H und 2-mal Typ 0) und **Typ 2,** der seltener ist und bei dem vier Subtypen, A–D, bekannt sind. HIV gehört zu den RNA-haltigen **Retroviren**, die eine reverse Transkriptase enthalten. Die Übertragung erfolgt hauptsächlich durch ungeschützten Sexualkontakt, i.v. Drogenmissbrauch und Blut- bzw. Blutprodukteübertragung. Als Risikogruppen werden angesehen:

- Homosexuelle
- i.v. Drogenabhängige
- Hämophiliepatienten
- Krankenhauspersonal

Das Risiko, dass durch eine auf HIV getestete Blutkonserve bei Transfusion eine HIV-Infektion übertragen wird, beträgt in Deutschland zurzeit etwa

1 : 1 Mio. Der Patient muss auf dieses Risiko hingewiesen werden. Die Übertragung durch heterosexuelle Infektion liegt derzeit bei 17 % der Fälle. Die Infektion ist gemäß Infektionsschutzgesetz **meldepflichtig,** aber seitens des Labors nicht namentlich zu nennen.

Einteilung: Die am meisten verwendete Einteilung der HIV-Infektion ist die **CDC-Klassifikation** (s. Tab. 2-9).

Pathogenese

Das HI-Virus befällt T_4-Helfer-Lymphozyten, Makrophagen und die Langerhans-Zellen der Epidermis. Der Quotient T-Helfer- zu T-Suppressor-Zellen (T_4/T_8), der normalerweise 2 beträgt, vermindert sich auf < 1,2. Daraus resultiert eine allgemeine Abwehrschwäche.

Symptomatik

Auf die Infektion folgt ein **asymptomatisches Latenzstadium** von unterschiedlicher Länge (6 Monate bis 10 Jahre), das bei den meisten Patienten in ein **Lymphadenopathiesyndrom (LAS)** mit Fieber, Gewichtsverlust, Krankheitsgefühl und bereits opportunistischen Infektionen (Herpes zoster, Mundsoor, Pneumonien) übergeht. Es wird als **ARC** („AIDS-related complex") bezeichnet, wenn die Krankheitsbilder besonders gravierend und ausgeprägt sind. Im weiter fortgeschrittenen Endstadium mit neurologischen Symptomen, weiteren opportunistischen Infektionen und Auftreten von Malignomen wird das Krankheitsbild als AIDS bezeichnet.

An dieser Stelle soll vornehmlich auf die **chirurgisch relevanten Manifestationen** der Erkrankung eingegangen werden:
- **Kaposi-Sarkom** oder andere **tumoröse Erkrankungen** des Magen-Darm-Trakts mit eventuellen Obstruktionen (mechanischer Ileus).
- Durch Candida oder CMV verursachte **Cholezystitis ohne Steinnachweis** erfordert eine Cholezystektomie.

- Durch CMV hervorgerufene Ulzerationen im Magen-Darm-Trakt führen zu **Perforationen** und **Massenblutungen.**
- Perianale **Abszesse** und **Fisteln** und **Analfissuren** sowie **Kondylome.**
- **Pulmonale Krankheitsbilder (Bronchialfistel und Pneumothorax)** sind ebenfalls häufige Indikationen für eine chirurgische Intervention.

Generell ist zu beachten, dass die Rate an Wundheilungsstörungen höher als allgemein ist, sodass die Indikation zu Elektivoperationen in Abhängigkeit vom klinischen Stadium der AIDS-Erkrankung gestellt, und Notfalloperationen auf den kleinstmöglichen Eingriff beschränkt werden sollten.

Therapie

In den letzten Jahren sind neue Medikamente verschiedener Wirkgruppen auf den Markt gekommen, die eine Verlängerung des Verlaufs der HIV-Infektion und eine Verbesserung der Lebensqualität mit sich brachten:
- nukleosidartige Reverse-Transkriptase-Inhibitoren: hemmen das für die Virusvermehrung notwendige Enzym Reverse Transkriptase. Dazu gehört z. B. AZT (Zidovudin [Retrovir®]);
- nicht nukleosidartige Reverse-Transkriptase-Inhibitoren: z. B. Delaviridin, Loverid;
- Protease-Inhibitoren: Indinavir, Ritonavir, Saquinavir.

Meist werden **Kombinationstherapien** durchgeführt. Die Medikamente haben z.T. erhebliche Nebenwirkungen (Kopfschmerzen gastrointestinale Beschwerden, Nierensteine, Fettabnahme im Gesicht und den Extremitäten). Die Behandlungsmethode erfordert eine beträchtliche Compliance des Patienten, da unregelmäßige Einnahme zu größerer Resistenzentwicklung führt.

Außerdem können als Prophylaxe gegen opportunistische Infektionen verschiedene Medikamente vorbeugend eingesetzt werden.

Tab. 2-9	AIDS-Klassifikation nach der Centers-of-Disease-Control-(CDC-)Klassifikation
Stadium	**Beschreibung**
I	**HIV-Infektion**
II	**Latenzstadium** <ul><li>A: Latenzstadium, asymptomatische HIV-Infektion (über Jahre möglich)</li><li>B: Latenzstadium, asymptomatische HIV-Infektion mit pathologischen Laborbefunden</li></ul>
III	**LAS = Lymphadenopathiesyndrom ohne Allgemeinsymptome** <ul><li>A: mindestens 2 extrainguinale Lymphknotenstationen vergrößert</li><li>B: wie A + pathologische Laborbefunde (Lymphozytopenie)</li></ul>
IV	**Manifestes Immunmangelsyndrom** <ul><li>A: Allgemeinsymptome wie Fieber, Nachtschweiß, Gewichtsverlust, Diarrhoe</li><li>B: neurologische Symptome</li><li>C_1: Stadium der opportunistischen Infektionen: Pneumocystis-carinii-Pneumonie, Tbc, Aspergillose etc.</li><li>C_2: zusätzliche Infektionen: z. B. Herpes zoster</li><li>D: Malignome wie Kaposi-Sarkom, primäre Hirntumoren</li><li>E: andere</li></ul>

HIV-Infektionsprophylaxe

Obwohl das Risiko für medizinisches Personal mit 0,3–0,4 % relativ gering ist, besteht eine Reihe von besonderen Vorsichtsregeln beim Umgang mit HIV-Infizierten:

- Tragen von zwei Paar Handschuhen während der Operation.
- Tragen von Gesichtsmasken oder Schutzbrillen und von wasserundurchlässigen OP-Kitteln.
- Nach Gebrauch müssen scharfe Instrumente in verletzungssicheren Behältern gesammelt werden.
- Kein Einsatz von medizinischem Personal mit offenen Hautläsionen oder Schwangeren bei Eingriffen an HIV-Infizierten.

Kommt es trotz aller Vorsicht doch zu einer Verletzung und eventuellen Kontamination, sind die nachfolgenden Maßnahmen anzuwenden:

Klinik: Postexpositionelle Prophylaxe
Bei Verletzungen im Operationssaal oder bei einer Nadelstichverletzung sind sofort folgende Maßnahmen durchzuführen:

- Wunde zum Bluten bringen und mit einem viruswirksamen Hautdesinfektionsmittel desinfizieren.
- AZTH (Retrovir®) sollte möglichst innerhalb der ersten 15–30 min eingenommen werden, und zwar in einer Dosis von 500 mg. Eine Erhaltungsdosis von 5 × 250 mg/Tag sollte für 2–4 Wochen weiter eingenommen werden.
- Am gleichen Tag, nach 6 und 12 Wochen sowie nach einem Jahr muss eine Antikörperbestimmung durchgeführt und dokumentiert werden.
- Aus versicherungstechnischen Gründen muss ein D-Arzt-Bericht angefertigt werden.

2.2.4 Parasitäre Infektionen

Echinokokkose (s. Kap. 11.6.2, 24.4)

Definition/Erreger

Echinokokkose bezeichnet eine parasitäre Infektion durch die Zestoden (Bandwürmer) **Echinococcus granulosus/cysticus/unilocularis** (Hundebandwurm) oder **Echinococcus multilocularis/alveolaris** (Fuchsbandwurm).

E. granulosus ist Urheber der **zystischen Echinokokkose,** während E. multilocularis die gefährlichere **alveoläre Echinokokkose** verursacht. E. granulosus ist besonders in Mittelmeerländern beheimatet, E. multilocularis in Süddeutschland. Siehe auch Kapitel 11.6.2 und 24.4.

Amöbiasis

Definition/Erreger

Es handelt sich um eine Infektion mit dem fakultativ pathogenen Darmparasiten **Entamoeba histolytica.** Dieser ist weltweit, besonders aber in warmen Ländern verbreitet, und seine Ausbreitung wird durch un-

hygienische Zustände begünstigt. Der Übertragungsweg ist **fäkal-oral.** Wegen des heutigen Ferntourismus findet man das Krankheitsbild der Amöbiasis jetzt auch häufiger in Deutschland.

Pathogenese

Mit der Nahrung werden die **Zysten** aufgenommen, die sich im Darm dann zu Amöben entwickeln. Hierbei unterscheidet man eine apathogene sog. **Minutaform** von einer sog. **Magnaform,** die sich unter bestimmten Voraussetzungen (Resistenzminderung, Darminfektionen, Veränderungen der Darmflora) entwickelt. Diese kann die Darmwand penetrieren und in die Leber, Lunge, Milz oder das Gehirn gelangen.

An der Darmwand selbst werden Ulzerationen und Nekrosen hervorgerufen, wodurch eine **Amöbenkolitis** entsteht, die sich mit schleimig-blutigen Durchfällen zum Vollbild der **Amöbenruhr** entwickelt.

Symptomatik

Beginn meist langsam und ohne oder mit mäßigem **Fieber,** manchmal mit Obstipation, dann kommen **Tenesmen** und **schleimig-blutiger Durchfall** hinzu.

Komplikationen

- Ausbreitung über die V. portae in die Leber → **Leberabszess,** vorwiegend im rechten Leberlappen
- Schwere Kolitis → **Perforation** → **Peritonitis**
- Entwicklung von granulomatösen Infiltraten im Darm und daraus resultierend → **Stenosen**

Diagnostik

- Anamnese → **Tropenaufenthalt**
- Stuhluntersuchung → muss zum Nachweis der Amöben innerhalb 1 h durchgeführt werden
- Sonographie und CT
- Serologie → besonders bei Leberabszess positiv

Therapie

In den meisten Fällen reicht die medikamentöse Therapie mit **Metronidazol** (Clont®) aus. Eine chirurgische Intervention kann bei Perforationen oder zur Einlage eines Spülkatheters bei großen Abszessen erforderlich werden.

Kasuistik
Bei einem 35-jährigen Mann tritt 4 Wochen nach einem Tropenaufenthalt Diarrhö (5-mal pro Tag) mit Schleim- und Blutbeimengungen auf; die Temperatur beträgt 38,0 °C, er klagt über heftige Tenesmen und über Schmerzen im rechten Oberbauch. Bei der klinischen Untersuchung ist eine etwas vergrößerte, druckschmerzhafte Leber palpabel. Bei der sofortigen Nativ-Stuhlprobe finden sich Magnaformen von Entamoeba histolytica, somit ist die Diagnose geklärt: „Amöbenruhr". Wegen der außerdem bestehenden Hepatomegalie wird sonographisch ein Abszess im Bereich des rechten Leberlappens festgestellt. Unter der Therapie mit Metronidazol bessert sich die Durchfallsymptomatik, der Abszess kann jedoch nicht zur Ausheilung

gebracht werden, weshalb man sich zur CT-gesteu-erten Einlage eines Spülkatheters entschließt. Nach 3 Wochen ist schließlich mit dieser Maßnahme die Ausheilung erreicht.

Askaridiasis

Definition/Erreger

Als Askaridiasis wird der **Spulwurmbefall** des Men-schen bezeichnet.

Erreger: **Ascaris lumbricoides,** wird vom Menschen peroral u.a. mit verunreinigtem Trinkwasser oder Gemüse aufgenommen; auch Fliegen übertragen die Eier von Kot auf Lebensmittel.

Pathogenese/Symptomatik

Im menschlichen Darm schlüpfen aus den Eiern Lar-ven, welche die Darmwand durchbohren und auf dem Blutweg in die **Lunge als Zwischenorgan** gelangen. Sie erreichen dann über Trachea und Pharynx erneut den Dünndarm, wo sie zum geschlechtsreifen Para-siten auswachsen. Dort können die Parasiten bei massivem Wurmbefall einen **Ileus** hervorrufen, zur **Verlegung der Gallenwege** mit dem Symptom **Ikterus** führen oder Ursache einer **Cholezystitis** werden.

Therapie

Konservative Behandlung mit **Anthelminthika,** chir-urgisch muss nur im Fall einer Komplikation (Ileus, Verlegung der Gallenwege) vorgegangen werden.

3 Prinzipien der Operationstechnik

Gerlind Souza-Offtermatt

3.1 Begriffsdefinitionen

Die exakte Differenzierung von manchmal sehr nahe beieinander liegenden Begriffen ist für die Verständigung im chirurgischen Alltag von großer Wichtigkeit.

3.1.1 Grundbegriffe

Enterotomie

Unter Enterotomie ist die **Eröffnung eines Darmanteils** zu verstehen. Die Endung „-tomie" beschreibt die Eröffnung eines Körperteils und den entsprechenden Wiederverschluss durch eine Naht, also z.B. Gastrotomie → Eröffnung des Magens, Thorakotomie → Eröffnung des Thorax.

> **Merke**
> Enterotomie = Eröffnung des Darms.
> Enterostomie = Verbindung eines Darmanteils nach außen (z.B. Kolostomie) oder die Verbindung von zwei Teilen des Magen-Darm-Trakts miteinander (z.B. Transversorektostomie = Verbindung zwischen Colon transversum und Rektum).

Inzision

Einschnitt in ein Gewebe oder Eröffnung eines Hohlorgans. Auch ein Abszess wird inzidiert.

Punktion

Einstich einer Hohlnadel in Gefäße, Hohlorgane oder parenchymatöse Organe, um Flüssigkeit abzusaugen oder zu injizieren (z.B. Lumbalpunktion oder Leberpunktion).

Instillation

Tropfenweises **Einbringen von Flüssigkeiten** (Arzneimitteln) in Körperhöhlen und -öffnungen.

Implantation

Einsetzen körperfremden, künstlichen Materials als Ersatz für Körperteile, z.B. Herzklappen, Hüftendoprothese.

Replantation

Wiederannähen eines abgetrennten Körperteils, z.B. Daumenreplantation.

Banding

Operative Einengung von Hohlorganen zur Verkleinerung der Öffnung, um den Durchfluss zu reduzieren, z.B. Banding des Magens bei Adipositas permagna.

3.1.2 Gewebeentfernung

Amputation

Abtrennen eines endständigen Körperteils, z.B. Amputation einer Zehe, Rektumamputation.

Ektomie

Entfernen eines Organs, z.B. Gastrektomie, Cholezystektomie etc.

Enukleation

Operative Ausschälung eines Gewebeteils oder eines Tumors aus seiner Kapsel, z.B. eines Prostataadenoms oder Myomenukleation.

Exstirpation

Entfernen eines pathologisch veränderten Organs oder eines Organteils, z.B. Uterusexstirpation oder Tumorexstirpation. Bei Organen wird der Begriff als **Synonym zu Ektomie** benutzt.

Exhairese

Weniger gebräuchlicher Begriff für das **Herausziehen** eines in der Regel länglichen Organteils, z.B. Venenexhairese → Venenentfernung bei Varizen.

Exzision

Herausschneiden von Gewebeteilen ohne Rücksicht auf Organgrenzen oder Gewebsstrukturen. Bei einer **Probeexzision** wird ein kleiner Gewebebereich zur Untersuchung exzidiert, bei einer **Wundexzision** wird der Wundrand ausgeschnitten und geglättet.

Resektion

Entfernung eines kranken Organbereichs als **Teil** eines größeren Organs, z.B. Leberteilresektion, Darmresektion.

> **Merke**
> Entfernung eines Organteils = **Resektion,** z.B. Kolonresektion.
> Entfernung eines gesamten Organs = **Ektomie,** z.B. Kolektomie.

Werden zusammenhängende Gewebeteile, z.B. Darmteil mit zugehörigem Lymphabflussgebiet, entfernt, spricht man von **En-bloc-Resektion.**

3.1.3 Gewebezusammenführung

Anastomose

Operativ angelegte **Verbindung zwischen zwei Hohlorganen,** wie z.B. Darm- oder Gefäßlumina. Man unterscheidet End-zu-End-Anastomosen, Seit-zu-Seit-Anastomosen oder End-zu-Seit-Anastomen. Unter einer biliodigestiven Anastomose versteht man eine Verbindung zwischen Gallenwegen und Darm.

Enterostomie

Verbindung eines Darmanteils nach außen, z.B. Kolostomie. Eine Naht zwischen zwei Teilen des Gastrointestinaltrakts wird auch mit der Endung **„-stomie"** beschrieben, z.B. Gastrojejunostomie.

Bypass

Umgehung bzw. Überbrückung eines Hindernisses. Bei diesem Hindernis kann es sich um einen Gefäß-

verschluss oder einen stenotischen Prozess im Magen-Darm-Trakt handeln. Die Umgehung kann mit **autologem** (körpereigenem) oder **alloplastischem** (Kunststoff) **Material** vorgenommen werden.

Shunt

Operativ angelegter **Kurzschluss** zwischen verschiedenen Gefäßsystemen, z.B. V. portae und V. cava **(portokavaler Shunt).** Bei der **Hämodialyse** wird ein Shunt als Verbindung zwischen arteriellem und venösem Gefäßsystem mit Zwischenschaltung des extrakorporalen Kreislaufs angelegt. Auch eine Verbindung zwischen Hirnventrikel und rechtem Vorhof wird als Shunt bezeichnet **(ventrikuloatrialer Shunt).**

Osteosynthese (s. Kap. 3.2.8)

Mithilfe verschiedener Osteosynthesetechniken werden frakturierte Knochen mithilfe von Schrauben, Platten und Vernagelung zusammengefügt.

3.2 Ausstattung und Arbeitstechnik

3.2.1 Instrumentarium

Instrumente zur Gewebedurchtrennung (s. Abb. 3-1)

- **Skalpelle:** Verwendet werden meist Einmalskalpelle mit auswechselbarer Klinge → Hautinzision
- **Diathermiemesser** mit Hochfrequenzstrom, Laserstrahl, Ultraschallskalpell oder Warmstrahl → tiefere Gewebestrukturen
- **Sägen,** Knochenmeißel, Schneidzangen → harte Gewebestrukturen
- **Chirurgische Scheren** (gebogen, gerade, gewinkelt) → differenzierte schichtweise Gewebedurchtrennung
- **Dermatome** → Entnahme von Haut einer definierten Breite (Spalthaut).

Instrumente zur Blutstillung

- **Klemmen** → temporäre Blutstillung
- **Umstechungsnaht,** Unterbindung → Blutstillung bei kleinen Gefäßen
- **Fibrinkleber** (TachoComb®); Elektrokoagulation; Infrarotkoagulation; Argonkoagulation → Blutstillung bei parenchymatösen Organen
- **Tupfer,** Kompressen, Tücher → Kompression bei Blutungen.

Instrumente zur Wiedervereinigung von Gewebe (s. Abb. 3-2)

- **Nadelhalter,** „Hegar" und „Mathieu"
- **Nadeln** zum Einspannen des Fadens in ein Nadelöhr oder „atraumatisch" (der Faden ist mit der Nadel verschweißt)
- **Klammernahtgerät** → Anlegen einer zirkulären Darmanastomose.

Haltende Instrumente (s. Abb. 3-3)

- **Pinzetten** → Festhalten von Gewebe: „anatomisch" mit glatter Spitze, „chirurgisch" mit Hakenspitze,

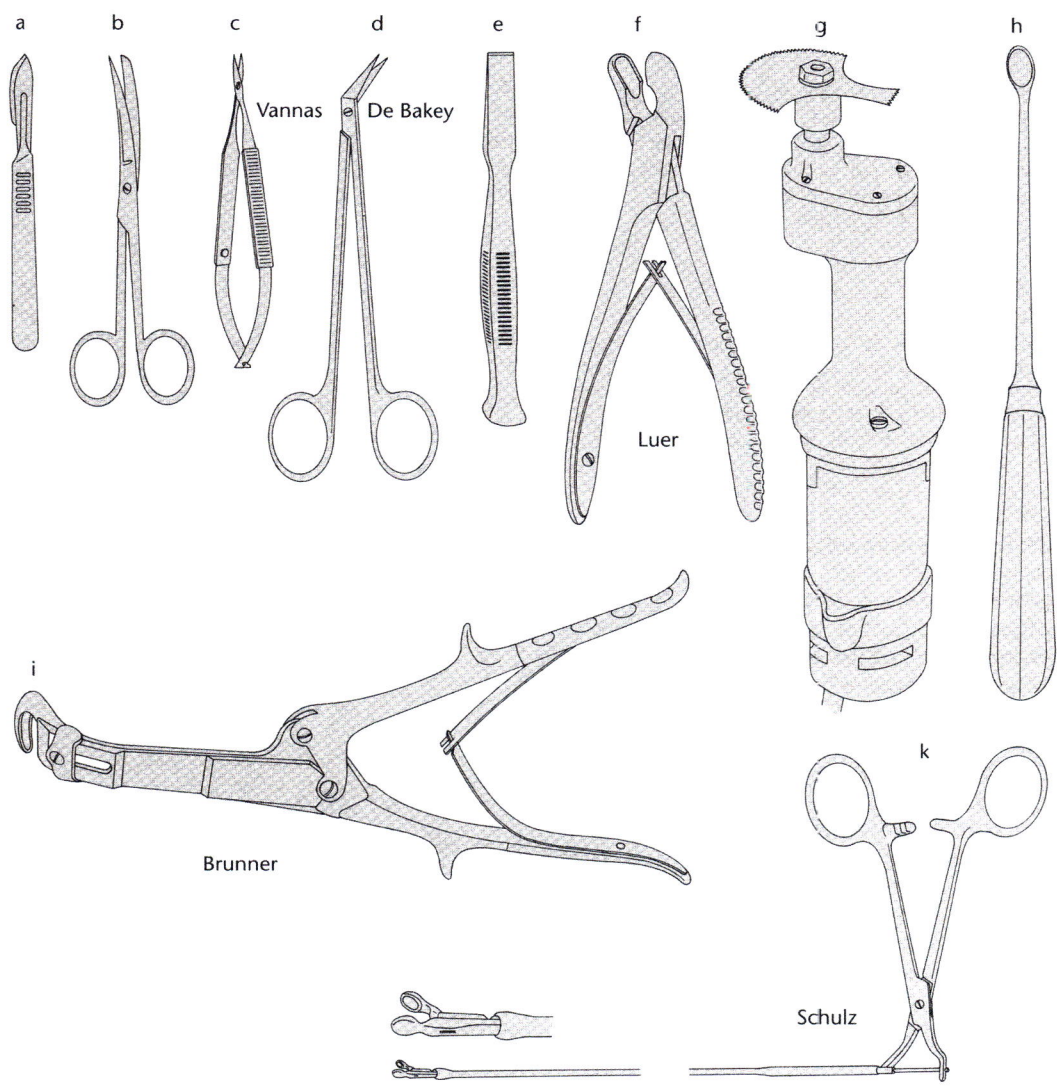

a   b   c   d   e   f   g   h

Vannas   De Bakey

Luer

i

Brunner

k

Schulz

Abb. 3-1   Instrumente zur Gewebedurchtrennung.

„atraumatisch" mit schmaler, glatter Spitze, „abgewinkelt" für Arbeiten in der Tiefe schmaler Räume
- **Gewebeklemmen** → Fixieren des zu bearbeitenden Gewebebereiches
  - „Oberholt" (gebogene Klemme)
  - „Kocher" und „Mikulicz" (mit Widerhaken)
- **Fasszangen.**

3.2.2 Nahtmaterial

Fadenmaterial

Je nach Verwendungszweck und -ort wird **resorbierbares** oder **nichtresorbierbares Nahtmaterial** benutzt (s. Tab. 3-1).

Fadenstärken

Die amerikanische USP-Einteilung (0–12) ist am gebräuchlichsten; die europäische Einteilung gibt im metrischen System (EP) die Fadenstärke in $^1/_{10}$ mm an.

Nadeln (s. Abb. 3-4)

Genäht wird in der Regel mit **gebogenen Nadeln,** aber auch mit **geraden** (Sehnen, Herzchirurgie, Ophthalmologie). Bei **atraumatischen Nadeln** ist der Faden angeschweißt. Nadeln mit **Lochöhr oder Federöhr** sind wegen des Einfädelns zeitaufwändig, aber dafür kostengünstiger.

Weitere Verschlussmethoden

- **Hautklammern** werden mit einem Klammergerät (skin stapler) angebracht.
- **Fibrinkleber** (s. Kap. 3.2.4, 3.2.6).
- **Klebestreifen** (Steri Strip) zur Adaptation von Wundrändern.
- **Metallclips** → Ligatur von Gefäßen.
- **Resorbierbare Clips** (PDS).

3.2.3 Regionalanästhesie

Oberflächenanästhesie

Oberflächenanästhesie wird zur kurzfristigen Herabsetzung des Schmerzempfindens bei Eingriffen an der **Schleimhaut** benutzt:

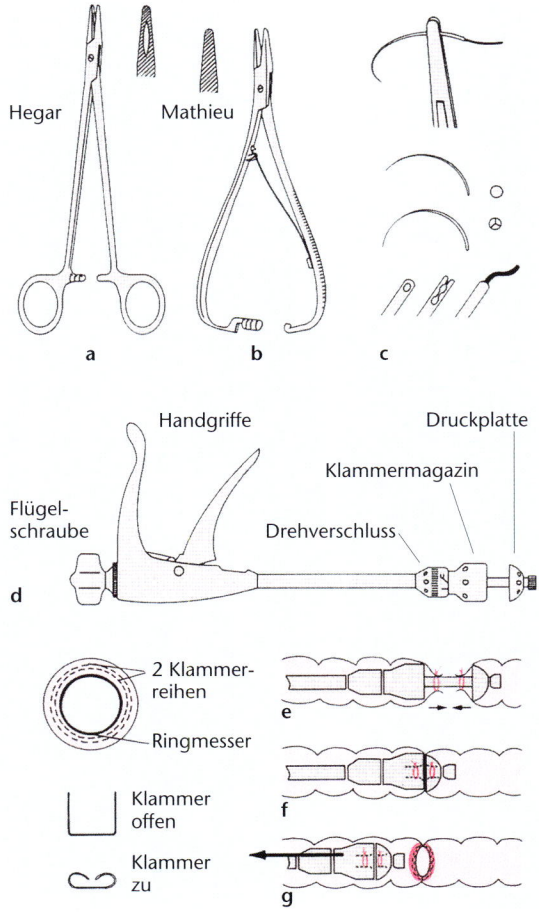

Abb. 3-2   Instrumente für die chirurgische Naht.

- Sprühen vor Endoskopie an der Rachenschleimhaut mit **Xylocain-Spray**
- bei Prokto- oder Rektoskopien **Instillagel®**.

Vereisungsspray (Ethylchlorid) kann bei oberflächlichen Eingriffen (z. B. Abszessinzisionen) benutzt werden.

Infiltrationsanästhesie

Die Infiltration des Operationsgebiets mit einem Lokalanästhetikum findet Anwendung bei **kleinen diagnostischen und chirurgischen Eingriffen**, z. B. in der **Wundversorgung.**

Die Umgebung des Operationsgebietes wird fächerförmig mit dünner Nadel infiltriert, das Wundgebiet selbst nicht (sog. **Feld-Block**). Anästhetikum: Mepivacain 1 % 10–20 ml.

> **Merke**
> Wegen der Gefahr der Keimverschleppung darf bei Wundversorgungen keine Infiltration vom inneren Wundrand aus vorgenommen werden.

Periphere Nervenblockade (Leitungsanästhesie)

Die Leitungsanästhesie schaltet die sensiblen Nerven vor ihrer Aufteilung aus. Dafür wird eine kleine Menge eines Anästhetikums in die Umgebung eines Nervs gespritzt.

Diese perineurale Anwendung des Lokalanästhetikums wird bei der **Wundversorgung** und **kleinen lokalen Eingriffen** angewendet:

- **Oberst-Anästhesie** (s. Kap. 32.4.2) → Eingriffe an Fingern und Zehen (ohne Vasokonstringenzienzusatz, um eine Ischämie zu vermeiden)

> **Merke**
> Für die Oberst-Leitungsanästhesie dürfen wegen der Gefahr einer Gangrän niemals adrenalinhaltige Anästhetika verwendet werden.

- **Femoralisblockade** → Eingriffe am medialen Ober- und Unterschenkel

Tab. 3-1 Nahtmaterial			
	Handelsname	**Verwendungszweck**	**Zeit bis zur Resorption**
Resorbierbar			
Synthetisch	Vicryl®, Dexon®	Ligaturen, Umstechungen, Magen-Darm-Faszien, Muskel-Subkutannähte	6 Wochen (Narbenbildung)
Naturfäden	PDS (Polydioxanon)	Bandnähte in der Unfallchirurgie	12 Wochen
	„Catgut" aus Tierdarm wurde wegen des BSE-Risikos seit 2001 aus dem Handel genommen		
Nicht resorbierbar			
Kunststoff	Prolene®, Miralene®, Ethilon®, Seralon® Gore-Fäden	Hautnähte Gore-Tex-Implantate, Hautnaht	–
Draht		Cerclagen	

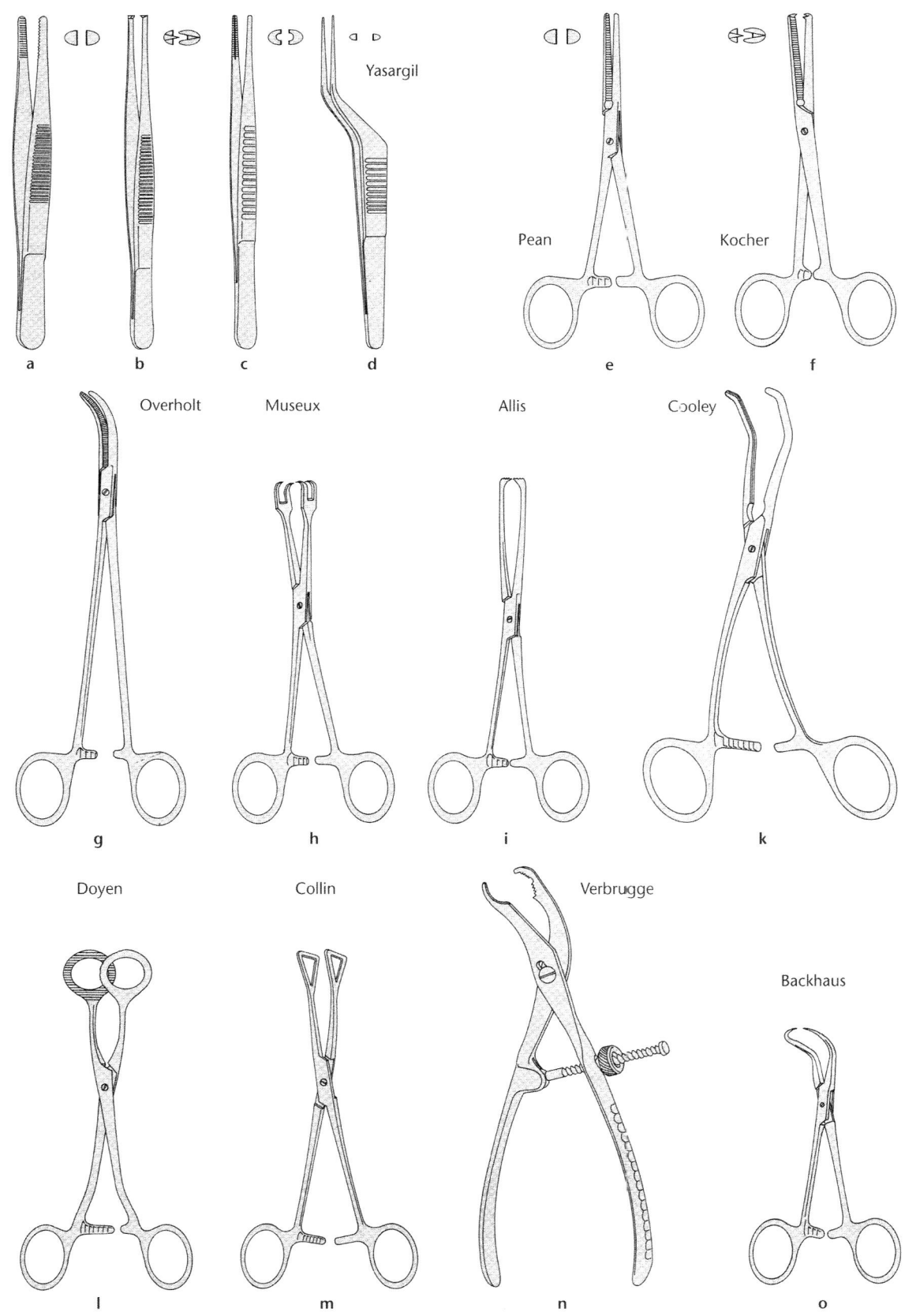

Abb. 3-3 Instrumente zum Fassen von Gewebe.

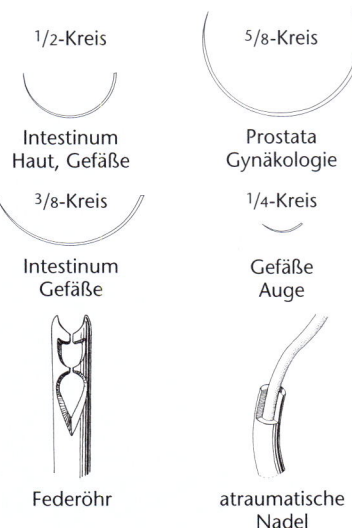

1/2-Kreis

Intestinum
Haut, Gefäße

5/8-Kreis

Prostata
Gynäkologie

3/8-Kreis

Intestinum
Gefäße

1/4-Kreis

Gefäße
Auge

Federöhr

atraumatische
Nadel

Abb. 3-4   Chirurgische Nadeln.

● Blockade des **N. cutaneus femoralis lateralis** →
  Eingriffe am lateralen Oberschenkel

Plexusblockaden

Dabei wird der gesamte Nervenplexus ausgeschaltet
(z. B. Plexus brachialis). Anästhesie für ambulante
Operationen an der oberen Extremität.

Periduralanästhesie (PDA)

Mit der Periduralanästhesie werden die Wurzeln der
Segmentnerven über einen Periduralkatheter ausge-

schaltet. Verwendung bei Nucleus-pulposus-Prolaps
oder zur postoperativen Analgesie. Über den Periduralkatheter sind Nachinjektionen möglich. Meist wird
als Anästhetikum Bupivacain (Carbostesin®) verwendet.

Spinalanästhesie

Das Lokalanästhetikum wird in den Subarachnoidalraum platziert. Die Methode wird genutzt bei Eingriffen wie z. B. Varizenexhairese, Osteosynthesen der
unteren Extremität. Lokalanästhetikum: Mepivacain
(Scandicain®) oder Bupivacain (Carbostesin®). Kontraindikationen: erhöhter Liquordruck, Gerinnungsstörung, MS.

Klinik: Gebräuchliche Lokalanästhetika
● Bupivacain (Carbostesin®) → 0,5%ig hyperbar;
  Wirkdauer: 5–7 h
● Lidocain (Xylocain®) → 0,5 –2%ig; Wirkdauer:
  1–2 h
● Mepivacain (Scandicain®) → 4%ig hyperbar;
  Wirkdauer: 1–2 h
● Procain (Novocain®) → 0,5–2%ig; Wirkdauer:
  0,5–1 h.
Zur Verminderung der Blutung und zur Wirkungs-
verlängerung werden **Vasokonstringenzien** zuge-
setzt, aber **cave bei Akren!** Führt zu Ischämie mit
nachfolgender Gangrän.

3.2.4 Chirurgische Klebstoffe

Zur **Gewebevereinigung, Blutstillung** oder zum
Abdichten von Hohlorganen stehen verschiedene
chirurgische Gewebekleber zur Verfügung.

Tab. 3-2   Schnittführungen

Schnitt	Zugangsweg	Schnittführung
Kocher-Kragenschnitt	Eingriffe an der Schilddrüse	Schnitt 1–2 cm oberhalb des Jugulums
Laterale Thorakotomie	Lungeneingriffe, Ösophagus-resektion	Hautschnitt von der Mamillarlinie bis zur hinteren Axillarlinie
Rippenbogenrandschnitt	**Rechts:** Gallenblase und Gallenwege **Links:** Milz, Magen, Hiatushernie	Schnitt 2–4 cm unterhalb des Rippenbogens
Oberbauchmedianschnitt	Magen, Duodenum, Pankreas	Schnitt in der Linea alba zwischen Schwert-fortsatz und Nabel, evtl. nach kaudal zu er-weitern
Oberbauchquerschnitt	Leberresektion	Etwa in der Mitte zwischen Schwertfortsatz und Nabel bogenförmiger Schnitt quer im Oberbauch
Wechselschnitt	Appendektomie	Schnitt im rechten Unterbauch 2 QF (Quer-finger) medial der Spina iliaca ant. sup.
Pfannenstielschnitt (Unterbauchquerschnitt)	Uterus, Ovarien, Eileiter	2–3 cm oberhalb des Schambeins
Leistenschnitt	Leistenbruch, Schenkelbruch	1 QF oberhalb des Leistenbandes
Unterbauchmedianschnitt	Jejunum, Ileum, Kolon, Rektum	Schnitt zwischen Nabel und Symphyse

- **Fibrinkleber:** (Tissucol®, Dermabond®, Beriplast®) stellen eine Mischemulgation verschiedener Gerinnungsfaktoren dar und führen sehr schnell zur Abdichtung des Gewebes → kleine Wunden;
- **Cyanoacrylate** (Histoacryl®) wird vielfach zur Injektion von Magenfundusvarizen und zur Hautklebung benutzt.

3.2.5 Schnittführung

Typische Schnittführungen

Die gebräuchlichsten chirurgischen Schnittführungen sind in Tabelle 3-2 und Abbildung 3-5 zusammengestellt.

Besondere Schneidetechniken

- **Elektrokautierung:** Mittels Elektrizität lässt sich eine lokal begrenzte Hitzeentwicklung erzeugen, die zur Denaturierung von Eiweißmolekülen führt. Die Elektrokautierung ist mit **monopolarer** oder **bipolarer** Elektrode möglich, wobei der bipolaren Anwendungsart als präziserer und weniger gewebeschädigender Technik meist der Vorzug gegeben wird.
- **Ultrazision:** Bei der Ultrazision (Ultraschallskalpell) wird Ultraschallenergie (55.500 Hz) für die Durchtrennung von Gewebe verwendet. Die Ultrazision wird sowohl bei laparoskopischen als auch bei offenen OPs eingesetzt und lässt weitgehend bluttrockenes Präparieren zu.
- **Ultraschalldissektion:** Mit einem Ultraschalldissektor (**CUSA, Sonotom**) wird Gewebe mittels Ultraschallwellen geschnitten. Nichtbindegewebige Strukturen werden zertrümmert, Strukturen mit hohem Bindegewebsanteil bleiben hingegen intakt (Blutgefäße, Gallengänge, Nerven). Das zertrümmerte Gewebe wird fortlaufend abgesaugt. Die Methode bietet in der Neurochirurgie und bei der Präparation parenchymatöser Organe große Vorteile.
- **Laserstrahlanwendung:** Verschiedene Laserstrahltechniken sind zur Durchtrennung von Gewebe in Gebrauch:
  - CO_2-Laser → zur Gewebedurchtrennung
  - Neodym-YAG-Laser → zur Gewebedestruktion bei gleichzeitiger Koagulation.

3.2.6 Blutstillung

Kompression (Tamponade)

Eine Kompressionstamponade wird vorzugsweise bei einer **diffusen Blutung** und bei **unzugänglichen Blutungsquellen** angewendet (z. B. Leberruptur, Milzläsion). Sie kann u. U. für mehrere Tage belassen werden.

Ligatur – Umstechungsligatur

Diese Methoden dienen der Blutstillung **kleiner Blutgefäße.**

Die **Ligatur** wird durch Knotung um die Overholt-Klemme vorgenommen. Bei einer **Umstechungsligatur** wird Fett-Bindegewebe um die Overholt-

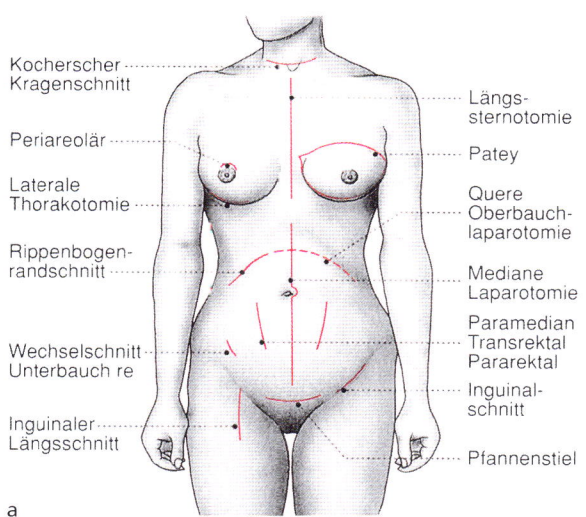

a

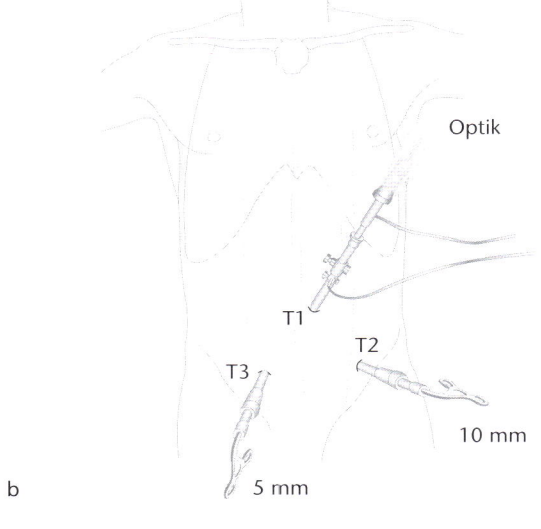

b

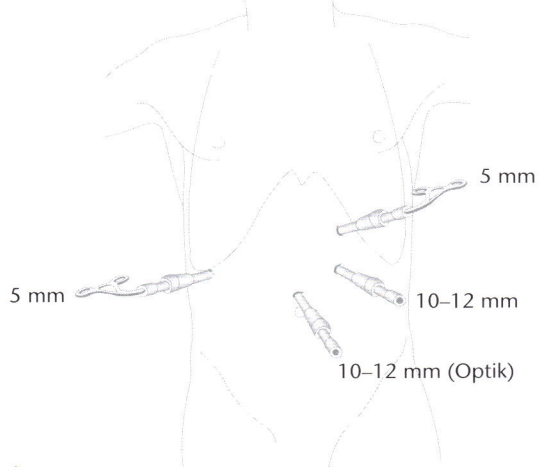

c

Abb. 3-5 a) Gebräuchliche Schnittführungen **b)** laparoskopische Appendektomie: Platzierung der Trokare **c)** laparoskopische Cholezystektomie: Platzierung der Trokare.

Klemme mit erfasst, um das Gefäß sicher ligieren zu können.

Infrarotlichtkoagulation und Argonkoagulation

- **Infrarotkoagulation:** Diese Methode beruht auf Hitzekoagulation und Nekrosenbildung mittels einer Infrarotlichtsonde. Sie wurde heute weitestgehend verlassen, da sie beim Abnehmen der Sonde durch Abreißen der Nekrose eine erneute Blutung verursachen kann und außerdem zeitaufwändig ist.
- **Argonkoagulation:** Die Argonkoagulation wird zur **Blutstillung an parenchymatösen Organen** benutzt, indem ein Argongas aufgesprüht wird, welches bis zu einer Tiefe von 2–3 mm eine Koagulation bewirkt. Der Vorteil liegt an der „Non-contact-Koagulation", durch die eine sichere Koagulation auch in Gewebespalten möglich ist.

Laserstrahlanwendungen

Neben der Schneidetechnik ist eine Laserstrahlanwendung auch zur Koagulation und damit zur Blutstillung möglich. Verwendung findet hauptsächlich der **Neodym-YAG-Laser,** der neben der Schneidewirkung eine gute Koagulationswirkung besitzt und daher besonders bei der Endoskopie zur Blutstillung im Magen-Darm-Trakt und zur Aufweitung bronchialer Tumorstenosen eingesetzt wird.

Elektrokautierung

Auch die Elektrokautierung kann sowohl zum **Durchtrennen** als auch zur **Koagulation** genutzt werden.

Fibrinkleber

Neben der Gewebevereinigung ist mit Fibrinklebern eine sehr effiziente Blutstillung möglich. Aus diesem Grund werden die Kleber gern zur Stillung von **diffusen Sickerblutungen** verwendet. **TachoComb®** ist ein resorbierbarer Schwamm von 0,5 cm Dicke, der aus Pferdekollagen besteht, das mit humanem Fibrinogen, Thrombin und Aprotinin beschichtet ist. **Tissu-**

col Duo S® ist ein Zweikomponentenkleber aus verschiedenen Gerinnungsfaktoren, der vor der Anwendung vermischt wird und ebenfalls sehr gute blutstillende Wirkung besitzt.

Esmarch-Blutleere (s. Kap. 5.4.1)

Die Esmarch-Blutleere verbessert die intraoperative Sicht bei Eingriffen an Extremitäten durch die prophylaktische Blutungsminderung.

Klinik: Operationen in Blutleere

Kleinere Eingriffe an Extremitäten, die in kurzer Zeit vorgenommen werden können (z.B. Metallentfernung oder auch Wundversorgung). Kontraindikationen: sind **Infektionen,** Gefahr der Ausbreitung durch das Auswickeln und **Frakturen,** Gefahr der Dislokation.

Merke
Bei Eröffnen einer Blutleere kann eine Blutung entstehen.
Cave: nach Öffnen der Blutleere kann es zu einem lebensbedrohlichem Schock als Repersionsschaden infolge Einschwemmung toxischer Metaboliten kommen **(Tourniquet-Schock).**

3.2.7 Naht- und Knotentechnik

Nahttechniken

Zum Wundverschluss kommen verschiedene Nahttechniken in Betracht (s. Abb. 3-6):
- **Einzelknopfnaht:** Die Einzelknopfnaht wird meist bei einer **Hautnaht** mit unkomplizierten Wundverhältnissen praktiziert. Das Gewebe wird dabei in bestimmten Abständen durch Einzelnähte verbunden.
- **Donati-Rückstichnaht:** Die Naht wird mit transkutanem Vor- und Rückstich durchgeführt. Auch bei Wundspannung ist gute Adaptation möglich.
- **Allgöwer-Rückstichnaht:** Der Vorstich ist transkutan, der Rückstich intrakutan; da quere Narben nur auf einer Seite entstehen, ist das kosmetische Ergebnis besser als bei der Donati-Naht.
- **U-Naht:** Die U-Naht wird für **Muskelnähte** angewandt.
- **Fortlaufende Naht:** Die fortlaufende Naht wird vor allem für die **Parenchym-** und **Peritonealnaht** und Anastomosen bei Hohlorganen benutzt.

Man unterscheidet des Weiteren die **einreihige** und die **mehrreihige** Naht.

Abhängig von der Körperregion werden die Hautfäden zwischen dem 5. und 14. Tag entfernt.

Knotentechnik

Bei der Knotentechnik (s. Abb. 3-7) unterscheidet man die **Einhand-** von der **Zweihandtechnik,** außerdem den **einfachen** vom **doppelten oder chirurgischen** Knoten. Mit einem sog. **Schlüpfknoten** können schwierige Nähte in der Tiefe fixiert werden.

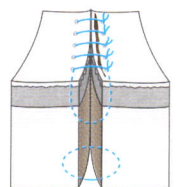
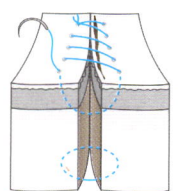
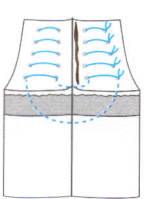

Einzelknopfnaht   fortlaufende Naht   Donati-Naht

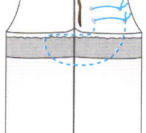
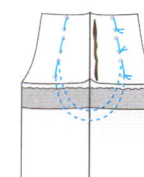
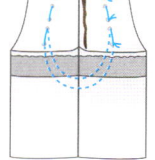

Allgöwer-Naht   Intrakutannaht   U-Naht

Abb. 3-6   Nahttechniken.

3.2.8 Osteosynthese

Osteosynthese nennt man die **operative Reposition** und **Fixation** von Frakturen. Man unterscheidet bei der Osteosynthese zwei grundsätzliche Verfahren: die interfragmentäre Kompression und die Schienung.

Interfragmentäre Kompression

Die Kompression der Knochenfragmente lässt sich durch **Zugschrauben** oder **Zuggurtung** erreichen. Während sich bei Zugschrauben die Kompression nicht ändert, also **statisch** ist, ist bei der Zuggurtung eine **dynamische**, belastungsabhängige Kompression möglich. Je nach Lokalisation der Fraktur kommt die eine oder andere Technik zum Einsatz.

Schienung

Die Schienung der Knochenfragmente kann entweder durch intra- oder extramedulläre Schienung geschehen.

Bei der **extramedullären Schienung** werden **Platten** eingesetzt, die ggf. gleichzeitig das Einbringen von Zugschrauben gestatten. Eine **intramedulläre Schienung** einer Fraktur stellt die Versorgung mit einem **Marknagel** dar.

3.2.9 Punktion

Punktionen werden zu diagnostischen oder therapeutischen Zwecken an venösen oder arteriellen Gefäßen, Körperhöhlen oder parenchymatösen Organen vorgenommen zur Entnahme von Flüssigkeiten oder zur Einbringung von Therapeutika oder Diagnostika (z.B. Röntgenkontrastmittel).

Vorbereitung einer Punktion

Alle Punktionen werden prinzipiell unter den allgemeinen Regeln der chirurgischen Asepsis durchgeführt.

Als Vorbereitung für eine Punktion wird **rasiert,** die Haut **desinfiziert** und **steril abgedeckt** sowie eine **Lokalanästhesie** durchgeführt. Für die Punktion eines peripheren venösen Gefäßes ist eine Hautdesinfektion ausreichend.

Punktionsmethoden

- Periphervenöse Gefäße
- Zentralvenöse Gefäße: Jugularis-interna-Punktion, Subklavia-Punktion

Klinik: Punktion der V. subclavia

Der Kopf des Patienten ist zur Gegenseite gedreht und tief gelagert; der Arm abduziert und außenrotiert. Bei der infraklavikulären Punktion ist der Punktionsort unmittelbar infraklavikulär in der Medioklavikularlinie. Dort Lokalanästhetikum an das Periost der Klavikula und in die Umgebung injizieren. Punktionskanüle senkrecht einstechen und unter ständiger Aspiration horizontal unter der Klavikula in Richtung auf das Sternoklavikulargelenk vorschieben. In einer Tiefe von 4–6 cm erreicht man nach Überwinden eines Widerstandes (Lig. costo-

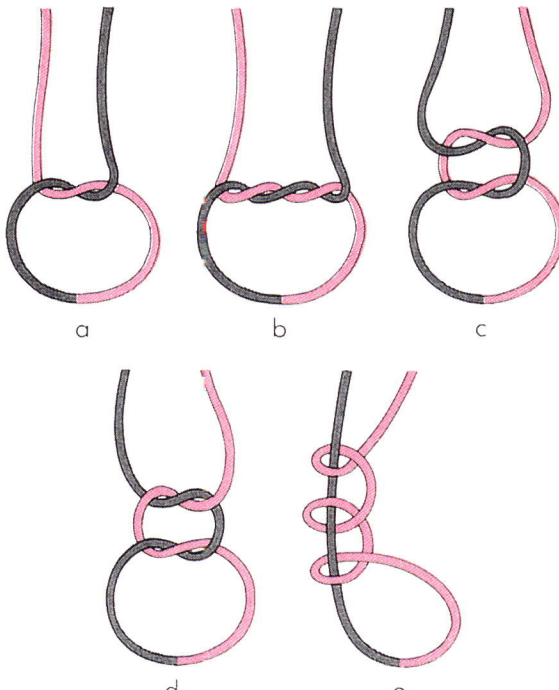

Abb. 3-7 Knotenformen.

claviculare) die V. subclavia. Kunststoffkanüle in das Lumen vorschieben und Stahlkanüle entfernen. Einführen des Katheters rechts 10–15 cm, links 15–20 cm und Infusionssystem mit 3-Wege-Hahn anschließen. Durch eine obligate Röntgenkontrolle wird die richtige Lage überprüft.

- Punktion arterieller Gefäße

Klinik: Punktion der A. femoralis

Hautdesinfektion. Bei gestreckter Hüfte wird die A. femoralis unter dem Leistenband palpiert (Merkspruch: IVAN, **i**nnen **V**ene, **A**rterie, **N**erv). Spannen der Haut und gleichzeitig Fixieren der A. femoralis mit der linken Hand. Kanüle mit leerer, aufgesetzter Spritze senkrecht zur Haut einstecken, bis pulsierendes hellrotes Blut erscheint. Nach Herausziehen der Kanüle Punktionsstelle 5 min komprimieren und 30 min mit einem Sandsack versehen.

- Punktion eines parenchymatösen Organs, z.B. Leber: Blindpunktion, CT oder ultraschallgesteuert
- Punktionen von Hohlräumen, z.B. Pleurapunktion (s. Kap. 11.2.4), Aszitespunktion (s. Kap. 24.5)
- Gelenkpunktionen.

3.2.10 Drainage

Eine Drainage dient der **Ableitung einer Flüssigkeitsansammlung** wie Wundsekret, Blut oder Eiter aus Operationswunden sowie Körper- oder Wundhöhlen durch ein Schlauchsystem (Drain). Zweck einer Drainage ist die **Verhütung** oder **Behandlung einer Infektion.**

Eine Drainage kann als **passive Ableitung** oder als **aktive Drainage (Saugdrainage)** durchgeführt werden.

Ein Drain kann aus Latex, Weichgummi, Silikon, Polyvinylchlorid oder Polyurethan bestehen.

Die Größe wird in Charrière (Charr = $\frac{1}{3}$ mm) angegeben.

Indikationen zur Drainage

- Als **Redondrainage** (Saugdrainage) nach einer Weichteiloperation zur **Ableitung des Wundsekrets.** Wenn keine Flüssigkeitsabsonderung mehr abgesaugt wird, kann nach ca. 2 Tagen die Drainage gezogen werden.
- Als **peritoneale Drainage** nach **Operationen im Abdominalraum.** Die Drainage wird als Zieldrainage je nach OP an eine Anastomose, subphrenisch, in den Douglas-Raum, an die Leber oder die Milz gelegt, um die Entstehung einer intraabdominellen Flüssigkeitsansammlung (Blut, Darminhalt) rechtzeitig festzustellen.
- Als **Thoraxdrainage (Bülau-Drainage,** s. Kap. 11.4.2) zur Entfernung von Luft bei einem Pneumothorax oder einer Flüssigkeitsansammlung, z.B. Blut oder Pleuraerguss. Eine Thoraxdrainage ist eine aktive, geschlossene Drainage, bei der ein Unterdruck von 15–20 mmHg eingestellt wird.

3.3 Operationsablauf

Zeitlicher Ablauf einer Operation

Der zeitliche Ablauf einer Operation geht in folgenden Schritten voran:

1. Legen von Zugängen und Narkoseeinleitung durch die Anästhesie
2. Lagerung des Patienten im Operationssaal
3. Chirurgische Händedesinfektion
4. Desinfektion des OP-Feldes
5. Steriles Ankleiden der Operateure
6. Abdecken des Patienten
7. Operation
8. Narkoseausleitung
9. Umlagerung des Patienten in der OP-Schleuse
10. Evtl. Verbleib im Aufwachraum oder postoperative Überwachung auf der Intensivstation.

Lagerung des Patienten

Die geeignete Lagerung des Patienten liegt im Verantwortungsbereich des Operateurs.

Der Patient sollte so gelagert werden, dass

- das vorgesehene Operationsgebiet **gut zugänglich** und **einsehbar** ist,
- **Geräte für die Anästhesie** und Zugänge **gut zugänglich** sind,
- eine **stabile Fixierung** gegeben ist → Unterstützung durch Gurte und Stützen,
- **Kompressionsschäden** (Nerven, Gefäße) **vermieden** werden.

Der Arm für die Infusion muss auf einer gepolsterten Schiene gelagert und darf nicht über 90° abduziert werden → Gefahr der Plexuslähmung.

Die jeweiligen Operationsgebiete werden bevorzugt in folgenden Lagerungsarten operiert. Die speziellen Risiken bei der Lagerung sind aus Tabelle 3-3 und den Abbildungen 3-8 und 3-9 ersichtlich.

Tab. 3-3 Lagerungsmöglichkeiten für verschiedene Operationen		
Lagerung	**Operationen**	**Lagerungsprobleme**
Einfache Rückenlage	Appendektomie, OP an der Mamma	Die Baucheingeweide schieben das Zwerchfell nach kranial → Abnahme der funktionellen Residualkapazität → evtl. Oxygenierungsprobleme
Rückenlage mit Fußtieflage	Thrombektomie bei Beinvenenthrombose zur Embolievermeidung, **Oberbaucheingriffe**	Intravasales Volumen versackt in den Beinen → RR-Abfall
Rückenlage mit Kopftieflage	**Unterbaucheingriffe**	Zunahme der Ventrikelvorlast → Gefahr der Herzinsuffizienz
Seitenlage	Laterale Thorakotomie und Nierenoperation	**Cave:** Ventilationsstörungen, Lagerung auf der schlechteren Lungenhälfte reduziert die Oxygenierung
Bauchlage	Eingriffe an der Wirbelsäule oder Iliosakralgegend	Behinderung der Ventilation und Kompression intraabdomineller Gefäße durch Druck auf die Bauchdecke
Steinschnittlage	Eingriffe an Perineum, Anus und Rektum	Vor allem bei langen Eingriffen → Kompartmentsyndrom möglich mit verschlechterter Durchblutung und evtl. Nekrosen

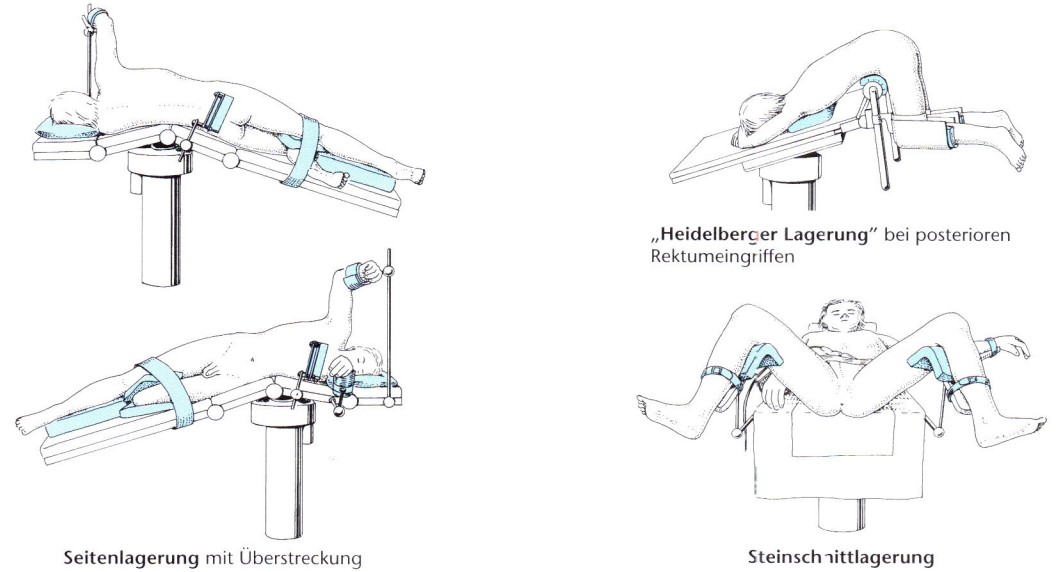

Seitenlagerung mit Überstreckung

„**Heidelberger Lagerung**" bei posterioren Rektumeingriffen

Steinschnittlagerung

Abb. 3-8   Operationslagerung I.

a

b

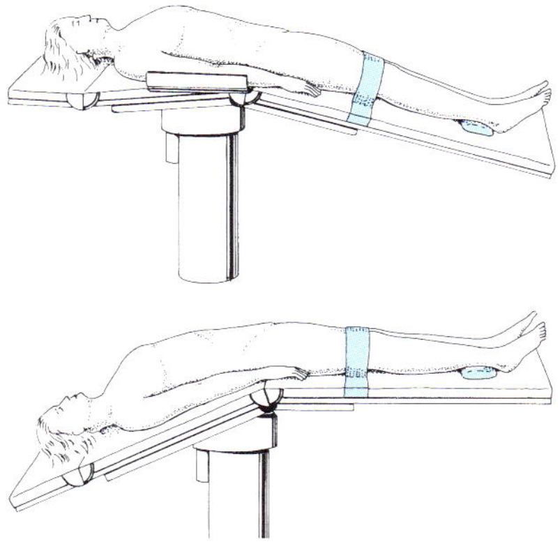

Rückenlage: a Lagerung für Oberbaucheingriffe
            b Lagerung für Unterbaucheingriffe

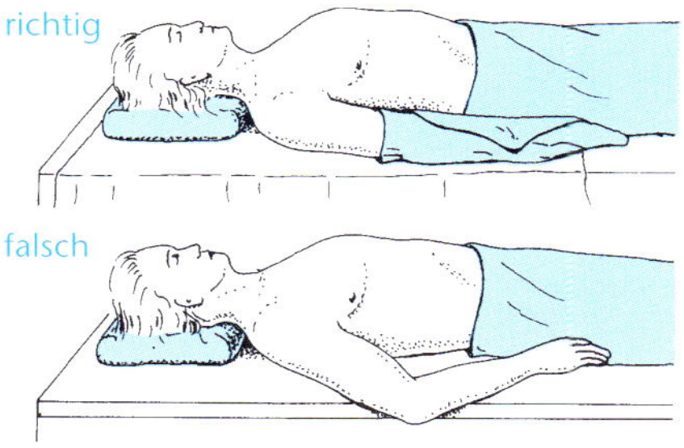

richtig

falsch

Prophylaxe von Kompressionsschäden des N. ulnaris
bei angelagertem Arm durch korrekte Lagerung

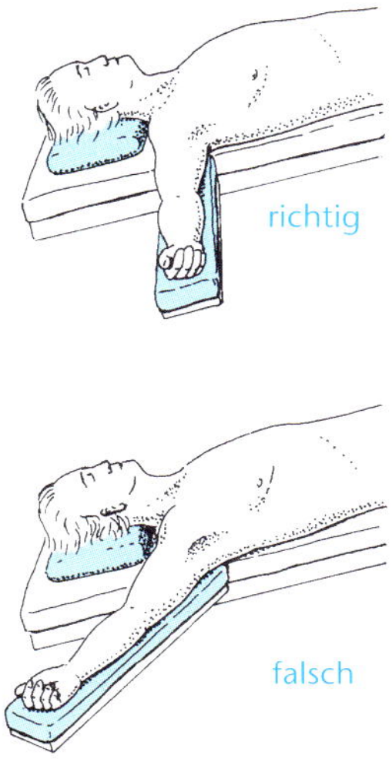

richtig

falsch

richtig

falsch

Zerrung des Plexus
brachialis bei ausge-
lagertem Arm vermeiden
(nicht > 90° abduzieren)

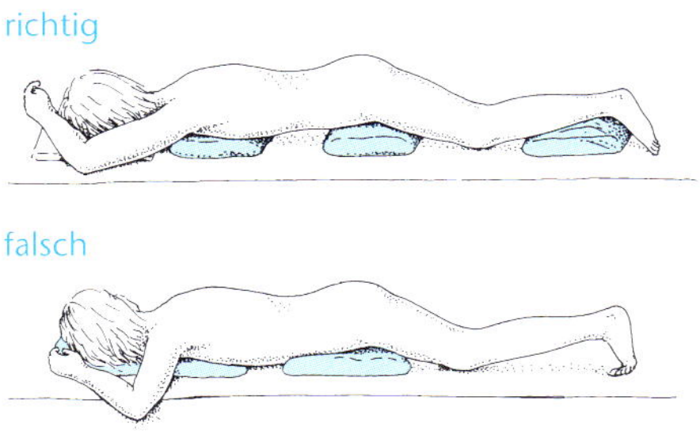

richtig

falsch

Bauchlage: Bauch und Füße dürfen nicht aufliegen,
N. ulnaris durch korrekte Armlagerung schonen

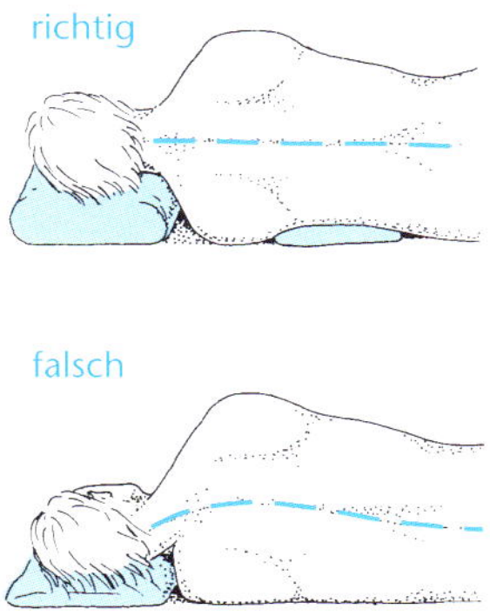

Bei Seitenlagerung Kopf
ausreichend unterstützen

Abb. 3-9   Operationslagerung II.

41

3.4 Plastische Chirurgie

Ziel der plastischen Chirurgie ist die ästhetisch ansprechende Wiederherstellung eines angeborenen oder erworbenen Defekts, sodass die Rekonstruktion in Funktion und Form dem Patienten eine bestmögliche Reintegration erlaubt.

3.4.1 Hauttransplantation

Vollhauttransplantation

Definition

Ein Vollhauttransplantat besteht aus **autologer,** körpereigener Haut. Es setzt sich aus **Epidermis** und dem **gesamten Corium** zusammen und enthält also auch Haarfollikel und Schweißdrüsen im Gegensatz zu Spalthauttransplantaten.

Indikation

Die Indikation für ein Vollhauttransplantat ist ein **kleiner Defekt an einem mechanisch und motorisch belasteten Bereich** (z.B. Defekte an Hand und Fuß, Lidhaut, Defekte in der Gesichts- und Halsregion).

Vorgehen

Die Spenderregion hängt von dem zu deckenden Hautdefekt ab, da die Hautpigmentierung bestmöglich übereinstimmen sollte. In Betracht kommen:
- Rückseite der Ohrmuschel und unbehaarte Mastoidregion → Transplantation im Gesicht
- Oberlid → Defekt am anderen Lid oder für eine Mamillenrekonstruktion
- Oberschenkel- und Bauchregion → für Handteller und Fußsohle

Zunächst wird mithilfe einer Schablone das Areal markiert, das Hauttransplantat entnommen und komplett entfettet. Dann wird das Transplantat auf den Defekt gelegt und durch Naht fixiert. Nach 7 Tagen kann der Verband entfernt werden.

Komplikation: Infektion.

Spalthauttransplantation

Definition

Spalthauttransplantate bestehen aus **Epidermis** und **Teilen von Corium;** sie werden mit Spezialmessern (Elektrodermatom) in verschiedenen Schichtdicken geschnitten: dick (0,55–0,75 mm), mitteldick (0,4–0,55 mm) und dünn (0,25–0,4 mm).

Indikation

Spalthauttransplantate werden zur Deckung folgender Defekte genutzt:
- größere Areale bei **Verbrennungen**
- vorübergehend zur **schnelleren Wundheilung**
- **Sofortdeckung** nach Entfernung von Melanomen

Vorgehen

Spalthauttransplantate können von allen Körperregionen entnommen werden; bevorzugt werden die **rasierte Kopfhaut, Oberschenkel, Rumpf, Mons pubis.**

Mit dem Dermatom wird das Transplantat in der entsprechenden Schichtdicke geschnitten, auf die trockene Empfängerregion aufgelegt und durch Einzelnähte oder Hautklammern fixiert. Anschließend Ruhigstellung durch gefensterten Gipsverband.

Versorgung der Spenderregion mit 3–4 Lagen Salbengaze und Pflasterverband. Die Reepithelisierung benötigt 10–14 Tage. Eine erneute Hautabnahme kann nach 1–2 Monaten vorgenommen werden.

Zur Deckung großer Flächen (z.B. Verbrennungen) werden häufig Maschentransplantate **(Meshgrafts)** angefertigt. Dazu wird das Transplantat instrumentell zerschnitten und in einem Netz aufgearbeitet, wodurch das Transplantat wesentlich größer wird.

In Tabelle 3-4 werden Vor- und Nachteil von Hauttransplantaten gegenübergestellt.

Tab 3-4	**Vergleich der Vor- und Nachteile von Hauttransplantaten**	
	Vollhauttransplantat	**Spalthauttransplantat**
Dicke	0,8–1,1 mm	0,25–0,75 mm
Vorteile	• Geringeres Schrumpfen • Widerstandsfähiger gegenüber mechanischen Einwirkungen • Unter dem Transplantat bildet sich Subkutanschicht • Behält eher ursprüngliche Farbe	• Einfache, schnelle Transplantatentnahme • Gleichmäßige Dicke • Nahezu unbegrenzte Entnahme • Spenderstelle heilt spontan • Nach 6–8 Wochen Spenderareal erneut zur Entnahme geeignet • Transplantat anspruchsloser • Auch an ungünstigen, infizierten Stellen einsetzbar
Nachteile	• Anspruchsvoll, heilt nur an gut durchbluteten, infektfreien Gebieten • Größe der Transplantate durch begrenzte Entnahme beschränkt • Entnahmestelle muss vernäht oder durch Spalthauttransplantat gedeckt werden	• Transplantat schrumpft stark (bis 30 %) • Farbe unberechenbar (Hyper-/Hypopigmentierung) • Geringe mechanische Beanspruchung

(aus: Berchtold, Chirurgie, Urban & Fischer Verlag, 4. Aufl. 2001)

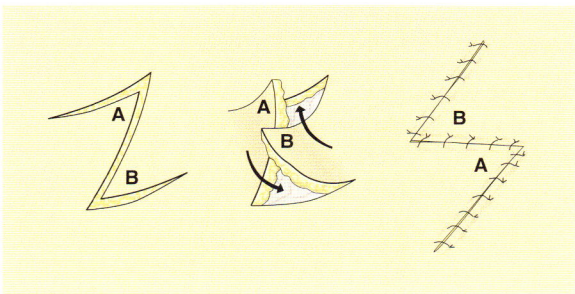

Abb. 3-10   Z-Plastik.

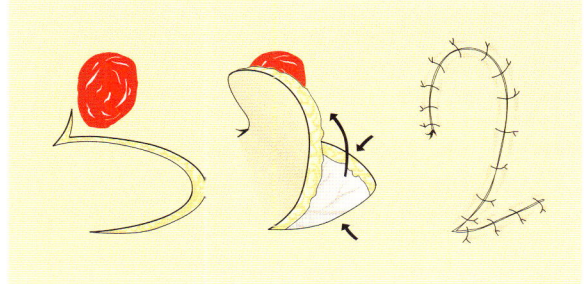

Abb. 3-11   Verschiebeschwenklappenplastik.

3.4.2 Hautlappenplastiken

Unter einem Hautlappen versteht man in der plastischen Chirurgie einen Gewebebereich aus **Haut** und **Subkutis,** der von einem aus Arterie und Vene bestehenden Gefäßsystem („Stiel") versorgt wird. Diese Lappen lassen sich in einen Defekt zur Deckung verlagern.

Z-Plastik

Die Z-Plastik (s. Abb. 3-10) ist die am häufigsten angewandte Hautlappenplastik. Bei dieser Technik werden 2 dreieckige Subkutanlappen der Haut mit jeweils gleicher Schenkellänge in einem Winkel von meist 60° gegeneinander ausgetauscht. Durch die Verlagerung entsteht ein Längengewinn in Richtung des gemeinsamen Z-Schenkels. Durch größere Winkelgrade lässt sich noch eine zusätzliche Verlängerung erreichen.

Z-Plastiken werden vorzugsweise bei **Gesichtsnarben** und **Narbenkontrakturen an Gelenken** verwendet.

Lokale Lappenplastik

Das Prinzip der lokalen Lappenplastik beruht auf der Verlagerung lokaler Lappen, die aus Haut, Subkutangewebe und teilweise Muskelfaszie bestehen. Mit der ursprünglichen Region bleiben sie über den „Stiel" (Gefäßversorgung) verbunden. Die nahezu **identische Hautstruktur** und die **erhaltene Sensibilität** stellen den Vorteil der lokalen Lappen dar.

Zudem kann der Entnahmedefekt wieder primär verschlossen werden.

Man unterscheidet:

- **Random pattern flaps** mit zufälligem Gefäßmuster:
  - **Verschiebeschwenklappen (s. Abb. 3-11):** Das Gewebe wird bei dieser Technik lateral in den Defekt geschoben.
  - **Bi-Lobed-flap:** Bei dieser Technik werden 2 aus einem gemeinsamen Stiel abgehende Lappen verschoben.
- **Axial pattern flap** mit axial verlaufendem Gefäß; diese Lappen sind länger als die random pattern flaps.
  - **Glabellarlappen (s. Abb. 3-12):** Er eignet sich zur Deckung von Defekten im Nasenrückenbereich.

- **Fingerpulpalappen:** Häufig zur Rekonstruktion und Resensibilisierung der Daumenkuppe verwendet.

Fernlappenplastik

Das klassische Beispiel eines Fernlappens ist der **Leistenlappen,** der zur Deckung von **Weichteildefekten an der Hand** benutzt wird. Der Lappen wird durch die A. circumflexa ilium superficialis versorgt.

1. Heben des Lappens im Bereich des Leistenbandes und Bildung des Stiels.
2. Einnähen des peripheren Lappenteils in den Weichteildefekt an der Hand. Verschluss des Entnahmedefekts.
3. Nach 3 Wochen probeweises Abklemmen des Gefäßstiels. Sofern die Farbe gleich bleibt, ist die Gefäßversorgung ausreichend. Der Stiel kann durchtrennt werden.

Das Verfahren der Fernlappenplastik ist zeitaufwändig und umständlich, da es zwei operative Eingriffe mit 3–4-wöchiger Fixierung der Extremität erfordert, was z. B. eine Gelenkversteifung nach sich ziehen kann.

Lappentransplantation mit mikrovaskulärem Anschluss

Mit mikrochirurgischer Technik können auch große Gewebeareale von verschiedenen Spendergebieten zur Deckung in eine Defektregion gebracht werden. So können z. B. Weichteildefekte des Unterschenkels nach offenen Frakturen mit einem **Transfer des M. latissimus dorsi** gedeckt werden. Der zugehörige

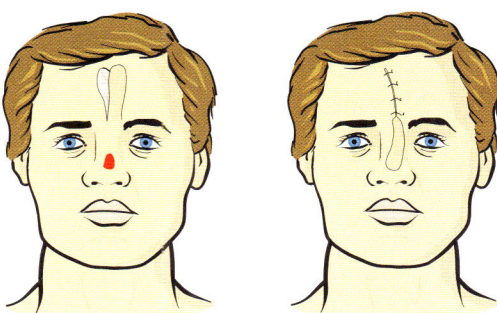

Abb. 3-12   Glabellarlappen.

Gefäßstiel enthält die A. und V. thoracodorsalis. Die Arterie wird mit der A. tibialis anterior bzw. posterior anastomosiert, die Vene erhält eine Verbindung an das tiefe Venensystem des Unterschenkels. Mit einem zusätzlichen Spalthauttransplantat wird der nicht hauttragende Teil des M. latissimus dorsi gedeckt.

3.5 Minimal invasive Operationsverfahren

3.5.1 Prinzip der minimal invasiven Operation

Minimal invasive Chirurgie, auch Schlüssellochchirurgie genannt, bedeutet die Durchführung klassischer Operationen über minimierte Zugänge, d.h. beispielsweise bei Bauchoperationen die Vermeidung eines großen Bauchschnitts.

Das Prinzip gründet auf der **Laparoskopie** (Bauchspiegelung), bei der durch Schaffung eines sog. **Pneumoperitoneums** mithilfe von Gasinsufflation (CO_2, Luft) in die Bauchhöhle die Inspektion und operative Eingriffe an den Bauchorganen ermöglicht werden.

Klinik: Ausrüstung für die operative Laparoskopie
- CO_2-Insufflatorgerät
- Videokamera und Monitor
- Gerät zur Elektrokoagulation
- Lichtquelle für das optische Gerät
- Saug-Spül-Einrichtung
Außerdem spezielle **Trokare, Fasszangen, Scheren, Sauger** und **Nadelhalter.**

Das Vorgehen bei einer laparoskopischen Operation beginnt mit der Schaffung des Pneumoperitoneums (ca. 3–5 l CO_2 werden insuffliert), sodass die Bauchdecken sich anheben. Dann werden verschiedene Trokare für die Optik und die anderen operativen Instrumente von verschiedenen Orten durch die Bauchdecke in die Bauchhöhle vorgeschoben und platziert.

Nach diesem Prinzip wurden nach Durchführung der ersten Appendektomie im Jahre 1981 durch Kurt Semm (Kiel) in den letzten Jahren immer mehr Operationsmethoden erarbeitet.

3.5.2 Laparoskopisch durchführbare Operationen

Cholezystektomie

Die laparoskopische Cholezystektomie hat sich zur **Methode der Wahl bei symptomatischer Cholezystolithiasis** entwickelt. Um die Komplikationsrate niedrig zu halten, ist jedoch eine Reihe von Kontraindikationen zu beachten:

Merke
Absolute Kontraindikationen für eine laparoskopische Cholezystektomie sind: Pankreatitis, gangränöse Cholezystitis, Mirizzi-Syndrom, Gallenblasenperforation, Gallengangs- oder Gallenblasenkarzinom, dekompensierte Herzinsuffizienz oder chronisch obstruktive Lungenerkrankungen.

Als **relative Kontraindikationen** gelten: Gallenblasenempyem und Schrumpfgallenblase.

Vorgehen
- Aufbau Pneumoperitoneum
- Platzierung eines Trokars in Nabelgegend für die Optik und anderer Arbeitstrokare im Oberbauch (s. Abb. 3-5c)
- Freipräparation, Ligierung und Absetzen von A. cystica und Ductus cysticus
- Gallenblase wird gefasst und in einem Bergebeutel mit dem Trokar entfernt

Komplikationen

Beim Auftreten eventueller Schwierigkeiten muss die Operation rechtzeitig zur Laparotomie erweitert werden. An Komplikationen können Läsionen des Ductus choledochus, des Ductus hepaticus, der A. hepatica oder eine Zystikusstumpfinsuffizienz auftreten. Die Komplikationsrate und auch die Letalität sind vergleichbar mit der konventionellen Cholezystektomie.

Appendektomie

Die laparoskopische Appendektomie ist vor allem im **Frühstadium** und **bei chronischer Appendizitis** alternativ zur konventionellen Appendektomie in Betracht zu ziehen.

Kontraindikationen

Perforation, Karzinom oder Karzinoid, phlegmonösgangränöse Appendizitis.

Vorgehen
- Aufbau Pneumoperitoneum
- Einbringen von 3 Trokaren (umbilikal, rechter und linker Unterbauch, s. Abb. 3-5b)
- Absetzen von Mesenteriolum und A. appendicularis mit Elektrokoagulation oder Ligierung
- Absetzen der Appendix
Zur Vermeidung von Harnblasenverletzungen kann präoperativ ein Blasenkatheter gelegt werden.

Komplikationen

Gelegentlich entstehen **intraabdominelle** oder **Bauchwandabszesse,** oder es kommt zu **Gefäßverletzungen** (Aa. epigastricae) beim Einbringen der Trokare.

Hernienreparation

Sowohl **Femoral-** als auch **Inguinalhernien** können laparoskopisch operiert werden, wobei entweder ein **transperitonealer** oder ein **extraperitonealer Zugang** gewählt werden kann. Bei beiden Methoden wird ein Kunststoffnetz aus Polypropylen über den Fasziendefekt platziert. Der Nachteil des laparoskopischen Verfahrens gegenüber der konventionellen Operation liegt in der Notwendigkeit der **Allgemeinnarkose.**

Zu den **Kontraindikationen** zählen Inkarzeration und Aszites. Die häufigsten **Komplikationen** sind Läsionen des Samenstrangs, der Harnblase und Gefäße (A. und V. iliaca) sowie Dysästhesien in der Genitalregion.

Adrenalektomie

Die minimal invasive Chirurgie ist für eine Adrenalektomie besonders empfehlenswert und hat sich in den letzten Jahren als Standardmethode etabliert.

Indikationen der Adrenalektomie sind das Phäochromozytom, Conn-Syndrom, der Morbus Cushing und Tumoren < 5 cm.

Der Zugang kann sowohl **transperitoneal** als auch **retroperitoneal** gewählt werden. Bei retroperitonealem Vorgehen muss ein CO_2-Retroperitoneum angelegt werden, um den notwendigen Raum zu schaffen. Die **Komplikationen** sind dieselben wie bei der konventionellen Methode.

Klinik: Weitere laparoskopische Operationen
- Laparoskopische Antirefluxchirurgie (Fundoplicatio, Hiatusplastik)
- Laparoskopische Operationen an Kolon und Rektum (Divertikulitis, Rektumprolaps, Tumoren)
- Laparoskopische Splenektomie
- Laparoskopische Leberzystenentfernung

3.5.3 Vor- und Nachteile der laparoskopischen Chirurgie

Laparoskopische Operationen bewirken wegen des erforderlichen Pneumoperitoneums und des dadurch erhöhten intraabdominellen Druckes einige typische Folgeerscheinungen:
- Kompression der V. cava inferior
- Kompression der intraabdominellen Arterien

Daraus resultiert ein verminderter venöser Rückfluss und ein erhöhter arterieller Widerstand → das **Herzzeitvolumen ist reduziert.**

Tabelle 3-5 stellt Vor- und Nachteile der minimal invasiven Chirurgie gegenüber.

3.6 Transplantationschirurgie

Nierentransplantation (s. Kap. 27.10)

Lebertransplantation (s. Kap. 24.9)

Pankreastransplantation (s. Kap. 26.8)

Herztransplantation (s. Kap. 12.12)

3.6.1 Begriffsdefinitionen

Autogene Transplantation

Autogene Transplantation bedeutet die Verpflanzung eines Gewebeteils im gleichen Organismus (z. B. Spalthaut); **Spender und Empfänger sind also identisch.**

Syngene Transplantation

Syngene Transplantation bedeutet die Verpflanzung von Organen oder Gewebeteilen zwischen **genetisch identischen Individuen** (z. B. eineiige Zwillinge).

Allogene Transplantation

Allogene Transplantation bedeutet die Verpflanzung zwischen **genetisch unterschiedlichen Individuen einer Spezies.**

Xenotransplantation

Xenotransplantation bedeutet die Verpflanzung zwischen **Individuen verschiedener Spezies** (z. B. Schwein – Mensch).

Orthotope Transplantation

Orthotope Transplantation bezeichnet die Transplantation eines Organs **an identischer Stelle,** nachdem das erkrankte Organ entfernt wurde (z. B. Leber, Lunge, Herz).

Heterotope Transplantation

Das Spenderorgan wird beim Empfänger **an anderer Stelle eingesetzt** (z. B. Niere, Pankreas).

Auxiliäre Transplantation

Die auxiliäre Transplantation bezeichnet eine vorübergehende unterstützende Transplantation von Organteilen für ein regenerationsfähiges Organ (z. B. Leber), die nach erfolgter Regeneration des Organs wieder entfernt werden.

Tab. 3-5 Gegenüberstellung der Vor- und Nachteile der minimal invasiven Chirurgie	
Nachteile	**Vorteile**
<ul><li>Inspektion nur eingeschränkt möglich; kein räumliches Sehen</li><li>Befund kann nicht „ertastet" werden</li><li>Schwierige Bedingungen für Naht und Blutstillung</li><li>Komplizierte Operationen dauern meist länger als konventionelle Eingriffe</li><li>Größere Resektate sind nur mit Erweiterungsschnitt zu bergen</li><li>Höhere Kosten</li></ul>	<ul><li>Trauma des Zugangs zum Operationsgebiet wesentlich geringer</li><li>Weniger Schmerzen und Analgetikabedarf</li><li>Häufig kürzere stationäre Verweildauer</li><li>Frühere Mobilisation, d.h. Zahl der postoperativen Komplikationen geringer</li><li>Infektionsrisiko der Hautwunde reduziert</li><li>Kleinere, kosmetisch bessere Narbe</li><li>Operationen im Bauchraum: weniger Verwachsungen; verkürzte postoperative Darmatonie und entsprechend frühere orale Belastung</li></ul>

3.6.2 Voraussetzungen der Organentnahme

Bei Transplantationen unterscheidet man zwischen Organverpflanzungen von **lebenden Spendern** und der **postmortalen Organspende.**

Eine postmortale Organspende kann unter der Voraussetzung eines festgestellten **Hirntodes** vorgenommen werden.

Hirntod

Merke

Unter **Hirntod** versteht man den irreversiblen Ausfall aller Hirnfunktionen bei noch, evtl. künstlich erhaltener Herz-Kreislauf-Funktion. Der Hirntod wird mit dem Tod des Menschen gleichgesetzt.

Zur **Feststellung des Hirntodes** gibt es seitens der Bundesärztekammer genaue Richtlinien:
- **Voraussetzungen:** eine schwere Schädigung des Gehirns, die primär (z.B. bei traumatischer Hirnblutung) oder sekundär (z.B. infolge langfristiger Hypoxie bei Reanimation) verursacht sein kann.
- **die Feststellung klinischer Symptome:** Der Ausfall der Hirnfunktionen ist erkennbar an
  - Ausfall der Spontanatmung,
  - Koma,
  - weiten lichtstarren Pupillen,
  - Fehlen der Hirnstammreflexe (Kornealreflex, Pharyngealreflex, okulozephaler Reflex),
  - fehlenden Reaktionen auf Schmerzreiz.
- **Irreversibilität:** Die Irreversibilität wird dokumentiert durch das **Null-Linien-EEG,** das **Erlöschen der evozierten Potenziale,** den angiographisch oder dopplersonographisch nachgewiesenen **intrazerebralen Zirkulationsstillstand** (No-Flow-Phänomen). Wenn die Irreversibilität durch diese Befunde nicht dokumentiert werden kann, müssen die klinischen Symptome bei Erwachsenen über mindestens 12 h, bei Kindern bis zu 3 Tage dokumentiert werden.

Der Hirntod muss von zwei unabhängigen, erfahrenen Ärzten übereinstimmend festgestellt und dokumentiert werden.

Transplantationsgesetz

Als Grundlage der Bestimmungen, die zur Regelung von Transplantationen eingeführt wurden, dient das Transplantationsgesetz von 1997. Das Gesetz beinhaltet folgende Vorschriften:
- allgemeine Vorschriften zur Aufklärungspflicht, zum Organspenderausweis etc.;
- Organentnahme bei toten Organspendern;
- Organentnahme bei lebenden Organspendern;
- Entnahme, Vermittlung und Übertragung bestimmter Organe;
- Meldungen, Datenschutz, Fristen, Richtlinien;
- Verbots- und Strafvorschriften;
- Schlussvorschriften.

Organentnahme bei lebenden Organspendern

Organe können von volljährigen, einwilligungsfähigen, lebenden Personen entnommen werden, sofern eine Einwilligung vorliegt und ein geeignetes Organ eines verstorbenen Organspenders nicht zur Verfügung steht.

Postmortale Organentnahme

Das Transplantationsgesetz schreibt für die Organentnahme bei toten Organspendern folgende Voraussetzungen vor:
- Es liegt eine Einwilligung des Organsspenders vor (Organspendeausweis), oder falls keine schriftliche Einwilligung des Organspenders vorhanden ist, ist die Einwilligung der Angehörigen einzuholen.
- Der Tod des Organspenders ist nach Regeln, die dem Stand der Erkenntnisse der medizinischen Wissenschaft entsprechen, festgestellt worden (s. Hirntod).
- Die Organentnahme und alle mit ihr zusammenhängenden Maßnahmen müssen unter Achtung der Würde des Organspenders in einer der ärztlichen Sorgfaltspflicht entsprechenden Weise durchgeführt werden.
- Alle im Zusammenhang mit der Organspende durchgeführten Handlungen müssen dokumentiert und öffentlich zugänglich gemacht werden.

Das Transplantationsgesetz setzt den Handel mit menschlichen Organen unter Strafe.

Die Transplantation von Leber, Niere, Herz, Lunge und Pankreas ist in der Bundesrepublik Deutschland nur in dafür vorgesehenen Transplantationszentren zulässig. Diese sind mit den Zentren der Beneluxstaaten in einer gemeinsamen Organisationszentrale **„Eurotransplant"** mit Sitz in Leiden zusammengeschlossen. In Eurotransplant sind alle Patienten, die auf eine Organtransplantation warten, in einem Register nach Alter, Geschlecht, Größe, Gewicht, Blutgruppe, HLA-Typisierung und Dringlichkeit erfasst.

Feststellung der Histokompatibilität

Histokompatibilität bedeutet die Verträglichkeit zwischen Empfänger- und Spendergewebe. Sie beruht auf weitgehender oder völliger Übereinstimmung der **Histokompatibilitätsantigene** und der **klassischen Blutgruppen.** Histokompatibilitätsantigene (HLA-System = human leukocyte antigen) sind genetisch festgelegte Strukturen auf der Oberfläche von Leukozyten, die nach der Lage ihres Genlocus in verschiedene Klassen eingeteilt werden. Für Organtransplantationen sind hauptsächlich die Klasse-I-Antigene (HLA-A, HLA-B, HLA-C) und die Klasse-II-Antigene (HLA-DR) von Spender und Empfänger relevant. Während Klasse-I-Antigene auf der Zelloberfläche aller kernhaltigen Gewebe- und Blutzellen nachweisbar sind, befinden sich Antigene der Klasse II nur auf Zellen des lymphoretikulären Systems (Makrophagen, B- und T-Lymphozyten). Die serologische Bestimmung der Antigene wird an Spender- und Empfängerlymphozyten durchgeführt. Die Zuweisung verfügbarer Spenderorgane an den am besten geeigneten Empfänger basiert auf der Typisierung dieser Histokompatibilitätsantigene.

Die klinische **Histokompatibilitätstestung** setzt sich zusammen aus **HLA-Typisierung, AB0-Blut-**

gruppenbestimmung und Kreuzprobe zwischen Empfängerserum und Spenderlymphozyten **(Cross-Match).**

3.6.3 Abstoßungsreaktion

Zwischen genetisch differenten Individuen kommt es bei einer Verpflanzung von Organen immer zu einer Immunreaktion, da eine vollständige Histokompatibilität nicht möglich ist. Diese Immunreaktion führt ohne immunsuppressive Behandlung zu einer Abstoßung des Transplantats (Host-versus-Graft-Reaktion).

Man unterscheidet dabei drei Formen von Abstoßungsreationen:

Hyperakute Abstoßung

Ursache der hyperakuten Abstoßung ist meist eine **Vorsensibilisierung des Empfängers** aufgrund von Vortransplantation, Blutkonserven und Schwangerschaft. Diese schwerste und schnellste Reaktion tritt schon innerhalb der ersten 3 Tage, oft noch während der Operation, auf und wird symptomatisch durch **intravasale Gerinnung,** die zur völligen Thrombosierung aller Gefäße und daraus resultierend zu Funktionsstörung des Organs führt.

Akute Abstoßung

Ursache dieser Form ist eine **unzureichende Immunsuppression.** Die akute Abstoßungsreaktion tritt frühestens 4–5 Tage nach Transplantation, am häufigsten nach 1–3 Monaten auf. Sie ist hauptsächlich T-Zell-vermittelt und zeigt sich klinisch an Schwellung und Schmerzen sowie Fieber, allgemeinem Krankheitsgefühl und Verschlechterung der Funktion des transplantierten Organs.

Die Behandlung besteht in einer Erhöhung der Immunsuppression. Setzt diese rasch ein, ist die Läsion reversibel, besteht die akute Abstoßungsreaktion jedoch länger, treten strukturelle Veränderungen am Transplantat ein, und es kann sich nur noch eine Defektheilung einstellen.

Chronische Abstoßung

Die chronische Abstoßung wird durch Anti-HLA-Antikörper hervorgerufen, die zu Antigen-Antikörper-Komplexen im Transplantat führen. Histologisch finden sich Gefäßveränderungen, aus denen eine Minderdurchblutung des transplantierten Organs mit Parenchymnekrosen resultiert.

Diese Form der Abstoßung stellt das hauptsächliche Langzeitproblem nach Transplantationen dar, da sie auf immunsuppressive Therapie kaum anspricht. Klinisch zeigt sie sich durch eine stetige Verschlechterung der Organfunktion.

3.6.4 Immunsuppressive Therapie

Immunsuppressiva lassen sich in verschiedene Substanzgruppen einteilen:

- Steroide
- Azathioprin

- Tacrolimus
- Mycophenolatmofetil
- Ciclosporin
- monoklonale Anitkörper (Okt3)
- polyklonale Antikörper (ALG/ATG).

Man unterscheidet zwischen einer **Induktionstherapie** und einer **Erhaltungstherapie.**

Induktionstherapie

Während der ersten 6 Wochen nach der Transplantation wird mit der Induktionstherapie begonnen. Sie besteht aus einer relativ hoch dosierten Kombinationsbehandlung aus 3–4 Medikamenten aus verschiedenen Substanzgruppen **(Tripel- oder Quadrupeltherapie),** die von den Transplantationszentren in unterschiedlicher Weise zusammengestellt wird.

Erhaltungstherapie

Schrittweise wird von der Induktionstherapie auf die Erhaltungstherapie mit geringerer Dosierung übergegangen, die etwa ab dem 6. bis 12. Monat durchgeführt wird. Meist besteht sie aus einer Kombination von 2–3 Medikamenten Diese Erhaltungstherapie muss lebenslang fortgeführt werden.

Therapie der Abstoßungsreaktion

Kommt es zu einer Abstoßungsreaktion, werden zusätzlich an 3–5 Tagen Steroide in höherer Dosierung verabreicht. Alternativ können auch polyklonale oder monoklonale Antikörper gegeben werden.

> **Merke**
> Das Infektionsrisiko vor allem für virale Infektionen erhöht sich für den Transplantatempfänger nach einer Abstoßungstherapie erheblich.

Nebenwirkungen

Außer der erhöhten **Infektanfälligkeit** ist im Verlauf der Immunsuppression mit einer erhöhten **Tumorinzidenz,** vor allem für Hauttumoren, zu rechnen. Alle Immunsuppressiva verursachen z.T. erhebliche Nebenwirkungen, wie **Nephrotoxizität, Myelotoxizität, Hypertonus** und **gastrointestinale Nebenwirkungen,** was im Hinblick auf die lebenslange Notwendigkeit der Einnahme stets bei den Operationsüberlegungen mit berücksichtigt werden muss.

Kasuistik

Eine 46-jährige Patientin, bei der vor 3 Monaten wegen chronischer Niereninsuffizienz eine Transplantation der rechten Niere vorgenommen wurde, stellt sich im Transplantationszentrum wegen Fieber von 38,5 °C und Schmerzen in der rechten Lendengegend vor. Sie erhält zu diesem Zeitpunkt eine immunsuppressive Medikation mit Ciclosporin A, Azathioprin und Glukokortikoiden. Die Urinuntersuchung ergibt, dass das Urinvolumen reduziert ist. Da aufgrund der Symptomatik eine akute Abstoßung befürchtet wird, wird die Niere punktiert, um den Verdacht histologisch zu klären. Der Befund bestätigt eine akute Abstoßungsreaktion. Es wird eine Glukokortikoidstoßtherapie über 5 Tage durchgeführt. Unter dieser Therapie bessert sich die Symptomatik erfreulich schnell, die Patientin kann mit einer erhöhten Dosierung der immunsuppressiven Medikation nach Hause entlassen werden.

4 Prä- und postoperative Versorgung

Gerlind Souza-Offtermatt

4.1 Operationsvorbereitung

4.1.1 Präoperative Diagnostik

Anamnese und körperliche Untersuchung

Um das Risiko eines chirurgischen Eingriffs so gering wie möglich zu halten, ist präoperativ eine **narkose-relevante Anamneseerhebung** von Bedeutung. Sie beinhaltet folgende Bereiche:
- Auffälligkeiten bei früheren Narkosen, Transfusionen, Allergien, Medikamenteneinnahme
- vorangegangene oder bestehende **Erkrankungen des Herz-Kreislauf-Systems, der Atemwege,** der **Leber** und **Niere,** des **zentralen** und **peripheren Nervensystems** und der **Gerinnung** sowie **endokrine Erkrankungen.**

Merke
Bei der Anamnese muss der Patient befragt werden, ob in der Familie eine verstärkte Blutungsneigung bekannt ist und ob bei ihm selbst bei früheren Operationen oder nach Bagatellverletzungen eine verstärkte Blutungsneigung aufgefallen war.

Bei der **klinischen Untersuchung** werden der **Ernährungszustand,** der **Allgemeinzustand,** sowie vor allem das **Herz-Kreislauf-** und das **Atmungssystem** beurteilt.

Es folgen verschiedene Standarduntersuchungen und je nach vorgesehenem operativen Eingriff fakultative Zusatzuntersuchungen.

Standarduntersuchungen
- **EKG**
- **Röntgen-Thorax**
- **Laboruntersuchungen:** Blutgruppenbestimmung, Blutbild (Hb, HKT, Leukozyten): Serumproteine, Elektrolyte, Kreatinin, Transaminasen und Gerinnungsparameter (Quick, PTT, Thrombozytenzahl).

Fakultative Zusatzuntersuchungen
- **Lungenfunktion:** bei pulmonalen Vorerkrankungen in der Anamnese, geplantem thorakalen Eingriff oder Skoliose-OP unbedingt erforderlich. Dazu gehören die Vitalkapazität, die Sekundenkapazität (FEV, bei Werten < 0,8 l besteht ein hohes Narkoserisiko, s. Kap. 4.1.3) und Blutgasanalyse.
- **Spezielle Laboruntersuchungen:** Schilddrüsenwerte, Medikamentenspiegel, HIV-Test, Fibrinogenkonzentration und Hepatitisserologie.
- **Belastungs-** und **Langzeit-EKG.**
- Transthorakale oder transösophageale **Echokardiographie.**

4.1.2 Einschätzung der Risikofaktoren

ASA-Klassifizierung

Die gebräuchlichste Klassifikation zur Einschätzung des präoperativen Risikos ist die von der American Society of Anesthesiologists **(ASA)** herausgegebene Risikoeinteilung (s. Tab. 4-1).

Die präoperative Einschätzung des OP- und Narkoserisikos nach der ASA-Klassifikation wird in der Regel durch den Anästhesisten und den Chirurgen gemeinsam vorgenommen und sollte Einfluss nehmen auf die Wahl der Operation und des Anästhesieverfahrens.

4.1.3 Organfunktionsstörungen als Risikofaktoren

Neben vorbestehenden Erkrankungen bestimmen vor allem **Alter, Körpergewicht** sowie Menge und Dauer

Tab. 4-1	ASA-Klassifikation
ASA I	Gesunder Patient
ASA II	Patient mit leichter Systemerkrankung
ASA III	Patient mit schwerer Systemerkrankung und Leistungsminderung
ASA IV	Patient mit schwerster Systemerkrankung und ständiger Lebensbedrohung
ASA V	Moribunder Patient, der voraussichtlich die nächsten 24 h mit oder ohne Operation nicht überlebt

des **präoperativen Nikotinabusus** das operative Risiko in beträchtlichem Ausmaß (s. Tab. 4-2).

Merke
Das Risiko postoperativer pulmonaler Komplikationen ist bei Rauchern 6-mal höher als bei Nichtrauchern.

Erkrankungen des Herz-Kreislauf-Systems

Erkrankungen des Herz-Kreislauf-Systems, zu denen **Herzinfarkt, koronare Herzkrankheit, Herzinsuffizienz** sowie **Herzrhythmusstörungen** und **Herzklappenfehler** gehören, stellen die gravierendsten Risikofaktoren für einen operativen Eingriff dar.

So ist das Risiko nach einem Herzinfarkt in den ersten 3 Monaten um bis zu 30 % erhöht und liegt 3 und 6 Monate nach dem Infarktereignis immer noch 15 % höher als normal.

Wenn anamnestisch kardiale Vorerkrankungen bekannt sind, sollten folgende Zusatzuntersuchungen durchgeführt werden:
- **Belastungs-EKG,** und **Herzkatheteruntersuchung,** um eine koronare Herzkrankheit zu dokumentieren;
- **Langzeit-EKG,** um Rhythmusstörungen zu dokumentieren;
- **Herzecho** zur Überprüfung der Klappenfunktion und Diagnostizierung eines Perikardergusses.

Die **arterielle Hypertonie** (systolisch > 135 mmHg, diastolisch > 85 mmHg) bedeutet ebenfalls ein erhöhtes Operationsrisiko.

Erkrankungen der Atmungsorgane

Vorbestehende Erkrankungen der Atemwege wie die **chronisch obstruktive Bronchitis (COPD), Asthma bronchiale** und **Lungenfibrosen** sind ätiologische Risikofaktoren für die **respiratorische Insuffizienz,** welche die häufigste postoperative Komplikation darstellt.

Merke
Die **respiratorische Insuffizienz** stellt die häufigste postoperative Komplikation dar.

Folgende Erweiterung der präoperativen Diagnostik ist bei vorbestehenden Erkrankungen der Atemwege empfehlenswert:
- Blutgasanalyse
- Vitalkapazität
- Sekundenkapazität

Die Sekundenkapazität (FEV) ist ein guter Indikator einer obstruktiven Lungenerkrankung. Werte < 0,8 l sind ein Parameter für ein hohes OP- und Narkoserisiko.

Nierenerkrankungen

Die **chronische Niereninsuffizienz** ist die **häufigste renale Risikoerkrankung** und bedarf einer internistischen Vorbehandlung.

Anhaltswerte zur Beurteilung der Nierenfunktion sind Harnstoff (< 20 mg/dl), Kreatinin (< 1,3 mg/dl) und die Kreatininclearance (> 40 ml/dl).

Lebererkrankungen

Eine **akute Hepatitis** stellt eine Kontraindikation für einen elektiven Eingriff dar. Bis zur Normalisierung der Serumtransaminasen muss unbedingt abgewartet werden.

Eine **Leberfunktionsstörung** erhöht vor allem das Risiko für eine peri- oder postoperative Blutung. Eine Korrektur von Gerinnungsstörungen mit Zufuhr von Vitamin K oder Fresh-frozen-Plasma kann die Komplikationsrate entscheidend senken.

Die Leberfunktion kann durch die Bestimmung von Bilirubin (< 2 mg/dl), Quick (> 60 %) und Gesamteiweiß (> 5 g/dl) beurteilt werden.

Blutgerinnungsstörungen

Eine erhöhte Blutungsneigung besteht bei:
- **Thrombozytopenie** unter 50 000/mm³

Tab. 4-2	Operative Risikofaktoren		
Alter	**Adipositas**	**Nikotinabusus**	
• Reduzierte Auswurffraktion des Herzens • Arteriosklerotische Gefäßveränderungen • Reduzierte Vitalkapazität • Verminderung der glomerulären Filtrationsrate	• Erhöhte Atemarbeit und restriktive Ventilationsstörung • Kardiale Hypertrophie • Vergrößertes Verteilungsvolumen für Medikamente • Adipositasspezifische Begleiterkrankungen (Hypertonie, Diabetes mellitus)	• Erhöhter myokardialer Sauerstoffbedarf • Reduzierte tracheobronchiale Clearance • Erhöhte Infektanfälligkeit	

- **Thrombozytenfunktionsstörungen**
- **Mangel an Gerinnungsfaktoren** (z. B. bei Leberfunktionsstörungen) oder angeboren bei Hämophilie A, B, oder C.

Blutgerinnungsstörungen müssen bei elektiven Eingriffen genau abgeklärt und ggf. mit Thrombozytenkonzentraten, Vitamin K oder Substitution von Gerinnungsfaktoren vorbehandelt werden.

Endokrine Erkrankungen

Bei bestehendem **Diabetes mellitus** ist vor elektiven Eingriffen eine eingehende präoperative Diagnostik erforderlich: BZ-Tagesprofil, Nüchtern-BZ und internistisches Konsilium. Durch einen operativen Eingriff besteht das Risiko einer **Entgleisung** des Diabetes mellitus. Des Weiteren ist die **Wundheilung** bei Diabetes mellitus **verzögert.**

Wird bei einem Patienten mit **Hyperthyreose** (TSH ↓ und T_3/T_4 ↑) eine elektive Operation geplant, muss zunächst eine präoperative euthyreote Stoffwechsellage angestrebt werden. Intraoperativ besteht sonst die Gefahr einer **thyreotoxischen Krise,** die eine Letalität von 20–30 % aufweist.

4.1.4 Präoperative Behandlung

Ausgleich eines Flüssigkeitsdefizits

Bei der klinischen Untersuchung ist auf Zeichen der **Exsikkose** (Hautfalten, trockene Zunge und Schleimhäute) zu achten. Insbesondere ältere Menschen neigen durch zu geringe Trinkmenge zu Hypovolämie.

Ein präoperatives Flüssigkeitsdefizit kommt bei einer Vielzahl von Patienten, die an schweren konsumierenden Erkrankungen leiden, wie z. B. **malignen Tumoren,** sowie infolge Flüssigkeitsverlusts durch **Fieber, Schweißausbrüche, wässrige Stühle** oder **Erbrechen** vor.

> **Merke**
> Als Faustregel gilt: Ein Temperaturanstieg von 1 °C über den Normalwert von 37 °C hat einen zusätzlichen Flüssigkeitsbedarf von 500 ml zur Folge.

Die präoperative Korrektur eines Flüssigkeitsdefizits ist für die Vorbereitung des Patienten zur Operation von großer Wichtigkeit. So erhöht eine Dehydratation u. a. die **Thromboseneigung.** Der Ausgleich erfolgt nach Möglichkeit durch Trinken von Tee oder Mineralwasser. Ein parenteraler Flüssigkeitsersatz erfolgt mit **isotoner Kochsalzlösung** oder **Vollelektrolytlösungen.**

Elektrolythaushalt

Präoperativ korrekturbedürftige Störungen des Elektrolythaushaltes betreffen vor allem den Natrium- und Kaliumhaushalt.

- **Hyponatriämie: < 120 mmol/l:** Meist handelt es sich um eine **hypovolämische Hyponatriämie,** die durch **physiologische Kochsalzlösungen** ausgeglichen wird. Der Anstieg der Serum-Natriumkonzentration darf 20 mmol/l/24 h nicht übersteigen.

- **Hypernatriämie: > 155 mmol/l:** Der Ausgleich einer Hypernatriämie erfolgt durch Zufuhr von **5%iger Glucoselösung.** Die Geschwindigkeit des Ausgleichs soll sich nach der Geschwindigkeit der Entwicklung der Hypernatriämie richten. So sollte bei einer chronischen Hypernatriämie die Plasma-Natriumkonzentration nur um 0,7 mmol/l/h sinken.

- **Hypokaliämie: < 3,5 mmol/l:** Die Ursache einer Hypokaliämie ist entweder durch einen Verlust über den Gastrointestinaltrakt (Diarrhö, Erbrechen, Laxanzienabusus) oder durch renale Verluste bedingt.
  Symptome: **Tonusverlust der Skelettmuskulatur, Extrasystolen** und **Vorhofflimmern.**
  Die Substitution wird oral oder parenteral durch **Zufuhr von Kaliumchlorid** vorgenommen und sollte bei kardial vorbelasteten Patienten bereits bei einer Kaliumkonzentration von 3,5 mmol/l begonnen werden. Als Regel gilt, dass mit 100 mmol Kaliumzufuhr der Serumwert um 1 mmol angehoben werden kann. Wegen der Gefahr von Herzrhythmusstörungen dürfen pro Stunde nicht mehr als 40 mmol zugeführt werden.

- **Hyperkaliämie > 5,5 mmol/l:** Eine Hyperkaliämie kann sich rasch traumatisch infolge vermehrter Freisetzung aus dem Gewebe entwickeln **(Crushverletzung, Verbrennung).** Ferner kann eine verminderte renale Ausscheidung oder eine zu hohe medikamentöse Zufuhr Ursache einer Hyperkaliämie sein.
  Symptome: **Herzrhythmusstörungen, Erbrechen, Durchfälle.**
  Eine Reduktion des Kaliums kann mit **40%iger Glucoselösung mit Insulinzusatz** vorgenommen werden oder langsamer durch eine peranale Zufuhr von Austauschharzen **(Resonium).** Als Ultima Ratio in lebensbedrohlicher Situation (> 6 mmol/l) muss unverzüglich eine **Hämodialyse** durchgeführt werden.

Anämie

Eine Anämie gehört zu den häufigsten Begleiterkrankungen, die präoperativ diagnostiziert werden.

Ätiologisch stehen konsumierende **Tumorerkrankungen** (z. B. kolorektale Karzinome) im Vordergrund, die zu Blutverlusten führen, aber auch **chronisch infektiöse** oder **entzündliche** Erkrankungen des GIT (Colitis ulcerosa, Morbus Crohn) können Ursache einer Anämie sein. Das Kompensationsvermögen ist dabei erstaunlich groß, so können sich Hb-Werte unter 10 g/dl ohne wesentliche klinische Symptome finden.

Selbstverständlich sollte auch die Genese der Anämie abgeklärt werden. Dazu gehören **Differenzialblutbild, Erythrozytenzahl, Eisenspiegel** und **Bilirubin.**

Zur Behandlung kommt die Verabreichung einer zuvor entnommenen **Eigenblutspende** in Betracht, da damit die Risiken einer Transfusion umgangen werden. Ansonsten stehen **Erythrozytenkonzentrate** oder **Vollblutkonserven** zur Verfügung.

**Klinik: Berücksichtigung von Arzneimittelneben-
wirkungen bei der OP-Planung**

Gerinnungshemmende Medikamente

- **Thrombozytenaggregationshemmer (ASS)** sollen mindestens 3 Tage vor einem Elektiveingriff abgesetzt werden (Ausnahme Carotis-Op, periphere Gefäßoperationen).
- **Cumarinderivate** wie Phenprocoumon (Marcumar®), die zur Langzeitantikoagulation eingenommen werden, werden abgesetzt. Das Antidot Vitamin K (Konakion®) 10 mg i. v. kann in speziellen Fällen bis zur Normalisierung der Gerinnung gegeben werden. **Am Operationstag sollte der Quick-Wert zumindest bei 40 % liegen.** Bei dringlichen Operationen wird auch Prothrombinkomplex (PPSB) zusätzlich injiziert, da sich damit der Quick-Wert schneller heben lässt (1 IE/kg KG erhöht den Quick-Wert um 1 %).
- **Antihypertensiva und Kardiaka:** Antihypertensiva, Digitalis und Nitropräparate werden bis zum Zeitpunkt der OP wie gewöhnlich eingenommen. Ein frühzeitiges Absetzen könnte zu lebensbedrohlichen Krisen führen.

Antidiabetika

- **Orale Antidiabetika** werden am Tag vor der Operation abgesetzt, da sie bei Nahrungskarenz am OP-Tag zu Hypoglykämien führen können.
- **Insulin** wird entweder auf Alt-Insulin umgestellt, oder es wird am OP-Tag nur $\frac{1}{3}$ der Normaldosis an Depot-Insulin verabreicht.
  Ovulationshemmer: Östrogen-/Progesteron-Kombinationen sollten wegen des **Thromboserisikos** 4 Wochen vor großen elektiven Operationen abgesetzt werden.

Asthmatherapeutika werden vor einer OP nicht abgesetzt.

4.1.5 Thrombose-, Embolie- und Infektionsprophylaxe

Die Entwicklung einer venösen Thrombose stellt das größte Risiko im Rahmen eines chirurgischen Eingriffs dar, und es ist festzuhalten, dass ohne Thrombo-emboliprophylaxe sich bei ca. 50 % der operierten erwachsenen Personen eine tiefe Beinvenenthrombose mit der Gefahr einer tödlichen Lungenembolie entwickeln würde. Eine wirksame Thromboembolieprophylaxe gehört deshalb zu den wichtigsten präoperativen Maßnahmen.

> **Merke**
> Eine **Thrombose** bedeutet die ortsständige, intravasale Gerinnung des Blutes unter Bildung eines Blutkoagels (Thrombus). Sie kann sich sowohl in Venen als auch in Arterien entwickeln.
> Eine **Embolie** bedeutet die intravasale Verschleppung eines Thrombus vom Ort der Entstehung in einen anderen Gefäßbereich. Zu unterscheiden sind die **Lungenembolie** mit Verlegung einer Lungenarterie durch den Thrombus (kleiner Kreislauf) und die **arterielle Embolie** mit Verlegung einer Arterie im großen Kreislauf.

Thrombosebegünstigende Faktoren (s. Tab. 4-3)

- **Strömungsverlangsamung (Stase)** durch
  - Bettlägerigkeit, z. B. nach Operationen,
  - Herzinsuffizienz und bradykarde Herzrhythmusstörungen,
  - erhöhte Blutviskosität (z. B. Dehydratation, erhöhter Hämatokritwert),
  - Varikose,
  - Aneurysmen.
- **Erhöhte Gerinnungsbereitschaft** durch
  - erhöhte Thrombozytenzahl (Thrombozytose), die z. B. nach Milzentfernung auftritt,
  - erhöhte Gerinnbarkeit des Blutes. In diesen Bereich fällt der angeborene Mangel an Inhibitoren der Gerinnung (Antithrombin III, Protein C und Protein S).
    Die erhöhte Gerinnungsbereitschaft nach Traumen und Operationen erklärt sich durch den Übertritt von Gewebsthromboplastin (Thrombokinase) in die Blutbahn.
- **Gefäßwandschädigung** durch
  - Endothelveränderungen bei Arteriosklerose und Endangiitis,
  - Sepsis; hierbei spielt ätiologisch die erhöhte Abbaurate von Endothelzellen eine Rolle.

> **Tab. 4-3 Ursachen und Risikofaktoren venöser Thrombosen**
>
> - Höheres Alter
> - Weibliches Geschlecht
> - Übergewicht
> - Immobilisation und Muskelrelaxation (z. B. bei Narkose)
> - Traumen, Operationen, Verbrennungen
> - Venenerkrankungen (z. B. Varikosis)
> - Maligne Tumoren
> - Infektionskrankheiten
> - Herzkrankheiten
> - Einnahme hormonaler Kontrazeptiva
> - Angeborener Inhibitorenmangel
> - Nikotinabusus

Klinik: Laborbefunde bei Thrombose-Prädisposition

- Erhöhung von Quick-Wert und Fibrinogen,
- PTT < 25 s,
- AT-III-Mangel < 70 % (normal 70–120 %),
- Thrombozytose > 400.000 mm³,
- Hämatokrit > 50 %.

Vor operativen Eingriffen wird zur Verhütung thromboembolischer Komplikationen grundsätzlich eine Thromboembolieprophylaxe durchgeführt, die sich aus einer **physikalischen** und einer **medikamentösen Prophylaxe** zusammensetzt.

Physikalische Prophylaxe

Die physikalische Prophylaxe wird immer mit medikamentöser Thromboseprophylaxe verbunden. Zur physikalischen Prophylaxe gehören:

- Mobilisation (s. Kap. 4.4)
- **aktive Bewegungsübungen** mit physiotherapeutischer Betreuung und **passives Durchbewegen** der Extremitäten, das auch bei Bewusstlosen konsequent durchgeführt werden muss
- elektrische Stimulation der Wadenmuskulatur
- Thromboseprophylaxestrümpfe (ab Tag der Operation). Alternativ sollte eine Kompressionsbehandlung mit elastischen Binden durchgeführt werden.

Zudem ist eine ausreichende **Flüssigkeitszufuhr** von besonderer Wichtigkeit (erhöhter Hämatokrit = Thromboserisiko!). Des Weiteren ist auf **Fiebersenkung** zu achten, da eine Erhöhung der Körpertemperatur den venösen Fluss reduziert.

Medikamentöse Prophylaxe

Das Thromboembolierisiko wird entsprechend Lebensalter, Größe des chirurgischen Eingriffs und zusätzlichen Risikofaktoren in vier verschiedene Risikogruppen eingeteilt (s. Tab. 4-4).

Indikation

Die Indikation für eine prophylaktische Low-dose-Heparinisierung besteht ab mittlerem bis höchstem Thromboembolierisiko.

Kontraindikationen

- **Absolute** Kontraindikationen: Heparinallergie, heparininduzierte Thrombopenie Typ II, akute zerebrale Blutung und drohender Abort.
- **Relative** Kontraindikationen: neurochirurgische Eingriffe, akut blutende Magen-Darm-Ulzera, Gerinnungsstörungen aufgrund einer Leberzirrhose, bakterielle Endokarditis sowie Blutungen am Augenhintergrund.

Vorgehen

Die präoperative medikamentöse Standardprophylaxe wird in der Regel mit niedrig dosiertem Heparin (sog. **Low-dose-Heparinisierung**) durchgeführt. Für diese Heparinisierung stehen zur Verfügung:

- **nicht fraktioniertes Heparin-Natrium bzw. Heparin-Kalzium** als Standardpräparat, das in einer Standarddosierung von 3 × 5.000 IE oder 2 × 7.500 IE s.c. injiziert wird;
- **niedermolekulare Heparine** wie Certoparin (Mono-Embolex®), Dalteparin (Fragmin®), Nadroparin (Fraxiparin®), die nur 1× tgl. in einer Dosierung von 3.000–5.000 IE s.c. injiziert werden müssen. Sie sind die Mittel der Wahl bei **höchstem Thromboembolierisiko**.

Die Prophylaxe wird 2 h (bei niedermolekularen Heparinen 12 h) vor der OP begonnen und bis zur vollständigen Mobilisation weitergeführt.

> **Merke**
> Eine Kontrolle der Thrombozytenzahl muss vor, kurz nach Therapiebeginn und dann 2×/Woche für einen Monat durchgeführt werden, um die selten vorkommende, aber gefährliche heparininduzierte Thrombopenie (HIT) frühzeitig zu erkennen.

4.2 Perioperative Infusionstherapie

4.2.1 Grundlagen

Physiologie

Nachstehend soll eine kurze Zusammenfassung wichtiger physiologischer Grundlagen die wesentlichen Zusammenhänge des Wasser- und Elektrolythaushalts rekapitulieren.

Die Gesamtkörperflüssigkeit ist auf verschiedene Kompartimente verteilt (s. Tab. 4-5).

Ionenzusammensetzung

Extrazellular-flüssigkeit:	Kationen:	**Natrium**
	Anionen:	**Chlorid** und **Bikarbonat**
Intrazellular-flüssigkeit:	Kationen:	**Kalium** und **Magnesium**
	Anionen:	**Phosphate** und **Proteine**

Osmolarität = Menge der gelösten, osmotisch wirksamen Teilchen **pro Liter Lösung** (osmol/l).

Tab. 4-4	Abschätzung des perioperativen Thromboembolierisikos
Gruppe I **Niedriges Risiko**	Kleine chirurgische Eingriffe ≤ 45 min. bei Patienten < 40 Jahren **ohne** Risikofaktoren
Gruppe II **Mittleres Risiko**	• Intraabdominelle Eingriffe und OPs > 45 min bei Patienten ≤ 40 Jahre **ohne** Risikofaktoren • Chirurgische Eingriffe bei Patienten zwischen 40 und 60 Jahren **ohne** Risikofaktoren
Gruppe III **Hohes Risiko**	• Intraabdominelle Eingriffe und OPs > 45 min bei Patienten > 60 Jahre **ohne** Risikofaktoren • Intraabdominelle Eingriffe und OPs > 45 min bei Patienten zwischen 40 und 60 Jahren **mit** zusätzlichen Risikofaktoren • Patienten mit Myokardinfarkt
Gruppe IV **Höchstes Risiko**	• Intraabdominelle OP sowie OPs > 45 min bei Patienten > 40 Jahre **mit** früherer thromboembolischer Erkrankung, Malignom oder Hyperkoagulabilität • Größere orthopädische OP an der unteren Extremität, Hüftfraktur, Polytrauma

Tab. 4-5   Verteilung der Gesamtkörperflüssigkeit in Kompartimente

Kompartimente der Körperflüssigkeit	Anteil am Körpergewicht (%)
Extrazellularflüssigkeit (ECF)	20
• **Interstitielle Flüssigkeit** = Flüssigkeit außerhalb der Zellen und Blutgefäße	15
• **Plasmavolumen** = Flüssigkeit innerhalb der Gefäße ohne Blutzellen	5
(Gesamtblutvolumen = Plasmavolumen + Blutzellen)	**6** (beim Erwachsenen)
Intrazellularflüssigkeit (ICF)	30

Osmolalität = Menge der gelösten, osmotisch wirksamen Teilchen **pro kg Lösungsmittel** (osmol/kg).

Die **Plasmaosmolalität** beträgt 290–300 osmol/kg Wasser.

Klinik: Infusionslösungen

Infusionslösungen mit geringerer Osmolalität als Plasma = **hypoton**

Infusionslösungen mit gleicher Osmolalität wie Plasma = **isoton**

Infusionslösungen mit höherer Osmolalität als Plasma= **hyperton**

Infusionslösungen

Kristalloide Lösungen

Kristalloide Lösungen sind je nach Zusammensetzung **isoton, hyperton** oder **hypoton.**

Indikation: Sie werden eingesetzt als initialer Volumenersatz, Lösungsvermittler für Arzneimittel und zum Offenhalten von Venenkathetern.

Merke

Wird ein Volumendefizit mit kristalloiden Lösungen ausgeglichen, muss man mit der 3- bis 4fache Menge des tatsächlichen Blutverlustes rechnen.

Nach ihrer Zusammensetzung unterscheidet man:
- **Vollelektrolytlösungen** (Sterofundin®, Ionosteril®, Eufusol®): Sie entsprechen in etwa der Osmolalität des Plasmas und werden als **perioperativer Flüssigkeitsersatz** und als **kurzfristiger Ersatz mittlerer Blut- oder Plasmaverluste** verwendet.
- **Isotone („physiologische") Kochsalzlösung:** Sie ist eigentlich nicht physiologisch, da sie 154 mval/l Chlor enthält (Serum-Chlorid 103 mval/l), auch die Na$^+$-Konzentration ist mit 154 mval/l höher als die des Serums (Serum-Na$^+$:135–144 mval/l).
  Sie ist indiziert bei Flüssigkeitsverlusten mit Hyponatriämie, Hypochlorämie und metabolischer Azidose und wird bevorzugt **bei Chloridverlusten** (Absaugung von Magensaft) infundiert.

Merke

Isotone Kochsalzlösungen sind bei Patienten mit Herz- und Niereninsuffizienz mit Vorsicht zu verwenden. Es besteht die Gefahr der hyperchlorämischen Alkalose.

- **Ringer-Laktatlösung:** Ringer-Laktatlösung enthält 130 mval/l Na$^+$, 108 mval/l Chlorid und 28 mval/l Laktat, neben Kalium und Kalzium. Sie ist dem Plasma angepasster als die „physiologische" Kochsalzlösung und **leicht hypoton.** Auch große Mengen können davon ohne wesentliche Elektrolytverschiebungen infundiert werden. Bei normaler Leberfunktion wird das Laktat zu Bikarbonat abgebaut, bei gestörter Leberfunktion entwickelt sich jedoch eine **Laktatazidose.**
  Verwendung findet die Lösung hauptsächlich zum präoperativen Ausgleich gastrointestinaler Flüssigkeitsdefizite.
- **Glucose 5%:** Eine 5%ige Glucoselösung ist mit 253 mol **hypoton.** Sie dient zum Ausgleich elektrolytfreier insensibler Verluste und liefert gleichzeitig Kalorien. Als Ersatz isotoner Flüssigkeitsverluste aus dem Extrazellularraum ist sie nicht geeignet.

Kolloidale Lösungen

Kolloidale Lösungen sind hochmolekulare Lösungen, die als Plasmaersatzmittel zum Ausgleich intravasaler Volumenverluste dienen. Kolloide gelangen nicht frei durch Kapillarmembranen, sie üben daher einen onkotischen Druck aus. Die volumenexpandierende Wirkung und die intravasale Verweildauer differieren stark und sind abhängig von der Molekülgröße, dem kolloidosmotischen Druck, der Viskosität und der Ausscheidung bzw. dem Abbau.

Merke

Alle Plasmaersatzmittel können anaphylaktische Reaktionen auslösen.

- **Plasmaexpander (20%iges Humanalbumin, Hydroxyäthylstärke, Dextrane):** Wegen des **hohen kolloidosmotischen Druckes** von Plasmaexpandern, der höher als der des Plasmas ist, strömt Flüssigkeit aus dem Interstitium in das Gefäßsystem. Das Volumen erhöht sich daher stärker als bei anderen Lösungen. Indikation ist der Eiweißersatz bei Verbrennungspatienten.
- **Plasmaersatzmittel (Gelatine, 5%iges Humanalbumin):** Der kolloidosmotische Druck ist ebenso groß wie der des Plasmas, ein Einstrom aus dem Interstitium in den Intravasalraum findet nicht statt. Zu Plasmaersatzmitteln werden **körpereigene Kolloide** (5%iges Humanalbumin) und z.T. **künstliche Kolloide** wie z.B. Gelatine gezählt.

Gelatine (Haemaccel® 35): Gelatinelösungen bestehen aus Peptidketten und haben keinen volumenexpandierenden Effekt, da sie **isoonkotisch** sind. Die intravasale Verweildauer beträgt 2–3 h und ist damit kürzer als bei anderen künstlichen Kolloiden.

Andere künstliche Kolloide

- **Dextrane:** Dextrane sind Polysaccharide, die sowohl in niedermolekularer Form (D 40), als auch in hochmolekularer Form (D 60 und D 70) vorliegen. Sie sind **hyperonkotisch**, ziehen also Flüssigkeit aus dem Interstitium, was eine erhöhte Volumenwirkung erzeugt. Dextrane müssen mit Vollelektrolytlösungen infundiert werden, um eine Dehydrierung des Extrazellularraumes zu verhindern.
Indikation: Dextrane werden insbesondere zur Behebung eines **hypovolämischen Schocks** und bei Mikrozirkulationsstörungen infundiert.
Anaphylaktische Reaktionen treten bei Dextranen ebenso wie Störungen der **Blutgerinnung** häufiger auf.
- **Hydroxyäthylstärke (HAES):** Das Stärkederivat HAES liegt als Lösung von 6 oder 10 % in isotonischer NaCl-Lösung vor. HAES ist das zurzeit am häufigsten eingesetzte Volumenersatzmittel, da es am **wenigsten allergische Reaktionen** hervorruft. Bei Schock wird es in einer Dosierung bis 20 ml/kg/h (ca. 1.000 ml/h) infundiert.

4.2.2 Flüssigkeits- und Elektrolytbedarf

Flüssigkeitshaushalt

Flüssigkeitsbedarf

Die durchschnittliche tägliche Wasserzufuhr/Tag beträgt 2,5 l.

Zusätzlich zu der mit Getränken (1.100 ml) und Nahrungsmitteln (1.100 ml) aufgenommenen Flüssigkeit gewinnt der Organismus ca. 300 ml **Oxidationswasser** aus dem Metabolismus hinzu. Die Menge erhöht sich bei gesteigertem Stoffwechsel (Katabolie). Typischerweise ist dieses Oxidationswasser reich an Kalium, dagegen arm an Natrium.

Klinik

Der **Basisflüssigkeitsbedarf** eines Erwachsenen beträgt 1,5 l/m² Körperoberfläche, das entspricht 40 ml/kg KG. Kinder haben einen höheren Flüssigkeitsbedarf.

Flüssigkeitsverlust

Der Flüssigkeitsverlust setzt sich aus Verlusten über die Niere (ca. 1.500 ml), die Lunge (ca. 500 ml, Perspiratio insensibilis), die Haut (ca. 300 ml, Perspiratio sensibilis) und den Darm (ca. 200 ml) zusammen.

Elektrolytbedarf

Der Elektrolythaushalt steht in engem Zusammenhang mit dem Wasserhaushalt und dient der Erhaltung der **Homöostase.** Im Serum sind die Summen der Kationen und Anionen gleich groß (Elektroneutralität). Bei einer Änderung der Elektrolytzusammensetzung, verschieben sich die anderen Elektrolyte, sodass die Gesamtkationen- und Gesamtanionenkonzentrationen gleich bleiben. Diese Verschiebungen rufen eine pH-Änderung hervor.

Natrium als Hauptkation des Extrazellularraumes ist besonders eng mit dem Wasserhaushalt verknüpft.

Mit Infusionen von kristalloiden Lösungen können Elektrolytmangel oder Elektrolytüberschüsse gezielt ausgeglichen werden.

Anhaltswerte für die wichtigsten Elektrolyte sind Tabelle 4-6 zu entnehmen.

Dehydratation – Hyperhydratation

Sowohl **Dehydratation** (Wassermangel) als auch **Hyperhydratation** (Wasserüberschuss) hängen mit der Osmolalität zusammen und können deshalb **isoton, hypoton** oder **hyperton** sein. Für die Wahl des richtigen Infusionsmittels ist die Kenntnis der verschiedenen Störungen von großer Bedeutung.

Dehydratation (s. Tab. 4-7)

Ein **Flüssigkeitsverlust von 6–8 % des Körpergewichts** führt zu Apathie, trockener, gefurchter Zunge, Tachykardie von 100–120/min und Oligurie.

Bei einem **Flüssigkeitsverlust von mehr als 10 % des Körpergewichts** zeigen sich stehende Hautfalten und trockene Schleimhäute, eingesunkene Augen, Tachykardie und Blutdruckabfall, kollabierte Venen und ebenfalls Oligurie. Bei einer derartigen Dehydratation ist eine Menge von mehr als 10 l Elektrolytlösung zum Ausgleich erforderlich.

Klinik

Ausgleich eines **Na-Mangels** nach folgender Formel: Natriumdefizit = Na⁺-Istwert *minus* Na⁺-Sollwert × 0,2 kg KG.

Zum Ausgleich eines **extrazellulären Flüssigkeitsdefizits** wird folgende Formel angewendet:
Wasserdefizit = Na⁺-Istwert *minus* Na⁺-Sollwert × 0,2 kg KG : Na⁺-Sollwert.

Tab. 4-6	Elektrolyt-Plasmakonzentrationen
Elektrolyte	**Plasmakonzentration**
Natrium	135–150 mmol/l, **Erhaltungsbedarf/ 24 h:** 50–80 mval
Kalium	3,6–5,0 mmol/l, **Erhaltungsbedarf/ 24 h:** 40 mval
Chlorid	95–112 mmol/l
Kalzium	2,2–2,5 mmol/l (Gesamtkalzium)
Magnesium	0,8–1,0 mmol/l
Phosphat	0,8–1,6 mmol/l

Tab. 4-7　Dehydratation

	Isotone Dehydratation	Hypotone Dehydratation	Hypertone Dehydratation
Ätiologie	Erbrechen, Durchfälle, Blut- und Plasmaverlust, gastro-intestinale Fisteln, Magen-absaugung, isothenurische renale Verluste	Starke Schweißausbrüche mit unzureichender NaCl-Zufuhr, Diuretika, Neben-nierenrindeninsuffizienz	Fieber, Schweißausbruch, wässrige Stühle, Diabetes insipidus, mangelnde Wasserzufuhr
Symptomatik	Schock, Kreislaufdepression	Kreislaufdepression, RR ↓	Großes Durstgefühl, trockene Haut und Schleimhäute, geistige Verwirrtheit
Natrium	Normal	Reduziert	Erhöht
ECF	Reduziert	Reduziert	Zunächst normal, dann reduziert
ICF	Normal	Normal bis erhöht	Reduziert
Behandlung	Vollelektrolytlösung oder 0,9%ige NaCl-Lösung	Hypertone Elektrolytlösung	Zweidrittelelektrolytlösungen

Hyperhydratation (s. Tab. 4-8)

> **Merke**
> Die fortlaufende Kontrolle der Serumelektrolyte ist bei länger andauernder Infusionsbehandlung eine unbedingt erforderliche Maßnahme.

4.2.3 Intraoperativer Flüssigkeitsbedarf

Intraoperativ wird der Flüssigkeitsbedarf durch den **Anästhesisten** je nach Art und Ausmaß der OP abgeschätzt und mit der entsprechenden Infusionsmenge und -lösung ausgeglichen. Ein größerer Blutverlust muss durch eine Bluttransfusion ausgeglichen werden.

Eine genaue Flüssigkeitsbilanz ist durch die Messung des ZVDs möglich (normal: 2–12 cmH$_2$O).

4.2.4 Postoperative Infusionstherapie

Postoperativer Flüssigkeitsbedarf

Bis zum Ende der Nahrungskarenz muss die Zufuhr entsprechend des **Erhaltungsbedarfs** gewährleistet sein. Zusätzlich müssen **intraoperative Volumenverluste** und Volumenverluste, die durch **Drainagen, Sonden, Urinkatheter** und **Fieber** entstehen, ausgeglichen werden.

> **Klinik**
> Ein gutes Kriterium für das Maß der Volämie ist die Diurese, welche nicht unter 1 ml/kg KG/h abfallen sollte.

Für die Abdeckung des Erhaltungsbedarfs hat sich die postoperative **Infusion von Ringer-Laktat-** oder **Voll-**

Tab. 4-8　Hyperhydratation

	Isotone Hyperhydratation	Hypotone Hyperhydratation	Hypertone Hyperhydratation
Ätiologie	Übermäßige parenterale Zufuhr von Vollelektrolytlösungen, Herzinsuffizienz, Niereninsuffizienz, Hepatopathie	Überinfusion hypotoner Lösungen (z. B. Glucoselösung), erhöhte ADH-Sekretion	Zufuhr salzreicher Flüssigkeit, Conn-Syndrom, Cushing-Syndrom
Symptomatik	Ödeme, Aszites	Verwirrtheitszustände, zerebrale Krämpfe	Lungenödem, kardiales Versagen, Durst, zerebrale Erregung
Natrium	Normal	Reduziert	Erhöht
ECF	Erhöht	Erhöht	Erhöht
ICF	Normal	Erhöht	Reduziert
Behandlung	Wasserzufuhr reduzieren, Diuretikagabe, Hämodialyse	Einschränken der Wasserzufuhr, Gabe einer molaren NaCl-Lösung mit Diuretikum, Hämodialyse	Natriumzufuhr reduzieren, natriumfreie Infusion und Saluretikum, ggf. Hämodialyse

elektrolytlösungen bewährt. Eine intravasale Hypovolämie indes ist mit **kolloidalen Infusionslösungen** besser zu behandeln, bei größeren Blutverlusten sind auch Blutkomponenten indiziert.

Postaggressionsstoffwechsel (s. Kap. 8.1)

Alimentation

Grundsätzlich sollte postoperativ die Nahrung so früh wie möglich peroral oder enteral zugeführt werden.

Parenterale Ernährung

Definition

Nahrung, die per infusionem, also unter Umgehung des Magen-Darm-Trakts, zugeführt wird.

Indikation

Parenterale Ernährung ist indiziert bei frischer Magen- oder Darmnaht, bei Z.n. Ileus und postoperativer Peritonitis sowie bei einer Pankreatitis.

Kontraindikationen

In den ersten 24 h nach einem Trauma (Akutphase des Postaggressionsstoffwechsels) ist die parenterale Ernährung ebenso wie bei einem Patienten im Schock oder bei dekompensiertem Multiorganversagen kontraindiziert.

Wichtige Hinweise zur parenteralen Ernährung

- Es bestehen ein erhöhter O_2-Verbrauch und eine erhöhte CO_2-Produktion;
- die Flüssigkeitsbelastung ist zu beachten;
- das Risiko einer Stoffwechselentgleisung infolge Entwicklung einer Hyperglykämie, Hypertriglyzeridämie und Harnstoffbelastung ist gegeben;
- wegen der fehlenden enteralen Zufuhr atrophiert die Darmschleimhaut.

Schema des postoperativen parenteralen Nahrungsaufbaus

Bei einer **Nahrungskarenz unter 3 Tagen** werden parenteral lediglich Flüssigkeit und Elektrolyte substituiert, evtl. auch wenig Kohlenhydrate zugeführt.

Bei einer **Nahrungskarenz von 3–6 Tagen** wird eine **niedrig kalorische parenterale Ernährung** zugeführt, die über einen periphervenösen Zugang applizierbar ist. Sie besteht aus 1–1,5 g/kg KG Aminosäuren und 150–200 g Kohlenhydraten in Form von Xylit anstelle von Glucose.

Bei einer **Nahrungskarenz bis zu einer Woche** und darüber hinaus wird eine **komplette parenterale Ernährung** (s. Klinikkasten) notwendig, die nach der Postaggressionsphase (ca. 2–4 Tage) begonnen werden sollte.

Klinik: Komplette parenterale Ernährung

Die Nahrung sollte folgendermaßen zusammengesetzt sein:
- 50 % Kohlenhydrate

- 30 % Fette
- 20 % Eiweiß

Der Kalorienbedarf liegt pro Tag bei ca. 25 kcal/kg KG, er ist erhöht bei Sepsis oder Polytrauma und liegt dann bei 30–35 kcal/kg KG.

Er wird durch die einzelnen Nährstoffkomponenten wie folgt gedeckt: 4,0 g Kohlenhydrate/kg KG (1 g erzeugt 4 kcal), 1,5 g Aminosäuren/kg KG (1 g erzeugt 4 kcal), 1,0 g Fett/kg KG (1 g erzeugt 9 kcal).

Beispiel: Kohlenhydratzufuhr in Form von z.B. Glucose-Xylit 20–35 % und Glucosteril® 5–50%. Aminosäurenzufuhr in Form von z.B. Aminosteril® KE 10 %. Fettzufuhr in Form von z.B. Lipofundin® MCT 20%.

Als Zusätze werden Spurenelemente (Fluor, Molybdän, Chrom, Eisen, Jod, Zink, Mangan, Kupfer und Selen) sowie Vitamine hinzugefügt.

Durchführung

Die Infusionslösungen werden **periphervenös**, meist jedoch **zentralvenös** (V. subclavia, V. jugularis int. oder ext.) zugeführt, wobei die Infusion kontinuierlich über 24 h mittels **Infusionspumpen** einlaufen sollte.

Merke
Bei parenteraler Ernährung muss die **Flüssigkeitsbilanz** (Einfuhr-Ausscheidung) ständig kontrolliert werden ebenso **Blutdruck, Temperatur, Herzfrequenz** und ZVD.

Engmaschige Laborkontrolluntersuchungen von BZ, Harnstoff, Kreatinin, Bilirubin, Triglyzeriden, Albumin und BGA (Blutgasanalyse).

Enterale Ernährung

Indikation

- Bewusstseinsstörungen (Langzeitbeatmung)
- Bei Operationen im Mundraum und bei nicht möglichem oder gestörtem Schluckvorgang (z.B. N.-recurrens-Parese, Dysphagie)
- Postoperativ oder bei unzureichender oraler Nahrungsaufnahme (alte Patienten)

Kontraindikationen

- Darmobstruktion (mechanischer Ileus)
- Paralytischer Ileus
- GIT-Blutung
- Stark geblähtes Abdomen

Applikationsformen

Magensonde Nasogastrale Lage, zur Kontrolle der korrekten Lage wird bei Luftinsufflation im Epigastrium auskultiert.

Merke
Sondenernährung über Magensonden sollte wegen **Aspirationsgefahr** nur bei wachen Patienten ohne Bewusstseinstrübung erfolgen.

Jejunale Ernährungssonden Die Sonde wird endoskopisch platziert und die Lage radiologisch kontrolliert. Geringeres Aspirationsrisiko.

Perkutane endoskopische Gastrostomie (PEG)
Zur Anlage dieser Sondenform wird der Magen in Lokalanästhesie unter endoskopischer Kontrolle perkutan punktiert, der eingeführte Faden wird mit dem Gastroskop gefasst und aus dem Mund herausgezogen. Danach wird der Gastrostomiekatheter eingeführt und fixiert. Diese Sondenform ist komplikationsarm (lokale Infektionen, Schmerzen) und zur **Langzeiternährung** geeignet.

Katheterjejunostomie Anlage durch Laparotomie/Laparoskopie oder am Ende einer Operation. Der Katheter wird durch einen ca. 10 cm langen submukösen Tunnel im Jejunum platziert und intraluminär noch 15 cm vorgeschoben und fixiert. Ebenfalls zur Langzeiternährung sehr gut geeignet.

Zusammensetzung/Durchführung

Die Sondennahrung setzt sich aus 50–60 % Kohlenhydraten, 20–30 % Fetten und 15–20% Proteinen zusammen.

In der Regel wird die Sondennahrung mit 20 ml/h über Infusionspumpen zugeführt; bei gastralen Sonden diskontinuierliche Zufuhr ohne Infusionspumpe per Hand.

4.3 Bluttransfusion – Blutersatz

Definition

Autologe Transfusion: Bei einer autologen Transfusion sind Spender und Empfänger identisch (Eigenblutspende).

Homologe Transfusion: Bei einer homologen Transfusion sind Spender und Empfänger genetisch differente Individuen der gleichen Spezies.

4.3.1 Indikation und Vorbereitung

Indikation

Um bei einem größeren Blutverlust einen ausreichenden Sauerstofftransport zu gewährleisten, sollte mit einer Transfusion begonnen werden, wenn der **Hämatokrit einen Wert von 25–30 %** erreicht hat. Mitentscheidend für die Indikation zur Transfusion sind jedoch auch **Alter, klinischer Zustand** und **Vorerkrankungen.**

Blutverluste bis 20 % des zirkulierenden Blutvolumens (entspricht etwa 1–1,5 l beim Erwachsenen) können mit kristalloiden oder künstlichen kolloidalen Lösungen ausgeglichen werden.

Spenderauswahl

Seitens der Bundesärztekammer wurden **Richtlinien** zur Wahl des Spenders herausgegeben:
- Er muss mindestens 18 Jahre alt sein und sollte nicht älter als 65 Jahre alt sein.

- Es müssen eine Anamneseerhebung, ärztliche Untersuchung und Laboruntersuchung vorliegen.

Klinik: Laborkriterien des Blutspenders
Der Grenzwert des Hämatokrits liegt bei 38 %, der des Hämoglobins bei 12,5 g/dl. Der GPT-Wert darf 45 U/l nicht überschreiten. Jede Konserve muss vor Freigabe auf HBsAg, sowie HCV-, HIV-, HIV-2- und Treponema-pallidum-Antikörper untersucht worden sein.

Blutgruppenbestimmung

Um Unverträglichkeitsreaktionen zwischen Spender- und Empfängerblut auszuschließen, sind folgende Untersuchungen vorgeschrieben:
- Bestimmung der **AB0-Blutgruppenmerkmale** einschließlich Untergruppen A_1 **und** A_2
- Bestimmung des **Rhesus-Faktors D**
- außerdem Bestimmung weiterer Blutgruppenmerkmale (MNSs, P, Lewis, Kell, Duffy, Lutheran und Kidd)
- Antikörpersuchtest (indirekter Coombs-Test)
- Antikörperidentifizierung
- serologische Verträglichkeitsprobe **(Kreuzprobe)** bei der Transfusion von Erythrozyten.

Klinik
Der **indirekte Coombs-Test** dient dem **Nachweis freier Antikörper** im Empfängerserum. Dazu werden in einem ersten Schritt Testerythrozyten und Probandenserum inkubiert, wodurch eventuelle Antikörper an die Testerythrozyten gebunden werden. In einem zweiten Schritt werden die nicht agglutinierten, mit AK besetzten Testerythrozyten mit einem Anti-Humanglobulin-Serum versetzt. Bei Vorliegen von AK kommt es zu Agglutination.

Verträglichkeitsproben

Bei erythrozytenhaltigen Präparaten müssen AB0- und Rhesus-Kompatibilität garantiert sein. Dazu wird eine **Kreuzprobe** durchgeführt, die aus einem Major-Test und einem Minor-Test besteht.

Major-Test: Überprüfung der serologischen Verträglichkeit zwischen **Spendererythrozyten** und **Empfängerserum.**

Minor-Test: Überprüfung der serologischen Verträglichkeit zwischen **Spenderserum** und **Empfängererythrozyten.**

Des Weiteren wird ein **Antikörpersuchtest** (indirekter Coombs-Test) durchgeführt. Zur Sicherung der AB0-Identität des Empfängers muss **obligat** vor der Transfusion am Patientenbett noch der sog. **Bedside-Test** vorgenommen und dokumentiert werden.

4.3.2 Blutkonserven und Blutderivate

Erythrozytenkonzentrate

Die Gewinnung von Erythrozytenkonzentraten (EK) erfolgt durch Zentrifugierung oder Sedimentation aus Frischblutkonserven bei einer Temperatur unter

10 °C. Bei diesem Vorgang wird so viel Plasma entzogen, bis der **Hämatokritwert bei 65–70 %** und der verbliebene **Plasmaanteil bei 20 %** liegen. Man unterscheidet folgende Typen:

- **Buffy-Coat-freies Erythrozytenkonzentrat:** Das „buffy coat", d. h. die Auflagerung von Leukozyten und Thrombozyten auf der Erythrozytensäule nach der Zentrifugierung, wurde entfernt. Gute rheologische Eigenschaften, aber hoher Natriumgehalt.
- **Buffy-Coat-freies Erythrozytenkonzentrat in additiver Lösung:** Das Buffy-Coat-freie Erythrozytenkonzentrat wird mit einer additiven Lösung versetzt. Es stellt das **Standardpräparat** für die Transfusion von Erythrozyten dar und hat eine Haltbarkeit von 40–42 Tagen.

Weitere Typen wie gewaschene Erythrozytenkonzentrate oder leukozytendepletierte Erythrozytenkonzentrate bleiben besonderen Indikationen vorbehalten.

Merke
Ein EK lässt das Hb um ca. 1 g/dl ansteigen, den Hämatokrit etwa um 3–4 %. Prinzipiell ist die Transfusion von lediglich einer Konserve nicht gerechtfertigt.

Die EK müssen **AB0- und Rhesus-kompatibel** transfundiert werden.

Merke
Notfalltransfusion: Bei akuten Blutverlusten können in einer lebensbedrohlichen Situation ggf. **ungekreuzte Erythrozytenkonzentrate der Blutgruppe 0 rhesus-negativ** transfundiert werden.

Thrombozytenkonzentrate

Thrombozytenkonzentrate (TK) werden entweder aus frisch entnommenem Vollblut durch Zentrifugierung und Isolierung der Thrombozyten oder durch maschinelle Thrombozytenapherese gewonnen. Hierbei werden die Thrombozyten eines einzelnen Spenders mit einem Zellseparator getrennt.

Thrombozytenkonzentrate werden **sofort nach Abgabe** transfundiert. Man unterscheidet im Wesentlichen folgende verschiedene Typen:

- **Einzelspender-TK:** aus Blutspende gewonnen, enthält ca. $5–8 \times 10^{10}$ Thrombozyten/Einheit.
- **Pool-TK:** 4–6 AB0-gleiche Spender: erhöhtes Infektions- und Immunisierungsrisiko.
- **Thrombozytenapherese-Konzentrat:** vom Einzelspender gewonnen; enthält auch noch Leukozyten und Erythrozyten.

Indikation

- Akute Blutung (Abfall der Thrombozyten < 50.000/µl)
- Thombozytopenie (Abfall der Thrombozytenzahl < 10.000/µl ohne Blutung)
- Thrombozytopathie
- Immunthrombozytopenie, z. B. Morbus Werlhof (TK werden nicht prophylaktisch, sondern erst ge-

geben, wenn eine nicht beherrschbare Blutung auftritt)

Merke
Nach der Gabe eines Apherese-TK sollte die Thrombozytenzahl innerhalb 1 h um 20.000–30.000/µl angestiegen sein. Ist das nicht der Fall, ist mit einem erhöhten Umsatz oder einer HLA-Immunisierung zu rechnen.

TK sollen **AB0-kompatibel** transfundiert werden. Das D-Antigen findet sich zwar nicht auf der Thrombozytenoberfläche, aber bei rhesus-negativen Patienten sollte vorsichtshalber auch Rh-kompatibel transfundiert werden.

Gefrorenes Frischplasma

In gefrorenem Frischplasma (GFP oder FFP) sind die Plasmaproteine einer einzelnen Blutspende mit einem Stabilisator konserviert. Es enthält ca. 60 g **Proteine** pro Liter und alle **Gerinnungsfaktoren** und **Inhibitoren der Gerinnungs- und Fibrinolyseenzyme.** Nach dem Auftauen kann mit 70 % der Ausgangsaktivität gerechnet werden.

Indikation

- Notfallbehandlung einer Gerinnungsstörung
- Faktorenmangel, der nicht durch Konzentrate behoben werden kann (Faktor XI und V)
- Dringliche Aufhebung einer Cumarintherapie

FFP ist AB0-kompatibel zu transfundieren, der Rhesusfaktor kann vernachlässigt werden.
Nicht indiziert ist FFP als Volumenersatz, als Albumin- und Eiweißersatz zur Anhebung des kolloidosmotischen Drucks oder zur parenteralen Ernährung.

Kontraindikationen

Zu den Kontraindikationen zählen die kardiale Dekompensation, das Lungenödem und ein IgA-Mangel.

Risiken/Nebenwirkungen

Dazu zählen die **Volumenbelastung** mit drohender Herzinsuffizienz und Lungenödem, die Gefahr der **Zitratintoxikation** bei schneller Infusion großer Mengen, selten **anaphylaktoide Reaktionen,** außerdem besteht ein Restrisiko der **Übertragung von Infektionen** wie HBV, HCV, HIV, CMV, Yersinien und Treponemen.

Humanalbuminlösungen

Humanalbuminlösungen enthalten lediglich die Albuminfraktion des Plasmas, die Globuline fehlen. Sie bestehen zu 96 % aus Albuminen. Von besonderer Bedeutung ist, dass sie **unabhängig von der Blutgruppe** appliziert werden können und dass bei ihnen **kein Risiko einer Hepatitisübertragung** besteht.

Humanalbuminlösungen liegen in 5- und 20%iger Konzentration vor. Zu beachten ist, dass die **5%ige Lösung plasmaisoton** ist, die **20%ige Lösung** dagegen **hyperonkotisch** wirkt (Folge: die extrazelluläre Flüssigkeit verschiebt sich in die Gefäße).

Indikation

- Akute Hypoalbuminämie
- Verbrennungskrankheit (nicht am 1. Tag)
- Schwerer Ileus

Die Indikation ist streng zu stellen, da die Kosten hoch sind.

Plasmaproteinlösungen (PPL)

Plasmaproteinlösungen enthalten ca. 90 % Albumine und geringe Mengen von α- und β- Globulinen, jedoch **keine Gerinnungsfaktoren;** sie können unabhängig von der Blutgruppe übertragen werden und sind hepatitissicher.

Indikation

PPL dienen vorwiegend dem **Volumenersatz.**

Vollblutkonserve

Vollblut = Vollblut mit Stabilisator versetzt; **Frischblut** = Vollblut mit Stabilisator, maximal 72 h alt; **Warmblut** = Vollblut mit Stabilisator versetzt, jedoch nicht gekühlt, bis 4 h alt;

Vollblutkonserven dienen nur noch der Herstellung von Blutkomponenten und Plasmaderivaten. Die Transfusion von homologem Vollblut wird in Deutschland nicht mehr durchgeführt; sie ist **obsolet**.

4.3.3 Durchführung

Eine Transfusion hat nach einem **festen Schema** abzulaufen.

Die Durchführung und Überwachung der Transfusion sind durch den **verantwortlichen Arzt vorzunehmen,** der die Regeln der ärztlichen Aufklärungspflicht zu beachten hat.

Die Identität von Empfänger, Blutprobe und Konserve muss übereinstimmen und gesichert sein.

> **Merke**
> Nicht Fehlbestimmungen, sondern **Verwechslungen,** insbesondere auf der Station, führen mit am häufigsten zu schweren Komplikationen bei Bluttransfusionen.

- Unmittelbar vor Beginn der Transfusion muss der Arzt den **Bedside-Test** (AB0- und Rhesus-Identitätstest) auf besonderen Testkarten vornehmen und die Konservennummer auf dem Begleitschein der Kreuzprobe überprüfen. Die Konserve wird optisch auf Unversehrtheit, Verfärbung oder Hämolyse überprüft.
- Die Transfusion wird über einen großlumigen venösen Zugang vorgenommen; Medikamente werden nicht zugesetzt. Eine angestochene Blutkomponente soll innerhalb von 6 h einlaufen.
- Nach Beginn der Transfusion werden 30–50 ml zügig transfundiert, dann langsam gestellt, 5 min überwacht und gewartet, darauf kann die weitere Transfusion erfolgen. Während der Transfusion und bis 1 h danach in viertelstündigen Abständen Puls und Temperatur kontrollieren.

4.3.4 Risiken der Bluttransfusion

Transfusionsreaktionen können eingeteilt werden in **immunologische** (hämolytische und nichthämolytische Reaktionen) sowie in **nicht immunologisch ausgelöste Transfusionsreaktionen.**

Immunologische Transfusionsreaktionen

Hämolytische Reaktionen

Hämolytische Sofortreaktion durch AB0-Inkompatibilität   Mit die häufigste Transfusionsreaktion wird durch AB0-Inkompatibilität infolge Verwechslung verursacht. Es bestehen Allgemeinsymptome wie Unruhe, Frösteln, Schüttelfrost, Temperaturanstieg, Rücken-Brust- und Kopfschmerzen. Im Verlauf kommt es zur Entwicklung einer disseminierten intravasalen Gerinnung (DIC) mit Mikrozirkulationsstörungen, Schock (RR ↓, Tachykardie, Blässe, kalte Akren) und akutem Nierenversagen.

> **Klinik: Vorgehen bei Transfusionszwischenfall**
> - Transfusion sofort unterbrechen, transfundierenden Arzt benachrichtigen und venöse Zugänge mit Infusion (z.B. Ringer-Laktat) offen halten.
> - Sofortige Abnahme von 10 ml Nativblut und 5 ml EDTA-Blut zur blutgruppenserologischen Abklärung und Bestimmung von großem BB, Gerinnung, LDH, Blutkultur, Bilirubin. Urinuntersuchung.
> - Rückgabe der transfundierten Konserve mit Restblut, Transfusionsbesteck und Begleitpapieren an das immunhämatologische Labor.
> - Zur Aufrechterhaltung der Diurese werden 20–50 mg Mannitol i.v. evtl. in Kombination mit Furosemid verabreicht.
> - Als Prophylaxe einer Verbrauchskoagulopathie werden 20.000 IE Heparin über 24 h infundiert.
> - Eventuell Hämodialyse.
>
> Patienten bis zum Abklingen der Symptome kontinuierlich überwachen!

Verzögerte hämolytische Reaktion   Diese tritt nach 3–8 Tagen auf und wird durch irreguläre AK der IgG-Klasse ausgelöst. Der Patient hat Fieber, im Labor zeigen sich ein Hb-Abfall und ein leichter Ikterus. Bei dieser Form muss selten eine Therapie durchgeführt werden.

Nichthämolytische Reaktionen

Febrile nichthämolytische Reaktion   Wird ausgelöst durch Alloantikörper und verursacht 30 min bis 2 h nach Transfusionsbeginn einen **Temperaturanstieg** um mindestens 1 °C.

Therapie: → sofortiger Abbruch der Transfusion; Antipyretika.

Allergische Reaktionen   Sie werden ausgelöst durch Alloantikörper gegen Plasmaproteine und manifestieren sich durch **Urtikaria, Glottisödem, Fieber** und **Bronchospasmus.**

Therapie: → sofortiger Abbruch der Transfusion; Kortikosteroide, evtl. Adrenalin.

Transfusionsassoziierte akute Lungeninsuffizienz (TRALI) Die seltene, aber bedrohliche Komplikation entsteht aufgrund von **Alloantikörpern gegen Granulozyten,** was zur Aktivierung der Granulozyten und Wanderung in den interstitiellen Raum zwischen Alveolarepithel und Gefäßendothel führt. Es kommt zur Entwicklung eines **Lungenödems.**

Innerhalb von 6 h nach der Transfusion treten Husten, Kurzatmigkeit, Tachypnoe und Fieber auf, und es kann ein manifestes **nichtkardiogenes Lungenödem** entstehen.

Therapie: → sofortiger Abbruch der Transfusion; meist ist eine maschinelle Beatmung erforderlich, unter der sich das Krankheitsbild nach wenigen Tagen normalisiert. Die Letalität wird mit 6 % angegeben.

Transfusionsinduzierte Graft-versus-Host-Krankheit (TI-GVHD = Transplantat-gegen-Wirt-Reaktion) Das Krankheitsbild wird induziert durch Ansiedlung immunkompetenter Spenderlymphozyten (T-Zellen) **bei immundefizienten** oder **immunsupprimierten Empfängern.** Während diese Zellen im gesunden Empfängerorganismus rasch abgebaut werden, lösen sie bei Empfängern, deren Immunabwehr supprimiert oder geschwächt ist, eine schwere Reaktion aus, die in manchen Fällen letal endet. Die Symptome sind: **Fieber, Hautausschläge, Darmkrämpfe, Diarrhö** sowie **Leber-** und **Milzvergrößerung.** Der Nachweis von Spenderlymphozyten im Empfänger sichert die Diagnose.

Durch Bestrahlung aller zellhaltigen Blutkomponenten mit 30 Gy vor der Transfusion kann diese Reaktion verhindert werden. Diese Maßnahme ist bei allen Patienten mit Chemotherapie, Immunschwächesyndromen sowie bei Morbus Hodgkin, akuten Leukämien oder Austauschtransfusionen bei Neugeborenen sinnvoll.

Nicht immunologisch ausgelöste Transfusionsreaktionen

Übertragung von Infektionen

Bei **Verunreinigung einer Konserve** durch Bakterien entsteht, durch Bakterientoxine ausgelöst, eine schwere Transfusionsreaktion mit Schüttelfrost, Fieber, RR ↓ und Bauchschmerzen bis hin zu einer letalen Verbrauchskoagulopathie.

Mikroorganismen können durch alle zellulären Blutkomponenten und frisch gefrorenes Plasma übertragen werden. Am bedeutungsvollsten ist die **Posttransfusionshepatitis,** deren Häufigkeit mit 3,6 % angegeben wird.

4.3.5 Massentransfusion

Als Massentransfusion bezeichnet man die **Transfusion des 1,5fachen körpereigenen Blutvolumes innerhalb von 24 h.**

Gefahren und Risken einer solchen Massentransfusion bestehen in einem **Abfall der Körpertemperatur** (wegen niedriger Lagerungstemperatur der Konserven), einer **passageren Zitratintoxikation** (wegen Stabilisatoren) und einem **Abfall von DPG** (2,3-Diphosphoglycerat) der Erythrozyten, was eine verstärkte Sauerstoffaffinität des Hb bewirkt und dadurch sekundär eine Gewebshypoxie sowie **Azidose** und **Hyperkaliämie** (wegen Zellzerfalls) mit sich bringt. Die benötigten Blutkomponenten sollen nicht schematisch, sondern den jeweiligen Laborwerten entsprechend zugeführt werden.

4.3.6 Autologe Bluttransfusion

Präoperative Eigenblutspende

Indikation

Eine Eigenblutspende ist bei allen **elektiven Operationen** empfehlenswert, bei denen mit einem **größeren Blutverlust** zu rechnen ist (z. B. Endoprothese der Hüfte). Der Patient muss grundsätzlich über diese Möglichkeit aufgeklärt werden.

Der Patient sollte einen Hb-Wert > 11 g/dl bzw. einen Hämatokrit > 34 % aufweisen.

Kontraindikationen

- Akute Infektionen
- Herzinfarkt < 3 Monate
- Störungen der Blutgerinnung
- Dekompensierte Herzinsuffizienz
- Aortenstenose Grad III und IV

Verfahren

Beginn 4 Wochen vor der Operation mit der wöchentlichen Spende von Vollblut, das in je ein Erythrozytenkonzentrat und ein gefrorenes Frischplasma (GFP) aufgetrennt wird. Letzte Spende spätestens 3 Tage vor der OP. Der HKT sollte nicht unter 34 % fallen. Haltbarkeit der EK: 35–49 Tage. Zwischen den einzelnen Spenden ist eine **Substitution von Eisen** empfehlenswert.

Präoperative isovolämische Hämodilution

Das Prinzip beruht auf der unmittelbaren präoperativen Entnahme von Blut, das durch Zufuhr kolloidaler Lösung ersetzt wird. Das Blut kann dann intraoperativ wieder zugeführt werden. Auf diese Weise können jedoch maximal 2 Einheiten gewonnen werden.

Maschinelle Autotransfusion

Bei dieser Methode wird das Blut während der Operation aus dem Operationsgebiet abgesaugt und durch eine sog. **Zellwaschzentrifuge** geführt. Anschließend werden nach der Aufbereitung in der Zentrifuge nur Erythrozyten retransfundiert. 50–70 % des Blutverlustes können so wieder aufgefangen werden. Das Verfahren ist teuer, und es besteht das **Risiko einer bakteriellen Kontamination,** weshalb das Verfahren bei Eingriffen in infizierten Wundgebieten nicht angewandt wird. Auch tumorchirurgische Eingriffe sind kontraindiziert, da Tumorzellen ebenfalls bei der Aufbereitung nicht eliminiert werden können.

4.4 Physiotherapeutische Nachsorge

Physiotherapeutsche Maßnahmen haben einen nicht zu vernachlässigenden Stellenwert in der Nachbehandlung bei operativen Eingriffen. Nicht selten hängt ein wesentlicher Teil des funktionellen Resultats nach einer chirurgischen Maßnahme von der physiotherapeutischen Nachsorge ab.

Thromboseprophylaxe

Ein wichtiger Teilaspekt der postoperativen physiotherapeutischen Maßnahmen ist die Thromboseprophylaxe, die sich zusammensetzt aus

- **Frühmobilisation** (s. Abb. 4-1) am 1. postoperativen Tag beim kreislaufstabilen Patienten nach abdominellen Operationen. Für eine frühe Mobilisation kann beim sedierten Patienten aber auch ein **Stehbrett** gute Dienste leisten;
- **Aktivierung der Muskelpumpe** bei wachen Patienten: Durch aktive Bewegungsübungen wird die Muskelpumpe funktionell betätigt und so der venöse Rückfluss aus der unteren Extremität gefördert;
- **passivem Durchbewegen der Extremitäten** bei bewusstlosen, gelähmten und sedierten Patienten: Die Muskelpumpe kann in diesen Fällen auch mithilfe der Elektromyostimulation zusätzlich aktiviert werden, was die periphere Stase mindert;
- **Kompression:** Das Wickeln der unteren Extremität mit Kompressionsbinden hat sich für die Thromboseprophylaxe ebenfalls bewährt;
- **Lymphdrainage:** Wenn keine Thrombose vorliegt, kann die Lymphdrainage bei starker Ödembildung präventiv eingesetzt werden.

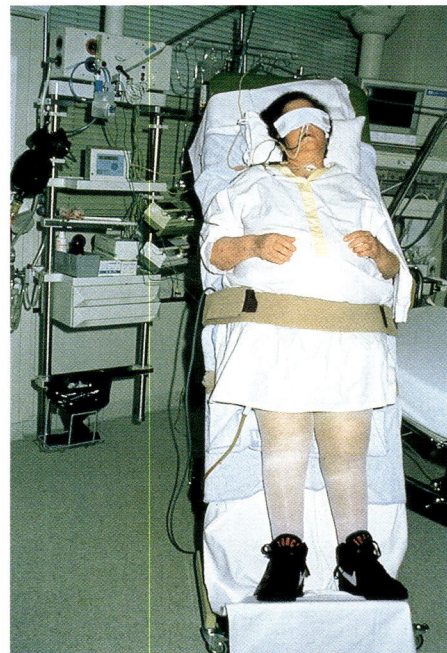

Abb. 4-1   Frühmobilisation eines sedierten Patienten mithilfe eines Stehbretts.

Atemtherapie

Prophylaxe/Behandlung von Atelektasen

Die physiotherapeutische Atemtherapie kann vor allem durch Umlagerungen und **Atemübungen** zu einer besseren Belüftung der Lungensegmente beitragen und der Entwicklung von **Atelektasen entgegenwirken.** Die Atemgymnastik ist insbesondere auf die Verstärkung der aktiven **Inspiration** ausgerichtet. Besteht eine Atelektase, wird der Patient auf die kontralaterale Seite gelagert, und durch Atemgymnastik wird eine bessere Belüftung des atelektatischen Bereichs hergestellt.

Sekretmobilisation

Atemgymnastik mit **betonter Exspiration** kann zur Sekretmobilisation beitragen, vor allem wenn durch **Vibrationsmassagen** und **Abklopfen** das Abhusten noch gefördert wird. Auch regelmäßige Umlagerungen und Inhalationen wirken unterstützend.

Analgesie

In der Physiotherapie werden vorwiegend zwei verschiedene Verfahren der Analgesie angewandt:

- **Thermotherapie:** Postoperativ ist vor allem **die Kälteanwendung** eine wertvolle Hilfe, die in Form von kalten Wickeln oder als **Kryojet** („trockene" Kälteanwendung mittels kalter Luft) eingesetzt wird.
- **Elektrotherapie:** Je nach Stromart lässt sich eine analgetisch oder muskelrelaxierende Wirkung erzielen. Besonders die **transkutane elektrische Nervenstimulation** (TENS) bei der eine Kathode im Schmerzgebiet bzw. in Head-Zonen platziert wird, hat sich aufgrund der unproblematischen Anwendung postoperativ vielfach etabliert.

Mobilisation

Die physiotherapeutische Mobilisierung hat sich nach dem Ablauf der Gewebeheilungsphasen zu richten, die in **Akutphase, Reparationsphase** und **Remodulierungsphase** eingeteilt werden. Behandlungsziel und Behandlungsmaßnahmen ändern sich, je nachdem in welcher Heilungsphase der Patient sich befindet (s. Tab. 4-9).

4.5 Rehabilitation

Grundprinzip

Eine Rehabilitationsmaßnahme wird notwendig, wenn das erlittene Trauma eine **bleibende Behinderung** hinterlässt, die eine komplexe Zusammenarbeit verschiedener Fachkompetenzen erfordert, um den Patienten wieder in den Sozial- und Arbeitsbereich zu integrieren. Aus diesen Gründen setzt sich eine Rehabilitationsmaßnahme aus verschiedenen Teilbereichen zusammen:

- medizinische Rehabilitation
- berufliche Rehabilitation
- psychosoziale Rehabilitation
- pädagogische Rehabilitation

Tab. 4-9   Gewebeheilungsphasen mit Behandlungszielen und -maßnahmen

Phase	Behandlungsziel	Behandlungsmaßnahme
Akutphase 1.–2. Woche	• Analgesie und Abschwellung • Verhindern von Adhäsionen • Verhindern von Thromboembolien und Atmungsproblemen • Vorsichtige Aktivierung der Muskulatur	• Hochlagern und passives Bewegen • Kryotherapie, TENS • Motorschiene zur frühen passiven Mobilisation • Gymnastik gesunde Muskulatur • Frühmobilisation
Reparationsphase 3.–8. Woche	• Rückgewinnung von Beweglichkeit • Aufbau der Muskulatur	• Taping bei Reizung oder Schmerzen • Teilweise aktive, teilweise passive Mobilisation • Medizinische Trainingstherapie
Remodulierungs-phase 9.–32. Woche	• Weiteraufbau der Muskulatur • Wiederaufnahme von geeigneten Sportarten	• Ausdauer- und Kraftausdauertraining • Spezifische Koordinationsübungen

(nach Berchtold, Chirurgie, Urban & Fischer Verlag, 4. Aufl., 2001)

Die Koordination der verschiedenen Einzelmaßnahmen obliegt in der Regel Medizinern verschiedener Fachrichtungen. Im Vordergrund steht dabei zunächst die **physikalische Medizin** als wichtigstes Instrument zur bestmöglichen Wiederherstellung der Struktur und Funktion, aber parallel dazu muss gleichzeitig auf den anderen Gebieten aktiv an der Wiedereingliederung des Patienten in sein spezielles Umfeld gearbeitet werden, wobei Überforderungen zu vermeiden sind und die unbedingt notwendige **Selbstrehabilitation** gefördert werden muss. Folgende Dienste beschäftigen sich mit der Reintegration des Patienten im Sinne einer ganzheitlichen Rehabilitation:

- **Physiotherapie** mit **physikalischer Schmerztherapie:** bestmögliche Aktivierung und Förderung von Restfunktionen, wobei die physikalische Schmerztherapie vorbereitend eingesetzt werden kann.
- **Ergotherapie:** Die Ergotherapie dient der Verbesserung der Selbstständigkeit, indem sie durch den Umgang mit verschiedenen Materialien Handlungsabläufe einübt, die für die spätere Berufsausübung und Freizeitgestaltung von Bedeutung sind. Der gezielte Einsatz von erleichternden Hilfsmitteln ist wesentliches Element der Ergotherapie.
- **Musik- und Maltherapie:** Insbesondere bei Hirnverletzten, die durch den Verlust oder die Störung der Sprache unter einem Mangel an Kommunikationsmöglichkeiten leiden, ist die Mal- und Musiktherapie ein wichtiges Instrument zur Verbesserung des Kontaktes zur Außenwelt.
- **Psychologische Hilfe:** Das erlittene Trauma und der Verlust von Körperfunktionen müssen seitens des

Patienten psychisch verarbeitet werden, um eine Voraussetzung zu schaffen, mit der neuen Situation zurechtzukommen.
- **Berufsberatung:** Durch Gespräche und probeweise Arbeit wird eruiert, welche handwerklichen Fertigkeiten und abstrakten Fähigkeiten noch vorhanden sind und welche Möglichkeiten einer beruflichen Umschulung sich daraus ergeben.
- **Sozialdienst:** Der Sozialdienst hilft dem Patienten, die rechtlichen Zuständigkeiten und Versicherungsfragen zu klären, finanzielle Mittel für notwendige Umbaumaßnahmen zu beschaffen oder einen Platz zu finden, wenn eine Heimkehr nicht mehr möglich ist.

Indikationen

Insgesamt stellen nach einer traumatisch bedingten Schädigung die Reintegration des Patienten in das persönliche soziale Umfeld und nach Möglichkeit die Wiedereingliederung des Patienten in den Arbeitsprozess die hauptsächliche Indikation dar. Das beinhaltet:

- **Versorgung** einer Behinderung mit den **erforderlichen Hilfsmitteln,** wie Prothesen, Orthesen oder Rollstühle, sowie die intensive Einübung mit **Gebrauchstraining** des Hilfsmittels;
- **Suche nach einer anderen beruflichen Tätigkeit** oder Anpassung des bisherigen Arbeitsplatzes an die Behinderung;
- **Beseitigung** oder Besserung eines **chronischen Schmerzzustands,** der die Alltags- und Berufssituation des Patienten beeinträchtigt.

5 Wundheilung und Wundbehandlung

Gerlind Souza-Offtermatt

5.1 Wundarten

Eine Wunde bedeutet die Unterbrechung des Zusammenhangs von Körpergewebe. Sie kann mit oder ohne Substanzverlust verbunden sein und wird durch **mechanische, thermische, chemische** oder **strahlenbedingte** Zellschädigung **hervorgerufen.**

Offenen Wunden mit Verletzung der Haut sind **innere, geschlossene** Wunden gegenüberzustellen.

5.1.1 Offene Wunden

Schnittwunden

Schnittverletzungen sind gekennzeichnet durch **glatte, klaffende Wundränder** und eine Neigung zu meist **stärkerer Blutung.** Liegt eine Mitverletzung von Gefäßen, Nerven oder Sehnen vor, handelt es sich um eine **komplizierte Schnittverletzung**.

In der Regel heilt eine Schnittverletzung bei zeitgerechter chirurgischer Adaptation der Wundränder in primärer Wundheilung aus.

Stichwunden

Stichwunden täuschen häufig durch ihre kleine, äußere Öffnung eine harmlose Verletzung vor, sie erreichen jedoch oft auch tiefer gelegene Organe und Strukturen und können durch Keimverschleppung zu **schweren Infektionen** führen.

Bei **Pfählungsverletzungen,** die eine Sonderform der Stichverletzungen darstellen, dringt ein pfahlartiger Gegenstand in den Körper ein und verletzt häufig gleichzeitig auch ein inneres Organ. Sie finden sich meist im Anorektal- und Genitalbereich. Pfählungsverletzungen müssen stets chirurgisch behandelt werden.

Merke
Keinesfalls sollte ein eingedrungener Verletzungsgegenstand schon vor der chirurgischen Wundversorgung entfernt werden, da er vielleicht eine Blutung komprimiert. Durch die Entfernung könnten evtl. zusätzliche Verletzungen entstehen.

Bei der Wundversorgung ist die Mitverletzung tiefer Gewebeteile und Organe zu überprüfen, **Fremdkörper** sind zu **entfernen** (evtl. Röntgenkontrolle), und eine **Wundreinigung,** bei Bedarf auch eine **Exzision** des Stichkanals, ist durchzuführen. Es wird **keine Naht** angelegt, damit das Wundsekret ablaufen kann.

Perforierende Wunden

Perforierende Wunden stellen Wunden dar, die **bis in Körperhöhlen** hineinreichen und dadurch auch häufig zu **Verletzungen von Organen** führen. Eine **operative Revision** ist unumgänglich.

Platzwunden

Platzwunden entstehen durch **stumpfe, direkte Gewalt** häufig an Körperteilen, an denen die Haut ohne Weichteilpolster direkt über dem Knochen liegt (z. B. Schädel). Typischerweise sind sie verschmutzt und neigen dadurch zu Infektionen. Wegen der meist unregelmäßigen Wundränder ist eine sorgfältige operative Wundversorgung mit **Wundreinigung, Exzision** und **Adaptation** der Wundränder erforderlich.

Schürfwunden

Schürfwunden betreffen lediglich die oberflächlichen Schichten der Haut und bluten nur wenig. Sie sind dagegen häufig stark verschmutzt. In der Regel reichen eine **gründliche Reinigung der Wunde** und eine **sterile Abdeckung** zur Wundversorgung.

Bei einer **Ablederung (Décollement)** führen starke tangentiale Scherkräfte zur Ablösung größerer Hautbezirke vom subkutanen Fettgewebe oder von der Faszie. Die Blutversorgung des abgelederten Hautbereichs ist häufig erheblich geschädigt, sodass bei einer Refixation kein sicherer Erfolg vorhergesagt werden kann. Aus diesem Grund wird auf diese Maßnahme häufig verzichtet und eine anderweitige Deckung der Läsion, evtl. zu einem späteren Zeitpunkt, vorgezogen.

Skalpierung

Bei einer Skalpierung wird ein Teil der Kopfschwarte abgerissen. Oft ist eine primäre Reimplanation ohne Probleme möglich, da die Durchblutung in der Regel noch durch eine Gewebebrücke gewährleistet ist.

Quetschwunden

Bei Quetschwunden liegen meist ausgedehnte Gewebsläsionen vor, die durch stumpfe Gewalteinwirkung verursacht wurden (z. B. Hammerschlag, zuschlagende Tür). Die **Wundränder** sind **zerfetzt,** wodurch häufig tiefe Wundtaschen entstehen.

Bisswunden

Bisswunden werden durch Tier- oder Menschenzähne verursacht und ähneln je nach Zahnart Riss-, Stich- oder Quetschwunden.

> **Merke**
> Besonders hervorzuheben ist die **ausgeprägte Infektionsgefahr** bei Bissverletzungen, die von den im Speichel befindlichen Keimen ausgeht.

Aus diesem Grund muss auch an die Übertragung von **Tollwut, Hepatitis** und **Tetanus** gedacht werden. Da die Konzentration der HI-Viren im Speichel gering ist, ist die Gefahr der Übertragung von **AIDS** demgegenüber nicht so gravierend. Bei **Schlangenbissen** ist die Gabe eines Antidots möglich.

Nach den Regeln der chirurgischen Wundversorgung werden Bisswunden **nicht genäht.** Nur im Gesicht können ausnahmsweise aus kosmetischen Gründen auch Nähte gesetzt werden. Eine **Antibiotikabehandlung** ist obligat.

Schusswunden

Das Ausmaß der Gewebszerstörung hängt im Wesentlichen vom **Kaliber,** von der **Schussentfernung** und der **Geschwindigkeit** ab, mit der das Projektil das Gewebe durchdringt, wobei die Zerstörungen mit steigender Geschwindigkeit zunehmen. Da mit dem Projektil häufig Fremdmaterial (z. B. Kleidungsfetzen) in die Wunde gelangt, ist auch bei dieser Wundart die **Infektionsgefahr groß.**

Wichtig ist es, zu eruieren, ob es sich um einen Steck- oder einen Durchschuss handelt und welche parenchmatösen Organe betroffen sind. Nach der operativen Revision wird die Wunde zunächst offen gehalten und erst sekundär verschlossen (sekundäre Wundnaht).

Amputationen

Bei starker Gewalteinwirkung kann es sogar zur totalen oder subtotalen Abtrennung von Gliedmaßen kommen (s. Kap. 31.11). In vielen Fällen ist abhängig vom Ausmaß der Gewebszerstörung eine Replantation möglich, die in einer Spezialabteilung durchgeführt werden muss. Die abgetrennte Gliedmaße wird in **gekühlter Verpackung** mit dem Verletzten in die entsprechende Klinik transportiert, wo überprüft wird, ob eine Replantation oder lediglich eine Stumpfversorgung durchgeführt werden kann.

5.1.2 Geschlossene Wunden

Prellungen

Eine Prellung entsteht durch senkrecht zur Haut einwirkende Gewalt, wobei es zu **Blutergüssen** und **Ödemen** kommt, die Haut aber intakt bleibt. Nach Abklingen der schmerzhaften Bewegungseinschränkung heilt die Prellung ohne Folgen ab. Kälteanwendung und Hochlagerung unterstützen die Heilung.

> **Merke**
> Bei Prellungen im Bereich des Thorax oder Abdomens muss geprüft werden, ob eine Mitbeteiligung innerer Organe besteht (z. B. Milz- oder Leberruptur, Lungenkontusion).

Quetschungen

Zu einer Quetschung kommt es, wenn Gewalt aus zwei entgegengesetzten Richtungen auf die Haut einwirkt. Auch bei unversehrter Haut können die tiefer gelegenen Verletzungen von beträchtlichem Ausmaß sein und müssen ggf. weiter abgeklärt werden.

5.2 Wundheilung

Zur Behebung des Schadens und zur Wiederherstellung der Funktion stehen dem Organismus zweierlei Mechanismen zur Verfügung:

- **Regeneration:** Der Gewebeersatz erfolgt **gewebespezifisch.** Die Fähigkeit zur Regeneration ist für einzelne Gewebearten unterschiedlich. Eine hohe Regenerationsfähigkeit besitzen **Haut und Schleimhäute** (Atemwege, Magen-Darm-Trakt, Urogenitaltrakt). Der ursprüngliche Gewebszustand wird **ohne Narbe** wiederhergestellt.
- **Reparation:** Fehlendes oder geschädigtes Gewebe wird durch **unspezifisches Binde-** und **Stützgewebe** ersetzt **(Narbenbildung).**

5.2.1 Phasen der Wundheilung

Die Heilung einer Wunde läuft in typischen Phasen ab: Exsudationsphase, Proliferationsphase und Reparationsphase.

Exsudationsphase/Resorptionsphase

Die Exsudationsphase dauert insgesamt ca. **4 Tage:** Die Wundlücke füllt sich zunächst mit Sekret, Blut und Lymphe an. Im Weiteren kommt es zu **Vasokonstriktion** und Aktivierung der **Blutgerinnungskaskade,** Fibrin verklebt die Wunde und bildet in Verbindung mit koaguliertem Blut den Wundschorf, der vor Infektion und Austrocknung schützt. In einem weiteren Schritt wandern Gewebsmakrophagen (Monozyten) und neutrophile Granulozyten in das Wundgebiet ein. Durch Leukozytenzerfall kommt es zur Freisetzung hydrolytischer Enzyme, die Zelltrümmer auflösen. Zusätzlich phagozytieren Monozyten abgestorbenes Gewebe, wodurch in der Wunde ein saures Milieu entsteht; es kommt zur **Resorption** des Exsudats.

Proliferationsphase

Die Proliferationsphase dauert ca. **3 Tage:** Vom Wundrand aus bilden sich die ersten Kapillarsprossen (Angioneogenese), ortsständige Fibroblasten proliferieren und bilden **Kollagen.** Der Flüssigkeitsgehalt der Wunde nimmt ab, woraus eine Reduktion des Wunddurchmessers resultiert.

Reparationsphase

Die Reparationsphase dauert ca. **5 Tage:** Es entwickeln sich **kollagene Fasern,** die sich vernetzen und zunehmend an Reißfestigkeit gewinnen. **Narbengewebe** entsteht. Die Regeneration der Epidermis führt zur Bildung einer epithelialen Zone, wobei das Randepithel zur Mitose und Einwandern aktiviert wird. Schließlich bildet sich mehrschichtiges Epithel, die Wundoberfläche verschließt sich **(Epithelisation).** Im Gegensatz zur normalen Epidermis besitzt die neu gebildete Epidermis keine Reteleisten und Melanozyten, sie bleibt weiß. Auch Hautanhangsgebilde fehlen.

Bis zur völligen Stabilisierung der Narbe vergehen 3 Monate und mehr.

5.2.2 Formen der Wundheilung

Der Ablauf der Wundheilung vollzieht sich in den beschriebenen Phasen. Vom Zustand und Ausmaß der Läsion hängt es ab, ob der Verschluss der Wunde rasch und komplikationslos vor sich geht oder zu ausgedehnterem Narbengewebe führt.

Primärheilung (s. Abb. 5-1)

Syn.: Sanatio per primam intentionem = p.p.-Heilung
Voraussetzungen für diese unkomplizierteste Art der Wundheilung sind
- eine saubere, nicht infizierte Wunde ohne Fremdkörper,
- glatte, adaptierte Wundränder,
- intakte Durchblutung des Wundbereichs.
Diese Voraussetzungen sind bei chirurgischen Eingriffen unter aseptischen Bedingungen und bei Schnittwunden gegeben. Der Heilungsprozess ist nach wenigen Tagen beendet und hinterlässt eine oft kaum wahrnehmbare Narbe, da die Wundränder nur durch sehr wenig Bindegewebe miteinander verbunden sind.

Der Ablauf der primären Wundheilung geht entsprechend den Phasen der Wundheilung vor sich.

Um die Voraussetzung für eine Primärheilung zu schaffen, werden zerklüftete Wundränder en bloc ausgeschnitten **(Exzision** nach **Friedrich** s. Kap. 5.4.1). Ein Anfrischen der Wunde mit Entfernung von nekrotischem Material nennt man **Débridement.** Ist die Wunde nicht älter als 6–8 h, kann sie per Primärnaht verschlossen werden, ältere Wunden dagegen müssen offen behandelt werden.

Sekundärheilung (s. Abb. 5-1)

Syn.: Sanatio per secundam intentionem = p.s.-Heilung
Diese Form der Wundheilung entsteht bei
- klaffenden, nicht adaptierten Wundrändern mit großem Defekt,
- verschmutzten, infizierten Wunden mit Fremdkörpereinschluss,
- trophischen Störungen wie z. B. Ulcus cruris.
Im Gegensatz zu der primären Wundheilung bildet sich **Granulationsgewebe** aus, das den Defekt auffüllt und sich schließlich in Narbengewebe umwandelt. Erst wenn nach wesentlich längerem Heilungsprozess das Granulationsgewebe das Hautniveau erreicht, beendet die Epithelisation die Wundheilung. Das Resultat der sekundären Wundheilung ist eine größere Narbe mit weniger reißfestem kollagenen Bindegewebe und Epithel von schlechterer Qualität.

Tertiäre Wundheilung

Unter tertiärer Wundheilung versteht man eine Kombination aus sekundärer Wundheilung mit anschließender Hauttransplantation.

Regenerative Wundheilung

Wurde lediglich die Epidermis verletzt (Abschürfung), kann der Vorgang der Regeneration von den **Basalzellen** ausgehen, es kommt zu gewebespezifischem Ersatz, und das durch Epithelisation neu gebildete Gewebe ist kaum noch von der Umgebung zu unterscheiden.

Klinik: Heilung unter dem Schorf
Die Schorfbildung wirkt sich bei **oberflächlichen Wunden** als Schutz **positiv** aus. Nach Beendigung der Epithelisation löst sich der Schorf von selbst spontan ab. Dagegen wirkt sich die Schorfbildung bei **sekundär heilenden Wunden verzögernd** auf den Heilungsprozess aus, da der Sekretabfluss und die Entwicklung von Granulationsgewebe gestört werden.

5.3 Wundheilungsstörungen

Eine Störung der Wundheilung kann durch verschiedene Faktoren hervorgerufen oder begünstigt werden (s. Tab. 5-1).

5.3.1 Wundinfektionen

Die Kontamination einer Wunde mit Mikroorganismen kann als **primäre Infektion** durch die Art der

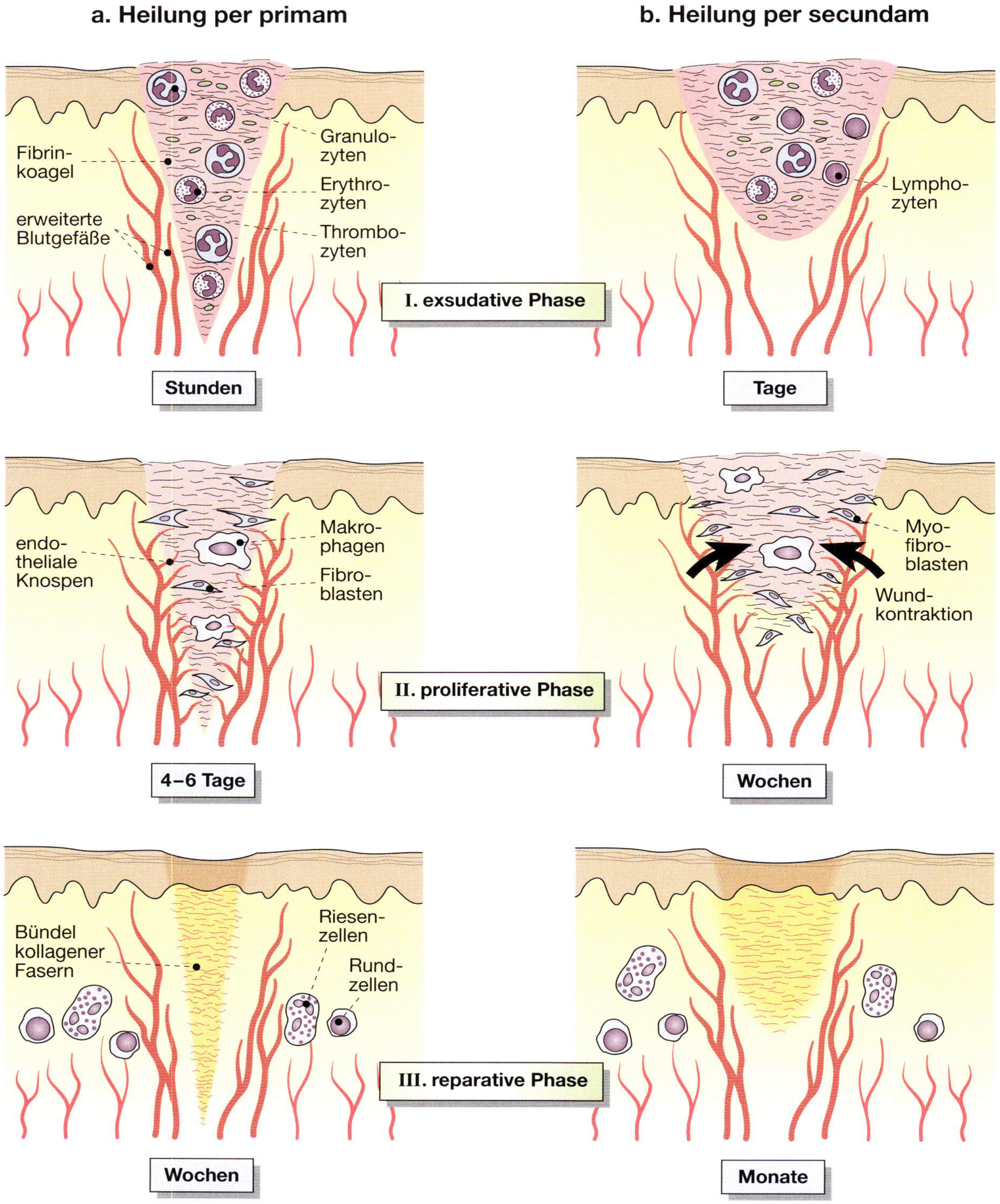

a. Heilung per primam

b. Heilung per secundam

Fibrin-
koagel

Granulo-
zyten

Erythro-
zyten

erweiterte
Blutgefäße

Thrombo-
zyten

Lympho-
zyten

I. exsudative Phase

Stunden

Tage

endo-
theliale
Knospen

Makro-
phagen

Fibro-
blasten

Myo-
fibro-
blasten

Wund-
kontraktion

II. proliferative Phase

4–6 Tage

Wochen

Bündel
kollagener
Fasern

Riesen-
zellen

Rund-
zellen

III. reparative Phase

Wochen

Monate

Abb. 5-1 Gegenüberstellung der primären und sekundären Wundheilung.

Verletzung oder den Verletzungsgegenstand verursacht sein oder als **sekundäre Infektion** im Rahmen
der Wundversorgung entstehen.

Als Erreger kommen hauptsächlich **Bakterien,**
weitaus seltener **Viren** und **Pilze** in Betracht. Bei den
bakteriellen Infektionen unterscheidet man

- **pyogene** Wundinfektionen → Eitererreger (Staphylokokken, Streptokokken),
- **putride** Wundinfektionen → Fäulniserreger (Proteus, Pseudomonas aeruginosa) → **Gangränbil-
  dung,**

Tab. 5-1 Wundheilungsstörung: Risikofaktoren	
Allgemeine Faktoren	**Wundspezifische Faktoren**
<ul><li>Fortgeschrittenes Alter</li><li>Ernährungsstatus: Adipositas, Kachexie</li><li>Eiweißmangel und Vitamin-C-Mangel (Vitamin C wird zur Kollagensynthese benötigt)</li><li>Verschiedene Begleiterkrankungen (Tumoren, Diabetes, Tbc)</li><li>Reduzierte Abwehrlage, Anämie oder Leukopenie</li><li>Medikamente (Immunsuppressiva, Zytostatika, Glukokortikoide, Antikoagulanzien)</li><li>Nikotin, Alkohol und andere Drogen</li></ul>	<ul><li>Infizierte Wunde, evtl. mit Wundtaschen</li><li>Mangeldurchblutung</li><li>Ungenügende Drainage</li><li>Wundhämatom oder -serom</li><li>Unter Spannung stehende Wundränder</li><li>Mangelnde Ruhigstellung</li></ul>

- **anaerobe** Wundinfektionen → durch anaerobe Keime (z.B. Clostridien) oder auch als Mischinfektionen mit aeroben Keimen.

> **Merke**
> Eine infizierte Wunde zeigt alle 5 Kardinalsymptome der Entzündung, also **Rubor, Calor, Dolor, Tumor (Ödem) und Functio laesa.**

Der Grad der Wundinfektion hängt von der **Keimart,** der **Keimzahl,** der **Keimvirulenz,** der **Wundart** und der **Abwehrlage** des Patienten ab.

Meist sind die Erreger **primär avirulent.** Bei Bakterien wie Pseudomonas aeruginosa, E. coli, Proteus vergehen mehr als 6 h bis sie sich vermehren und die Virulenz zunimmt. Streptokokken und Staphylokokken benötigen 12–24 h. Im Gegensatz dazu kann die Übertragung von **primär virulenten** Keimen (über andere Patienten, Ärzte und Pflegepersonal) viel schneller oder sogar foudroyant verlaufen.

Gasbrand (s. Kap. 2.2.1)

Tetanus (s. Kap. 2.2.1)

5.3.2 Serom und Hämatom

Unter einem **Serom** versteht man eine **Verhaltung von Lymphe und Wundsekret** im Bereich einer oberflächlich verschlossenen Wunde. Es kann ebenso wie ein **Hämatom** die Wundränder auseinander drängen und zu einer Wunddehiszenz sowie auch zu Infektion führen.

Ein Serom imponiert als **nicht druckdolente oder verfärbte Schwellung.** Diagnostisch kann auch die

Sonographie eingesetzt werden. Die Behandlung besteht in Punktion und Kompression des Inhalts oder Entfernung einzelner Nähte und Einlegen einer Lasche. Zur Vermeidung von Hämatomen und Seromen sollten größere Operationswunden mit Saugdrainagen versorgt werden.

5.3.3 Wunddehiszenz

Als Wunddehiszenz wird das **Auseinanderweichen der Gewebeschichten** einer Wunde nach erfolgter Naht bezeichnet.

Dafür kommen verschiedene auslösende Faktoren in Frage, sie sind in Tabelle 5-2 dargestellt.

Die Behandlung **oberflächlicher** Wunddehiszenzen besteht in **Ruhigstellung** und **Klammerpflasterung** („Butterfly"-Klebestreifen).

Platzbauch

Syn.: Eventeration, Bauchwandruptur
Der sog. Platzbauch stellt eine **extreme Wunddehiszenz** dar und ereignet sich nach Laparotomien in ca. 1 % der Fälle, gehäuft bei Adipositas permagna.

Formen

Je nach Ausmaß der Dehiszenz manifestiert sich der Platzbauch
- **komplett** mit allen Schichten,
- **inkomplett** (ohne Peritoneum),
- **inapparent,** wenn die Hautnaht noch geschlossen, die Naht aber subkutan dehiszent ist,
- **apparent** bei frei liegenden Darmschlingen.

Bei einer Infektion liegt ein **septischer Platzbauch** vor, der zu einer **Peritonitis** führt.

Tab. 5-2 Ätiologie der Wunddehiszenz			
Lokale Faktoren	**Allgemeine Faktoren**	**Medikamentöse Faktoren**	**Mechanische Faktoren**
<ul><li>Schlechter Knotensitz oder schlecht gestochene Naht</li><li>Serom oder Hämatombildung</li><li>Infektion</li></ul>	<ul><li>Diabetes mellitus</li><li>Tumorkachexie</li><li>Leberschaden, Urämie</li><li>Alter</li><li>Adipositas</li><li>Mangelernährung (Hypalbuminämie)</li></ul>	<ul><li>Zytostatika</li><li>Antikoagulanzien</li><li>Kortikoide</li></ul>	Erhöhter intraabdomineller Druck (Husten, Erbrechen, Meteorismus, Aszites)

Therapie

Klärung der Ursache und sofortige revidierende Operation mit **Wundreinigung** und gegebenenfalls mit **Bauchdeckenunterstützungsnähten.**

Ein septischer Platzbauch erfodert eine offene Wundbehandlung, Anlegen einer Saug-Spül-Drainage oder mehrfache Etappenlavage.

> **Merke**
> Um die Komplikation zu vermeiden, wird bei Risikopatienten prinzipiell keine mediane Laparotomie durchgeführt.

Kasuistik

Bei einem 42-jährigen Patienten wurde eine Ileozäkalresektion wegen eines Morbus Crohn über einen Unterbauchmedianschnitt vorgenommen. Postoperativ leidet der Patient wegen einer chronischen Bronchitis unter lang andauernden Hustenattacken. Am 6. postoperativen Tag wird eine Wunddehiszenz entlang dem gesamten Medianschnitt ohne Entzündungszeichen festgestellt. Wegen des diagnostizierten Platzbauchs wird eine Revisionsoperation durchgeführt, bei der unterstützende Nähte gelegt werden. Postoperativ erhält der Patient zusätzliche Medikamente zur Dämpfung des Hustenreizes.

5.3.4 Nahtinsuffizienz

Nach Operationen im Bauchraum kommt es in manchen Fällen, zumeist **innerhalb der 1. Woche,** zu Nahtinsuffizienzen von Anastomosen, insbesondere im tiefen Rektum oder Ösophagus.

Ursachen dieser **lebensbedrohlichen Komplikation** sind
- Fehler in der OP-Technik,
- Anastomosennaht unter Spannung,
- ungenügende Durchblutung,
- hohes Alter des Patienten,
- Medikamente (Kortikoide, Zytostatika),
- unklare Ursachen.

Therapeutisch sind eine **Revisionsoperation** mit Drainageneinlage und parenterale Ernährung erforderlich.

5.3.5 Chronische Wunden

Chronischen Wunden liegen **trophische Störungen** zugrunde. Eine Mangeldurchblutung ist z. B. Ursache der Wundheilungsstörung bei chronischen Wunden wie
- Gangrän,
- Dekubitus,
- Ulcus cruris.

Ein diabetisches **Malum perforans** entsteht auf dem Boden der diabetischen Polyneuropathie, da die Patienten häufig Traumen und Druck am Fuß nicht wahrnehmen, wodurch es zu lokaler Ischämie und Ulzeration der Haut im Fersen- und Ballenbereich kommt.

Gangrän

Eine Gangrän entsteht meist im Bereich der unteren Extremität als Folge einer peripheren arteriellen Verschlusskrankheit oder einer diabetischen Angiopathie. Zu unterscheiden sind die **trockene, nicht infizierte Gangrän** (Mumifizierung) und die **feuchte, infizierte Gangrän** (feuchter Brand, s. Kap. 2.2.1).

Ulcus cruris

Ein Ulcus cruris entsteht in der Mehrzahl der Fälle als **venöses Ulkus** auf dem Boden einer chronisch venösen Insuffizienz, seltener als **arterielles Ulkus** infolge einer arteriellen Verschlusskrankheit mit bevorzugter Lokalisation am Innenknöchel.

Zunächst muss diagnostisch abgeklärt werden, welcher Art das Ulkus ist (Farb-Doppler-Untersuchung und Angiographie → Ausschluss eines arteriellen Ulkus, Phlebographie → Ausschluss eines venösen Ulkus). Um eine sinnvolle Behandlung durchführen zu können, müssen die ursächlichen Faktoren, soweit möglich, verbessert werden, folglich steht beim arteriellen Ulkus die **Revaskularisation,** beim venösen Ulkus die **Varizenoperation** an erster Stelle.

Kompressionsbehandlung in Verbindung mit verschiedenen Maßnahmen zur Granulationsförderung (feuchte Wundbehandlung) führt in vielen Fällen zur Heilung. Zur definitiven Deckung des Defekts kann auch Spalthaut verwendet werden.

Dekubitalulkus

Ein **Ischämie** aufgrund **lang anhaltenden Druckes** führt bei **bettlägerigen Patienten** zur Entwicklung eines Dekubitalulkus, das vorzugsweise an Körperstellen entsteht, die direkt dem Knochen aufliegen (Steißbein, Ferse, Trochanter, Tuber ossis ischii). Für die Entstehung ist weniger die Stärke des Druckes als die **Dauer** ausschlaggebend.

Stadieneinteilung

Nach dem Grad der Läsion unterscheidet man vier Stadien (s. Tab. 5-3).

Zur Verhinderung eines Dekubitalulkus ist eine häufige regelmäßige (etwa 2- bis 3-stündlich) **Umlagerung** des Patienten notwendig. Zudem kann durch **Hilfsmittel** (Gelkissen, Fersenkappen, Schaumstoffmatratzen) für Druckentlastung gesorgt werden.

Ein ausgebildetes meist infiziertes Dekubitalulkus wird zunächst gereinigt (z.B. Varidase®, Iruxol®), Nekrosen werden entfernt, bevor die Granulation angeregt wird.

Bei Stadium III und IV müssen eine radikale Exzision des Dekubitalgeschwürs und, wenn erforderlich, auch eine Knochenresektion durchgeführt werden. Der Defekt wird meist mit einem Verschiebeschwenklappen gedeckt (s. Kap. 3.4.2).

Kasuistik

Bei einem 42-jährigen querschnittsgelähmten Patienten entstand ein 2-Euro-Stück-großes Dekubitalgeschwür am linken Tuber ossis ischii, das

Tab. 5-3	Stadieneinteilung von Dekubitalulzera
Stadium I	Hautrötung, die sich nicht wegdrücken lässt, Haut noch intakt
Stadium II	Hautdefekt und frei liegendes Subkutangewebe
Stadium III	Der Defekt reicht bis zum Periost, Sehnen und Muskeln mitbeteiligt
Stadium IV	Knochen ist beteiligt

von einem derben Randwall umgeben ist. Nach 3-wöchiger intensiver Behandlung mit Wundreinigung und Varidase®-Salbe, wobei das Ulkus immer wieder zur Anregung der Granulation angefrischt wurde, ist keine wesentliche Besserung erkennbar. Im Gegenteil, das Ulkus hat den Knochen erreicht. Man entschließt sich zu einer Operation, bei der der Knochen reseziert und anschließend eine Verschiebeschwenklappenplastik durchgeführt wird.

5.3.6 Gestörte Gewebeneubildung

Ein gestörte Gewebeneubildung kann in Form einer Narbenhypertrophie oder eines Keloids auftreten.

Narbenhypertrophie

Eine hypertrophe Narbe imponiert als wulstförmige, unschöne, rötliche Narbe, die **nicht juckt** und nach etwa einem Jahr abblasst. Im Gegensatz zum Keloid bleibt die Wucherung auf das Narbengewebe begrenzt. Hypertrophe Narben entstehen, wenn auf das neu gebildete Gewebe starke Zugkräfte einwirken. Wird die Schnittführung bei Operationen parallel zu den **Langer-Linien** gewählt, lassen sich hypertrophe Narben oft vermeiden.

Klinik

Langer-Linien sind in Richtung der geringsten Hautdehnbarkeit verlaufende Spaltlinien, die senkrecht zu den Hautspannungslinien stehen. Sie werden für die chirurgische Schnittführung benutzt, da in Richtung der Langer-Linien ausgeführte Hautschnitte nicht auseinander klaffen.

Keloid

Unter einem Keloid versteht man ebenfalls eine **derbe, gerötete Wulstnarbe,** die im Gegensatz zur Narbenhypertrophie zum **Juckreiz** neigt und **auf benachbartes, gesundes Gewebe übergreift.** Auch nach ca. einem Jahr bleibt die Rötung bestehen. Die überschießende Bindegewebsbildung bei der Entstehung eines Keloids basiert einerseits auf einer **individuellen** und **ethnischen Disposition** (Farbige neigen eher dazu), andererseits aber ebenfalls auf **ungünstiger Schnittführung** bei der OP; auch Ver-

brennungen neigen zu Keloidbildung. Es wird eine Störung in der Kollagensynthese vermutet, bei der vermehrt Wasser eingelagert wird und die Kollagenfasern sich nicht ausreichend vernetzen.

Therapeutisch kann versucht werden, der Keloidbildung durch **Druckverbände** oder **Kompressionskleidung** sowie **Kortikoidinjektionen** und **Röntgenbestrahlungen** entgegenzuwirken. Eine **chirurgische Korrektur** sollte zurückhaltend angewandt werden, da die **Rezidivrate hoch** ist.

5.4 Wundbehandlung

Im Vordergrund jeder Wundbehandlung steht das Ziel, optimale Voraussetzungen für eine **primäre Wundheilung** zu schaffen und dadurch ein funktionell und kosmetisch möglichst befriedigendes Ergebnis zu erreichen.

Bei einer Wundversorgung geht man nach folgendem Schema vor:
- Überprüfung von Begleitverletzungen und Prüfung von **D**urchblutung, **M**otorik und **S**ensibilität **(DMS-Schema);**
- Zeitspanne zwischen Verletzung und Versorgung erfragen;
- Wundart erfragen und begutachten (Schnitt-, Stich-, Bissverletzung?);
- Begutachtung der Wundränder (zerfetzt, glattrandig?);
- Tetanusschutz überprüfen (s. Kap. 2.2.1).

Merke

Sollte sich bei der Kontrolle der Tetanusimmunisierung ein Zweifel in Bezug auf den kompletten Impfschutz ergeben, ist aus Gründen der Vorsicht immer eine unvollständige Grundimmunisierung anzunehmen und entsprechend vorzugehen.

5.4.1 Wundvorbereitung

Eine Wundversorgung soll unter **sterilen Bedingungen** vorgenommen werden, wenn möglich in einem Operationssaal. Die Wunde wird wie folgt vorbereitet:
- **Reinigung und Desinfektion des umliegenden Hautbereichs** bis ca. 20 cm mit alkoholischen Substanzen, zweimalig zu je 2,5 min, wobei zuvor bei starker Behaarung eine Rasur erfolgt. In der Regel keine Rasur im Bereich der Augenbrauen.
- **Anästhesie** (s. Kap. 3.2.3): In den meisten Fällen reicht eine **Infiltrationsanästhesie** aus. Bei komplizierten Verletzungen oder im Bereich der Extremitäten (insbesondere Finger und Zehen) ist eine **Leitungsanästhesie** oder **Allgemeinnarkose** erforderlich.
- Sterile Abdeckung der Wunde.
- Dann folgt die **Wundreinigung** durch Ausspülen mit physiologischer NaCl-Lösung, Ringer-Lösung und in Ausnahmefällen mit H_2O_2.
- **Blutstillung:** Mit einer Blutstillung kann an Extremitäten eine chirurgische Wundversorgung unter

besseren Sichtverhältnissen durchgeführt werden. Sie wird mithilfe der **Blutsperre** oder **Blutleere** erreicht.

Klinik: Blutsperre

Eine Blutsperre wird bei notfallmäßiger Versorgung oder bei Versorgung von Infektionen verwendet. Dazu werden die Extremität 2 min hochgehalten und dann die Manschette aufgeblasen (Druck ca. 280–300 mmHg am Oberarm und 500 mmHg am Oberschenkel). Kontraindikationen für Blutsperre: pAVK und hämatologische Erkrankungen wegen des Thromboserisikos.

Blutleere nach Esmarch: Dabei wird die Extremität mit einem breiten Gummiband von distal nach proximal ausgewickelt, dann wird die Manschette wie bei der Blutsperre angelegt.

Kontraindikationen für Blutleere: Infektionen, da das Auswickeln eine Keimverschleppung begünstigt.

Die tolerable Ischämiezeit beträgt 1,5 h. Bei Überschreiten sind neurologische und ischämiebedingte Läsionen zu erwarten.

Bei der Desinfektion der zu operierenden Extremität darf kein Desinfektionsmittel unter die noch nicht aufgeblasene Manschette gelangen, da tiefe, schlecht heilende Hautnekrosen entstehen können.

● In Blutleere wird das Operationsgebiet nochmals mit Ringer- oder physiologischer Kochsalzlösung gespült.
● **Wundausschneidung:** Nach Möglichkeit wird eine Wundausschneidung **nach Friedrich** en bloc (Abb. 5-2) vorgenommen. Sie ist eine wichtige Voraussetzung für die primäre Wundheilung. Ist an Körperstellen wie Gesicht und Händen eine keilförmige Wundexzision nicht möglich, sind eine sparsame, schichtweise Säuberung und Glättung der Wundränder angezeigt.

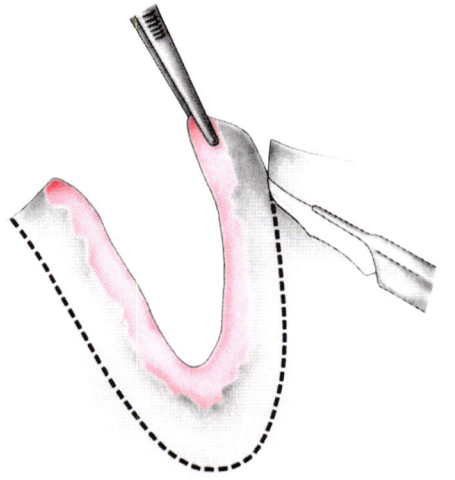

Abb. 5-2   Wundausschneidung en bloc nach Friedrich.

Bei evtl. erforderlichen Erweiterungsschnitten dürfen Gelenke nicht senkrecht gekreuzt werden; sie sollen im Verlauf der Langer-Hautspaltlinien ausgeführt werden.
● Nach der Wundexzision wird die Wunde sorgfältig inspiziert und die **Versorgung von Nerven-** und **Sehnenverletzungen,** soweit möglich, vorgenommen.

Dann kann unter Einhaltung bestimmter Regeln die primäre Wundnaht erfolgen.

5.4.2 Wundverschluss

Primäre Wundnaht

Merke

Für das Anlegen einer primären Wundnaht gelten folgende Voraussetzungen: Die Wunde darf
● **nicht älter als 6–8 (maximal 12) h** sein, da die Keimbesiedlung dann virulent ist;
● nicht durch Biss, Stich, oder Schuss erzeugt worden sein;
● nicht voruntersucht oder mit menschlichem Eiter in Berührung gekommen sein.

Die primäre Wundnaht führt zu besten Ergebnissen in Bezug auf die Narbenbildung. Es ist stets darauf zu achten, dass die Wundränder locker und spannungsfrei adaptiert werden.

Verzögerte primäre Wundnaht

Eine verzögerte primäre Wundnaht kommt in Betracht, wenn die **12-h-Grenze überschritten** ist und eine primäre Wundnaht nicht mehr angelegt werden darf. Dazu werden nach der chirurgischen Wundexzision und Wundreinigung die Fäden vorgelegt, aber noch nicht geknüpft. Ist nach etwa 3–6 Tagen keine Infektion eingetreten und eine befriedigende Granulationstendenz sichtbar, können die Fäden zugezogen und geknüpft werden. Falls eine Wundinfektion festzustellen ist, muss der Wundverschluss unterbleiben und die sekundäre Wundheilung abgewartet werden.

Sekundärnaht

Eine Sekundärnaht kommt bei Wunden in Betracht, die zunächst durch **offene Wundversorgung** behandelt werden. Das ist der Fall bei allen
● mehr als 24 h alten Wunden,
● infizierten, zerfetzten oder fremdkörperhaltigen Wunden,
● Biss- oder Schusswunden.

Es wird dann nach bestimmten Richtlinien vorgegangen:
1. Reinigung der Wunde, Fremdkörperentfernung, Débridement von nekrotischem Gewebe und Exzision des Wundrands werden vorgenommen;
2. zur besseren Ableitung von Wundsekret wird eine Lasche oder ein Gazestreifen eingelegt und ein feuchter Verband angelegt sowie für Ruhigstellung gesorgt (Schienung);
3. Anlegen einer Sekundärnaht, nachdem sich Granulationsgewebe gebildet hat (nach ca. 3–8 Tagen)
4. systemische Antibiose.

Kasuistik

Auf einem Volksfest kam es aufgrund einer Handgreiflichkeit, bei der eine Bierflasche zu Bruch ging, zu einer Schnittverletzung bei einem 25-jährigen Patienten. Der Patient kommt mit einer ca. 3 cm langen, stark blutenden Schnittwunde am linken Unterarm in die Erste-Hilfe-Station. Der Dienst habende Arzt stellt fest, dass die Wunde genäht werden muss; eine Verschmutzung liegt nicht vor. Nach Angaben des Patienten wurde keine Auffrischimpfung der Tetanusgrundimmunisierung durchgeführt, sodass keine ausreichende Immunisierung vorliegt. Es wird eine Simultanimpfung von 0,5 ml Tetanol® am rechten Oberarm und von 250 IE Tetagam® in das linke Gesäß vorgenommen. Dann beginnt der Arzt die Primärnaht mit der Infiltrationsanästhesie des Wundbereichs. Da die Wunde sehr stark blutet, entschließt man sich, eine Blutsperre anzulegen. Die Wunde wird daraufhin gereinigt und mit 4 Einzelknopfnähten verschlossen.

5.4.3 Wundverband und Verbandswechsel

Primär versorgte Wunden

Operationswunden oder primär chirurgisch versorgte Wunden werden mit einem **sterilen, trockenen Schutzverband** abgedeckt. Bereits nach 24 h sind sie verklebt und somit vor Infektionen geschützt. Die erste ärztliche Kontrolle wird nach 24 h vorgenommen und dann weiterhin täglich beim Verbandswechsel, um rechtzeitig Komplikationen zu erkennen. Nichtresorbierbare Nähte werden, je nach Lokalisation, im Normalfall nach 5–14 Tagen entfernt. Einige Anhaltspunkte für die empfohlene Entfernung von Hautnähten sind Tabelle 5-4 zu entnehmen.

Anhaltende Schmerzen, sog. Pochen oder motorische und sensible Ausfälle sowie Durchblutungsstörungen erfordern eine unmittelbare ärztliche Inspektion.

Merke

Der Patient muss ausdrücklich darauf hingewiesen werden, dass er sich bei Schmerzen oder Gefühlsstörungen sofort in der Klinik oder chirurgischen Praxis nochmals vorstellen soll.

Nach Lockerung eines zu engen Verbandes lassen sich manche Beschwerden unmittelbar beheben. Beim Auftreten **lokaler Entzündungszeichen** müssen Nähte entfernt und durch Spreizen der Wunde für einen Abfluss des entzündlichen Sekrets gesorgt werden. Die weitere Behandlung hat dann entsprechend der Behandlung sekundär heilender Wunden mit **feuchten Verbänden** zu erfolgen.

Tab. 5-4 Nahtentfernung entsprechend der Lokalisation

Lokalisation der Hautnaht	Nahtentfernung nach
Kocher-Kragenschnitt (Hals)	3–5 d
Leiste	5–7 d
Mediane Laparotomie	10–12 d
Extremitäten, Thorakotomie	12 d
Naht in Gelenknähe	14 d

Sekundär heilende Wunden

Oberstes Gebot für alle sekundär heilenden Wunden ist die **regelmäßige Reinigung,** die sowohl **mechanisch** durch Débridement und Spülen als auch zusätzlich durch **enzymatische** Reinigung erfolgen kann. Durch die Entfernung von Zelltrümmern und fibrinösem Sekret verkürzt sich bei beiden Verfahren der Vorgang der sekundären Wundheilung.

Mechanische Wundreinigung

Die durch das Abschaben bewusst herbeigeführte Blutung führt zur **Freisetzung von Zytokinen,** die sich fördernd auf die Wundheilung auswirken. Das Verfahren ist kostengünstig, jedoch für den Patienten recht schmerzhaft.

Enzymatische Wundreinigung

Die enzymatische Wundreinigung ist zwar kein Ersatz für ein Débridement, wirkt sich, zusätzlich eingesetzt, aber positiv auf die Wundheilung aus. Gelegentlich kommt es zu einer Sensibilisierung.

Zusätzliche Maßnahmen

Infizierte Wunden werden zusätzlich mit **Antibiotika** behandelt, jedoch nur **systemisch** möglichst nach Antibiogramm, da die Gabe **lokaler Antibiotika** aus verschiedenen Gründen **obsolet** ist:
- Sie wirken allergisierend und führen zu Resistenzen.
- Sie werden schnell durch Enzyme abgebaut.
- Viele Antibiotika wirken hemmend auf die Wundheilung.

Bei der Wahl eines **Antiseptikums** ist darauf zu achten, dass dieses sich nicht hemmend auf die Wundheilung auswirken sollte, was bei Wasserstoffperoxid, Kaliumpermanganat oder hypertoner Kochsalzlösung der Fall sein kann. Zu bevorzugen sind aus diesem Grund Silbernitrat 1%, Chloramin T 1 % oder PVP-Jod.

Die sekundäre Wundheilung ist häufig langwierig und erfordert einige Erfahrung und Geschick des behandelnden Chirurgen.

6 Akute lebensbedrohliche Zustände

Gerlind Souza-Offtermatt

6.1 Erstmaßnahmen

6.1.1 Grundlagen

Mitentscheidend für die Effizienz der präklinischen Erstbehandlung ist der Faktor „Zeit" und die rasche Einschätzung, in welchem Zustand der Patient sich befindet. Zur schnellen Einordnung existieren verschiedene **Score-Systeme**, die durch Klassifikation und Vergleich von Patientengruppen erarbeitet wurden.

Grundvoraussetzung sind die exakte Definition und Normierung bestimmter Organfunktionen, um einheitliche Messgrößen zu erhalten. Nachfolgend einige wichtige Definitionen:

Definitionen

- **Atemfrequenz/min:** bradypnoisch < 10; normopnoisch < 25 ; tachypnoisch > 25.
- **Herzfrequenz/min:** bradykard < 60; normofrequent < 100; tachykard > 100 (bei Erwachsenen).
- **Systolischer Blutdruck (mmHg):** hypoton < 100; normoton < 140; hyperton > 140.
- **Kreislaufstillstand:** bedeutet die fehlende Auswurffraktion des Herzens, erkennbar an Pulslosigkeit der stammnahen Arterien, wie A. carotis oder A. femoralis. Die Auswurfleistung fehlt sowohl bei **Asystolie** als auch bei **Kammerflimmern.**
- **Vitalfunktionen:** Sammelbegriff für **Bewusstsein, Atmung** und **Kreislauf.**

Trauma-Score

Beim Trauma-Score wird der Zustand des Patienten nach Kriterien wie Atemfrequenz, Atemarbeit, systolischer Blutdruck, Kapillarfüllung und Bewusstseinslage punktmäßig bewertet. Der Punktwert reicht von 16 (Normwert) bis 1 (s. Tab. 6-1). Mit dem Trauma-Score wird eine Überlebenswahrscheinlichkeit angegeben.

Glasgow-Coma-Scale

Der Glasgow-Coma-Scale (s. Kap. 10.1.10) bewertet die Bewusstseinslage, in welcher der Patient sich befindet. Der Glasgow-Coma-Scale-Punktwert ist Teil der Trauma-Score-Bewertung.

Tab. 6-1 Trauma-Score

			Punkte
A	Atemfrequenz /min	10–24 25–35 > 35 < 10 0	4 3 2 1 0
B	Atemarbeit	Normal Erschwert/keine	1 0
C	Systolischer Blutdruck	≥ 90 70–89 50–69 < 50 0	4 3 2 1 0
D	Kapillarfüllung	Normal Verzögert Keine	2 1 0
E	Glasgow Coma Scale (s. Kap. 10)	14–15 11–13 8–10 5–7 3–4	5 4 3 2 1

Gesamt-Trauma-Score = Summa (A + B + C + D + E)

Klinik

Ein **schweres Trauma** liegt nach dieser Beurteilung vor bei: Trauma-Score ≤ 12 oder Glasgow-Coma-Scale ≤ 7.

6.1.2 Spezifische Maßnahmen

Wunden und Blutungen

Symptomatik

Schmerzen, Bewegungseinschränkung, Blutung, RR ↓ und Herzfrequenz ↑ als Zeichen des Volumenmangels.

Diagnostik

Inspektion, Erfassung der Vitalparameter, Prüfung von DMS (**D**urchblutung, **M**otorik und **S**ensibilität) distal der Verletzung.

Therapie

Sterile Abdeckung der Wunden (**keine** präklinische Säuberung oder Versorgung!).

Versorgung einer Gefäßverletzung mit einem **Druckverband,** evtl. Kompression mit Blutdruckmanschette proximal der Verletzung, bei rumpfnahen Gefäßen evtl. Abklemmen des Gefäßes oder manuelle Kompression.

Je nach vorherrschender Verletzung Einweisung in eine entsprechende Zielklinik mit den erforderlichen diagnostischen und therapeutischen Möglichkeiten.

Schädel-Hirn-Trauma (s. Kap. 10.1.10)

Symptomatik

Leitsymptom **Bewusstseinsstörung,** des Weiteren neurologische Ausfälle und Pupillenveränderungen, häufig keine äußeren Verletzungszeichen erkennbar!

Diagnostik

Bewertung der Bewusstseinslage nach Glasgow-Coma-Scale, Erfassung der Vitalparameter, orientierender neurologischer Status, Zeugen fragen nach Eintreten der Bewusstlosigkeit und Unfallhergang.

Differenzialdiagnose

Schädelprellung, Commotio cerebri, Contusio cerebri, intrazerebrale Blutung.

Therapie

Intravenösen Zugang schaffen und Infusion anlegen, fakultativ Intubation und Beatmung. „Stiff neck" (Halskrawatte) anlegen, Oberkörperhochlagerung bei 30°, Einweisung in ein Zentrum mit Computertomographie und Neurochirurgie.

Merke

Ein bewusstloser Traumapatient muss zwingend intubiert werden.

Wirbelsäulentrauma

Symptomatik

Leitsymptome: neurologische Ausfälle, Schmerzen.

Diagnostik

Inspektion und Abklopfen der Wirbelsäule auf Schmerz, Prüfung von Motorik und Sensibilität distal der Verletzung, Erfragen des Unfallhergangs.

Weitere Diagnostik erst in der Klinik möglich.

Differenzialdiagnose

Wirbelsäulenprellung oder -fraktur, Rückenmarksverletzung.

Therapie

Bei jedem bewusstseinsgestörten Patienten muss bis zum Beweis des Gegenteils von einer Wirbelsäulen- und/oder Rückenmarksverletzung ausgegangen werden! Daher sind das Anlegen einer immobilisierenden **Halsmanschette** und die Anwendung von **Vakuummatratze** und **Schaufeltrage** obligat! Vermeidung von Rotation oder Flexion der Wirbelsäule; i.v. Zugang schaffen und Infusion anlegen.

Bei der Einweisung muss auf ein geeignetes Zentrum geachtet werden.

Klinik

Auch bei bestehendem Verdacht auf eine Halswirbelsäulenverletzung muss bei Störung der Vitalfunktion „Atmung" intubiert werden, da diese Priorität hat. In der Regel wird die Halskrawatte vor der Intubation angelegt.

Thoraxtrauma

Symptomatik

Leitsymptome: Dyspnoe und Thoraxschmerzen, pathologische Atemexkursionen, evtl. Hautemphysem, Tachypnoe oder Hypoventilation, Zyanose.

Diagnostik

Inspektion mit Erfassung der Vitalparameter, Atemexkursion, Atemfrequenz → Auskultation mit Prüfung, ob Atemgeräusch aufgehoben ist und Thoraxinstabilität vorliegt.

Differenzialdiagnose

Hämatothorax, Pneumothorax, Spannungspneumothorax.

Therapie

Vorgehen bei massiver Atemnot, abgeschwächtem oder **aufgehobenem Atemgeräusch** einer Lunge:

- Punktion des Pleuraraums zur Entlastung des Überdrucks mit großlumiger Kanüle (14 G „braun" in **Monaldi-Position** = 2. ICR in der Medioklavikularlinie) wegen Verdachts auf Spannungspneumothorax;
- Legen von i.v. Zugang und Infusion;
- Narkose;

- Intubation und Beatmung;
- Anlegen der Monaldi-Saug-Drainage im 2. ICR.

Liegt keine vitale Bedrohung vor, werden zunächst ein i.v. Zugang und eine Infusion gelegt, der Patient erhält Medikation zur Sedierung und Analgesie, später fakultativ Thoraxdrainage, Intubation und Beatmung.

Abdominaltrauma

Symptomatik

Leitsymptome: Schmerzen, Abwehrspannung, Volumenmangel, evtl. Schock, fakultativ äußere Verletzungen.

Diagnostik

Erfassung der Vitalparameter, Inspektion und Tastbefund des Abdomens.

Differenzialdiagnose

Aortenruptur, Milz- und Leberruptur, Darmruptur.

Therapie

Intravenöser Zugang und Volumenersatz, Schockbekämpfung; Transport in geeignete Klinik.

Beckentrauma

Symptomatik

Schmerzen, Instabilität des Beckens, äußere Verletzungen, evtl. Skrotal- und Labialhämatome, evtl. Abwehrspannung.

Diagnostik

Erfassung der Vitalparameter, palpable Instabilität bei manueller Kompression des Beckens in sagittaler und transversaler Richtung.

Differenzialdiagnose

Beckenprellung, stabile oder instabile Beckenfrakturen.

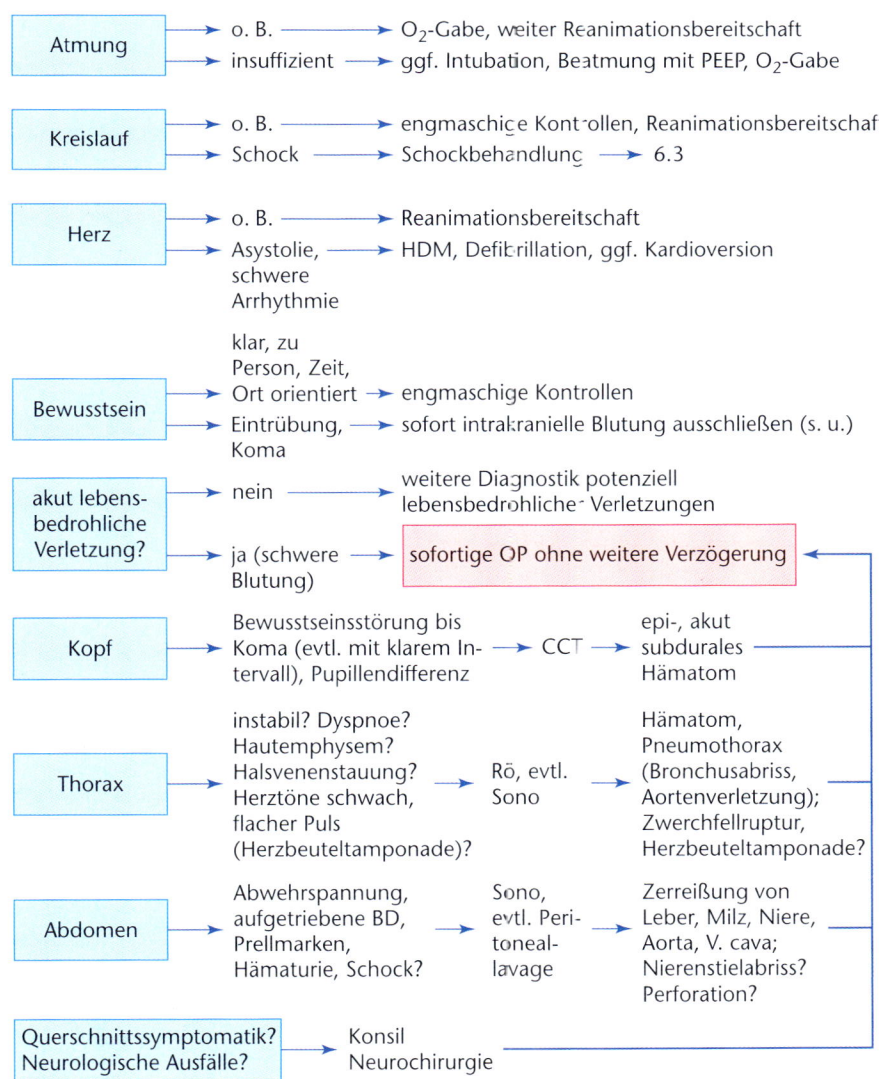

Abb. 6-1 Checkliste Polytrauma.

Therapie

Intravenösen Zugang schaffen und Infusion, fakultativ Narkose und Intubation.

6.1.3 Polytrauma

Unter einem Polytrauma versteht man gleichzeitig entstandene Verletzungen einer oder mehrerer Körperregionen oder Organsysteme, wobei wenigstens eine Verletzung oder die Kombination mehrerer Verletzungen **lebensbedrohlich** ist.

Zu Symptomatik, Vorgehen am Unfallort und in der Klinik siehe Kapitel 31.13 und Abbildung 6-1.

6.2 Herz-Kreislauf-Atem-Stillstand

6.2.1 Basisreanimation – ABCD-Regel

Klinik des Atem- und Kreislaufstillstandes

- Pulslosigkeit (A. carotis, A. femoralis)
- Bewusstlosigkeit (Eintreten bereits 6–12 s nach Unterbrechung der O_2-Zufuhr zum Gehirn)
- Atemstillstand oder insuffiziente Restatmung (Eintreten bei primärem Kreislaufstillstand nach 15–40 s)
- Weite, lichtstarre Pupillen (Eintreten nach 30–90 s)

Basisreanimation

Bei der Basisreanimation als Grundlage der Wiederbelebungsmaßnahmen wird nach der ABCD-Regel vorgegangen:

- **A** = **A**temwege frei machen
- **B** = **B**eatmung
- **C** = **C**irculation in Gang setzen (externe Herzmassage)
- **D** = **D**rugs (medikamentöse Therapie)

Atemwege frei machen

Mit **Esmach-Handgriff** Überstrecken des Kopfes und Unterkiefers nach vorn und oben, Entfernen von Fremdkörpern, Blut oder Erbrochenem (ggf. Absaugen) aus dem Mund-Rachen-Raum.

Beatmung

Alternativ Mund-zu-Mund (Nase zuhalten), Mund-zu-Nase (Mund zuhalten) oder Mund-zu-Tubus (Safar- oder Guedel-Tubus) beatmen; Maskenbeatmung mit 100 % O_2 für im Intubieren Ungeübte oder möglichst frühzeitige Intubation. Bei Glottisödem → ggf. Notfallkoniotomie erforderlich (quere Inzision zwischen Schild- und Ringknorpel) und Einlegen eines Tubus oder Drainageschlauchs.

Klinik

Pro Minute sollte mit etwa 10 Atemzügen beatmet werden. Vor der nächsten Inspiration sollte komplett ausgeatmet worden sein (Dauer ca. 4 s). Sichtbare Thoraxbewegungen sind ab ca. 600 ml Atemzugvolumen erkennbar.

Circulation

Bei vorhandenem Karotispuls kontraindiziert, bei Pulslosigkeit folgt die **Herzdruckmassage** (s. Abb. 6-2): flache Lagerung auf harter Unterlage, Helfer kniet seitlich in Thoraxhöhe, Aufsetzen der Handballen auf Druckpunkt (unteres Sternumdrittel bei Erwachsenen, Brustbeinmitte bei Kindern), Kompression des Sternums 3–5 cm gegen die Wirbelsäule mit Massagefrequenz von 80/min bei Erwachsenen, 90/min bei Kindern. Druck- und Entlastungsphase sollten gleich lange dauern.

Klinik

Beatmung und Herzdruckmassage sollen in gleichmäßigem Rhythmus erfolgen. Als Regel gilt:

- **Ein-Helfer-Methode:** Ein Helfer ist allein für Beatmung und Herzmassage da.
- 2 initiale Atemstöße, dann Rhythmus von **15 Druckmassagen und 2 Beatmungen.**
- **Zwei-Helfer-Methode:** Ein Helfer ist für Beatmung, der zweite Helfer für Herzmassage da.
- 2 initiale Atemstöße, dann Rhythmus von **5 Druckmassagen und einer Beatmung.**

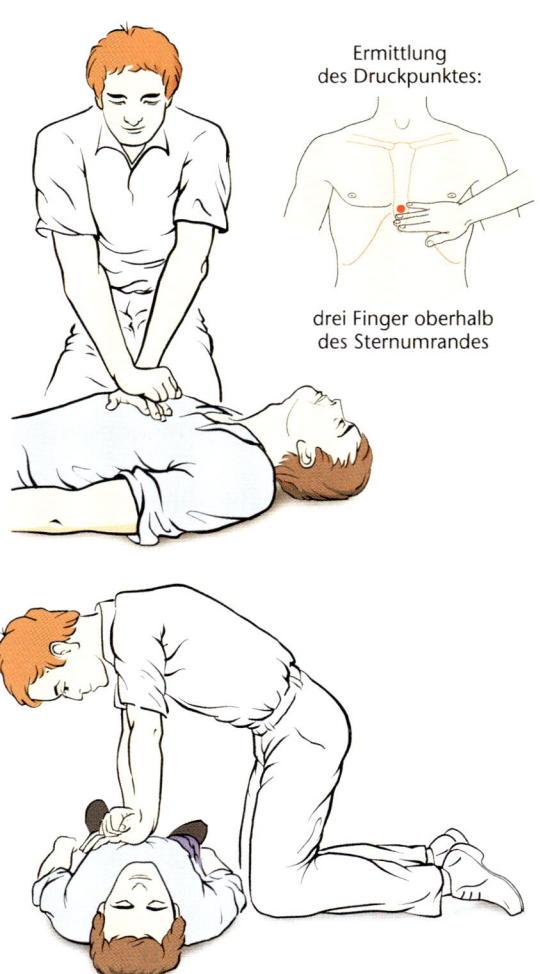

Ermittlung des Druckpunktes:

drei Finger oberhalb des Sternumrandes

Abb. 6-2 Herzdruckmassage.

Drugs

Primär wird ein venöser Zugang gelegt!

Gabe von **Adrenalin 1 mg** (= 1 Amp. verdünnt mit 9 ml 0,9 % NaCl) fraktioniert i.v. Alternativ kann auch die dreifache Menge endotracheal appliziert werden. Eine intrakardiale Injektion von Adrenalin wird wegen der hohen Komplikationsrate (Pneumothorax, Herzbeuteltamponade) nicht mehr empfohlen.

Merke
Adrenalingabe ist bei allen Formen des Herz-Kreislauf-Stillstandes sinnvoll.

Vor einer weiteren Gabe von Medikamenten wird ein **EKG** abgeleitet, dessen Befund über das weitere Vorgehen entscheidet. Es kann entweder **Kammerflimmern** oder **Asystolie** (bzw. bradykarde Restaktivitäten) bestehen.

6.2.2 Kammerflimmern

- Defibrillation mit 200 J, bei Nichterfolg Wiederholung mit 300 J
- Adrenalin 1 mg i.v. in Verdünnung mit 0,9 % NaCl 1 : 10
- Defibrillation mit 360 J
- Lidocain 1 mg/kg i.v. mit Wiederholung alle 15 min
- Defibrillation mit 360 J.

In den Pausen wird die Basisreanimation fortgesetzt.

Wenn nach der Defibrillation Herzaktionen auf dem EKG erkennbar sind, müssen eine Herzfrequenz von etwa 60/min und ein systolischer RR von 90 mmHg erreicht werden, um für die Oxygenierung der lebenswichtigen Organe ausreichend zu sein. Sind diese Werte noch nicht erreicht, Gabe von 0,5 mg Atropin i.v. und 200 mg Dopamin in fraktionierter Gabe i.v.

Klinik: Defibrillation
- Bestreichen der Elektroden mit Elektrodenpaste, alternativ Benutzen eines Gelkissens
- Drücken der Energiewahltaste und Laden der Elektrode
- Auf Herzbasis (unterhalb rechte Klavikula) und Herzspitze (unterhalb linke Herzspitze) mit Druck aufsetzen
- **Cave:** während der Defibrillation unbedingt Berührung mit Patienten und Bett vermeiden
- Alle Helfer warnen! Beutelbeatmung unterbrechen
- Am Ende des Ladevorgangs (Pfeifton) Entladetaste bedienen

6.2.3 Asystolie
- Injektion von Adrenalin 1 mg in Verdünnung 1 : 10 i.v., evtl. Wiederholung nach 5 min
- Atropin 3 mg als Bolus i.v.
- Eventuell Legen eines temporären Schrittmachers

Tritt während der Therapie der Asystolie ein Kam-

merflimmern auf, so verfährt man weiter nach dem Schema für Kammerflimmern (Defibrillation und Lidocain, s. Abb. 6-3).

6.2.4 Reanimation nach Trauma

Ursache der Pulslosigkeit bei Traumapatienten ist meist eine **schwere Hirnverletzung** oder **massive Blutung.**

Zur Reanimation bei Traumapatienten gehören **Intubation** und **Beatmung,** eine **intensive Volumenzufuhr,** wobei Kristalloide und Kolloide im Verhältnis 2 : 1 infundiert werden sollten, und die **externe Herzmassage.** Das weitere Vorgehen richtet sich wie bei der nichttraumatischen Reanimation nach der Herzaktion.

Die Prognose für Reanimationen nach Trauma ist schlecht; meist bestehen nur geringe Überlebenschancen.

6.2.5 Erfolgreiche Reanimation, Beendigung der Reanimation

Für eine erfolgreiche Reanimation sind vor allem folgende Kriterien ausschlaggebend:
- Alter des Patienten
- unverzüglicher Beginn der Reanimation durch Ersthelfer
- Zeit bis zum Eintreffen des Rettungsdienstes

Zeichen der erfolgreichen Reanimation

Tastbare Pulse, rosigere Hautfarbe und Erwärmung der Haut, Einsetzen der Spontanatmung, Engwerden der Pupillen, Wiederkehren des Bewusstseins bei nicht beatmeten Patienten. Maschinell beatmete Patienten werden weiterhin sediert. Alle erfolgreich reanimierten Patienten benötigen eine Weiterbehandlung auf der Intensivstation.

Beenden der Reanimation

Die Reanimation wird beendet bei
- ausreichender Herzaktion und Atmung,
- Merkmalen des zerebralen Zirkulationsstillstandes mit weiten lichtstarren Pupillen, Bewusstlosigkeit, fehlender Spontanatmung nach 30 min andauernder Reanimation.

Ausnahmen sind Unterkühlung, Intoxikation, Hyperkaliämie. In diesen Fällen kann auch nach 30 min eine Reanimation noch erfolgreich sein.

Komplikationen
- Bei nicht intubierten Patienten kann durch die Herzmassage Mageninhalt nach kranial bewegt und aspiriert werden.
- Rippenfrakturen und Sternumfraktur.
- Pneumothorax, Hämatothorax.
- Zwerchfell-, Milz- und Leberruptur.

Prognose

Bei länger als 4 min andauerndem Kreislaufstillstand bestehen geringe Aussichten auf eine erfolgreiche Reanimation. Das Gehirn toleriert nur **3–5 min**

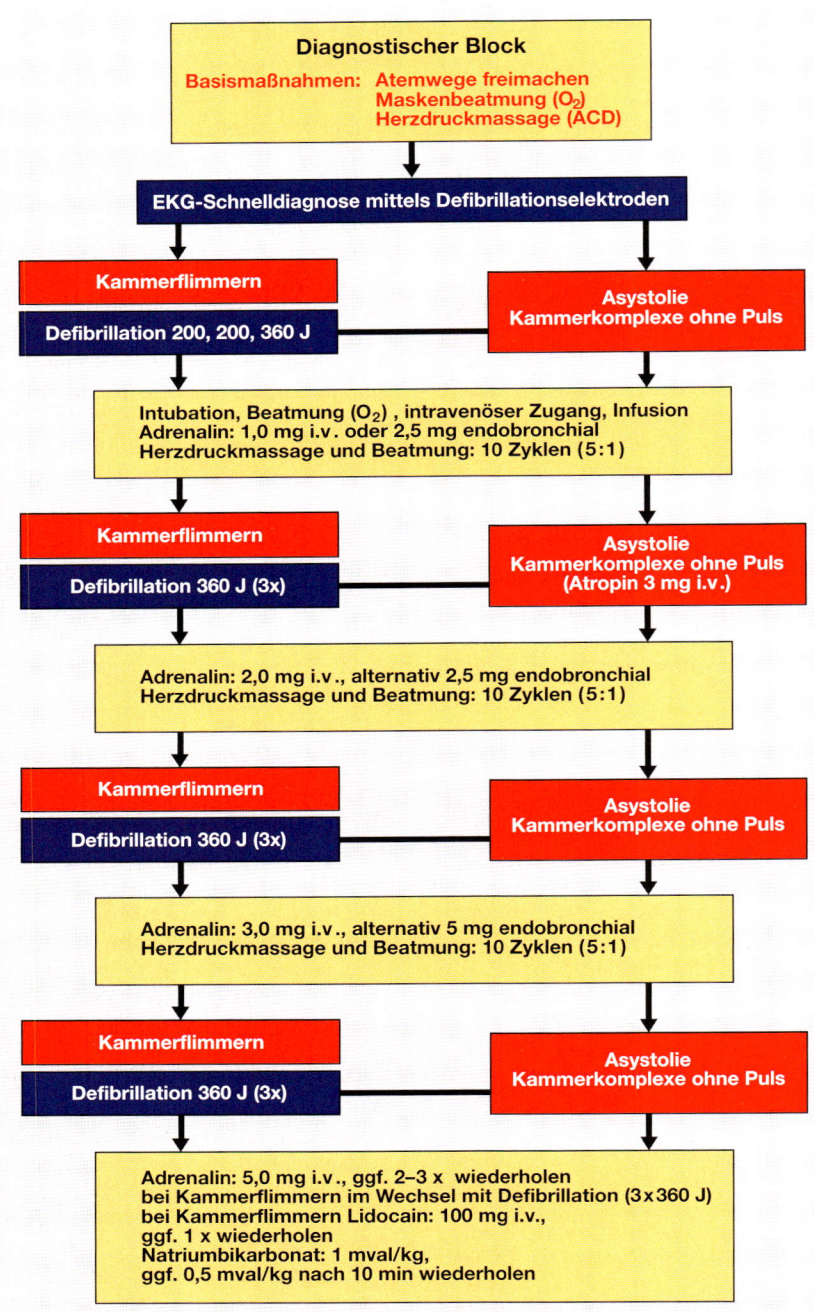

Abb. 6-3   Vorgehensweise bei der Reanimation.

Hypoxie bis zum Auftreten irreversibler Schäden. Diese Zeit ist bei Hypothermie verlängert.

6.3 Schock

Der Symptomenkomplex „Schock" kann definiert werden als ein akutes **Missverhältnis zwischen Sauerstoffangebot und Sauerstoffbedarf** in einem lebenswichtigen Organsystem. Dieses Missverhältnis kann durch verschiedene Ursachen ausgelöst werden (s. Tab. 6-2). Allen Formen gemeinsam ist jedoch die Endstrecke, die durch eine **Störung der Mikrozirkulation** gekennzeichnet ist.

Ohne adäquate Therapie geht jeder schwere Schock in ein Multiorganversagen über.

Vom Schock zu unterscheiden ist der **Kreislaufkollaps** (orthostatischer Kollaps, vagovasale Synkope): Er stellt eine **vorübergehende** akute Störung der Blutzirkulation mit Blutdruckabfall und Bradykardie dar, ist reversibel und führt nicht zu hypoxiebedingten Organschäden.

Je nach auslösender Ursache unterscheidet man den hypovolämischen Schock, kardiogenen Schock, septischen Schock, anaphylaktischen Schock, neurogenen Schock sowie den endokrinen, metabolischen und toxischen Schock.

Klinik: Charakteristische Schockzeichen
- Blutdruckabfall < 80–90 mmHg systolisch und Blutdruckamplitude ↓;
- Tachykardie (100–120/min);
- periphere Zyanose;
- kalte, feuchte Extremitäten (Zeichen der Zentralisation);
- Tachypnoe;
- Oligurie (< 20 ml/h);
- Unruhe, Verwirrtheit, Bewusstseinsstörungen.

6.3.1 Pathophysiologie

Durch einen **Blutverlust**, eine **verringerte Herzleistung** oder einen **Verlust des Gefäßtonus** resultiert ein für den Bedarf des Körpers zu geringes Herzminutenvolumen. Das ist der Beginn des Schocks. Als Reaktion darauf versucht der Organismus, durch **sympathoadrenerge Gegenregulation** der Hypotonie und Verringerung des Herzzeitvolumens gegenzusteuern. Die Ausschüttung von Adrenalin und anderer „Stresshormone" (ADH, Renin-Angiotensin, Glukokortikoide, STH) bewirkt eine periphere Vasokonstriktion. Das Resultat ist die sog. **Zentralisation** des Kreislaufs, bei der zugunsten der Durchblutung der Vitalorgane Herz und Gehirn die Durchblutung des Splanchnikusgebiets, der Nieren, der Haut und der Muskulatur gedrosselt und umverteilt wird. Der Abfall des Herzzeitvolumens kann durch diese Zentralisation jedoch nur kurzfristig kompensiert werden.

Aus der ursprünglichen Makrozirkulationsstörung entwickelt sich eine **Mikrozirkulationsstörung:** Zunächst kommt es durch die sympathoadrenerge

Tab. 6-2 Klinische Einteilung der Schocksyndrome und ihrer Ätiologie

Schockform	Ätiologie
Hypovolämischer Schock	Blutverluste Plasmaverluste Wasserverluste
Kardiogener Schock	Myokardinfarkt Herzrhythmusstörungen Herztamponade Lungenembolie
Septisch-toxischer Schock	Veränderungen des peripheren Gefäßwiderstandes Veränderungen der venösen Gefäßkapazität
Anaphylaktischer Schock	Fremdeiweiße, Lipopolysaccharide Medikamente, Kontrastmittel
Neurogener Schock	Hirnstamm- oder Rückenmarkstrauma Neurogene Reflexe Totale Spinal- oder Periduralanästhesie
Endokriner, metabolischer und toxischer Schock	Akute Nebenniereninsuffizienz Thyreotoxische Krise Coma diabeticum Leber- und Nierenversagen Intoxikation mit Arzneimitteln (z. B. Barbiturate)

(aus: Berchtold, Chirurgie, Urban & Fischer Verlag, 4. Aufl., 2001)

Reaktion zu einer **prä- und postkapillären Vasokonstriktion** mit Abnahme der Kapillardurchblutung. Der Austausch von Nährstoffen, Sauerstoff und Stoffwechselprodukten wird beeinträchtigt, und es entsteht schließlich durch die O_2-Minderversorgung der Zellen eine metabolische Azidose. Im weiteren Schockverlauf dilatieren die präkapilaren Arteriolen, während die postkapillaren Gefäßabschnitte weiterhin komprimiert bleiben. Folge ist eine **Stagnation des Blutflusses im Kapillargebiet.** Eine weitere Schockfolge ist eine zunächst lokale Aktivierung des Gerinnungssystems. Im Verlauf dieses Vorgangs werden aus aktivierten Leukozyten, Endothelzellen und Thrombozytenaggregaten zelltoxische Substanzen, die sog. **Schockmediatoren** (Gerinnungsfaktoren, Kinine, Zytokine, Arachidonsäuremetaboliten) freigesetzt. Diese Schockmediatoren stehen im Vordergrund bei der Entstehung schockbedingter Organfunktionsstörungen, die im Multiorganversagen enden können.

6.3.2 Diagnostik

Klinische Untersuchung

Typische **Frühsymptome** sind **Tachykardie** > 100–120/min und die **verminderte Blutdruckamplitude** (< 30 mmHg), der systolische Blutdruckwert sinkt erst später ab.

Die blass-zyanotische, kaltschweißige Haut (nicht beim septischen Schock), die Unruhe und Verwirrtheit machen den Schockzustand zudem klinisch rasch erkennbar.

Apparative Diagnostik

Mit apparativer Diagnostik wird die Ätiologie des Schockzustands geklärt:
- EKG: Herzinfarkt, Rhythmusstörungen (kardiogener Schock)
- Röntgen-Thorax: Aneurysma dissecans, Hämatothorax, Pneumothorax
- Röntgen-Abdomen: Perforation (freie Luft)
- Sono-Abdomen: freie Flüssigkeit, Aortenaneurysma
- Echokardiographie: Perikardtamponade, Aneurysma dissecans

Klinik

Mit dem Legen eines **Pulmonalarterienkatheters (PAK** oder **Swan-Ganz-Katheter)** lassen sich verschiedene, für das Schockgeschehen hämodynamisch wichtige Parameter bestimmen (Normalwerte in Klammern):
- Herzfrequenz (80–95/min)
- Herzzeitvolumen (4,5–5 l/min)
- arterieller Blutdruck: (mittlerer arterieller Druck [MAP]: > 70 mmHg)
- zentraler Venendruck: (ZVD: 4–8 mmHg)
- pulmonalarterieller Druck (PAP: 10–20 mmHg)
- pulmonalkapillarer Verschlussdruck (Wedge-Druck [PCWP]: 12–18 mmHg).

Es lassen sich außerdem der **Herzindex** („cardiac index" [CI] = auf die Körperoberfläche bezogenes Herzminutenvolumen als Parameter für die Herzleistung) und der **periphere Gesamtwiderstand (SVR)** errechnen.

Diese hämodynamischen Parameter sind die frühesten Indikatoren, die auf ein Schocksyndrom hinweisen. Die Messung ist zudem auch zur Beurteilung der Wirksamkeit therapeutischer Maßnahmen wichtig.

Laboruntersuchungen

Hb, HKT, Leukozyten; Blutgasanalyse; Gerinnungsstatus; Serumelektrolyte; BZ; Serum-Kreatinin; Serum-Laktat; Leberenzyme und α-Amylase; CK, CK-MB und Blutgruppe mit Kreuzprobe.

6.3.3 Therapierichtlinien

> **Merke**
> Grundregel: Unverzügliche, rasche Behandlung ist entscheidend für die Prognose.

- **Lagerung:** Hochlagerung der Beine und Kopftieflage. **Cave:** Ausnahme bei Blutungen im Kopfbereich. In Lungen und im oberen GIT. → in diesen Fällen Hochlagerung des Oberkörpers.

- **Atmung:** O_2. Zufuhr über Sauerstoffmaske: 8–10 l/min und möglichst frühzeitige Intubation und Beatmung mit einer inspiratorischen O_2-Konzentration von 100 %.
- **Venöser Zugang:** Mehrere großlumige venöse Zugänge legen, ZVK.
  Volumentherapie zum Ausgleich eines Volumenmangels. Indiziert sind zunächst kristalloide (Ringer-Laktat, NaCl-Lösung) oder kolloidale (Dextrane, HAES) Volumenersatzmittel. Ausnahme: kardiogener Schock!

> **Merke**
> Beim kardiogenen Schock ist primär **keine Volumentherapie** indiziert!

- **Ausgleich von Elektrolytstörungen** und **metabolischer Azidose** (Natriumbikarbonat).
- **Schmerzbekämpfung** und **Sedierung**; evtl. Durchführung einer Narkose zur Stressabschirmung.
- **Blasendauerkatheter** zur Flüssigkeitsbilanz.

Schockpatienten bedürfen **fortlaufender Überwachung,** die während der **präklinischen Phase** durch EKG, RR-Messung, Pulsoxymetrie (Messung der arteriellen Sauerstoffsättigung) und klinische Beobachtung vorgenommen wird. Bei Versorgung **in der Klinik** wird das Monitoring umgestellt auf invasive Blutdruckmessung, ZVD-Messung, ggf. Anlegen eines Pulmonalkatheters, Messung der Diurese und Bestimmung der oben aufgeführten Laborwerte.

Weitere therapeutische Maßnahmen werden bei den einzelnen Schockformen behandelt.

6.3.4 Schockformen

Hypovolämischer Schock/hämorrhagischer Schock

Definition/Ätiologie

Ein **hypovolämischer Schock** liegt vor bei Plasmaverlusten (Verbrennungen, Pankreatitis, Peritonitis) und Flüssigkeitsverlusten (Durchfälle, Erbrechen). Wird der hypovolämische Schock durch einen Blutverlust ausgelöst, wird er auch als **hämorrhagischer Schock** (gastrointestinale Blutungen, intra- und postoperative Blutungen) bezeichnet. Im Rahmen eines traumatischen Geschehens mit massivem Blutverlust und ausgedehnten Weichteilverletzungen spricht man von **traumatisch-hämorrhagischem Schock.**

Symptomatik/Diagnostik

- Klinische Untersuchung: kollabierte Halsvenen (**DD** zum kardiogenem Schock), Hautturgor ↓, Tachykardie, Tachypnoe > 20 /min
- Labor: HKT ↑, Na^+ ↑,
- Oligurie → Anurie
- Hämodynamische Parameter: HZV ↓, ZVD ↓, PCWP ↓

Der früher gebräuchliche **Schockindex** (Quotient aus Pulsfrequenz und systolischem Blutdruck) zur Abschätzung des Volumendefizits wird heute aufgrund seiner Ungenauigkeit kaum mehr verwendet und kann nur als grobe Orientierung dienen.

Eine ungefähre Abschätzung des Schweregrads des Schocks und des Volumenverlustes lässt sich aus dem klinischen Bild ableiten (s. Tab. 6-3).

Therapie

1. **Volumenersatz** mit Volumenersatzlösungen unter ZVD-Kontrolle. Ein ungefährer Anhalt des Volumenverlustes kann der Schocksymptomatik entsprechend (s. Tab. 6-3) abgeschätzt werden. Angestrebt werden folgende Werte: systolischer Blutdruck > 100 mmHg; ZVD ca. 10 mmHg; PCWP ca. 15–18 mmHg.

> **Merke**
> Beim hämorrhagischen Schock wird bis zu einem Verlust von 30 % des Blutvolumens mit kolloidalen Blutersatzmitteln (z.B. HAES) substituiert, bei einem Verlust von über 30 % des Blutvolumens wird zusätzlich Blut in Form von Erythrozytenkonzentraten und FFP transfundiert.

2. **Blutstillung** (Notfall-OP, Gastroskopie).
3. **Sauerstoffgabe,** erforderlichenfalls Intubation und Beatmung.
4. **Medikamente:** bei Fortbestehen der Hypotonie nach Volumenersatz Dopamingabe über Perfusor. Wirkungsvolle Schmerztherapie und Sedierung, da Schmerzen und Stress die Schocksymptomatik verstärken. Zur Sedierung kann z.B das kurz wirksame Midazolam verwendet werden, zur Analgesie Opioide wie Fentanyl oder Piritramid.

Septischer Schock

Definition/Ätiologie

Beim septischen Schock handelt es sich um ein durch Einschwemmung von Mikroorganismen und deren **Endotoxinen** oder **Exotoxinen** verursachtes Schockgeschehen, bei dem eine **Aktivierung verschiedener Mediatoren** (Zytokine) und **Kaskadensysteme** (Gerinnungssystem, Arachidonsäurezyklus) im Organismus stattfindet.

In 30–80 % sind gramnegative Bakterien (Klebsiellen, E. coli und Pseudomonas), in ca. 5 % grampositive Bakterien Auslöser eines septischen Schocks, Pilze und Viren kommen hauptsächlich bei immunsupprimierten Patienten als Ursache in Betracht.

Infektionsherde sind häufig intravasale Katheter oder Infektionen der Atemwege, des Gastrointestinal- oder Urogenitaltrakts. Besondere Risikofaktoren stellen schwere Grundkrankheiten wie Diabetes mellitus oder maligne Tumorkrankheiten dar.

Symptomatik

Der septische Schock läuft in zwei Phasen ab, einer **hyperdynamen** und einer **hypodynamen** Phase.

Die primäre hyperdyname Phase ist geprägt durch ein normales oder **erhöhtes HZV** und einen **erniedrigten** peripheren Gefäßwiderstand, **Tachykardie, Tachypnoe, Hypotonie** und **Fieber mit Schüttelfrost,** die Haut erscheint warm und rosig, wodurch der Patient gesünder wirkt, als er ist.

Die später einsetzende hypodyname Phase ist gekennzeichnet durch eine **Verminderung des HZV, Hypotonie** und **erhöhten** peripheren Gefäßwiderstand; der septische Schock kann manchmal auch primär in der hypodynamen Form eintreten.

> **Merke**
> Ein septischer Schock ist gekennzeichnet durch eine persistierende Kreislaufinstabilität mit einem systolischen Druck < 90 mmHg trotz ausreichender Volumensubstitution.

Diagnostik

Vor Therapiebeginn: Blutkultur, Urinkultur, Liquorentnahme und ggf. Stuhlkultur.

Labor: Leukozytose oder Leukopenie, CRP ↑↑, Laktat ↑. Die BGA ergibt Zeichen der Hypoxie und Azidose. **Röntgen-Thorax, Sono oder CT Abdomen** zur Bestimmung des Infektionsherdes. **Pulmonaliskatheter:** zur Bestimmung von HZV und peripherem Widerstand.

Tab. 6-3 Schweregrade des Schocks		
Schweregrad	**Symptomatik**	**Volumenverlust (ml)**
Kompensierter Schock	• Blutdruckabfall gering • Geringe periphere Vasokonstriktion • Herzfrequenz ↑	500–1 200
Mäßiger Schock	• Systolischer Blutdruck ~ 90 mmHg • Herzfrequenz 100–120/min • Patient ist kaltschweißig, unruhig, ängstlich • Oligurie	1 200–1 800
Schwerer Schock	• Systolischer Blutdruck < 60 mmHg • Herzfrequenz > 120/min • Starke periphere Vasokonstriktion • Patient ist verwirrt → nicht orientiert • Anurie	1 800–2 500

Therapie

1. **Kreislaufstabilisierung** mit großzügiger Volumensubstitution, Dobutamingabe, ggf. Beatmung, um das globale Sauerstoffangebot zu erhöhen.
2. **Fokussanierung** mit chirurgischem Eingriff je nach Fokus und Antibiotikagabe (Cephalosporin und Aminoglykosid).
3. **Prophylaxe eines DIC** („disseminated intravasal coagulation") mit Gabe von AT III.
4. Mit **rekombinantem aktivierten Protein C** (Drotrecogin alfa) kann neuerdings bei schwerer Sepsis oder toxischem Schock eine Besserung erzielt werden.
5. **Schmerztherapie.**

Anaphylaktischer Schock

Definition/Ätiologie

Unter einem **anaphylaktischen Schock** versteht man eine **massive Sofortreaktion** des Organismus in Form einer Interaktion zwischen Antigen (Proteine, Insektengift oder Fremdserum) und Antikörpern (meist IgE), über die es zu einer Freisetzung von Mediatoren wie **Histamin, Serotonin** und **Bradykinin** kommt.

Anaphylaktoide Reaktionen auf Haptene in Arzneimitteln, Röntgenkontrastmitteln oder Antibiotika führen gleichfalls zum Schock, hauptsächlich durch Freisetzung von Histamin.

Diese Mediatoren wirken auf die Gefäßmembranen und führen zu präkapillarer Dilatation und postkapillarer Konstriktion und einer Erhöhung der Kapillarpermeabilität mit Verschiebung von Flüssigkeit in den Extrazellularraum, außerdem zu Bronchokonstriktion und Kontraktion der Pulmonalgefäße.

Tab. 6-4 Stadien anapylaktischer und anaphylaktoider Reaktionen	
Stadium	**Zeichen und Symptome**
0	–
I	**Leichte Allgemeinreaktion:** Flush, generalisierte Urtikaria, Pruritus Schleimhautreaktionen, z. B. Nase, Konjunktiven Allgemeinreaktionen, z. B. Unruhe, Kopfschmerzen
II	**Ausgeprägte Allgemeinreaktion:** Kreislaufstörungen Leichte Luftnot, beginnender Bronchospasmus Stuhl-/Harndrang
III	**Bedrohliche Allgemeinreaktion:** Schock Bronchospasmus, starke Luftnot Bewusstseinsstörungen Evtl. Stuhl-/Harndrang
IV	**Vitales Organversagen:** Atem- und Herz-Kreislauf-Stillstand

(aus Berchtold, Chirurgie, Urban & Fischer Verlag, 4. Aufl., 2001)

Symptomatik/Diagnostik

Die Symptomatik verläuft in verschiedenen Stadien und Schweregraden, die in Tabelle 6-4 erfasst sind.

Die **Diagnose** ist durch den zeitlichen Zusammenhang zwischen Allergen und Einsetzen der klinischen Symptome meist klar erkennbar.

Therapie

- Sofortige **Unterbindung weiterer Allergenzufuhr;**
- **O_2-Zufuhr,** evtl. Beatmung;
- großlumige venöse Zugänge legen und **Volumenzufuhr** (Ringer-Lösung und kolloidale Plasmaersatzlösung);
- **Adrenalininjektion** (0,25–1 mg verdünnt in 10 ml NaCl 0,9 %) langsam i.v., ggf. wiederholt nach 10 min;
- **Injektion von Glukokortikoiden** (z. B. Solu-Decortin® 100–500 mg i.v.), bei leichterer Symptomatik auch **H_1- und H_2-Antagonisten** zur Blockierung der Histaminwirkung;
- zur Behandlung einer **Bronchospastik:** Theophyllin (z. B. Euphyllin®) 480 mg langsam i.v.;
- bei schwerster Schocksymptomatik mit Atem- und Kreislaufstillstand → Reanimation.

Kardiogener Schock

Definition/Ätiologie

Dem kardiogenen Schock liegt eine **ungenügende Pumpleistung** des Herzens zugrunde, die sowohl durch eine primäre Störung des Herzens (z. B. Myokardinfarkt, Arrhythmien) oder durch extrakardiale Faktoren (z. B. Lungenembolie) hervorgerufen wird.

Symptomatik/Diagnostik

- Blass-zyanotische, kaltschweißige Haut, ängstliche Facies;
- Tachykardie oder Tachyarrhythmie, seltener Bradykardie;
- Zeichen der Rechtsherzinsuffizienz (gestaute Halsvenen) oder der Linksherzinsuffizienz („brodelnde Lunge");
- hämodynamische Parameter: HZV ↓, ZVD > 15 mmHg; Ejektionsfraktion < 35 %.

Die Diagnose „kardiogener Schock" kann aufgrund der klinischen Symptome gestellt werden. Als Ergänzung dazu werden ein EKG sowie übliche Laboruntersuchungen (CK-MB) durchgeführt:

Therapie

- Oberkörper erhöht lagern, Beine tief;
- O_2-Gabe (4–6 l/min);
- Nitroglyceringabe initial 2 Sprühstöße, dann über Perfusor → Senken des peripheren Widerstandes, aber **Cave:** RR systolisch soll nicht unter 100 mmHg sinken;
- bei Hypotonie Gabe von Katecholaminen (Dobutamin, Dopamin);
- bei Hypervolämie → Diuretika (z. B. Furosemid i.v. 40–80 mg);
- vorsichtige Sedierung mit Diazepam;

- bei Myokardinfarkt baldige Rekanalisation mit PTCA; bei Bradyarrhythmie → Anlegen eines Schrittmachers.

Merke
Eine primäre Volumensubstitution ist beim kardiogenen Schock nicht indiziert. Volumen darf ggf. nur vorsichtig und unter engmaschiger Kontrolle der hämodynamischen Parameter erfolgen.

Neurogener Schock

Definition

Der neurogene Schock entsteht bei einer **Läsion der vegetativen Zentren** in der Medulla oblongata. Eine Störung des Vasomotorenzentrums kann durch eine **Blutung** bei Schädel-Hirn-Trauma, durch **Tumorkompression** oder **Ödem** verursacht sein.

Der **spinale Schock** stellt eine Sonderform des neurogenen Schocks dar. Er entsteht bei einer kompletten Schädigung des Rückenmarks.

Diagnostik

Charakteristisch für einen neurogenen Schock sind ein **niedriger ZVD** und **Zeichen der Vasodilatation** aufgrund der generellen Erniedrigung des Gefäßtonus.

Therapie

- Bei Vorliegen eines Hirnödems → Intubation und Beatmung; ggf. gleichzeitig Infusion von Mannitol zur Abschwellung des Ödems oder Hydrocortisongabe
- Intrakranielle Sonde zur Messung des intrakraniellen Drucks
- Allgemeine Schocktherapie

Endokrin-metabolischer Schock

Definition

Ein endokrin-metabolischer Schock entsteht bei Ausfall eines endokrinen Organs (Nebenniere, Hypophysenvorder- oder -hinterlappen) oder infolge einer endokrinen Krise (thyreotoxische Krise, hyperkalzämische Krise, hypoglykämisches Koma) und ist ein lebensbedrohlicher Zustand, der einer internistischen Intensivbehandlung bedarf.

Therapie

Endokrine Schockzustände werden je nach betroffenem Organ kausal mit Hormonsubstitution oder Hormonblockade therapiert, kombiniert mit allgemein symptomatischer Schocktherapie.

Toxischer Schock

Definition

Der toxische Schock wird verursacht durch Überdosierung von Medikamenten (Barbiturate, Narkotika, Psychopharmaka) oder Intoxikation mit anderen Substanzen wie CO oder Zyaniden. Entsprechend den unterschiedlichen Angriffspunkten ist die Symptomatik geprägt durch

- Verminderung des HZV durch Myokarddepression,
- arterielle Hypoxie bei Lähmung des Atemzentrums,
- verminderte Sauerstofftransportkapazität bei CO-Intoxikation.

Therapie

Die rasche Entgiftung (Magenspülung, forcierte Diurese, Antidotgabe und ggf. Hämodialyse) steht im Mittelpunkt der therapeutischen Maßnahmen.

Tab. 6.5 Kriterien des Organversagens	
Organ/ Organsystem	**Kriterien für ein Versagen der Funktion**
Herz-Kreislauf-System	Myokardinsuffizienz, Herzrhythmusstörungen, Tachykardie, Hypotonie, Laktatazidose, Bedarf an inotropen/vasoaktiven Medikamenten
Lunge	Akute respiratorische Insuffizienz, Tachypnoe, Zyanose, arterielle Hypoxämie/Hyperkapnie, Sauerstoffbedürftigkeit, Notwendigkeit der künstlichen Beatmung
Gastrointestinaltrakt	Motilitätsstörungen (Ileus), Darmperforation, Stressulkus
Leber	Hyperbilirubinämie, Abfall der Syntheseleistung, Abfall von Pseudocholinesterase, Quick-Wert, Gerinnungsfaktoren (F, V), Cholesterin, Erhöhung der Ammoniakkonzentration, Anstieg von Transaminasen, alkalischer Phosphatase und Laktatdehydrogenase
Niere	Akuter Abfall der glomerulären Filtrationsrate (GFR) mit Anstieg von Kreatinin, Harnstoff, β_2-Mikroglobulin im Blut, verringerte Urinproduktion, Notwendigkeit eines extrakorporalen Nierenersatzverfahrens
Zentrales Nervensystem	Somnolenz, eingeschränkte Reaktion auf Schmerzreize, delirante Syndrome, Koma
Blutgerinnung	Abnahme des Quick-Wertes und Zunahme der partiellen Thromboplastinzeit, laborchemische Hinweise auf eine disseminierte intravasale Gerinnung, Absinken der Antithrombinaktivität im Plasma
Stoffwechsel	Hyperglykämie, Insulinresistenz, gesteigerter Eiweißabbau und Stickstoffverlust
Immunsystem	Anergie mit gestörten Hautreaktionstests, opportunistische Infektionen (Viren, Pilze)

(aus Berchtold, Chirurgie, Urban & Fischer Verlag, 4. Aufl., 2001)

6.3.5 Systemische Entzündungsreaktion (SIRS/Sepsis, s. Kap. 31.13.3)

6.3.6 Multiorganversagen (MOV)

Definition

Unter Multiorganversagen versteht man das gleichzeitige oder rasch aufeinander folgende **Versagen von zwei oder mehr vitalen Organfunktionen,** wie z.B. Lungen- und Nierenversagen. Ein Multiorganversagen ist **Folge einer Organminderperfusion** und kommt vor bei SIRS, Sepsis, Polytrauma und Intoxikationen.

Pathogenese

Multiorganversagen bezeichnet einen Extremzustand, der sich, ausgehend von einer Mikrozirkulationsstörung, über ein Multiorgandysfunktionssyndrom (MODS) bis zum manifesten Multiorganversagen entwickelt. Bei etwa 30–40 % der Patienten mit einer Sepsis entwickelt sich ein MOV, dessen Letalität 40 bis 90 % beträgt.

Symptomatik (s. Tab. 6-5)

Prophylaxe

Da ein Multiorganversagen in vielen Fällen von einer Sepsis bzw. einem SIRS ausgeht, dann über ein MODS verläuft, bis es schließlich in einem MOV endet, muss versucht werden, über eine weitere Verstärkung der präventiven Maßnahmen der Entstehung von septischen Zuständen entgegenzuwirken, um so auch die Zahl der MOV zu reduzieren. Solche präventiven Maßnahmen sind:
- präoperative Darmspülung zur Verhinderung einer Durchwanderung von Darmkeimen in die Blutbahn (sog. **Translokation**),
- frühzeitige Sanierung von Infektionsherden wie z.B. intraabdominellen Abszessen,
- regelmäßiger Wechsel von Kathetersystemen bei Intensivpatienten.

Bei etwa einem Drittel der Patienten mit Bakteriämie, die infolge eines Multiorganversagens versterben, findet sich kein Infektionsherd. Es wird angenommen, dass in solchen Fällen die Translokation von Darmkeimen in die Blutbahn pathogenetisch eine wichtige Rolle spielt.

7 Chirurgische Onkologie

Gerlind Souza-Offtermatt

7.1 Grundlagen

Im Vordergrund der chirurgischen Onkologie stehen Diagnose, Klassifikation und **chirurgische Therapiekonzepte** bei der Behandlung von Tumoren. Die Grundlagen dazu gehen jedoch von den **Basiswissenschaften** aus, die durch immer neue Erkenntnisse zur Entstehung und zum Wachstum von Tumoren für weitere Verbesserungen sorgen. Darüber hinaus ist für eine erfolgreiche onkologische Therapie aber auch die enge Kooperation verschiedener medizinischer Fachbereiche, also eine **interdisziplinäre Onkologie,** erforderlich.

Obwohl das Wort **Tumor** zunächst ganz allgemein eine **Gewebsvermehrung** ausdrückt, wird im medizinischen Sprachgebrauch der Begriff als Synonym für Geschwulst oder Neoplasie verwendet und bezeichnet damit eine autonome Zellteilung, die unabhängig von den Regulationsmechanismen des Organismus vor sich geht.

7.1.1 Begriffsdefinitionen

Tumoren werden ihrem Verhalten und den Auswirkungen auf den Organismus entsprechend in gutartige (benigne) und bösartige (maligne) Tumoren eingeteilt.

Benigne Tumoren

Ein benigner Tumor ist charakterisiert durch
- **langsames, expansives,** verdrängendes Wachstum,
- **gute Abgrenzung** zum gesunden Gewebe durch Kapsel oder Pseudokapsel,
- **keine** Tendenz zur **Metastasierung,**
- keine oder **wenige Zellveränderungen.**

Ein benigner Tumor kann jedoch den Organismus gefährden, wenn das expansive Wachstum die Funktion eines Organs beeinträchtigt, wie es z. B. insbesondere bei Hirntumoren der Fall sein kann.

Benigne **epitheliale** Tumoren^ sind **Papillome** und **Polypen.**

Benigne **mesenchymale** Tumoren sind **Fibrome, Lipome, Osteome, Angiome, Chondrome, Myome** und **Neurinome.**

Präkanzerosen

Syn.: Borderline carcinoma

Erkrankungen, die mit einer **erhöhten Inzidenz von malignen Tumoren** einhergehen, werden als Präkanzerosen bezeichnet. Dabei kann es sich um Erkrankungen handeln, die aufgrund einer **familiären Disposition** mit genetisch bekannten Defekten entstehen, oder auch um **erworbene Krankheiten,** insbesondere chronische Infektionen. Nach der statistischen Wahrscheinlichkeit, mit der eine Präkanzerose in einen malignen Tumor übergeht, unterscheidet man **obligate** von **fakultativen Präkanzerosen,** aus denen seltener und erst nach langer Zeit ein maligner Tumor entsteht. Einige Beispiele obligater und fakultativer Präkanzerosen sind in Tabelle 7-1 zusammengestellt.

> **Merke**
> Im Gegensatz zum Carcinoma in situ, bei dem hochgradig atypisches Epithel ohne invasives Wachstum (kein Durchbruch durch die Basalmembran) vorliegt, ist das **Frühkarzinom des Magens keine Präkanzerose,** sondern bereits ein manifestes Karzinom. Es bleibt zwar zunächst auf Mukosa oder Submukosa beschränkt, kann aber bereits lymphogen zu Metastasen führen.

Tab.7-1 Obligate und fakultative Präkanzerosen

Obligate Präkanzerosen
- Familiäre adenomatöse Polyposis (FAP)
- Lentigo maligna
- Carcinoma in situ (Mamma, Zervix)
- Intratubuläre Neoplasie des Hodens
- Dysplasie der Mundschleimhaut (Grad III)

Fakultative Präkanzerosen
- Chronisch atrophische Gastritis
- Mastopathie Grad III
- Morbus Paget des Knochens
- Solitäres tubuläres Adenom des Kolons
- Colitis ulcerosa

Semimaligne Tumoren

Semimaligne Tumoren sind definiert als Tumoren, die zwar **lokal invasiv** und **destruktiv** wachsen, aber **nicht metastasieren.** Beispiel: Basaliom der Haut.

Das Kriterium für invasives Wachstum stellt das mikroskopisch erkennbare **Durchbrechen der Basalmembran** dar.

Maligne Tumoren

Ein maligner Tumor ist charakterisiert durch
- **schnelles, invasives** und **destruktives Wachstum,**
- **schlechte Abgrenzung** zum gesunden Gewebe,
- **viele Zellatypien,**
- **Fähigkeit zur Metastasenbildung**, die entweder über Lymphbahnen (lymphogene Metastasierung) oder über Blutbahnen (hämatogene Metastasierung) vonstatten geht.

Beispiele für maligne **epitheliale** Tumoren sind: Plattenepithelkarzinom, Adenokarzinom und Urothelkarzinom.

Zu den malignen **mesenchymalen** Tumoren gehören: Fibrosarkom, Liposarkom, Chondrosarkom, Osteosarkom, Leiomyosarkom, Rhabdomyosarkom und malignes Mesotheliom.

Ein maligner Tumor äußert sich neben der Symptomatik, die durch das lokale Wachstum und die Metastasenbildung hervorgerufen wird, in der sog.

Tumorkrankheit, die durch Symptome wie Abgeschlagenheit, Appetitlosigkeit, Leistungsschwäche und Gewichtsverlust gekennzeichnet ist.

7.1.2 Tumorentwicklung

Karzinogene Faktoren

Faktoren, die über **Veränderungen der DNA** der Zelle zu einer Regulationsstörung des Wachstums von Zellen führen, bezeichnet man als karzinogene Faktoren. Sie lösen eine sog. **maligne Transformation** aus. Verschiedenartige Faktoren können über derartige Veränderungen zur Entstehung eines Tumors beitragen.

Chemische Karzinogene

Chemische Karzinogene bewirken häufig ganz typische Lokalisationen der Tumoren (s. Tab. 7-2).

Strahlung

UV-Strahlung (nicht ionisierende Strahlung) ruft Hauttumoren wie **Basaliome,** aber auch **maligne Melanome** hervor.

Ionisierende Strahlung (Röntgen-α-, -β- und -γ-Strahlung) wirkt ebenfalls über eine Schädigung der DNA karzinogen. Insbesondere Tumoren des Knochenmarks, meist **Leukämien,** treten gehäuft nach radioaktiver γ-Strahlung auf. Aber auch eine signifikante Zunahme an **Schilddrüsentumoren** wurde nach dem Reaktorunfall in Tschernobyl beobachtet (β-Strahlung). Die Gefahr einer Strahlenbelastung durch energiereiche α-Strahlung besteht besonders im Uranbergbau. Nur noch aus historischen Gründen zu erwähnen sind die früher vielfach durch das **Röntgenkontrastmittel Thorotrast** (α-Strahler ^{232}Thorium) ausgelösten Angiosarkome.

Viren

Die karzinogene Wirkung sog. **onkogener Viren** beruht auf einer direkten malignen Transformation durch die Virus-DNA. Eine gesicherte onkogene Wirkung konnte bei folgenden Viren festgestellt werden:
- Papillomaviren → Zervixkarzinome

Tab. 7-2 Chemische Karzinogene		
Stoffgruppe	**Substanz (Beispiel)**	**Tumoren**
Anorganische Substanzen	Asbest	Bronchialkarzinom, Mesotheliom
	Nickelverbindungen	Nasenhöhlenkarzinome
Aromatische Amine	Anilin, Benzidin	Harnblasenkarzinom
Aromatische Kohlenwasserstoffe	3,4-Benzpyren (Tabakrauch)	Hautkarzinom, Bronchialkarzinom
N-Nitrosoverbindungen	Nitrosamine	Gastrointestinale Tumoren, Leberkarzinom
Chlorierte Kohlenwasserstoffe	Vinylchlorid (PVC)	Angiosarkom der Leber, Glioblastom
Aflatoxine	Mykotoxine von Aspergillus	Leberzellkarzinom

- Epstein-Barr-Virus → Burkitt-Lymphom und Nasopharynxkarzinom
- Hepatitis-B-Virus → Leberzellkarzinom.

Familiäre Disposition

Eine familiäre Disposition für bestimmte Tumorarten ist durch verschiedene Gendefekte bedingt, die zu ungebremstem Zellwachstum führen, d. h., es fehlen bestimmte Gene, die das Zellwachstum regulieren. Auch Schäden am Reparaturmechanismus der DNA (p53-Gen), durch den defekte Zellen „ausgemustert" werden, sind in diesem Zusammenhang möglich.

Klinik: Familiäre Disposition

Familiäre adenomatöse Polyposis: Aufgrund eines Gendefektes kommt es zur Bildung multipler Polypen im Dickdarm, aus denen sich langfristig zu 100 % ein Karzinom entwickelt.

Retinoblastom: Durch autosomal-dominanten Erbgang kann ein defektes Rb-Gen (auf dem Chromosom 13q14) vererbt werden. Verliert die Retinazelle durch eine Mutation das zweite, normale Allel, entartet die Zelle, es kommt zu ungebremstem Zellwachstum und zur Entwicklung eines Retinoblastoms.

BRCA-1-Gen: Die familiäre Häufung von **Mammakarzinomen** wird auf Veränderungen dieses Gens und eines weiteren BRCA-2-Gens zurückgeführt.

Xeroderma pigmentosum: Ein Defekt von DNA-Reparaturenzymen bewirkt eine erhöhte Empfindlichkeit gegenüber UV-Strahlung, die zur gehäuften Entwicklung von Melanomen und Spinaliomen führt.

Tumorimmunologie

Tumorzellen bilden entweder völlig neu synthetisierte Antigene (**Neoantigene**) oder sog. **fetale Antigene,** welche die Zellen bereits während der Fetalperiode besessen haben. Diese Antigene (Marker) können entweder im Blut oder durch immunhistochemische Methoden nachgewiesen werden (s. Kap. 7.3.3).

Das Immunsystem ist in der Lage, Tumorzellen aufgrund der von ihnen gebildeten Antigene mithilfe von zytotoxischen T-Killer-Zellen zu erkennen und anzugreifen. Ferner sind Makrophagen, welche die Tumorzellen phagozytieren, sowie T-Helfer-Zellen (Aktivierung von B-Lymphozyten) und B-Lymphozyten (Antikörperproduktion) an der Tumorbekämpfung beteiligt.

Andererseits können Tumorzellen diesem Angriff des Immunsystems durch verschiedene Vorgänge entgehen:

- Änderung der Tumoroberflächenantigene (Antigenmodulation) → Tumorzellen werden so vom Immunsystem nicht mehr als solche erkannt;
- Tumorzellen teilen sich schneller, als sie vom Immunsystem eliminiert werden;
- Tumorzellen produzieren kein vom Immunsystem erkennbares Antigen.

Aus diesen Gründen ist es einleuchtend, dass es bei **Immunsuppression** (iatrogen, durch angeborene und erworbene Immundefekte) zu einer **erhöhten Inzidenz** von malignen Tumoren kommt.

Tumorentstehung

Der komplexe Vorgang der Tumorentstehung wird eingeleitet durch eine **irreversible Schädigung der DNA,** die durch verschiedene Noxen (z. B. Chemikalien, Strahlung, Viren), die sich möglicherweise ergänzen, ausgelöst wird. Wenn durch die Reparaturvorgänge (u. a. p53-Tumorsuppressorgene) der Zelle der Defekt nicht behoben werden kann und die maligne transformierte Zelle dem Immunsystem zudem entgeht, kann aus einer einzigen entarteten Zelle ein Tumor entstehen (monoklonales Wachstum).

Der Vorgang der malignen Transformation einer normalen Körperzelle kann einerseits durch **Mutation eines Protoonkogens zum Onkogen,** andererseits durch **Inaktivierung eines Tumorsuppressorgens** eingeleitet werden. Protoonkogene, von denen 100 verschiedene existieren, regulieren normalerweise die Zellvermehrung. Durch karzinogene Faktoren oder Replikationsfehler im Zellzyklus kann es zur Mutation in ein sog. Onkogen kommen, das eine maligne Transformation der Zelle bewirkt.

Das **p53-Tumorsuppressorgen** und andere Tumorsuppressorgene bewirken normalerweise eine Hemmung der Zellteilungsvorgänge, indem sie die Bildung spezifischer Regulationsproteine oder Enzyme induzieren. Diese Vorgänge ermöglichen die Reparatur der DNA und damit die Elimination von Gendefekten. Ist der DNA-Defekt jedoch nicht mehr zu beheben, so ist p53 für den programmierten Zelltod (Apoptose) verantwortlich. Bei Inaktivierung des p53-Gens fallen diese Funktionen weg.

Hat sich aufgrund der malignen Transformation ein kleiner Tumor entwickeln können, kann er sich bis zu einer Größe von 2 mm durch Diffusion aus der Umgebung ernähren. Um ein weiteres Wachstum zu gewährleisten, benötigt er dann zur Nährstoffversorgung ein eigenes Gefäßsystem. Die Tumorzellen setzen spezielle **Angiogenesefaktoren** frei, die die Endothelproliferation und Angiogenese anregen. Bei diesem Prozess spielen auch Stromazellen des umgebenden Gewebes eine Rolle, die, beeinflusst von Mediatoren, an der Angiogenese mitwirken.

7.1.3 Metastasierung

Die Fähigkeit zur Metastasierung ist ein **Malignitätskriterium** von Tumoren. Dies kann über die Lymphbahnen (lymphogen) oder über die Blutgefäße (hämatogen) geschehen.

Mithilfe histiolytischer Enzyme sind einzelne Zellen in der Lage, sich aus dem primären Zellverband zu lösen und sich mit Pseudopodien durch das Stroma (Lokomotion) zu bewegen. Die Basalmembran kann mithilfe **proteolytischer Enzyme** schließlich durchbrochen werden.

Lymphogene Metastasierung

Da Lymphgefäße keine Basalmembran besitzen, kann der Tumor leichter in sie eindringen.

Über den Lymphabfluss werden die Tumorzellen ausgeschwemmt und gelangen in regionäre Lymphknoten, wo sie sich vermehren und eine **Lymphknotenmetastase** bilden. Bei weiterer Verbreitung gelangen Tumorzellen dann über den Ductus thoracicus in die Blutbahn.

Hämatogene Metastasierung

Nach Durchdringen der Gefäßwand und Ausschwemmung mit dem Blutstrom wird die Tumorzelle, durch einen Fibrin-Thrombozyten-Film vor den im Blut befindlichen Immunzellen geschützt. In der terminalen Endstrombahn schließlich gelingt es der Tumorzelle über Oberflächenrezeptoren am Endothel festzuhaften und die Basalmembran zu zerstören. Am Ort der Metastasierung vermehren sich die Tumorzellen und bilden erneut ein eigenes Gefäßsystem.

Es hängt hauptsächlich von den Rezeptoren der Tumorzelle ab, in welchem Organ die Metastasierung stattfindet. So werden manche Organe wie **Lunge, Leber** oder **Knochen** häufiger befallen, andere wie **Milz, Herz** oder **Skelettmuskulatur** hingegen sehr selten.

Man unterscheidet **vier Haupttypen der hämatogenen Metastasierung** (s. Tab. 7-3).

Klinik:
Primärtumoren, die bevorzugt Knochenmetastasen bilden
- Mammakarzinom
- Prostatakarzinom
- Schilddrüsenkarzinom
- Bronchialkarzinom
- Nierenkarzinom

Es gibt **osteoplastische** Knochenmetastasen, die Knochen neu bilden (Mammakarzinom, Prostatakarzinom), und **osteoklastische** Knochenmetastasen mit Knochenabbau (Nierenkarzinom, Bronchialkarzinom, Plasmozytom). Wenn die Knochenstruktur durch Knochenmetastasen so stark umgewandelt wurde, dass schon geringe Traumata zu einer Frak-tur führen, spricht man von einer **pathologischen Fraktur** (s. Kap. 31.1.1).

Die bevorzugte retrograde Metastasierung des Prostatakarzinoms in die Wirbelkörper und das knöcherne Becken über Vertebralvenen wird als **Vertebralvenen-Typ** bezeichnet.

Merke
Kolorektale Tumoren metastasieren meist über die V. portae in die **Leber, tiefe Rektumkarzinome** und **Analkarzinome** können hingegen auch über die V. cava in die **Lunge** metastasieren.

Andere Metastasierungsformen

- **Kavitäre Metastasierung:** bezeichnet eine Aussaat von Tumorzellen in die Pleurahöhle, den Liquorraum, den Peritonealraum, wo sich maligne Ergüsse bilden können (Pleura- oder Peritonealkarzinose).
- **Abtropfmetastasen:** Primäre **Hirntumoren** neigen weniger zu Metastasen außerhalb des ZNS. Sie tendieren eher zu **Absiedlungen im Spinalkanal,** sog. Abtropfmetastasen. Auch bei **Magenkarzinomen** kommt es gelegentlich zum Absinken von Tumorzellen in den Douglas-Raum, und es entsteht der meist **beidseitige Krukenberg-Tumor,** eine Abtropfmetastase auf den Ovarien.
- **Abklatschmetastase:** durch Berührung mit einem gegenüber liegenden Tumor entstandene Metastase.

Die verschiedenen Metastasierungswege werden in Abbildung 7-1 am Beispiel eines Kolonkarzinoms gezeigt.

7.1.4 Tumorwirkungen

Ein Tumor hat sowohl **lokale** als auch **allgemeine, systemische** Wirkungen auf den Organismus. Daneben gibt es **paraneoplastische Syndrome,** d. h. Allgemeinerscheinungen, die in Verbindung mit speziellen Tumoren auftreten, aber nicht auf eine lokale Wirkung des Tumors zurückzuführen sind.

Lokale Tumorwirkungen

- Kompression und Ummauerung von Nachbarorganen, Stenosierung von Hohlorganen
- Ulzeration, Fistelbildung, Gefäßarrosion
- Durchblutungsstörungen
- Gewebsnekrosen

Tab. 7-3	Grundtypen der hämatogenen Metastasierung	
Typ	**Ort des Primärtumors**	**Weg der Metastasierung**
Lungen-Typ	Lunge	→ Herz → großer Kreislauf → **Gehirn, Knochen, Leber**
Leber-Typ	Leber	→ Lebervenen → **Lunge**
Cava-Typ	Abflussgebiet der V. cava (Nieren, Knochen, Kopf, Hals)	→ Rechtes Herz → **Lunge**
V.-portae-Typ	Abflussgebiet der V. portae (Magen-Darm)	→ Leber → Lebervenen → V. cava → **Lunge**

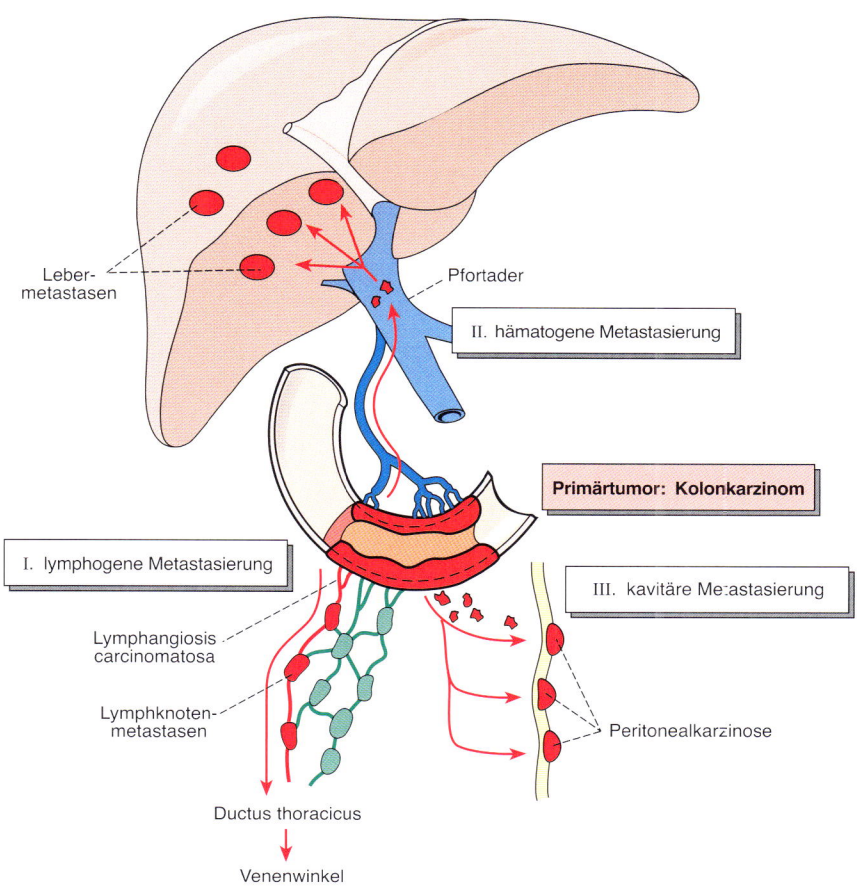

Abb. 7-1 Prinzipien der Metastasierung am Beispiel eines Kolonkarzinoms.

Systemische Tumorwirkungen

- Tumorkachexie
- Tumoranämie
- Tumorfieber

Paraneoplastische Syndrome

Paraneoplastische Syndrome kommen in < 15 % aller malignen Tumorerkrankungen vor.

- **Endokrine Paraneoplasien:** Die Symptome beruhen auf den Hormonwirkungen, die von hormonaktiven Tumoren produziert werden. Die wichtigsten sind in Tabelle 7-4 zusammengestellt.

> **Merke**
> **Karzinoide** sind enterochromaffine, Serotonin produzierende Tumoren mit Lokalisation im Magen-Darm-Kanal, vor allem Dünndarm und Appendix. Das **Karzinoidsyndrom** entsteht als paraneoplastisches Syndrom und bei Metastasierung von Karzinoiden in die Leber.

- **Hämatologische Paraneoplasien:** Sie können sich in allen Zellreihen der Hämatopoese manifestieren, z. B. als Anämien, Leukozytosen bzw. -penien oder Thrombosen. Am häufigsten ist die Polyglobulie (z. B. beim Nierenzellkarzinom).

- **Kutane Paraneoplasien** beinhalten fast das gesamte Spektrum der Hauterkrankungen. Nur die paraneoplastische Akrokeratose und das Erythema gyratum repens gelten als tumorspezifisch.

- **Neurologische Paraneoplasien** treten am häufigsten beim kleinzelligen Bronchialkarzinom, Mamma-, Magen- und Ovarialkarzinom auf. Sie gehen mit verschiedenenen Autoantikörpern einher. Die häufigste zerebrale Manifestation ist die Demenz, die häufigste periphere Form die sensomotorische Polyneuropathie.

> **Merke**
> Bezeichnend für paraneoplastische Syndrome ist, dass sie häufig der Diagnose des Malignoms vorausgehen. Unklare Endokrinopathien, Hautveränderungen oder Neuro- und Myopathien können diagnostische Hinweise für ein Malignom darstellen.

7.2 Klassifikation

Maligne Tumoren werden gamäß der UICC **(Union Internationale contre le Cancer)** nach bestimmten Richtlinien klassifiziert. Diesem Buch wurde die aktualisierte 6. Auflage aus dem Jahr 2002 zugrunde gelegt.

Tab. 7-4   Endokrine paraneoplastische Syndrome

Hormon	Syndrom	Tumor
ACTH	Cushing-Syndrom	Bronchialkarzinom (kleinzellig)
ADH	Schwartz-Bartter-Syndrom	Bronchialkarzinom, Pankreaskarzinom
Erythropoetin	Erythrozytose	Nierenkarzinom, Leberzellkarzinom, Hämangioblastom
Parathormonähnliche Stoffe	Hyperkalzämiesyndrom	Mammakarzinom, Bronchialkarzinom, Nierenkarzinom, Ösophaguskarzinom
Serotonin, Bradykinin, Histamin	Karzinoidsyndrom (Flush mit Hitzewallung, Diarrhöen)	Bronchialkarzinom, Pankreaskarzinom, Magenkarzinom

7.2.1 Tumorgrading

Durch das Tumorgrading wird der **histopathologische Differenzierungsgrad** des Primärtumors und damit dessen **Malignitätsgrad** festgelegt.

Die Einstufung erfolgt aufgrund histologischer und zytologischer Kriterien wie Kernatypien, Mitosezahl pro 10 definierte Gesichtsfelder und Ähnlichkeit zum Ursprungsgewebe.

Gebräuchlich ist die Graduierung bis G4, in manchen Fällen werden G3 und G4 zu G3–4 (schlecht differenziert) zusammengefasst. **GX:** Differenzierungsgrad kann nicht bestimmt werden, **G1:** gut differenziert, **G2:** mäßig differenziert, **G3:** schlecht differenziert und **G4:** undifferenziert.

Bei den Klassifikationen von Weichteil- und Knochensarkomen verwendet man auch die Begriffe hochgradig ("high-grade") und niedriggradig ("low-grade"). Für Tumoren der Leber, der Mamma und des Corpus uteri werden spezielle Gradingsysteme empfohlen.

Merke

Je höher das G beziffert ist, umso schlechter ist meist die Prognose eines Tumors, also G4 bedeutet eine schlechte Prognose, G1 eine bessere.

7.2.2 Tumorstaging – TNM

Das Tumorstaging verwendet die international gebräuchliche TNM-Klassifikation und beschreibt die Tumorgröße (T), die Verbreitung in den Nodi lymphatici (N) und die Metastasenbildung (M).

TNM-Klassifikation

Die **prätherapeutische** klinische Klassifikation TNM (oder cTNM) wird aufgrund klinischer Untersuchungen wie z. B. bildgebenden Verfahren, Endoskopie, Biopsie erhoben.

- **T**   **Primärtumor**
  TX   → Primärtumor kann nicht beurteilt werden
  T0   → kein Anhalt für Primärtumor
  Tis   → Carcinoma in situ

T1–T4 → zunehmende Größe und/oder lokale Ausdehnung des Primärtumors.
- **N**   **Regionäre Lymphknoten**
  NX   → Regionäre Lymphknoten können nicht beurteilt werden
  N0   → keine regionären Lymphknotenmetastasen.
  N1–N3 → zunehmender Befall regionärer Lymphknoten

Metastasen in anderen Lymphknoten als den regionären werden als Fernmetastasen bezeichnet.
- **M**   **Fernmetastasen**
  MX   → Fernmetastasen können nicht beurteilt werden
  M0   → keine Fernmetastasen
  M1   → Fernmetastasen

Die genauere Ortsangabe der Fernmetastasen wird angegeben mit:

Lunge	PUL	Knochenmark	MAR
Knochen	OSS	Pleura	PLE
Leber	HEP	Peritoneum	PER
Hirn	BRA	Nebenniere	ADR
Lymphknoten	LYM	Haut	SKI
Andere Organe	OTH		

Wenn innerhalb der Rubriken eine größere Spezifität erforderlich ist, kann weiter unterteilt werden (z. B. T1a, T1b, N2a, N2b).

pTNM – pathologische Klassifikation

Die **pathologische** (postoperative histopathologische Klassifikation) wird durch das Präfix „p" gekennzeichnet und wird auch als **histopathologisches Staging** bezeichnet. Die Ausbreitung des Tumors wird am chirurgischen Tumorresektat, an resezierten Lymphknoten oder im Rahmen einer Autopsie ermittelt, und der Grad der Ausbreitung wird analog der TNM-Klassifikation durch Zahlen bestimmt.

Die pathologische Beurteilung der regionären Lymphknoten erfordert die Entfernung einer ausreichenden Anzahl von LK, sodass ggf. eine verlässliche Aussage über das Fehlen von Lymphknotenmetastasen möglich ist.

Der vor der Behandlung festgestellte Befund wird dadurch ergänzt oder abgeändert, die Beschreibung erfolgt analog der TNM-Klassifikation:

- **pT**   **Primärtumor**
  pTX   → Primärtumor kann histologisch nicht beurteilt werden
  pT0   → kein histologischer Anhalt für Primärtumor
  pTis   → Carcinoma in situ
  pT1–pT4 → zunehmende Größe und/oder lokale Ausdehnung des Primärtumors bei histologischer Untersuchung.
- **pN**   **Regionäre Lymphknoten**
  pNX   → Regionäre LK können histologisch nicht beurteilt werden
  pN0   → histologisch keine Lymphknotenmetastasen
  pN1–pN3 → Zunehmender Befall regionärer Lymphknoten bei der histologischen Untersuchung

Der sog. **Schildwächterknoten („sentinel lymph node")**, d.h. der erste Lymphknoten, der die abfließende Lymphe des Primärtumors aufnimmt, kann mit dem Zeichen **sn** besonders bezeichnet werden, z.B. bedeutet **pN1 (sn)**, dass histologisch der Befall des Schildwächterlymphknotens diagnostiziert wurde.

Im Rahmen der neuen TNM-Klassifikation wurde zusätzlich noch eine Bewertung von Lymphknoten in Bezug auf die **Existenz von isolierten Tumorzellen** aufgenommen, die durch immunhistochemische oder molekularbiologische Methoden aufgedeckt werden können.

R-Klassifikation

Die R-Klassifikation stellt eine Ergänzung des Befundes dar und beschreibt den Tumorstatus nach der Behandlung. Er hat Bedeutung für die Wahl der weiteren therapeutischen Maßnahmen und liefert zuverlässige Daten für eine aussagekräftige Prognose. Wegen der prognostischen Bedeutung ist die R-Klassifikation aber insbesondere nach chirurgischer Therapie sehr wichtig und eigentlich unerlässlich.

- RX   → Vorhandensein von Residualtumor kann nicht beurteilt werden
- R0   → kein Residualtumor
- R1   → mikroskopischer Residualtumor
- R2   → makroskopischer Residualtumor

Weitere Kennzeichen

- Rezidivtumoren werden durch das Präfix „**r**" gekennzeichnet.
- Eine Vorbehandlung des Tumors (z.B. Radiochemotherapie) wird durch ein „**y**" angegeben.
- Das Zeichen „**m**", in Klammern gesetzt, zeigt an, dass multiple Primärtumoren in einem anatomischen Bezirk vorliegen.
- Durch das Symbol „**a**" wird angezeigt, dass die Klassifikation erst anlässlich einer Autopsie erfolgte.

Klinik: Allgemeine Regeln der TNM-Klassifikation

- Alle Fälle sollen mikroskopisch bestätigt sein oder nicht derart verifizierte Fälle sollen gekennzeichnet sein.

- Für jede Lokalisation existieren zwei Klassifikationen:
  - **klinische Klassifikation** (prätherapeutische klinische Klassifikation);
  - **pathologische Klassifikation** (postoperative histopathologische Klassifikation).
- In Einzelfällen, bei denen Unsicherheit in Bezug auf die richtige Einordnung in das TNM-System besteht, soll die niedrigere, weniger fortgeschrittene Kategorie gewählt werden.
- **Stadiengruppierung:** Nach Zuordnung des Tumors innerhalb des TNM und/oder pTNM-Systems kann entsprechend eine Stadiengruppierung vorgenommen werden. Mithilfe des pathologischen Stadiums ist eine genauere Abschätzung der Prognose möglich.

7.2.3 Staging im GIT

Wegen der besonderen Wandschichtung des Gastrointestinaltraktes wird an dieser Stelle eine allgemeine Tumorklassifikation des GIT anhand des Bauprinzips erläutert.

Die Klassifikation des Primärtumors (T) kann gemäß dem Vordringen des Primärtumors durch die einzelnen Wandschichten vorgenommen werden, wie in Tabelle 7-5 und in Abbildung 7-2 dargestellt ist.

> **Merke**
> Der **Ösophagus** besitzt statt der Serosa eine **Tunica adventitia,** in der die Gefäße und Nerven verlaufen. Ein **T3-Tumor** hat am Ösophagus die Adventitia erreicht.

Tab. 7-5   Klassifikation der Primärtumoren im GIT

Wandschicht	Primärtumor
- Lamina epithelialis mucosae	**Tis = Carcinoma in situ,** wenn die Basalmembran noch nicht überschritten ist. **Noch keine Metastasierung!**
- Lamina propria mucosae - Lamina muscularis mucosae Submukosa	**T1-Tumor;** im Bereich der Lamina propria mucosae, die Blut- und Lymphgefäße enthält, ist schon eine Metastasierung möglich. Beispiel: Frühkarzinom des Magens!
Muscularis propria	**T2-Tumor**
Serosa	**T3-Tumor;** das gilt auch für das **Meso,** welches die Gefäße und Lymphknoten enthält und den Darm mit der hinteren Bauchwand verbindet

Ein **T4-Tumor** liegt vor, wenn der Tumor bereits Nachbarorgane infiltriert hat.

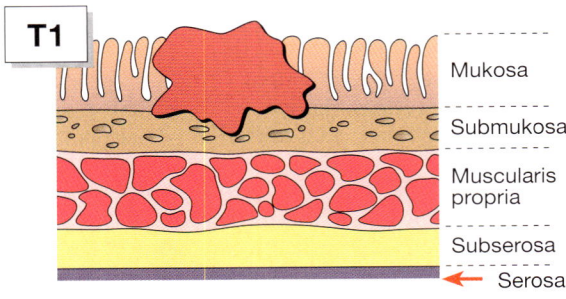

Mukosa

Submukosa

Muscularis propria

Subserosa

← Serosa

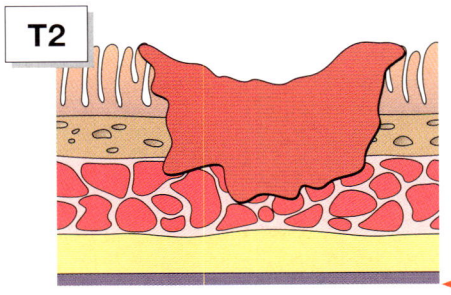

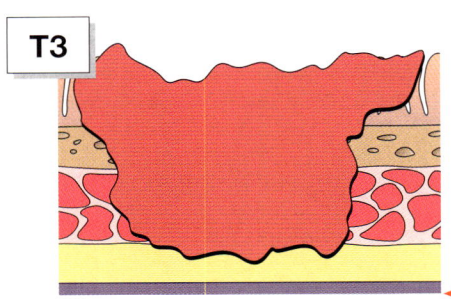

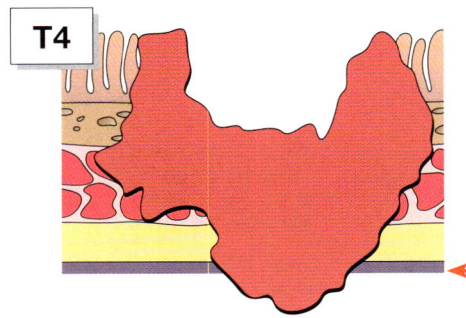

Abb. 7-2   Schema der T-Klassifikation beim Rektumkarzinom.

7.3   Diagnostik

7.3.1 Anamnese und körperliche Untersuchung

Anamnese

Anamnestische Hinweise auf das mögliche Vorliegen eines Malignoms sind:
- familiäre Belastung.

- berufliche Exposition.
- Leistungsknick.
- Appetitmangel.
- Anämie.
- **B-Symptomatik:** Dieser Begriff beschreibt zwar eigentlich die systemischen Symptome bei Lymphomen, insbesondere bei Morbus Hodgkin, wird aber vielfach auch ganz allgemein bei malignen Tumoren verwandt. Er umfasst ursprünglich folgende Symptome: **Fieber über 38 °C**, **Gewichtsverlust über 10 %** und **Nachtschweiß.** Der Begriff B-Symptome entstand, um den Gegensatz zum A-Stadium bei Lymphomen deutlich zu machen, bei dem diese systemischen Symptome fehlen. Allgemeinsymptome wie Abgeschlagenheit, Müdigkeit und Leistungsknick werden häufig ebenfalls in diesen Begriff eingeschlossen.

Körperliche Untersuchung

Die körperliche Untersuchung offenbart einen malignen Tumor erst in einem späten Stadium, wenn er palpabel ist oder sichtbar wird. Die Untersuchung umfasst die übliche **Inspektion** und **Palpation** des Körpers mit Lymphknotenstationen in Axilla und Leiste und zusätzlich eine **digital-rektale Untersuchung,** durch die ca. 30 % der Rektumkarzinome erkannt werden können.

7.3.2 Apparative Diagnostik

Für das **prätherapeutische klinische Staging** werden Befunde verwendet, die aus der klinischen Untersuchung und aus der apparativen Diagnostik gewonnen werden. Die Diagnoseverfahren sind auch für die in der **Nachsorge** notwendigen Untersuchungen von Bedeutung.

Röntgenuntersuchung, CT und MRT

Standardröntgenuntersuchungen
- Röntgen-Thorax zur Erstdiagnostik von primären und sekundären Tumoren von Lunge, Pleura und Mediastinum;
- Röntgen-Abdomenübersicht zur Erstdiagnostik bei tumorbedingten Darmverschlüssen.

Kontrastmitteluntersuchungen
KM-Untersuchungen als **ergänzende Verfahren** sind Ösophagusbreischluck, Magen-Darm-Passage (MDP) und Kolonkontrasteinlauf. Sie werden durchgeführt, wenn die Endoskopie wegen einer Behinderung nicht möglich ist. Dem Kolonkontrasteinlauf muss auch die digital-rektale Untersuchung vorausgehen.

Für Dünndarmabschnitte, die durch endoskopische Untersuchungen nicht einsehbar sind, hat die KM-Untersuchung (Dünndarm-Doppelkontrast nach Sellink) besondere Bedeutung.

Computertomographie
Die Computertomographie **(CT)** als nichtinvasives, aber strahlenbelastendes Verfahren wird ohne und mit Kontrastmittel zur Tumordiagnostik benutzt.

Magnetresonanztomographie

Die Magnetresonanztomographie **(MRT)** hat als nichtinvasives Verfahren ohne Röntgenbelastung insbesondere Bedeutung für die Diagnostik von **Weichteiltumoren.**

Sonographie

Die Sonographie ist als diagnostisches Instrument bei der Tumordiagnostik des GIT, insbesondere in Verbindung mit der Endoskopie, als **Endosonographie** von großer Bedeutung. Das Staging und die Planung einer stadiengerechten Therapie sind mit diesem Verfahren detailliert möglich, aber es kann die **histopathologische Diagnostik** nicht ersetzen.

Eine sonographische Diagnose solitärer oder multipler Lebermetastasen ist nicht möglich.

Mithilfe der **intraoperativen Sonographie,** bei der sterile Ultraschallköpfe benutzt werden, besteht während der Operation die Möglichkeit, zusätzliche Veränderungen zu entdecken.

Endoskopie

In der Tumordiagnostik des GIT ist die Endoskopie der radiologischen Diagnostik überlegen und durch die Möglichkeit der gezielten Biopsie besonders wertvoll. **Kontraindikationen** für die Untersuchung sind **Gerinnungsstörung** und **schwere respiratorische Insuffizienz.**
- Ösophagogastroduodenoskopie (ÖGD) → zur Tumordiagnostik des oberen Gastrointestinaltraktes.
- Endoskopisch-retrograde Cholangiopankreatikographie (ERCP) → Tumordiagnostik der extrahepatischen Gallenwege und des Pankreas.
- Koloskopie, Sigmoidoskopie, Proktoskopie und Rektoskopie → Tumordiagnostik des unteren GIT bis zur Ileozäkalklappe.
- Bronchoskopie → Tumordiagnostik eines hilusnahen Tumors und zur Gewinnung von zytologischem Material oder einer Biopsie.

Nuklearmedizinische Technik

An szintigraphischen Untersuchungen werden durchgeführt:
- Skelettszintigraphie → meist zur Diagnostik von Knochenmetastasen.
- Schilddrüsenszintigraphie → Schilddrüsenkarzinom als kalter Knoten darstellbar.

7.3.3 Tumormarker

Unter Tumormarkern (s. Tab. 7-6) versteht man Substanzen, die von Tumoren gebildet oder induziert werden, in normal ausdifferenziertem Gewebe dagegen nicht oder nur in geringerem Umfang vorhanden sind. Das sind **tumorassoziierte Antigene (TAA), onkofetale Antigene, Hormone, Enzyme** und **Serumproteine.**

Die einzelnen Tumormarker differieren je nach Herkunftsgewebe des Primärtumors, wobei die Serumkonzentration der Tumormarker abhängig von der Tumorgröße ist. Aus dieser Tatsache ergibt sich

aber nicht die Eignung in Bezug auf ein Screening oder für die primäre Diagnostik, sondern der Wert der Tumormarker liegt in der **Verlaufskontrolle,** da sie früher als andere diagnostische Verfahren auf Rezidive hinweisen können.

Indikation zur Bestimmung

- Zur Überprüfung der Wirksamkeit einer Therapie.
- Zur Verlaufskontrolle: vor Beginn der Therapie, 10–20 Tage nach Therapiebeginn und alle 3 Monate während der ersten 2 Jahre; alle 6 Monate im 3. bis 5. Jahr nach Beginn der Therapie; vor jedem Therapiewechsel und bei Verdacht auf ein Rezidiv.

Kritische Bewertung

- Marker besitzen keine ausschließliche Spezifität für Tumoren.
- Tumormarker können durch Schwangerschaft, Rauchen oder Entzündungen beeinflusst werden und differieren je nach Labormethode; deshalb sollte die Bestimmung immer durch dasselbe Labor erfolgen.
- Bei radikaler Operation ist ein Markerabfall nach 4–8 Wochen zu verzeichnen; ein Wiederanstieg ist verdächtig auf ein Rezidiv.
- Zur Primärdiagnostik und zum Screening sind Tumormarker nicht geeignet.

> **Merke**
> Tumormarker eignen sich nicht als Screeningmethode oder zur Primärdiagnostik. Ihre Bedeutung liegt in der **Verlaufskontrolle** und frühzeitigen **Erkennung eines Rezidivs.**

7.3.4 Histologie

Die histologische Beurteilung des Tumorgewebes wird aufgrund des Biopsiematerials vorgenommen und dient der Klassifizierung des Tumors nach seiner **Dignität** (benigne/maligne), nach dem **Tumortyp** (z.B. Adenokarzinom, Plattenepithelkarzinom) und dem **Malignitätsgrad (Grading).** Liegt ein chirur-

Tab. 7-6   Wichtige Tumormarker

Tumor	Tumormarker
Magenkarzinom	CEA, CA19-9, CA50
Kolonkarzinom	CEA, CA19-9, CA50
Bronchialkarzinom	SCC, CEA
Kleinzelliges Bronchialkarzinom	NSE
Leberzellkarzinom	AFP
Prostatakarzinom	PSA
Mammakarzinom	CA15-3, CEA

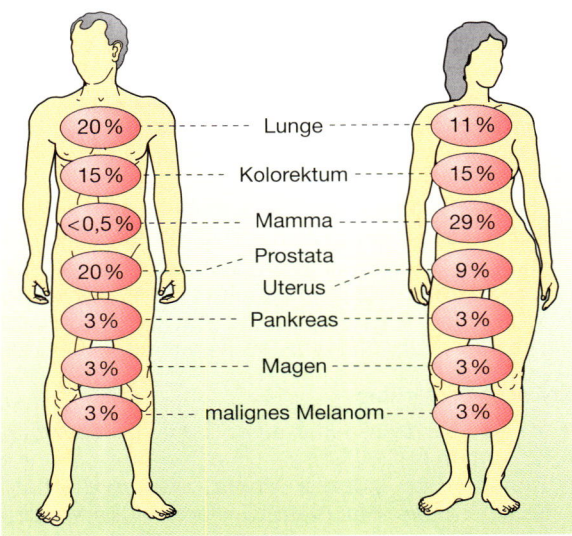

Abb. 7-3 Verteilung der Krebshäufigkeit nach Geschlecht und Organ.

gisches Tumorresektat vor, kann das **histopathologische Staging (pTNM)** vorgenommen werden.

Manchmal wird im Rahmen einer Operation eine **Schnellschnittdiagnostik** durchgeführt. Die Fragestellung kann dabei die Dignität, den Tumortyp und die Vollständigkeit der chirurgischen Entfernung (Resektionsrand) umfassen.

Häufig werden zur genauen Klassifizierung von Tumoren auch **immunhistochemische** Untersuchungen durchgeführt, mit denen sich selbst anaplastische Tumoren im Einzelfall noch klassifizieren lassen oder die Organzugehörigkeit von Metastasen bestimmt werden kann.

7.3.5 Früherkennung

Die Erkennung eines Tumors in einem möglichst frühen Stadium ist von entscheidender Bedeutung. Die diagnostischen Möglichkeiten der Früherken-

nung hängen dabei von den anatomischen Gegebenheiten der jeweiligen Organe und vom Vorliegen verlässlicher Screeningmethoden ab. So sind Tumoren in einigen Organen schon in einem frühen Stadium zu erkennen, z. B. **Cervix uteri, Mamma, Kolon,** in anderen Organen dagegen erst später, z. B. **Gehirn, Pankreas, Leber.**

Die häufigsten malignen Tumoren in Europa (s. Abb. 7-3) sind das **Bronchialkarzinom, das Mammakarzinom,** das **kolorektale Karzinom** und das **Prostatakarzinom.**

Diverse Vorsorgeuntersuchungen zur Früherkennung werden empfohlen und sollen in regelmäßigen Abständen wiederholt werden (s. Tab. 7-7).

7.4 Onkologische Therapie

Die Therapie maligner Tumoren umfasst die **operative** Therapie, die **medikamentöse** Therapie und die **Strahlentherapie,** die je nach Therapiekonzept allein oder in verschiedenen Kombinationen angewendet werden.

Die Tumorbehandlung kann einen unterschiedlichen Verlauf nehmen:

- **komplette Remission (CR):** Alle nachweisbaren Tumorparameter bilden sich komplett für mindestens einem Monat zurück;
- **kontinuierliche komplette Remission (CCR):** Die Remission hält mehr als 10 Jahre an. Das entspricht einer Heilung;
- **partielle Remission (PR):** Der Tumor bildet sich um mehr als die Hälfte der initialen Größe zurück;
- **kein Ansprechen der Therapie („no change" [NC]):** Der Tumor bildet sich < 50 % der initialen Größe zurück; ≤ 25 % Vergrößerung der Tumorausdehnung;
- **Progression (PD):** Der Tumor nimmt > 25% an Ausdehnung zu; sicher tumorbedingte Symptomatik nimmt zu;
- **Rezidiv:** wiederkehrender Tumorbefund nach Erreichen einer kompletten Remission.

Tab. 7-7	Krebsvorsorgeuntersuchungen	
Organ	**Krankenkassenleistung**	**Zusätzliche Vorsorge**
Prostata	Rektale Untersuchung ab 45. LJ	PSA-Bestimmung (prostataspezifisches Antigen)
Uterus	Gynäkologische Früherkennungsuntersuchung ab 20. LJ 1×/Jahr	
Mamma	Vorsorge ab 30. LJ 1×/Jahr	Monatliche Selbstuntersuchung; Ab 50. LJ Mammographie alle 2 Jahre
Darm	Darmkrebsvorsorge ab 50. LJ 1×/Jahr (rektale Untersuchung und Haemoccult®-Test) und ab 55. LJ die Koloskopie	
Haut		Selbstuntersuchung der Haut zur Melanomerkennung

7.4.1 Operative Therapie

Die operative Therapie bei Malignomen wird entweder mit **kurativer** oder mit **palliativer** (Kap. 7.4.5) Zielsetzung durchgeführt.

Kurative Operation

Mit der kurativen Operation wird die Heilung angestrebt. Voraussetzung dafür ist aber, dass der Tumor noch potenziell kurabel ist, sich also noch in einem Frühstadium befindet. Mit dem prätherapeutischen Staging kann prinzipiell festgestellt werden, ob eine Operation mit kurativer Intention möglich ist. Mithilfe der R-Klassifikation kann postoperativ dokumentiert werden, ob eine R0-Resektion **(kurative Resektion)** durchgeführt werden konnte, bei der die Resektionsränder des Operationspräparates tumorfrei sind. Zu einer kurativen Operation gehört gleichfalls, dass einzelne Fernmetastasen komplett entfernt werden konnten.

Radikaloperation

Die klassische Radikaloperation wird mit **kurativer Intention** durchgeführt und besteht aus einer **En-bloc-Resektion** des Tumors mit ausreichendem **Sicherheitsabstand** und **Dissektion** des drainierenden **regionären Lymphknotenabflussgebietes.** Die Lymphknotendissektion kann **elektiv,** d. h. ohne klinische Hinweise auf das Vorliegen von LK-Metastasen oder als **therapeutische LK-Dissektion** bei klinischem Nachweis regionärer Lymphknotenmetastasen vorgenommen werden. Der histologisch nachgewiesene Tumorbefall regionärer Lymphknoten dient auch als Kriterium für eine postoperative zusätzliche Chemotherapie oder Bestrahlung.

Der geforderte Sicherheitsabstand differiert je nach Tumortyp und befallenem Organ.

Technik

Das Grundprinzip der Tumorresektion besteht in der sog. **No-Touch-Technik,** um ein Verschleppen von Tumorzellen zu verhindern. Dazu darf der Tumor nicht eröffnet oder angeschnitten werden, damit keine Kontamination mit dem übrigen Operationsgebiet stattfindet; die tumorversorgende Vene und Arterie werden sofort ligiert. Bei Tumoren des Gastrointestinaltrakts kann zusätzlich das Darmlumen proximal und distal der Resektionslinien ligiert werden. Ebenso kann nach der Tumorresektion ein Wechsel der Instrumente und Handschuhe sowie eine Spülung mit zytoziden Substanzen erfolgen.

Lokale Exzision

Eine lokale Exzision mit beschränktem Sicherheitsabstand kann bei einem semimalignen Tumor (z. B. Basaliom) angewendet werden.

Metastasenchirurgie

Bei einer multiplen Metastasierung ist eine Entfernung nicht sinnvoll. Eine Metastasenresektion ist nur bei **solitären Metastasen** indiziert, was insbesondere bei Lunge oder Leber der Fall sein kann. Allerdings muss auch hierbei der notwendige Sicherheitsabstand eingehalten werden, da alleinige Enukleation die Überlebenszeit nicht verbessert.

7.4.2 Chemotherapie

Die Wirkung zytostatischer Medikamente beruht auf der Tatsache, dass **Tumorgewebe** eine **höhere Zellteilungsrate** als Normalgewebe aufweist und das Tumorgewebe dadurch wesentlich empfindlicher auf eine Störung der Zellteilung reagiert.

Der Zellzyklus läuft über 2–4 Tage in folgenden Phasen ab:

- **Ruhephase** im Anschluss an eine Zellteilung (G_1-Phase);
- **Synthesephase** (S-Phase) mit DNA-Produktion und Verdoppelung des Chromosomensatzes;
- **Ruhephase** (G_2-Phase);
- **Mitose** (M-Phase).

Die verschiedenen Zytostatika setzen mit ihrem Wirkmechanismus in verschiedenen Phasen ein. Durch **kombinierte Anwendung von Zytostatika** mit unterschiedlicher Effektivität in den verschiedenen Phasen des Zellzyklus lässt sich eine Steigerung der Wirkung erzielen, die Ergebnisse werden verbessert, und darüber hinaus sind die Nebenwirkungen reduziert. Tabelle 7-8 zeigt, zu welchen Wirkgruppen Zytostatika gehören.

Tab. 7-8 Chemotherapeutika		
Wirkgruppe	**Wirksubstanz**	**Wirkung**
Alkylanzien	• Cisplatin • Cyclophosphamid • Chlorambucil	Blockierung der DNA-Synthese durch Einbau von Alkylgruppen in Nukleinsäuren
Antimetabolit	• 5-Fluorouracil (5-FU) • Methotrexat • Dacarbazin	Hemmung der Schlüsselenzyme der DNA-Synthese
Vinca-Alkaloide	• Vincristin	Mitosehemmung
Antibiotika	• Bleomycin • Mitomycin • Doxorubicin	Hemmende Wirkung auf die DNA-abhängige RNA-Polymerase

Die Chemotherapie wird in mehreren Behandlungszyklen mit dazwischen liegenden Intervallen durchgeführt. Bei der Verabreichung von Zytostatika sind bestimmte Regeln einzuhalten (s. Klinikkasten).

Klinik: Regeln bei zytostatischer Behandlung
- Zytostatika werden erst unmittelbar vor der Applikation gelöst, wobei bei der Zubereitung Mundschutz und zytostatikadichte Einmalhandschuhe angelegt werden.
- Bei Kombinationsbehandlung werden die Medikamente getrennt und nacheinander verabreicht.
- Eine intraarterielle oder paravasale Injektion muss wegen Gefahr von Nekrosen unbedingt vermieden werden.

Nebenwirkungen der Chemotherapie

- **Übelkeit und Erbrechen** meist 1–5 h nach der Applikation bei fast allen Zytostatika. Kann durch Gabe von Metoclopramid (Paspertin®) **vor Beginn** der Chemotherapie meist vermieden oder stark verbessert werden.
- **Myelosuppression** mit **hohem Infektrisiko** bei fast allen Zytostatika. Kontrolle der Granulozyten und Thrombozyten, die meist 10–14 Tage nach Beginn der zytostatischen Therapie die Tiefstwerte erreichen, ist notwendig.

Klinik
Sinken die neutrophilen Granulozyten über mehrere Tage ab, wächst das Risiko einer Infektion. Die Letalität bei Auftreten einer Sepsis beträgt ca. 50 %.
Das Therapieintervall muss in diesem Fall verlängert oder die Dosis während des nächsten Behandlungszyklus reduziert werden. Eventuell auch Gabe von G-CSF zur Leukozytenstimulation.

- Zytostatikapneumonitis mit **Lungenfibrose** → **Bleomycin.**
- **Kardiale Toxizität** → **Doxorubicin.**
- **Nephrotoxizität** → **Cisplatin.**
- **Alopezie** ist eine sehr **häufige Nebenwirkung,** auch **Infertilität** kann von verschiedenen Medikamenten ausgelöst werden.
- **Entwicklung von Zweittumoren;** das Risiko ist bei fast allen Zytostatika gegeben.

Eine der häufigsten Komplikationen der Chemotherapie von Malignomen ist **Fieber bei einer Granulozytopenie,** das in den meisten Fällen in der 2. Woche nach Verabreichung auftritt und ein Indiz für einen zumeist bakteriellen Infekt ist.

Da der Körper aufgrund der Immunlage mit dem Infekt nicht selbstständig fertig werden kann, entwickelt sich leicht eine Sepsis mit hoher Letalität. Eine sofortige Suche nach dem Infektionsherd und Antibiose sind dringlich.

7.4.3 Strahlentherapie

In der Strahlentherapie wird **ionisierende Strahlung** zur kurativen oder palliativen Behandlung maligner Tumoren eingesetzt. Die Wirkung beruht auf der Erzeugung von DNA-Schäden, wobei eine hohe Zellteilungsrate und ein niedriger Differenzierungsgrad des Tumorgewebes mit einer hohen Strahlenempfindlichkeit korrelieren. Ziel der Strahlentherapie ist eine maximale Zerstörung des Tumorgewebes bei größtmöglicher Schonung des Normalgewebes. Vor Beginn der Strahlentherapie ist eine Bestrahlungsplanung mit Festlegung der Strahlenart, Gesamt- und Einzeldosis sowie Behandlungszeit erforderlich.

Strahlenart

In der klinischen Anwendung findet man am häufigsten **Linearbeschleuniger,** die **Photonen** oder **Elektronenstrahlung** erzeugen. Sehr selten nur (bei Hauttumoren) werden **Röntgenstrahlen** für die Strahlentherapie genutzt. **Neutronenstrahlen** werden bei der Bestrahlung von Speicheldrüsentumoren oder Weichteiltumoren eingesetzt. **Radioaktive Isotope** (z. B. ^{131}Jod i.v. appliziert), die von Tumorzellen aufgenommen werden und diese zerstören, werden für die Behandlung von Schilddrüsentumoren genutzt.

Die Eindringtiefe hängt neben der **Strahlenart** von der **Energie der Strahlung** ab, die in Kilo- oder Megaelektronenvolt gemessen wird.

Strahlendosis

Die Strahlendosis wird in **Gray** (Gy) angegeben. Für eine kurative Bestrahlungstherapie von soliden Tumoren beträgt die Gesamtdosis zwischen 55 und 70 Gy, von Lymphomen 30–45 Gy. Die geplante Gesamtdosis wird auf mehrere Einzeldosen aufgeteilt (fraktionierte Bestrahlung), wodurch das gesunde Gewebe sich im Intervall erholen kann.

Lokalisation

Man unterscheidet nach dem Ort der Strahlenquelle:
- **perkutane Strahlentherapie:** Die Strahlenquelle liegt außerhalb des Körpers. Für oberflächlich gelegene Ziele werden sog. **Stehfelder** eingesetzt, tiefer gelegene Ziele werden über die **Mehrfeldertechnik** bestrahlt, bei der das gesunde Gewebe durch die Fokussierung des Tumors von verschiedenen Feldern aus geschont wird.
- **intrakavitäre Therapie** (sog. **Afterloading**): In den zu bestrahlenden Körperteil wird über ein Endoskop ein leerer Applikator platziert, in den dann anschließend das Radionuklid, meist ^{192}Iridium, eingebracht wird. Anwendung u. a. bei HNO- und Prostatakarzinomen sowie gynäkologischen Tumoren.

Nebenwirkungen

An **akuten Nebenwirkungen** (sog. **Strahlenkater**) kommt es wenige Stunden bis Tage nach der Bestrahlung zu Müdigkeit, Kopfschmerzen und Appetitlosigkeit.

Die **chronischen Strahlenreaktionen manifestieren** sich erst Monate bis Jahre nach der Therapie:

- Haut- und Schleimhautläsionen wie z.B. Röntgendermatitis oder -Mukositis;
- Strahlenulkus, -enteritis und Fisteln;
- Strahlenpneumonitis, Fibrose;
- Entwicklung von Zweittumoren.

7.4.4 Multimodale Therapie

Unter multimodaler Tumortherapie ist die Kombination verschiedener Therapieverfahren zu verstehen, die je nach Therapiekonzept vor, während oder nach einem operativen Eingriff eingesetzt werden.

Adjuvante Therapie

Die adjuvante Therapie ist eine **postoperative** unterstützende Chemo- oder Strahlentherapie, die der Elimination einzelner Tumorzellen dient, bevor diese sich zu Metastasen entwickeln können.

Adjuvante Chemotherapie z.B. bei Kolonkarzinomen.

Adjuvante Radiotherapie z.B. bei Mammakarzinomen und Rektumkarzinomen (Stadium UICC II–III), evtl. auch als **adjuvante Radiochemotherapie.**

Neoadjuvante Therapie

Unter neoadjuvanter Therapie versteht man eine **präoperative** Radiochemotherapie, die mit dem Ziel angewendet wird, durch die Verkleinerung des Tumors diesen potenziell kurativ operabel zu machen **(Downstaging).** Außerdem soll die Streuung von Tumorzellen während der Operation reduziert und damit eine Metastasenbildung verhindert werden.

Beispiele neoadjuvanter Therapie: evtl. Sphinktererhalt durch neoadjuvante Radiochemotherapie bei Anal- und Rektumkarzinom möglich; neoadjuvante Chemotherapie bei Osteosarkomen.

Intraoperative Strahlentherapie

Bei der intraoperativen Strahlentherapie (IORT) wird nach der Resektion des Tumors das Tumorbett bestrahlt, wodurch das Risiko eines Lokalrezidivs reduziert werden soll. Dieses Verfahren kann bei Magen-, Pankreas- oder Rektumkarzinomen angewandt werden.

7.4.5 Palliative Therapie

Zur **Milderung von Krankheitssymptomen** bei Fällen, für die keine Aussicht auf Heilung mehr besteht, stehen verschiedene palliative Therapieverfahren zur Verfügung.

Palliative Operationen

Bei einer palliativen Operation steht die Erhaltung vitaler Funktionen im Vordergrund der Zielsetzung, da eine Heilung der zugrunde liegenden Krankheit nicht mehr erreicht werden kann. Der Eingriff kann als **absolute OP-Indikation** erforderlich sein (Beispiel: Ileus durch Tumorstenose) oder auch als **relative OP-Indikation,** wenn sich durch den Eingriff eine Verbesserung der Lebensqualität ergibt.

Der palliative Eingriff bei inoperablen Tumoren ist entweder ein **resezierendes Verfahren** mit Verbleib von Tumorgewebe oder Metastasen, da technisch nicht anders möglich, oder ein **nicht resezierendes Verfahren,** das lediglich eine symptomatische Therapie zur Prophylaxe oder Beseitigung von Komplikationen bezweckt (z.B. Anus praeter, biliodigestive Anastomose). Es muss dabei immer abgeschätzt werden, ob das Ausmaß des Eingriffs angesichts der eingeschränkten Lebenserwartung in sinnvoller Relation zum Gewinn für den Patienten in Bezug auf die Verbesserung der Lebensqualität steht.

Endoskopische Verfahren

Vor allem bei Tumoren des GIT kommen palliative endoskopische Verfahren zur Anwendung: z.B. **Stents** zur Erhaltung der Nahrungspassage bei Ösophaguskarzinomen oder zur Sicherung des Galleabflusses bei Gallengangskarzinomen. Die partielle **Tumorabtragung per Laser** fällt ebenso in diesen Bereich wie die **Kryotherapie** beim inoperablen Rektumkarzinom. Hierbei wird der Tumor verkleinert, indem ein Stab in das Rektum eingeführt und auf −180 °C heruntergekühlt wird.

Palliative Radiochemotherapie

Auch wenn durch diese nur eine Verkleinerung des Tumorgewebes zu erzielen ist, kann sie zur **Schmerzreduzierung** von Vorteil sein oder die **Nahrungspassage** aufrecht erhalten. Mit palliativer Bestrahlung können **Tumorblutungen** beim Rektumkarzinom **zum Stillstand gebracht** werden. Dieser Effekt wird allerdings erst nach Tagen oder einigen Wochen wirksam.

Schmerztherapie

Ein wesentlicher Aspekt der palliativen Therapie ist die Bekämpfung des Tumorschmerzes, der durch das Tumorwachstum ständig zunimmt und schließlich die Lebensqualität erheblich beeinträchtigt.

Die medikamentöse Schmerzbehandlung wird nach einem Stufenplan durchgeführt (s. Tab. 7-9).

Tab. 7-9	Stufenplan der Schmerzbekämpfung	
Stufe	**Substanzen**	**Präparate**
1. Stufe	Antiphlogistika	• Diclofenac • Ibuprofen • Acetylsalicylsäure
2. Stufe	Schwache Opioide	• Codein, Dihydrocodein • Tramadol • Dextropropoxyphen
3. Stufe	Starke Opioide	• Morphin • Levomethadon • Buprenorphin

Sehr wichtig ist, die Einnahme der Analgetika durch einen genauen Zeitplan mit Dosisintervallen so festzulegen, dass Schmerzen gar nicht erst entstehen.

Ferner besteht die Möglichkeit, über einen **Periduralkatheter** gezielt Nervenstränge medikamentös auszuschalten.

7.4.6 Nachsorge

Die Nachsorgeuntersuchungen sind ein wesentlicher Bestandteil der Tumorbehandlung und dienen der frühzeitigen **Erfassung von lokalen Rezidiven, Metastasen** sowie **Zweittumoren.** Sie umfassen neben regelmäßigen Nachuntersuchungen, die nach einem festgelegten Plan durchgeführt werden, auch die psychische Betreuung des Patienten.

Im Rahmen der Nachsorge werden durchgeführt:
- klinische Untersuchungen,
- Röntgen, CT,
- Sonographie,
- Bestimmung von Tumormarkern, für die vor der Behandlung schon Werte vorlagen als Verlaufskontrolle,
- evtl. noch weitere Untersuchungen wie Endoskopie oder szintigraphische Untersuchungen.

Zeitplan

In der Regel werden die Nachsorgeuntersuchungen nach folgendem Zeitplan vorgenommen:
- in den ersten 2 Jahren alle 3 Monate,
- dann 3 Jahre lang in halbjährlichen Abständen,
- anschließend in jährlichen Abständen.

Bei manchen Tumoren mit hohem Rezidivrisiko (z. B. kleinzelliges Bronchialkarzinom) sollten im ersten Jahr häufigere Untersuchungen stattfinden.

Therapieerfolg

Der Therapieerfolg wird anhand des rezidivfreien Überlebens bewertet. Da bei den meisten Malignomen Rezidive innerhalb der ersten 5 Jahre erscheinen, gilt allgemein die Zeitspanne von 5 Jahren als Maßstab für eine Heilung (5-Jahres-Überlebensrate oder 5-JÜR). Bei bestimmten Tumoren allerdings, die auch zu später Metastasierung neigen (z. B. Mammakarzinom, malignes Melanom), gilt als Grenze für eine Heilung der Zeitraum von 10 Jahren (10-Jahres-Überlebensrate).

8 Postoperative Komplikationen, chirurgische Intensivmedizin

Gerlind Souza-Offtermatt

Postoperative Komplikationen gefährden häufig den therapeutischen Erfolg eines elektiven Eingriffs und können bei Notfalloperationen lebensbedrohliche Konsequenzen haben. Aus diesem Grund ist die Prävention postoperativer Komplikationen von eminenter Bedeutung. Insbesondere ältere Patienten bedürfen in dieser Phase einer intensiven Betreuung, um der Entwicklung von Komplikationen möglichst frühzeitig entgegenwirken zu können.

8.1 Postoperative Stoffwechselreaktionen

Postaggressionsstoffwechsel

Postaggressionsstoffwechsel bezeichnet die nach einem Trauma, einer Verbrennung, nach Operationen oder akuten Erkrankungen im Organismus ablaufenden typischen Stoffwechselveränderungen. Aufgrund einer Traumatisierung des Körpers durch den Eingriff kommt es zu einer **Steigerung des Sympathikotonus** mit Ausschüttung von **Katecholaminen** und **Glukokortikoiden.**

Kohlenhydratstoffwechsel

Es kommt zu charakteristischen Umstellungen im Kohlenhydratstoffwechsel. Die Steigerung der Glykogenolyse und Gluconeogenese aus Aminosäuren und Laktat sowie die Einschränkung der Glucoseverwertung in den Zellen → **Hyperglykämie** → **Hyperinsulinämie.**

Auch die Wirksamkeit von Insulin ist vermindert → **Hyperinsulinämie.**

> **Merke**
> Da Glucose in der Phase des Postaggressionsstoffwechsels im Gewebe nur eingeschränkt verstoffwechselt wird, führt eine erhöhte externe Glucosezufuhr zu Leberverfettung insbesondere in Verbindung mit Insulingabe. **Cave**: Glucoselösungen.

Fettstoffwechsel

Der Energiebedarf wird überwiegend durch Fettoxidation gedeckt, was zu einer **Zunahme der Lipolyse** führt → **Freisetzung von freien Fettsäuren.**

Die in der Leber anflutenden überschüssigen Fettsäuren werden dort deponiert, was, insbesondere bei längerem Krankheitsverlauf, ebenfalls zu einer **Leberverfettung** führen kann.

Eiweißstoffwechsel

Charakteristisches Merkmal des postaggressiven Eiweißstoffwechsels ist die **Katabolie.**

Diese Eiweißkatabolie ist abhängig von der Schwere einer Verletzung oder Operation und lässt sich an der **Stickstoffausscheidung im Urin (Azoturie)** messen. Sie beträgt bei leichten chirurgischen Eingriffen ca. 5–10 g/d, bei schwereren Operationen hingegen 15 g/d. Aus diesem Grund entstehen ein teilweise beträchtlicher Muskelschwund und **Eiweißverlust** (negative Stickstoffbilanz). Die Eiweißkatabolie lässt sich diätetisch schlecht beeinflussen. Trotz parenteraler Zufuhr von Proteinen kann der beschleunigte Proteinabbau des Organismus nicht reduziert werden, sodass die Eiweißkatabolie insbesondere bei septischen Patienten bedrohliche Ausmaße annehmen kann.

Unter Postaggressionsstoffwechsel versteht man die in mehreren Phasen ablaufenden Stoffwechselveränderungen nach Traumen, Operationen oder Verbrennungen (s. Tab. 8-1).

Tab. 8-1 Postaggressionsstoffwechsel		
Phasen	**Stoffwechsellage**	**Maßnahmen**
1. Phase = **Akutphase** Dauer: Minuten bis Stunden	Katabole Stoffwechsellage (Glykogenolyse, Lipolyse, Proteolyse), Hyperglykämie, Oligurie	Ausgleich von Wasser und Elektrolyten Noch keine orale oder parenterale Ernährung
2. Phase = **Übergangsphase** oder **Postaggressionsphase** Dauer: mehrere Tage	Katabole Stoffwechsellage (Abbau von Fettsäuren), Hyperglykämie	Stufenweiser Aufbau einer parenteralen Ernährung unter engmaschigen BZ-Kontrollen
3. Phase = **anabole** oder **Reparationsphase** Dauer: mehrere Wochen	Anabole Stoffwechsellage (erhöhter Kalorienbedarf), Kohlenhydratstoffwechsel normalisiert	Volle Ernährung

Postaggressionssyndrom

Das Postaggressionssyndrom tritt in Abhängigkeit von der Größe, Dauer und Schwere des Eingriffs sowie vom Alter des Patienten in unterschiedlicher Ausprägung auf. Es entstehen charakteristische Stoffwechselveränderungen:
- Durch die im Postaggressionsstoffwechsel vermehrt ausgeschütteten **Hormone** (Katecholamine und Glukokortikoide, Aldosteron, ADH) steigt das HZV um > 30 % an;
- durch Gewebsschädigung frei werdende **Entzündungsmediatoren** bewirken Fieber, Tachykardie und Abgeschlagenheit;
- **Glucoseverwertungstörung** (Hyperglykämie) bei gleichzeitigem **Fett- und Proteinkatabolismus;** es resultieren eine negative Stickstoffbilanz und eine Anhäufung von Ketonkörpern → **Ketoazidose;**
- durch vermehrte **Aldosteron- und ADH-Ausschüttung** entstehen eine Na^+- und Wasserretention mit generalisierten Ödemen und **Hypokaliämie.**

Symptomatik

Müdigkeit, Fieber und Abgeschlagenheit, Gerinnungsaktivierung, Glucoseverwertungsstörungen und katabole Stoffwechsellage. Schwächung des Immunsystems durch erhöhte Katecholamin- und Kortikoidausschüttung.

Komplikationen

Ausgehend von einem Postaggressionssyndrom können folgende Komplikationen entstehen:
- Vasokonstriktion → Zentralisierung → Schock
- Pneumonie
- Verbrauchskoagulopathie
- Multiorganversagen

8.2 Postoperative Komplikationen

8.2.1 Embolie und Thrombose

Pathophysiologie

Virchow hatte schon 1865 einen Bezug zwischen gestörter Blutströmung, Änderung der Zusammensetzung des Blutes und Gefäßwandschäden zur Entwicklung einer Thrombose hergestellt (Virchow-Trias). Im Prinzip hat diese Trias auch heute noch Gültigkeit.
- **Gestörte Blutströmung** führt zu einer Strömungsverlangsamung und damit zu Thromboseneigung. Sie kann verursacht werden durch
  - Bettlägerigkeit, z.B. nach Operationen;
  - Herzinsuffizienz und bradykarde Herzrhythmusstörungen;
  - erhöhte Blutviskosität (z.B. Dehydratation, erhöhter Hämatokritwert);
  - Varikose;
  - Aneurysmen.
- **Erhöhte Gerinnungsbereitschaft** entsteht durch
  - erhöhte Thrombozytenzahl **(Thrombozytose),** die z.B. nach Milzentfernung auftritt;
  - erhöhte Gerinnbarkeit des Blutes **(Hyperkoagulabilität).**
  - In diesen Bereich fällt der angeborene Mangel an Inhibitoren der Gerinnung (Antithrombin III, Protein C und Protein S).
  - Die erhöhte Gerinnungsbereitschaft nach Traumen und Operationen erklärt sich durch den Übertritt von Gewebsthromboplastin (Thrombokinase) in die Blutbahn nach einer Verletzung.
- **Gefäßwandschädigung** aufgrund von
  - Endothelveränderungen bei Arteriosklerose und Endangiitis;
  - Sepsis; hierbei spielt ätiologisch die erhöhte Abbaurate von Endothelzellen eine Rolle.

Lungenembolie (s. Kap. 12.10)

Die Lungenembolie ist eine der gefürchtetsten postoperativen Komplikationen. Durch die seit Jahren konsequent durchgeführte peri- und postoperative **niedrig dosierte Heparinprophylaxe** konnte die Lungenembolie als Folge einer venösen Thrombose entscheidend reduziert werden (s. Kap. 4.1.5).

Arterielle Embolien (s. Kap. 13.1.6)

Arterielle Thrombosen (s. Kap. 13.1.6)

Venöse Thrombosen (s. Kap. 13.2.4)

Heparininduzierte Thrombozytopenie (HIT)

Die heparininduzierte Thrombozytopenie bezeichnet ein als Nebenwirkung der Thromboseprophylaxe mit Heparin auftretendes neues Krankheitsbild, das in zwei Formen, HIT I und HIT II, auftritt:

- **heparininduzierte Thrombozytopenie Typ I (HIT I):** Die zu Beginn der Behandlung gelegentlich auftretende Thrombozytopenie ist harmlos und reversibel. Die Thrombozytenwerte fallen nicht < 100 000/µl ab. Die Behandlung mit Heparin kann fortgesetzt werden. Es handelt sich um **eine nicht immunologisch vermittelte** Thrombozytenaggregation.
- **heparininduzierte Thrombozytopenie Typ II (HIT II, s. Abb. 8-1):** Aufgrund einer **immunologischen Reaktion** mit Zerfall der Thrombozyten kann es bei nicht sensibilisierten Patienten nach 6–14 Tagen zu einem **Abfall der Thrombozyten unter 80 000/µl** kommen, bei bereits sensibilisierten Patienten auch schon nach wenigen Stunden. Das Krankheitsbild wird kompliziert durch gleichzeitiges Auftreten von arteriellen und venösen Thrombosen, Verbrauchskoagulopathie oder Hautnekrosen. HIT II tritt in **2–3 %** bei Thromboembolieprophylaxe mit **unfraktioniertem Heparin** und in **0,3 %** mit **niedermolekularem Heparin** auf.

Der **diagnostische Nachweis** wird durch einen **ELISA-Test** durchgeführt.

Die Behandlung mit Heparin ist sofort zu unterbrechen. Die Behandlung der thromboembolischen Komplikationen wird dann mit einer **Hirudininfusion** fortgesetzt. Alternativ kann auch **Orgaran® R** verabreicht werden.

Da eine solche Allergisierung häufiger bei unfraktionierten Standardheparinen als bei niedermolekularen Heparinen auftritt, sollte bei Schock- oder Sepsispatienten, die ein erhöhtes Risiko aufweisen, das niedermolekulare Heparin verwendet werden.

> **Merke**
> Um eine HIT II rechtzeitig zu erkennen und aufzufangen, sollte bei Heparinbehandlungen zweimal wöchentlich eine Thrombozytenkontrolle durchgeführt werden.

Kasuistik

Bei einer 40-jährigen Patientin, bei der eine Außenknöchelfraktur osteosynthetisch versorgt wurde, kommt es 10 Tage nach der OP plötzlich zu multiplen petechialen Einblutungen in beide obere Extremitäten. Gleichzeitig fällt ein massiver Thrombozytenabfall auf < 40 000/µl auf, und es kommt zu diffuser intravasaler Blutgerinnung und akuter Ischämie beider Arme. Der aufgrund der Symptomatik bestehende Verdacht auf ein HIT-II-Syndrom der Patientin (s. Abb. 8-1), bei der wie üblich eine Low-dose-Heparinisierung durchgeführt worden war, bestätigt sich später mit einem ELISA-Test. Es wird sofort eine arterielle Thrombektomie durchgeführt, durch welche die arterielle Versorgung der Extremität wieder hergestellt werden kann. Nekro-

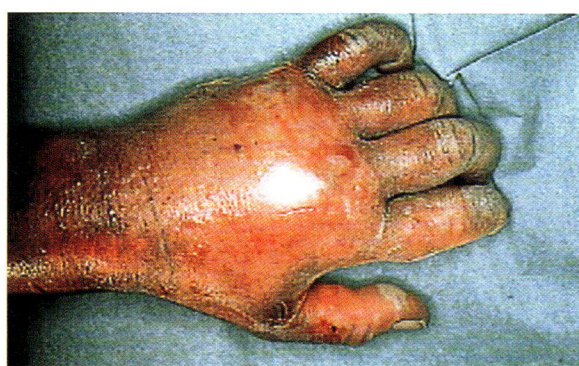

Abb. 8-1   Durchblutungsstörung bei HIT-II-Syndrom.

sen können vermieden werden. Heparin wird selbstverständlich sofort abgesetzt. Die weitere Thromboseprophylaxe wird mit Orgaran® fortgesetzt.

Verbrauchskoagulopathie (DIC, s. Kap. 31.13.3)

8.2.2 Infektion und Organversagen

Pneumonie (s. Kap. 11.6.2)

Definition/Ätiologie

Lungenentzündungen werden eingeteilt in primäre Pneumonien, sekundäre Pneumonien und opportunistische Pneumonien.

Primäre Pneumonien entstehen **ohne prädisponierende Vorerkrankungen** durch Infektion mit bakteriellen Erregern (Pneumokokken, Haemophilus influenzae). Zu den „atypischen" Pneumonien werden Pneumonien gerechnet, die durch Viren (Adenovirus, Influenza- und Parainfluenza), Mykoplasmen, Legionellen und Pilze verursacht werden.

Sekundäre Pneumonien entstehen auf dem Boden einer **Vorerkrankung,** wie chronisch obstruktive Bronchitis, Linksherzinsuffizienz oder Lungenembolie. Die Genese wird begünstigt durch **Bettlägerigkeit,** Sekretstau infolge von Bronchiektasen oder Tumoren sowie durch Immunschwäche. Erreger dieser Form sind meist gramnegative Bakterien wie Klebsiellen.

Opportunistische Pneumonien entwickeln sich bei **immungeschwächten Patienten** (AIDS, Chemotherapie). Als Erreger kommen häufig Pilze (Candida) oder Viren (Zytomegalievirus, Herpes-simplex-Virus) in Betracht.

Pathogenese

Nosokomiale Pneumonien als postoperative Komplikationen treten häufig in Erscheinung. Insbesondere die **Bettlägerigkeit,** bei der die Lunge schlecht beatmet ist, spielt dabei pathogenetisch eine Rolle, vorwiegend bei älteren Patienten. Auf dem Boden von **Atelektasen,** die durch die schlechte Belüftung entstehen, entwickeln sich beschleunigt Pneumonien. Als häufigste Erreger postoperativer Pneumonien werden **Staphylokokken** gefunden.

Symptomatik

Die Symptomatik typischer und atypischer Pneumonien unterscheidet sich in erheblichem Ausmaß voneinander.

Typische bakterielle Pneumonie: perakuter Beginn **mit Schüttelfrost,** Fieber > 39 °C, Thoraxschmerzen, starkem Husten, ausgeprägter Tachypnoe und Tachykardie.

Atypische Pneumonie: langsamer Beginn, Fieber < 39 °C, Husten, Tachypnoe und Tachykardie sind weniger ausgeprägt.

Diagnostik

- Klinischer Befund: Klopfschalldämpfung und inspiratorische Rasselgeräusche bei typischen Pneumonien, bei atypischen oft fehlend.
- Röntgen-Thorax: **segmental** oder **lobär** lokalisierte Infiltration → typische bakterielle Pneumonie; **diffuse interstitielle** Manifestation → atypische Pneumonie.
- Bakteriologische Untersuchung → Erregernachweis in Blut, Pleurapunktat, Bronchialsekret, Bronchiallavage.
- Serologische Diagnostik → Antikörpernachweis.
- Labor: Leukozytose, BSG ↑, CRP ↑ bei bakteriellen Pneumonien; bei Mykoplasmen Nachweis von Kälteagglutininen.

Therapie

Allgemeinmaßnahmen wie ausreichende Flüssigkeitszufuhr, Bettruhe und Antipyretika, **antibiotische Therapie** mit Cephalosporinen und Aminoglykosiden, alternativ Gyrasehemmern; bei Staphylokokkenpneumonie und Aspirationspneumonie wird Clindamycin oder Vancomycin verabreicht.

Prophylaxe

- Ausreichende Gabe von **Analgetika** in der postoperativen Phase, um eine flache Schonatmung aufgrund von Schmerzen zu verhindern;
- **Inhalation** mukolytischer und sekretolytischer Substanzen, **Atemgymnastik** und **häufiger Lagewechsel,** um den Abtransport des Schleims in den Alveolen zu fördern;
- frühe Mobilisation nach der OP.

Akutes Lungenversagen (ARDS, s. Kap. 31.13.3)

Systemische inflammatorische Reaktion (SIRS, s. Kap. 31.13.3)

Multiorganversagen (MODS, s. Kap. 6.3.6)

Akutes Nierenversagen (ANV)

Definition

Das akute Nierenversagen ist eine durch **Minderperfusion** (Schock) oder durch **toxische Schädigung der Tubuluszellen** verursachte Funktionseinschränkung der Nieren. Als Ausdruck der Filtratverminderung entwickelt sich ein Anstieg harnpflichtiger Substanzen.

Ätiologie/Pathogenese

Nach der Ätiologie unterscheidet man:
- **prärenales ANV:** zirkulatorische Ursachen → Volumenmangel, Schock, Natriummangel, externe Verluste
- **renales ANV:**
  - entzündliche Nierenparenchymschädigung
  - Vaskulopathien (z.B. Nierenarterienstenose, Nierenvenenverschluss)
  - toxische Nierenschädigung → Schwermetalle, Hämolyse, Rhabdomyolyse mit Freisetzung großer Mengen von Myoglobin und Proteinen („Crushniere"), Medikamente (z.B. Aminoglykoside, Immunsuppressiva)
- **postrenales ANV:** Harnwegsobstruktionen durch Urolithiasis, Tumoren etc.

In 80 % der Fälle ist ein akutes Nierenversagen **schockbedingt.** Durch sympathoadrenerge Reaktion des Organismus als Kompensation auf eine Reduzierung des HZV kommt es zu Konstriktion des Vas afferens und damit zu raschem Sistieren der Urinproduktion.

Der Zustand der Niere in dieser Phase wird **Niere im Schock** genannt; beträgt die schockbedingte Ischämie nicht > 120 min, ist die Funktionseinschränkung gut reversibel. Von einer **Schockniere** spricht man, wenn es aufgrund eines länger andauernden Schocks zu strukturellen Läsionen gekommen ist.

Bei 15 % der Intensivpatienten entwickelt sich postoperativ ein ANV.

Klinik

Oligurie: Urinausscheidung unter 500 ml/24 h
Anurie: Urinausscheidung 100 ml/24 h
Isosthenurie: annäherndes Gleichbleiben der Harnkonzentration sowohl beim Dursten als auch bei vermehrter Flüssigkeitszufuhr (spezifisches Gewicht: zwischen 1.010 und 1.012).

Symptomatik

Das ANV verläuft in mehreren Phasen, in denen eine typische Symptomatik vorliegt (s. Tab. 8-2).

Komplikationen

Eine **akute Urämie** entsteht etwa 5–10 Tage nach akutem Nierenversagen und zeigt folgende Symptome:
- **Magen-Darm-Trakt:** Nausea, Erbrechen, Durchfälle, Foetor uraemicus
- **Serum:** Kreatinin ↑↑, Harnstoff ↑↑, Harnsäure ↑↑, K^+, Mg^{++}, Phosphat (PO_4^{3-}) ↑, → Na^+, Ca^{++}, HCO_3^- ↓
- **kardiovaskuläres System:** Hypertonie, Überwässerung, hämorrhagische Perikarditis, „fluid lung" (toxisches Lungenödem), Ödeme
- **ZNS:** Benommenheit, Koma.

Diagnostik

- **Klinische Untersuchung:** Blutdruck, Ödeme oder Exsikkose, Lungenstauung, Blasenfüllung prüfen

Tab. 8-2 Stadien des akuten Nierenversagens

Stadium	Symptomatik	Dauer
1. Stadium = Schädigungsphase	Normurie bis Oligurie Konzentrationsfähigkeit erst noch erhalten	Stunden bis Tage
2. Stadium = Oligoanurie	Oligo- bis Anurie oder Isosthenurie Gefahr der Hyperhydratation (Lungenödem) und Hyperkaliämie (Rhythmusstörungen) → Urämie	7 Tage bis max. 10 Wochen
3. Stadium = Polyurie	Langsamer Rückgang der Urämiesymptomatik Gefahr der Dehydratation (Hypotonie, Fieber, Tachykardie, Apathie)	Tage bis Wochen
4. Stadium = Restitution	Allmähliche Normalisierung Wochen bis Monate	

- **Labor:**
  - Blut: Kreatinin, Harnstoff, Elektrolyte, BGA, LDH und Haptoglobin zum Auschluss einer Hämolyse
  - Urin (s. Tab. 8-3): Osmolarität, E`lyte im Urin, Eiweiß
- **EKG:** Herzrhythmusstörungen, Anzeichen für **Hyperkaliämie**
- **Sonographie:** Beurteilung von Nieren und ableitenden Harnwegen, Harnaufstau
- **ZVD:** Überwässerung?

Therapie

Ausschaltung nephrotoxischer Sustanzen, Behandlung der Grundkrankheit (Sepsis etc.), Ausgleich des Flüssigkeitsdefizits. Initial wird versucht, mit **Furosemiddiurese** die Nierenfunktion zu stimulieren (Initialdosis: 0,5–4 mg/kg/KG, dann als Dauerinfusion 2 g/24 h). Gelingt das nicht und zeigen sich urämische Symptome, kann zur Überbrückung der oligurischen Phase eine Hämodialyse erforderlich werden.

Merke

Bei folgenden Werten ist die Indikation zur Hämodialyse gegeben: Kalium: > 7 mmol/l, Kreatinin: > 6 mg/dl.

Prognose

Die Letalität des isolierten ANF beträgt 20 % und hängt von Begleitkomplikationen ab. Im Prinzip ist

eine Restitutio ad integrum der Nierenfunktion möglich.

8.3 Intensivmedizin

8.3.1 Grundlagen der Intensivmedizin

Im Rahmen der chirurgischen Intensivmedizin ist es möglich, Patienten mit einem Höchstmaß an personellem und apparativem Einsatz in akut lebensbedrohlichen Zuständen zu behandeln oder Patienten mit präexistenten Risikofaktoren, vor allem also ältere Personen, optimal für einen notwendigen elektiven Eingriff operationsfähig zu machen und postoperativ in der ersten kritischen Phase zu überwachen.

Die Intensivmedizin umfasst demgemäß drei Teilbereiche: die Intensivpflege, die Intensivüberwachung und die Intensivbehandlung.

Intensivpflege

Neben der notwendigen Körperpflege (Mundpflege etc.) trägt eine fachgerechte Intensivpflege wesentlich zur Vermeidung von Komplikationen bei. Ihr kommen insbesondere folgende Aufgaben zu:
- **Pflege der zentralvenösen Katheter** → tägliche Pflege des Eintrittsortes und regelmäßiger Wechsel von Infusionszuleitungen tragen zur Prävention der gefürchteten Kathetersepsis bei.
- **Mobilisierung** → zur Verhinderung von Thromboembolien und Dekubitalulzera (häufiger Lagewechsel).
- **Unterstützung der Atemfunktion** → mithilfe einer wirkungsvollen Bronchialtoilette, Vibrationsmassagen, Atemgymnastik und Abhustkontrolle kann der Entstehung von Atelektasen und Pneumonien entgegengewirkt werden.

Monitoring

Die Intensivüberwachung eines Patienten kann als **Basismonitoring** oder als **erweitertes invasives Monitoring** erforderlich sein (s. Tab. 8-4).

Zentralvenöser Zugang

Indikationen für Punktionen zentralvenöser Gefäße und Anlegen eines **zentralen Venenkatheters:**

Tab. 8-3 Normalwerte der Nierenfunktion

Urinmenge	1 ml/kg KG/h. Die Urinmenge sollte nicht unter 50 ml/h liegen
Serum-Kreatinin	0,6–1,2 mg%
Kreatininclearance	Frauen: 85–125 ml/min, Männer: 97–140 ml/min
Spezifisches Gewicht	1 006–1 032

Tab. 8-4 Monitoring

Basismonitoring	Erweitertes Monitoring

• Herzfrequenz
• Blutdruck
• Körpertemperatur
• Urinausscheidung
• Atmungsfrequenz
• Labor: Hb, HKT, Leuko-
  zyten, Elektrolyte,
  Kreatinin, BZ
	• ZVD
	• Arterielle Druckmessung
	  und O_2-Sättigung
	• Pulmonalarteriendruck
	• Pulmonalkapillärer Ver-
	  schlussdruck (PCWP =
	  Wedge-Druck)
	• Zentrale Temperatur

• Fehlen eines großlumigen peripheren Venenzugangs
• Zufuhr hyperonkotischer Infusionslösungen und bei hochkalorischer parenteraler Ernährung
• ZVD-Messung
• hypovolämischer oder kardiogener Schock.

Es werden hauptsächlich Zugänge zur V. cava superior angelegt, wegen des hohen Thromboserisikos nur in Ausnahmefällen über die V. femoralis und V. saphena magna zur V. cava inferior. Meist wird im intensivmedizinischen Alltag eine Punktion der V. jugularis interna oder der V. subclavia in **Seldinger-Technik** vorgenommen.

Klinik: Legen eines ZVK mittels Seldinger-Technik

(s. Abb. 8-2)
Die von Seldinger entwickelte Technik wird bei der Punktion zentralvenöser und arterieller Gefäße häufig angewandt. Nach perkutaner Punktion des Gefäßes wird durch die Einführungskanüle eine Führungssonde (Seldinger-Draht) in das Gefäß eingeführt. Die Einführungskanüle wird entfernt und ein Katheter über die Führungssonde in das Gefäß vorgeschoben. Nun wird der Seldinger-Draht herausgezogen, während der Katheter in seiner Position fixiert wird.

Punktion der V. jugularis interna

Der Kopf des Patienten wird in Reklination und Drehung zur Gegenseite gelagert. Die Punktionsstelle befindet sich am Hinterrand des M. sternocleidomastoideus am Übergang vom mittleren zum oberen Drittel etwas unterhalb der Kreuzungsstelle der V. jugularis externa. Hier wird nach der Hautdesinfektion die Lokalanästhesie mit ca. 5 ml 1%igem Lidocain gesetzt. Die Punktion erfolgt in 30° dorsokaudaler Richtung unter Aspiration auf den medialen Rand des klavikulären Muskelansatzes zu. Die V. jugularis interna wird in 3–4 cm Tiefe erreicht. In Seldinger-Technik wird der Katheter positioniert; erst nach Anschluss an das Gefäßsystem Aufheben der Kopftieflage.

Subklavia-Punktion (s. Abb. 8-3)

Zur Subklavia-Punktion wird meist der **infraklavikuläre** Zugang gewählt.

Der Kopf des Patienten ist zur Gegenseite gedreht und tief gelagert, der Arm abduziert und außenrotiert. Bei der infraklavikulären Punktion liegt der Punktionsort unmittelbar infraklavikulär in der Medioklavikularlinie. Dort Lokalanästhetikum an das Periost der Klavikula und in die Umgebung injizieren. Punktionskanüle senkrecht einstechen und unter ständiger Aspiration horizontal unter der Klavikula in Richtung auf das Sternoklavikulargelenk vorschieben. In einer Tiefe von 4–6 cm erreicht man nach Überwinden eines Widerstandes (Lig. costoclaviculare) die V. subclavia. Kunststoffkanüle in das Lumen vorschieben und Stahlkanüle entfernen. Einführen des Katheters rechts 10–15 cm, links 15–20 cm und Infusionssystem mit 3-Wege-Hahn anschließen. Durch eine **obligate Röntgenkontrolle** wird die richtige Lage überprüft.

Kasuistik

Bei einem 45-jährigen Patienten wurde unmittelbar vor einer Operation in Intubationsnarkose eine

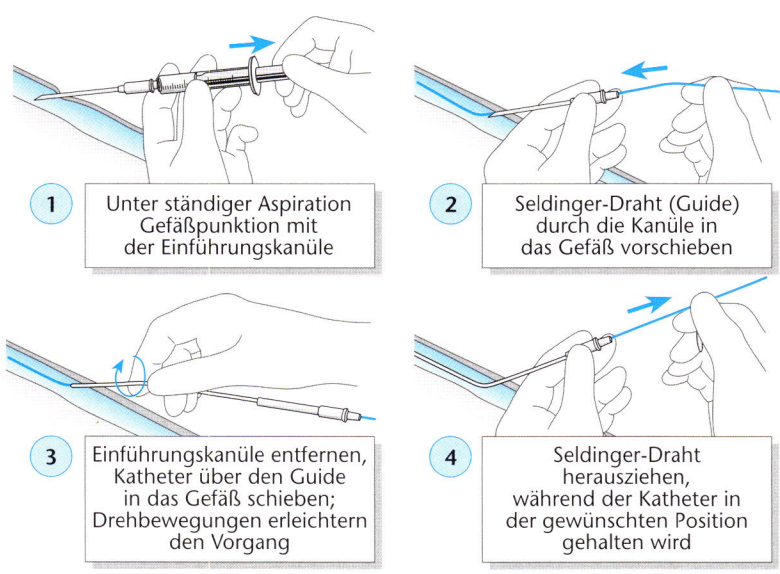

①	Unter ständiger Aspiration Gefäßpunktion mit der Einführungskanüle
②	Seldinger-Draht (Guide) durch die Kanüle in das Gefäß vorschieben
③	Einführungskanüle entfernen, Katheter über den Guide in das Gefäß schieben; Drehbewegungen erleichtern den Vorgang
④	Seldinger-Draht herausziehen, während der Katheter in der gewünschten Position gehalten wird

Abb. 8-2 Seldinger-Technik.

Punktion der linken V. subclavia unternommen, die jedoch fehlschlug. Es wurde daraufhin ein Katheter in die rechte V. jugularis gelegt, ohne nochmals eine Röntgenkontrolle der frustranen Subklavia-Punktion durchzuführen. Während der OP kam es zu plötzlichem Blutdruckabfall, Zyanose, gestauten Halsvenen bei erhöhtem Beatmungsdruck. Das Atemgeräusch auf der linken Seite war fast vollständig aufgehoben. Es wurde die Diagnose eines iatrogenen linksseitigen Spannungspneumothorax gestellt und unverzüglich eine Thoraxdrainage angelegt. Erfreulicherweise besserte sich der Zustand des Patienten schon nach kurzer Zeit wieder.

Fazit: Wäre nach der Subklavia-Punktion eine Röntgenkontrolle durchgeführt worden, hätte man diese Komplikation vermeiden können.

Komplikationen

Als häufigste Komplikationen der zentralvenösen Punktionen sind zu beachten:
- arterielle Punktionen → Hämatothorax
- Pneumothorax
- Luftembolie
- Verletzung des Plexus brachialis
- Katheterfehllage → Rhythmusstörungen
- Infektionen (Erreger meist Staphylokokken)
- Venenthrombose.

Erfreulicherweise ist die Komplikationsrate mit < 1 % doch relativ gering.

Zugang zum arteriellen System

Durch die Punktion eines arteriellen Gefäßes mit Einlage eines Katheters wird die kontinuierliche **blutige Druckmessung** und die wiederholte häufige Blutentnahme zur **Blutgasanalyse** möglich. In der Intensivmedizin wird dazu meist die **A. radialis** gewählt.

Zuvor wird mit einem Allen-Test oder mit dem Ultraschall-Doppler geprüft, ob die arterielle Versorgung der Hand über die A. ulnaris ausreicht.

Allen-Test: Kompression der A. radialis und A. ulnaris 1 min lang; die Ischämie muss nach Dekompression der A. ulnaris nach 5–10 s wieder aufgehoben sein.

Nach der Punktion muss der arterielle Zugang regelmäßig mit NaCl-Heparin gespült werden.

Merke
Ein arterieller Katheter muss eindeutig durch rot gefärbten 3-Wege-Hahn gekennzeichnet sein, da akzidentelle Falschinjektionen zu Durchblutungsstörungen führen.

Rechtsherzkatheterismus

Der Rechtsherzkatheterismus wird mit dem **Swan-Ganz-Katheter** durchgeführt. Der von Swan und Ganz 1970 entwickelte Katheter (s. Abb. 8-4) bedeutete einen wesentlichen Fortschritt für das invasive Monitoring von Patienten auf Intensivstationen.

Der Rechtsherzkatheter besitzt 4 Lumina und ist an der Katheterspitze mit einem Ballon versehen, der mit Luft oder CO_2 auffüllbar ist. Mit diesem Ballon lässt

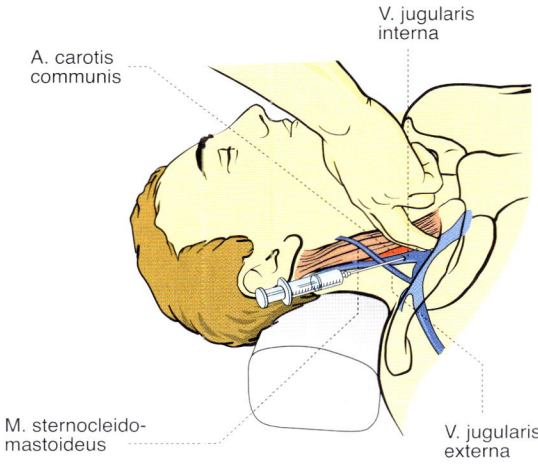

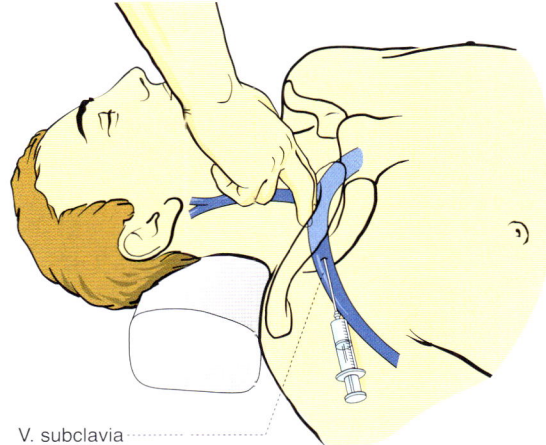

Abb. 8-3 Punktion der V. subclavia.

sich beim Vorschieben des Katheters bis in eine kleine Pulmonalarterie (Wedge-Position) der **pulmonalkapillare Verschlussdruck** messen.

Mit dem Swan-Ganz-Pulmonalis-Katheter werden gleichzeitig folgende **wichtige Parameter** erfasst:
- **ZVD**
- **Pulmonalarteriendruck**
- **pulmonalkapillarer Verschlussdruck (PCWP = Wedge-Druck)**
- **zentrale Temperatur.**

Aus diesen Daten lassen sich weitere hämodynamische Werte, wie der **periphere Gesamtwiderstand** berechnen.

Das **Herzzeitvolumen** (HZV) wird mithilfe eines an der Katheterspitze installierten Thermistors über die Messung der Temperaturänderung in der A. pulmonalis nach Injektion einer 4 °C kalten NaCl-Lösung bestimmt. Mit dem Herzzeitvolumen lässt sich auch der **Herzindex** (CI = HZV/Körperoberfläche in m^2) berechnen.

Wegen möglicher **Komplikationen** (Rhythmusstörungen, Pulmonalarterienruptur, Lungeninfarkt, Ventrikelseptumperforation, Ballonruptur) ist die Indikation zum Rechtsherzkatheterismus streng zu stellen.

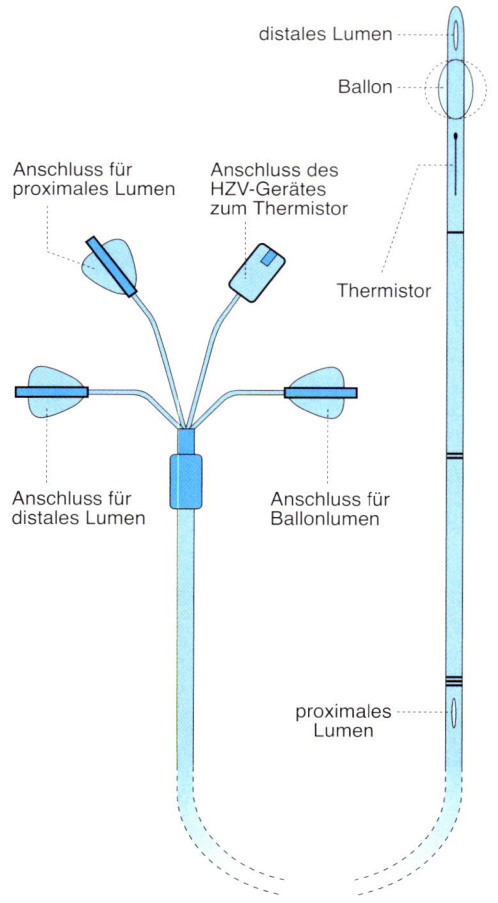

distales Lumen

Ballon

Anschluss für proximales Lumen

Anschluss des HZV-Gerätes zum Thermistor

Thermistor

Anschluss für distales Lumen

Anschluss für Ballonlumen

proximales Lumen

Abb. 8-4 Schematische Darstellung eines vierlumigen Ballonkathers nach Swan-Ganz.

Eine Übersicht der mit dem Rechtsherzkatheterismus gemessenen und berechneten Parameter gibt Tabelle 8-5.

Tab. 8-5 Wichtige gemessene und errechnete Parameter beim Rechtsherzkatheterismus

	Normwert
Drücke (mmHg)	
Zentraler Venendruck	4–8
Pulmonalarterieller Mitteldruck (PAMP)	≤ 20
Pulmonalkapillarer Verschlussdruck (Wedge-Druck)	≤ 12–20
Volumenleistung	
Herzminutenvolumen (l/min)	≤ 4,5
Herzindex (l/min/m² KOF)	≤ 2,5
Widerstände (dyn × sec × cm⁻⁵)	
Totaler peripherer Widerstand (TPR)	900–2200
Pulmonalvaskulärer Widerstand (PVR)	< 250
Gemischtvenöse Sättigung (SVO₂; %)	75
Sauerstoffverbrauch (ml/min/m² KOF)	115–165

(aus Berchtold, Chirurgie, Urban & Fischer Verlag, 4. Aufl., 2001)

8.3.2 Postoperative Funktionsstörungen

Störungen der Kreislauffunktion

Um Störungen der Kreislauffunktion möglichst rasch erfassen und beseitigen zu können, sind folgende Parameter kontinuierlich zu messen:
- **Pulsfrequenz:** Messung mit **Monitor-EKG** (s. Tab. 8-6).
- **Blutdruck: blutige** Blutdruckmessung über einen **arteriellen Katheter** oder **unblutige** Messung mit **Manschette.**
- Der **arterielle Mitteldruck** (normal: 80–90 mmHg) und der **Druckpuls** ($P_{syst} - P_{diast}$) sind dabei besonders aussagekräftig.
- **ZVD:** Messung mit zentralvenösem Katheter oder Rechtsherzkatheter.

Klinik: Messung des zentralen Venendrucks
Der ZVD wird in flacher Rückenlage des Patienten gemessen. Voraussetzung ist die korrekte Lage der Katheterspitze in der V. cava superior. Der 0-Punkt der Messvorrichtung muss mit einem Thoraxlineal ausgerichtet werden; er entspricht der rechten Vorhofebene und liegt in Höhe von $\frac{3}{5}$ des Thoraxdurchmessers über der Unterlage. Ein mit 0,9%iger NaCl-Lösung gefülltes Manometer wird angeschlossen und zeigt den ZVD an.

Verfälschungen des ZVD können durch alle Veränderungen des intrathorakalen Druckes entstehen, z. B. bei Beatmung, Pneumothorax, ferner bei Rechtsherzinsuffizienz oder Perikardergüssen.

Hypovolämie – septische hyperdynamische Kreislaufstörung

Von besonderem Interesse und eine häufige Frage, die sich dem Arzt auf der chirurgischen Intensivstation beim Auftreten einer Tachykardie stellt, ist die Unterscheidung zwischen einer Hypovolämie und einer septisch-hyperdynamischen Kreislaufstörung.
Die wesentlichen Unterscheidungsmerkmale (Herzindex, TPR, gemischtvenöse Sättigung) sind in Tabelle 8-7 zusammengefasst.

Störungen der Atmung und der Lungenfunktion

Parameter
- **Atemfrequenz:** Messung nasal über Thermistorsonden (Temperaturfühler) oder transthorakale Impedanzmessung.

Tab. 8-6 Störungen der Frequenz

Tachykardien > 100/min	Bradykardien < 60/min
• Volumendefizit	• Medikamentös bedingt (Digitalis, β-Blocker)
• Hypoxämien	• AV-Erregungsleitungsstörung
• Sepsis	
• Elektrolytstörungen	
• Schmerzen	
• Kardiale Ursachen	

Tab. 8-7   Differenzialdiagnose Hypovolämie – Sepsis

	HF	MAP	ZVD	CI	TPR	S_vO_2	PCWP
Normalwerte	(Schläge/min) 60–100	(mmHg) 70–110	(cmH_2O) 4–12	(l/min/m^2 KOF) 2,7–4,3	(dyn × sec × cm^{-5}) 900–2 200	(%) 75	(mmHg) 5–12
Hypovolämie	↑	↓	↓	↓	↑	↓	↓
Sepsis (hyperdyname Phase)	↑	↑↓	↑↓	↑	↓	↑	↑↓

HF: Herzfrequenz; MAP: arterieller Mitteldruck; ZVD: zentralvenöser Druck; ↑: erhöht; CI: Herzindex; TPR: totaler peripherer Widerstand; S_vO_2: gemischtvenöse Sättigung; ↓: erniedrigt; PCWP: pulmonalkapillärer Verschlußdruck; ↑↓: erhöht oder erniedrigt

(aus Berchtold, Chirurgie, Urban & Fischer Verlag, 4. Aufl., 2001)

- **Periphere O_2-Sättigung:** Messung durch Pulsoxymetrie, die unblutig am Finger oder Ohrläppchen durchgeführt wird.
- **Periphere CO_2-Konzentration:** Messung durch Kapnographie, ein nichtinvasives Verfahren zur Messung des Kohlendioxidgehaltes der Ausatemluft.

Akute respiratorische Insuffizienz (ARI)
Die oben beschriebenen Messungen geben Hinweise auf die Entwicklung einer **akuten respiratorischen Insuffizienz (ARI).**

Eine akute respiratorische Insuffizienz entsteht entweder durch eine
- **Ventilationsstörung** → obstruktive (Asthma bronchiale, COLD) oder restriktive Lungenveränderungen (Lungenfibrose),
- **Diffusionsstörung** → verschlechterte Permeabilität der Alveolarmembran (z. B. Lungenödem) oder
- **Perfusionsstörung** → schlechter durchblutete Lungenareale (z. B. Lungenembolie, DIC, Abfall des HZV).

Eine ARI besteht bei Vorliegen von mindestens einem der in Tabelle 8-8 aufgeführten pathologischen Atemwerte.

> **Merke**
> Respiratorische **Partialinsuffizienz** = Gasaustauschstörung für **Sauerstoff,** eine respiratorische **Globalinsuffizienz** = Gasaustauschstörung für **Sauerstoff und Kohlendioxid.** Eine ARI kann als Partialinsuffizienz oder als Globalinsuffizienz vorliegen.

Da eine akute respiratorische Insuffizienz die häufigste nichtchirurgische postoperative Komplikation darstellt und sich zu einem ARDS („adult respiratory distress syndrom" s. Kap. 31.13.3) entwickeln kann, kommt der Prävention und Therapie der ARI eine herausragende Bedeutung zu.

Prävention
Präoperative Maßnahmen sind Atemgymnastik, Inhalation und, fakultativ, Sekretolyse.

Postoperativ helfen O_2-Gabe über Maske oder Nasensonde, Vibrationsmassagen, Lagerungsdrainagen und frühzeitige Mobilisation. Sie wirken Sekretverhalt und damit der Entwicklung einer Pneumonie entgegen.

Therapie
Eine **Minitracheotomie** wird zur Verbesserung der Sekretabsaugung in manchen Fällen in Lokalanästhesie vorgenommen.

Lässt sich eine ARI durch diese Maßnahmen nicht verhindern oder beseitigen, sondern verstärkt sich sogar noch, so ist die Indikation einer **Maskenbeatmung und Intubation** bei folgenden Anzeichen gegeben:
- Atemfrequenz > 35/min
- paO_2 < 60 mmHg (Raumluft)
- $paCO_2$ > 60 mmHg
- Vitalkapazität (ml/kg KG) < 15
- Symptome der Hyperkapnie: Tachykardie, Tremor, Kopfschmerzen, Gefäßerweiterungen an den Skleren und Händen, Somnolenz → Koma.

Maskenbeatmung   Überstrecken des Kopfes mit Esmarch-Handgriff, Platzierung einer Maske ausreichender Größe über Mund und Nase. Fixierung der Maske bei gleichzeitigem Anheben des Unterkiefers, Bewegen des Ambu-Beutels mit einer Frequenz von 12–18/min.

Tab. 8-8   Pathologische Parameter bei ARI

Parameter	ARI	Normalwert
paO_2 (Raumluft, mmHg)	≤ 60	90–95 altersabhängig
$paCO_2$ (mmHg)	≥ 60	40–42
PH	< 7,2	7,4
Atemfrequenz/min	> 30	15–20
Vitalkapazität (ml/kg)	10	60–75
Totraumventilation	> 0,5	0,3
Funktionelle Residualkapazität (ml/kg)	< 60	30–40

Merke
Bei der Maskenbeatmung den Beutel niemals völlig entleeren. Gefahr der Lungenüberblähung!

Intubation   Die Intubation wird beim nicht bewusstlosen Patienten in einer Kurznarkose z. B. mit Etomidat, evtl. in Kombination mit einem Opiat, durchgeführt.

Klinik: Technik der orotrachealen Intubation

Zahnprothesen oder evtl. Fremdkörper entfernen, Laryngoskop in der linken Hand, mit der rechten Hand Mund öffnen → Laryngoskop von rechter Seite einführen → Spatelspitze bis zur epiglottischen Falte vorschieben, dann Laryngoskop vorsichtig in Richtung Schaft ziehen, bis Stimmritze sichtbar wird → Einführen des Tubus mit rechter Hand, bis der Cuff die Glottis passiert hat → mit ca. 10 ml Luft blocken bis zum luftdichten Abschluss des Tubus → Atemgeräusch über den Lungen auskultatorisch kontrollieren → Anschluss an Respirator bei regelrechter Tubuslage. Beatmet wird mit folgenden Werten:
- Atemfrequenz: 12–14/min
- Atemzugvolumen: 10–15 ml/kg KG
- inspiratorische O_2-Konzentration (FiO_2): 0,5–1
- Atemminutenvolumen: 6–10 l/min
- Atemzeitverhältnis Inspiration : Exspiration = 1 : 2.

Komplikationen

Zahnbeschädigung, Erbrechen und Aspiration, Trachealperforation, einseitige Beatmung wegen Intubation eines Hauptbronchus, Atemstillstand.

Störungen des Wasser-Elektrolyt-Haushaltes

Siehe Kapitel 4.1.4 und 4.2.2.

Zur Erfassung von Störungen des Wasser- und Elektrolythaushaltes werden folgende **Messungen** durchgeführt:
- **ZVD** und pulmonalkapillarer Verschlussdruck (PCWP): Erfassung eines Flüssigkeitsdefizits
- Urinausscheidung: quantitative Messung über Harnableitung in Auffangbeutel und Messung des spezifischen Gewichts mit Urometer
- **Serumwerte:** Bestimmung von Natrium, Kalium, Glucose und Harnstoff zur Erfassung von Elektrolytstörungen und Errechnung der Osmolalität.

Tab. 8-9 Blutgasanalyse	
Parameter	**Normbereich**
pH	7,37–7,42
pCO_2	36–44 mmHg
HCO_3 (Standardbikarbonat)	20–26 mval/l
BE (Basenüberschuss)	Bis 2,4

Postoperative typische Elektrolytverschiebungen

Die perioperative Phase ist gekennzeichnet durch **erhöhte Aldosteronausschüttung,** die u. a. durch Aktivierung des sympathikoadrenergen Systems bedingt ist. Dadurch wird die Na^+-Rückresorption stimuliert, was zu Wasserretention und Ödembildung führt, bei gleichzeitigem **Kaliumverlust** über die Nieren. Dieser postoperative Kaliummangel kann eine ausgeprägte Magen-Darm-Atonie hervorrufen und muss ausgeglichen werden.

Therapie von Flüssigkeitsdefiziten/Elektrolytstörungen

Bei Intensivpatienten ist eine Flüssigkeitsbilanz sehr wichtig zur Vermeidung von De- oder Hyperhydratationen. Bei der Beseitigung von Flüssigkeits- und Elektrolytdefiziten gilt der Grundsatz, dass **Flüssigkeitsdefizite vorrangig** zu behandeln sind. Die Hälfte des erforderlichen Flüssigkeitsbedarfs sollte etwa in einem Zeitraum von 4–6 h ausgeglichen sein.

Zur Abdeckung des postoperativen Erhaltungsbedarfs eignen sich Ringer-Laktat oder Vollelektrolytlösungen, eine intravasale Hypovolämie wird vorzugsweise mit kolloidalen Infusionslösungen (HAES, Dextran) ausgeglichen.

Störungen des Säure-Basen-Haushaltes

Störungen des Säure-Basen-Haushaltes werden durch die arterielle **Blutgasanalyse (BGA)** erfasst (s. Tab. 8-9).

Der Organismus verfügt über verschiedene Puffersysteme (Bikarbonat-, Phosphat- und Proteinat-Puffersystem), die der Aufrechterhaltung eines Blut-pH-Wertes von 7,4 dienen. Eine Zunahme der Gesamtpufferbasen über 48 mmol/l bezeichnet man als **Basenüberschuss** (BE = „base excess"), eine Abnahme als **Basendefizit.** Durch die Puffersysteme können pH-Veränderungen jedoch nur innerhalb bestimmter Grenzen ausgeglichen werden.

Die Organe **Lunge** und **Niere** sind in der Lage, einen weiteren Ausgleich des Säure-Basen-Haushalts zu schaffen. Dabei dient die Lunge dem Abatmen oder der Retention von CO_2, in der Niere wird die Ausscheidung oder Rückgewinnung von Bikarbonat und H^+-Ionen geregelt.

Als **Azidose** bezeichnet man ein Absinken des pH-Wertes im Blut unter 7,37, als **Alkalose** einen Anstieg des pH-Wertes über 7,43.

Einen Überblick über Störungen des Säure-Basen-Haushaltes gibt Tabelle 8-10.

Man unterscheidet ätiologisch nach eine Azidose oder Alkalose aufgrund von
- **Subtraktion** → Verlust von Säuren oder basischen Äquivalenten (z. B. Magensaftverlust),
- **Addition** → Überladung an Säuren oder basischen Äquivalenten (z. B. zu reichliche Bikarbonatgabe),
- **Retention** → saure oder basische Äquivalente werden zurückgehalten (z. B. tubuläre Niereninsuffizienz)
- **Dilution/Konzentration** → Verdünnung oder Konzentration des Extrazellularraums.

Tab. 8-10 Störungen des Säure-Basen-Haushaltes

Störung	Ursache	pH	pCO$_2$	HCO$_3$	BE
Respiratorische Azidose	**Alveoläre Hypoventilation** Emphysem, Asthma bronchiale, Narkose	↓	↑	↑	0
Metabolische Azidose	Diabetes mellitus, Diarrhö, Niereninsuffizienz	↓	Normal	↓	– BE
Respiratorische Alkalose	**Hyperventilation** bei emotionaler Belastung	↑	↓	↓	0
Metabolische Alkalose	Verlust von saurem Magensaft nach Erbrechen oder Magenspülungen	↑	Normal	↑	+ BE

Der Organismus versucht über Kompensationsmechanismen, die Störungen auszugleichen. So können metabolische Störungen durch die Atmung kompensiert werden, respiratorische Störungen durch die Niere. Bleibt durch diese Ausgleichsmechanismen der pH-Wert im Normbereich, spricht man von einer kompensierten Azidose oder Alkalose, bei einer Änderung des pH-Wertes von einer dekompensierten Azidose oder Alkalose.

Charakteristisch für die **postoperative Phase** ist eine **metabolische Azidose,** die durch die Stoffwechselveränderungen im Rahmen des Postaggressionsstoffwechsels mit eingeschränkter Glucoseverwertung, erhöhtem Fettabau und katabolem Proteinstoffwechsel mit Anstieg der sauren Stoffwechselprodukte zu erklären ist. Der Säure-Basen-Haushalt kann sich jedoch aufgrund einer durch Sedativa, Muskelrelaxanzien oder Wundschmerzen ausgelösten Hypoventilation auch in Richtung einer **respiratorischen Azidose** oder, wegen einer angstbedingten Hyperventilation, in Richtung einer **respiratorischen Alkalose** verschieben.

Symptomatik/Therapie

- **Respiratorische Azidose:** Die Symptomatik ergibt sich aus der alveolären Hypoventilation: **Zyanose, Dyspnoe, Tachykardie.** Die Kompensationsmechanismen der Niere (Rückresorption von HCO$_3$ und H$^+$-Ionen-Abgabe) reichen für einen Ausgleich bei weiterer Fortdauer der Grundkrankheit nicht aus.
  – Therapie: Absaugen von Bronchialsekret, Drainage von Pleuraergüssen; wenn diese Maßnahmen nicht ausreichen, muss der Patient beatmet werden.
- **Metabolische Azidose:** Symptome sind Hyperkaliämie, Rhythmusstörungen und Hyperventilation (Kompensationsmechanismus!).
  – Therapie: Behandlung der Grundkrankheit und Gabe von **Bikarbonat** nach der Formel BE × 0,3 kg KG = ml einmolarer (8,4%iger) NaHCO$_3$, die injiziert wird. Alternativ **Tris-Puffer** (THAM), der über die Nieren ausgeschieden wird.
- **Respiratorische Alkalose:** Symptomatik besteht in vertiefter, schneller Atmung (Hyperventilation), Kribbeln und Parästhesien in Extremitäten und kann

aufgrund der Abnahme der Serumkonzentration des ionisierten Kalziums bis zur Tetanie führen.
  – Therapie: Rückatmung der in eine Tüte ausgeatmeten Luft, dadurch Wiederanstieg des CO$_2$ und Rückgang der Symptomatik.
- **Metabolische Alkalose:** Bei metabolischer Alkalose versucht der Organismus durch Hypoventilation und vermehrte HCO$_3$- und Kaliumausscheidung zu kompensieren. Folge: → **Hypokaliämie** und **Hypokalzämie.**
  – Therapie: Gabe von Kaliumchloridlösung 7,45%ig oder von einer **molaren Salzlösung** nach der Formel: + BE × 0,3 kg KG. Es wird zunächst nur die Hälfte der errechneten Menge verabreicht und erst nach einer Kontrolle der BGA die andere Hälfte.

8.4 Perioperative Schmerztherapie

Definition des Schmerzes

Schmerz kann definiert werden als eine durch Erregung von Schmerzrezeptoren (Nozizeptoren) hervorgerufene komplexe Sinneswahrnehmung, die durch unterschiedliche Qualitäten näher typisiert werden kann, z.B. klopfender Schmerz (= pulssynchroner Schmerz), brennender, bohrender, stechender Schmerz (Tiefenschmerz).

Ein Schmerz, der über einen Monat nach einem Akutereignis andauert, wird in Abgrenzung zum **akuten Schmerz** als **chronischer Schmerz** bezeichnet.

8.4.1 Physiologie

Nozizeptoren sind freie Nervenendigungen, die an sog. **Schmerzpunkten** und in inneren Organen auf mechanische, chemische, thermische oder elektrische Reize reagieren. Eine Gewebeschädigung mit Freisetzung von **algetischen Substanzen** (Bradykinin, Histamin und 5-Hydroxytryptamin) steht dabei am Anfang und stellt den Reiz dar, der von einer Mindestintensität (Schmerzschwelle) an den Schmerz auslöst.

Über markhaltige, schnell leitende **A-δ-Fasern** (helle Schmerzqualität) und marklose, langsam leitende **C-Fasern** (dumpfer Schmerz) erfolgt die Schmerzleitung über den Tractus spinothalamicus zu spezifi-

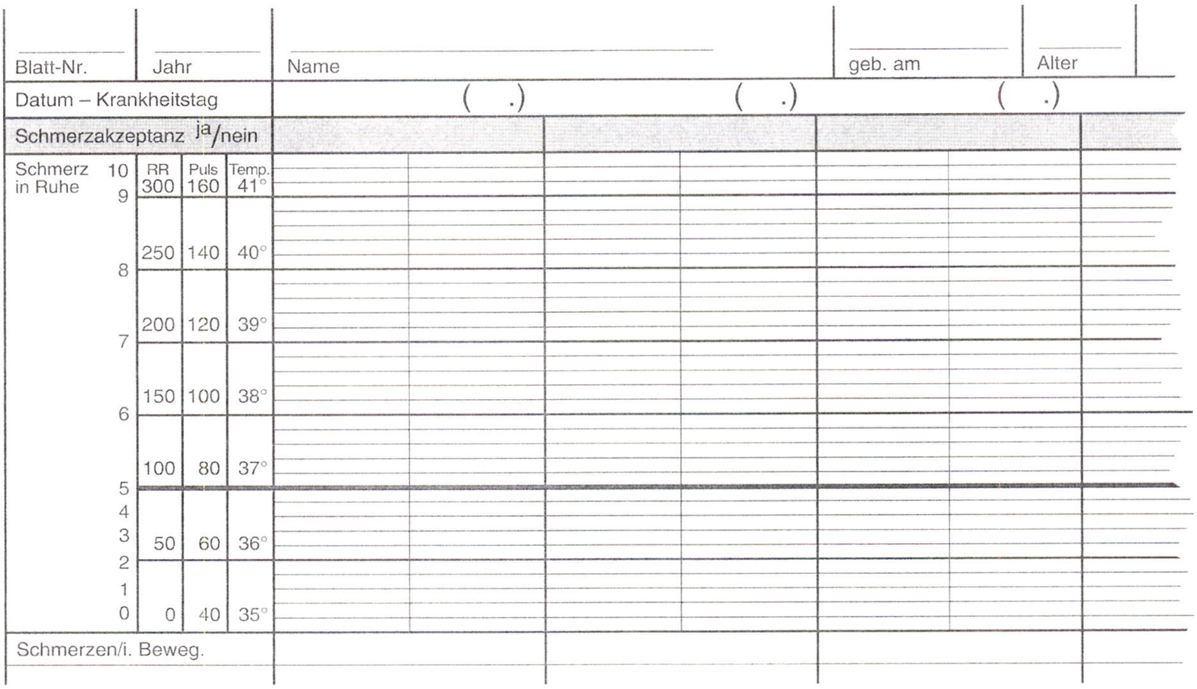

Blatt-Nr.	Jahr	Name			geb. am	Alter
Datum – Krankheitstag		(.)		(.)	(.)	
Schmerzakzeptanz ja/nein						

Schmerz in Ruhe	10	RR 300	Puls 160	Temp. 41°				
	9							
	8	250	140	40°				
	7	200	120	39°				
	6	150	100	38°				
	5	100	80	37°				
	4							
	3	50	60	36°				
	2							
	1							
	0	0	40	35°				
Schmerzen/i. Beweg.								

Abb. 8-5   Schmerzdokumentation.

schen Thalamuskernen. Dort finden die eigentliche Schmerzwahrnehmung und eine Verbindung über Assoziationsbahnen zum limbischen System (emotionale Bewertung als unangenehme Empfindung) und über Projektionsbahnen zur Hirnrinde (Auslösung des Schmerzerlebnisses) statt.

Die **viszeralen Schmerzrezeptoren** sind überwiegend in Organkapseln und Ausführungsgängen lokalisiert und sprechen auf Ischämie, Dehnung und Kontraktionen glatter Muskulatur an. Die viszeralen Schmerzfasern verlaufen mit dem N. vagus, N. splanchnicus und den Nn. pelvici zum ZNS. Der Schmerz wird als dumpf, schwer lokalisierbar empfunden.

8.4.2 Schmerzmessung und -dokumentation

Vor einer sinnvollen Schmerztherapie stehen zunächst Schmerzmessung und -dokumentation (s. Abb. 8-5).

In der klinischen Praxis stehen verschiedene **Schätzskalen** zur Verfügung, nach welchen der Patient regelmäßig, gleichzeitig mit Blutdruck- und Temperaturkontrolle, seine Bewertung des Schmerzes angibt. Ferner wird der Analgetikaverbrauch genau erfasst und dokumentiert.

8.4.3 Analyse und Differenzialdiagnose des Schmerzes

Merke
Schmerzcharakter und ein evtl. Anstieg der Schmerzintensität können dem behandelnden Arzt **Hinweise auf Komplikationen** geben (z. B. Nahtinsuffizienz, Abszess, zweizeitige Milzruptur), weshalb **vor der Schmerztherapie eine Differenzialdiagnose des Schmerzes** steht.

Tab. 8-11 Verschiedene Schmerzarten		
Schmerzart	**Schmerzqualität**	**Ursache und Entwicklung**
Nozizeptiver Schmerz	Erst heller, dann dunkler Schmerz	**Akut** • Nach Unfällen • Postoperativ
Neurogen-entzündlicher Schmerz	Dumpfer Schmerz, langsam einsetzend	• Häufig bei subakuten und chronischen Schmerzen
Neuropathischer Schmerz	Ziehend, brennend, anfallsweise	• Schädigung peripherer Nerven • Trigeminusneuralgie • Nervenkompression

Schmerzanalyse (s. Tab. 8-11)

Entsprechend der Schmerzanalyse erfolgt die Wahl der Analgetika nach Typ und Chronizität des Schmerzes in ausreichender Dosierung.

> **Merke**
> Prinzipiell werden akute (nozizeptive) Schmerzen **bedarfsbezogen** therapiert, chronische (neurogenentzündliche, neuropathische) Schmerzen hingegen mit **Antizipation.** Der Wirkspiegel soll dabei auf einem kontinuierlichen Wirkspiegel gehalten werden, dies wird mit Retardpräparaten erreicht.

8.4.4 Systemische Schmerztherapie

Medikamentöse Analgesie mit Analgetika

In der peri- und postoperativen Phase werden je nach Diagnose **Nichtopioidanalgetika** und **Opioide** einzeln oder in Kombination miteinander verabreicht. Von der WHO wurde ein Stufenschema zur Schmerztherapie empfohlen (s. Tab. 8-12).

Nichtopioidanalgetika (s. Tab. 8-13)
Nichtopioidanalgetika werden in drei Gruppen eingeteilt:
- **nichtsteroidale saure Antirheumatika (NSAR)** z.B. Acetylsalicylsäure (Aspirin®), Ibuprofen (Imbun®), Indometacin (Amuno®), Diclofenac (Voltaren®);
- **antipyretische, nichtsaure Analgetika,** z.B. Paracetamol (Ben-u-ron®), Metamizol (Novalgin®);
- **Nichtopioide ohne antipyretische und antiphlogistische Wirkung,** z.B. Flupirtin (Katadolon®).

Kontraindikationen

Absolut: aktuelle Magen- und Duodenalulzera, Blutgerinnungsstörungen, Asthma bronchiale.
Relativ: anamnestisch bekannte Magen-Darm-Ulzera (Magenschutzpräparate erforderlich!).

Opioide
Die Wirkungen von Opioiden lassen sich nach **zentralen und peripheren Wirkungen** einteilen (s. Tab. 8-14).

Niederpotente Opioide (= Stufe-II-Opioide)

Dazu gehören **Tramadol** (Tramal®), typische Nebenwirkungen sind Übelkeit, selten Obstipation, sowie **Tilidin** (kombiniert mit Naloxon als Valoron® N), das kaum Nebenwirkungen hervorruft.

Die meisten niederpotenten Opioide sind **nicht BtM-rezeptpflichtig.**

Indikationen für niederpotente Opioide sind mäßige Tumorschmerzen, radikuläre Schmerzen und starke akute und chronische Schmerzen.

Hochpotente Opioide (= Stufe-III-Opioide)

Zu den hochpotenten Opioiden gehören **Morphinsulfat** (MST®, Capros®, Kapanol®), **Oxycodon** (Oxygesic®) und **Fentanyl** (Durogesic®). Alle Substanzen sind **BtM-rezeptpflichtig** und besitzen die typischen Morphinnebenwirkungen.

Indikationen für hochpotente Opioide sind schwere Tumorschmerzen, starke radikuläre Schmerzen sowie neuropathische Schmerzen (in Kombination mit Antidepressiva und Antikonvulsiva).

Tab. 8-12   WHO-Stufenschema zur Schmerztherapie

Stufe I = **mäßige Schmerzen**	Nichtopioidanalgetika
Stufe II = **starke Schmerzen**	Nichtopioidanalgetika + niederpotente Opioidanalgetika
Stufe III = **stärkste Schmerzen**	Nichtopioidanalgetika + hochpotente Opioidianalgetika

Tab. 8-13   Nichtopioidanalgetika

Wirkgruppe	Wirkung	Indikation	Nebenwirkung
NSAR	Schmerzhemmend, antiphlogistisch, fiebersenkend	• Operationsschmerzen • Muskel- und Gelenkschmerzen • Zahnschmerzen • Kopfschmerzen	**Magen-Darm-Trakt:** Ulzerationen, Übelkeit **Niere:** Blutung, Retention Hemmung der Thrombozytenaggregation
Antipyretische nichtsaure Analgetika	Stärker analgetisch und antipyretisch wirkend als antiphlogistisch	• Fiebersenkung, Schmerzen (Paracetamol) • Knochenschmerzen, Kopfschmerzen, Kolikschmerzen, Kopfschmerzen (Metamizol)	Allergische Reaktionen und Knochenmarkschäden bei Metamizol
Nichtopioide ohne antipyretische und antiphlogistische Wirkung	Zentrale schmerzhemmende Wirkung, muskelrelaxierend	Chronischer Spannungsschmerz	Benommenheit, Unruhe

Tab. 8-14 Wirkungen von Opioiden	
Zentrale Wirkungen	• **Atemdepression** • Sedation und Anxiolyse • Hustenhemmung • **Brechreiz, Übelkeit** • Miosis • Hustenhemmung

Periphere Wirkungen	• Obstipation
	• Blutdruckabfall
	• Verzögerung der Magen-
	  entleerung
	• Steigerung der Broncho-
	  sekretion und Broncho-
	  konstriktion

Merke

Kurzfristige postoperative Applikation von Opioiden bewirkt keine Abhängigkeit der Patienten.

Parenterale und orale Applikation von Analgetika

• **Intravenöse Applikation** und **Infusion** → Methode
der Wahl zur postoperativen Schmerztherapie.
Schneller Wirkungseintritt, aber auch kurze Wirkdauer. Besonders bei Opioiden ist dabei wegen der
Gefahr von Nebenwirkungen (Atemdepression, Erbrechen, Übelkeit) auf **langsame Injektion** zu achten.

• **Intramuskuläre** und **subkutane Applikationen** besitzen im Vergleich zu i.v. Applikation einen verzögerten Wirkungseintritt, aber eine längere Wirkdauer. **Cave:** Injektionsrisiko bei intramuskulären
Injektionen (Spritzenabszess, Nervenläsion oder
Nekrose).

• **Orale Gabe** → Methode der Wahl bei kleineren
Eingriffen und auch bei größeren Operationen, sobald keine postoperative Darmatonie mehr besteht.

• **Rektale Gabe** → evtl. in der frühen postoperativen
Phase, wenn orale Gabe nicht möglich; die Resorption ist jedoch sehr unterschiedlich und deshalb
nicht so gut steuerbar.

• **Opioidpflaster** → z.B. Fentanyl (Durogesic®) zur
Behandlung chronischer Schmerzen, nicht für akute Schmerzen geeignet; der Wirkstoff wird kontinuierlich über 3 Tage abgegeben.

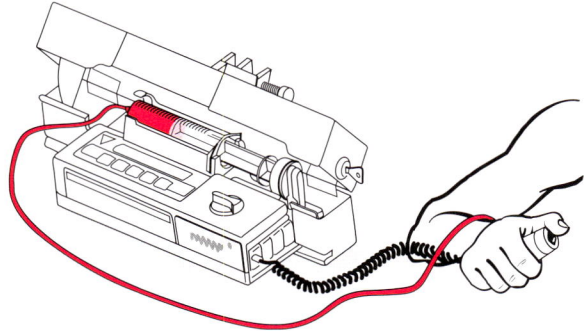

Abb. 8-6 Patientenkontrollierte Analgesie.

Patientenkontrollierte Analgesie (PCA, s. Abb. 8-6)
Das Prinzip der PCA ist ein wertvolles Hilfsmittel in
der Behandlung des postoperativen Schmerzes, da
der Patient die Dosisintervalle innerhalb vorgege-
bener Grenzen selbst bestimmen kann und die
Menge der Einnahme so seinen Bedürfnissen entsprechend anpassen kann. Es setzt allerdings die Mitarbeit und Kooperationsbereitschaft des Patienten
voraus.

Verfahren: Mittels programmierbarer Spritzenpum-
pen kann das Analgetikum vom Patienten selbst zugeführt werden, wobei Sperrzeit und Begrenzung der
Dosis limitierend eingestellt werden können.

Indikationen

Postoperativ bei größeren abdominellen oder thorakalen Eingriffen, insbesondere auch in der Onkologie.

Komplikationen/Risiken

Obwohl Atemdepressionen nur in 0,4 % der Fälle
auftreten, muss der Patient darüber informiert und
das Pflegepersonal auf der Normalstation entsprechend geschult sein, um notfalls eine Reanimation
unverzüglich durchführen zu können. Eine PCA erfordert ein erhöhtes Maß an Überwachung, stellt aber
für den kooperativen Patienten eine effektive
Schmerztherapie dar.

Regionalanalgesie

In der postoperativen Schmerztherapie sind Regio-
nalanalgesieverfahren sehr wirkungsvolle Methoden.
Zum Einsatz kommen:

• **Epiduralanalgesie (EDA):** Hierbei werden Lokalanästhetika kontinuierlich oder als Bolus über
einen epiduralen Katheter in den Epiduralraum appliziert, was auch über PCA möglich ist.
Indikationen: postoperativ bei Eingriffen, die nach
der Operation intensive Bewegungstherapie erfordern, z.B. Operationen bei Patienten mit kardiopulmonalen Erkrankungen.
Kontraindikation: Gerinnungsstörung.
Komplikation: Atemdepression durch Aufsteigen
der Opiate im Epiduralraum.

• **periphere Nervenblockaden:** Plexus-brachialis-
Blockade, Interkostalblockade, Ilioinguinalblock,
postoperative Wundinfiltration mit lang wirksamen
Lokalanästhetika (Bupivacain, Ropivacain).

Nichtmedikamentöse Analgesie

Lokale Kälteapplikationen finden hauptsächlich in
der Traumatologie und Sportmedizin Anwendung.
Des Weiteren besteht die Möglichkeit, Kälte mithilfe
von **Kryosonden** zur reversiblen Ausschaltung einzelner Nerven einzusetzen.

Die **transkutane elektrische Nervenstimulation
(TENS),** bei der eine Kathode im Schmerzgebiet plat-
ziert wird, kann unterstützend zur systemischen
Schmerztherapie angewendet werden.

Chronische Schmerzzustände lassen sich mithilfe
von **Akupunktur** manchmal günstig beeinflussen, für
akute Schmerzen ist sie nicht geeignet.

9 Chirurgische Begutachtung

Gerlind Souza-Offtermatt

9.1 Grundbegriffe der Begutachtung

Berufsunfall

Der Arbeitgeber ist gesetzlich verpflichtet, den Arbeitnehmer bei der zuständigen Berufsgenossenschaft über die **gesetzliche Unfallversicherung** gegen **Arbeitsunfälle, Wegeunfälle** und **Berufskrankheiten** zu versichern. Die gesetzliche Unfallversicherung übernimmt bei Eintritt eines Versicherungsfalles die Versorgung des Versicherten, aber auch von Angehörigen und Hinterbliebenen.

Ein **Arbeitsunfall** (Berufsunfall) besteht, wenn die versicherte Person bei der versicherten Tätigkeit einen Unfall erleidet. Auch ein **Wegeunfall,** der auf direktem Weg zur oder von der Arbeitsstelle geschieht, ist ein Arbeitsunfall. Als Unfall gilt ein von außen einwirkendes, zeitlich begrenztes, unfreiwilliges Ereignis, das einen Gesundheitsschaden herbeiführt. Wichtig ist, dass der Unfall in einem kausalen Zusammenhang mit der beruflichen Tätigkeit steht.

Klinik: Ablauf des Unfallheilverfahrens

Im Rahmen des Unfallheilverfahrens hat der Patient sich dem **D-Arzt (= Durchgangsarzt)** so schnell als möglich vorzustellen. Der D-Arzt wird direkt von der Berufsgenossenschaft beauftragt und muss Facharzt für Chirurgie oder Orthopädie sein sowie mindestens 2 Jahre nach der Facharztausbildung in einer Unfallklinik tätig gewesen sein. Er legt seinen Befund in einem **D-Arzt-Bericht** nieder und entscheidet, ob die Weiterbehandlung über den Hausarzt, den D-Arzt oder über eine berufsgenossenschaftliche Heilbehandlung erfolgen muss. Der Patient wird in besonderen Fällen an eine BG-Klinik überwiesen. Die Behandlungskosten dafür werden von der Berufsgenossenschaft übernommen.

Berufskrankheit

Als Berufskrankheiten gelten Krankheiten, die in der **Berufskrankheitenverordnung** aufgeführt sind. In dieser Verordnung sind Krankheiten als Berufskrankheiten anerkannt, die erwiesenermaßen durch **Einwirkung bestimmter Noxen** hervorgerufen werden.

Der Nachweis der beruflichen Exposition mit einer gewissen Expositionsdauer muss gesichert sein. Im Verlauf der Behandlung werden der Heilverlauf und Heilerfolg überprüft und an die Berufsgenossenschaft weitergeleitet. Wenn der Patient nach Ausheilung der Krankheit wieder voll berufsfähig ist, wird dies auf der KD-10-Karte dokumentiert, ggf. auch wenn über die 13. Woche nach Wiederaufnahme der Arbeit mit einer wesentlichen Funktionsbeeinträchtigung zu rechnen ist.

Minderung der Erwerbsfähigkeit (MdE)

Die Minderung der Erwerbsfähigkeit bezieht sich auf die Aussichten **am allgemeinen Arbeitsmarkt** und wird in Prozent angegeben. Sie gilt also gleichermaßen für alle Berufe. Falls mehrere Gesundheitsschäden vorliegen, werden die MdE-Werte nicht addiert, sondern insgesamt mit einer Gesamt-MdE bewertet.

Für eine **Rentenleistung** muss 13 Wochen nach dem Arbeitsunfall noch **mindestens eine MdE von 20 %** bestehen. Bei einer MdE von 100 % werden $\frac{2}{3}$ des bisherigen Arbeitsentgelts bezahlt **(Vollrente).** Eine **Dauerrente** wird frühestens 2 Jahre nach dem Unfallereignis festgelegt, um eine eventuelle Besserung im Verlauf abzuwarten; bis dahin wird eine **Übergangsrente** gezahlt.

Arbeitsunfähigkeit (AU)

Nach den AU-Richtlinien liegt Arbeitsunfähigkeit vor, wenn die bei der gesetzlichen Krankenkasse versicherte Person bedingt durch Krankheit gegenwärtig nicht in der Lage ist, vertragsmäßig ihrer Arbeit nachzugehen oder das Risiko besteht, dass durch weitere Arbeit sich in absehbarer Zeit ihr gesundheitlicher Zustand verschlechtert. Die AU wird von einem Arzt unter Angabe der **voraussichtlichen Dauer befristet** bescheinigt und muss dem Arbeitgeber unverzüglich übermittelt werden.

Die ärztlich attestierte AU ist Voraussetzung für den Anspruch auf Fortzahlung des Arbeitsentgelts, das durch den Arbeitgeber für maximal 6 Wochen in 12 Monaten gezahlt wird. Im Anschluss daran zahlt die Krankenkasse Krankengeld (78 Wochen in 3 Jahren wegen derselben Krankheit).

Erwerbsunfähigkeit

Merke
Erwerbsunfähigkeit liegt vor, wenn die versicherte Person auf nicht absehbare Zeit wegen Krankheit oder Behinderung nicht mehr in der Lage ist, eine geregelte berufliche Tätigkeit auszuüben, mit der sie den wesentlichen Anteil (d. h. **über 50 %**) **ihres Lebensunterhaltes selbst** verdienen kann.

Ist das der Fall, so wird durch einen von der zuständigen Genossenschaft beauftragten Gutachter der erlittene Schaden und die entsprechende Erwerbsminderung festgelegt. Aufgrund der Höhe dieser Erwerbsminderung wird dann die Rente auf Zeit oder auf Dauer festgesetzt. Die Rentenzahlung kann nur gekürzt werden, wenn sich aufgrund einer Nachuntersuchung eine eindeutige Befundbesserung ergibt, welche die Erwerbsminderung um mindestens 10 % reduziert. Eventuell wird dann auch eine völlige Neufestsetzung erforderlich.

Berufsunfähigkeit

Merke
Berufsunfähigkeit ist für Versicherte gegeben, deren Erwerbsfähigkeit wegen Krankheit oder Behinderung auf absehbare Zeit auf weniger als die Hälfte gegenüber Versicherten mit gleichwertiger Ausbildung gesunken ist.

Die Berufsunfähigkeit weicht häufig erheblich von der Erwerbsunfähigkeit ab, da der Betroffene u. U. in einem anderen Beruf durchaus noch erwerbsfähig sein kann. In solchen Fällen kann vom Gutachter eine Umschulung in Betracht gezogen werden, die dann vom zuständigen Arbeitsamt veranlasst wird.

Grad der Behinderung (GdB)

Der Begriff Grad der Behinderung gibt alle Gesundheitsschäden unabhängig von der Ursache an, wohingegen MdE sich nur auf die Folgen der Schädigung bezieht. Der GdB wird in Zehnerschritten zwischen 20 und 100 angegeben. Schwerbehinderte haben einen GdB von 50 % und mehr, mindestens aber 30 %. Der Schwerbehinderte kann einen Antrag auf Ausstellung eines Ausweises stellen, auf dem der GdB vermerkt ist. Auf dem Ausweis können außerdem verschiedene Merkmale angegeben werden. Das Zeichen aG bedeutet **außergewöhnliche Gehbehinderung**, das Zeichen H **Hilflosigkeit,** das Zeichen Bl **Blindheit** und das Zeichen B die **Notwendigkeit einer ständigen Begleitung.**

Einige Beispiele für den Grad der Behinderung sind in Tabelle 9-1 zusammengefasst.

Gesetzliche Unfallversicherung

Träger der gesetzlichen Unfallversicherung sind die Berufsgenossenschaften. Die Versicherung ist eine Pflichtversicherung, die der Arbeitgeber für seine Arbeitnehmer abschließen muss. Zudem sind Arbeitgeber verpflichtet, jeden Mitarbeiter bei der für den Betrieb zuständigen Berufsgenossenschaft anzumelden; auch Schüler und Studenten sind über sie abgesichert. Arbeitgeber und Beamte gehören nicht zum Kreis der Pflichtversicherten, können sich jedoch freiwillig dort versichern.

Versicherte Risiken sind **Arbeitsunfälle** und **Berufskrankheiten.** Leistungen der gesetzlichen Unfallversicherung sind:

* Heilbehandlung,
* Pflegegeld,
* Berufshilfe (Umgestaltung des Arbeitsplatzes, Umschulung etc.),
* Übergangsgeld (Zahlung nach Ablauf der gesetzlichen Lohnfortzahlung; es endet mit Zahlung einer Verletztenrente),
* Hinterbliebenenversorgung,
* Unfallrente ab MdE von 20 %.

Private Unfallversicherung

Eine private Unfallversicherung beinhaltet Arbeits- und Freizeitunfälle. Die Leistungen der privaten Unfallversicherung umfassen je nach Vertragsgestaltung Heilkosten, Zahlung bei Todesfall, Tagegeld und Zahlung bei Invalidität als Rente oder einmalige Zahlung. Dauernde Beeinträchtigung der Arbeitsfähigkeit (Invalidität) muss nach einem Jahr und 15 Monaten ärztlich festgestellt und vom Patienten geltend gemacht werden. Extremitätenschäden werden nach der sog. **Gliedertaxe** eingestuft, die gegenüber der MdE der gesetzlichen Unfallversicherung abweicht.

9.2 Das chirurgische Gutachten

Ein chirurgisches Gutachten kann vom **Patienten** selbst, von **Versicherungen, Verwaltungsbehörden** und **Gerichten** zur Begutachtung von Unfallfolgen und Rentenansprüchen in Auftrag gegeben werden. Der begutachtende Arzt ist verpflichtet, das Gutachten **unabhängig, neutral** und dem **aktuellen Fachwissensstand** entsprechend zu erstellen. Er sollte eine **Facharztausbildung** besitzen oder ein Gutachten verantwortlich überprüfen und unterzeichnen, wenn in der Ausbildung befindliche Ärzte daran mitgewirkt haben. Da das Gutachten sich an Laien richtet, wird es nicht in medizinischem Fachjargon, sondern in allgemein verständlicher Sprache abgefasst.

Tab. 9-1 GdB nach Schädigung des Körperteils	
Schädigung – Gliedmaße	**GdB (%)**
Verlust beider Arme/Hände	100
Verlust der ganzen Hand	50
Verlust eines Fingers	10
Verlust eines Beines im Oberschenkel	70–80
Verlust eines Beines im Unterschenkel	50–60

Man unterscheidet zwischen **Formulargutachten** und **freien Gutachten.**

Formulargutachten

Das Formulargutachten wird erstellt, indem ein **vorgefertigtes Formular** des Auftraggebers ausgefüllt wird. Es lässt wenig Raum für eine ausführliche Stellungnahme seitens des Gutachters und verlangt nur eine begrenzte Anzahl von Untersuchungsbefunden. Bei strittigen Fragestellungen muss es möglicherweise ergänzt und erweitert werden.

Freies Gutachten

Zu etwaigen Unfallfolgen kann mit einem freien Gutachten ausführlich Stellung genommen werden. In der Regel gliedert es sich wie folgt:
- **Einleitung** mit Patientenidentifikation, Unfalldatum, Gutachtenzweck und entsprechender Fragestellung;
- **Anamnese** mit Eigen-, Sozial- und Unfallanamnese;
- **Beschwerden des Verletzten;**
- **Befund:** Allgemeinbefund, spezieller Unfallfolgebefund, bildgebende Diagnostik;
- **Unfallfolgen:** Zusammenfassung der unfallbedingten Schäden und der unfallunabhängigen Schäden;
- **Einschätzung** in Bezug auf MdE, Gliedertaxe, Prognose;
- **Schlussbemerkung:** eventuelle Besonderheiten.

9.3 Qualitätssicherung

Definition

Qualitätssicherung umfasst alle Maßnahmen, die dazu beitragen, die Qualität der medizinischen Versorgung zu sichern und nach Möglichkeit zu verbessern. Darüber hinaus schließt sie auch die ständige Anpassung der medizinischen Versorgung an die Fortschritte des medizinischen Wissens ein.

Die **Qualität der medizinischen Versorgung** lässt sich einteilen in
- **Strukturqualität** → Anzahl und Qualifikation der Mitarbeiter, Ausstattung (Geräte und Räumlichkeiten) und finanzielle Mittel;
- **Prozessqualität** → alle Maßnahmen am Patienten, d.h. Diagnostik, Indikationsstellung zu einer Behandlung, die Therapie als Gesamtheit einschließlich Nachuntersuchungen und Fallbesprechungen;
- **Ergebnisqualität** → die Ergebnisqualität wird mithilfe verschiedener Kriterien wie Morbidität, Mortalität, Komplikationen und Patientenzufriedenheit beurteilt. Vor allem die Patientenzufriedenheit

hängt jedoch häufig in erheblichem Maß von nicht-medizinischen Faktoren (Verpflegung, Ausstattung der Zimmer etc.) ab.

Qualitätssicherungsprogramm

Man unterscheidet zwei Formen von Qualitätssicherungsprogrammen:
- **interne Qualitätssicherung:** Maßnahmen die vom Arzt (oder Krankenhaus) selbst ausgehen, um die Qualität auf einem hohen Niveau zu halten und zu verbessern (z.B. krankenhausindividuelle Standards). Hierunter fallen z.B. OP-Besprechungen, Komplikationskonferenzen, Morgenbesprechungen etc.;
- **externe Qualitätssicherung:** Hierunter fallen die Richtlinien zur Qualitätssicherung, die von KV und Ärztekammern verbreitet werden. Ferner werden über Dokumentationsbögen bzw. Datenträger anonyme statistische Daten über die medizinische Behandlung an Auswertungsstellen übermittelt. Die derart ermittelten Vergleichswerte lassen objektive Aussagen über die Qualität der Institution (Praxis, Klinik) zu.

Klinik: Qualitätssicherheitsprogramm
1. **Handlungsbeobachtung** und **Routinekontrolle** der medizinischen Versorgung in der Praxis oder in der Klinik;
2. **Problemerkennung** durch Vergleich eigener Daten mit Standards von guter Qualität;
3. **Problemanalyse** mit Ansätzen zur Lösung der Probleme;
4. **Problemlösung** durch Verwirklichung von Lösungsvorschlägen;
5. **Evaluation** der durchgeführten Maßnahmen zur Problemlösung.

Qualitätsmanagement (TQM = „total quality management")

Ziel eines umfassenden Qualitätsmangements im medizinischen Bereich ist die Optimierung der gesamten Versorgungsstruktur, sodass die Qualität der medizinischen Leistung, die Zufriedenheit der Patienten und Mitarbeiter und auch die Wirtschaftlichkeit auf hohem Niveau übereinstimmen.

Für Krankenhäuser wurden sog. ISO-Normen (DIN ISO 9000, 9001) aufgestellt, die einen bestimmten Qualitätsstandard beschreiben. Ein Krankenhaus, das die geforderten Normen erfüllt, kann ein Zertifikat (Qualitätssiegel) erhalten, was sich im zunehmenden Wettbewerb der Krankenhäuser untereinander als wichtig erweisen kann.

10 Nervensystem

Gerlind Souza-Offtermatt

10.1 Kopf und Gehirn

10.1.1 Grundlagen

Anatomie

An dieser Stelle werden einige Themengebiete zur Wiederholung dargestellt. Detaillierte Zusammenhänge müssen Fachbüchern der Anatomie entnommen werden.

Meningen

Von außen nach innen findet man folgende Hirnhäute und Räume:

- **Dura mater, harte Hirnhaut:** Sie besteht aus 2 Schichten (Stratum periostale und Stratum meningeale), zwischen denen die venösen Hirnblutleiter, **Sinus durae matris,** verlaufen. Der Raum zwischen Schädelknochen und Dura mater wird als **Epiduralraum** bezeichnet.
- **Arachnoidea, Spinnwebhaut:** Sie ist fast gefäß- und nervenfrei. Zwischen Dura mater und Arachnoidea liegt der **Subduralraum.**
- **Pia mater, weiche Hirnhaut:** Diese folgt der Oberfläche des Gehirns bis in die Sulci und Gyri und enthält die Gefäße für das Gehirn. Zwischen Arachnoidea und Pia mater befindet sich der **Subarachnoidalraum,** der sich an bestimmten Stellen zu **Zisternen,** liquorgefüllten Hohlräumen, erweitert.

Liquorräume

Die **Liquorräume** werden in äußere und innere Liquorräume unterteilt. **Äußere Liquorräume** sind die **Subarachnoidalräume** von Gehirn und Rückenmark. Sie sind durch drei Öffnungen des 4. Ventrikels mit den inneren Liquorräumen verbunden. **Innere** Liquorräume sind die vom Gehirn umschlossenen 4 Ventrikel und der Aquaeductus Sylvii. Die paarigen **Seitenventrikel, I. und II. Ventrikel,** sind über jeweils ein **Foramen interventriculare (Monroi)** mit dem unpaaren **III. Ventrikel** verbunden. Dieser kommuniziert über den Aquaeductus cerebri (Sylvii) mit dem ebenfalls unpaaren **IV. Ventrikel.**

Liquor cerebrospinalis

Die aus Ependym und Pia mater durch Einstülpung in die Hirnventrikel entstandenen zottenreichen Adergeflechte (einschichtiges kubisches Epithel, gefäßreiches Bindegewebe), die den Liquor cerebrospinalis absondern.

In den **Plexus chorioidei** werden ca. 500 ml/d Liquor produziert. Diese zottenreichen Adergeflechte (aus Ependym und Pia mater entstanden) befinden sich als Ausstülpungen in den Ventrikeln. Der Liquor zirkuliert von den inneren Liquorräumen in die äußeren (s. Abb. 10-1) und wird an den **Granulationes arachnoidales** in das Venen- und Lymphsystem resorbiert. Die zirkulierende Liquormenge beträgt etwa 150 ml.

Blutversorgung

Die **arterielle** Blutversorgung des Gehirns erfolgt über die

- **A. carotis interna** mit den Ästen A. ophthalmica, Aa. cerebri anterior und media; Versorgungsgebiet: Orbita, Lobi frontales und temporales,

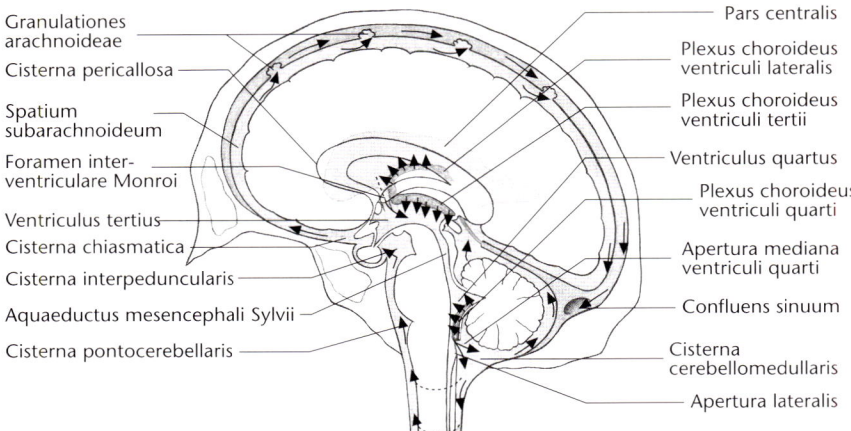

Abb. 10-1   Liquorzirkulation.

- **A. vertebralis** mit den Ästen A. cerebelli inferior, Aa. spinales. Die Aa. vertebrales beider Seiten vereinigen sich zur unpaaren A. basilaris; Versorgungsgebiet: Rückenmark, Kleinhirn und kaudale Anteile des Großhirns, A. vertebralis und A. carotis interna bilden gemeinsam den **Circulus arteriosus cerebri (Willisii).**

Das **venöse Blut** sammelt sich in den **Sinus durae matris** und wird über die **V. jugularis interna** in den großen Kreislauf abgeleitet. Der Verlauf der Sinus kann Abbildung 10-2 entnommen werden.

Klinik: Lagebeziehungen venöser Blutleiter
Sinus sigmoideus: Verlauf von der Oberkante des Felsenbeins bis zum Foramen jugulare; enge Nachbarschaft zu Cellulae mastoideae, weshalb Mittelohrentzündungen auf den Sinus übergreifen können.

Der **Sinus cavernosus** verläuft seitlich der Sella turcica. Topographische Beziehung zu → A. carotis interna, den Hirnnerven III, IV, V und VI, der Keilbeinhöhle und extrakraniellen Venen. Über den Sinus cavernosus können sich infektiöse Thrombosen über die **Vv. ophthalmicae** und **V. angularis** ausbreiten.

Hirnnerven (s. Tab. 10-1)

Pathophysiologie

Blut-Hirn-Schranke
Durch die selektive Permeabilität der anatomischen Grenzflächen, an denen Liquor aus Blutplasma entsteht, wird das ZNS vor toxischen Einflüssen geschützt. So stellt die Blut-Hirn-Schranke vor allem eine **Schutzbarriere für hochmolekulare Substanzen** dar. Andererseits kann die Permeabilität durch ZNS-Erkrankungen wie z. B. akute Entzündungen oder Gefäßschäden verändert werden, sodass es zu einer erhöhten Konzentration von Proteinen oder proteingebundenen Substanzen im Liquor kommt.

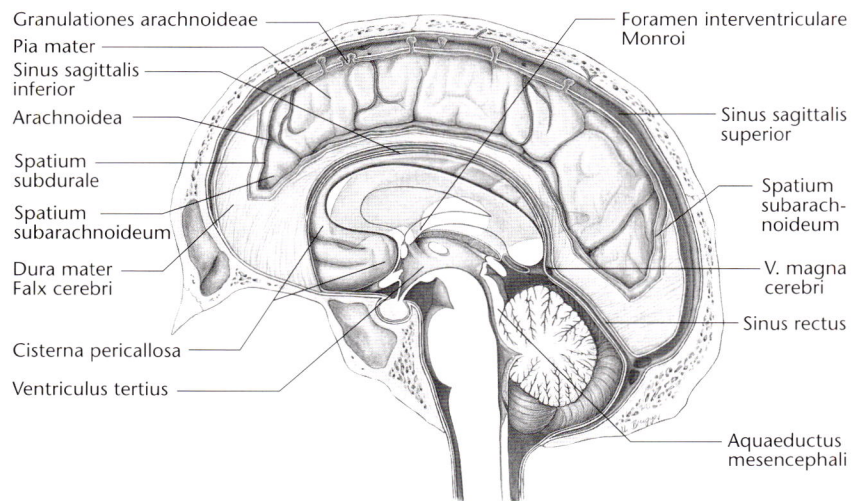

Abb. 10-2   Hirnhäute und Sinus.

Tab. 10-1   Hirnnerven, Verlauf, Funktion, Klinik und Diagnostik des Funktionsausfalls

Hirnnerv	Funktion/ Innervation	Prüfung	Durchtrittsstelle	Funktionsausfall
N. olfactorius I	Geruchssinn	Geruchsprüfung mit Vanille, Kaffee, Mandelöl	Lamina cribrosa	Anosmie
N. opticus II	Sehen	Visusprüfung, Gesichtsfeld	Fissura orbitalis superior	Visusstörung, Gesichtsfeldausfälle
N. oculomotorius III	Mm. sphincter et dilatator pupillae Äußere Augen-muskeln außer M.obliquus sup.	Pupillenreaktion, Augenbewegungen		Doppelbilder in Richtung des gelähmten Muskels
N. trochlearis IV	M. obliquus superior	Blick nach medial oben		Doppelbilder
N. trigeminus V	**Sensible** Versorgung des Gesichts **Motorisch:** Kau-muskeln und Mund-öffner	Sensible Prüfung des Gesichtsbereichs, Massetereigenreflex	V_1: Fissura orbitalis V_2: Foramen rotundum V_3: Foramen ovale	Sensibilitäts-störungen im Bereich des Gesichts, Kieferschiefstand bei Ausfall der Kau-muskulatur
N. abducens VI	M. rectus lateralis	Blick nach lateral	Fissura orbitalis superior	Beim Blick zur ge-lähmten Seite: nebeneinander stehende Doppel-bilder
N. facialis VII	**Motorisch:** mimische Muskulatur **Sensorisch:** vordere ⅔ der Zunge	Stirnrunzeln, Grinsen, Zähne zeigen, Geschmacksprüfung vordere ⅔ der Zunge	Foramen stylomastoideum	**Peripher:** mimische Muskulatur, Ge-schmacksstörung vordere ⅔ der Zunge, Abnahme der Speichel- und Tränensekretion **Zentral:** Lähmung mimische Muskula-tur, Stirnrunzeln der betroffenen Seite aber noch möglich
N. vestibulo-cochlearis VIII	Gleichgewichtssinn und Akustik	Hörprüfung, Gleichgewichts-prüfung	Porus acusticus internus	Hörstörungen und Gleichgewichts-störungen (mit oder ohne Schwindel)
N. glosso-pharyngeus IX	**Motorisch:** Mm. des Schluckakts **Sensorisch:** hinteres ⅓ der Zunge	Geschmacksprüfung hinteres Zungen-drittel, Prüfung der Sensibilität des Gaumens	Foramen jugulare	Schluckstörungen; Geschmacksverlust im hinteren Zungen-bereich
N. vagus X	**Motorisch:** Gaumen-segel **Vegetativ:** Para-sympathikus	Bei einseitiger Lähmung Schiefstand des Zäpfchens		Heiserkeit bzw. Aphonie bei Lähmung des N. recurrens
N. accessorius XI	M. sternocleido-mastoideus, M. trapezius (oberer Anteil)	Funktionsprüfung der Muskelkraft		Meist Teilparese des N. accessorius
N. hypoglossus XII	Zungenmuskulatur	Herausstrecken der Zunge, Bewegung nach links/rechts	Canalis hypoglossalis	Abweichen der Zunge zu einer Seite

Tab. 10-2 Ursachen für einen intrakraniellen Druckanstieg

Liquor	Blut	Hirnparenchym
Folge eines Missverhältnisses zwischen Liquorproduktion und -resorption: • Hydrocephalus occlusus • Hydrocephalus malresorptivus bzw. aresorptivus	• Sinusthrombose • Hämatom (z. B. SAB) • Hypoxie	• Hirnödem • Tumor • Abszess • Infektion • Intoxikation • Hirnschwellung, z. B. nach Compressio cerebri

Hirndruck und zerebrale Perfusion

Durch Autoregulation der Hirngefäße (Bayliss-Effekt) bleibt die Hirndurchblutung trotz Blutdruckschwankungen unter physiologischen Bedingungen konstant. Im Zusammenwirken der drei Bereiche Hirnparenchym, Blut und Liquor, die untereinander in einem dynamischen Gleichgewicht stehen, kann es jedoch aus verschiedenen Ursachen zu einer Volumenzunahme und damit zu einer **Zunahme des Hirndrucks** kommen (s. Tab. 10-2). Der **intrazerebrale Perfusionsdruck sinkt** → die **Hirndurchblutung** ist **reduziert.** Bei einem Perfusionsdruck von 40 mmHg ist mit ischämischen Veränderungen zu rechnen. Wenn bei weiterem Anstieg der Hirndruck (normalerweise 10–15 mmHg) den arteriellen Perfusionsdruck überschreitet, entsteht ein **zerebraler Kreislaufstillstand** → Hirntod.

Tab. 10-3 Bewusstseinstrübung: Einteilung und Stadien

A	Bei Bewusstsein „conscious"	Wach Normal erweckbar (Vigilität) Kommunikation evtl., aber neurologische/ psychiatrische Störung
B	Bewusstseinsgetrübt „clouded consciousness"	Verminderte Wachheit (Hypovigilität) Verlangsamte, evtl. inadäquate Reaktion Somnolenz, vermindert erweckbar Sopor, Augenöffnung ohne Kommunikation
	Nach WFNS „clouded consciouness 1" „clouded consciouness 2"	Ohne neurologische Störung Mit neurologischen Störungen (Parese etc.)
C	Bewusstlos Koma	Befolgt keine Aufforderungen Hat die Augen dauernd geschlossen – auch auf Anruf oder Schmerzreize keine Augenöffnung

WFNS: World Federation of Neurosurgical Societies

(aus: Berchtold, Chirurgie, Urban & Fischer Verlag, 4. Aufl., 2001)

Bei einer massiven Volumenzunahme von Blut, Liquor oder Hirnparenchym aufgrund einer Blutung, eines Tumor, Infarkts oder eines Traumas kommt es zu **Hirnmassenverschiebungen.** Als **obere Einklemmung** bezeichnet man die Einklemmung des Temporallappens in den Tentoriumschlitz mit Kompression des Mittelhirns, als **untere Einklemmung** die Einklemmung der Kleinhirntonsillen in das Foramen magnum mit Kompression der Medulla oblongata.

Merke

Intrakranielle Druckwerte von **15–25 mmHg** zeigen sich klinisch als Kopfschmerzen, Übelkeit, Erbrechen und Schwindel, ab **25 mmHg** treten Bewusstseinsstörungen, Krampfanfälle oder andere neurologische Defizite wie Sehstörungen auf. Bei **35 mmHg** ist mit einer Einklemmung zu rechnen, deren Symptome weite, lichtstarre und entrundete Pupillen, tiefes Koma, Bradykardie und Hypertonus sind.

Eine Einklemmung des Mittelhirns zieht ein sog. **Mittelhirnsyndrom** nach sich, das in vier Schweregrade eingeteilt wird, die sich in der Tiefe der Bewusstlosigkeit und der vegetativen Symptomatik unterscheiden. Bei weiter progredienter Hirnstammschädigung kann es zu einem **Bulbärhirnsyndrom** (→ Ausfall der vegetativen Funktionssysteme) und schließlich zum **dissoziierten Hirntod** kommen.

10.1.2 Diagnostik

Anamnese und körperliche Untersuchung

Anamnese
• Kopfschmerzen?
• Übelkeit, Erbrechen? Schwindel?
• Bewusstseinsstörungen? schnell oder langsam zunehmend?
• Krampfanfälle? welche Art?
• Wesens- und Verhaltensänderungen?

Körperliche Untersuchung
• Die **Bewusstseinslage** wird durch die Untersuchung der Pupillenreaktionen, des Kornealreflexes (mit weicher Watte) und der Reaktion auf Schmerz getestet. Nach der World Federation of Neurosurgical Societies besteht folgendes Schema zur Festlegung und **Einteilung verschiedener Bewusstseinszu-**

Tab. 10-4   Einteilung des Komas

Komastadium	Motorische Funktion (Schmerzreaktion)	Pupillen (Form, Weite, Reaktion)	Augenbewegungen	GCS* (min. 3 bis max. 15)
I	Gezielte Reaktion	Normal	Intakt	6–9
II	Verlangsamt, Beugesynergie, Paresen, Anfälle	Normal/(leichte) Anisokorie	Intakt	5–7
III	Strecksynergismen (spontan/Reize)	Normal/Anisokorie/lichtstarr	Störung möglich (Divergenz)	4–5
IV	Fehlend, schlaff, hypoton	Beidseits reaktionslos; dilatiert	Fehlend	3
Hirntod	Schlaff-atonisch, reaktionslos, evtl. aber spinale Reflexe; Atemstillstand, Blutdruckderegulation	Beidseits reaktionslos, entrundet	Fehlend („Pupillenaugenphänomen negativ"), keine kalorische Nystagmusreaktion	3

(aus: Berchtold, Chirurgie, Urban & Fischer Verlag, 4. Aufl., 2001) * GCS: Glasgow-Coma-Scale

stände (s. Tab. 10-3). Die **Einteilung des Komas** ist Tabelle 10-4 zu entnehmen.

> **Merke**
> **Koma** = Bewusstlosigkeit ohne Reaktion auf Anruf oder Schmerz; die Augen sind dauernd geschlossen;
> **Wachkoma** (apallisches Syndrom) = vollständige Bewusstlosigkeit mit **Augenöffnung;**
> **Pseudokoma** (Locked-in-Syndrom) = Patient ist wach, aber unfähig, sich zu bewegen oder zu sprechen. Eine Verständigung ist durch Lidschluss oder vertikale Augenbewegungen möglich.

- Prüfung der Motorik und Sensibilität;
- Prüfung der Beweglichkeit des Kopfes, z. B. Meningismus;
- Klopfschmerz des Kopfes, z. B. bei lokalen Knochenprozessen oder Meningitis;
- Gefäßgeräusche → Auskultation über der A. carotis.

Bildgebung

Röntgenuntersuchung des Schädels in 2 Ebenen
Darstellung von Frakturlinien, Knochenveränderungen und luftgefüllten Räumen.

Eventuell Anfertigung von Spezialaufnahmen: Nasennebenhöhlen, Stenvers (Innenohr) oder Schüller (Felsenbein).

Computertomographie (CCT, s. Klinikkasten)

Klinik: Interpretation des CCT
Darstellung von Liquor → schwarz (dunkelgrau), Hirngewebe → grau, knöcherne Strukturen → weiß.

Hyperdens (heller als Hirngewebe): frische Blutungen (nicht älter als 3 Wochen) und Verkalkungen. **Hypodens** (dunkler als Hirngewebe): Infarkte (nach einer Latenz von 12 h), entzündliche Herde, Luft, Fett, Hirnödem.

> **Merke**
> Bei Hirntraumen, Hirnblutung und Schlaganfällen oder Verdacht auf intrakranielle Raumforderung ist die CCT das Verfahren der ersten Wahl.

MRT
Durch die Verwendung starker Magnetfelder ist der große Vorteil der Kernspintomographie in der **fehlenden Strahlenbelastung** zu sehen. Infarkte lassen sich schon nach 5 h nachweisen. Hauptsächlich im spinalen Bereich ist die MRT der CT überlegen.

CT-Angiographie
CT mit intravenöser Kontrastmittelgabe findet Anwendung in der Diagnostik zerebrovaskulärer Erkrankungen, z. B. bei **Stenosen** der Hirngefäße.

Sonographie
Als **transkranielle Doppler-Sonographie** in der Diagnostik von **intrakraniellen** Gefäßstenosen und Angiomgefäßen verwendet, als **Duplexsonographie** bei **extrakraniellen** Gefäßprozessen.

Angiographie
Wird unter strenger Indikation in der **Diagnostik von Gefäßfehlbildungen** oder **stenosierender Gefäßprozesse** eingesetzt. Bei diesem Verfahren wird die A. carotis oder A. vertebralis direkt punktiert. Hauptkomplikation ist das Auslösen eines Infarktes durch die Ablösung von Thromben von arteriosklerotischen Plaques.

PET und SPECT
Beide Methoden stellen computergestützte Schichtaufnahmeverfahren der **Szintigraphie** dar. Es werden markierte Substanzen zugeführt, die entweder Positronen oder Gammastrahlen emittieren und sich an bestimmten Stellen anreichern. Sie eignen sich am besten für Funktionsaufnahmen und werden in der

Diagnostik der Epilepsie, von Hirntumoren und zerebrovaskulären Erkrankungen eingesetzt.

Spezielle Diagnostik

Liquoruntersuchung

Die Indikation für eine Liquoruntersuchung besteht bei Verdacht auf

- **entzündliche Prozesse** wie Meningitis, Enzephalitis etc.;
- **Subarachnoidalblutung** (massenhaft Erythrozyten);
- **Malignom** (Nachweis maligner Zellen).

> **Merke**
> Vor einer Liquorpunktion muss ein erhöhter Hirndruck ausgeschlossen werden, da sonst die Gefahr einer Einklemmung des Hirnstammes im Foramen magnum besteht. Besteht klinisch kein Hinweis auf eine Hirndrucksteigerung, genügt der Ausschluss einer Stauungspapille durch Augenhintergrunduntersuchung. Bei fraglicher Hirndruckerhöhung muss vor der Punktion ein CCT angefertigt werden. **Der Hirndruck beträgt normalerweise 10–15 mmHg.**

Zur Liquoruntersuchung wird eine Lumbalpunktion vorgenommen (s. Klinikkasten).

> **Klinik: Durchführung der Lumbalpunktion**
> Der Patient sitzt oder liegt mit maximal nach vorn gebeugter Lendenwirbelsäule („machen Sie bitte einen Katzenbuckel"). Nach Desinfektion der Haut wird zwischen dem 3. und 4. LWK bzw. 4. und 5. LWK in der Mittellinie mit der Kanüle eingegangen und die Nadel vorgeschoben. Das Durchstechen der Dura wird an deren elastischem Widerstand bemerkt. Nach Entfernen des Mandrins tropft der Liquor nach außen und wird zur Untersuchung aufgefangen. Nach der Punktion muss der Patient ungefähr 4 h flach liegen.
> Sofern eine Lumbalpunktion nicht möglich ist, kann ein erfahrener Arzt auch eine **Subokzipitalpunktion** vornehmen, bei der die Cisterna cerebellomedullaris zur Gewinnung von Liquor punktiert wird. Die Untersuchung wird jedoch nur noch selten durchgeführt.

Normalbefund bei der Liquoruntersuchung

Farbe: wasserklar, **Zellzahl:** 0–4 Zellen/mm^3, **Eiweiß:** 20–40 mg/dl; Pandy negativ, **Glucose:** ca. 50 % der Blutglucose, **Laktat:** 10–20 mg/dl.

EEG

Standardverfahren in der Diagnostik **zerebraler Anfallsleiden,** bei **Enzephalitis,** bei **Verdacht auf Hirntod.**

EMG/ENG

Durch die **elektrische Untersuchung von Muskeln mit Nadelelektroden (EMG)** lassen sich myogene Muskelatrophien, bei denen die Muskelfasern geschädigt sind, von neurogenen Muskelatrophien, die

von einer Nervenschädigung herrühren, unterscheiden.

Mithilfe der **Elektroneurographie (ENG)** wird die Nervenleitgeschwindigkeit (NLG) gemessen, die als Indikator einer Nervenschädigung dient. Bei der ENG wird die motorische Nervenleitgeschwindigkeit (motorische Nerven) und die sensible Nervenleitgeschwindigkeit (sensible Nerven) bestimmt.

Hirndruckmessung

Für die Hirndruckmessung bestehen mehrere Alternativen:

- **intraventrikuläre Messung:** Die Messung erfolgt im Ventrikelsystem nach Punktion; es kann gleichzeitig Liquor entnommen und dadurch der Hirndruck gesenkt werden. Infektionsmöglichkeit ist gegeben.
- **epidurale Messung** mit einer epiduralen Messsonde. Die Fehlerquote beträgt ca. 15 %.
- **subdurale Messung** mit einer subduralen Messsonde. Bei dieser Methode wird die Dura mater eröffnet, es besteht die Gefahr einer Infektion.
- **intraparenchymale Messung:** Die Messung erfolgt direkt im Hirngewebe; die Messwerte sind genau, und die Methode ist relativ risikoarm.

Hirnbiopsie

Bei speziellen Fragestellungen dient eine **stereotaktische Hirnbiopsie** der sicheren Differenzialdiagnose von tief gelegenen, schwer zugänglichen Prozessen. Wird wegen der möglichen Komplikationen (Blutungen, epileptische Anfälle) nur bei therapeutischer Konsequenz angewandt.

10.1.3 Chirurgische Grundbegriffe

Intrakranielle Eingriffe werden in **mikrochirurgischer Technik** durch präformierte Spalträume an der Schädelbasis oder nach Trepanation durch kleinste Hirngewebsöffnungen vorgenommen. Mithilfe eines Operationsmikroskops, das mit dem Mund geführt werden kann, und mikrochirurgischen Instrumenten lassen sich auf kleinstem Raum millimetergenaue Eingriffe vornehmen. Mit der **Ultraschallaspiration,** bei der eine Titanspitze mit Ultraschallfrequenz vibriert, lassen sich Tumoren zerkleinern und absaugen. Auch **Lasertechnik** wird vielfach für präzise Schnitte eingesetzt. **Die computergestützte Neuronavigation** mit dreidimensionaler millimetergenauer Darstellung hat in den letzten Jahren durch die Online-Navigation dem neurochirurgischen Eingriff neue Dimensionen eröffnet.

Trepanation

Eine Trepanation ist zur notwendigen Entlastung bei Hirndrucksteigerung indiziert.

Durchführung: Die Eröffnung des Schädels kann als **osteoplastische Trepanation** vorgenommen werden, bei welcher der ausgesägte Knochendeckel nach dem intrakraniellen Eingriff wieder replantiert wird. Bei einer **osteoklastischen Trepanation** wird der knöcherne Defekt durch Galea oder Kunststoffimplantate gedeckt.

Ventrikuloatrialer Shunt und ventrikuloperitonealer Shunt

Bei **Hydrozephalus** zur Ableitung des Liquors (s. Kap. 10.1.5).

Durchführung: Über ein Kathetersystem mit zwischengeschaltetem Ventil wird der Liquor aus dem Ventrikelsystem entweder in den rechten Vorhof (ventrikuloatrialer Shunt) oder in den Peritonealraum (ventrikuloperitonealer Shunt) geleitet.

Ventrikeldrainage nach Torkildsen

Bei **Hydrozephalus** zur Ableitung des Liquors (s. Kap. 10.1.5).

Durchführung: Der Liquor wird vom Seitenventrikel in die Cisterna magna abgeleitet. Diese Liquorableitung ist nur bei intaktem Abfluss der Cisterna magna möglich.

Mikrovaskuläre Dekompression nach Jannetta/Gardner

Bei **Trigeminusneuralgie** (s. Kap. 10.1.11) nach erfolgloser konservativer Therapie.

Durchführung: Das den Nerv irritierende Gefäß wird mit einem Kunststoffschwämmchen abgepolstert.

10.1.4 Hirnödem

Definition

Bei einem Hirnödem kommt es zu einer **intra-** oder **extrazellulären** Ansammlung von Flüssigkeit im Hirngewebe. Folge ist ein Anstieg des intrakraniellen Drucks, der bei anhaltender Dauer zu einer Parenchymschädigung führt.

Ätiologie/Pathogenese

Nach pathogenetischen Gesichtspunkten kann man die Hirnödeme in zwei Hauptformen einteilen:

- **vasogenes (extrazelluläres) Hirnödem:** Es entsteht durch Flüssigkeitsaustritt aus den Kapillaren in den extrazellulären Raum bei **Traumata, Abszessen, Enzephalitiden** oder in der **Umgebung von Tumoren.** Das vasogene Hirnödem findet sich vorwiegend im Marklager der weißen Substanz.
- **zytotoxisches (intrazelluläres) Hirnödem:** Bei **zerebraler Hypoxie** (apoplektischer Insult), **Intoxikationen** und **metabolischer Enzephalopathie** kommt es durch eine Zellschädigung zu einer intrazellulären Elektrolytverschiebung mit nachfolgendem Wassereinstrom in die Zellen. Diese Ödemart findet sich meist in den Neuronen des Kortex.

Symptomatik

Hauptsymptom des Hirnödems sind **Kopfschmerzen** in Verbindung mit **Übelkeit** und **starkem Erbrechen,** das von der Nahrungsaufnahme unabhängig ist und oft durch Aufrichten des Körpers oder Kopfbewegungen ausgelöst wird. Dazu kommen **Schwindel,** ein **Singultus** muss als bedrohliches Zeichen einer Hirnstammschädigung gewertet werden. Die **Bewusstseinlage** ist von der Somnolenz bis hin zum Koma verschoben, es kann zu **Atemstörungen** kommen. Weiter treten Hirnnervenstörungen mit Abduzensparese und Okulomotoriusparese auf.

Komplikationen

Durch die Steigerung des intrakraniellen Druckes kann es zu Massenverschiebungen (Herniation) und infolgedessen zu **Einklemmung** von Hirngewebe kommen, entweder als obere Einklemmung in den Tentoriumschlitz oder als untere Einklemmung in das Foramen magnum. Die obere Einklemmung wird durch Strecksynergismen symptomatisch, die untere Einklemmung durch Apnoe, da dann das Atemzentrum betroffen ist.

Diagnostik

- Bei der klinischen Untersuchung sind die **Greifreflexe** auf taktile Reize der Hand auslösbar. Die Trigeminusaustrittspunkte sind druckschmerzhaft.
- Augenhintergrund → **Stauungspapille.**
- **CCT zum Nachweis der Grunderkrankung.**
- **EEG** → **Herdbefund** oder Allgemeinveränderungen.
- **Neurologisches Konsilium.**
- Epidurale Druckmessung (s. Kap. 10.1.2).

Therapie

Konservative Therapie

Der Oberkörper wird **30° hoch gelagert;** als günstig hat sich eine Beatmung mit milder **Hyperventilation** erwiesen; außerdem wird eine **Osmotherapie** mit Infusion von Mannitol durchgeführt, die aber nicht ohne Hirndruckmessung erfolgen sollte. Medikamentös werden frühzeitig **Glukokortikoide** (Dexamethason) verabreicht, auf die vor allem das vasogene Hirnödem (Abszessen, Tumoren) gut anspricht, bei zytotoxischem Hirnödem zeigen sie kaum Wirkung.

Operative Therapie

Entfernung operabler Raumforderungen (z. B. Tumoren), entlastende Trepanation.

10.1.5 Hydrozephalus

Definition

Unter einem Hydrozephalus versteht man eine Erweiterung der Liquorräume, die aus verschiedenen Ursachen zustande kommen kann.

Einteilung

Eine Einteilung kann nach der **Lokalisation** oder der **Ätiologie** vorgenommen werden (s. Tab. 10-5).

Außerdem kann nach der Höhe des Hirndruckes zwischen einem akuten **Überdruckhydrozephalus** und einem sich schleichend entwickelndem **Normaldruckhydrozephalus** unterschieden werden.

Verschlusshydrozephalus (Hydrocephalus occlusus)

Ätiologie

Dem Hydrocephalus occlusus liegt eine Abflussstörung zugrunde. Sie kann in folgenden Bereichen lokalisiert sein:

Tab. 10.5 Einteilung des Hydrozephalus nach Lokalisation und Ätiologie	
Lokali-sation	**Hydrocephalus internus** → Erweiterung der inneren Liquorräume, also der Ventrikel
	Hydrocephalus externus → Der Subarachnoidalraum ist erweitert
	Hydrocephalus communicans → Verbindung zwischen inneren und äußeren Liquorräumen ist erhalten = Hydrocephalus malresorptivus, hypersecretorius oder e vavuo
Ätiologie	**Hydocephalus occlusus** → **Passagestörung** aus dem Ventrikelsystem in den Subarachnoidalraum (z. B. Tumoren, entzündliche Verklebungen); **Hirndruck** ist rostral der Stenose erhöht
	Hydrocephalus malresorptivus → **verringerte Liquorresorption** durch Verklebungen nach Meningitis oder Blutungen **Hirndruck:** längere Zeit normal, dann erhöht
	Hydrocephalus hypersecretorius → **vermehrte Liquorproduktion** (z. B. Plexuspapillom) **Hirndruck:** längere Zeit normal, dann erhöht
	Hydrocephalus e vacuo → Infolge hirnatrophischer Prozesse entsteht eine Erweiterung der Liquorräume **Hirndruck:** normal

- **Foramen Monroi:** durch Tumoren oder Zysten des III. Ventrikels;
- **Aquaeductus cerebri:** Tumoren im Bereich der Vierhügelregion;
- **Aperturae Luschkae oder Magendii:** Tumoren im Bereich der hinteren Schädelgrube, bei geburtsbedingten Ventrikelblutungen oder Fehlbildungen (Arnold-Chiari-Syndrom, Dandy-Walker-Syndrom). Rostral der Blockade ist der Hirndruck erhöht.

Symptomatik

Die Erhöhung des Hirndrucks führt zu Kopfschmerzen, Übelkeit und Erbrechen, psychische Veränderungen und Bewusstseinsstörungen.

Diagnostik

Die Spiegelung des Augenhintergrunds zeigt eine Stauungspapille (bei langsamer Entwicklung). **CCT** und **MRT** sind die Verfahren der Wahl zur **Darstellung des Verschlusses,** durch KM-Gabe kann ein Tumor beurteilt werden.

Therapie

Ist ein Tumor die Ursache der Abflussstörung, wird eine operative **Tumorexstirpation** vorgenommen, um die freie Liquorpassage wiederherzustellen. Ist das Hindernis durch eine Operation nicht zu entfernen, wird die Anlage eines **Shunts** erforderlich.

Klinik: Anlage eines Shunts
Über ein Kathetersystem, das mit einem unter der Kopfhaut platzierten Ventil (Spitz-Holter-Ventil) versehen ist, wird der Liquor aus dem Seitenventrikel in den rechten Herzvorhof (**ventrikuloatrialer Shunt**) oder in das Peritoneum (**ventrikuloperitonealer Shunt**) abgeleitet.
Komplikationen sind Infektionen, Thrombosen, Ventilinsuffizienz oder Verlegung des Shunts.

Prognose

Wenn durch den gesteigerten Hirndruck noch kein Hirnschaden entstanden ist, ist die Prognose bei rechtzeitiger Anlage des Shunts gut.

Kommunizierender Hydrozephalus

Ätiologie

Bei einem kommunizierenden Hydrozephalus sind sowohl die inneren als auch äußeren Liquorräume erweitert, und die Verbindung bleibt erhalten. Die Erweiterung der Liquorräume beruht meist auf einer entzündungsbedingt entstandenen **Liquorresorptionsstörung** (Hydrocephalus malresorptivus), seltener auf einer **Überproduktion von Liquor** (Hydrocephalus hypersecretorius), die sich infolge eines Plexuspapilloms oder einer entzündlichen Reizung des Plexus choroideus entwickelt. Als weitere Ursache ist der **Hydrocephalus e vacuo** zu nennen, bei dem sich primär eine Hirnatrophie und erst sekundär eine Ventrikelerweiterung bildet.

Symptomatik

Im Fall des **Hydrocephalus malresorptivus** entwickelt sich die Erkrankung langsam nach einer Latenz von Tagen oder Wochen nach der Ersterkrankung. Als charakteristisch für den **langsam zunehmenden** Hirndruck gilt die **Trias:**
- Gangstörung mit kleinschrittigem Gangbild;
- psychoorganische Veränderung;
- Harninkontinenz.
Beim Hydrocephalus e vacuo stehen weniger Gangstörung und Harninkontinenz im Vordergrund als die zunehmende Demenz.

Merke
Typisch für den **Verschlusshydrozephalus** mit schnell zunehmendem Hirndruck sind: Kopfschmerzen, Übelkeit, Erbrechen und Bewusstseinsstörungen.
Typisch für den langsamer zunehmenden Hirndruck bei **kommunizierendem Hydrozephalus** sind: Gangstörungen, Harninkontinenz, psychomotorische Veränderungen.

Diagnostik

CCT oder MRT erbringen den Nachweis der Erweiterung des gesamten Liquorraumes. Eine Liquorraumszintigraphie ermöglicht den Nachweis der gestörten Liquorresorption durch verzögerte Aktivitätsanreicherung radioaktiv markierter Isotope im Subarachnoidalraum.

Therapie

Nach Implantation eines **ventrikuloatrialen** oder **ventrikuloperitonealen Shunts** ist meist nach erstaunlich kurzer Zeit eine deutliche Besserung des Krankheitsbildes erkennbar.

Hydrozephalus im Kindesalter

Durch Ultraschalluntersuchungen während der Schwangerschaft können oftmals schon pränatal Hydrozephalusbildungen erkannt werden. Ursachen sind **Fehlbildungen, intrauterine Infektionen** oder **Einblutungen.**

Da der Schädel vor Verschluss der Schädelnähte ohne massive Hirndrucksymptome nachgibt, wird der Hydrozephalus beim Neugeborenen am **pathologischen Kopfwachstum** und an der **gespannten Fontanelle** erkennbar. Bei ausgeprägten Fällen zeigt sich das typische „**Sonnenuntergangsphänomen**", bei dem die Pupillen nach unten gerichtet sind und unter dem Unterlid verschwinden. Hinzu kommen Allgemeinsymptome wie Trinkunlust, Bradykardie und anfallsweise Apnoe.

Diagnostisch steht die **Sonographie** durch die Fontanelle im Vordergrund, da sie keine Strahlenbelastung mit sich bringt.

In manchen Fällen ist schon eine intrauterine Punktion möglich, auf jeden Fall sollte die operative Behandlung mit einem Shunt so früh wie möglich erfolgen, um eine Hirnschädigung zu vermeiden.

10.1.6 Intrakranielle Blutungen

Tabelle 10-6 und Abbildung 10-3 zeigen einen Überblick über die verschiedenen intrakraniellen Blutungen. Die detaillierte Beschreibung der Krankheitsbilder und deren Therapie ist im Kapitelverweis angegeben.

10.1.7 Zerebrovaskuläre Erkrankungen

Aneurysmen

Definition

Hirngefäßaneurysmen sind sackförmige oder spindelförmige Ausstülpungen der Arterienwand intrakranieller Gefäße.

Ätiologie/Pathogenese

Hirngefäßaneurysmen kommen relativ häufig vor; sie werden bei ca. 1–2 % aller Obduktionen gefunden (s. Abb. 10-4).

Zugrunde liegt in den meisten Fällen eine **anlagebedingte Schwäche der Gefäßwand.** Seltener entstehen Aneurysmen aufgrund erworbener Wandschwächen wie im Rahmen einer **Arteriosklerose** oder **Vaskulitiden. Traumatische Aneurysmen** stellen eine weitere Gruppe dar. Besonders häufig finden sich Hirngefäßaneurysmen bei Patienten mit autosomal-dominant vererbter Zystenniere.

Bevorzugt (80–90 %) finden sich Aneurysmen an Gabelungsstellen des vorderen, von der A. carotis interna versorgten Teils des Circulus arteriosus Willisii. Mehr als 10 % der Patienten leiden unter multiplen Hirngefäßaneurysmen.

Bei Überschreiten der Belastungsgrenze der geschwächten Arterienwand kommt es zur Ruptur des Aneurysmas, in 90 % der Fälle in den **Subarachnoidalraum.**

Symptomatik

Nicht rupturierte Aneurysmen können durch Druck auf benachbarte Strukturen lokale Symptome verursachen. Je nach Sitz des Aneurysmas unterscheidet sich die Symptomatik, die als **Warnsignal** für eine folgende Ruptur gewertet werden sollte. Typische Symptome zeigt Tabelle 10-7.

Komplikationen

Die größte Gefahr stellt die Subarachnoidalblutung dar.

Tab. 10-6   Synopsis intrakranieller Blutungen

	Lokalisation/Ätiologie	Symptomatik	Verweis
Epidural	Hämatom zwischen Knochen und Dura mater; Blutung aus A. meningea media oder A. ethmoidalis	Bewusstseinsstörung evtl. **freies Intervall;** homolaterale Mydriasis, kontralaterale Hemiparese	Kap. 10.1.10
Akut subdural	Hämatom zwischen Dura und Arachnoidea; Zerreißung von Brückenvenen	Bewusstseinsstörung seltener freies Intervall	Kap. 10.1.10
Subarachnoidal	Blutung in den Subarachnoidalraum zwischen Arachnoidea und Pia mater; häufig bei Ruptur von Aneurysmen	Blitzartiger, vernichtender Kopfschmerz, Übelkeit, Erbrechen, Meningismus, Bewusstseinsstörung	Kap. 10.1.7
Intrazerebral	Einblutung in das Hirngewebe	Tiefe Bewusstlosigkeit und Halbseitensymptomatik	Kap. 10.1.10

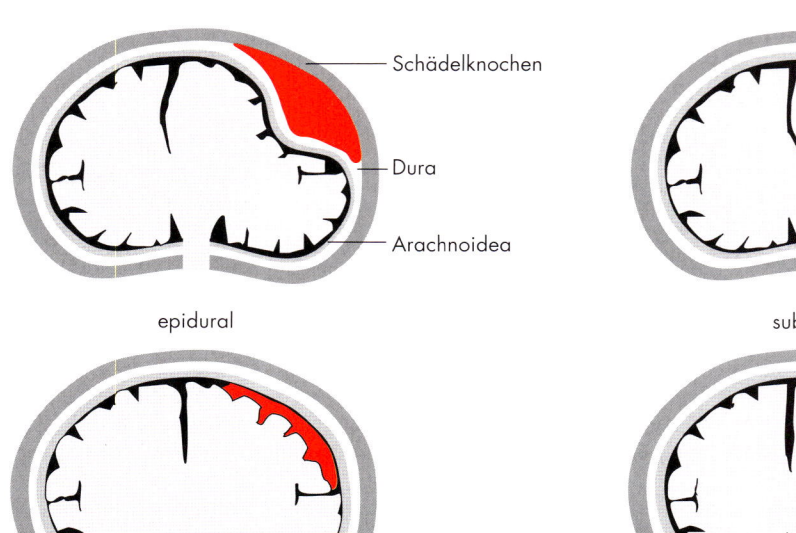

Abb. 10-3   Intrakranielle Blutungen.

Diagnostik

MRT, MRT mit Kontrastmittel zum Nachweis asymptomatischer Aneurysmen; **Angiographie** zur Darstellung des gesamten Hirngefäßsystems.

Klinik: Therapie des Hirngefäßaneurysmas

Hirngefäßaneurysmen werden **mikrochirurgisch** versorgt. Es stehen mehrere Verfahren zur Wahl: **„Clipping"**, d.h. Verschluss sackförmiger Aneurysmen am Abgang mit einem Clip, oder **„Trapping"**, d.h. beidseitiger Verschluss eines spindelförmigen Aneurysmas mit jeweils einem Clip.

Tab. 10-7   Symptome einer drohenden Aneurysmaruptur

Symptomatik	Lokalisation des Aneurysmas
Anfallsweise Kopfschmerzen	Bei jeglicher Lokalisation
Augenmuskel-lähmungen	Störungen des N. oculomotorius → meist Aneurysma im Abgangsbereich der A. communicans posterior; Parese des N. abducens → Aneurysma der A. basilaris
Gesichtsfeld-ausfall	Störungen des N. opticus → Aneurysma der A. cerebri anterior oder A. communicans anterior
Anosmie	→ Aneurysma der A. cerebri anterior
Horner-Syndrom	→ Aneurysma der A. carotis interna

Bei der **endovaskulären neuroradiologischen Therapie** wird das Aneurysma vom Leistenzugang aus mit einem Mikrokatheter mit sog. Coils gefüllt, die eine Thrombosierung bewirken. Coils sind kleine Platinspiralen, die sich im Aneurysma entfalten und so das Aneurysma wird von innen her (endovaskulär) verschließen.

Prognose

Mit diesen vorbeugenden Operationen lässt sich die gefürchtete Ruptur in vielen Fällen vermeiden. Die Operationskomplikationsrate beträgt ca. 3 %.

Subarachnoidalblutung (SAB)

Definition

Die akute Blutung in den Subarachnoidalraum steht fast immer in Zusammenhang mit einem rupturierten basalen Aneurysma, seltener mit einem Angiom. Etwa **60 % der intrakraniellen Blutungen** sind Subarachnoidalblutungen.

Ätiologie/Pathogenese

In vielen Fällen ist die **Ruptur eines Aneurysmas** der **A. communicans anterior** oder der **A. cerebri anterior** Ursache der Blutung. Des Weiteren können Blutungen aus Angiomen oder zerebralsklerotisch veränderten Gefäße Grund der SAB sein. Auch Blutungen bei Antikoagulanzientherapie, Gerinnungsstörungen, bakterieller Endokarditis, Hirntumoren oder bei einem Schädel-Hirn-Trauma kommen in Betracht.

Symptomatik

Dem eigentlichen Ereignis gehen häufig Prodromi voraus, die als Folge einer Sickerblutung aufgefasst

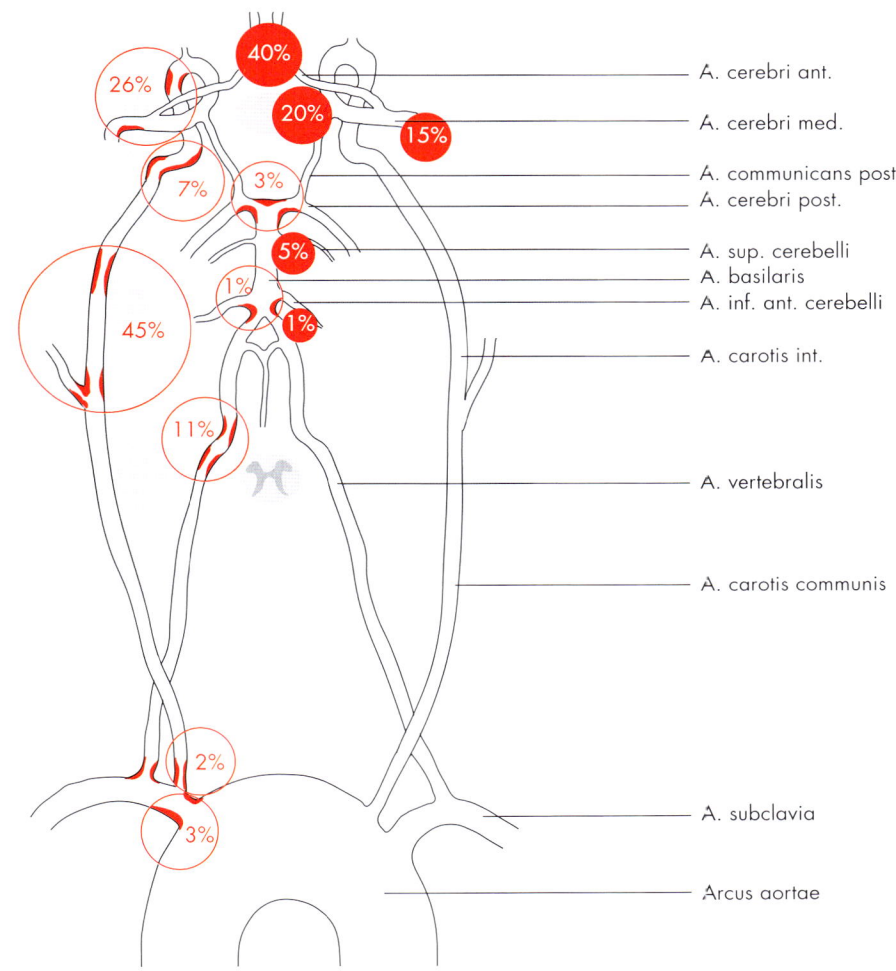

A. cerebri ant.

A. cerebri med.

A. communicans post.
A. cerebri post.

A. sup. cerebelli
A. basilaris
A. inf. ant. cerebelli

A. carotis int.

A. vertebralis

A. carotis communis

A. subclavia

Arcus aortae

Abb. 10-4   Prädilektionsstellen arteriosklerotischer Gefäßwandveränderungen und Hirnaneurysmen.

werden können. Diese Anzeichen sind plötzlich einsetzende **Kopfschmerzen, verbunden mit Augenmuskelparesen,** und auch uncharakteristische Symptome wie Ohrensausen, Schwindel und Übelkeit.

Die eigentliche Subarachnoidalblutung zeigt folgende Symptomatik: schlagartig einsetzender, **heftigster Kopfschmerz,** dem Allgemeinsymptome wie **Übelkeit, Erbrechen, Schweißausbruch** folgen. Oft **Bewusstseinseintrübung** bis hin zum Koma; ein **Meningismus** kann sich mit einer Latenz von Stunden entwickeln. Temperaturerhöhungen werden meist am 2. bis 3. Tag gefunden.

Einteilung

Nach **Hunt und Hess** wird die SAB in fünf Schweregrade eingeteilt (s. Tab. 10-8).

Komplikationen

- **Rezidivblutung:** Besonders häufig kommt es am 9. Tag nach der Blutung zu einer Rezidivblutung, die oft in das Hirngewebe oder die Ventrikel einbricht. Die Prognose ist dann äußerst schlecht.

Merke
Die Rezidivblutung ist die gefürchtetste Komplikation der SAB. Sie tritt innerhalb der ersten 6 Monate bei etwa 50 % der Fälle ein.

- **Vasospasmen:** Ab dem 4. bis zum 14. Tag nach der Blutung ist mit Vasospasmen zu rechnen, für die frei werdende Blutabbauprodukte wie Serotonin und Prostaglandine verantwortlich gemacht wer-

Tab. 10-8	Schweregrade der Subarachnoidal-blutung
Grad I	Leichter Kopfschmerz, geringe Nacken-steife
Grad II	Stärkere Kopfschmerzen, deutliche Nackensteife, isolierte Hirnnervenausfälle
Grad III	Verwirrtheit, leichte Bewusstseinstrübungen, geringe fokal-neurologische Defizite (z.B. leichte Aphasie)
Grad IV	Schwere Bewusstseinstrübungen (Sopor, Koma) neurologische Defizite (z.B. deutliche Hemiparese, Aphasie)
Grad V	Tiefes Koma, Einklemmungssyndrom

den. Durch diese lokalen oder generalisierten Vasospasmen kommt es zu Minderdurchblutung des Gehirns. Da durch die Vasospasmen das Operationsrisiko erhöht ist, wird in diesem Zeitraum nach Möglichkeit nicht operiert.

- **Hydrocephalus communicans:** Durch Verklebung der resorbierenden Flächen entsteht manchmal nach einigen Tagen durch reduzierte Liquorresorption ein Hydrocephalus communicans, der evtl. spontan wieder reversibel sein kann. Durch den erhöhten intrakraniellen Druck treten erneut Bewusstseinstrübungen auf.

Diagnostik

Die **CCT** ist das erste diagnostische Mittel, das zum Einsatz kommt (Nachweis der SAB in 95 % der Fälle). Eine **Lumbalpunktion** kann bei zweifelhaftem Ergebnis der CCT indiziert sein. Bei einer Subarachnoidalblutung findet sich **blutiger bzw. sanguinolenter Liquor.**

Die **transkranielle Doppler-Sonographie** eignet sich zum **Nachweis von Vasospasmen.** Mithilfe der **Angiographie** wird entschieden, ob die Indikation für eine Frühoperation (innerhalb 72 h) besteht oder nicht.

Therapie

Konservative Therapie

Strenge Bettruhe, Sedierung mit Diazepam, Analgesierung wegen der Kopfschmerzen und Blutdruckregulierung sowie Stuhlregulierung, da heftiges Pressen vermieden werden muss. Zur Prophylaxe von Vasospasmen werden Kalziumantagonisten eingesetzt.

Operative Therapie

Bei einem angiographisch nachgewiesenen Aneurysma und einer SAB Grad I–III ist die Indikation zur sog. **Frühoperation** gegeben, die innerhalb von 72 h erfolgt. Mit dieser Operation lässt sich die Gefahr der Rezidivblutung ausschalten. Ist bereits ein Vasospasmus nachgewiesen, sollte nicht operiert werden, da sich das Operationsrisiko erhöht und durch die operative Manipulation auch ein Vasospasmus ausgelöst

werden könnte. Bei Grad IV und V muss abgewartet werden, bis sich der Zustand etwas stabilisiert hat. Bei diesen Patienten wird eine sog. **Spätoperation** durchgeführt.

Zerebrale Angiome

Bei zerebralen Angiomen handelt es sich um kongenitale Gefäßfehlbildungen. Dazu gehören als wichtigste Gruppe die **arteriovenösen Angiome,** Konvolute, in denen Hirnarterien ohne zwischengeschaltetes Kapillarnetz mit Venen kurz geschlossen sind. Daneben sind **kavernöse Angiome** und **kapillare Teleangiektasien** zu nennen. Die größte klinische Bedeutung besitzen die arteriovenösen Angiome.

Arteriovenöse Angiome

Ätiologie/Pathogenese

Arteriovenöse Angiome werden meist schon im 2. bis 3. Lebensjahrzehnt symptomatisch, bei Männern häufiger als bei Frauen. Der Umfang der Angiome ist sehr variabel und reicht von Millimeter- bis Hemisphärengröße.

Durch den arteriovenösen Kurzschluss wird dem Hirnparenchym des betroffenen Gefäßes Blut entzogen (Steal-Effekt). Folge ist eine **chronische Hypoxie des Hirngewebes.** Andererseits ist das Herzminutenvolumen durch den Shunt gesteigert, was schließlich zu Linksherzbelastung und -insuffizienz führt. Die pathologischen Gefäße rupturieren leicht in den Subarachnoidalraum.

Symptomatik

Die Beschwerden beginnen meist am Anfang der Adoleszenz und werden durch passagere Ischämie hervorgerufen: Tinnitus, Schwindel und orthostatische Regulationsstörungen. Dann klagen die Patienten über **migräneartige Kopfschmerzen.** Etwa $\frac{1}{3}$ der Betroffenen erleidet fokale oder generalisierte **Krampfanfälle.** Auch **fokale neurologische Ausfälle,** die in Zusammenhang mit der umschriebenen Ischämie stehen, z.B. Sehstörungen, Hirnnervenparesen, Aphasien und Halbseitenlähmungen, können zur Symptomatik gehören. Bei $\frac{2}{3}$ der Patienten ereignet sich eine **Blutung** aus dem Angiom, die in den Subarachnoidalraum, die Ventrikel oder in das Hirngewebe stattfinden kann. 10 % der Patienten versterben bei der ersten Blutung.

Diagnostik

CCT/MRT (im CCT auch mit KM oft nicht eindeutig darstellbar, mit MRT besser zu erkennen), **EEG** → Herdbefund, **Angiographie** → Diagnosesicherung und Darstellung des Konvoluts (obligat zur präoperativen Vorbereitung).

Therapie

Etwa $\frac{2}{3}$ der Angiome sind einer mikrochirurgischen Exstirpation zugänglich, welche die wirkungsvollste Behandlung darstellt. Ist sie nicht möglich, kann versucht werden, mit einer angiographischen Embolisation oder Radiatio das Angiom auszuschalten.

Prognose

Die Letalität der Operation beträgt < 10 %, das Risiko postoperativer neurologischer Ausfälle ist aber mit 30 % relativ hoch. Da jedoch die Gefahr einer Blutung oder Rezidivblutung dagegen steht, muss es hingenommen werden.

Kavernöse Angiome

Kavernöse Angiome sind mehrere Zentimeter große Konvolute, deren weite Gefäßräume durch Bindegewebssepten unterteilt sind. Sie sind subkortikal, häufig auch im Hirnstamm oder Rückenmark zu finden. Oft sind sie klinisch symptomfrei, können aber auch der Grund **zerebraler Krampfanfälle** sein. Werden sie symptomatisch, können sie mikrochirurgisch entfernt werden. Asymptomatische Kavernome werden meist nicht operiert.

Kapillare Teleangiektasien

Die intrazerebral gelagerten Ansammlungen stark erweiterter Kapillaren werden nur selten symptomatisch und werden eher als Zufallsbefunde bei Obduktionen gefunden.

Karotisstenose (s. Kap. 13.1.7)

Vertebrobasiläre Insuffizienz (s. Kap. 13.1.7)

10.1.8 Entzündungen

Hirnabszess

Definition

Ein Hirnabszess stellt die Abkapselung und zentrale eitrige Einschmelzung eines lokalen entzündlichen intrazerebralen Prozesses dar.

Ätiologie

- **Fortgeleitete Infektionen:** per continuitatem von Infektionsherden des Ohrs oder der Nasennebenhöhlen. Diese Hirnabszesse siedeln sich solitär an.
- **Hämatogen:** durch metastatisch-embolische Streuung von Bronchiektasen, anderen eitrigen Prozessen oder bakterieller Endokarditis. Meist sind die Hirnabszesse an multiplen Lokalisationen zu finden. Patienten mit angeborenen Herzfehlern, vor allem mit Rechts-links-Shunt, haben ein besonders hohes Risiko, an einem Hirnabszess zu erkranken.
- **Posttraumatisch oder postinfektiös:** Bei offenen Schädelverletzungen oder operativen Eingriffen kann es zu Infektionen und zur Entwicklung eines Hirnabszesses kommen. Erreger sind häufig Staphylokokken oder nosokomiale Keime.

Merke
Prädisponiert für die Entwicklung eines Hirnabszesses sind Patienten mit schlechter Abwehrlage, immunsuppressiver Therapie, HIV-Infektion, Tumoren oder Diabetes mellitus. Im Keimspektrum sind häufig neben Strepto- und Staphylokokken auch Anaerobier enthalten.

Symptomatik

Allgemeine Entzündungszeichen wie BSG-Beschleunigung und CRP-Erhöhung, Leukozytose und Fieber sind oft vorhanden, aber nicht obligat. Ein sich **akut** entwickelnder Hirnabszess verursacht je nach Lokalisation **Kopfschmerzen, Meningismus, Bewusstseinstrübung** und **neurologische Ausfälle.** Etwa die Hälfte der Patienten erleidet **Krampfanfälle,** insbesondere bei chronischer Entstehung.

Komplikationen

Bei Einbruch in das Ventrikelsystem **(Pyrocephalus internus)** kommt es zu einer raschen Bewusstseinstrübung (Krankheitsbild mit hoher Letalität). **Spätabszesse,** d.h. Rezidive, sind noch nach Monaten möglich.

Diagnostik/Differenzialdiagnose

Die **Anamnese** gibt Hinweise auf vorausgegangene Infektion im Nasen-Ohren-Bereich oder evtl. auf ein Trauma. In der klinischen Untersuchung zeigt sich möglicherweise ein Meningismus. In der **CCT** ist ein **hypodenser** Herdbefund, nach KM-Gabe ringförmige Einlagerung (Enhancement) des Kontrastmittels sichtbar. Die **Liquorpunktion** bietet einen normalen Liquorbefund oder Entzündungszeichen (trüber Liquor, Pleozytose, vermehrt Eiweiß), falls der Abszess in den Liquorraum eingebrochen ist.

Differenzialdiagnostisch ist in erster Linie an eine **eitrige Meningitis** zu denken.

Therapie

Eine Indikation für operatives Vorgehen ist erst nach Ausbildung einer Abszesskapsel gegeben. Bis dahin wird mit breiter **antibiotischer Abdeckung,** die auch Anaerobier einschließt, therapiert. Ist eine Kapsel vorhanden, kann der Abszess stereotaktisch punktiert und gespült werden. Eine Totalexstirpation des Abszesses sollte erst bei einem Rezidiv oder einem Fehlschlagen der Punktionsbehandlung erfolgen.

Prognose

Die Letalität eines Hirnabszesses liegt bei 10 %. Bei 30 % der Patienten ist mit postoperativen Anfällen zu rechnen.

Kasuistik
Ein 29-jähriger Patient wird in soporösem Zustand und deutlichem Meningismus ins Krankenhaus eingewiesen. Ein Angehöriger berichtet, der junge Mann habe etwa 2 Monate zuvor ein leichtes Schädel-Hirn-Trauma mit kurzer Bewusstlosigkeit erlitten, bei dem er auch kurz aus dem Ohr geblutet habe. Er habe damals jedoch keinen Arzt aufgesucht.

Bei der Untersuchung fallen eine Schwerhörigkeit rechts sowie eine leichte, linksseitige Hemiparese auf, die Temperatur ist leicht erhöht, BSG mäßig beschleunigt, und es findet sich eine Leukozytose mit Linksverschiebung im weißen Blutbild.

Tab. 10-9	Klassifikation der Hirntumoren (WHO) nach Dignität und voraussichtlicher Überlebenszeit		
Grad I	Benigne	Ependymom, Neurinom, Meningeom, Kraniopharyngeom, Hypophysenadenom, pilozytisches Astrozytom	≥ 5 Jahre
Grad II	Semibenigne	Astrozytom II, Oligodendrogliom	3–5 Jahre
Grad III	Semimaligne	Anaplastisches Astrozytom (III), Germinom, Neurofibrosarkom	1–3 Jahre
Grad IV	Maligne	Glioblastom = Astrozytom IV, Medulloblastom	6–15 Monate

Bei der CT ist eine Raumforderung rechts temporal im Sinne eines Hirnabszesses sichtbar. Die Lumbalpunktion, die nach Augenhintergrundspiegelung vorgenommen wird, erbringt einen trüben Liquor mit erhöhter Zellzahl und positivem Pandy (Pandy-Reaktion: orientierender Nachweis von Globulinen im Liquor cerebrospinalis), sodass eine Begleitmeningitis diagnostiziert wird. Der Patient erhält Antibiotika zur Abschirmung, der Hirnabszess kann vollständig ausgeräumt werden. Nach 14 Tagen verlässt der Patient die Klinik, die neurologischen Ausfälle haben sich in diesem Zeitraum zurückgebildet.

10.1.9 Intrakranielle Tumoren

Allgemeiner Teil

Klassifikation

Eine Einteilung der intrakraniellen Tumoren ist nach verschiedenen Gesichtspunkten möglich, sie werden im Folgenden erläutert.

Tab. 10-10 Einteilung der Hirntumoren nach Gewebeursprung		
Gewebe-ursprung	Tumor	Häufig-keit (%)
Neuroepithel → als Gliome zusammen-gefasst	Astrozytom Glioblastom = Astrozytom Grad IV Oligodendrogliom Ependymom Plexuspapillom Pinealistumoren (Pineozytom und Pinealoblastom) Medulloblastom	50
Mesenchym	Meningeome Sarkom Angioblastom	20
Ektoderm	Hypophysenadenome Kraniopharyngeome	10
Metastasen	Bronchialkarzinom Mammakarzinom Nierenzellkarzinom Malignes Melanom Lymphome Prostatakarzinom	20

Klassifikation der WHO Die Einteilung der WHO erfolgt nach histologischen und zytologischen Kriterien (s. Tab. 10-9).

Die Grade geben Auskunft über das Verhalten der Tumoren in Bezug auf Mitosenzahl, destruierendes Wachstum und Nekrosen. Es gibt Tumoren mit festem WHO-Grad (z. B. Ependymome), bei ihnen sind die Diagnose und der WHO-Grad identisch. Bei anderen Tumoren kann der WHO-Grad wechseln (z. B. Astrozytom, Oligodendrogliom). Solche Tumoren weisen also kein einheitliches Verhalten auf.

Für die Indikation und Möglichkeit eines chirurgischen Eingriffs ist die Abgrenzung der Hirntumoren gegenüber dem Hirnparenchym oft bedeutsamer als das Grading. So kann ein maligner gut abgegrenzter Tumor (z. B. Metastase) besser chirurgisch zugänglich sein als ein der Grading-Stufe nach benigner, aber sich diffus im Hirngewebe ausbreitender Hirntumor.

Einteilung nach der entwicklungsgeschichtlichen Herkunft (s. Tab. 10-10) Nach der Lagebeziehung zum Tentorium cerebelli wird unterschieden zwischen **supratentoriellen** Tumoren, die sich je nach Lokalisation an verschiedenen Herdsymptomen zeigen sowie symptomatische Epilepsie verursachen, und **infratentoriellen** Tumoren, die zu Liquorpassagestörungen, Ataxie und Koordinationsstörungen führen.

Ätiologie/Epidemiologie

Eindeutige Ursachen für die Entstehung von intrakraniellen Tumoren sind bisher nicht bekannt. Familiäre Häufungen sind beschrieben. Die Klärung der ätiologischen Zusammenhänge ist zurzeit noch Gegenstand der wissenschaftlichen Forschung.

In Deutschland beträgt die Inzidenz der Neuerkrankungen durchschnittlich 10/100 000 Einwohner/Jahr. Auffallend ist die Altersverteilung, die einen ersten **Häufigkeitsgipfel im Kindesalter** und einen zweiten im **Erwachsenenalter zwischen dem 40. und 70. Lebensjahr** aufweist.

> **Merke**
> Bei **Kindern** sind 50 % der Hirntumoren infratentoriell lokalisiert. Bevorzugt finden sich: Medulloblastome, Kleinhirnastrozytome und Ependymome.
> Bei **Erwachsenen** sind Hirntumoren in ca. 80 % supratentoriell angesiedelt; man findet bevorzugt Meningeome, Gliome und Metastasen.

Allgemeine Symptomatik von Hirntumoren

Folgende **Frühsymptome** können auf eine intrakranielle Raumforderung hinweisen und sind unbedingt weiter abzuklären:

- **Kopfschmerzen**, progredient auftretend;
- **epileptische Anfälle,** die jenseits des Kindesalters neu auftreten;
- **Wesensänderungen, Stimmungsschwankungen,** auch Konzentrationsstörungen, Antriebsschwäche;
- neurologische **Herdsymptome:** Hemiparesen, Sensibilitätsstörungen, Sehstörungen, Sprachstörungen.

Die klinische Symptomatik wird durch die Tumorlokalisation bestimmt (s. Tab. 10-11).

> **Merke**
> Schnell wachsende Hirntumoren werden meist mit **Hirndruckzeichen** symptomatisch, langsamer wachsende Tumoren machen eher durch hirnlokale **neurologische Ausfälle** auf sich aufmerksam.

Klinik: Diagnostik eines Hirntumors

- **Anamnese und klinische Untersuchung** → Anfälle? Wesensänderung? neurologische Ausfälle, Stauungspapille?
- **Röntgen-Schädel in 2 Ebenen** → evtl. Hinweis auf Verkalkungen, Sellaerweiterung;
- **EEG** → Nachweis eines Herdbefundes und von Allgemeinveränderungen;
- **CCT mit KM** → Darstellung der Raumforderung sowie von Verkalkungen;
- **MRT** → sensibler als CCT, besser geeignet bei Metastasen;
- **Angiographie** → zur Darstellung der Vaskularisation des Tumors;
- **stereotaktische Hirnbiopsie** → evtl. notwendig zur Artdiagnose.

Differenzialdiagnose

Differenzialdiagnostisch müssen **Fehlbildungstumoren** wie z. B. Dermoide oder Epidermoide abgegrenzt werden, eine sichere Abgrenzung ist nur histologisch möglich. Weitere Differenzialdiagnosen sind **Hirnabszesse** (ringförmige Einlagerung von KM) und **Arachnoidalzysten.** Bei Arachnoidalzysten handelt es sich um gekammerte Flüssigkeitsansammlungen, die nach geburtstraumatischer Subarachnoidalblutung oder nach früher Meningitis entstehen können. Sie bleiben häufig asymptomatisch, können aber auch zu Bewegungsstörungen und zerebralen Anfällen führen.

Therapie

Nach Möglichkeit ist eine **Totalresektion** des Tumors anzustreben; in der Regel wird mikrochirurgisch operiert. Aufgrund der Ansiedlung des Tumors in der Nähe von lebenswichtigen oder funktionell bedeutsamen Arealen ist aber oftmals nur eine Teilresektion oder aber gar kein chirurgischer Eingriff möglich.

Strahlentherapie wird allein oder ergänzend zur OP eingesetzt. Eine weitere Möglichkeit ist das direkte Einbringen von Isotopen in den Tumor (**Seed-**

Tab. 10-11 Lokalisationstypische Symptome bei Hirntumoren

Stirnhirn	Antriebsstörungen Affektstörungen (Gleichgültigkeit oder Euphorie) Riechstörung Motorische Aphasie (Befall des Broca-Zentrums) Intellektueller Abbau
Temporallappen	Absencen und psychomotorische Anfälle Störung des Sprachverständnisses (sensorische Aphasie)
Parietallappen	Mono- oder Hemiparesen Halbseitige Sensibilitätsstörungen Zerebrale Krampfanfälle (vorwiegend fokal)
Okzipitallappen	Homonyme Hemianopsie Zerebrale Anfälle, oft mit optischer Aura
Stammganglien	Extrapyramidal-motorische Störungen
Hirnstamm	Hirnnervenstörungen Bewusstseinsstörungen Atemdepression
Kleinhirn	Ataxie, Gangunsicherheit Neigung des Kopfes zum Tumor

Implantation). Vor allem bei Tumoren, die einem direkten operativen Eingriff nicht zugänglich sind (z. B. Metastasen), kommt eine Behandlung mit dem **Gamma-Knife** in Frage. Der Tumor wird dabei durch gezielte Gammastrahlung direkt nekrotisiert.

Chemotherapie wird nur bei wenigen Tumoren eingesetzt, z. B. bei Lymphomen oder einer Meningeosis carcinomatosa.

Spezieller Teil

Nachfolgend werden die wichtigsten Hirntumoren näher beschrieben.

Astrozytom und Glioblastom

Definition/Epidemiologie

Astrozytome gehören zu den **Gliomen** und leiten sich von den Astrozyten der Neuroglia ab. Pilozytische Astrozytome (WHO I) treten bevorzugt im Kindesalter auf, Astrozytome II–IV hingegen häufiger zwischen dem 40. und 60. Lebensjahr, bei Männern doppelt so häufig wie bei Frauen.

Einteilung

Astrozytome treten je nach Differenzierungsgrad in verschiedenen Typen auf (s. Tab. 10-12).

Symptomatik

Bei **Astrozytomen I und II** kommt es zu einer langsam progredienten Entwicklung von **Kopfschmerzen** und

Tab. 10-12 Astrozytome nach Differenzierungsgrad

	Tumoreigenschaft	Bevorzugte Lokalisation	Lebensalter
Astrozytom Grad I = pilozytisches Astrozytom Optikusgliom	Langsam wachsend	Kleinhirn, Hirnstamm, Chiasma opticum	Kinder
Astrozytom Grad II	Niedrig maligne	Frontalhirn, Temporallappen	30.–40. Lj
Astrozytom Grad III	Rasches Wachstum, perifokales Ödem	Frontalhirn, Temporalhirn	40.–60. Lj
Astrozytom Grad IV = Glioblastom	Hochmaligne, rasches Wachstum	Marklager der parietalen und frontalen Großhirnhemisphären, Stammganglien	40.–60. Lj

psychischen Veränderungen sowie zum Auftreten von **Jackson-Anfällen.** Später können eine Hemiparese und Sprachstörungen hinzukommen.

Bei einem **Glioblastom** entwickeln sich innerhalb Wochen eine Hirndrucksymptomatik und eine zerebrale Herdsymptomatik.

Diagnostik

Das CCT zeigt bei niedrig malignen Astrozytomen (Grad I und II) eine Hypodensität ohne Kontrastmittelaufnahme, Astrozytome Grad III zeigen KM-Aufnahme, Glioblastome eine ringförmige Anreicherung mit KM.

Therapie/Prognose

Soweit die Lokalisation es zulässt, wird möglichst vollständig exstirpiert, bei Tumoren Grad III und IV schließt sich eine Nachbestrahlung an.

Bei Grad III und IV wird auch standardmäßig Chemotherapie durchgeführt.

Während die 5-Jahres-Überlebensrate bei Astrozytomen Grad I bei 40 % liegt, sinkt sie bei Tumorgrad II auf 20 % und liegt bei Grad III nur noch bei 5 %; bei Glioblastomen beträgt sie nahezu 0 %.

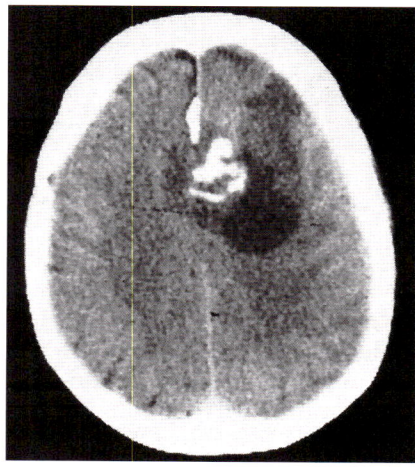

Abb. 10-5   Oligodendrogliom im CT.

Oligodendrogliom

Ein Oligodendrogliom entwickelt sich von den Oligodendrozyten aus. Es tritt vorzugsweise bei Menschen im Alter zwischen 35 und 40 Jahren auf. Oligodendrogliome weisen mehrheitlich eine Dignität Grad I und II auf, sie wachsen gut abgegrenzt und langsam.

Bevorzugte Lokalisation sind das **Frontalhirn,** der **Temporallappen** und das Parietalhirn.

In **50 %** der Fälle treten **zuerst Jackson-Anfälle,** dann neurologische Herdsymptome auf. Das **CCT** zeigt häufig **Verkalkungen** (s. Abb. 10-5). Soweit möglich, erfolgt die vollständige Exstirpation, bei hochmalignen Oligodendrogliomen wird auch eine Radiatio durchgeführt. Hohe Rezidivrate.

Ependymom

Definition/Epidemiologie

Überwiegend aus Ependymzellen (Ventrikel und Zentralkanal auskleidende Gliazellen) bestehender Tumor. Kommt bevorzugt bei **Kindern** vor.

Pathologie/Lokalisation

Ependymome kommen in Grad I–IV, überwiegend aber in der benignen, langsam wachsenden Form vor. Meist am Boden des **IV. Ventrikels** gelegen, wachsen sie im Ventrikelsystem und können einen **Hydrocephalus occlusus** verursachen. Ausbreitung über den Liquor auch als **Abtropfmetastase** möglich.

Symptomatik

Hirndrucksymptomatik mit Übelkeit und Erbrechen, Hirnnervenausfälle.

Therapie/Prognose

Möglichst radikale Exstirpation des Tumors und anschließende Nachbestrahlung.

Die 5-Jahres-Überlebensrate liegt zwischen 20 und 50 %, je nach Grad des Tumors.

Plexuspapillom

Plexuspapillome sind Tumoren des Epithels der Plexus chorioidei der Seitenventrikel und des IV. Ventrikels. Sie treten selten und fast ausschließlich im **Kindesalter** auf.

Die **meist benignen** Tumoren wachsen langsam in die Ventrikel hinein und können einen Hydrocephalus occlusus verursachen oder durch Überproduktion von Liquor zu **erhöhtem Hirndruck** führen. Die operative Therapie besteht in Exstirpation des Tumors über einen okzipitalen Zugang.

Pinealistumoren

Die Zirbeldrüse (Glandula pinealis), die auf der Vierhügelplatte des Mesenzephalons gelegen ist, kann ebenfalls Sitz verschiedener seltener Tumoren sein: **Pinealozytome** sind benigne, hoch differenzierte abgekapselte Tumoren, während **Pinealoblastome** zu den malignen Tumoren zählen.

Pinealozytome manifestieren sich bevorzugt im Erwachsenenalter, Pinealoblastome bei Kindern und Jugendlichen.

Die wachstumsbedingte Kompression der Vierhügelregion verursacht das sog. **Parinaud-Syndrom:** konjugierte Blickparese nach oben mit Konvergenzschwäche und Nystagmus.

Außerdem kann durch den Verschluss des Aquäduktes ein **Verschlusshydrozephalus** entstehen, der therapeutisch als Erstes durch eine **Ventrikeldrainage** behoben werden muss. Dann folgt die mikrochirurgische Exstirpation. Pinealoblastome werden vorwiegend bestrahlt, da sie sehr strahlensensibel sind.

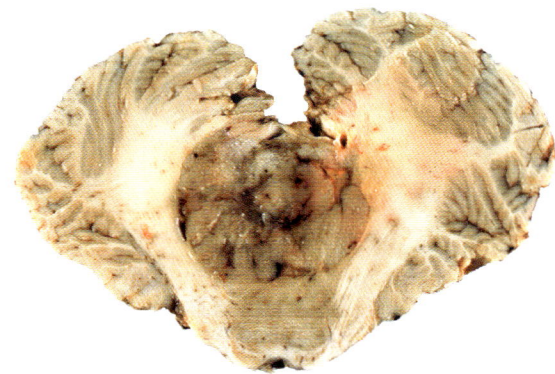

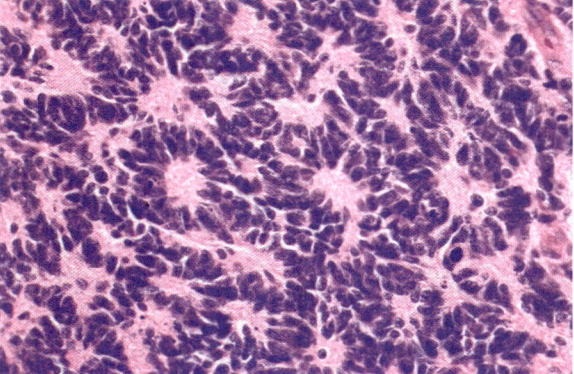

Abb. 10-6   Medulloblastom des Kleinhirns. Histologisches Kennzeichen sind die neuroblastischen Rosetten.

Medulloblastom

Definition/Epidemiologie

Medulloblastome gehören zu den **primitiven neuroektodermalen Tumoren (PNET).** Sie treten mehrheitlich bei **Kindern** zwischen dem 3. und 10. Lebensjahr auf, bei denen sie 20 % der Hirntumorerkrankungen ausmachen. Jungen sind häufiger betroffen als Mädchen.

> **Merke**
> Das Medulloblastom ist der häufigste **maligne** Hirntumor des Kindesalters.

Pathologie/Lokalisation

Hochmaligner, schnell wachsender entdifferenzierter Tumor der hinteren Schädelgrube, bevorzugt im **Kleinhirnwurm** lokalisiert (s. Abb. 10-6).

Symptomatik

Innerhalb weniger Wochen sich entwickelnde **Hirndrucksymptome** infolge eines Hydrocephalus occlusus; zusätzlich **Ataxie** und Nackensteifigkeit.

Diagnostik

Bei Kleinkindern sind auf der Röntgenaufnahme des Schädels **klaffende Schädelnähte** erkennbar.

CCT oder MRT → stark **Kontrastmittel aufnehmender** Tumor in Nachbarschaft des IV. Ventrikels, der häufig verlagert ist.

Therapie/Prognose

Zunächst symptomatische Therapie des Hydrozephalus durch eine **Ventrikeldrainage,** dann möglichst radikale **Exstirpation des Tumors** und **Nachbestrahlung** oder **Chemotherapie.**

Heute sind mit dieser Therapie 5-Jahres-Überlebensraten von 30–50 % möglich, sogar Heilungen wurden berichtet.

Meningeom

Definition/Epidemiologie

Von Zellen der **Arachnoidea** ausgehender Tumor. An Meningeomen erkranken bevorzugt **Frauen** des mittleren Lebensalters.

> **Merke**
> Meningeome sind die häufigsten intrakraniellen Tumoren des Erwachsenenalters (15 %).

Pathologie/Lokalisation

Meist **benigner Tumor** mit verdrängendem Wachstum langsam oft über Jahre. Typisch ist die konzentrische Anordnung der Tumorzellen **(Zwiebelschalenformation).**

Bevorzugte Lokalisationen sind die Falx cerebri, Keilbeinflügel, Olfaktoriusrinne und (selten) der Spinalkanal.

Spezielle Symptomatik

- **Parasagittales Meningeom** → sog. **Mantelkantensyndrom** bei Schädigung des oberen Teils des Gyrus praecentralis und Gyrus postcentralis: Parese und Sensibilitätsstörungen des kontralateralen Beins, häufig mit Blasenstörungen;
- **Großhirnkonvexitätsmeningeome** → fokale zerebrale Anfälle;
- **Olfaktoriusrinnenmeningeome** → Anosmie, Amaurosis mit Pupillenstarre;
- **Keilbeinflügelmeningeome** → Foster-Kennedy-Syndrom = ipsilaterale Optikusatrophie und kontralaterale Stauungspapille.

Vielfach werden psychische Veränderungen angegeben.

Diagnostik

Im **CCT** zeigen sich Meningeome als hyperdense Tumoren, die zum Gehirn scharf abgegrenzt sind. Die **Angiographie** offenbart die meist ausgeprägte Blutversorgung des Tumors aus Ästen der A. carotis externa.

Therapie/Prognose

Wenn der Tumor mitsamt der Dura komplett exstirpiert werden kann, ist eine Heilung möglich.

Hämangioblastome

Hämangioblastome sind **gutartige** Tumoren, die ein zystisches Aussehen besitzen und bevorzugt in der Kleinhirnhemisphäre lokalsiert sind. Sie werden auch als **Lindau-Tumoren** bezeichnet. Die Verbindung mit retinalen Angiomen sowie Pankreas- und Nierenzysten ist als **Hippel-Lindau-Erkrankung** bekannt.

Der Tumor macht sich durch rasch zunehmende Kleinhirnsymptomatik bemerkbar. Die Diagnose wird durch CCT und MRT gesichert.

Die Therapie besteht in Exstirpation des Hämangioblastoms, gelegentlich werden Rezidive beschrieben.

Tab. 10-13	Hormonaktive Hypophysenadenome	
Tumor	**Hormon**	**Häufigkeit (aller Hypophysenadenome)**
Prolaktinom	Prolaktin PRL	40 %
Somatotropes Adenom	STH („growth hormon")	20 %
Kortikotropes Adenom	ACTH	5–10 %
Thyreotropes Adenom	TSH	Selten
Gonadotropes Adenome	LH; FSH	Selten

Hypophysenadenom

Definition/Epidemiologie

Hypophysenadenome entstehen im Hypophysenvorderlappen und gehören zu den **benignen Tumoren.** Sie werden in **hormonaktive (80 %)** und **hormoninaktive Adenome (20 %)** eingeteilt und machen insgesamt etwa 10 % aller Hirntumoren aus.

Einteilung

Die Einteilung der hormonaktiven Hypophysenadenome ist aus Tabelle 10-13 zu ersehen. Ferner wird der Größe nach unterschieden zwischen **Mikroadenomen** (≤ 1 cm Durchmesser) und **Makroadenomen** (> 1 cm).

Ein **Sonderfall** liegt beim **Nelson-Syndrom** vor. Es entsteht in 10 % nach Adrenalektomie infolge Überstimulation der Hypophyse und stellt einen **ACTH und MSH produzierenden Tumor** dar. Das MSH bewirkt dabei eine Hyperpigmentierung der Haut.

Klinik: Spezielle Symptomatik von Hypophysenadenomen

- **Hormoninaktive Tumoren** fallen erst durch Symptome auf, die aufgrund der **Raumforderung** entstehen: Kopfschmerzen, **bitemporale Hemianopsie** und später Optikusatrophie durch Druck auf den N. opticus. Augenmuskellähmungen bei Infiltration des Sinus cavernosus (Schädigung des N. oculomotorius), **Hypophysenvorderlappeninsuffizienz** mit sekundärer Hypothyreose und sekundärem Hypogonadismus.
- **Prolaktinome:** Libido- und Potenzverlust bei Männern, Amenorrhö- und Galaktorrhö-Syndrom bei Frauen.
- **Somatotrope Adenome:** Akromegalie, Riesenwuchs (vor der Pubertät).
- **Kortikotrope Adenome: Morbus Cushing** mit Fettsucht, Mondgesicht, Hypertonus, Osteoporose.

Diagnostik

In der Sella-Zielaufnahme ist eine **erweiterte Sella turcica** (Ballonsella) auffällig. Das **MRT** ist das **Verfahren der Wahl,** hiermit gelingt auch der Nachweis von Mikroadenomen und gleichzeitig eine Darstellung der Gefäße. Des Weiteren gehört eine Hormonbestimmung von ACTH, STH, Prolaktin, FSH und LH zur Diagnostik.

Therapie/Prognose

Prolaktinome werden medikamentös mit Prolaktinhemmern (Bromocriptin, Pravidel®) mit gutem Erfolg behandelt, Prolaktin produzierende Makroadenome werden aber auch einer operativen Therapie zugeführt.

Eine **Operationsindikation** besteht bei kortikotropen und somatotropen Adenomen und hormoninaktiven Hypophysentumoren. Der Zugang wird entweder **transsphenoidal** (risikoärmer) oder **transkraniell** gewählt, heute ist jedoch auch ein **transnasa-**

les endoskopisches Verfahren bei Mikroadenomen möglich.

Konnte der Tumor nicht vollständig entfernt werden, ist eine Strahlentherapie als Nachbehandlung erforderlich. Bei postoperativem Hormonmangel muss eine entsprechende Substitution erfolgen.

Im Durchschnitt kann von einer Heilungsrate von ca. 80 % ausgegangen werden.

Kraniopharyngeom
Syn.: Erdheim-Tumor

Definition/Epidemiologie

So genannter Fehlbildungstumor, der sich aus Resten des Ductus craniopharyngeus = Rathke-Tasche entwickelt. Dieser Tumor tritt am häufigsten zwischen dem 10. und 25. Lebensjahr auf.

Pathologie/Lokalisation

Benigner Tumor (Grad I) mit mehrfach gekammerten Zysten, die cholesterinhaltige Flüssigkeit enthalten; oftmals sind auch Kalkeinlagerungen vorhanden. Der Tumor wächst **intra- und suprasellär,** wobei er je nach Ausdehnung den Hypothalamus, die Hypophyse oder das Chiasma opticum schädigen kann.

Spezielle Symptomatik

- Auftreten **vor der Pubertät** → wegen Hypophysenvorderlappeninsuffizienz entsteht Mangel an somatotropem Hormon (STH), in der Folge kommt es zu **Minderwuchs** und **Pubertas tarda;**
- Auftreten **nach der Pubertät** → Diabetes insipidus infolge Hypophysenhinterlappeninsuffizienz, evtl. auch Fettsucht und Hypogenitalismus bei Hypophysenvorderlappeninsuffizienz;
- **Chiasmasyndrom** (= bitemporale Gesichtsfeldausfälle) bei Druck auf das Chiasma opticum;
- **Verschlusshydrozephalus** bei Blockierung eines Foramen Monroi mit Hirndruckzeichen → Dezerebration.

Diagnostik

Die Röntgenaufnahme des Schädels zeigt eine Vergrößerung der Sella und suprasseläre Verkalkungen. Im CCT ist ein zystischer oder solider Tumor mit Verkalkungen erkennbar.

Therapie/Prognose

Eine radikale Entfernung des Tumors ist aufgrund der Lage meist nicht möglich, oft gelingt nur die subtotale Exstirpation. Auch durch wiederholte Punktionen der Zysten lässt sich die notwendige Entlastung erzielen.

Neurinome

Definition

Neurinome nehmen ihren Ursprung von den **Schwann-Zellen,** welche die Myelinscheiden um periphere Nervenfasern und Hirnnerven bilden. Neurinome sind Tumoren des Grades I–II, die sehr langsam verdrängend wachsen. Selten treten auch Tumoren mit höherer Malignität auf.

Akustikusneurinome sind die **häufigsten Neurinome.** Sie entwickeln sich am N. vestibularis und wachsen vom Meatus acusticus bis zum Kleinhirnbrückenwinkel, seltener sind sie am V. oder XII. Hirnnerv gelegen. Peripher findet man Neurinome am häufigsten an der Hinterwurzel des Rückenmarks oder im Plexus brachialis.

Akustikusneurinome

- **Typische Symptome** für ein Akustikusneurinom sind: Tinnitus, einseitige Hypakusis, Ataxie, Gangunsicherheit und okzipitale Kopfschmerzen.
  Bei weiterem Wachstum entsteht ein **Kleinhirnbrückenwinkelsyndrom:** Gesichtslähmungen (Irritation des N. facialis), Sensibilitätsstörungen im Gesicht (N. trigeminus), Gleichgewichtsstörungen infolge einer Kompression der Brücke und des Zerebellums; Fallneigung zur Seite des Tumors.
  Bei sehr großen Tumoren entsteht ein Verschlusshydrozephalus mit entsprechenden Hirndruckzeichen.

> **Merke**
> **Einseitiger** Hörverlust sollte die Aufmerksamkeit immer auf die Verdachtsdiagnose Akustikusneurinom lenken und zum diagnostischen Ausschluss führen.

- **Diagnostik**
  - Röntgenaufnahmen nach **Schüller/Stenvers** → Erweiterung des Porus acusticus internus;
  - Kernspintomographie → Nachweis des Tumors mit KM meist möglich;
  - Liquorpunktion → **Eiweißvermehrung;**
  - **AEP** (**a**kustisch **e**vozierte **P**otenziale) → Überleitung eines akustischen Reizes zum Gehirn ist verlängert.
- **Differenzialdiagnose:** Ausgeschlossen werden müssen ein **Hörsturz, Morbus Menière** sowie ein **Cholesteatom** oder auch andere Tumoren wie z. B. **Meningeome.**
- **Therapie/Prognose:** Beim Akustikusneurinom ist eine möglichst frühzeitige OP anzustreben, um das Gehör zu erhalten und den N. facialis zu schonen. Bei vollständiger Resektion sind die Heilungsaussichten günstig, werden Tumorreste belassen, ist ein Rezidiv wahrscheinlich. Die Letalität beträgt 0–5 %.

10.1.10 Schädel-Hirn-Trauma (SHT)

Definition

Ein Schädel-Hirn-Trauma entsteht infolge einer äußeren Gewalteinwirkung auf Schädel und Gehirn, in dessen Folge es zu Verletzungen von Kopfschwarte, knöchernem Schädel, Dura mater und Hirnsubstanz kommen kann. Man unterscheidet:
- **gedecktes SHT** → die Dura mater ist intakt. Je nach Schweregrad der Verletzung unterscheidet man drei Formen: **Commotio, Contusio** und **Compressio cerebri;**
- **offenes SHT**→ die Dura mater ist mit verletzt, und es besteht eine offene Verbindung nach außen.

Epidemiologie

Das Schädel-Hirn-Trauma stellt die häufigste Todesursache zwischen dem 15. und 30. Lebensjahr dar. In Deutschland werden jährlich ca. 200 000 Personen wegen eines SHT behandelt, ein Drittel davon wird als schweres SHT eingestuft. Die häufigste Ursache sind Verkehrsunfälle, gefolgt von Arbeits-, Haus- und Sportunfällen.

Klassifikation

Eine standarisierte schnelle Einschätzung des Schweregrades einer Schädel-Hirn-Verletzung kann mit Hilfe der **Glasgow-Coma-Scale (GCS)** vorgenommen werden (s. Tab. 10-14).

Die Bewusstseinslage des Patienten wird durch folgende Begriffe beschrieben:
- **Bewusstseinsklarheit** → Patient ist voll orientiert und kooperativ;
- **Somnolenz** → Patient ist schläfrig, aber stets erweckbar;
- **Sopor** → Patient nur durch starke Schmerzreize kurzfristig erweckbar;
- **Koma** → tiefe Bewusstlosigkeit, kein Ansprechen auf äußere Reize.

Erstversorgung

An der Unfallstelle müssen zunächst die vitalen Funktionen (Atmung, Kreislauf) gesichert und eine Schockbehandlung und evtl. Intubation vorgenommen werden.

Tab.10-14	Glasgow-Coma-Scale (GCS)	
	Neurologische Funktion	**Bewertung**
Augen öffnen	Spontan öffnen	4
	Öffnen auf Ansprechen	3
	Öffnen auf Schmerzreiz	2
	Keine Reaktion	1
Verbale Reaktion	Orientiert	5
	Verwirrt, desorientiert	4
	Unzusammenhängende Worte	3
	Unverständliche Laute	2
	Keine verbale Reaktion	1
Motorische Reaktion (auf Schmerzreize)	Befolgt Aufforderung	6
	Gezielte Schmerzabwehr	5
	Massenbewegungen	4
	Beugesynergien	3
	Strecksynergien	2
	Keine Reaktion	1

Die Summe ergibt den Koma-Score und ermöglicht eine standardisierte Einschätzung des Schweregrades.
Cave: GCS = 15 bedeutet nicht, dass der Patient unauffällig ist! (Psychische Veränderungen, fokal motorische Ausfälle werden hier nicht erfasst)
GCS 13–15 : mildes SHT
GCS 9–12: mäßiges SHT
GCS 3–8: schweres SHT

(aus: Klinikleitfaden Chirurgie, Urban & Fischer Verlag, 3. Aufl., 2002)

Merke

Erst nachdem die Vitalfunktionen gesichert sind, kann der Transport in die nächste Klinik mit Intensivstation und ggf. neurochirurgischer Abteilung eingeleitet werden.

Klinik

Um weitere Schäden am ZNS zu vermeiden, gelten folgende Grundsätze für den Transport eines Schädel-Hirn-Verletzten:
- Richtige Lagerung des intubierten Patienten ist die **Oberkörperhochlagerung** (bis 30°);
- Beatmung mit **leichter Hyperventilation;**
- Anlegen einer **Halskrawatte („stiff neck")** beim bewusstlosen Patienten;
- beim offenen SHT wird ein steriler Verband angelegt, Fremdkörper aber zunächst in situ belassen, da sie als Tamponade wirken können.

Eine Hypovolämie muss ausgeglichen werden, da sie zu zerebraler Ischämie und in der Folge zu sekundären Hirnschäden führen würde.

Operationsindikationen

Die Indikation zur **Notoperation** ist gegeben:
- bei einer **offenen Fraktur;**
- wenn aufgrund der Symptomatik ein **intrakranielles Hämatom** wahrscheinlich ist;
- bei einem zunehmenden **Mittelhirnsyndrom.**

Klinik: Mittelhirnsyndrom

Symptomatik bei Mittelhirnverletzung bzw. supratentorieller Raumforderung. Sie äußert sich in erhöhtem Muskeltonus (im Extremfall Streckkrampf aller Gliedmaßen), Unruhe, evtl. Divergenz der Augäpfel, Pupillenanomalien (im Schwerstfall: Mittel- bis Weitstellung, Erlöschen des Lichtreflexes), Schwäche bis Erlöschen des Kornealreflexes, kephalookularem Reflex (= „Puppenkopfphänomen").
Modifiziert nach Roche-Lexikon, Urban & Fischer, 5. Aufl., 2003.

Prognose

Die Prognose nach einem Schädel-Hirn-Trauma hängt von verschiedenen Kriterien ab. So lassen bestimmte Faktoren wie **hohes Alter,** ein erhöhter **intrakranieller Druck von > 25 mmHg** im Krankheitsverlauf und zusätzliche Komplikationen wie **Hypoxie** oder **Gerinnungsstörungen** sowie Verletzung vom Typ der diffusen Hirnschädigung oder des akuten Subduralhämatoms eine schlechtere Prognose erwarten.

Mithilfe der **Glasgow-Outcome-Scale** wird eine standardisierte Bewertung des Folgezustands nach einem Schädel-Hirn-Trauma möglich (s. Tab. 10-15).

An die neurochirurgische Behandlung schließt sich bei mittelschwerem und schwerem SHT eine **Rehabilitationsbehandlung** in spezialisierten Zentren an. Besonders ein **möglichst früher Beginn** mit logopädischen und ergotherapeutischen Maßnahmen erhöht die Aussichten auf Verbesserung des Zustands.

Hirntod (s. Kap. 3.6.2)

Der Hirntod ist definiert als irreversibler Ausfall aller Hirnfunktionen durch Durchblutungsstillstand mit der Folge der vollständigen zerebralen Nekrose.

Klinik: Kriterien des Hirntodes

- Ausfall der Spontanatmung,
- Koma,
- weite, lichtstarre Pupillen
- fehlender Korneal-, Tracheal- und Pharyngeal-reflex (Hirnstammreflex)
- keine Reaktion auf Schmerzreize

Gedecktes Schädel-Hirn-Trauma

Commotio cerebri

Syn.: Gehirnerschütterung

Definition

Es handelt sich um eine traumatisch bedingte reversible Funktionsstörung des Gehirns ohne pathoanatomische Veränderungen. Das Kriterium ist eine **Sekunden oder maximal 1 h** andauernde **Bewusstlosigkeit.**

Symptomatik

Die Bewusstlosigkeit ist mit **retrograder Amnesie** (Erinnerungslücke für die Zeit kurz vor dem Unfall) und posttraumatischer = **anterograder Amnesie** (Erinnerungslücke für die Zeit während und kurz nach dem Unfall) verbunden. Hinzu kommen außerdem Übelkeit, **Erbrechen** und Kopfschmerzen.
Neurologische Ausfälle sind nicht festzustellen.

Merke

Im Gegensatz zur Schädelprellung, bei der keine Bewusstseinstörung eintritt, liegt bei Commotio immer eine, ggf. kurze, Bewusstlosigkeit vor.

Diagnostik

Das CCT ist das Mittel der Wahl, um eine intrakranielle Blutung auszuschließen.

Therapie

Stationäre Beobachtung für 24 h, um eine Verschlechterung sofort weiter abklären zu können. Einige Tage lang Bettruhe; bei Bedarf analgetische Behandlung der Kopfschmerzen und Gabe von Metoclopramid gegen Übelkeit.

Contusio cerebri

Syn.: Hirnprellung

Definition

Bei einer Contusio cerebri liegt ein gedecktes Schädel-Hirn-Trauma mit **Substanzschädigung** des Gehirns vor.

Klinik: Pathogenese der Contusio cerebri

Infolge der Gewalteinwirkung beim Aufprall stößt das Gehirn innen an der Aufschlagseite gegen den Knochen **(Coup),** an der Gegenseite entsteht durch Unterdruck der Gegenstoßherd **(Contrecoup),** bei dem meist gravierendere Läsionen festzustellen sind. Morphologisch sind **Rindenprellungsherde** erkennbar, die bevorzugt im Frontal-, Temporal- oder Okzipitalbereich liegen. Aus diesen bilden sich Parenchymnekrosen, die sekundär durch Gliagewebe ersetzt werden, die sog. **Glianarben.** Durch ein traumatisch bedingtes Hirnödem kann es aufgrund zusätzlicher Zirkulationsstörungen zu einer Hypoxie und dadurch zu weiteren Parenchymschäden kommen. Läsionen mit Einblutungen in den Hirnstamm werden als **Hirnstammkontusion** bezeichnet.

Symptomatik

Die Dauer der **Bewusstlosigkeit** liegt zwischen 1 h und mehreren Tagen. An **neurologischen Ausfällen** sind Lähmungen, Sensibilitätsstörungen, zerebrale Krampfanfälle und Aphasien zu beobachten.

Diagnostik

Erforderlich ist ein Röntgen des Schädels in 2 Ebenen und zusätzlich eine Röntgenaufnahme der HWS bei Bewusstlosen. Mit dem CCT oder MRT gelingt der Nachweis des Kontusionsherdes bzw. des Contrecoup-Herdes.

Therapie/Prognose

Intensivmedizinische Überwachung und ggf. Beatmung sowie Hirndruckmessung. Die Diagnose einer intrakraniellen Raumforderung erfordert einen operativen Eingriff.
Eine allgemeine Prognose lässt sich nicht abgeben. Sie verschlechtert sich mit dem Andauern der Bewusstlosigkeit und mit zunehmendem Alter des Patienten.

Compressio cerebri

Syn.: Hirnquetschung

Bei Compressio cerebri liegt eine schwere Hirnverletzung vor. Zu dieser Gruppe gehören die Compressio cerebri epiduralis die subduralen und intrazerebralen Hämatome sowie das posttraumatische Hirnödem. Neurologische Ausfälle sind in begrenztem Umfang reversibel, können aber auch lebenslang andauern.

Tab. 10-15	Glasgow-Outcome-Scale
Stufe 1	Tod
Stufe 2	Apallisches Syndrom
Stufe 3	Schwer behindert, pflegebedürftig
Stufe 4	Leichte Behinderung
Stufe 5	Keine oder minimale Behinderung

Frakturen des Schädelknochens

Kalottenfrakturen

Definition

Kalottenfrakturen sind Frakturen im Bereich des Schädeldaches. Man unterscheidet dabei **Linearfrakturen** und **Impressionsfrakturen** mit Verlagerung von Knochenfragmenten in das Schädelinnere. Diese entstehen bei spitzer Gewalteinwirkung und werden weiter in **geschlossene** und **offene** Impressionsfrakturen eingeteilt.

Symptomatik/Diagnostik

Am Schädel ist eine Prellmarke oder evtl. eine Platzwunde sichtbar. Diagnose durch Röntgen des Schädels in 2 Ebenen und CCT.

> **Merke**
> Insbesondere bei Frakturen, die den Verlauf der A. meningea media oder eines Hirnsinus kreuzen, besteht die Gefahr der Entwicklung eines intrakraniellen Hämatoms.

Therapie

Die **Linearfraktur** bedarf einer Überwachung des Patienten über 24 h, da die Gefahr eines intrakraniellen Hämatoms besteht. Eine weitere Therapie ist bei der unkomplizierten Fraktur nicht erforderlich.

Bei **geschlossenen Impressionsfrakturen** ohne Hirnbeteiligung mit Verlagerung der Fragmente um halbe Kalottenbreite ist zunächst kein operativer Eingriff notwendig.

Offene Impressionsfrakturen müssen neurochirurgisch behandelt werden, wobei die Dura verschlossen werden muss. Knochendefekte können auch sekundär nach ca. 6 Monaten gedeckt werden.

Schädelbasisfrakturen

Definition

Bei Frakturen der Schädelbasis unterscheidet man:
- **frontobasale Fraktur** → Fraktur der vorderen Schädelgrube im Bereich der Nasennebenhöhlen;
- **laterobasale Fraktur** → Fraktur der mittleren Schädelgrube als Felsenbeinlängs- oder -querfraktur.

Symptomatik

Je nach Lokalisation kommt es über eine Liquorfistel zum Austritt von Liquor aus der Nase **(Rhinorrhö)** oder aus dem äußeren Gehörgang **(Otorrhö),** auch **Blutungen** oder **Hirnaustritt** aus Nase oder Ohr sind möglich. Durch Einblutung in Augenhöhle und Lider entsteht ein **Brillen-** oder **Monokelhämatom.** Retroaurikuläre Blutungen führen zum so genannten „battle's sign". Eine Schädigung der Hirnnerven resultiert in neurologischen Symptomen (s. Tab. 10-1).

Diagnostik

Obligat bei Verdacht auf eine SHT sind die neurologische Untersuchung, Röntgen des Schädels in 2 Ebenen und CCT (Frakturlinien und intrakranielle Luft). EMG (Elektromyographie) und ENG (Elektroneurographie) helfen beim Verifizieren von Hirnnervenläsionen.

Therapie

Eine konservative Therapie reicht bei geschlossenen, nicht dislozierten Frakturen aus. Eine Otoliquorrhö verschließt sich meist spontan wieder. Als Infektionsprophylaxe wird antibiotisch behandelt.

Ein operativer Eingriff ist indiziert, wenn gleichzeitig Mittelgesichtsfrakturen (s. Kap. 14.5.1) mit frontobasaler Beteiligung oder eine frontobasale Liquorfistel vorliegen. Eine sofortige OP ist erforderlich, wenn ein intrakranielles Hämatom diagnostiziert wird.

Akute Verletzungsfolgen

Epidurales Hämatom (s. Abb. 10-7)

Definition/Ätiologie

Epidurale Hämatome sind zwischen Dura mater und Schädelknochen gelegen und bilden sich überwiegend nach Blutungen aus der A. meningea media. Viel seltener ereignen sich Blutungen bei Verletzungen der Sinus oder der Diploevenen.

> **Merke**
> Am häufigsten sind epidurale Hämatome bei **temporalen Frakturen** zu finden, da bei diesen die A. meningea media leicht verletzt wird.

Symptomatik

Die „klassische Trias" ist nur in ca. 50 % der Fälle anzutreffen.
- **Bewusstlosigkeit** nach dem Trauma, daran anschließend Aufklaren **(freies Intervall)** dann erneute Bewusstseinseintrübung;
- **homolaterale Pupillenerweiterung;**
- **kontralaterale Hemiparese.**

Komplikation

Massenverschiebung mit **Einklemmungssyndromen** (s. Kap. 10.1.1 und 10.1.4).

Diagnostik

Die CCT ist das diagnostische Mittel der Wahl. Um eine intrakranielle Blutung nachzuweisen, muss sie ggf. wiederholt durchgeführt werden. Ein epidurales Hämatom stellt sich als hyperdense Raumforderung dar.

> **Merke**
> Kontraindiziert und ein ärztlicher Kunstfehler ist die medikamentöse Pupillenerweiterung zur Fundusbeurteilung beim akuten SHT, da so eine Pupillendifferenz verschleiert werden kann und ein Hämatom nicht rechtzeitig diagnostiziert wird.

Therapie

Sofortige Trepanation und Entfernung des Hämatoms mit Versorgung der Blutungsquelle.

OP-Technik: **Köhnlein-Bohrung,** Bohrlöcher vor und hinter dem Ohr in Höhe der Augenbrauen.

Wird das epidurale Hämatom frühzeitig diagnostiziert und operiert, ist die Prognose gut.

Akutes subdurales Hämatom (s. Abb. 10-7)

Definition/Ätiologie

Den zwischen Dura mater und Arachnoidea lokalisierten Hämatomen liegt in den meisten Fällen eine Zerreißung von Brückenvenen bei einem schweren Schädel-Hirn-Trauma zugrunde. Bei älteren Personen kann es, insbesondere unter Einnahme von Antikoagulanzien, auch nach einem Bagatelltrauma zu Blutungen in den Subduralraum kommen.

Symptomatik

Eine Bewusstlosigkeit bzw. Bewusstseinseintrübung besteht ab dem Unfallzeitpunkt (in der Regel **ohne** freies Intervall). Fast immer liegt eine schwere primäre Hirnschädigung vor. Wie beim epiduralen Hämatom finden sich Pupillenerweiterung auf der Hämatomseite und neurologische Herdsymptome meist auf der Gegenseite.

> **Klinik: Akutes subdurales Hämatom im CCT**
> Das zunächst **hyperdense** (heller als Hirngewebe) mondsichelförmige Hämatom wird nach einigen Tagen **isodens** und später, nach ca. 10 Tagen, **hypodens** (dunkler als Hirngewebe).

Therapie

Akute subdurale Hämatome müssen sofort operativ ausgeräumt oder zunächst durch ein erweitertes Bohrloch entlastet werden. Die Letalität liegt auch bei OP innerhalb der ersten 24 h bei ca. 55 %.

Intrazerebrales Hämatom (s. Abb. 10-7)

Definition/Ätiologie

Traumatische Blutungen in das Hirnparenchym entstehen zumeist durch Gefäßzerreißungen im Bereich eines Kontusionsherdes bei einem Schädel-Hirn-Trauma. Sie sind meist im Frontal- und Temporallappen lokalisiert.

Nicht traumatisch bedingte intrazerebrale Blutungen ereignen sich in der Regel auf dem Boden einer Arteriosklerose und machen etwa 15–20 % aller apoplektischen Insulte aus.

Symptomatik/Diagnostik

Meist besteht **tiefe Bewusstlosigkeit.** Insgesamt ist die Symptomatik ähnlich wie beim epiduralen Hämatom. Auch die Diagnostik entspricht der bei anderen intrakraniellen Hämatomen.

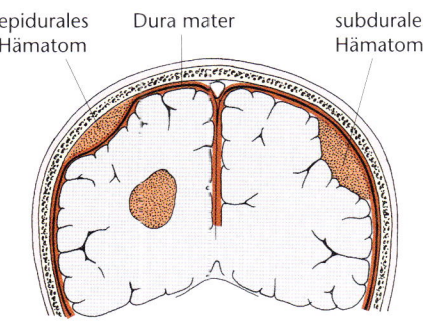

epidurales Hämatom — Dura mater — subdurales Hämatom

Intrakranielle Hämatome

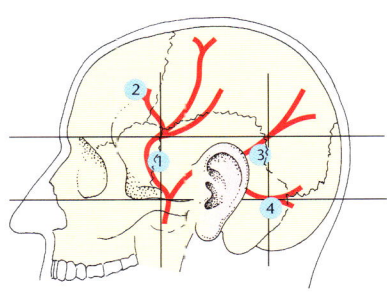

Verlauf der A. meningea media, Krönleinsche Linien und Reihenfolge probatorischer Bohrlochtrepanationen, wenn Lokalisationsdiagnostik (CT) nicht möglich

Abb. 10-7   Intrakranielle Hämatome.

Therapie/Prognose

Kleine Hämatome werden nicht operiert, sondern lediglich kontrolliert, bei einem größeren Hämatom, das zu Massenverschiebung führt, ist die Operation indiziert.

Die Prognose ist abhängig von der Dauer und Schwere der Funktionsstörung des Gehirns. Die Letalität liegt bei ca. 50 %.

Kasuistik

Ein 46-jähriger Bauarbeiter stürzt während der Arbeit aus 3 m Höhe und wird in die Klinik eingeliefert. Er ist bewusstseinsklar, bei der Röntgendiagnostik wird eine Kalottenfraktur rechts temporal diagnostiziert. Im Verlauf trübt das Bewusstsein zunehmend ein, der Patient ist schließlich in einem soporösem Zustand. Bei der klinischen Untersuchung fällt eine Pupillendifferenz auf, die rechte Pupille ist erweitert, und linksseitig wird ein positiver Babinski-Reflex festgestellt. Bei der CCT stellt sich eine hyperdense Raumforderung rechts temporal im Sinne eines epiduralen Hämatoms dar, woraufhin unverzüglich eine Trepanation und Entfernung des Hämatoms durchgeführt wird. Die Blutung aus der A. meningea media wird gestoppt. Der Patient kann die Klinik ohne neurologischen Ausfallserscheinungen nach 10 Tagen verlassen.

Späte Verletzungsfolgen

Chronisch subdurales Hämatom

Definition/Ätiologie

Ein chronisch subdurales Hämatom entwickelt sich Wochen bis Monate nach einem meist geringfügigen SHT. Es tritt vornehmlich bei Menschen mit schon vorbestehender Hirnatrophie auf, z.B. bei älteren Personen oder alkoholkranken Patienten.

Symptomatik/Diagnostik

Die Patienten klagen einige Wochen nach einem leichteren Schädel-Hirn-Trauma über Kopfschmerzen, es fallen Merkfähigkeits- und Konzentrationsstörungen sowie psychische Veränderungen auf. Im weiteren Verlauf kommt es auch zu Sprachstörungen, Halbseitensymptomatik und Bewusstseinseintrübung.

> **Merke**
> Bei älteren Menschen mit zunehmender Kopfschmerzsymptomatik, Sprachstörungen oder motorischen Ausfällen sollte immer auch an die Möglichkeit eines chronisch subduralen Hämatoms gedacht werden.

Die Anamnese ergibt ein SHT vor Wochen oder wenigen Monaten. In der **CCT** ist eine hypodense Raumforderung nachweisbar.

Therapie

Über ein Bohrloch wird eine 24- bis 48-stündige Drainage des Hämatoms durchgeführt. Unter dieser Therapie ist die Prognose meist gut.

Posttraumatischer Hydrozephalus

Nach einem schwerem SHT kommt es in ca. 5 % aller Fälle etwa in der 2. Krankheitswoche zu einem posttraumatischen Hydrozephalus. In den meisten Fällen handelt es sich dabei um einen **Hydrocephalus malresorptivus,** es kann aber auch zu einem **Hydrocephalus occlusus** infolge Ventrikeleinblutung kommen.

Beim bewusstseinsklaren Patienten entwickeln sich Störungen der Konzentrationsfähigkeit sowie der Koordination und Zeichen der Persönlichkeitsveränderung. Weist der Patient eine traumatisch bedingte Bewusstseinseintrübung auf, muss bei ausbleibender Besserung ein posttraumatischer Hydrozephalus ausgeschlossen werden. Die Komplikation wird durch CCT oder MRT diagnostiziert.

Ein Hydrocephalus malresorptivus wird durch Anlage eines ventrikuloatrialen Shunts therapiert, beim Hydrocephalus occlusus wird endoskopisch die Liquorpassage wieder hergestellt.

Posttraumatische Meningitis

Eine posttraumatische Meningitis kann als infektiöse Folge eines offenen Schädel-Hirn-Traumas etwa eine Woche nach dem Ereignis auftreten.

Typische Symptome sind **Kopfschmerzen, Nackensteifigkeit** und **Temperaturerhöhung.**

Mit **CCT** wird ein subdurales Hämatom ausgeschlossen und mit einer Lumbalpunktion die Diagnose gesichert. An Erregern finden sich meist Staphylokokken, Streptokokken oder Pneumokokken.

Hoch dosierte Antibiotikatherapie möglichst nach Resistenzbestimmung.

10.1.11 Erkrankungen und Verletzungen von Hirnnerven (s. Tab. 10-1)

Trigeminusneuralgie

Fast immer einseitige, kurz andauernde, im Allgemeinen heftige Schmerzattacken im Innervationsbereich eines oder mehrerer Trigeminusäste, oft kombiniert mit Kontraktion der mimischen Muskulatur (Tic douloureux). Meist ist das Versorgungsgebiet des 2. und 3. Astes des N. trigeminus betroffen, selten das des 1. Astes.

Man unterscheidet eine **idiopathische (häufigste) Form** von einer **symptomatischen** und einer **posttraumatischen** Form der Trigeminusneuralgie.

Die neuralgischen Schmerzen beginnen meist um das 50. Lebensjahr, häufiger bei Frauen als bei Männern.

Ätiologie/Pathogenese

Die symptomatische Form kann durch Prozesse der mittleren und hinteren Schädelgrube wie z.B. multiple Sklerose, Neoplasien an der Schädelbasis (z.B. Akustikusneurinom), Aneurysmata oder Sinusitis verursacht werden.

Die Pathogenese der Trigeminusneuralgie ist noch nicht ganz geklärt. Diskutiert werden „Emphasen", d.h. neurale Kurzschlüsse, die durch mechanische Irritation des Nervs ausgelöst werden. Eine solche mechanische Irritation kann durch aberrierende oder elongierte Gefäße verursacht werden.

> **Merke**
> Der Befall des 1. Trigeminusastes, doppelseitige Trigeminusneuralgie oder Befall aller drei Äste sprechen für eine **symptomatische** Trigeminusneuralgie.

Symptomatik

Leitsymptome sind in der Regel **einseitige, anfallsartige Schmerzattacken** im Versorgungsgebiet des 2. und 3. Trigeminusastes ohne neurologische Ausfälle. Die Anfälle werden durch bestimmte Triggermechanismen wie Berührung, Kältereize, Kauen oder auch nur einen Luftzug ausgelöst und dauern Sekunden bis Minuten an.

Diagnostik

- Anamnese und klinisch-neurologischer Befund;
- MRT des Schädels;
- evtl. ophthalmologische und zahnärztliche Untersuchung.

Therapie

Begonnen wird mit einem konservativen Therapieversuch, wobei als Mittel der ersten Wahl **Carbama-**

zepin zur Verfügung steht. Alternativ können auch **Phenytoin** oder **Benzodiazepine** eingesetzt werden. Etwa 80 % der Patienten werden mit dieser Therapie schmerzfrei. Führt diese Behandlung nicht zum Ziel oder treten zu starken Nebenwirkungen auf, wird bei jüngeren Patienten eine **mikrovaskuläre Dekompression** nach Jannetta/Gardner durchgeführt. Hierbei wird die ständige Irritation des Nervs durch Einbringen eines Kunststoffstückchens unterbunden. Auch eine **perkutane Thermokoagulation** des Ganglion Gasseri kann durchgeführt werden, in deren Folge es aber in manchen Fällen zu einer Anaesthesia dolorosa (= Schmerzsymptomatik trotz völligen Ausfalls der Obersensibilität) kommt.

Prognose

Nach mikrovaskulärer Dekompression beträgt die Rezidivrate ca. 10 %, nach perkutaner Thermokoagulation etwa 20–30 %.

Verletzung des N. facialis

Ätiologie/Pathogenese

Eine Verletzung des N. facialis kann je nach Lokalisation eine **zentrale Fazialisparese** oder eine **periphere Fazialisparese** zur Folge haben.

Eine zentrale Fazialisparese kann infolge eines Hirninfarktes, einer Hirnblutung oder eines Hirntumors auftreten. Eine Verletzung des N. facialis mit peripherer Fazialisparese kann sich z. B. bei einem Schädelbasisbruch mit einer Felsenbeinfraktur ereignen. Ferner kann eine Verletzung des N. facialis auf seinem gesamten Weg eine periphere Parese verursachen. Lässt sich keine Ursache für die Parese finden, spricht man von einer **idiopathischen Fazialisparese.**

Klinik: Fazialisparese

Eine **zentrale** Fazialisparese verursacht folgende Symptomatik: Die mimische Muskulatur der betroffenen Gesichtsseite unterhalb des Auges kann nicht mehr bewegt werden. Schwacher Lidschluss und Stirnrunzeln sind jedoch möglich.

Eine **periphere** Fazialisparese verursacht je nach Höhe der Läsion folgende Symptome: Immer ist die **gesamte mimische Muskulatur** der betroffenen Seite gelähmt; das Auge kann nicht vollständig geschlossen werden. Ferner treten eine ipsilaterale Hyperakusis, eine Abnahme der Tränensekretion und der Speichelsekretion sowie eine gestörte Geschmacksempfindung der vorderen zwei Drittel der Zunge auf.

Diagnostik

Die Diagnose wird zunächst durch eine klinisch-neurologische Untersuchung des N. facialis gestellt. An apparativer Diagnostik werden Röntgen des Schädels, evtl. CCT und EMG eingesetzt.

Therapie

Bei einer Durchtrennung des N. facialis infolge einer Schädelverletzung kann neurochirurgisch eine

Nervennaht durchgeführt werden. Bei Verletzung von N.-facialis-Ästen im Bereich der Wangenweichteile werden die Nervenstümpfe ebenfalls unter Zuhilfenahme einer Lupenbrille oder des Operationsmikroskops vereinigt. Es besteht auch die Möglichkeit einer Wiederherstellung mithilfe eines autogenen Nerventransplantates vom N. suralis oder N. auricularis magnus. Gelingt der Erhalt der Kontinuität nicht, kann der Funktionsausfall des N. facialis durch eine Hypoglossus-Fazialis-Anastomose teilweise aufgehoben werden. Allerdings muss zugunsten der Fazialisfunktion eine halbseitige Lähmung der Zunge hingenommen werden.

Bei mangelndem Lidschluss muss ein Austrocknen des Bulbus oculi mit Augensalbe und Uhrglasverband verhindert werden.

10.2 Rückenmark

10.2.1 Grundlagen

Lage

Das Rückenmark geht kranial in die **Medulla oblongata** (verlängertes Mark) über, kaudal endet es auf Höhe von $L_{1/2}$ im **Conus medullaris.** An den Conus medullaris schließt das **Filum terminale** an, das frei von Nervenzellen ist und von den Wurzeln der Spinalnerven **(Cauda equina)** begleitet wird.

Aufbau

Das Rückenmark besteht aus 31 Segmenten:
- **8 Zervikalsegmente** von HWK_1 bis HWK_7,
- **12 Thorakalsegmente** von BWK_1 bis BWK_9,
- **5 Lumbalsegmente** von BWK_9 bis BWK_{12},
- **5 Sakralsagmente** und
- **1 (bis 2) Kokzygealsegment(e)** BWK_{12} bis LWK_1.

Die Hautbezirke, die von bestimmten Rückenmarksegmenten innerviert werden, werden als **Dermatome** bezeichnet (s. Abb. 10-8).

Wie das Gehirn wird das Rückenmark von Dura mater, Arachnoidea und Pia mater umhüllt.

Der Duralsack umhüllt das Rückenmark und auch die Cauda equina und endet in Höhe von S_2.

Blutversorgung

Arteriell wird das Rückenmark über die aus der A. vertebralis entspringende **A. spinalis anterior** (Verlauf in der Fissura mediana nach kaudal) und die paarigen **Aa. spinales posteriores,** die posterolateral längs verlaufen, versorgt.

Die Arterien anastomosieren mit den Rami spinales aus der A. vertebralis, den Aa. intercostales posteriores und den Aa. lumbales. Diese Segmentarterien dringen durch die Foramina intervertebralia in den Spinalkanal und durch die Wurzeltaschen in den Intraduralraum ein. Die größte von ihnen ist die **A. Adamkiewicz,** die zwischen Th_{10} und L_2 in den Wirbelkanal eintritt.

Die abführenden **Venen** bilden einen inneren und einen äußeren Plexus und anastomosieren untereinander.

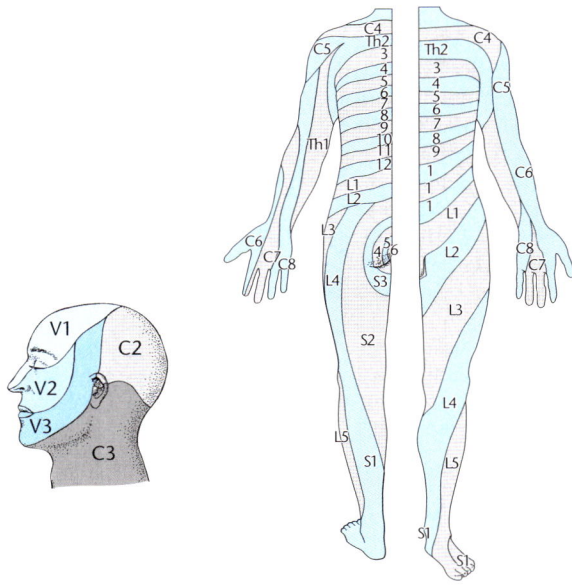

Abb. 10-8   Dermatome.

> **Merke**
> Ein Verschluss der Rami spinales bewirkt schlagartig eine schlaffe Lähmung je nach Höhe des Versorgungsgebietes.

Wichtige afferente und efferente Bahnen

Die wichtigsten auf- und absteigenden Bahnen sind in vereinfachter Darstellung Abbildung 10-9 zu entnehmen, ihre Funktion ist in Tabelle 10-16 beschrieben.

10.2.2 Spinale Syndrome

Je nach Höhe der Rückenmarksschädigung entstehen spezielle Syndrome mit entsprechender klinischer Symptomatik

Brown-Séquard-Syndrom

Das Brown-Séquard-Syndrom resultiert aus einer **halbseitigen Rückenmarksschädigung.**
- **Ipsilateral** bestehen unterhalb der Läsion eine **Parese** und **Störung der Tiefensensibilität** sowie **Steigerung der Schmerzempfindung** (da der Tractus spinothalamicus enthemmt ist).
- **Kontralateral** besteht unterhalb der Läsion eine **Störung der Schmerz- und Temperaturempfindung,** da der Tractus spinothalamicus schon auf segmentaler Ebene kreuzt **(= dissoziierte Sensibilitätsstörung).**

Zentromedulläres Syndrom

Liegt eine Rückenmarksschädigung um den Zentralkanal vor (z. B. Syringomyelie), bestehen **dissoziierte Sensibilitätsstörungen** bei erhaltener Motorik und Tiefensensibilität (wegen Unterbrechung der Fasersysteme in der vorderen Kommissur). Später entwickelt sich eine schlaffe Lähmung (Vorderhornläsion) und eine Paraspastik (Pyramidenbahnläsion).

Querschnittssyndrom

Querschnittssyndrome verursachen abhängig von der Höhe der Schädigung eine spezifische Symptomatik. Ursache kann eine **traumatische** oder **ischämische** Schädigung des Rückenmarks oberhalb des Conus medullaris sein, d. h. Läsionen bis einschließlich zum 10. BWK.

Ein **komplettes Querschnittssyndrom** weist folgende Symptome auf:
- erst schlaffe, dann spastische Lähmung distal der Höhe der Schädigung;
- komplette Anästhesie und Algesie distal der Läsion;
- Blasen-Mastdarm-Störungen.

> **Merke**
> Eine Querschnittsläsion oberhalb von Th_1 führt zur Tetraparese, unterhalb von Th_1 zur Paraparese bzw. Paraplegie.

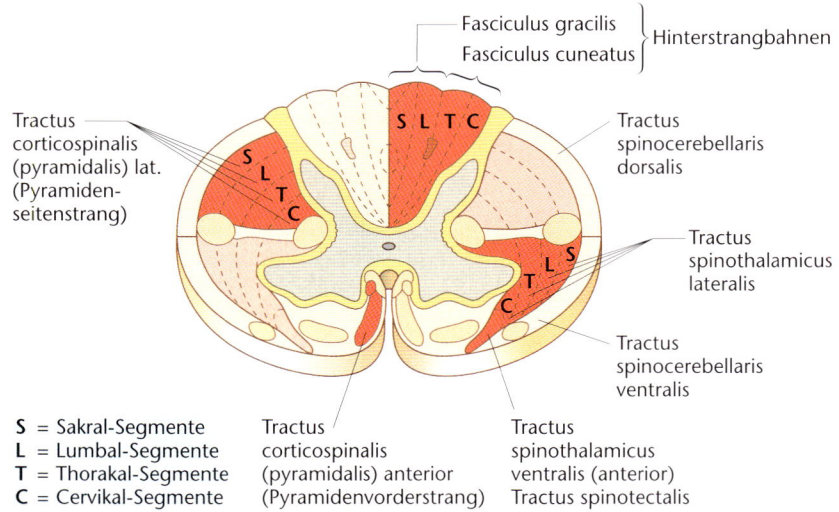

Abb. 10-9   Schematische Darstellung auf- und absteigender Bahnen des Rückenmarks im Querschnitt.

Klinik

-parese: leichte und unvollständige Form der Lähmung, als Einschränkung des aktiven Bewegungsumfanges oder Herabsetzung der Kraftentfaltung bzw. der Sensibilität.

-plegie: komplette Lähmung, z.B. Hemiplegie: Halbseitenlähmung (Arm und Bein), Monoplegie: Lähmung nur eines Gliedmaßes/Gliedmaßenabschnittes, Paraplegie: Lähmung beider Arme oder Beine, Tetraplegie: Lähmung aller vier Gliedmaßen.

Kauda-Konus-Läsion

Bei Schädigungen im Bereich des Conus medullaris und der Cauda equina resultiert eine schlaffe Lähmung der distalen Segmente. Läsionen unterhalb von S_1 bewirken keine motorischen Ausfälle mehr, sondern eine schlaffe Blasen- und Mastdarmlähmung mit fehlendem Anal- und Kremasterreflex sowie „Reithosenanästhesie".

10.2.3 Diagnostik

Anamnese und körperliche Untersuchung

Die **Anamnese** gibt Auskunft zu folgenden Themen:
- **Schmerzsymptomatik:** langsam zunehmend oder schlagartig einsetzend?
- **neurologische Ausfälle:** Kraftminderung? Änderung der Sensibilität? seit wann?
- **Gangstörungen:** seit wann?
- **Miktionsstörungen.**

Zur **körperlichen Untersuchung** gehört die neurologische Untersuchung mit Prüfung der Eigen- und Fremdreflexe, der Motorik, Sensibilität, Schmerz- und Temperaturempfindung und der Koordination. Die isolierte Lähmung eines **Kennmuskels** kann auf eine Läsion eines bestimmten spinalen Segments hinweisen (s. Tab. 10-17).

Bildgebung

Röntgenuntersuchung

Röntgenaufnahmen der Wirbelsäule werden immer a.p. und im seitlichen Strahlengang durchgeführt.

HWS in 4 Ebenen mit Schrägaufnahmen der Foramina intervertebralia → Nachweis von **entzündlichen** und **degenerativen Prozessen** und **Osteolysen;** z.B. finden sich Erweiterungen der Foramina intervertebralia bei Fehlbildungen und Neurinomen.

Klinik: Beurteilung der Wirbelsäule im Röntgen

- **Osteochondrose** = Sklerosierung und unregelmäßige Konturierung der Deckplatten.
- **Spondylosis deformans** = Bildung von Randleisten.
- **Spondylarthrose** = degenerative Veränderungen an den Wirbelgelenken.

MRT, CT

In der spinalen Diagnostik dominiert hauptsächlich die **MRT** bei der Darstellung von **Weichteilstrukturen**

(Tumoren etc.). Die **CT** ist hingegen bei **ossären** Veränderungen wie Frakturen und degenerativen Abnutzungen überlegen.

Myelo-CT

Darunter versteht man eine **Computertomographie nach intrathekaler Kontrastmittelgabe**. Eine Myelographie ohne CT sollte nicht mehr durchgeführt werden. Die Myelo-CT eignet sich zur Darstellung komprimierender Raumforderungen.

Knochenszintigraphie

Die Knochenszintigraphie wird vorzugsweise zum Nachweis **ossärer Metastasen** durchgeführt.

Tab. 10-16 Funktion wichtiger Bahnen im Rückenmark

Tractus corticospinalis = Pyramidenbahn	Willkürmotorik
Tractus spinothalamicus	Grobe Berührungs- und Tastempfindung, Schmerz- und Temperaturempfindung
Hinterstränge = Fasciculus gracilis aus der unteren Körperhälfte Fasciculus cuneatus aus der oberen Körperhälfte	Tastsinn und Tiefensensibilität (Lage-Vibrations-Druck-Empfindung, Diskriminationsvermögen)
Tractus spinothalamicus	Grobe Berührungs- und Tastempfindung, Schmerz- und Temperaturempfindung

Tab. 10-17 Radikuläre Kennmuskeln

Wurzel	Kennmuskel	Reflex
C_4	Zwerchfell (N. phrenicus)	Atemstörungen Zwerchfellhochstand
C_5	M. deltoideus M. infraspinatus M. biceps	Bizeps-Sehnen-Reflex, BSR
C_6	M. biceps M. brachioradialis	BSR
C_7	M. triceps	Trizeps-Sehnen-Reflex, TSR
C_8	Mm. interossei	TSR
L_4	M. quadriceps	Patellar-Sehnen-Reflex, PSR
L_5	M. extensor digitis longus, M. gluteus medius	Tibialis-posterior-Reflex
S_1	M. triceps surae M. gluteus maximus	Achilles-Sehnen-Reflex, ASR

10.2.4 Chirurgische Grundbegriffe

Ventrale Bandscheibenausräumung
Bei **medialen oder lateralen zervikalen Bandscheibenvorfällen** (s. Kap. 10.2.6).

Durchführung: ventraler Zugang medial des M. sternocleidomastoideus; nach Resektion der Bandscheibe und Abtragung von Osteophyten sowie Dekompression der Foramina intervertebralia erfolgt mit autologem Knochenmaterial oder Spezialimplantaten aus Titan oder Kohlefasern ein Interponat zur Vermeidung einer Kyphosierung.

Mikrochirurgische lumbale Bandscheibenoperation
Bei **lumbalen Bandscheibenvorfällen** (s. Kap. 10.2.6).

Durchführung: paravertebraler Hautschnitt → minimal invasive Freilegung des Ligamentum flavum und Fensterung → Prolaps- und Bandscheibenausräumung.

Komplikationen: lebensbedrohliche Verletzung intraabdomineller Gefäße, Nachblutungen und Infektionen.

Perkutane Nukleotomie
Bei **lumbalen Bandscheibenvorfällen ohne Sequester im Spinalkanal** (s. Kap. 10.2.6).

Durchführung: dorsolaterale Punktion des Bandscheibenraumes → Einführen einer Arbeitskanüle → Nukleotomie (= Entfernung des prolabierten Nucleus pulposus) mit endoskopischen Werkzeugen.

Laminektomie oder Hemilaminektomie
Resektion eines halben (Hemilaminektomie) oder ganzen Wirbelbogens (Laminektomie) mit Dornfortsatz bei Bandscheibenoperationen oder Tumoroperationen zur besseren Darstellung des Operationsgebietes oder als Entlastung bei inkompletten Querschnittssyndromen.

10.2.5 Fehlbildungen

Spina bifida (Meningozele/Myelomeningozele)
Die Spina bifida zählt zu den **dysraphischen Störungen**, d.h. Fehlbildungen, die durch eine mangelhafte Rückenmarksanlage oder eine Störung des Neuralrohrverschlusses (etwa in der 4. Schwangerschaftswoche) gekennzeichnet sind. Die Fehlbildung tritt in verschiedenen Ausprägungen auf, und entsprechend unterscheidet man verschiedene Formen (s. Abb. 10-10).

- **Spina bifida occulta:** Bei dieser Form ist das Neuralrohr zwar regelrecht angelegt und verschlossen, die hinteren Wirbelbögen sind jedoch unvollständig verschmolzen. Der Wirbelspalt ist mit Haut bedeckt, darüber finden sich häufig Nävi, Teleangiektasien, vermehrte Behaarung sowie Lipome oder Fibrome. Diese Fehlbildung tritt lumbosakral oder zervikothorakal auf.

Bei einem **Dermalsinus** besteht über ein Gangsystem mit einer kleinen Öffnung oberhalb der Analrinne eine Verbindung zwischen Haut und Liquorraum. Diese Verbindung kann Ursache rezidivierender bakterieller Meningitiden sein.

> **Merke**
> Ein bestehender Dermalsinus kann die Ursache wiederholter bakterielle Meningitiden sein und sollte deshalb rechtzeitig exzidiert werden.

- **Meningozele:** Hierbei treten von Haut bedeckte Meningen durch einen Wirbelspalt nach außen vor. Das Rückenmark selbst wird nicht verlagert, neurologische Ausfälle bestehen nicht. Therapeutisch wird der Durasack abgetragen, und die Wunde wird schichtweise verschlossen.
- **Myelomeningozele:** Teile des Rückenmarks gelangen mitsamt den Hirnhäuten durch einen Wirbelspalt, das Rückenmark liegt also offen außerhalb des Wirbelkanals. Makroskopisch sind verschiede-

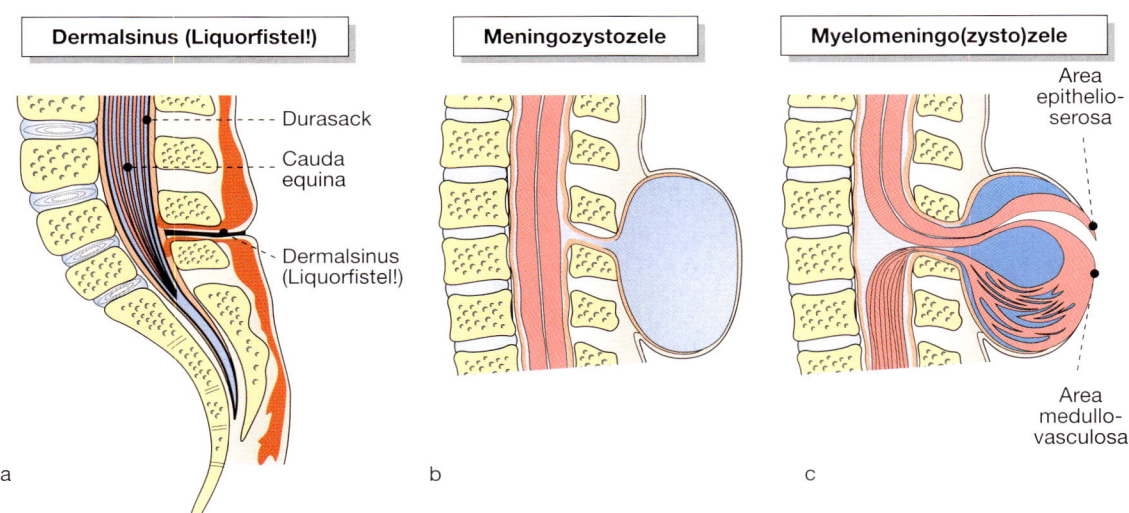

Abb. 10-10   Dermalsinus a), Meningozele b), Myelomeningozele c).

ne Zonen erkennbar: Area epithelioserosa (Hirnhäute) und Area medullovasculosa (Rückenmark). Bei einer **Myelomeningozystozele** liegt zusätzlich noch eine Erweiterung des Zentralkanals vor. Neurologische Ausfälle sind immer vorhanden: Blasen- und Mastdarmstörungen, schlaffe Parese der Beine, Sensibilitätsstörungen. Häufig liegen auch zusätzliche Fehlbildungen wie ein Hydrozephalus, Hüftdysplasien, Fußdeformitäten (Klumpfuß) oder eine Lippen-Kiefer-Gaumen-Spalte vor. Durch die sensiblen und sensorischen Ausfälle kann es zu trophischen Störungen der Haut kommen.

Diagnostisch besteht die Möglichkeit, offene Neuralrohrdefekte schon in der 14.–16. Schwangerschaftswoche mit einer **Sonographie** zu erfassen, wobei ergänzend eine **Amniozentese** (Fruchtwasseruntersuchung) mit Untersuchung des α-Fetoproteins durchgeführt wird. Das diagnostische Verfahren der Wahl, um das Ausmaß der Fehlbildung zu eruieren, ist heute die **Kernspintomographie.**

Eine Operation unmittelbar nach der Geburt ist wegen der Infektionsgefahr und zur Vermeidung von Rückenmarksschäden indiziert. Dabei wird das Rückenmark vorsichtig zurückverlagert, es erfolgt eine plastische Deckung sowie ein schichtweiser Wundverschluss. Nachbehandlung mit physiotherapeutischen Bewegungsübungen und Versorgung mit orthopädischen Hilfsmitteln sind fortwährend notwendig.

10.2.6 Wurzelkompressionssyndrome

Definition

Unter radikulären Syndromen versteht man Irritationen der Nervenwurzel, die durch Kompression der Wurzel im Spinalkanal oder in den Foramina intervertebralia hervorgerufen werden.

Merke
2 Wirbelkörper und die dazwischen liegende Bandscheibe werden zu einem **Bewegungssegment** zusammengefasst (s. Abb. 10-11).

Ätiologie/Pathogenese

- Degenerative Prozesse (z. B. Bandscheibendegeneration);
- traumatisch (z. B. HWS-Schleudertrauma);
- neoplastisch (z. B. Wurzelneurinom, Meningeosis carcinomatosa);
- infektiös (z. B. epiduraler Abszess).

Im Vordergrund stehen degenerative Veränderungen der Bandscheiben, die aus einem derben äußeren Faserring, **Anulus fibrosus,** und einem inneren Gallertkern, **Nucleus pulposus,** aufgebaut sind.

Ständige Belastung und Alterungsprozesse bewirken infolge Elastizitäts- und Flüssigkeitsverlust Risse im Anulus fibrosus. Gewebebestandteile des Nucleus pulposus können sich in den Anulus verlagern und wölben diesen nach vorn **(Protrusio),** bis es schließlich zum Vorfall **(Prolaps)** des Nucleus pulposus durch den Faserring oder zur Ablösung einzelner Teile als **Sequester** kommt. Es entsteht ein Bandscheibenvorfall, der synonym auch als **Diskusprolaps** oder **Diskushernie** bezeichnet wird.

Aus der Lockerung des Bandscheibengewebes resultieren reaktive knöcherne Veränderungen, die ihrerseits die Foramina intervertebralia einengen können:

Klinik: Formen des Bandscheibenprolapses
(s. Abb. 10-12)
- **Dorsolateraler** Prolaps → komprimiert wird die Nervenwurzel des unteren Wirbelkörpers. Beispiel: Prolaps zwischen den Wirbelkörpern L_4 und L_5, hier ist die Nervenwurzel L_5 betroffen.
- **Medialer** Prolaps → Kompression des Rückenmarks. Beispiel: Querschnittslähmung im Halsmark, Kaudalähmung im Lumbosakralbereich.
- **Extrem lateraler extraforaminaler Prolaps** → Kompression der nächst höheren Wurzel. Beispiel: Prolaps der Bandscheibe L_4/L_5 führt zu einer Kompression von L_4.

Nach Art der Läsion unterscheidet man zwischen „soft disc", dem Nucleus-pulposus-Prolaps, und

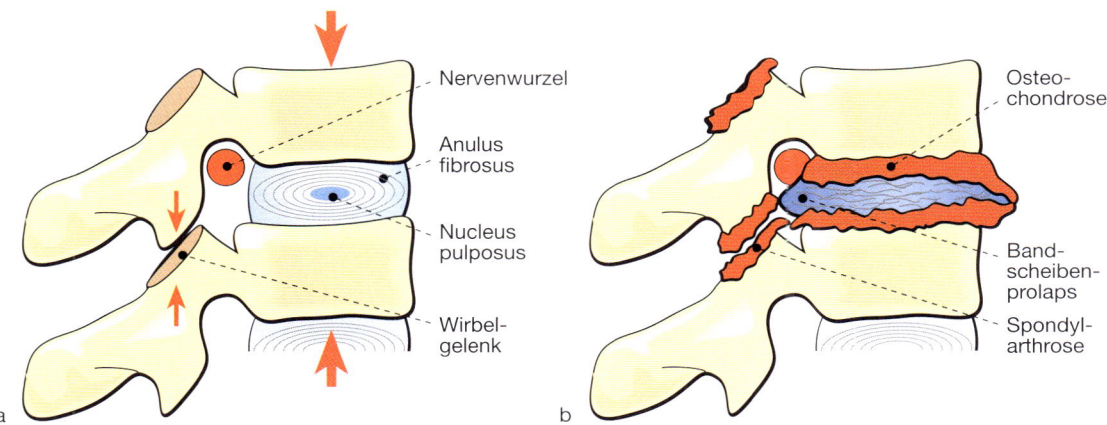

Abb. 10-11   Bewegungssegment Wirbelkörper – elastische Bandscheibe – dorsale beidseitige Gelenkreihe.

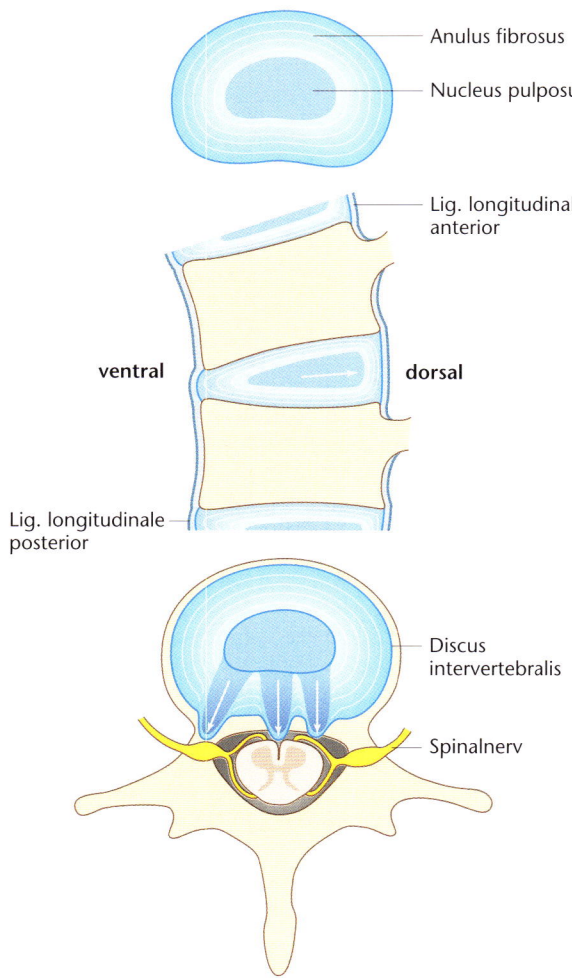

Anulus fibrosus

Nucleus pulposus

Lig. longitudinale anterior

ventral   dorsal

Lig. longitudinale posterior

Discus intervertebralis

Spinalnerv

Abb. 10-12   Formen des Bandscheibenprolapses.

- **Sensibilitätsstörungen** wie Parästhesien, Hypästhesien und Hypalgesien in dem Dermatom, das der betroffenen Nervenwurzel entspricht;
- **motorische Ausfälle** in den von der Nervenwurzel versorgten Muskeln, die sich in schlaffen Paresen, Atrophien und Reflexabschwächungen zeigen. Bestimmte **Kennmuskeln** sind in der Diagnostik hilfreich zur Identifizierung der Läsion (s. Tab. 10-17).

Zervikaler Bandscheibenvorfall

Bandscheibenvorfälle im zervikalen Bereich ereignen sich am häufigsten in den Segmenten **HWK 5/6** und **HWK 6/7,** da diese Segmente mechanisch am stärksten beansprucht sind.

Die Inzidenz von zervikalen Bandscheibenvorfällen beträgt 15/100 000 Einwohner; sie machen etwa 10 % aller Bandscheibenvorfälle aus.

Pathogenese

Im zervikalen Bereich der Wirbelsäule kommt es weniger zu reinen „Soft disc"-Bandscheibenvorfällen, viel häufiger ist eine Kombination aus Prolaps und „hard disc", also stenosierenden knöchernen Degenerationsprozessen.

Während der häufigere **laterale Prolaps** lediglich eine **Kompression der Nervenwurzel** bewirkt, führt der **mediale Vorfall** zur **Kompression des Rückenmarks.**

Symptomatik (s. Tab. 10-18)

Der **medialer Prolaps** führt charakteristischerweise zu einer spastische Paraparese, Sensibilitätsstörungen, Blasenstörungen und einer akuten Querschnittssymptomatik. Der **laterale Prolaps hingegen** äußert sich durch Nackenschmerzen und nachfolgende radikuläre Symptomatik mit Schmerzen, Sensibilitätsstörungen und fakultativ auch Paresen, die der Höhe der betroffenen Nervenwurzel entspricht.

Diagnostik

- **Röntgen HWS in 4 Ebenen** → Nachweis von Osteochondrose und Spondylarthrose; Einengung der Foramina intervertebralia;
- **MRT** → gute Darstellung bei rein „Soft disc"-Vorfällen;
- **CT** → Methode der Wahl zur Darstellung von Kombinationen „soft disc/hard disc";
- **Myelo-CT** → gute Darstellung bei Kompression nervaler Strukturen;
- **elektrophysiologische Untersuchungen** (EMG, evozierte Potenziale) → zur differenzialdiagnostischen Abklärung.

Differenzialdiagnose

In Betracht zu ziehen sind Läsionen des **Plexus brachialis, periphere Nervenläsionen, Wurzelkompression durch Tumoren** und **periphere Engpasssyndrome** (z. B. Karpaltunnelsydrom).

Auch die **chronische zervikale Myelopathie,** bei der es durch degenerative Bandscheibenveränderungen zu Einengung des Spinalkanals kommt, verursacht ähnliche Symptome.

„hard disc", einer Kompression der Nervenwurzel oder des Spinalkanals durch einen ossären Prozess, z. B. bei Spondylarthrose durch Randwulstbildung (Osteophyten).

In vielen Fällen liegt eine Kombination der beiden Arten vor.

Lokalisation

Im zervikalen Bereich sind Bandscheibenvorfälle seltener, Wurzelirritationen durch spondylotische Veränderungen jedoch häufiger als an der lumbosakralen Wirbelsäule. Im Thorakalbereich sind spondylogene Veränderungen und Nucleus-pulposus-Hernien selten.

Symptomatik

Charakteristisch für Irritationen spinaler Nervenwurzeln ist das Auftreten der nachfolgenden Symptome, meist in bestimmter Reihenfolge:

- zunächst stechende, schneidende **Schmerzen,** dem segmentalen Ausbreitungsgebiet der Wurzel entsprechend;

Tab. 10-18 Zervikale Nervenwurzelsyndrome

Wurzel Häufigkeit	Dermatom	Kennmuskeln	Eingeschränkte Funktion	Kennreflex	Differenzialdiagnose
C$_5$ 4 %	Schulter, lateraler Oberarm	Deltoideus, Bizeps	Abduktion im Schultergelenk zwischen 30 und 90°, Armbeugung	BSR	Obere Plexusläsion = **Erb-Duchenne,** N.-axillaris-Läsion
C$_6$ 36 %	Radialseite Oberarm und Unterarm, Daumen und Dig. II radial	Bizeps, Brachio-radialis	Armbeugung	BSR	Obere Plexusläsion = **Erb-Duchenne,** N.-radialis-Läsion, N.-musulocutaneus-Läsion
C$_7$ 35 %	Unterarm dorsal, mittlere drei Finger	M. triceps	Unterarm-streckung	TSR	Untere Plexusläsion = **Déjerine-Klumpke,** N.-medianus-Läsion
C$_8$ 25 %	Unterarm dorsal, Ring- und Klein-finger	Kleine Handmuskeln	Abduktion des kleinen Fingers	(TSR)	Untere Plexusläsion = **Déjerine-Klumpke,** N.-ulnaris-Läsion

Therapie

Die konservative Therapie besteht zu Beginn aus Ruhigstellung durch Anlegen einer **Halskrawatte** und vorsichtige manuelle Extension, **Muskelrelaxation** (z. B. Diazepam), **Analgetika** und **Antiphlogistika,** (z. B. Diclofenac). Nach Besserung der akuten Schmerzsymptomatik Physiotherapie zur Stärkung der Paravertebralmuskulatur.

Die Indikationen für ein operatives Vorgehen sind im folgenden Klinikkasten dargestellt.

Klinik: OP-Indikationen des zervikalen Bandscheibenvorfalls

- **Akuter medialer Bandscheibenprolaps** mit Querschnittssymptomatik → Notfallindikation!
- **Lateraler Bandscheibenprolaps** mit Wurzelkompression sowie sensiblen und motorischen Ausfällen → absolute Indikation.
- Therapieresistentes **Schmerzsyndrom** mit nachweislicher Prolapsätiologie → relative Indikation.

Die OP wird über einen **ventralen Zugang** durchgeführt (ventrale Bandscheibenausräumung s. Kap. 10.2.4). Die operative Behandlung erzielt bei 75 % der Patienten Beschwerdefreiheit.

Lumbaler Bandscheibenvorfall

90 % der Bandscheibenvorfälle sind im lumbosakralen Bereich der Wirbelsäule lokalisiert, hauptsächlich in Höhe der Segmente LWK 4/5 und LWK 5/SWK 1, und ereignen sich überwiegend im 4. und 5. Lebensjahrzehnt. Die Inzidenz liegt bei 150/100 000 Einwohner.

Pathogenese

Der Häufigkeit nach manifestiert sich der Bandscheibenprolaps im lumbosakralen Bereich **mediolateral (90 %)** > lateral > medial > extraforaminal.

Die beschriebenen degenerativen Veränderungen der Bandscheiben führen auch im lumbosakralen Bereich entweder zu einem mediolateralen oder lateralen Bandscheibenprolaps mit Wurzelkompression oder einem medialen Bandscheibenprolaps, der eine Kompression der Cauda equina auslöst. Möglich ist auch ein extrem lateraler Prolaps mit Kompression der nächst höheren Nervenwurzel in extraspinaler Lokalisation am Austritt aus dem Foramen intervertebrale (extraforaminal).

Symptomatik (s. Tab. 10-19)

In der Regel gehen dem Bandscheibenprolaps über Jahre in Abständen auftretende **Lumbalgien** (= Lumbago, sog. Hexenschuss) voraus, die durch spondylarthrotische Veränderungen und Protrusio verursacht werden.

Nach schwerem Heben oder Drehbewegungen kommt es plötzlich zum Prolaps, dem beim **lateralen Prolaps** durch die Kompression der Nervenwurzel in das Bein hineinziehende Schmerzen **(Ischialgien)** nachfolgen. Diese Ischialgien verstärken sich beim Niesen, Husten und Pressen. Dazu treten meist der Reihenfolge nach **Parästhesien** (Kribbeln) **Sensibilitätsstörungen, Abschwächung der Reflexe** und bei massiven Vorfällen auch **motorische Ausfälle** auf. Es kann aber auch ohne vorangehende Schmerzen zu plötzlichem sensiblen und motorischen Nervenwurzelausfall kommen („**Wurzeltod**").

Der seltenere **mediale Prolaps** hingegen bewirkt eine **Kompression der Cauda equina (Kaudasyndrom),** die zu irreversiblen neurologischen Störungen führen kann. Die Symptomatik beginnt mit beidseitigen heftigen Schmerzen an der medialen Seite des Beins und Oberschenkels bis zur Perianalregion („Reithose"). Einige Stunden später lassen die Schmerzen nach, aber es folgen Hypästhesien und schlaffe periphere Lähmungen, die der betroffenen Wurzel entsprechen, und es treten Blasen-Mastdarm-Störungen auf.

Tab. 10-19	Lumbale Nervenwurzelsyndrome				
Wurzel	Dermatom	Kennmuskeln	Eingeschränkte Funktion	Kennreflex	DD
L_3	Vom Trochanter über den Oberschenkel medial bis zum Knie	M. quadriceps femoris, Adduktoren	• Streckung im Kniegelenk, • Adduktion im Hüftgelenk	PSR, Adduktorenreflex	Plexus-lumbalis-Läsion
L_4	Laterale Oberschenkelvorderseite bis medialer Knöchel	M. quadriceps femoris, M. tibialis anterior	• Streckung im Kniegelenk • Heben des Fußes	PSR	N.-femoralis-Läsion, Plexus-lumbosacralis-Läsion
L_5	Außenseite Unterschenkel Fußrücken, Großzehe	M. extensor hallucis longus, M. tibialis anterior, M. gluteus medius	• Heben der Großzehe • Heben des Fußes • Hüftabduktion **Steppergang** (Hackengang nicht möglich)	TPR (Tibialis-posterior-Reflex)	N.-peroneus-Läsion, Plexus-lumbosacralis-Läsion
S_1	Oberschenkel und Unterschenkel dorsal, lateraler Knöchel, Kleinzehe	Mm. peronei, M. triceps surae M. gluteus maximus	• Heben des Fußaußenrandes • Senken des Fußes • Hüftstreckung (Zehenstand nicht möglich)	ASR	N.-tibialis-Läsion, Plexus-lumbosacralis-Läsion

Merke
Beim Auftreten von Blasen- und Mastdarmstörungen besteht der dringende Verdacht auf ein Kaudasyndrom; damit ist ein neurochirurgischer Notfall gegeben.

Diagnostik

• **Klinische Untersuchung:** Kennmuskelschwäche, Sensibilitätsstörung im betroffenen Dermatom, Muskeleigenreflexabschwächung, **Lasègue-Zeichen positiv** (Flexion im Hüftgelenk schmerzhaft, L_5 und S_1-Syndrom, s. Abb. 10-13), umgekehrter Lasègue positiv (L_4, s. Abb. 10-8), Valleix-Druckpunkte im Verlauf des N. ischiadicus druckschmerzhaft.
• **Röntgen-LWS** zum Nachweis von knöchernen Degenerationszeichen (Osteochondrose, Randzacken, Fehlhaltungen;

• **CT,** wichtigstes Verfahren wegen der sehr guten Darstellung **knöcherner Strukturen;**
• MRT zur Darstellung von **Weichteilen und Myelon;**
• elektrophysiologische Untersuchungen zum differenzialdiagnostischen Ausschluss einer N.-peroneus-Läsion oder einer Polyneuropathie.

Differenzialdiagnose

Differenzialdiagnostisch sind **periphere Nervenläsionen** und **Schäden des Plexus lumbosacralis** sowie **Tumoren** oder **entzündliche Erkrankungen** (z.B. Lyme-Borreliose) auszuschließen. Auch an einen **Muskelhartspann** der paravertebralen Muskulatur, der nicht durch Wurzelirritation verursacht wurde, ist differenzialdiagnostisch zu denken. Er kann bei Beinlängendifferenz mit Beckenschiefstand und kompensatorischer Fehlhaltung der Wirbelsäule entstehen. Die sog. **pseudoradikulären Rückenbeschwerden** bei Erkrankungen der kleinen Wirbelgelenke verursachen **nicht** streng segmentale motorische oder sensible Ausfälle, bei ihnen sind keine Reflexausfälle zu bemerken.

Therapie

Konservative Therapie

Bettruhe mit spezieller Lagerung, Stufenbett, Verordnung von Analgetika und Muskelrelaxanzien, Traktion, lokale Wärmeapplikation, lokale Infiltration mit Lokalanästhetika oder Glukokortikoiden, später Krankengymnastik zur Kräftigung der Rücken- und Bauchmuskulatur („Rückenschule").

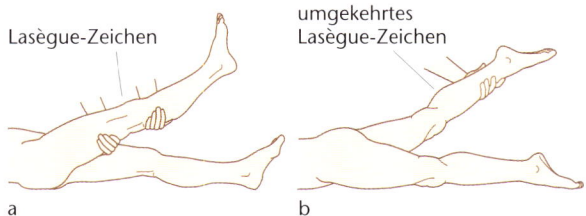

Lasègue-Zeichen   umgekehrtes Lasègue-Zeichen

a   b

Abb. 10-13   Lasègue-Zeichen.

Operative Therapie

Die Indikationen zur Operation sind aus Tabelle 10-20 zu ersehen. Für den operativen Eingriff gibt es zwei Alternativen:

- **mikrochirurgische lumbale Bandscheibenoperation (s. Kap. 10.2.4);**
- **perkutane Nukleotomie (s. Kap. 10.2.4):** Die endoskopische Methode ist alternativ bei ca. 15 % der Patienten möglich. Voraussetzung dafür ist, dass kein Sequester im Spinalkanal nachweisbar ist.

Prognose

Bei etwa 75 % der Patienten ist mit der OP Beschwerdefreiheit zu erzielen, in ca. 5 % entstehen Rezidive.

Kasuistik

Ein 45-jähriger Mann, der schon seit mehreren Jahren immer wieder über Lumbago geklagt hatte, bemerkt plötzlich nach Bücken und Heben einer schweren Last einen heftigen Schmerz, der sich an der medialen Seite des Oberschenkels bis zum Fuß hinunter erstreckt und auch perianal zu bemerken ist. Nach einigen Stunden lassen die Schmerzen etwas nach, aber nun treten Hypästhesien und schlaffe Paresen auf. Der Mann wird wegen Verdacht auf lumbalen Bandscheibenvorfall in die Klinik eingeliefert, wo sofort ein CT angefertigt wird. Der Befund zeigt einen medialen Prolaps auf der Höhe LWK 4/5, der ein Kaudasyndrom verursacht hat. Notfallmäßig wird daraufhin eine mikrochirurgische lumbale Bandscheibenoperation vorgenommen und die Kompression der Cauda equina beseitigt. Nach der OP sind die neurologischen Ausfälle rückläufig, und der Patient kann zu einer Anschlussheilbehandlung in eine Reha-Klinik entlassen werden.

10.2.7 Raumfordernde Prozesse

Epidurale und subdurale Abszesse

Definition/Ätiologie

Spinale Abszesse können außerhalb des Duraraumes (epidurale Abszesse) oder innerhalb des Duraraumes (subdurale Abszesse) lokalisiert sein.

Epidurale Abszesse bilden sich entweder **spontan,** durch **Fortleitung entzündlicher Prozesse** der Wirbelsäule z. B. bei einer Spondylodiszitis (Entzündung des Bandscheibenraumes) oder **nach chirurgischen Eingriffen.**

Die sehr seltenen **subduralen Abszesse** entwickeln sich aus extraduralen Entzündungsprozessen oder metastatisch.

Symptomatik

- Lokale Schmerzen und klopfschmerzhafte Wirbelsäule;

Tab. 10-20   OP-Indikationen bei lumbalem Bandscheibenvorfal

Notfall-OP	Kaudasyndrom
Absolute OP-Indikation	Akuter Nervenwurzelausfall (sensibel und motorisch) Nachlassen der Schmerzen und beginnende Lähmung („Wurzeltod")
Relative OP-Indikation	Therapieresistente Schmerzen nach 4-wöchiger konservativer Behandlung

- wechselndes Fieber;
- hohe Entzündungsparameter (BSG ↑ und CRP ↑).

Bei subduralen Abszessen sind die Schmerzen weniger hervorstechend.

Diagnostik

Das spinale MRT ist das diagnostische Mittel der Wahl. Mit einer CT-gesteuerten Punktion kann der Erregernachweis gelingen.

Therapie

Zunächst wird zur besseren Darstellung des Operationsgebietes eine **Laminektomie** vorgenommen, bevor dann über mehrere Tage eine Saug-Spül-Drainage durchgeführt wird. Bei rechtzeitiger Einleitung dieser Maßnahme lässt sich die drohende Querschnittssymptomatik verhindern.

Angiome

Spinale Angiome sind anlagebedingte Gefäßfehlbildungen, die oft asymptomatisch bleiben oder aber in der Mehrzahl bei jüngeren Frauen durch verschiedenartige Symptome in Erscheinung treten können. Durch den erhöhten Blutfluss im Angiom wird je nach Durchblutungsverhältnissen die Durchblutung des Rückenmarks reduziert, wodurch eine ischämiebedingte neurologische Symptomatik entsteht:

- **radikuläre Schmerzen,** später auch **Parästhesien;**
- **Paraparese,** die sowohl intermittierend als auch progredient auftritt und schließlich in einem **Querschnittssyndrom** endet;
- Blasen- und/oder Mastdarmstörungen;
- Blutungen aus den Angiomen führen zu Meningismus.

Diagnostisch werden spinale Angiome durch MRT oder CT-gesteuerte Myelographie erfasst. Zur definitiven Diagnosesicherung erfolgt eine Angiographie.

Die Behandlung besteht in einer **angiographischen Embolisation** oder der **operativen Entfernung.**

Spinale Tumoren

Spinale Tumoren sind wesentlich seltenere Neoplasien als intrakranielle Tumoren (Verhältnis 1 : 6). Die histologisch in der Mehrzahl als benigne einzustufenden Tumoren bilden sich zu **50 % im thorakalen Abschnitt** und zu je 25 % im zervikalen und lumbalen Abschnitt des Spinalkanals.

Es lassen sich extradurale (30 %), intradural-extramedulläre (60 %) und intramedulläre Tumoren (10 %) unterscheiden.

> **Klinik: Allgemeine Leitsymptome spinaler Raumforderungen**
> - **Radikuläre** oder lokale **Schmerzen.**
> - **Sensibilitätsstörungen** und Parästhesien.
> - **Motorische Ausfälle:** Bedingt durch die Anordnung der Faserbündel im Mark (höhere Segmente → innen, untere Segmente → außen) entwickelt sich bei **extramedullären Prozessen** eine **aufsteigende Lähmung,** da zuerst die äußeren, also unteren Faserbündel geschädigt werden und später die oberen.
>   **Intramedulläre Raumforderungen** bewirken umgekehrt eine **absteigende Lähmung**, da zunächst die inneren, also oberen Teile der Bahnen und später die äußeren, unteren Fasern in Mitleidenschaft gezogen werden.

Kauda- und Konustumoren führen durch Schädigung sensibler Fasern frühzeitig zu Schmerzen in der Hüft- und Lendengegend. Bei **doppelseitigen Ischialgien** ist daher immer der Verdacht auf einen raumfordernden Prozess in Höhe des lumbosakralen Übergangs gegeben.

Extramedulläre Tumoren

Extramedulläre Tumoren sind außerhalb des Marks gelegen. Die weitere Eingrenzung der Lokalisation wird nach ihrer Lage zur Dura vorgenommen, entsprechend unterscheidet man extradurale von intraduralen Tumoren.

Die Mehrzahl der **extraduralen** Tumoren sind **Metastasen** inbesondere von Bronchial-, Mamma-, Prostatakarzinomen, Nieren-, Magen- oder Schilddrüsentumoren.

In die Gruppe der **intraduralen** Tumoren gehören vor allem **Neurinome** und **Meningeome.**

Segmentale Schmerz- und zunehmende **Querschnittssymptomatik** stehen im Vordergrund, wobei die Querschnittssymptomatik sich bei den extradural gelegenen Metastasen wesentlich schneller entwickelt als bei Meningeomen und Neurinomen. Eine Kompression der A. spinalis anterior durch ventral im Spinalkanal gelegene Tumoren führt zum **Spinalis-anterior-Syndrom** mit der Symptomatik des spinalen Apoplexes, bei dem sich ganz abrupt eine Querschnittssymptomatik entwickelt.

Die Diagnose wird mithilfe einer **MRT** gestellt. Bei Metastasen ist mit einer Knochenszintigraphie die Diagnose weiterer Metastasen möglich. Gutartige Tumoren werden vollständig entfernt. Eine bereits eingetretene Querschnittslähmung ist jedoch irreversibel.

Metastasen werden nur palliativ zur Entlastung operiert, da eine radikale Entfernung kaum möglich ist.

Intramedulläre Tumoren

In der Gruppe der im Rückenmark wachsenden Tumoren sind Gliome in der Mehrzahl, am häufigsten finden sich **Ependymome.** Sie fallen durch langstreckiges Wachstum auf, d.h., sie können sich über mehrere Segmente erstrecken.

Intramedulläre Tumoren führen zu einer **Querschnittssymptomatik,** die sich je nach Tumorwachstum schneller oder langsamer entwickelt. Im Mittelpunkt der Diagnostik stehen MRT-Aufnahmen. Therapeutisch wird die mikrochirurgische radikale Entfernung des Tumors angestrebt. Sie wird durch eine Nachbestrahlung ergänzt, falls eine vollständige Entfernung nicht möglich war.

10.2.8 Verletzungen des Rückenmarks

Commotio, Contusio und Compressio spinalis

Definition/Pathogenese

Eine **Commotio spinalis** bedeutet eine traumatische Rückenmarkserschütterung mit Symptomatik einer Querschnittsläsion, die innerhalb von Stunden bis Tagen reversibel ist.

Bei der **Contusio spinalis** liegt eine Schädigung des Rückenmarks durch Prellung oder Quetschung vor, die durch Einblutung in das Rückenmark gekennzeichnet ist. Nach einem initialen spinalen Schock, der über einen Zeitraum von mehreren Tagen bis Wochen andauern kann, mündet sie in einer unvollständigen Restitutio mit Defektheilung und entsprechender Querschnittssymptomatik.

Die **Compressio spinalis** beschreibt die irreversible Schädigung des Rückenmarks durch Blutung oder Knochenfragmente.

Symptomatik

1. **Spinaler Schock:** Eigen- und Fremdreflexe sowie Viszeromotorik sind aufgehoben, es besteht eine schlaffe Paraplegie der betroffenen Extremitäten, der Blase und des Mastdarms. Erst nach Tagen bis Wochen kommt es zu Ausbildung spinaler Eigentätigkeit mit Rückkehr und oft sogar Steigerung der Reflexe und einer spastischen Form der Lähmung, auch der Blasenlähmung.
2. Bei dem nachfolgenden **Querschnittssyndrom** wird eine **komplette Lähmung** von einer **inkompletten Lähmung** unterschieden. Eine schematische Einteilung wird nach dem Grad der Läsion vorgenommen (s. Tab. 10-21).

Die klinische Symptomatik ist **abhängig von der Schädigungshöhe** und äußert sich in:
- **spastischer Para- oder Tetraplegie** mit spinalen Automatismen distal der Läsion. Die von den direkt lädierten Vorderhornzellen versorgten Muskeln weisen eine schlaffe Lähmung auf (Kennmuskeln für die Höhe der Schädigung);
- **gesteigerten Reflexen** mit positiven Pyramidenbahnzeichen (Babinski);

● **Kauda-Konus-Läsion:** Bei Schädigungen im Bereich des Conus medullaris und der Cauda equina resultiert eine schlaffe Lähmung der distalen Segmente. Läsionen unterhalb von S_1 bewirken keine motorischen Ausfälle mehr, sondern eine schlaffe Blasen- und Mastdarmlähmung mit fehlendem Anal- und Kremasterreflex sowie „Reithosenanästhesie".

Die **Blasenfunktion** differiert ebenfalls je nach Schädigungshöhe. Man unterscheidet eine:

● **Reflektorisch-neurogene Blase (automatische Blase):** Sie entsteht bei Rückenmarksläsionen oberhalb TH_{12}; das spinale Zentrum der Blasenfunktion in Höhe zwischen S_2 und S_4 ist intakt, hingegen besteht eine Unterbrechung der suprasegmentalen Reflexbahn. Die Blase entleert sich bei einem gewissen Füllungsgrad reflektorisch, wobei relativ wenig Restharn zurückbleibt.

● **Denervierte Blase (autonome Blase):** Läsionen unterhalb Th_{12} mit Schädigung des sakralen Blasenzentrums führen durch schlaffe Parese des M. detrusor vesicae zu einer schlaffen, gedehnten Überlaufblase, bei der die Restharnmengen größer sind als bei der reflektorisch-neurogenen Blase.

Dazu kommen **Störungen der Trophik der Haut** und der **Blutdruckregulierung.**

Diagnostik

● **Neurologische Untersuchung** mit Erfassung des untersten Rückenmarksegmentes, welches eine intakte Sensibilität und Motorik aufweist. Eine eindeutige Aussage, ob es sich um eine Commotio oder eine Contusio spinalis handelt, lässt sich dabei im akuten Stadium des spinalen Schocks noch nicht treffen. Wichtig ist eine fortlaufende Kontrolle, um eine Veränderung der Symptomatik sofort zu erkennen.

● **Röntgen der Wirbelsäule** in 2 Ebenen, evtl. mit Spezialaufnahmen.

● **CT** bei Verdacht auf Knochenfragmente, die das Rückenmark komprimieren, oder eine epidurale Blutung.

● **MRT** ermöglicht sehr gute Darstellung sowohl der knöchernen als auch der intramedullären Läsionen.

Merke

Um eine zusätzliche Schädigung des Rückenmarks zu vermeiden, bei der u. U. aus einer inkompletten eine komplette Querschnittslähmung resultiert, ist beim Transport und bei der Diagnostik unbedingt auf achsengerechte Lagerung zu achten; dafür werden 3–5 Helfer benötigt.

Komplikationen

Dekubitalulzera, Harnwegsinfektionen, Kontrakturen sowie Thrombosen und Embolien.

Therapie

Klinik: Erstmaßnahmen

Von eminenter Wichtigkeit ist der **richtige Transport** des Rückenmarkverletzten auf fester Unterlage. Bei Halsmarkverletzten muss evtl. eine scho-

---

Tab. 10-21   Gradeinteilung der Querschnittsläsion nach Frankel

A	Komplette motorische und sensible Lähmung
B	Komplette motorische und inkomplette sensible Lähmung
C	Inkomplette motorische Lähmung ohne Nutzen bei teilweise erhaltener Sensibilität
D	Inkomplette motorische Lähmung mit Nutzen bei teilweiser oder voll erhaltener Sensibilität
E	Normale motorische und sensible Funktion

---

nende Intubation durchgeführt werden, wenn die Spontanatmung nicht ausreicht. **Schockbekämpfung** und nach Möglichkeit Unterbringung in einer Spezialklinik für Rückenmarkverletzte. Die konservative Therapie wird dann mit Immobilisation und Lagerungsbehandlung über 10–12 Wochen durchgeführt.

Operative Therapie

● **Absolute Indikation:** raumfordernde Läsion (Blutung). Die sofortige Entlastung des Rückenmarks (Dekompression) wirkt sich günstig auf die Prognose der Verletzung aus.

● **Relative Indikation:** Fortbestehen einer Spinalkanaleinengung bei inkompletten Querschnittslähmungen, Instabilität der Wirbelsäule.

Bei kompletten Querschnittsläsionen sind operative Eingriffe nicht indiziert, da keine Verbesserung der Symptomatik zu erwarten ist.

Operationstechnik: Zur Dekompression des Rückenmarks wird bei inkompletten Querschnittssyndromen und bei Cauda-eqina-Syndrom eine **Laminektomie** vorgenommen.

Die Stabilisierung einer instabilen Wirbelsäule wird durch eine **Osteosynthese** gewährleistet, welche die Lähmung zwar nicht verändert, aber die Pflegesituation verbessert und eine baldige Mobilisierung zulässt.

Zusätzliche Maßnahmen

Dekubitusprophylaxe, physiotherapeutische Prophylaxe von Kontrakturen, Blasenbehandlung (evtl. suprapubischer Katheter oder intermittierender Katheterismus alle 4 h), Rehabilitationsbehandlung.

Prognose

Die Prognose ist abhängig von der Höhe der Läsion und bei Paraplegie besser als bei Tetraplegie.

10.3   Periphere Nerven

Ein peripherer Nerv besteht aus Bündeln parallel verlaufender **Axone,** die bei markhaltigen Nerven von der **Mark- oder Myelinscheide** umgeben sind und mit

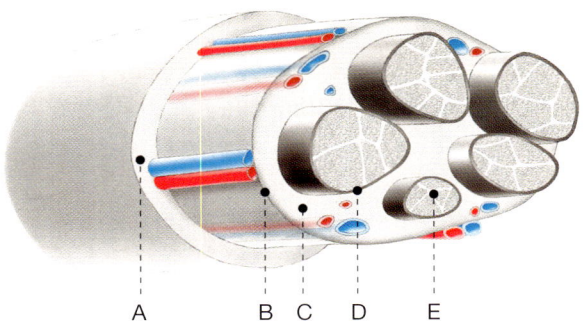

Abb. 10-14 Darstellung eines Nervenfaserquerschnitts.

ihr eine Funktionseinheit bilden (**Nervenfaser,** s. Abb. 10-14). Die Markscheide setzt sich aus **Schwann-Zellen** zusammen und stellt durch ihre Lipid- und Proteinschichten eine elektrische Isolation dar.

Bindegewebe dient als Stütz- und Gleitgewebe beim morphologischen Aufbau des peripheren Nervs. Das **Endoneurium** ist das Bindegewebe zwischen einzelnen Axonen, das **Perineurium** ist lamellär strukturiertes Bindegewebe, das mehrere Axone zu Faszikeln zusammenschließt. Als **Epineurium** wird das gefäßführende Bindegewebe bezeichnet, das mehrere Faszikel zusammenfasst und so den peripheren Nerv bildet. Als **Paraneurium** wird eine Bindegewebsgleitschicht vor allem in der Umgebung von Gelenken bezeichnet.

10.3.1 Periphere Nervenläsionen

Ätiologie

Eine Nervenläsion kann bei folgenden Schädigungen entstehen:
- **Druck** (z. B. Parkbanklähmung, falsche Narkoselagerung), Kompressionssyndrome (Karpaltunnelsyndrom etc., Druck durch engen Gips);
- **Zerrung** bei Gelenkluxationen, Frakturen;
- **Quetschung** oder scharfe **Durchtrennung;**
- **Ischämie;**
- **Infektion;**
- **iatrogen** durch falsche Injektion (z. B. Injektion in N. ischiadicus).

Tab. 10-22	Einteilung der Nervenläsionen
Neurapraxie	Funktionsstörung ohne Kontinuitätsverlust; keine Waller-Degeneration; Schäden der Myelinscheide; vollständige Wiederherstellung vor Ablauf von 2 Monaten
Axonotmesis	Traumatische Unterbrechung der Axone; Perineurium erhalten; distal der Verletzung → Waller-Degeneration, Regenerationszeit 4–18 Monate
Neurotmesis	Durchtrennung oder Zerreißung aller Strukturen; zur Regeneration ist eine OP erforderlich

Klinik: Pathophysiologie der Nervenläsion
Bei der Durchtrennung eines peripheren Nervs entwickelt sich immer an der Durchtrennungsstelle die sog. **Waller-Degeneration,** d. h. Degeneration des distalen Axonstumpfes und den Zerfall der Myelinscheide. Der proximale Stumpf besitzt die Fähigkeit, zu regenerieren und nach distal vorzuwachsen. Liegen die beiden Stümpfe dicht zusammen, kann es zur Reinnervation kommen. Ist der Abstand jedoch zu groß, bildet sich am proximalen Nervenende eine kolbige Auftreibung, ein sog. **Neurom,** d. h. eine ungeordnete Aussprossung von Nervenenden, die Schmerzen hervorruft.

Merke
Die axonale Regenerierungsgeschwindigkeit beträgt im Durchschnitt 1 mm pro Tag.

Einteilung

Nach **Seddon** werden Läsionen peripherer Nerven in drei Schweregrade eingeteilt (Tab. 10-22).

Symptomatik

- **Unterbrechung motorischer Fasern** → schlaffe motorische Parese der entsprechenden Muskulatur mit nachfolgender Muskelatrophie bei längerer Dauer;
- **Unterbrechung sensibler Fasern** → Verlust der Berührungs-, Schmerz- und Temperaturempfindung einschließlich Tiefensensibilität;
- vegetative Störungen, livide Hautverfärbung.

Komplikationen

Bei peripheren Nervenläsionen können sich komplizierend **Kontrakturen** oder **Neurome** entwickeln. Des Weiteren kann es zu **Irritationserscheinungen** (brennende Missempfindungen, Parästhesien, abnorme Kälte-, Wärme- und Berührungsüberempfindlichkeit) kommen. Sie entstehen als Reizerscheinungen durch Kurzschlüsse zwischen vegetativen und sensiblen Fasern bei unvollständiger Nervenläsion.

Diagnostik

In der **neurologische Untersuchung** werden Sensibilität, Motorik, Muskeleigenreflexe und vegetative Funktionen (→ Schweißsekretionstest) überprüft. Die motorische Funktion wird in 5 Kraftgrade eingeteilt (s. Tab. 10-23).

Messung der NLG: Der Nachweis einer verzögerten Nervenleitgeschwindigkeit lässt die Lokalisation einer Nervenläsion zu; **Röntgen** und **CT** helfen beim Nachweis einer knöchernen Verletzung als Verletzungsursache.

Therapie

Konservative Therapie Die Extremität wird zunächst ruhig gestellt, wobei auf korrekte Lagerung zu achten ist. Zusätzlich wird mit **Elektrostimulation** sowie **physiotherapeutischen Bewegungsübungen** und **physikalischer Therapie** behandelt.

Operative Therapie Bei einer **frischen Schnittverletzung** des Nervs mit völligem Kontinuitätsverlust besteht die Möglichkeit einer mikrochirurgischen **Nervendirektnaht** unter der Voraussetzung, dass sie **spannungsfrei** anzulegen ist. Sie kann sowohl primär als auch sekundär (innerhalb von 2 Wochen) durchgeführt werden. Als Nahtmaterial werden dafür Nylonfäden verwendet.

Klinik

Mithilfe des **Tinel-Hoffmann-Zeichens** lässt sich eine erfolgreiche Nervendirektnaht überprüfen. Es bezeichnet das Elektrisierungsgefühl, das der Patient beim Beklopfen des proximalen Endes durchtrennter Nerven empfindet. Wandert dieses Empfinden im Verlauf der Behandlung nach distal, kann von einer fortschreitenden erfolgreichen Regeneration ausgegangen werden. Im anderen Fall besteht der Verdacht, dass sich ein Neurom entwickelt hat.

Ist der Substanzverlust des verletzten Nervs für eine erfolgreiche Nervendirektnaht zu groß, wird die Rekonstruktion mittels **autologer Nerventransplantation** durchgeführt. Als Transplantatmaterial wird dafür meist der **N. suralis** verwendet, da seine Entfernung nur einen geringen Sensibilitätsverlust am lateralen Fußrand verursacht. Der Vorteil einer Transplantation besteht in der Möglichkeit, die Verbindung absolut spannungsfrei herstellen zu können. Sie sollte so früh wie möglich nach einem Trauma erfolgen, da die gelähmte Muskulatur atrophiert und dann eine fibröse Umwandlung einsetzt.

Tab. 10-23 Prüfung der motorischen Funktion – Kraftgrade

5	Normale Kraft
4	Bewegung gegen Widerstand
3	Bewegung gegen Schwerkraft
2	Bewegung unter Aufhebung der Schwerkraft
1	Kontraktionen ohne Effekt
0	Keine Muskelaktivität

Ein schmerzhaftes **Neurom**, das vor allem an Amputationsstümpfen zu erheblicher Beeinträchtigung des Patienten führt, wird reseziert und das Nervenende in die Tiefe der Weichteile gut versenkt. Ist ein distales Nervenende vorhanden, besteht die Möglichkeit, die Kontinuität durch Naht wiederherzustellen.

Prognose

Bis zu 2 Jahre nach einem Unfall lassen sich durch Operationen gute Erfolge erzielen. Danach bestehen geringe Aussichten auf Herstellung günstiger Ergebnisse in Bezug auf die Motorik und zweifelhafte Aussichten in Bezug auf die Sensibilität.

Periphere Nervenläsionen der oberen Extremität
(s. Tab. 10-24)

Periphere Nervenläsionen der unteren Extremität
(s. Tab. 10-25)

Tab. 10-24 Lähmung von N. radialis, N. medianus und N. ulnaris

Nerv	Läsion	Ausfallserscheinungen bei Lähmung
N. medianus	**Proximal:** z.B. suprakondyläre Humerusfraktur	**Schwurhand,** Ausfall der langen Hand und Fingerbeuger
	Distal: Frakturen, Operationen im Handgelenk, Suizidversuch	Lähmung M. abductor pollicis **brevis** und M. opponens pollicis Sensibilitätsstörung der Volarseite der Hand bis zur Radialseite des Ringfingers
N. radialis	**Axilla** (z.B. durch Krücken)	**Obere** Radialislähmung: **Fallhand,** Trizepsparese
	Oberarm (z.B. Parkbanklähmung, Humerusschaftfraktur)	**Mittlere** Radialislähmung: Ausfall der radialen Handstrecker → **Fallhand** Sensibilitätsstörungen an der Dorsalseite des Unterarms und der radialen Finger
	Unterarm (proximale Radiusverletzungen)	**Untere** Radialislähmung: Parese der Daumen- und Fingerstrecker, des M. abductor pollicis longus und M. extensor carpi ulnaris
N. ulnaris	**Proximal:** Läsion im Sulcus nervi ulnaris	Handbeugung und ulnare Abduktion geschwächt, Beugen der Fingerendglieder des kleinen Fingers und des Ringfingers beeinträchtigt
	Distal: Läsion in der Hohlhand, z.B. Druck durch Schraubenzieher	Lähmung des Ramus profundus: **Krallenhand,** der Daumen kann nicht adduziert werden, Finger können nicht gespreizt werden, der kleine Finger nicht opponiert werden Bei Läsion des Ramus superficialis: Sensibilitätsausfall

Tab. 10-25 Lähmung von N. femoralis, N. tibialis und N. peroneus

Nerv	Ätiologie der Läsion	Ausfallserscheinungen bei Lähmung
N. femoralis	Läsion bei Operation (Appendektomie, Hüftendo-prothese) oder Arterien-punktion	Schwäche bei der Hüftbeugung (M. iliopsoas) und Kniestreckung (M. quadriceps) → **Schwierigkeiten beim Treppensteigen** Sensibilitätsstörung an der medialen Seite des Ober- und Unterschenkels
N. tibialis	Läsion in der Kniekehle bei suprakondylärer Femur-fraktur oder Tibiafraktur	Lähmung der Fuß- und Zehenflexoren (M. gastrocnemius, M. tibialis post., M. flexor hallucis und M. digitorum longus), **Zehengang nicht möglich** Sensibilitätsstörungen an der Wade, der Fußsohle und Beuge-seite der Zehen
N. peroneus	Fraktur des Fibulaköpfchens, Luxation des Kniegelenks oder Distorsion des Sprung-gelenks oder Druck am Fibulaköpfchen, längere Hockstellung	Ausfall der Extensoren von Fuß und Zehen (Mm. peronei, M. tibialis ant., Mm. extensores digitorum und hallucis), **Steppergang; Hackengang nicht möglich,** Supination bleibt erhalten als DD zu L_5- Parese Sensibilitätsstörung an der Außenseite des Unterschenkels

10.3.2 Nervenkompressionssyndrome

Karpaltunnelsyndrom

Ätiologie/Pathogenese

Entstehung bei **Kompression des N. medianus** im Karpaltunnel. Diese Engstelle wird aus den Hand-wurzelknochen und dem quer darüber gespannten Lig. carpi transversum (= Retinaculum flexorum) ge-bildet.

> **Merke**
> Das Retinaculum flexorum spannt sich vom Tuber-culum ossis trapezii und vom proximalen Tubercu-lum ossis scaphoidei zum Hamulus ossis hamati. Neben dem N. medianus verlaufen sämtliche Seh-nen der langen Fingerbeuger (außer dem M. palma-ris longus) in diesem Tunnel.

Eine Kompression des N. medianus im Karpaltunnel kann auf verschiedenen Ursachen beruhen:
- idiopathisch;
- traumatisch (Hämatom, Frakturen oder Luxationen der Handwurzelknochen oder des distalen Radius);
- Tendosynovitis;
- Schwangerschaft (Ödembildung);
- Tumoren;
- verschiedene Stoffwechsel- und endokrine Erkran-kungen (Hyperurikämie, Diabetes mellitus, Muko-polysaccharidosen, Myxödem);
- Polyarthritis, Sklerodermie, Dermatomyositis.

Die Erkrankung kommt bei Frauen häufiger als bei Männern vor, bevorzugt zwischen dem 40. und 50. Lebensjahr und während einer Schwangerschaft.

Symptomatik

Im Frühstadium vorwiegend nachts auftretende **Schmerzen** im Innervationsgebiet des N. medianus (Daumen, Zeigefinger, Mittelfinger), die sich auch auf den Arm erstrecken (Brachialgia paraesthetica noc-turna), und **Parästhesien** der Finger I–III. Bei Fort-dauer kommt es zu **Taubheitsgefühl** und schließlich zu **Atrophie der Thenarmuskulatur.** Das Karpaltun-nelsyndrom wird nach Gerl und Fuchs in vier Stadien eingeteilt (s. Tab. 10-26).

Diagnostik

- **Anamnese:** nächtliche Schmerzen, Stoffwechsel-erkrankungen, Trauma.
- **Klinische Untersuchung: Tinel-Hoffmann-Zeichen** → Beklopfen des Karpaltunnels löst elektrisierende Schmerzen aus; **Flaschenzeichen** → eine Flasche kann nicht richtig umfasst werden bei Parese des M. abductor pollicis brevis.
- **EMG** und Messung der Nervenleitgeschwindigkeit **(NLG)** zur Diagnosesicherung.

Therapie

Die konservative Therapie besteht in nächtlicher Ruhigstellung des Arms mit einer dorsalen Unterarm-schiene sowie der Gabe von Antiphlogistika (z. B. Diclofenac).

Die operative Therapie sollte ab Stadium II mög-lichst frühzeitig durchgeführt werden, um weitere Schäden zu vermeiden. In Regionalanästhesie wird in Blutleere das **Lig. carpi transversum gespalten,** evtl. in Verbindung mit einer **Neurolyse** (s. Kap. 10.4), bei der komprimierendes Gewebe entfernt wird.

Tab. 10-26 Stadieneinteilung des Karpaltunnel-syndroms nach Gerl und Fuchs

Stadium I	Schmerzen und Parästhesien
Stadium II	Taubheitsgefühl
Stadium III	Taubheitsgefühl und teilweise Thenarmuskelatrophie
Stadium IV	Vollständige Plegie und Atrophie des **M. abductor pollicis brevis**

Prognose

Bei frühzeitiger Operation ist die Prognose gut.

Supinatortunnelsyndrom

Ätiologie/Pathogenese

Das Supinatortunnelsyndrom entsteht bei Kompression des Ramus profundus n. radialis beim Durchtritt durch den M. supinator. Ätiologisch kommen **traumatische Schädigungen bei Frakturen, entzündliche Prozesse, Tumoren** oder auch eine **mechanische Dauerbeanspruchung,** z. B. beim Tennisspielen, in Betracht.

Symptomatik

Es entsteht eine **partielle Fallhand** durch Lähmung der Extensoren am Unterarm. Zu einer kompletten Fallhand kommt es nicht, da der M. extensor carpi radialis longus noch innerviert ist.

Merke
Da es sich um einen rein motorischen Ast des N. radialis handelt, bestehen beim Supinatortunnelsyndrom keine Sensibilitätsstörungen.

Diagnostik

- Klinische Untersuchung → Druckschmerz am M. supinator;
- Röntgen Ellenbogen → Ausschluss eines Knochenprozesses;
- EMG und Messung der NLG.

Therapie

Ruhigstellung mittels einer Oberarm-Gipsschiene, nichtsteroidale Antiphlogistika. Wenn sich bei konservativer Behandlung kein Therapieerfolg einstellt, wird der N. radialis operativ dekomprimiert, ggf. mit **Neurolyse** (s. Kap. 10.4). Postoperativ wird der betroffene Arm für 3 Tage in einem Oberarmgips ruhig gestellt.

Prognose

In der Regel gute Operationserfolge.

N.-ulnaris-Engpasssyndrom

Ätiologie/Pathogenese

An zwei anatomischen Prädilektionsstellen kann eine Kompression des N. ulnaris erfolgen: im Sulcus ulnaris **(Sulcus-ulnaris-Syndrom = Ulnarisrinnensyndrom)** oder in der **Loge de Guyon,** die sich zwischen Os pisiforme und dem Hamulus ossis hamati befindet.

Das **Sulcus-ulnaris-Syndrom** kann sich bei häufigem Aufstützen auf den Ellenbogen, Schlafen bei angewinkeltem Ellenbogen, bei Frakturen in Ellenbogennähe oder Arthrosen des Ellenbogens entwickeln.

Die Kompression in der **Loge de Guyon** wird bei Hyperextension des Handgelenks beobachtet **(Radfahrerlähmung)**. Ferner ereignet sie sich infolge einer Thrombose oder eines Aneurysmas der A. ulnaris oder bei traumatischer Dislokation des Ulnaköpfchens.

Symptomatik

Typisch für die Schädigung des N. ulnaris sind die **Krallenhand** sowie Parästhesien an Dig. IV und V und der Handkante.

Diagnostik

In der klinischen Untersuchung fällt das **Froment-Zeichen** auf: Das Halten eines Blattes Papiers ist erschwert. In der Elektroneurographie zeigt sich eine verzögerte Nervenleitgeschwindigkeit (NLG). Knöcherne Veränderungen können im Röntgenbild von Ellenbogen und Handgelenk nachgewiesen werden.

Therapie

Beim Sulcus-ulnaris-Syndrom wird der Sulcus ulnaris operativ revidiert, wobei der Nerv nach ventral verlagert wird.

Tarsaltunnelsyndrom

Ätiologie/Pathogenese

Das Tarsaltunnelsyndrom ist ein **Engpasssyndrom des N. tibialis,** der unter dem Retinaculum musculorum flexorum unter dem medialen Malleolus zum Fuß verläuft. Die Druckschädigung tritt meist posttraumatisch nach einer Sprunggelenkfraktur oder Distorsion des oberen Sprunggelenks auf, kann aber auch durch einen abnormen Gefäßverlauf der A. tibialis verursacht werden.

Symptomatik

Die Schädigung des Nervs macht sich durch **Schmerzen** und **Sensibilitätsstörung am medialen Fußrand** und an der **Fußsohle** bemerkbar; beim Gehen verstärken sich die Beschwerden noch. Später kommen Paresen der kleinen Fußmuskeln hinzu, was sich an **Krallenstellung** der Zehen zeigt.

Diagnostik

- Klinische Untersuchung → typischer Druckschmerz hinter dem medialen Knöchel; Tinel-Hoffmann-Zeichen positiv;
- Verlängerung der NLG des N. tibialis;
- Schweißsekretionstest → Reduzierung oder Fehlen der plantaren Schweißsekretion.

Therapie

Konservativ wird mit Einlagen versucht, das mediale Fußgewölbe zu entlasten. Auch eine Leitungsblockade mit Lokalanästhesie kann eine Besserung der Beschwerden bringen. Bei Versagen der konservativen Therapie wird durch einen operativen Eingriff das Retinaculum musculorum flexorum gespalten, ggf. muss zusätzliche eine **Neurolyse** (s. Kap. 10.4) durchgeführt werden.

10.4 Neurochirurgische Schmerzbehandlung

Der neurochirurgischen Schmerztherapie kommt vor allem bei der Behandlung von chronischen, schweren Schmerzen zunehmend Bedeutung zu. Zur

Gruppe der chronischen Schmerzpatienten gehören in Deutschland ca. 600 000 Personen.

Der Sinneswahrnehmung „Schmerz" kommt in der **akuten** Phase eine wichtige **Warnfunktion** zu, durch die der Körper durch schnelle reaktive Abwehrmaßnahmen vor einem schädigenden Einfluss geschützt werden soll. Er führt den Patienten zum Arzt und stellt für den behandelnden Arzt ein diagnostisches Kriterium dar. Der **chronische Schmerz** jedoch ist neben der unangenehmen Wahrnehmung für den Patienten ein nicht zu vernachlässigender **Stressfaktor,** der die Heilung einer Krankheit wesentlich verzögern kann.

> **Merke**
> Von chronischen Schmerzen spricht man, wenn sie länger als einen Monat nach einem Akutereignis wie Operation oder Verletzung noch andauern.

Die Schmerzempfindung wird über freie Nervenendigungen **(Nozizeptoren)** übermittelt, die meist mechano-, chemo- und thermosensitiv sind und sich in Haut, Schleimhäuten, Bindegewebe, Skelettmuskulatur, Periost, Sehnen, Faszien, Hirnhäuten und serösen Häuten finden, nicht jedoch in parenchymatösen Organen oder im Hirngewebe selbst.

Vor der Schmerztherapie stehen eine eingehende Anamnese und Diagnostik. Sie erfordert interdisziplinäres Zusammenwirken und eine zusätzliche psychosoziale Betreuung des Patienten.

Nervenblockade

Bei der Nervenblockade wird ein **lang wirksames Lokalanästhetikum** (z. B. Bupivacain, Ropivacain) in die direkte Umgebung des Nervs injiziert. Wenn ein Schmerzort dem sensiblen Versorgungsgebiet eines zugänglichen Nervs zugeordnet werden kann, ist die Methode nebenwirkungsarm und effizient. Auf diese Weise kann auch eine Blockade eines ganzen Nervenplexus, z. B. eine Blockade des Plexus brachialis oder eine Sympathikusblockade, vorgenommen werden.

Bei einer **intravenösen sympatholytischen Regionalanästhesie** wird ein Antisympathotonikum (z. B. Guanethidin) in eine blutleere Extremität gespritzt. Die etwa über 20-minütige Blutleere bewirkt eine gute Verteilung des Sympatholytikums. Nach mehrmaliger Anwendung kann eine monatelange Beschwerdefreiheit erreicht werden.

Neurolyse

Die operative Lösung von Verwachsungen und Narbenbildungen, die eine Irritation eines Nervs bedingen, nennt man Neurolyse. Sie wird als operatives Verfahren bei Nervenkompressionssyndromen angewendet. Daneben wird der Ausdruck aber auch für die dauerhafte Ausschaltung eines sensiblen Nervs durch Injektion von hochprozentigem Alkohol oder Phenol in den Nerv gebraucht.

Stimulierende Verfahren

Zu den stimulierenden Verfahren werden gezählt:
* **die transkutane elektrische Nervenstimulation (TENS):** Das Prinzip dieser Methode beruht auf einer Erhöhung des afferenten Reizzustroms an die Hinterhornganglien und einer dadurch bedingten Blockade der afferenten Schmerzreize. Die Elektrotherapie wird im niederfrequenten Bereich angewandt und ist, da keine Kontraindikationen dagegen sprechen, ohne Einschränkung einzusetzen.
* **„spinal cord stimulation" (SCS):** Bei diesem Verfahren wird nach perkutaner Implantation von meist epiduralen Elektroden zunächst mit einem externen Stimulator begonnen, die Hinterstränge so zu beeinflussen, dass der Patient anstelle des Schmerzes Parästhesien als angenehmes Prickeln wahrnimmt. Grundlage der Behandlung ist die Theorie, wonach die Stimulation schnell leitender Fasern eine Blockade der Schmerzafferenz bewirkt. Ist die Testphase erfolgreich, wird der externe Stimulator gegen einen implantierbaren Stimulator ausgetauscht. Anwendung findet diese Methode hauptsächlich bei Phantomschmerz, Verletzungen des Rückenmarks, beim Ruheschmerz im Rahmen einer arteriellen Verschlusskrankheit sowie bei chronischen Schmerzen nach mehrfachen Bandscheibenoperationen.

Peridurale intrathekale Pharmakotherapie

Über die Implantation eines **intraduralen Katheters,** der mit einer externen oder implantierbaren **Medikamentenpumpe** verbunden ist, lässt sich gleichfalls eine wirkungsvolle Schmerztherapie erzielen. Während externe Systeme in der Regel bei malignen Prozessen mit beschränkter Überlebenszeit Anwendung finden, werden implantierbare Systeme zur langfristigen Schmerzbekämpfung eingesetzt. Der Patient kann sich durch diese Methode ganz individuell die für ihn notwendige **Dosis an Opioiden** applizieren.

Operative Verfahren

Operative Verfahren gehören zu den destruierenden Verfahren der Schmerztherapie und finden nur Anwendung, wenn andere konservative Konzepte ausgeschöpft sind und eine Besserung durch anderweitige Therapie nicht mehr zu erwarten ist.
* **Rhizotomie:** Durch operative Durchtrennung der hinteren Wurzeln der Rückenmarksnerven werden die Schmerzreize in Verbindung mit der Temperaturempfindung und Sensibilität ausgeschaltet.
* **Chordotomie:** Als Chordotomie bezeichnet man die operative **Durchtrennung des Tractus spinothalamicus** zur selektiven Schmerzausschaltung. Sie wird entweder als thorakale Chordotomie in Höhe BWK 3–5 zur Behandlung von Schmerzen der unteren Extremität oder Höhe von Th1–2 als zervikale Chordotomie zur Schmerzbekämpfung in der oberen Extremität durchgeführt.
* **Denervation der Wirbelgelenke:** Durch thermische Denervation der kleinen Wirbelgelenke lassen sich chronische, bewegungsabhängige Schmerzen in der Lumbalregion ausschalten. Vor einem Eingriff, der in Lokalanästhesie unter Röntgenkontrolle vorgenommen wird, werden in einer Testung mit einem Lokalanästhetikum die Erfolgsaussichten überprüft.

11 Thorax

Gerlind Souza-Offtermatt

11.1 Grundlagen

11.1.1 Anatomie

Zur Angabe einer Lokalisation auf dem äußeren Thorax sind folgende Orientierungslinien gebräuchlich:
- **ventral:** Mediosternallinie, Parasternallinie → 2 Querfinger neben dem Sternum, Medioklavikularlinie, vordere Axillarlinie;
- **lateral:** vordere, mittlere und hintere Axillarlinie;
- **dorsal:** Skapularlinie, Paravertebrallinie.

Pleura

Die Pleura bedeckt als **Pleura parietalis (Rippenfell)** die Innenseite des Brustkorbs (Pleura costalis), die Seitenflächen des Mediastinums (Pleura mediastinalis) und die kraniale Fläche des Zwerchfells (Pleura diaphragmatica). Als **Pleura visceralis (Lungenfell)** bedeckt sie die rechte und linke Lunge bis auf das Hilum.

In dem zwischen beiden Pleurablättern liegenden **Pleuraspalt** herrscht ständig ein negativer Druck zwischen –4 und –6,5 cmH$_2$O, der die beiden Blätter zusammenhält. An den Umschlagfalten der Blätter bestehen Reserveräume für die tiefe Inspiration, die **Recessus pleurales.** Der wichtigste und größte ist der 6–7 cm lange **Recessus costodiaphragmaticus** (mittlere Axillarlinie), etwas kleiner sind der **Recessus costomediastinalis** und der **Recessus diaphragmatico-mediastinalis.**

> **Merke**
> Da der Recessus costodiaphragmaticus den tiefsten Punkt der Pleurahöhle bildet, sammelt sich bei einem Pleuraerguss dort zuerst Flüssigkeit an.

Die segmentalen Gefäß-Nerven-Bündel der Brustwand liegen an den Unterrändern der Rippen. Aus diesem Grund wird der Pleuraraum stets am **Oberrand der Rippe** in der hinteren Axillarlinie punktiert.

Trachea, Bronchialbaum und Lunge

Aufbau

Die **Trachea** ist 10–12 cm lang, beginnt in Höhe $C_{6/7}$ unterhalb des Ringknorpels und reicht bis zur Bifurcatio tracheae ($Th_{4/5}$) → Teilung in rechten und linken Hauptbronchus. Die Carina tracheae ist eine nach innen vorspringende Leiste an der Bifurkatio.

Der **rechte Hauptbronchus** verläuft fast senkrecht, der **linke** eher bogenförmig. Fremdkörper gelangen deshalb vorzugsweise in den rechten Hauptbronchus.

Am **Lungenhilus** beginnt die weitere Aufzweigung des Bronchialbaums in Lappenbronchus → Segmentbronchus → Bronchus lobularis → Bronchiolus lobularis → Bronchiolis terminalis → Bronchiolus alveolaris → Ductus alveolaris → Alveole.

Die **rechte Lunge** besteht aus 10 Segmenten (Oberlappen mit 3 Segmenten, Mittellappen mit 2 Segmenten, Unterlappen mit 5 Segmenten), die **linke** Lunge besteht aus 9 Segmenten, dem Oberlappen mit 5 Segmenten (Segment 4 und 5 = Lingula) und dem Unterlappen mit 4 Segmenten (Segment 7 fehlt).

Die Lungenlappen werden durch mit Pleura visceralis ausgekleidete **Fissuren** unterteilt. Die **Fissura obliqua** trennt Ober- und Unterlappen, rechts trennt zusätzlich die **Fissura horizontalis** den Ober- und Mittellappen (s. Abb. 11-1).

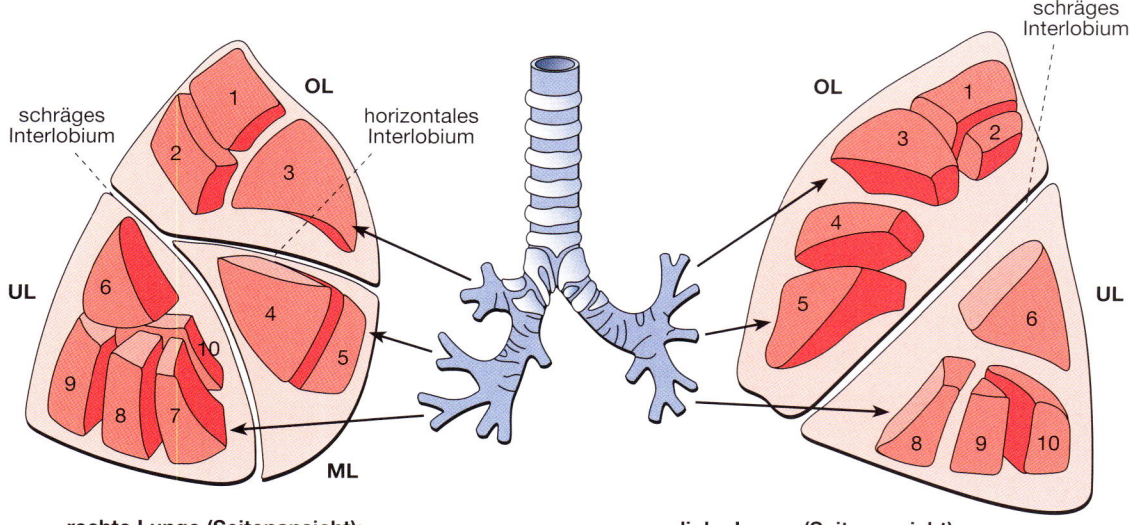

Abb. 11-1 Einteilung der Lunge in Segmente und Interlobärfissuren.

rechte Lunge (Seitenansicht):
Oberlappen (OL)
1. apikales Segment
2. posteriores Segment
3. anteriores Segment

Mittellappen (ML)
4. laterales Segment
5. mediales Segment

Unterlappen (UL)
6. apikales Segment
7. mediobasales Segment
8. anterobasales Segment
9. laterobasales Segment
10. posterobasales Segment

linke Lunge (Seitenansicht):
Oberlappen (OL)
1. apikales Segment
2. posteriores Segment
3. anteriores Segment

Lingula
4. superiores Segment
5. inferiores Segment

Unterlappen (UL)
6. apikales Segment
7. mediobasales Segment
8. anterobasales Segment
9. laterobasales Segment
10. posterobasales Segment

Klinik

Bei Operationen an der Lunge ist die Differenzierung zwischen den einzelnen Segmenten von großer Bedeutung. Die bronchopulmonalen Segmente zeigen einen typischen Aufbau: Der Segmentbronchus tritt zentral in das Segment ein, er wird von der zugehörigen Segmentarterie begleitet. An der Grenze zum Nachbarsegment verläuft die entsprechende pulmonale Vene. Der Operateur kann sich am Verlauf den Venen orientieren, um die einzelnen Segmente zu unterscheiden.

Blutversorgung

Die Blutversorgung der Lunge besteht aus Vasa publica und Vasa privata. Diese Gefäßaufteilung findet sich in Leber und Lunge. Die Vasa publica (muskuläre und elastische Arterien) gehören zum funktionellen Kreislauf, die Vasa privata (kleiner als Vasa publica, nur muskuläre Arterien) bilden den nutritiven Kreislauf.

Zu den **Vasa publica** gehören Äste der **A. pulmonalis** (→ Arterialisation der Alveolen → **Vv. pulmonales superior** und **inferior** aus jeder Lunge → linker Vorhof).

Zu den **Vasa privata** zählen die **Rr. bronchiales** aus der Aorta thoracica (links) und aus der 3. und 4. Interkostalarterie (rechts) → arterielle Versorgung der Lunge.

Vv. bronchiales leiten das venöse Blut in die V. azygos, aber auch in die Vv. pulmonales selbst.

Lymphabfluss

Der Lymphabfluss der Lunge erfolgt über ein oberflächliches, subpleurales Gefäßnetz und ein tiefes, mit den Bronchien verlaufendes Lymphgefäßsystem. Man unterscheidet folgende Stationen:
- Bereich der **Segmentbronchien** → Nodi lymphatici **pulmonales;**
- Bereich des **Lungenhilus** → Nodi lymphatici **bronchopulmonales;**
- Bereich der **Trachealbifurkation** → Nodi lymphatici **tracheobronchiales;**
- Beidseits der **Trachea** → Nodi lymphatici **tracheales.**

Innervation

Nerven gelangen im Plexus bronchialis zu den Bronchien, parasympathische Fasern kommen aus dem N. vagus, sympathische Fasern von den Brustganglien.

Mediastinum

Das Mediastinum ist der Raum zwischen beiden Pleurahöhlen und wird eingeteilt in **oberes** (kranial einer virtuellen Linie zwischen Angulus sterni und 4. BWK) und **unteres** Mediastinum, das sich in vorderes, mittleres und hinteres Mediastinum gliedert (s. Tab. 11-1).

11.1.2 Physiologie und Pathophysiologie

Lungenvolumina

Die Funktionsfähigkeit der Lunge, deren Aufgabe die äußere Atmung darstellt, lässt sich in statisch (zeitunabhängigen) und in dynamisch (in Abhängigkeit von der Zeit) gemessenen Lungenvolumina bestimmen. Zu den **statischen** Lungenvolumina gehören:

- **Atemzugvolumen:** Volumen eines einzelnen Atemzugs (ca. 0,5 l);
- **Vitalkapazität:** das nach maximaler Inspiration maximal ausgeatmete Volumen (M > 4 l; F > 3 l);
- **Residualvolumen:** das nach maximaler Exspiration in der Lunge verbleibende Volumen, das durch die Atmung nicht mobilisiert werden kann (1,4 l);
- **Totalkapazität:** die Summe aus Vitalkapazität und Residualvolumen.

Dynamische Lungenvolumina sind:

- **forciertes endexspiratorisches Volumen (FEV1),** das durch den **Tiffeneau-Test** (Atemstoßtest) gemessen wird: die Luftmenge die nach maximaler Inspiration bei forcierter Exspiration in der ersten Sekunde ausgestoßen wird = Sekundenkapazität (normalerweise ca. 80 % der Vitalkapazität);
- **Atemminutenvolumen:** das in 1 min geatmete Lungenvolumen (normalerweise 6–8 l/min).

Ein weiteres Kriterium zur Beurteilung der Lungenfunktion stellt die **Compliance** als Maß der Dehnbarkeit des Lungengewebes dar.

Lungenfunktionsstörungen

Bei Störung einer oder mehrerer Teilprozesse des Gasaustausches, der **Ventilation** (Lungenbelüftung), der **Diffusion** (Atemgasaustausch zwischen Alveolarraum und Blut) und der **Perfusion** (Durchblutung der Lunge) treten Gasaustauschstörungen auf, die schließlich in **respiratorischer Insuffizienz** resultieren:

- **Ventilationstörungen:**
  - **obstruktiv:** bei Erhöhung des Atemwegwiderstandes aus verschiedenen Ursachen, z.B. Asthma bronchiale, Emphysem, akute und chronische Bronchitis (COLD). Typisch für obstruktive Ventilationsstörungen ist: **FEV1 ↓, Vitalkapazität (VC) normal.**
  - **restriktiv:** bei Verkleinerung des bei der Atmung mobilisierbaren Lungengewebes, z.B. bei Lungenteilresektionen, Thoraxdeformitäten wie Kyphoskoliose, aber auch bei verminderter Dehnbarkeit (Compliance) des Lungengewebes z.B. bei Lungenfibrosen. Typisch für restriktive Ventilationsstörungen ist: **FEV1 normal, Vitalkapazität ↓, Residualvolumen ↓.**
- **Diffusionsstörungen:** bei verschlechterter Permeabilität der Alveolarmembran, z.B. Lungenödem.
- **Ventilations-Perfusions-Störungen:** ein gestörter pulmonaler Gasaustausch wie im Fall von Zirkula-

Tab. 11-1   Organe des Mediastinums

Oberes Mediastinum	Thymus, Trachea, Ösophagus, V. cava sup., Arcus aortae, N. vagus, N. phrenicus, Ductus thoracicus, Truncus symphaticus
Vorderes Mediastinum	A. pericardiacophrenica, N. phrenicus, Bindegewebe
Mittleres Mediastinum	Herz und Perikard
Hinteres Mediastinum	Ösophagus, Bifurkation der Trachea, Aorta thoracica, V. azygos, V. hemiazygos, Ductus thoracicus, Truncus symphaticus

tionsstörungen oder bei inhomogener Ventilationsverteilung, die sowohl bei obstruktiven als auch bei restriktiven Ventilationsstörungen vorkommt, bewirkt zunächst eine respiratorische **Partialinsuffizienz:** Abfall des arteriellen Sauerstoffpartialdruckes pO_2 unter den altersentsprechenden Normwert bei normalem arteriellen CO_2-Partialdruck. Normalwert (pO_2): 70–100 mmHg je nach Alter: Normalwert (pCO_2): 40 ± 4 mmHg.

Tritt im weiteren Krankheitsverlauf generelle alveoläre Hypoventilation ein, entsteht die respiratorische **Globalinsuffizienz:** Abfall des O_2-Partialdrucks bei **zusätzlichem** Anstieg des CO_2-Partialdrucks.

Akute respiratorische Insuffizienz mit Beatmungspflicht ist gegeben bei Abfall des pO_2 auf < 60 mmHg und Anstieg des pCO_2 auf > 50 mmHg.

Störungen des Säure-Basen-Haushaltes

Ein Abfall des arteriellen Blut-pH-Wertes auf < 7,36 wird als **Azidose** bezeichnet.

Bei der **respiratorischen Azidose** sinkt der pH-Wert des Blutes, weil CO_2 aufgrund alveolärer Hypoventilation nur unzureichend abgeatmet wird. Ursachen können eine Obstruktion der Atemwege oder restriktiven Veränderungen der Lunge sein.

Ein Anstieg des arteriellen Blut-pH-Wertes auf > 7,44 wird als **Alkalose** bezeichnet.

Bei der **respiratorischen Alkalose** steigt der pH-Wert des Blutes an, weil durch gesteigerte Atmung (Hyperventilation) zu viel CO_2 von der Lunge an die Umgebung abgegeben wird. Als Folge ist der pCO_2 erniedrigt.

11.2 Diagnostik

11.2.1 Anamnese und körperliche Untersuchung

Anamnese

Bei Erkrankungen der Atemwege, der Pleura und der Lunge stehen Fragen nach folgenden **charakteristischen Leitsymptomen** im Vordergrund der Anamnese:

- **Dyspnoe:** Das subjektive Empfinden, die Atemtätigkeit steigern zu müssen, wird nach WHO in

Tab. 11-2 Fragen zur Einteilung der Schweregrade der Dyspnoe

Grad I	Haben Sie Atemnot bei **schnellem** Gehen in der Ebene, Bergaufgehen oder beim Treppen steigen?
Grad II	Haben Sie Atemnot bei **normalen** Gehen in der Ebene? (im Vergleich zu Gleichaltrigen)
Grad III	Müssen Sie anhalten, um Luft zu holen, wenn Sie in der Ebene Ihr eigenes Tempo gehen?
Grad IV	Haben Sie Atemnot in Ruhe?

(aus: Hasse, Nürnberger, Klinikleitfaden Chirurgie, 3. Aufl., Urban & Fischer, 2001)

verschiedene **Schweregrade** unterteilt und in der Anamnese entsprechend eruiert (s. Tab. 11-2). Aus der **Form** der Dyspnoe können ebenfalls Hinweise gewonnen werden:
- **intermittierend** → Lungenembolie, Aspiration, Asthma bronchiale;
- **persistierend** → chronisch obstruktive Bronchitis, Lungenemphysem, Herzerkrankung;
- **nächtlich** → Asthma bronchiale, Schlafapnoesyndrom.
- **Husten:**
  - **akut** → Fremdkörperaspiration, Lungenembolie, Pneumothorax, Bronchitis, Pneumonie;
  - **anfallsweise** → Asthma bronchiale, chronische Bronchitis;
  - **chronisch** → chronische Bronchitis, Bronchiektasen, Tbc, **Tumor,** Medikamente (z. B. Nebenwirkung bei ACE-Hemmern).

Merke

Ein länger als 3 Wochen andauernder Husten sollte gründlich untersucht werden, um ein Bronchialkarzinom nicht zu übersehen.

- **Sputum:** die Beschaffenheit und Farbe des Auswurfs liefern Hinweise auf die Erkrankung:
  - gelbgrün, purulent → Bronchitis, Bronchiektasen, Lungenabszess;
  - blutig-eitrig → Pneumonie, Tumor;
  - weiß, zäh → Asthma;
  - schaumig-rötlich → akutes Lungenödem.
- **Hämoptyse:** Aushusten von blutig tingiertem Sputum oder geringen Blutmengen (< 50 ml) aus dem Rachen, den Bronchien oder Lungen. Das Aushusten größerer Blutmengen (> 50 ml) wird als **Hämoptoe** bezeichnet. DD: Hämatemesis → bei Tumoren, Lungenstauung, Lungenembolie und Infektionen (Bronchitis, Pneumonie, Tbc).
- **Thoraxschmerz:** Hinweis auf **pleuritische Beteiligung** als **stechender, atemabhängiger** Schmerz, z. B. Spontanpneumothorax. Prozesse, die auf das Lungenparenchym beschränkt sind, verursachen keine Schmerzen.

Inspektion
- **Hautkolorit:** Eine **Zyanose** ist bei > 5 g/dl reduziertem Hb im arteriellen Blut sichtbar. Eine **zentrale Zyanose** zeigt sich an einer Blaufärbung der Zunge. Sie ist unabhängig vom Herzzeitvolumen und tritt bei Lungenerkrankungen häufiger auf.
  Bei der **peripheren Zyanose** bleibt die Zunge rot, Lippen und Akren zeigen eine blaurote Färbung (Akrozyanose); sie tritt verstärkt bei erniedrigtem Herzzeitvolumen auf. Bei der Thoraxkonfiguration wird auf Deformationen wie Trichterbrust, Fassthorax oder Kyphoskoliose geachtet.
- **Palpation:** Überprüfung von **Atemexkursion,** Zustand der **Atemmuskulatur** und **Stimmfremitus.** Der Stimmfremitus wird untersucht, indem der Untersucher seine Hände beidseits der Wirbelsäule flach auf den Rücken legt und den Patienten auffordert, „99" zu sagen → Hinweis auf Erguss und Schwarten, da dann verminderte Vibration zu spüren ist.
- **Perkussion:** Beurteilung der unteren Lungengrenzen und deren Verschiebbarkeit; eventuelle Dämpfung liefert Hinweis auf Zwerchfellhochstand oder Erguss.
- **Auskultation:** normales Atemgeräusch oder Bronchialatmen, Rasselgeräusche, Reibegeräusche, vermindertes oder stridoröses Atemgeräusch?

11.2.2 Bildgebung

Röntgen-Thorax

Wird immer **p.a.** (posterior-anterior Strahlengang) **und seitlich, links anliegend** (zur Beurteilung des Herzschattens) durchgeführt, da manche Befunde nur auf der seitlichen Aufnahme sichtbar sind (s. Tab. 11-3).

Klinik: p.a. Röntgenthorax

Die p.a. Aufnahme ist günstiger als eine a.p. Aufnahme, da das Herz, das mehr ventral im Thorax liegt, weniger stark vergrößert auf dem Röntgenfilm abgebildet wird und die Lungenspitzen durch die weiter nach kaudal verlagerte Klavikula besser einsehbar sind.

A.p. Aufnahmen werden nur angefertigt, wenn die p.a. Darstellung nicht möglich ist (z. B. Bettaufnahmen bei intensivpflichtigen Patienten).

Durchleuchtung

Wegen hoher Strahlenbelastung ausschließlich bei strenger Indikationsstellung, z. B. zur Beurteilung der **Zwerchfellbeweglichkeit.**

CT

Überlagerungsfreie Darstellung von Lungen, Herz, Mediastinum und Thoraxwand. Gute **Tumor- und Knochendarstellung.**

MRT

Indikation wie CT, zusätzlich sehr gut geeignet bei **Gefäß- und Weichteilprozessen.**

Sonographie

Bevorzugt zur gezielten **Punktion von Ergüssen** eingesetzt.

Bronchographie

Darstellung des Bronchialbaums durch endobronchiale Instillation von KM, bei **Verdacht auf Bronchiektasen.**

Szintigraphie

Darstellung der Lungendurchblutung, vor allem bei V.a. **Lungenembolie.** Wichtige Untersuchung zur **Berechnung der postoperativen Lungenfunktion** bei vorgesehener Pneumonektomie, Lobektomie und Segmentektomie.

11.2.3 Endoskopie

Bronchoskopie

Standardmethode zur Diagnostik röntgenologisch unklarer Befunde. Meist Verwendung eines **flexiblen Bronchoskops** in Lokalanästhesie. Dabei ist Vordringen bis in die Subsegmentebene möglich.

Die Endoskopie der Bronchien ist auch mit einem **starren Bronchoskop** in Allgemeinnarkose möglich. Indikation der starren Bronchoskopie: Fremdkörperaspiration, bei massiven endobronchialen Blutungen, Tumorabtragung, Implantation von Stents.

Mediastinoskopie

Mit der Mediastinoskopie, die in Allgemeinnarkose vorgenommen wird, lassen sich Lymphknoten im paratrachealen und tracheobronchialen Bereich beurteilen. Sie wird insbesondere zum **Staging bei Bronchialkarzinom** und zur Diagnosesicherung bei **Verdacht auf Systemerkrankungen** (Sarkoidose, Morbus Hodgkin) durchgeführt. Mögliche Komplikationen sind Trachea-, Gefäß- oder Ösophagusverletzungen.

Thorakoskopie

Mit der Thorakoskopie (starres Thorakoskop) kann die Pleurahöhle direkt beurteilt werden. Indikationen für die **diagnostische Thorakoskopie** sind rezidivierende Pleuraergüsse oder unklare Veränderungen der Pleura.

Zunehmend wird die **videoassistierte Thorakoskopie (VATS)** therapeutisch genutzt. Indikationen sind Zystenresektionen, Resektionen von Pleuratumoren oder Ösophagusdivertikeln und Myotomie bei Achalasie.

11.2.4 Spezielle Diagnostik

Lungenfunktionsdiagnostik (Lufu)

Die Lungenfunktionsdiagnostik wird mithilfe der **Spirometrie, des Tiffeneau-Tests** und der **Bodyplethysmographie** vorgenommen und dient der Messung von **Lungenvolumina** (Vitalkapazität, Residualvolumen, Totalkapazität) und **dynamischen Ventilationsgrößen** (FEV_1, Atemminutenvolumen, Atemgrenzwert, s. Kap. 11.1.2).

Tab. 11-3 Differenzialdiagnose pulmonaler Veränderungen im Röntgenbild	
Hilusverbreiterung	Zentrale Lungenstauung → Herzinsuffizienz Lymphknotenvergößerung → Sarkoidose, Metastasen, Lymphom, zentrales Bronchialkarzinom, Tuberkulose
Zwerchfellhochstand	Traumatisch (Zwerchfellruptur), Spleno- und Hepatomegalie Adipositas, Aszites, Schwangerschaft, Abszess subphrenisch, neurologisch (Parese)
Einseitige flächenhafte Verschattung	Lobärpneumonie: homogene, abgegrenzte Verschattung eines Lungenlaopens, evtl. Pleuraerguss Bronchopneumonie: kleinfleckige, unregelmäßige und unscharf konfigurierte Herde, evtl. fluktuierend, meist Unterfelder Andere Pneumonien: poststenotische Pneumonie (Tumor), Stauungspneumonie, Lungeninfarkt, Viruspneumonie Atelektase: Karzinom, Fremdkörper, hypostatisch Pleuraerguss: radiologisch ab 200 ml sichtbar, Verschattung eines Zwerchfellwinkels
Beidseitige flächenhafte Verschattung	Lungenstauung: Urämie, Sarkoidose, Lungenfibrosen, Lymphangitis carcinomatosa, malignes Lymphom, Hämosiderose, Strahlenpneumonie Pneumonie Schocklunge

Tiffeneau-Test: Mit einem Spirometer wird das Volumen gemessen, das der Proband nach maximaler Inspiration in einer Sekunde ausatmen kann = Sekundenkapazität (FEV_1).

Blutgasanalyse

Mit der Blutgasanalyse wird zumeist im arteriellen Blut der Sauerstoffpartialdruck (pO_2), der Kohlendioxidpartialdruck (pCO_2) und die Sauerstoffsättigung gemessen. Die Referenzwerte für pO_2 variieren mit dem Lebensalter und dem Broca-Index und liegen im 20. Lebensjahr bei > 85 mmHg und im 70. Lebensjahr bei > 70 mmHg (s. Tab. 11-4).

Lungenbiopsie

Eine Lungenbiopsie kann zur histologischen Abklärung pulmonaler Prozesse erforderlich werden. Das bioptische Material lässt sich im Rahmen der Bronchoskopie, Thorakoskopie oder perkutan unter CT-Kontrolle gewinnen.

Pleurapunktion

Die Pleurapunktion wird zu **diagnostischen** (Ergusspunktion) oder **therapeutischen Zwecken** (Entlastung eines Pleuraempyems, bei Hämatothorax oder Pneumothorax) vorgenommen (s. Tab. 11-5).

Tab. 11-4 Blutgasanalyse – Referenzwerte im arteriellen Blut

pH	7,38–7,42
Standardbikarbonat	20–28 mmol/l
Baseexcess	± 2 mmol/l
Sauerstoffpartialdruck pO_2	75–98 mmHg
Kohlendioxidpartialdruck pCO_2	35–45 mmHg
Sauerstoffsättigung	95–97 %

Klink: Durchführung einer diagnostischen Pleurapunktion

Der Patient erhält als Prämedikation ein Antitussivum. Er sitzt mit angehobenem Arm im Bett oder auf einem Stuhl. Nach Perkussion und Auskultation des Ergussbereiches wird die Punktionsstelle in der hinteren Axillarlinie im ICR unterhalb des Ergussdämpfungsrandes markiert. Wegen der Gefahr der Verletzung von Leber und Milz darf nicht tiefer als im 6.–7. ICR punktiert werden! Am **Oberrand der Rippe** wird eine Lokalanästhesie (1 % Lidocain) gesetzt. Dann wird die Punktionsnadel senkrecht zur Haut eingestochen und mit aufgesetzter Spritze in ständiger Aspirationsstellung vorgeschoben. Lässt sich Pleuraflüssigkeit aspirieren, wird die Plastikkanüle weiter vorgeschoben und die Stahlnadel zurückgezogen. Mit einer 3-Wege-Spritze lässt sich der Erguss luftdicht absaugen. Hustenreiz zeigt die vollständige Drainage des Ergusses an, die Kanüle kann entfernt werden. Röntgenkontrolle zum Ausschluss eines Pneumothorax. Das Punktat wird je nach Fragestellung mikrobiologisch und zytologisch untersucht.

11.3 Chirurgische Grundbegriffe

Operative Zugänge zum Thorax

Für Operationen am Thorax werden je nach vorgesehener Operation verschiedene alternative Zugänge gewählt (s. Tab. 11-6, Abb. 11-2).

Dekortikation

Bei **Pleuraempyem** (s. Kap. 11.4.2) mit Schwartenbildung.

Durchführung: Thorakotomie; nach Ablösung der Schwiele von der Thoraxwand (s. Abb. 11-3a) erfolgt die Exstirpation des geschlossenen Empyemschwartensackes mit Entfernung der viszeralen und parietalen Pleura (s. Abb. 11-3b).

Pleuro-Pneumo-Perikardio-Diaphragmektomie

Bei **Pleuramesotheliomen** als **kurative Therapie**.

Durchführung: Entfernung des gesamten Pleurasacks ohne Eröffnung der Pleurahöhle mit der Lunge en bloc. Wegen Verwachsungen müssen noch Anteile des Perikards und Diaphragmas mit reseziert werden. Zusätzlich mediastinale LK-Dissektion.

Thorakoplastik

Bei **Pleuraempyemresthöhle,** als Alternative zur Dekortikation.

Durchführung: Entfernung der die Empyemhöhle begrenzenden Rippen, sodass sich der Muskelmantel der Schwiele anlegt und den Hohlraum verschließt (s. Abb. 11-4).

Lungenresektionen (s. Abb. 11-5, 11-6)

Bei der Durchführung von Lungenresektionen gibt es verschiedene Alternativen. Sie können nach dem anatomischen Bereich vorgenommen werden als:

- **Pneumonektomie** → einseitige Entfernung der gesamten Lunge;
- **Lobektomie** → Resektion eines Lungenlappens;
- **Segmentresektion** → Entfernung eines Lungensegments;
- **Manschettenresektion** → Lobektomie mit zusätzlicher Entfernung eines Teils des Hauptbronchus, sodass eine Reanastomosierung der Bronchusteile notwendig wird.

Eine nichtanatomische Resektion ist die **Keilresektion** → Resektion eines keilförmigen Lungenbezirks; sie wird vor allem bei unklaren Tumoren, peripher liegenden Lungenmetastasen oder Lungenbiopsien angewandt.

Die postoperative Lungenfunktion ist neben der präoperativen Lungenfunktion auch vom Ausmaß des Gewebeverlustes abhängig. Eine Einschränkung der Ventilation in der frühpostoperativen Phase ist bei einer Lobektomie in 30 %, bei einer Pneumonektomie in 50 % zu erwarten.

Tab. 11-5 Pleurapunktion und Thoraxsaugdrainagen

	Punktionsstelle	Indikation	Beschreibung
Pleurapunktion	5.–7. ICR in der hinteren Axillarlinie	Diagnostische oder therapeutische Pleurapunktion	Kap. 11.2.4
Bülau-Drainage	4.–5. ICR in der hinteren Axillarlinie	Saugdrainagen vor allem bei Pleuraerguss oder Hämatothorax	Kap. 11.4.2
Monaldi-Drainage	2. ICR in der Medioklavikularlinie	Saugdrainage vor allem bei Pneumothorax oder notfallmäßig	Kap. 11.4.2

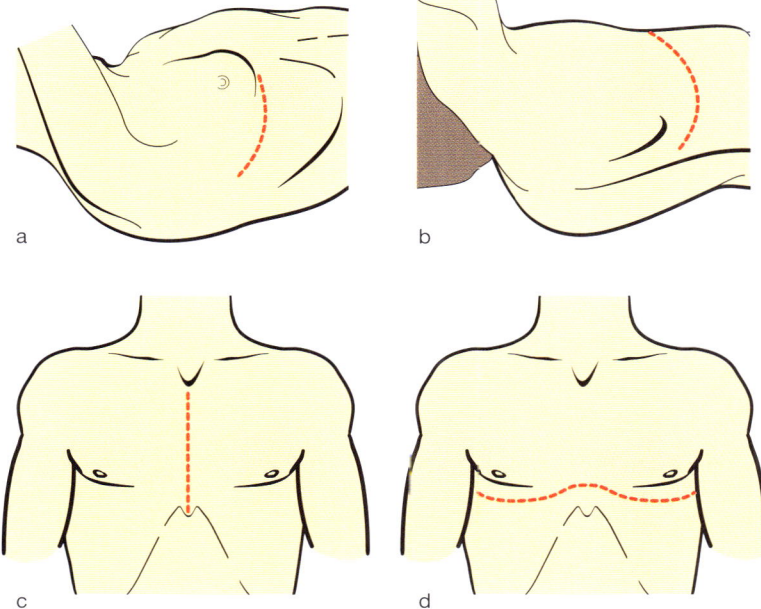

Abb. 11-2   Standardzugänge zum Thorax.

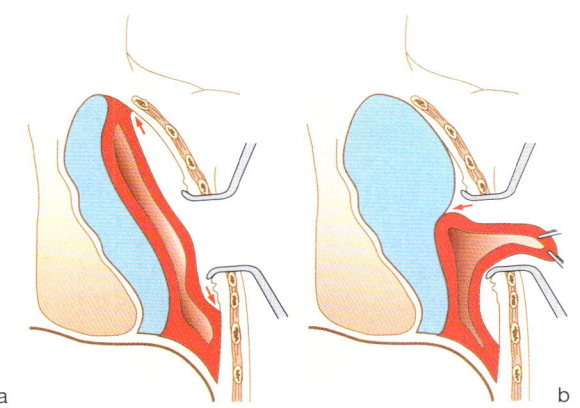

Abb. 11-3   Prinzip der Dekortikation.

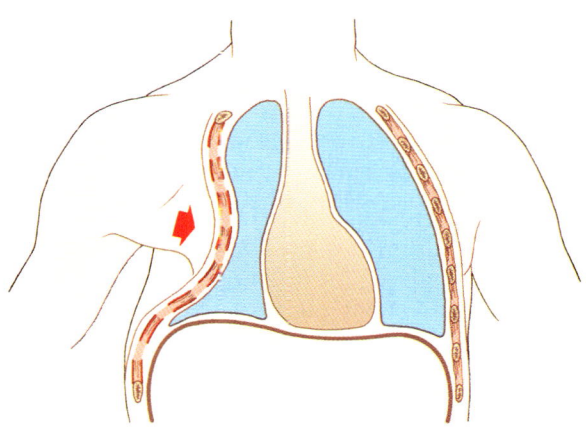

Abb. 11-4   Thorakoplastik. Rippen 2–9 re entfernt, verbleibende Thoraxwandanteile sind nach medial verlagert.

Tab. 11-6 Thoraxzugänge bei Operationen	
Zugang	**Indikation**
Anterolaterale Thorakotomie	OP in einer Thoraxhöhle (s. Abb. 11-2a)
Posterolaterale Thorakotomie	OP in einer Thoraxhöhle (s. Abb. 11-2b)
Mediane Sternotomie	OP in beiden Thoraxhöhlen im vorderen Mediastinum (s. Abb. 11-2c)
Clamshell-Inzision	OP in beiden Thoraxhöhlen, bei Lungentransplantationen und beidseitiger Metastasenresektion (s. Abb. 11-2d)

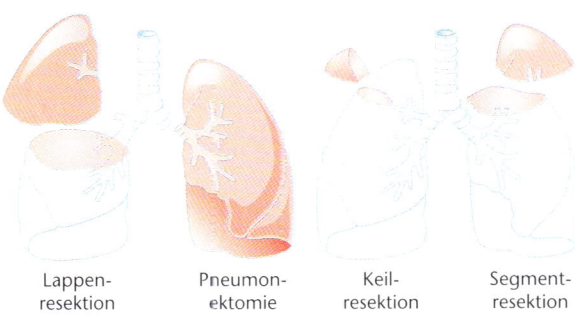

Lappen-resektion   Pneumon-ektomie   Keil-resektion   Segment-resektion

Abb. 11-5   Lungenparenchymresektion.

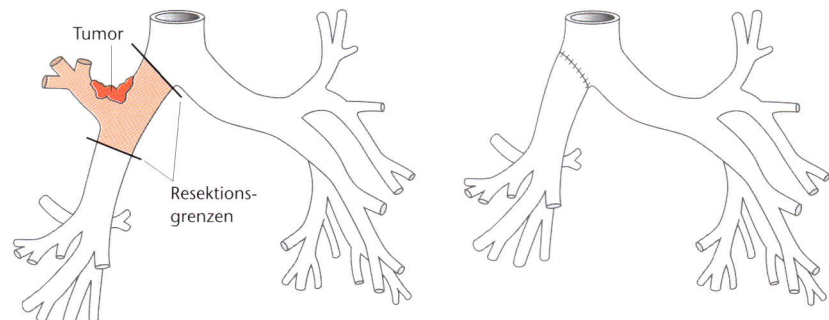

Abb. 11-6   Manschettenresektion.

11.4 Thoraxwand und Pleura

11.4.1 Fehlbildungen

Trichterbrust

Syn.: Pectus excavatum

Die Trichterbrust stellt eine dominant vererbbare **Entwicklungsstörung der knorpeligen Rippenanteile** dar. Der kaudale Teil des Sternums ist dabei muldenförmig in den Thoraxraum gesenkt. Ätiologisch spielt eine genetisch bedingte Störung des Mukopolysaccharidstoffwechsels eine Rolle. Die Fehlbildung tritt in unterschiedlicher Ausprägung auf, wobei es bei stärkeren Formen durch die Verkleinerung des Thoraxraumes zu **kardiopulmonalen Auswirkungen** kommen kann. Die Deformität nimmt im Laufe des Wachstums zu.

Bei leichteren Fällen ist die **Indikation zur Operation** aus kosmetischen Gründen gegeben, bei schwereren Fällen wegen der Auswirkung der Verdrängung von Herz und Lunge.

Der günstigste Zeitpunkt für die Operation liegt unter Berücksichtigung der Wachstumsphasen entweder zwischen dem 5. und 9. oder im 13./14. Lebensjahr. Bei dem Operationsverfahren nach **Rehbein** werden die Rippen keilförmig reseziert und nach Hebung des Brustbeins mit Metallschienen stabilisiert. Alternativ gibt es noch mehrere weitere Operationsmethoden nach Ravitsch oder Brunner.

11.4.2 Entzündungen

Pleuritis

Definition

Bei der Pleuritis handelt es sich um entzündliche Veränderungen der Pleurablätter, die bei der **Pleuritis fibrinosa (sicca)** ohne Erguss, bei der **Pleuritis exsudativa** mit Ergussbildung in Erscheinung treten. Oftmals ist die Pleuritis fibrinosa Vorläufer der exsudativen Form.

Ätiologie

Ätiologisch kann eine **unspezifische parapneumonische Pleuritis** von einer **spezifischen Pleuritis-Tbc** abgegrenzt werden. Ferner kommt eine Pleuritis auch sekundär bei **Lungeninfarkt** oder **Oberbaucherkran-**kungen (Pankreatitis, subphrenischer oder paranephritischer Abszess) vor.

Symptomatik

Für die **Pleuritis fibrinosa (sicca)** typisch sind **atemabhängige thorakale Schmerzen,** die in Abhängigkeit von der Ergussmenge mit zunehmender **Dyspnoe** einhergehen, sowie **Reizhusten** ohne Auswurf; Fieber fehlt oft. Beim Übergang in die **Pleuritis exsudativa** verschwinden die Schmerzen, da die beiden Pleurablätter durch den Erguss nicht mehr aneinander reiben; **zunehmende Dyspnoe** bei geringem bis mittelhohem Fieber.

Diagnostik

- **Körperliche Untersuchung**
  - Inspektion → Nachschleppen der erkrankten Seite bei der Atmung;
  - Perkussion → Klopfschalldämpfung;
  - Auskultation → bei **Pleuritis fibrinosa** ist ein charakteristisches Reibegeräusch, sog. Lederknarren, oft nur kurze Zeit hörbar, bei **Pleuritis exsudativa** fehlt dieses Reibegeräusch, Atemgeräusch und Stimmfremitus sind abgeschwächt oder aufgehoben.
- **Bildgebende Diagnostik** siehe Pleuraerguss.

Therapie

Die Therapie der Pleuritis sicca richtet sich in erster Linie nach der Grunderkrankung. Bestehen heftige Schmerzen, können **Analgetika** verabreicht werden.

Pleuraerguss

Definition

Eine Flüssigkeitsansammlung in der Pleurahöhle wird als Pleuraerguss bezeichnet. Je nach Ätiologie und Zusammensetzung dieses Ergusses wird zwischen nichtentzündlichem Transsudat und entzündlichem Exsudat unterschieden. Sonderformen stellen der eitrige Pleuraerguss (Pleuraempyem), der chylöse Pleuraerguss (Chylothorax) und die Blutung in die Pleurahöhle (Hämatothorax) dar.

Ätiologie (s. Tab. 11-7)

Die häufigste Ursache der Entstehung eines **Transsudates** ist eine **dekompensierte Herzinsuffizienz.** Andere Ursachen sind eine dekompensierte Leberzirrhose, nephrotisches Syndrom oder ein Eiweißmangel.

Die **Pathogenese** eines **Transsudates** ist in einem Überwiegen des hydrostatischen Druckes gegenüber dem kolloidosmotischen Druck im pleuralen Kapillarbereich zu sehen, sodass es zu einem Austritt seröser Flüssigkeit in den Pleuraspalt kommt.

Eine andere Herkunft und Entwicklung zeigen **Exsudate.** Sie können sowohl eine entzündliche als auch maligne Genese haben. Entzündliche Exsudate entstehen durch Hyperämie der Pleura bei gleichzeitig erhöhter Kapillarpermeabilität, bei Tumorexsudaten findet eine Invasion von Tumorzellen in die Pleura statt.

Symptomatik

Die Symptomatik ist abhängig vom Ausmaß des Pleuraergusses und besteht in **Dyspnoe** mit subjektiver **Atemnot** und einem **thorakalen Druckgefühl.** Vor allem bei Pleurakarzinose werden häufig Schmerzen angegeben.

Diagnostik

- **Klinische Untersuchung**
  - Perkussion → gedämpfter Klopfschall, wobei die obere Begrenzung der Dämpfung nach lateral ansteigt (Ellis-Damoiseau-Linie)
  - Auskultation → abgeschwächtes bis aufgehobenes Atemgeräusch, oberhalb des Ergusses oft verschärftes Atemgeräusch.
- **Röntgen-Thorax** in 2 Ebenen → geringere Ergussmengen (ab 100 ml) in der seitlichen Liegeaufnahme sichtbar, ab 300 ml im Stehen, **Spiegelbildung**
- **Sono** → Nachweis eines Ergusses ab 50 ml
- **Pleurapunktion** (s. Kap. 11.2.4)
  Untersuchung des Punktates: mikrobiologisch (Tbc); zytologisch (Tumorzellen); Erythrozyten- und Leukozytenzahl; Eiweißgehalt, spezifisches Gewicht, LDH; Amylase und Lipase (Pankreatitis).

Therapie

Ein größerer Erguss bedarf einer Entlastungspunktion, wobei in einer Sitzung maximal 1000 ml abpunktiert werden und wiederholte Punktionen wegen des Protein-, Elektrolyt- und Flüssigkeitverlustes zu vermeiden sind. Bei rezidivierendem Erguss kann die Anlage einer Drainage erforderlich werden.

Die gebräuchlichsten Pleurasaugdrainagen sind die **Bülau-** und die **Monaldi-Drainage.**

Klinik: Anlage einer Thoraxdrainage
Bülau-Drainage: Der Patient ist seitlich gelagert. Die Haut wird im 4.–5. ICR in der hinteren Axillarlinie anästhesiert, dann am Oberrand der Rippe inzidiert und bis zum 4. ICR untertunnelt. Dort wird die Pleura punktiert, und der Katheter wird intrapleural bis in Höhe des 1.–2. ICR hochgeschoben. Die Drainage wird gut fixiert und die Wunde ringsum fest verschlossen, damit kein Pneumothorax entstehen kann. Danach wird ein Unterdruck von

15–20 cmH$_2$O angelegt. Zuletzt wird eine Röntgen-Thorax-Kontrollaufnahme angefertigt.

Monaldi-Drainage: Bei der vor allem **notfallmäßig** angelegten Monaldi-Drainage liegt die Punktionsstelle in Höhe des 2. ICR in der Medioklavikularlinie. Dort ist das Verletzungsrisiko der Leber geringer, es muss allerdings ein Abstand von mindestens 2 Querfingern zum Sternum eingehalten werden, da sonst die Gefahr der Verletzung der A. mammaria interna besteht.

Bei rasch nachlaufendem **malignem Pleuraerguss** kann eine **Pleurodese** (Pleuraverklebung) indiziert sein.

Klinik: Pleurodese
Nach Entleerung der Pleurahöhle wird über die schon gelegte Drainage das Pleurodesemittel (z. B. Tetrazyklin), welches mit einem Lokalanästhetikum gemischt wird, instilliert. Im Anschluss daran wird die Drainage abgeklemmt, und der Patient wird alle 15 min um 90° gedreht, um eine gleichmäßige Verteilung des Pleurodesemittels zu erreichen. Danach kann die Drainage wieder geöffnet werden. Dieser Vorgang kann bei Nachlaufen des Ergusses wiederholt werden.

Der Pleurodese liegt eine Sklerosierung zugrunde: Tetrazyklin löst eine Entzündungsreaktion zwischen den Pleurablättern aus, die zur Fibrinausschüttung und damit zur Verklebung der Pleurablätter führt.

Tab. 11-7 Ätiologie und Unterscheidungsmerkmale zwischen Pleuraexsudaten und Transsudaten

	Exsudat	Transsudat
Ätiologie	**Entzündlich** • Pneumonie • Tuberkulose • Lungenembolie (-infarkt) • Pankreatitis • Systemerkrankungen (rheumatisches Fieber, Lupus erythematodes etc.) **Maligne:** Pleuraerguss bei • Bronchialkarzinom • Pleuramesotheliom • extrathorakalen Malignomen	• Dekompensierte Herzinsuffizienz • Nephrotisches Syndrom • Eiweißmangel • Dekompensierte Leberzirrhose
Spezifisches Gewicht	> 1015	< 1015
Eiweißgehalt	> 3 g/100 ml	< 3 g/100 ml
LDH	> 200 E/l	< 200 E/l

Komplikationen der Thoraxdrainage
- Verletzung von Interkostalgefäßen und -nerven.
- Intrapulmonale Lage der Drainage (Lungenverletzung).
- Intraabdominelle Lage bei zu tiefer Einstichstelle; mögliche Verletzung von Leber, Milz oder Zwerchfell.
- Subkutane Lage; Drainage funktioniert nicht.

Pleuraempyem

Definition

Eine Eiteransammlung im Pleuraspalt wird als Pleuraempyem bezeichnet.

Ätiologie/Pathogenese

Die häufigsten Ursachen eines Pleuraempyems sind fortgeleitete **bakterielle Pneumonien** und **Lungenabszesse** oder **Bronchiektasen.** Ferner können sich **subphrenische Abszesse** oder entzündliche Prozesse des Mediastinums per continuitatem auf die Pleurahöhle ausdehnen.

Postoperativ nach Lungenresektionen kann infolge **Wundinfektion** ein Pleuraempyem entstehen, selten auch nach **perforierenden Traumen.**

Krankheitsstadien

1. Exsudative Phase mit diffuser Eiterung.
2. Fibrinös-purulente Phase mit Septierung der Pleurahöhle.
3. Phase der Organisation und Verschwielung; Ausbildung einer Pleuraschwarte.

Ein Durchbruch durch die Thoraxwand nach außen wird als **Empyema necessitatis** bezeichnet.

Symptomatik

Die Patienten kommen oft in einem **sehr schlechten Allgemeinzustand** und mit starkem Krankheitsgefühl. Sie haben **hohes Fieber** und **Dyspnoe.** Oft husten sie **putrides Sekret** ab, wenn das Empyem Anschluss an das Bronchialsystem hat.

Komplikationen

Sepsis, bronchopulmonale Fistel, Ausbildung von Pleuraschwarten mit Kompression der Lunge.

Diagnostik

- Perkussion → dumpfer Klopfschall.
- Auskultation → abgeschwächtes Atemgeräusch.
- Röntgen-Thorax → Verschattungen, evtl. Spiegelbildung sichtbar.
- **Pleurapunktion:** eitriges Punktat; **bakteriologischer Erregernachweis** mit Antibiogramm.
- **Labor:** Leukozytose, BSG ↑, CRP ↑.

Therapie

Konservative Therapie

Systemische **Antibiose** nach Resistenzbestimmung für mindestens 4 Wochen. Anlage einer **Thoraxsaugdrainage (Stadium 1),** wobei ein großes Lumen zur Vermeidung von Verstopfung durch Fibrinausfäl-

lungen verwendet wird. Tägliche **Spülung** mit Fibrinauflösung Varidase in NaCl-Lösung oder Antibiotikainstillationen nach Antibiogramm. Gelingt es unter dieser Therapie nach 4–6 Wochen nicht, das Empyem zu beseitigen, muss ein chirurgischer Eingegriff erfolgen.

Operative Therapie

Die operative Therapie kennt zwei alternative Vorgehensweisen.

Bei der **Thorakoskopie (Stadium 2)** mit Drainage und Spülung werden die Empyemhöhlen eröffnet und vereinigt.

Bei der **Thorakotomie (Stadium 3)** erfolgt eine **Dekortikation,** bei der die verdickten Blätter der Pleurae visceralis und parietalis entfernt werden. Der richtige Zeitpunkt für eine Dekortikation ist gegeben, wenn nach 4–6 Wochen klinisch und röntgenologisch Anzeichen einer Pleuraschwarte vorhanden sind, da spät vorgenommene Dekortikationen die Lungenfunktion nicht mehr verbessern. Dann muss eine **Thorakoplastik** durchgeführt werden (s. Kap. 11.3).

Prognose

Pleuraempyeme haben eine Letalität zwischen 3 und 20 %.

11.4.3 Tumoren

Benigne Tumoren

Benigne Tumoren der **Thoraxwand** gehen entweder von den Weichteilen der Thoraxwand **(Lipome, Fibrome, Hämangiome)** oder vom Thoraxskelett **(Osteome, Chondrome und Osteochondrome)** aus. Symptomatisch werden sie durch Druck auf Interkostalnerven mit entsprechenden **Schmerzen,** oder sie imponieren durch eine **Schwellung.** Bei Beteiligung der Rippen kann röntgenologisch ein Tumor nachgewiesen werden. Durch Biopsie wird die Dignität histologisch gesichert.

Da die Tumoren maligne entarten können, ist immer die Indikation zur Operation gegeben. Die lokale Exstirpation des Tumors ist das Verfahren der Wahl. Benigne Tumoren der **Pleura** sind die sehr selten vorkommenden **Mesotheliome.**

Maligne Tumoren

Die an der **Thoraxwand** entstehenden malignen Tumoren können wie die benignen Tumoren ihren Ausgang von den Weichteilen **(Lipo-Myo-Fibrosarkom)** oder vom Skelett **(Osteosarkom, Chondrosarkom)** nehmen. Die Diagnose wird durch Röntgen-Thorax, CT sowie Probeexzision gesichert. Die Therapie besteht in **radikaler Exstirpation** des Tumors mitsamt der angrenzenden Thoraxwand.

Pleuramesotheliom

Definition

Das Pleuramesotheliom ist ein maligner Tumor, der von den Deckzellen (Mesothelzellen) der Pleura visceralis und parietalis ausgeht.

Ätiologie/Pathogenese

Für das Pleuramesotheliom gilt **Asbestexposition** als gesicherte Ursache. Diese Exposition erhöht das Risiko um das 1000fache, sodass das Pleuramesotheliom als **Berufskrankheit** anerkannt ist. Die Latenzzeit zwischen Exposition und Entstehen des Tumors beträgt 20–50 Jahre. Die Inzidenz in Deutschland liegt bei ca. 600 Tumoren/Jahr. Pleuramesotheliome wachsen, ausgehend von der Pleura parietalis, breitbasig, gestielt oder flächig und breiten sich auf die gesamte Pleura aus. Die Metastasierung erfolgt früh lymphogen und auch hämatogen.

Symptomatik

Beginn meist mit **hartnäckigen Thoraxschmerzen,** Dyspnoe, einem trockenen Husten. Später kommen ein **chronisch rezidivierender hämorrhagischer Pleuraerguss** sowie B-Symptomatik (Müdigkeit, Gewichtsverlust, Anämie) hinzu.

Diagnostik

- **Anamnese** → Asbestexposition.
- **Klinische Untersuchung** → typischer Ergussbefund.
- **Röntgen-Thorax** und CT → knotige Verschattungen der Pleura und Pleuraerguss.
- **Pleurapunktion** → sanguinolentes Punktat, zytologische Untersuchung→ Tumorzellen nachweisbar (aber manchmal auch negativer Befund).
- **Diagnosesicherung durch Stanzbiopsie.**

Therapie

Als **kurative** Therapie, die nur selten noch möglich ist, wird bei Patienten < 50 Jahren eine **Pleuro-Pneumo-Perikardio-Diaphragmektomie** vorgenommen. Postoperativ sind auch adjuvante Chemo- und Strahlentherapie möglich.

Als **palliative** Maßnahme bei rasch nachlaufendem Pleuraerguss kommen eine **Pleurodese** mit Instillation von Talkum-Puder und Radiatio in Betracht.

Prognose

Das Pleuramesotheliom hat eine schlechte Prognose. Die 5-Jahres-Überlebensrate liegt bei etwa 3 %.

11.5 Mediastinum

Mediastinitis

Definition

Die akute Mediastinitis ist eine sich rasch entwickelnde Entzündung des Mediastinums, die ein **lebensbedrohliches Krankheitsbild** darstellt und als Notfall behandelt werden muss.

Ätiologie

Einer Mediastinitis können vielfältige Ursachen zugrunde liegen:
- Perforation der Trachea;
- Ruptur des Ösophagus (Boerhaave-Syndrom), Fremdkörperingestion;
- iatrogen nach Endoskopien;
- Übergreifen entzündlicher Prozesse aus der Nachbarschaft (Lungenabszess, Pleuraempyem);
- hämatogen bei Masern, Pneumonie;
- fortgeleitet → Infektionen der Halsregion (Tonsillarabszess, retropharyngeale Phlegmone).

Das lockere Bindegewebe des Mediastinums begünstigt eine schnelle Ausbreitung auf das gesamte Mediastinum.

Symptomatik

Plötzlich einsetzendes **schweres Krankheitsbild** mit hohen **septischen Temperaturen,** Schüttelfrost, Tachykardie, **retrosternalen Schmerzen** und **Singultus.** Oftmals ist eine obere Einflussstauung und ein Hautemphysem am Hals erkennbar. In der Folge entwickeln sich Ateminsuffizienz und Multiorganversagen.

Diagnostik

- **Anamnese:** Infektionen im HNO-Bereich, vorausgegangene Operationen oder Zahnbehandlung?
- **Röntgen-Thorax** und CT-Thorax: **Mediastinalverbreiterung** mit Gaseinschluss.
- **Röntgen-Ösophagus** mit wasserlöslichem KM bei V. a. Perforation.
- **Bronchoskopie** bei V.a Trachea- oder Bronchusruptur.

Therapie

Die Therapie richtet sich nach der Grundkrankheit. In jedem Fall wird sofort eine **hoch dosierte Antibiose** eingeleitet. Je nach Lokalisierung des entzündlichen Prozesses wird eine jugulare, parasternale oder paravertebrale **Mediastinotomie** vorgenommen, der Entzündungsherd wird großzügig freigelegt und mit einer Saug-Spül-Drainage versorgt. Frische Verletzungen des Ösophagus oder des Tracheobronchialsystems können übernäht werden.

Prognose

Die Letalität der akuten Mediastinitis beträgt auch heute noch bis zu 50 %.

Mediastinalemphysem (s. Kap. 11.7.2)

Tumoren

Ein Mediastinaltumor kann ganz allgemein als raumfordernder Prozess innerhalb des Mediastinums definiert werden. Charakteristischerweise finden sich die verschiedenen Tumoren an bestimmten Lokalisationen innerhalb des Mediastinums (s. Abb. 11-7).

Die Differenzierung in **benigne** und **maligne Tumoren** kann meist nur nach Biopsie und histologischer Untersuchung vorgenommen werden. Die wichtigsten und häufigsten sind als Übersicht in Tabelle 11-8 wiedergegeben.

> **Merke**
> Da bei manchen Mediastinaltumoren die Dignität erst postoperativ zu beurteilen ist und einige Tumoren benigne und maligne Abschnitte zugleich aufweisen, sollte jeder mediastinale Tumor entfernt werden.

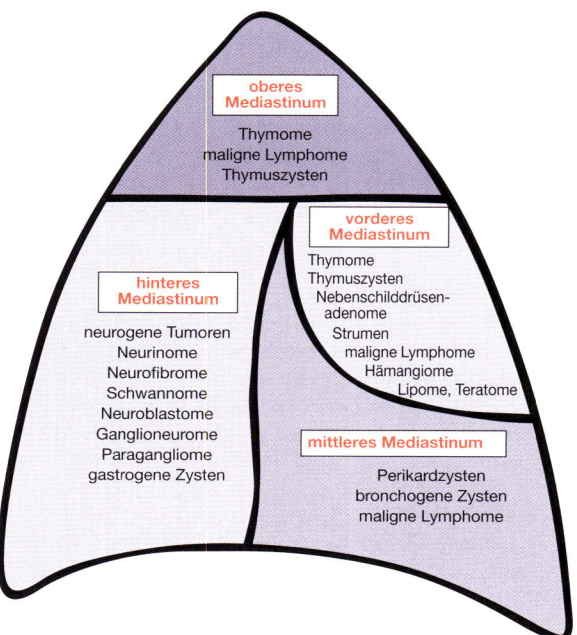

oberes
Mediastinum

Thymome
maligne Lymphome
Thymuszysten

vorderes
Mediastinum

Thymome
Thymuszysten
Nebenschilddrüsen-
adenome
Strumen
maligne Lymphome
Hämangiome
Lipome, Teratome

hinteres
Mediastinum

neurogene Tumoren
Neurinome
Neurofibrome
Schwannome
Neuroblastome
Ganglioneurome
Paragangliome
gastrogene Zysten

mittleres Mediastinum

Perikardzysten
bronchogene Zysten
maligne Lymphome

Abb. 11-7   Lokalisation von Mediastinaltumoren.

11.6   Lunge

11.6.1   Fehlbildungen

Zysten

Die Zystenlunge (Wabenlunge) ist eine kongenitale Anomalie, bei der das normale Lungengewebe von multiplen Zysten durchsetzt ist. Vereinzelte Zysten können durch ihre Größe zu einer Kompression des normalen Lungenparenchyms mit Dyspnoesymptomatik führen. In diesem Fall und auch bei Infektion dieser Zysten besteht die Indikation zur Resektion.

Kongenitales Lobäremphysem

Beim angeborenen Lobäremphysem besteht eine Überblähung eines umschriebenen Lungenteils, während das übrige Lungengewebe normal ausgebildet ist. In der Regel ist nur ein Lungenlappen betroffen, meist der **Oberlappen der linken Lunge.** Zugrunde liegt eine hypoplastische Fehlbildung der Bronchialknorpel in dem Bereich. Wegen der Instabilität der Bronchialwand kann die inspirierte Luft bei der Exspiration nicht richtig abgeatmet werden, was zu einer Überblähung der distalen Abschnitte führt.

Tab. 11-8   Synopsis der häufigsten Mediastinaltumoren

Tumor	Thymom	Teratom	Zysten	Mesenchymale Tumoren	Neurogene Tumoren	Lymphome
Tumorart, Herkunft	Von der Thymusdrüse ausgehend	Mischtumor von allen drei Keimblättern (Haare, Knorpel, Knochen) Epithelzysten	Aus versprengten Organanlagen, z. B. Mesothelzysten; bronchogene oder gastrogene Zysten	**Benigne:** Lipome, Fibrome, Myome, Hämangiome **Maligne:** Sarkome	**Benigne:** Neurinome, Schwannome **Maligne:** Neurosarkome	**Benigne:** Reaktive Lymphadenopathien, Sarkoidose (Morbus Boeck) **Maligne:** Morbus Hodgkin (nodulär sklerosierende Form der klassischen Lymphogranulomatose), malignes Lymphom, LK-Metastasen
Dignität	**Benigne** oder **maligne (30 %)** (postoperativ nach Histologie)	**Benigne** oder **maligne (5 %)**	**40 % der Mediastinaltumoren;** meist **benigne**			
Symptomatik	Häufig symptomlos Evtl. Schmerzen, Dyspnoe, evtl. **Myasthenia-gravis-Symptome**	Symptomlos oder Verdrängungssymptomatik Dyspnoe; Schmerz je nach Lokalisation auch Heiserkeit (N. laryngeus recurrens) Stridor, Singultus (N. phrenicus) Horner-Syndrom (Grenzstrang) Obere Einflussstauung				
Diagnostik	Röntgen-Thorax, CT	Röntgen-Thorax, CT, MRT, α-**Fetoprotein**	Röntgen-Thorax, CT, MRT, evtl. Mediastinoskopie, Biopsie			
Therapie	Exstirpation, bei Malignität adjuvante Radio-/Chemotherapie	Exstirpation mit transthorakaler oder transsternaler Mediastinotomie Maligne Lymphome sprechen auch auf Chemotherapie an				

Die Kinder fallen durch **rezidivierende Atemwegs-infekt, Dyspnoe** und **Stridor** auf. Eine operative Resektion sollte so früh als möglich erfolgen.

Lungensequester

Es handelt sich um eine umschriebene **zystische Fehlbildung** der Lunge mit **abnormer arterieller Gefäßversorgung** und **fehlendem Anschluss an das Bronchialsystem.** Man unterscheidet eine intralobäre (innerhalb des Lungenparenchyms gelegen) und eine extralobäre Form (mit eigenem Pleuraüberzug). Lungensequester sind bevorzugt parakardial im Unterlappen zu finden.

Symptomatisch wird das Lungensequester meist durch **rezidivierende Pneumonien,** gelegentlich auch durch **Pleuraergüsse** oder **Hämoptysen.** Wegen der erhöhten Infektionsanfälligkeit wird ein extralobärer Lungensequester exstirpiert, bei einem intralobären Sequester erfolgt eine Lobektomie.

11.6.2 Entzündungen

Chronische Pneumonie (s. auch Kap. 8.2.2)

Definition

Als chronische Pneumonie wird eine Pneumonie bezeichnet, die unter entsprechender antibiotischer Behandlung nach 8 Wochen nicht ausgeheilt ist.

Ätiologie

Vergrößerte Lymphknoten im Bereich des Mittellappenbronchus können Ursache einer chronischen Pneumonie sein. Beim sog. **Mittellappensyndrom** komprimieren Lymphknoten den Bronchus, durch die partielle Obstruktion entsteht ein Sekretstau, der eine Abheilung verhindert. Auch **multiresistente Erreger,** die auf medikamentöse Therapie nur ungenügend ansprechen, können insbesondere bei immungeschwächten Patienten eine Chronifizierung einer Pneumonie nach sich ziehen. Vor allem Pilzpneumonien sind prädestiniert.

Symptomatik/Diagnostik

Der Allgemeinzustand ist langfristig reduziert, der Patient berichtet über **subfebrile Temperaturen** und Husten.

Bei der klinischen Untersuchung fallen ein gedämpfter Klopfschall und Rasselgeräusche auf, das **Atemgeräusch** ist **abgeschwächt.** Im Röntgen-Thorax in 2 Ebenen und im CT zeigen sich persistierende inhomogene **Verschattungsareale.**

Therapie

Resektion der entzündlich zerstörten Lungenparenchymanteile.

Lungenabszess – Lungengangrän

Definition

Bei **Lungenabszessen** liegt eine solitäre oder multiple Lungengewebseinschmelzung vor mit Bildung von Erweichungshöhlen, deren Inhalt eitrig ist. Im Erregerspektrum finden sich meist Staphylococcus aureus, Pneumokokken, Klebsiellen.

Bei einer **Lungengangrän** handelt es sich um die entzündliche Einschmelzung von Lungengewebe, die durch eine Infektion mit Fäulniserregern (Proteus, Pseudomonas, Anaerobier) verursacht wird.

Ätiologie/Pathogenese

- Als Komplikation einer **Pneumonie.**
- Infektion eines **Lungeninfarktes.**
- **Hämatogene Streuung septischer Herde** (z.B. Osteomyelitis, Prostatitis, Angina).
- **Fortleitung** benachbarter entzündlicher Prozesse (subphrenischer Abszess).
- **Lymphogene Streuung** (Oberlippenfurunkel, Mundbodenphlegmone).
- **Fremdkörperaspiration** oder Aspiration von eitrigem Sekret (NNH-Entzündungen oder Angina).

Findet ein Abszess Anschluss an die Atemwege, kann die Abszesshöhle nach Abhusten des eitrigen Inhalts vernarben und **spontan abheilen.** Penetriert der Abszess in die Pleurahöhle, bildet sich ein **Empyem.**

Symptomatik

Fieber mit Schüttelfrost, Thoraxschmerzen und Dyspnoe sind typische Symptome. Massiv eitriger, **übel riechender** Auswurf (zweischichtiges Sputum) ist Zeichen des Einbruchs in einen Bronchus. Bei Penetration in die Pleurahöhle kommt es zu einer deutlichen Verschlechterung des Krankheitsbildes mit Atemnot, Zyanose und evtl. auch Schocksymptomatik.

> **Merke**
> Der fötide Geruch des Sputums ist ein differenzialdiagnostisches Kriterium gegenüber der Tbc, bei der kein fötider Geruch zu bemerken ist.

Diagnostik

- **Röntgen Thorax und CT: Abszesshöhle** mit charakteristischer **Spiegelbildung.**
- **Labor:** BSG ↑↑, Leukozytose, Anämie.
- **Bakteriologische Untersuchung** des Sputums.
- **Bronchoskopie** mit Lavage zum **Erregernachweis.**

Differenzialdiagnose

Auszuschließen sind alle ebenfalls Höhlen bildende Lungenerkrankungen wie Bronchiektasen, Lungenzysten, tuberkulöse Kavernen oder ein Bronchialkarzinom mit zentraler Nekrose.

Therapie

Konservative Therapie

Hoch dosierte systemische **Antibiose** nach Antibiogramm und regelmäßige Entleerung der Abszesshöhle durch **Klopfmassage** und **bronchoskopische Absaugung.** Bei pleuranahen Abszessen werden eine computertomographisch oder sonographisch kontrollierte Punktion und **Drainage** durchgeführt. Die Therapie ist bei einer Dauer von 4–6 Wochen in 80 % der Fälle erfolgreich. Falls nach 8–12 Wochen noch keine Abheilung erreicht werden konnte, besteht die Indikation zum operativen Vorgehen.

Operative Therapie

Das chirurgische Vorgehen besteht in möglichst parenchymsparender **Resektion** des Bezirks.

Kasuistik

Der Dienst habende Notfallarzt wird am späten Abend zu einem 55-jährigen Patienten gerufen, der seit einigen Stunden unter Schüttelfrost und Fieber von 40,5 °C sowie Husten leidet. Die Ehefrau gibt an, der Patient befinde sich zurzeit auch wegen einer Mittelohrentzündung in Hals-Nasen-Ohrenärztlicher Behandlung. Bei der klinischen Untersuchung fällt auf, dass der Patient dyspnoisch ist. Im rechten Unterlappen ist das Atemgeräusch abgeschwächt und der Klopfschall gedämpft. Der Notfallarzt veranlasst die Einweisung in die Klinik, wo ein Röntgenbild der Lunge angefertigt wird, auf dem deutlich eine Spiegelbildung im rechten Unterlappen zu sehen ist. Das Blutbild ergibt eine Leukozytose von 19 000/μl, die BSG ist stark beschleunigt. Am Tag darauf wird wegen des Verdachts auf Lungenabszess eine Bronchoskopie mit Lavage vorgenommen. Die bakteriologische Untersuchung des Materials erbringt den Befund einer Staphylokokkeninfektion. Zur Therapie des Lungenabszesses wird nun nach Antibiogramm antibiotisch behandelt und gleichzeitig regelmäßig bronchoskopisch abgesaugt. Unter dieser Therapie erholt sich der Patient und kann nach 4 Wochen die Klinik verlassen.

Bronchiektasen

Definition

Unter Bronchiektasen versteht man irreversible Erweiterungen der mittleren und kleineren Bronchien, die zylindrisch, sackförmig oder zystisch sein können.

Ätiologie

Unterschieden werden primäre, d.h. **angeborene Bronchiektasen,** die bei **Mukoviszidose** vorkommen, und sekundäre, d.h. **erworbene** Bronchiektasen, deren Ursachen eine chronisch obstruktive Bronchitis (COLD = „chronic obstructive lung disease") narbig abgeheilte Lungenerkrankungen wie Lungentuberkulose oder Lungenfibrose oder eine Bronchusverlegung durch einen Fremdkörper sein können.

Pathogenese

Aus den verschiedenen genannten Ursachen kommt es in den Bronchien zu Stenosierung und chronischer Abflussbehinderung in den distal gelegenen erweiterten Bronchienabschnitten. Dieser Sekretstau begünstigt bakterielle Infektionen, das Sekret wird eitrig. Bevorzugte Lokalisationen sind: Unterlappen, Lingula oder Mittellappen, häufiger auf der rechten als auf der linken Seite.

Symptomatik

Chronischer Husten ist ein typisches Symptom. Dabei kommt es vor allem morgens zu massivem, meist eitrigem Auswurf, dem sog. **maulvollen dreigeschichteten Sputum (Schleim, Speichel, Eiter).** Außerdem klagt der Patient über rezidivierende Infekte. Auch eine Hämoptyse kann auftreten. Trommelschlägelfinger und eine Zyanose treten erst im fortgeschrittenen Stadium (chronische Hypoxie) auf.

Komplikationen

Pneumonien, Abszesse, Lungenemphysem, Entwicklung eines pulmonalen Hochdrucks → Cor pulmonale.

Diagnostik

- Klinische Untersuchung: → **mittel- bis grobblasige feuchte Rasselgeräusche.**
- Röntgen-Thorax und CT → **streifige Verschattungen** in den Unterlappen.
- **Bronchiographie** beider Lungen → Diagnosesicherung der Ektasien.

Therapie

Konservative Therapie

Medikamentöse Therapie mit Mukolytika; Antibiose nach Antibiogramm bei eitrigem Auswurf; Lagerungsdrainage mit Klopfmassage zur Lockerung des Sekretes.

Operative Therapie

Indiziert ist die Operation bei Versagen der konservativen Therapie und bei lokalisierten Veränderungen. Je nach Ausmaß kommen **Lappen-** oder **Segmentresektionen** in Betracht.

Lungentuberkulose

Definition

Erkrankung der Lunge nach Infektion mit dem Erreger Mycobacterium tuberculosis Typ humanus oder seltener mit Typus bovinus. Besonders anfällig für Tuberkulose sind **immungeschwächte Patienten** (AIDS, Immunsuppression bei Transplantationen etc.). **Erkrankung und Tod sind meldepflichtig.**

Symptomatik

Abgeschlagenheit, **Nachtschweiß, subfebrile Temperatur,** Husten und Hämoptyse.

Diagnostik

- **Radiologisch** (Röntgen-Thorax in 2 Ebenen, CT, Durchleuchtung), reicht von Infiltration (Primärkomplex), Tuberkulom, Kaverne, Pleuraerguss.
- **Tuberkulinprobe (Tine-Test):** positiver Befund ca. 35 Tage nach Primärinfektion, aber Tine-Test auch nach BCG-Impfung positiv.
- **Labor:** BSG ↑↑.

Erregernachweis in Magensaft (mindestens 1?) oder Sputum (an 3 aufeinander folgenden Tagen) durch

PCR-Untersuchung (Polymerase-Kettenreation) innerhalb eines Tages, Bakterienkultur benötigt 4 Wochen

- Eventuell bronchoalveoläre Lavage (BAL) mit dem flexiblen Bronchoskop zur Gewinnung von Material.

Differenzialdiagnose

Differenzialdiagnostisch müssen **Bronchialkarzinom, Lungeninfarkt, chronische Bronchitis** und **Pneumonie** ausgeschlossen werden.

Eine röntgenologisch erkennbare, umschriebene runde Verdichtungszone innerhalb des Lungenparenchyms, ein sog. **Rundherd**, kann differenzialdiagnostisch Schwierigkeiten bereiten. Er kann auf verschiedene Erkrankungen deuten (s. Tab. 11-9).

Therapie

Konservative Therapie

Tuberkulostatische Therapie als 3er- oder 4er-Kombination mit **Isoniazid (INH)**, **Rifampicin (RMP)**, **Pyrazinamid (PZA)**, **Ethambutol (EMP)** und **Streptomycin (SM)**. Die tuberkulostatische Therapie hat eine Erfolgsquote von 95–98 %. In den letzten Jahren sind allerdings auch zunehmend Infektionen mit resistenten Erregern aufgetreten.

Operative Therapie

Durch konsequent und regelmäßig angewandte medikamentöse Therapie konnte ein operatives Vorgehen in der Behandlung der Lungentuberkulose weitgehend überflüssig gemacht werden.

Die Indikation zur operativen Therapie ist nur bei posttuberkulöser Bronchusstenose gegeben, bei Kavernen, die keine Tendenz zur Rückbildung zeigen, oder Rundherden, die radiologisch nicht eindeutig geklärt werden können.

Das Verfahren der Wahl ist in diesen Fällen die möglichst parenchymsparende **Segment-** oder **Lobärresektion**.

Echinokokkose

Definition

Echinokokkose (s. a. Kap. 24.4) bezeichnet den Befall der Lunge mit **Echinococcus granulosus** (Hundebandwurm) oder **Echinococcus multilocularis** (Fuchsbandwurm).

Ätiologie/Pathogenese

Nachdem die Bandwurmeier über den Darmtrakt aufgenommen wurden, reifen sie zu Larven heran, die in Organe wie Leber und Lunge gelangen und sich dort zu Hydatiden (Finnen) entwickeln. Die **Lunge** ist nach der Leber das **zweithäufigste Organ** und wird in ca. 30 % betroffen.

Symptomatik

Husten, Dyspnoe, evtl. Hämoptyse, anaphylaktische Reaktion.

Komplikationen

Bei einer **Perforation der Zyste** kann durch die als Antigen wirkenden Lipoproteine des Parasiten eine anaphylaktische Reaktion ausgelöst und so der Parasit verschleppt werden.

> **Merke**
> Schon beim geringsten Verdacht auf eine Echinococcus-Zyste darf keinesfalls eine Probepunktion durchgeführt werden.

Diagnostik

- **Röntgen-Thorax** in 2 Ebenen → homogener **Rundherd** mit Kalkschalen.
- **Labor** → **Eosinophilie** im BB; → **ELISA-Test**.

Therapie

Die **operative Entfernung** der Echinococcus-Zyste ist indiziert mit Zugang über eine **seitliche Thorakotomie**. Von größter Bedeutung ist, dass die Zyste dabei **nicht perforiert wird**.

Mykosen

Definition

Pilzinfektionen der Lunge werden meist durch **Aspergillus fumigatus** hervorgerufen, der als Schimmelpilz ubiquitär verbreitet ist.

Pathogenese

Die inhalierten Sporen wachsen bevorzugt in präformierten Höhlen (Tuberkulosekavernen, oder bei Lungenabszessen, Zysten) und bilden ein Aspergillom. Betroffen sind vorgeschädigte Patienten (AIDS, langjährige Immunsuppression, intubierte Patienten).

Tab. 11-9	Differenzialdiagnose eines pulmonalen Rundherds			
Entzündlich	**Neoplastisch**	**Vaskulär**	**Kongenital**	**Sonstiges**
Tuberkulom	Metastase	Infarkt	Bronchogene Zyste	Echinococcus-Zyste
Abszess	Bronchialkarzinom			
Herdpneumonie	Hamartom			
Aspergillom	Adenom			
Wegener-Granulomatose	Sarkom			
	Lymphogranulozytose			
	Plasmozytom			

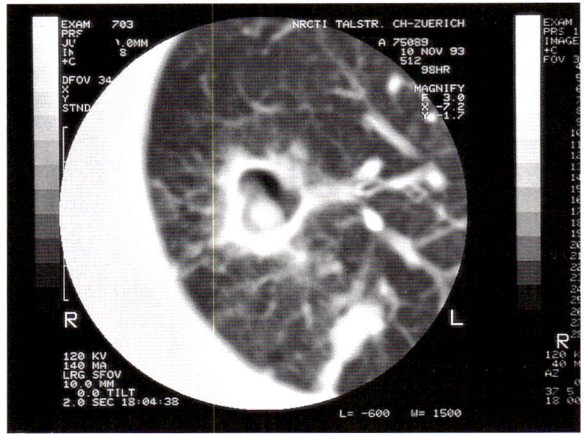

Abb. 11-8   Tbc-Kaverne mit einem Aspergillom.

Symptomatik/Diagnostik

Die Symptomatik besteht in **Fieber, Husten,** gelegentlich auch in **Hämoptysen.**

Radiologisch zeigt sich eine typische halbmondförmige **Luftsichel,** die sich zwischen Pilzknäuel und der präformierten Höhlenwand bildet (s. Abb. 11-8). Im Labor gelingt der **serologische Nachweis** der Aspergillus-Antigene. Möglich ist auch ein Erregernachweis aus Sputum oder bronchoskopisch gewonnenem Material, häufig ist aber kein Nachweis möglich.

Therapie

Antimykotische Behandlung und, bei Auftreten von Blutungen oder Versagen der konservativen Therapie, **Segment-** oder **Lappenresektion.**

11.6.3 Tumoren

Benigne Tumoren

Die Gewebszugehörigkeit benigner Lungentumoren ist in Tabelle 11-10 wiedergegeben. Sie werden viel **seltener** verzeichnet als bösartige Lungentumoren und da sie in der Regel keine Symptome verursachen, eher zufällig röntgenologisch als **Rundherd** entdeckt. Bei intrabronchialem Sitz werden sie symptomatisch (Husten). Kommt es zur Obstruktion des Bronchiallumens, können auch Atelektasen entstehen.

Tab. 11-10 Gewebszugehörigkeit von gutartigen Lungentumoren	
Epitheliale Tumoren (aus Deck- oder Drüsenepithel)	Adenome, Papillome, Karzinoide (semimaligne), adenoidzystische Tumoren (semimaligne, ehemals Zylindrom)
Mesenchymale Tumoren	Fibrome, Lymphangiome, Chondrome, Lipome, Leiomyome
Embryonale Tumoren	Hamartom, Teratom (sehr selten)

Hamartome

Die embryonalen Tumoren entstehen durch atypische Differenzierung aus demselben Keimblatt, sind meist **peribronchial** oder **subpleural** lokalisiert und **entarten nie.** Sie verursachen kaum Symptome, erscheinen auf dem Röntgenbild als scharf begrenzter, homogener Rundherd. Bronchoskopisch ist jedoch nur bei zentralem Sitz eine genauere Diagnosesicherung möglich.

Zum definitiven Ausschluss eines Bronchialkarzinoms ist die Enukleation des Tumors oder keilförmige Resektion erforderlich.

Adenome

Lungenadenome sind **epithelial-drüsige Tumoren,** die meist polypartig intrabronchial wachsen und dadurch zum Bronchialverschluss mit nachfolgender Entwicklung von Atelektasen und Bronchiektasen führen können. Röntgenologisch imponieren sie ebenfalls als Rundherd. Die Probebiopsie mittels Bronchoskopie kann sehr starke Blutungen auslösen und wird aus diesem Grund mit dem starren Bronchoskop durchgeführt, welches, falls eine Blutung entsteht, sofort in den Hauptbronchus der gesunden Seite verlagert werden kann, damit eine ausreichende Belüftung erhalten bleibt.

Die operative Entfernung wird meist als Keil- oder Segmentresektion vorgenommen.

Maligne Tumoren

Bronchialkarzinom

Definition/Epidemiologie

Das Bronchialkarzinom entsteht durch maligne Entartung des Epithels der Bronchien oder Bronchiolen (ca. 98 %), weit seltener des Alveolarepithels (ca. 2 %).

In Deutschland erkranken pro Jahr etwa 45 000 Personen an einem Bronchialkarzinom, wobei das Verhältnis Männer : Frauen bei 4 : 1 liegt. Eine Ausnahme bildet des Adenokarzinom (s. Merkekasten). Der Altersgipfel liegt zwischen dem 55. und 65. Lebensjahr.

> **Merke**
> Das Bronchialkarzinom ist der häufigste maligne Tumor beim Mann. Bei der Frau steht das Bronchialkarzinom nach dem Mammakarzinom an zweiter Stelle.

Ätiologie

- **Tabakrauch:** Im Tabakrauch sind ca. 100 karzinogene Substanzen enthalten. 80–90 % aller malignen Lungentumoren stehen in Zusammenhang mit Tabakrauch, wobei die Latenzzeit 15–30 Jahre beträgt.
- **Umweltgifte** wie Asbest, Arsen, Chrom, Chlorkohlenwasserstoffe.
- **Natürliche Strahlenbelastung** (Radon).
- Nach **Lungennarben** als Kavernenkarzinom.

Merke

Das Adenokarzinom ist der einzige histologische Typ, für den der Risikofaktor „Tabakrauch" nicht zutrifft. Das Adenokarzinom stellt auch hinsichtlich der Geschlechterverteilung eine Ausnahme dar, da das Verhältnis Männer : Frauen 1 : 6 beträgt.

Histologische Klassifikation

Bronchialkarzinome werden in mehrere histologische Typen eingeteilt (s. Tab. 11-11).

Klassifikation nach der Lokalisation

- **Zentrale Karzinome:** 70–80 % der Bronchialkarzinome sind zentral oder hilusnah lokalisiert, von Haupt- oder Lappenbronchus ausgehend.
- **Intermediäre Karzinome:** von Segmentbronchien ausgehend.
- **Periphere Karzinome:** 20–30 % der Karzinome; von kleineren Bronchien ausgehend.

Bevorzugt wachsen Tumoren in den **Oberlappen,** und zwar **rechts häufiger als links.**

Der **Pancoast-Tumor** ist ein peripher in der Lungenspitze lokalisiertes Bronchialkarzinom, welches frühzeitig benachbarte Strukturen infiltriert, d. h. Muskeln, Rippen, Wirbelsäule, Plexus brachialis, Sympathikusgrenzstrang und V. cava superior.

Ausbreitungswege

- **Kontinuierliches Wachstum:** innerhalb des Lungenparenchyms und in Nachbarorgane, welches sich durch charakteristische Symptome äußert.
- **Lymphogene Ausbreitung:** in paraaortale und paratracheale Lymphknoten; in kontralaterale Lymphknoten.
- **Hämatogene Ausbreitung:** bevorzugt in ZNS (vor allem kleinzelliges Karzinom), Leber, Nebennieren und Skelett.

TNM-Klassifikation (s. Tab. 11-12)

Die früher übliche Stadieneinteilung des kleinzelligen Bronchialkarzinoms „limited disease" und „extensive disease" wurde ebenfalls in das TNM-System integriert. Das histologische Grading wird von G1 (gut differenziert) bis G3 (gering differenziert) vorgenommen.

Symptomatik

Typische Frühsymptome gibt es nicht! **Erste Symptome** sind meist ein **hartnäckiger Husten** mit Auswurf und Hämoptyse, Dyspnoe und gehäufte pulmonale Infekte. Auch Nachtschweiß oder Fieber können auftreten.

Je nach Lokalisation können als **späte Symptome** hinzukommen:

- **Thoraxschmerzen** bei Infiltration der Pleura parietalis und der Brustwand;
- **Gewichtsverlust;**
- **obere Einflussstauung** infolge Kompression der V. cava superior;
- **Horner-Syndrom,** vor allem bei Pancoast-Tumor;
- **Schulterschmerz** und **Parästhesien** im Versorgungsgebiet des N. ulnaris durch Kompression des Plexus brachialis vor allem bei Pancoast-Tumor;
- **Heiserkeit** bei Rekurrensparese durch Infiltration des N. recurrens am Aortenbogen;
- **Zwerchfelllähmung** bei Infiltration des N. phrenicus;
- **Bronchusstenose** bei Verlegung durch den Tumor mit **poststenotischer Pneumonie**
- **paraneoplastische Symptome** durch Hormonproduktion bei 10–20 % der Patienten;
  - **Cushing-Syndrom** (ACTH ↑);
  - **Karzinoidsyndrom** (vasoaktive Amine ↑): Flush, Diarrhö, Hitzewallungen, Heißhungeranfälle, Migräne, Tachykardie;
  - **Hyperkalzämiesyndrom** (Parathormon ↑): verstärkter Durst, Obstipation, Rhythmusstörungen, Osteopathie;
  - **pseudomyasthenisches Syndrom** (= Lambert-Eaton-Syndrom): Schwäche und vorzeitige Ermüdbarkeit insbesondere der proximalen Muskulatur, Ptose, Doppelbilder, Hypotonie, trockener Mund);
  - **Phlebothrombosen.**

Diagnostik

- **Bildgebende Verfahren (s. Abb. 11-9):** Röntgen-Thorax in 2 Ebenen: Verschattung? **CT** des Thorax

Tab. 11-11   Histologische Klassifikation der Bronchialkarzinome

Klassifikation	Häufigkeit (%)	Merkmale
Nichtkleinzellige Karzinome (NSCLC)	60–70	**Plattenepithelkarzinom,** mit 40 % der häufigste histologische Tumortyp, häufig **zentral** lokalisiert **Adenokarzinom** (10–20 %), meist **peripher** lokalisiert; man unterscheidet einen papillären, azinären, soliden und Schleim bildenden Typ. Eine besondere Form stellt das **Alveolarzellkarzinom** dar **Großzellige Karzinome** (10 %) fallen durch Areale mit besonders großen Zellen auf
Kleinzellige Karzinome (SCLC)	20–40	Sog. **Haferzellkarzinome,** wachsen insbesondere **zentral** von den **großen Bronchien** ausgehend und zwar sehr schnell und aggressiv; sie sind häufig mit **paraneoplastischen Syndromen** kombiniert
Sonstige Tumoren	5	

Tab. 11-12 Bronchialkarzinom. Kurzfassung der TNM-Klassifikation der UICC

TX	Positive Zytologie
T1	Tumor auf Ursprungsort beschränkt; peripher < 3 cm, zentral auf Segmentbronchus beschränkt
T2	Tumor > 3 cm; Infiltration viszerale Pleura, proximaler Abstand zur Karina 2 cm
T3	Überschreitung der Organgrenzen, Infiltration Pleurawand, Diaphragma, Pleura mediastinalis, Perikard, Wirbelkörper. Überschreitung des 2-cm-Abstandes zur Karina, ohne diese zu infiltrieren
T4	Infiltration von Mediastinum, Herz, großen Gefäßen, Wirbelsäule, Karina; maligner Pleuraerguss
NX	Keine Beurteilbarkeit von regionären Lymphknoten
N1	Metastasen in der peribronchialen oder ipsilateralen Hilusregion oder beides einschließlich einer direkten Tumorausbreitung
N2	Metastasen in ipsilateralen und bzw. oder subkarinalen Lymphknoten
N3	Metastasen in kontralateralen mediastinalen, kontralateralen Hiluslymphknoten, ipsi- oder kontralateralen Skalenus- oder supraklavikulären Lymphknoten
M1	Metastasierung vor allem in Gehirn, Nebenniere, Leber, Knochen, Herz
Grading:	G1: hoher Differenzierungsgrad, G2: mittlerer Differenzierungsgrad, G3: geringer Differenzierungsgrad, GX: Differenzierungsgrad kann nicht bestimmt werden.

Stadieneinteilung:

Stadium 0:	Tis N0 M0
Stadium 1:	T1 N0 M0, T2 N0 M0
Stadium 2:	T1 N1 M0, T2 N1 M0
Stadium 3a:	T3 N0 M0, T3 N1 M0, T1 N2 M0, T2 N2 M0, T3 N2 M0
Stadium 3b:	jedes T, N3 M0, T4 M0
Stadium 4:	jedes T und N1 M

und des Oberbauchs mit KM: Tumorausdehnung und LK-Befall gut beurteilbar
- **Endoskopie:** Bronchoskopie mit Gewinnung von Material zur zytologischen und histologischen Untersuchung.
- **Staging:** Sonographie des Abdomens, Skelettszintigraphie, **Tumormarker:** NSE ↑ (kleinzelliges Karzinom); SCC ↑ (Plattenepithelkarzinom), CEA; Tu-

mormarker werden auch in der Verlaufskontrolle eingesetzt.
- **Funktionsdiagnostik:** Spirometrie und Bodyplethysmographie, arterielle Blutgasanalyse, Inhalations- und Perfusionsszintigraphie zur Beurteilung der Operabilität in Bezug auf die postoperative Ventilationssituation sowie EKG.

Fakultativ werden noch Mediastinoskopie zur Beurteilung von Lymphknoten oder Punktionszytologie eines Pleuraergusses durchgeführt.

Therapie

Die Operabilität des Bronchialkarzinoms ist abhängig von der **funktionellen Operabilität,** dem **Tumortyp (SCLC oder NSCLC)** und dem **präoperativen Staging.**

Voraussetzung ist die **funktionelle Operabilität.** Sie kann mithilfe des **Tiffeneau-Tests,** bei dem die Sekundenkapazität (FEV_1) gemessen wird, beurteilt werden. Bei $FEV_1 > 2,5$ l, ist gute Operabilität gegeben, bei $FEV_1 < 1$ l keine Operabilität. Die Perfusionsszintigraphie ermöglicht zusätzlich eine Prognose über die postoperative FEV_1. Als Faustregel gilt, dass die FEV_1 nach Resektion 1 l/s nicht unterschreiten darf.

Therapie des nichtkleinzelligen Bronchialkarzinoms (NSCLC) Bei nichtkleinzelligen Karzinomen im **Stadium T1 und T2** sowie bei **T3 N0** und **N1** ist die kurative Therapie durch radikale Tumorentfernung mit Lymphadenektomie möglich.

In den übrigen Stadien wird palliativ reseziert und eine kombinierte Radio-Chemotherapie durchgeführt. Das NSCLC spricht jedoch auf Chemotherapie nicht gut an.

Die Resektion des befallenen Lungenteils kann per Lobektomie, Bilobektomie, Manschettenresektion oder Pneumonektomie durchgeführt werden (s. Kap. 11.3).

Postoperative Komplikationen Pneumonien, Schmerzen im Bereich der Thoraxwand durch Läsionen intrathorakaler Nerven, Bronchusstumpfinsuffizienz (erfordert eine Reoperation, um ein Pleuraempyem zu vermeiden), Herzrhythmusstörungen.

Therapie des kleinzelligen Bronchialkarzinoms (SCLC) Die **operative Therapie** wird beim kleinzelligen Bronchialkarzinom **nur im Stadium I** durchgeführt. Wegen der hohen Sensitivität der **Chemotherapie** beim kleinzelligen Karzinom und der Tendenz zur frühzeitigen lymphogenen und hämatogenen Metastasierung wird in jedem Stadium chemotherapeutisch behandelt, evtl. kombiniert mit Strahlentherapie. Durch die Chemotherapie lässt sich im Durchschnitt eine Remission von etwa einem Jahr erreichen, ein Rezidiv kann aber meist nicht vermieden werden.

Palliative Therapie bei inoperablen Tumoren Nur bei 30 % der Patienten wird die Diagnose zu einem Zeitpunkt gestellt, in dem der Tumor noch operabel ist. Ein palliatives Verfahren zur Wiedereröffnung eines verschlossenen Bronchus ist die **endoskopische Lasertherapie** mit Einlage eines **endoprothetischen Stents,** um den Bronchus offen zu halten. Auch eine

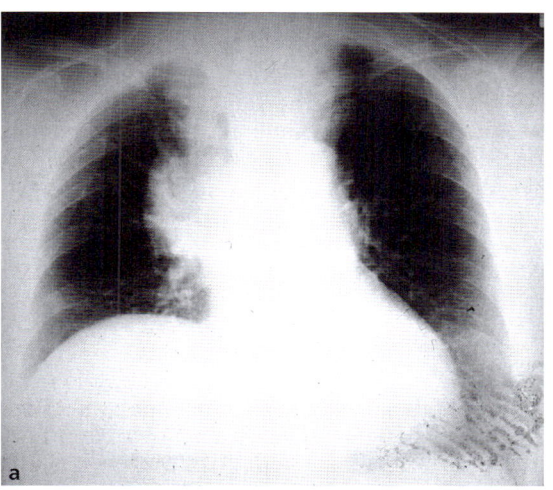
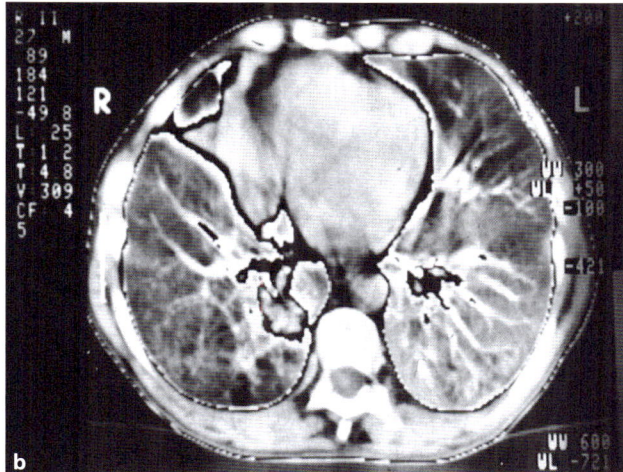

Abb. 11-9 Röntgen (a) und CT (b) eines Bronchialkarzinoms.

lokale endobronchiale Strahlentherapie, die **After-loading Therapie,** wird bei einem bronchialen Verschluss durchgeführt.

Prognose

Die Operationsletalität bei Lobektomie liegt bei ca. 4 %, bei Pneumonektomie bei ca. 9 %. Tendenziell scheint das kleinzellige Bronchialkarzinom hinsichtlich der 5-Jahres-Überlebensrate die schlechtere Prognose zu haben.

Karzinoid der Lunge

Definition

Karzinoide der Lunge gehören zu den neuroendokrinen Tumoren (NET). Sie gehen von den neuroendokrinen Zellen aus, die sich diffus eingestreut im Epithel der Bronchien befinden.

Ätiologie/Pathogenese

Das Prädilektionsalter liegt im 4. Lebensjahrzehnt ohne Bevorzugung eines Geschlechts. Karzinoide entwickeln sich bedeutend langsamer als Bronchialkarzinome und wachsen über 10 bis 20 Jahre, meist lokal infiltrierend, weniger metastasierend. Die Metastasierungshäufigkeit liegt zwischen 5 und 20 %. Wie die NET des Gastrointestinaltraktes (s. Kap. 20.8.2) produzieren die Karzinoide der Lunge verschiedene endokrin aktive Substanzen wie Serotonin, Kalzitonin und andere Peptide.

Der als relativ gutartig geltende Tumor weist eine gewisse Verwandtschaft zu den kleinzelligen Bronchialkarzinomen auf, die ebenfalls häufig Hormone produzieren, jedoch sehr frühzeitig metastasieren.

Symptomatik/Diagnostik

Häufig werden die Karzinoide symptomatisch durch die Wirkung der produzierten Substanzen, also **Flushsymptomatik** mit **Schweißausbrüchen, Tachykardien, Diarrhöen.**

Dazu kommt die Tumorsymptomatik wie beim Bronchialkarzinom, also **Husten** mit **Auswurf** und evtl. **Dyspnoe.**

Die Diagnostik verläuft entsprechend dem Bronchialkarzinom.

Therapie

Operative Entfernung mit Lymphadenektomie, wobei als Minimaleingriff eine **Lobektomie** vorgenommen wird.

Lungenmetastasen

Hämatogene oder seltenere lymphogene Metastasen in der Lunge stammen bevorzugt von Primärtumoren wie einem Nierenzell-, Magen-, Hoden- sowie Ovarialkarzinom, Mammakarzinom, Schilddrüsenkarzinom, Osteosarkom oder Weichteilsarkom oder malignen Melanom.

Auch ein Bronchialkarzinom kann lymphogen oder hämatogen in die kontralaterale Lunge metastasieren. Selten ist eine Ausbreitung per continuitatem.

Die Metastasen zeigen sich an durch Symptome wie **Dyspnoe** sowie **Hämoptyse** bis **Hämoptoe,** wenn die Metastase ein Gefäß arrodiert hat.

Diagnostik

- **Röntgen-Thorax** in 2 Ebenen und CT; nach Möglichkeit **Spiral-CT mit KM.**
- **Staging-Untersuchung** zum Nachweis evtl. weiterer extrathorakaler Tumoren:
  – Knochenszintigraphie;
  – Sonographie-Abdomen;
  – CT-Schädel.
- Bronchoskopie mit evtl. Biopsie.
- Kardiopulmonale Funktionsdiagnostik.

Therapie

Für eine operative Entfernung der Metastase müssen bestimmte Voraussetzungen gegeben sein (s. Klinikkasten).

Klinik: Voraussetzungen zur operativen Entfernung von Lungenmetastasen

Der Primärtumor muss vollständig entfernt sein. Es dürfen keine weiteren extrathorakalen Metastasen vorhanden sein. Die Metastasen müssen technisch resezierbar erscheinen. Alternativen wie Chemotherapie oder Radiatio versprechen keinen Erfolg. Die funktionellen Lungenreserven müssen ausreichend sein.

Die Wahl des Zugangs erfolgt individuell und hat die Anzahl und die Lokalisierung der Metastasen zu berücksichtigen. Die Lungenmetastasen können auch thorakoskopisch entfernt werden. Das Verfahren der Wahl ist dabei meist die **periphere Keilresektion** mit ausreichendem Sicherheitsabstand von 1 cm. Das Vernähen des Lungenparenchyms erfolgt mittels endoskopischen Klammergeräten (Endo-GIA, Autosuture). Zusätzlich wird eine Lymphknotendissektion durchgeführt.

11.7 Thoraxverletzungen

Einteilung

Thoraxverletzungen werden je nach Art des verursachenden Traumas in **stumpfe** und **penetrierende Thoraxverletzungen** eingeteilt, wobei die stumpfen Thoraxverletzungen zahlenmäßig überwiegen.

Stumpfe Thoraxverletzungen entstehen meist durch Anprall (Verkehrsverletzungen); es besteht keine Verbindung des Pleuraspaltes zur Außenluft (s. Abb. 11-10).

Offene Thoraxverletzungen werden größtenteils durch Stich- und Schussverletzungen hervorgerufen und sind oft mit einer Verletzung der Lunge verbunden.

Ferner können Thoraxverletzungen eingeteilt werden in **Verletzung des Brustkorbs** → Thoraxprellungen, Rippenfrakturen, Sternumfraktur, **Verletzung des Mediastinums** → Herzverletzung, Aorten- oder Vena-cava-Ruptur oder **Verletzung der Lunge** → Lungenriss, Bronchusruptur, Pneumo- und Hämatothorax.

Diagnostik

- **Anamnese: Unfallhergang,** ggf. auch Schilderung durch Verwandte oder Zeugen.
- **Körperliche Untersuchung:**
  - **Inspektion:** Wunden, **Prellmarken?** Atmung seitendifferent oder tachypnoisch (> 20 Atemzüge/min)? i**nstabiler Thorax?** Einflussstauung? sichtbare Zyanose? Prüfung der Bewusstseinslage;
  - **Palpation: Kompressionsschmerz** auslösbar? **Hautemphysem** erkennbar an Knistern unter der Haut;
  - **Auskultation: Krepitation** (Rippenfraktur), **Hamman-Zeichen** = herzschlagsynchrones, plätscherndes oder knisterndes Geräusch bei Luft im mediastinalen Gewebe vor dem Herzen.

Merke
Um keine Begleitverletzungen zu übersehen, muss immer eine komplette körperliche Untersuchung erfolgen.

- **Bildgebung:**
  - **Röntgen-Thorax zur orientierenden Übersicht** ist möglichst in aufrechter Position des Patienten vorzunehmen. Nachweis von Rippenfrakturen, Pneumo- und Hämatothorax, Verbreiterung des Mediastinums, freie Luft im Abdomen (subphrenische Luftsichel);
  - **CT** möglichst als Ganzkörper-CT beim polytraumatisierten Patienten;
  - **Aortographie** bei **verbreitertem Mediastinum** und **v. a. Aortenruptur;**
  - **Angiographie;**
  - **Sonographie: Ergüsse** im Pleuraraum und Echokardiographie bei Verdacht auf Herz- und Perikardverletzung, Perikarderguss, traumatischen Ventrikelseptumdefekt.
- **Labor:** Pulsoxymetrie und Blutgasanalyse.
- **Bronchoskopie:** bei V. a. Bronchusruptur.

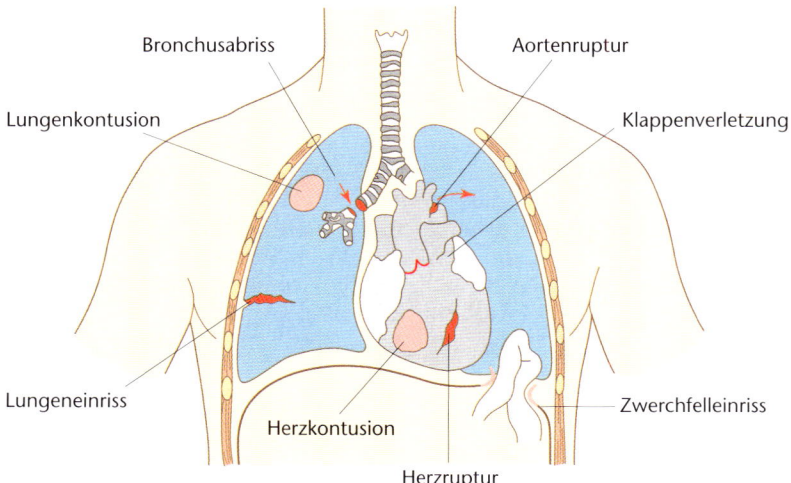

Abb. 11-10 Verletzungsmöglichkeiten intrathorakaler Strukturen beim stumpfen Thoraxtrauma.

Erstversorgung

Nach einer ersten orientierenden Überprüfung der Vitalfunktionen hat der Notarzt eine bestimmte Reihenfolge in der Erstversorgung einzuhalten:

1. **Sicherstellung der Atmung:** Freihalten der Atemwege durch Absaugen, Sauerstoffgabe, ggf. frühzeitige Intubation.
2. **Legen mehrerer, großkalibriger i.v. Zugänge** → Volumenzufuhr bei hypovolämischem Schock.
   Eine einfache Maßnahme ist die Beobachtung der Halsvenen zur Unterscheidung der Hauptursachen des Schocks beim Thoraxverletzten (s. Abb. 11-11). Bei Erstversorgung im stationären Bereich wird ein zentraler Venenkatheter gelegt und der zentralen Venendruck gemessen.
3. **Behebung lebensgefährlicher Blutungen,** z. B. Hämatothorax oder Mediastinalblutung, erkennbar am hypovolämischen Schock → Tachykardie, Hypotonie, kalter Schweiß.
4. **Erkennen** und **sofortige Therapie** von lebensbedrohlichen Verletzungen wie:
   – **Spannungspneumothorax** (s. Kap. 11.7.2): Diagnose: gestaute Halsvenen, schwerste Dyspnoe, Zyanose, Schock. Erstmaßnahme: Entlastungspunktion mit einer dicken Nadel im 3. ICR in der Medioklavikularlinie.
   – **Eines nach außen offenen Pneumothorax:** Diagnose: typisches Geräusch von durch die Wunde ein- und ausströmender Luft (sucking wound). Erstmaßnahme: Abdichten der Thoraxwunde durch Kompressionsverband oder notfalls Auflegen der Hand, über die ein steriler Handschuh gestreift wurde.
   – **Herztamponade:** Trias → **gestaute Halsvenen,** arterielle Hypotonie, abgeschwächte Herzgeräusche, nicht immer in voller Ausprägung. Oftmals ist nur die Einflussstauung feststellbar. Erstmaßnahme: Perikardpunktion bis zur definitiven Versorgung bei der Thorakotomie.

Weitere Maßnahmen werden nach eingehender Untersuchung und Diagnostik in die Wege geleitet.

11.7.1 Verletzungen der Thoraxwand

Thoraxprellung

Syn.: Commotio thoracis

Definition/Ätiologie

Eine Thoraxprellung ist eine durch stumpfes Thoraxtrauma hervorgerufene Verletzung des Thorax ohne Beteiligung der knöchernen Strukturen.

Symptomatik/Diagnostik

Prellmarken an der Haut, atemabhängige Thoraxschmerzen und infolgedessen Schonatmung, Druckschmerz. **Röntgen-Thorax** in 2 Ebenen zum **Ausschluss einer Fraktur.**

Therapie

Die Therapie beschränkt sich auf **Gabe von Analgetika** und Beobachtung, um eine Begleitverlet-

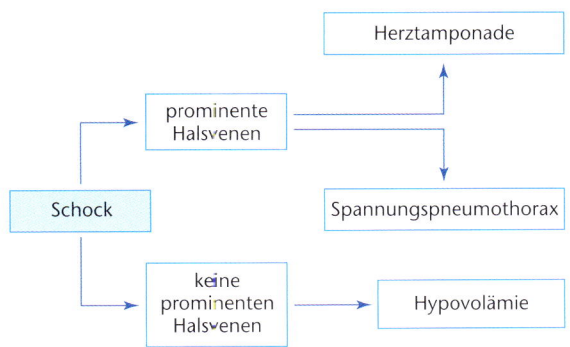

Abb. 11-11 Beurteilung der Halsvenen bei Thoraxverletzten.

zung wie z. B. Lungenkontusion rechtzeitig zu erkennen.

Thoraxquetschung

Syn.: Contusio thoracis

Definition

Unter einer Thoraxquetschung versteht man eine ausgeprägte Verletzung der Thoraxwand, die mit Rippenfraktur und eventueller Mitbeteiligung intrathorakaler Organe einhergehen kann.

Ätiologie

Stumpfes Thoraxtrauma durch Anprall oder Aufschlag. Die Contusio thoracis ist meist kombiniert mit einer Lungenkontusion.

Eine Sonderform stellt das **Perthes-Syndrom** (Compressio thoracis) dar, bei dem es durch reflektorischen Glottisverschluss in Verbindung mit plötzlicher Kompression des Thorax zu starker intrathorakaler Druckerhöhung kommt. Es resultiert ein plötzlicher Druckanstieg in allen Venen und Kapillaren der oberen Körperhälfte, der zerebrale Blutungen und Einblutungen im Bereich der Augen (Glaskörper, Retina) zur Folge haben kann.

Symptomatik/Komplikationen

Atemabhängige Schmerzen und zusätzlich **Dyspnoe** bei zusätzlicher Lungenkontusion (Lungenquetschung).

Komplizierend kann bei Vorliegen einer Lungenkontusion eine Kontusionspneumonie auftreten. Der Patient kann auch eine Ateminsuffizienz entwickeln.

Diagnostik

Röntgen-Thorax in 2 Ebenen, bei V. a. Rippenfraktur zusätzlich Zielaufnahmen.

Therapie

Analgetikabehandlung und Atemtherapie, um einer Kontusionspneumonie vorzubeugen. Bei Ateminsuffizienz sind Intubation und Beatmung mit Intensivtherapie erforderlich.

Rippenfrakturen

Definition

Bei Rippenfrakturen unterscheidet man zwischen einer **Solitärfraktur** und einer **Rippenserienfraktur**, wenn mindestens 3 Rippen einer Thoraxseite gebrochen sind. Unter **Separationen** versteht man Frakturen des Knorpel-Knochen-Übergangs.

Ätiologie

Die Ursache ist meist ein **stumpfes Thoraxtrauma** mit zirkumskriptem Stoß oder Schlag gegen den Brustkorb. Es ereignen sich aber auch Frakturen ohne adäquates Trauma, sog. **pathologische Frakturen** infolge von Osteoporose, Metastasen oder Knochentumoren. Am häufigsten sind die **Rippen IV–IX** betroffen.

Symptomatik

- **Solitärfraktur:** atemsynchrone Schmerzen mit nachschleppenden Atembewegungen der betroffenen Thoraxseite, Druckschmerz bzw. evtl. Krepitation an der Frakturstelle.
- **Rippenserienfraktur:** können vor allem bei Kombination mit Sternumfraktur zur Entwicklung eines **instabilen Thorax** führen, insbesondere bei ventralen oder lateralen, weniger bei dorsalen Frakturen. Die Instabilität des Thorax hat eine sog. **paradoxe Atmung** zur Folge. Bei der Inspiration erfolgt der Thoraxkollaps, bei der Exspiration die Thoraxaus-

dehnung (s. Abb. 11-12). Durch die daraus resultierende **Pendelluft** ist der Gasaustausch mangelhaft, eine **Ateminsuffizienz** entsteht. Ein weiteres Symptom einer Rippenserienfraktur sind Krepitationen.

Komplikationen

Bei **Frakturen der 1.–3. Rippe** muss man eine Verletzung des Plexus brachialis, der A. und V. subclaviae oder eine Ruptur des Tracheobronchialbaums ausschließen. Frakturen der **unteren Rippen** können zu intraabdominellen Verletzungen (z.B. Leber, Milz) führen.

Diagnostik

- Klinische Untersuchung: Krepitation.
- Röntgen-Thorax in 2 Ebenen mit Zielaufnahmen und ggf. CT

> **Merke**
> Nicht dislozierte Rippenfrakturen sind radiologisch oft schwer zu diagnostizieren.

- Angiographie bei V.a. Gefäßverletzung.

Therapie

Solitärfraktur: meist ambulante Therapie unter Analgetikagabe mit wöchentlichen Röntgenkontrollen möglich. Tape-Verbände sind wegen Verstärkung der schmerzbedingten Hypoventilation nicht anzulegen.

Serienfraktur mit instabilem Thorax: Liegt eine Ateminsuffizienz vor, sind Intubation und **maschinelle Beatmung** des Patienten erforderlich („innere Schienung"). Der Patient wird bis zur Stabilisierung des Thorax maschinell beatmet (10–14 Tage). Alternativ kann bei Kontraindikationen zur Langzeitbeatmung (perforierende Verletzungen) auch **operativ** eine Stabilisierung des Thorax mit Metallstäben oder Plattenosteosynthese erreicht werden.

Sternumfraktur

Definition/Ätiologie

Am häufigsten kommt es infolge eines frontalen stumpfen Traumas (Autoauffahrunfall mit Aufprall auf das Lenkrad) zu einer Querfraktur des Brustbeins zwischen Manubrium und Korpus. Meist sind die Frakturen kombiniert mit Rippenfrakturen oder anderen Läsionen. Insgesamt ereignen sich Frakturen des Sternums eher selten.

Symptomatik/Komplikation

Heftiger **Druckschmerz** an der Frakturstelle sowie **atemabhängige Schmerzen.**

Als Komplikation kann es zur Contusio cordis mit Auftreten von Herzrhythmusstörungen kommen.

Diagnostik

- **Röntgen-Thorax in 2 Ebenen** und **Röntgen-Sternum** im seitlichen Strahlengang.
- **EKG** und **Echokardiographie.**
- **Herzenzyme** (CK-MB, GOT, LDH) zum Ausschluss einer Contusio cordis.

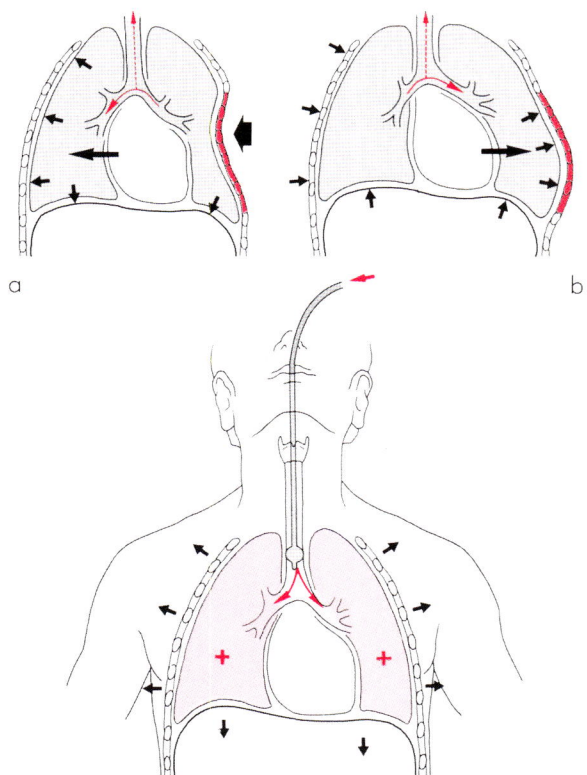

a   b

c

Abb. 11-12 Bewegungen der Thoraxwand und des Mediastinums bei instabilem Thorax.

Therapie

Stationäre Überwachung erforderlich. Normalerweise reicht **konservative Therapie** mit Analgetika und Atemgymnastik, bei starker Dislokation ist aber auch **operative Therapie** mit Drahtcerclage oder Plattenosteosynthese indiziert.

11.7.2 Verletzungen der intrathorakalen Organe

Verletzungen der Pleurahöhle

Geschlossener Pneumothorax

Definition und Einteilung

Als Pneumothorax (kurz „Pneu") bezeichnet man die Ansammlung von Luft im Pleuraspalt, die zu einer Aufhebung des normalerweise negativen intrapleuralen Drucks führt und einen teilweisen oder kompletten Kollaps der betroffenen Lunge bewirkt. Bei Verletzungen der Pleura visceralis spricht man von einem **inneren Pneumothorax,** bei Verletzungen der Pleura parietalis von einem **äußeren Pneumothorax.** Während der äußere Pneumothorax durch Stich- oder Schussverletzung zustande kommt, entsteht der innere Pneumothorax nach Thoraxtraumen mit Verletzung der Lunge. Bestand die Verbindung zur Außenluft nur kurz und hat sich der Defekt wieder spontan verschlossen, handelt es sich um einen **geschlossenen Pneu,** bei fortbestehender Verbindung nach außen um einem **offenen Pneumothorax.**

Ätiologie

Ein geschlossener Pneumothorax kann spontan durch Ruptur einer oder mehrerer Emphysemblasen entstehen, **Spontanpneumothorax, z.B.** bei Rauchern, Asthmatikern oder jugendlichen Sportlern. Auch sekundär kann es als Folge einer Lungenerkrankung, z.B. bei Durchbruch von Tbc-Kavernen, eines Karzinoms oder bei einer abszedierender Pneumonie, zu einem geschlossenen Pneumothorax kommen. Die Lungenspitze ist der bevorzugte Ort.

Ferner kann der geschlossene Pneumothorax durch **Verletzungen der Lunge** oder der **Bronchien** mit Verbindung zur Pleurahöhle entstehen. Auch **iatrogen** kann ein Pneumothorax verursacht werden, z.B. durch mechanischer Beatmung, besonders mit PEEP (mit endexspiratorischem Überdruck), äußerer Herzmassage oder z.B. Verletzung der Pleura bei Punktion der V. cava superior.

Symptomatik

Je nach Ausmaß des Pneumothorax (partielles oder vollständiges Kollabieren der Lunge) äußert sich der Pneu durch geringere oder stärkere Dyspnoe, atemabhängige Schmerzen auf der betroffenen Thoraxseite und Zyanose.

Diagnostik

- **Klinische Untersuchung:** abgeschwächtes bis **aufgehobenes Atemgeräusch** auf der Seite des Pneumothorax; **hypersonorer Klopfschall.**

- **Röntgen-Thorax** in Exspirationsstellung zeigt die viszerale Pleura als äußere Grenze der strahlendichteren Lunge, die Lungengefäßzeichnung reicht nicht bis zur lateralen Thoraxwand. Die Lunge kann völlig kollabiert sein = **Totalkollaps** oder partiell, z.B. über der Lungenspitze = **Spitzenpneumothorax.** Ist auf der Übersichtsaufnahme nur ein Pneumothorax mit einem 1–2 cm breiten lateralen Saum sichtbar, wird er als **Mantelpneumothorax** bezeichnet.

Therapie

Gibt der Patient keine Beschwerden an, muss ein **Mantelpneumothorax** nicht behandelt werden, da die Luft in einigen Tagen von der Pleura resorbiert wird. Er bedarf jedoch der radiologischen Kontrolle.

In allen anderen Fällen wird eine **Pleurasaugdrainage** angelegt (s. Kap. 11.4.2). Für den Pneumothorax wird meist die sog. Monaldi-Lage im 2. ICR in der Medioklavikularlinie bevorzugt. Die Saugdrainage bewirkt eine sofortige Ausdehnung der Lunge, der Defekt wird tamponiert, und die ursprünglichen Druckverhältnisse im Pleuraspalt stellen sich bald wieder ein (s. Abb. 11-13).

Nach 3–5 Tagen ist meist die Entfernung der Monaldi-Drainage unter Sog möglich.

Wenn trotz Dauersog weiterhin kontinuierlich Luft aus dem Pleuraraum entweicht, ist der Verdacht auf eine **bronchopleurale innere Fistel** gegeben, die bei einem größeren Defekt einen operativen Eingriff erfordert.

Offener Pneumothorax

Definition

Beim offenen Pneumothorax besteht eine ständige Verbindung des Pleuraraums mit der Außenluft. In der Lunge herrscht dadurch atmosphärischer Druck, und es kommt zum Totalkollaps der Lunge.

Ätiologie/Pathogenese

Ursache eines offenen Pneumothorax ist meist eine Verletzung des Brustkorbs von außen. Er kann aber auch bei einer Lungenverletzung als innerer offener Pneumothorax entstehen. Bei jeder Inspiration strömt Luft von außen in den Pleuraraum. Das Mediastinum wird durch den negativen Druck im intakten Pleuraraum der gesunden Seite dorthin gezogen und geht bei der Exspiration wieder zurück. Es entsteht das sog. Mediastinalpendeln, das eine schwere Hypoxie

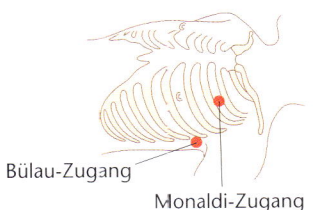

Bülau-Zugang

Monaldi-Zugang

Abb. 11-13 Punktionsstellen für Thoraxdrainagen.

zur Folge hat. Zusätzlich kommt es zum Abknicken der V. cava inferior, wodurch der venöse Rückstrom zum Herzen behindert wird; Folge ist die Entwicklung einer Herz-Kreislauf-Insuffizienz.

Symptomatik/Diagnostik

Schwere Dyspnoe, Tachypnoe, Schmerzen und Tachykardie. Der Patient befindet sich in einer **lebensbedrohlichen Situation.**

Beim offenen Pneumothorax ist ein schlürfendes Geräusch ein- und ausströmender Luft durch die Thoraxwunde hörbar. Radiologisch sind die Zeichen des Pneumothorax sichtbar.

Therapie

Wenn möglich, sollten eine **sofortige Intubation** und **Beatmung** des Patienten durchgeführt werden. Andernfalls kann durch einen luftdichten sterilen Verband der offene Pneumothorax in einen geschlossenen Pneumothorax umgewandelt werden.

> **Merke**
> Wenn der Verband nicht luftdicht ist und noch Luft einströmen, aber nicht mehr ausströmen kann, besteht die Gefahr, dass ein Spannungspneumothorax entsteht.

Spannungspneumothorax oder Ventilpneumothorax

Ätiologie/Pathogenese

Ein Spannungspneumothorax kann sich grundsätzlich aus jedem Pneumothorax entwickeln. **Iatrogen**

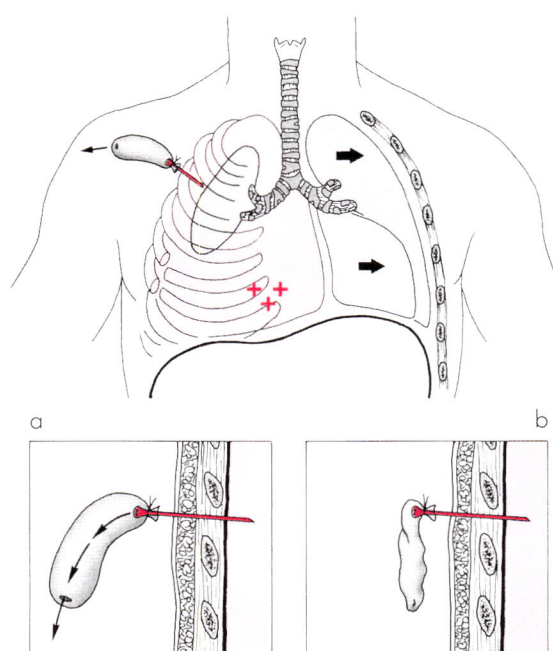

a   b

Abb. 11-14 Mediastinalverdrängung bei Spannungspneumothorax. Tiegel-Ventil bei Ausatmung (a) und Einatmung (b).

kann er bei Beatmung eines Patienten oder bei einer **Fehlpunktion des V. cava superior** entstehen.

Bei dieser Sonderform eines Pneumothorax kann bei der Inspiration Luft in den Pleuraraum gelangen, bei der Exspiration jedoch nicht mehr ausströmen. Es entsteht ein zunehmender Überdruck im Pleuraraum und eine zunehmende **Mediastinalverdrängung** zur gesunden Seite hin. Fehlende Ausdehnung der gesunden Lunge führt zu Gasaustauschstörung, das Herz wird komprimiert, und der venöse Rückstrom behindert, bis letztendlich ein Schockzustand eintritt.

Symptomatik

Schwerste Dyspnoe → Zyanose → Einflussstauung → Schock.

> **Merke**
> Beim Spannungspneumothorax besteht akute Lebensgefahr! Er erfordert sofortiges Eingreifen des Notfallarztes in Form einer Entlastungspunktion.

Diagnostik

Die Diagnose muss **klinisch** gestellt werden, da die Zeit nicht ausreicht ist, um eine Röntgenaufnahme anzufertigen:

● hypersonorer Klopfschall;
● aufgehobenes Atemgeräusch;
● gestaute Halsvenen.

Das **Röntgenbild** zeigt einen **Lungenkollaps,** die **Mediastinalverdrängung** zur gesunden Seite sowie einen Zwerchfelltiefstand (s. Abb. 11-14).

Therapie

Als Erstmaßnahme muss noch am Unfallort eine Punktion mit dicker Kanüle im 2. ICR medioklavikular erfolgen. An die Kanüle wird ein Fingerling mit eingeschnittener Spitze angebracht, der wie ein Überdruckventil wirkt **(Tiegel-Ventil).** Diese Kanüle bleibt während des Transports und der weiteren Abklärung liegen. In der Klinik erfolgt dann die Anlage einer Thoraxdrainage im 2. ICR medioklavikular.

Hämatothorax

Definition

Eine Ansammlung von Blut im Pleuraspalt wird als Hämatothorax bezeichnet.

Ätiologie

Ursache eines Hämatothorax kann eine Verletzung eines Gefäßes durch **Rippenfraktur** sein, eine **Tracheobronchialverletzung** oder eine **Lungenläsion. Iatrogen** kann eine Pleurapunktion oder Zentralvenenpunktion zu einem Hämatothorax führen. Häufig kommt er in Kombination mit einem Pneumothorax vor. Es kann ein starker Blutverlust resultieren, da der Pleuraraum bis zu 6 l Blut aufnehmen kann.

Symptomatik

Bei stärkerer Blutung entsteht die Symptomatik einer Hypovolämie mit **Anämie, Tachypnoe, Tachykardie,**

Kaltschweißigkeit und **Hb-Abfall.** Dazu kommen **Dyspnoe** und Thoraxschmerz.

Diagnostik

- **Klinische Untersuchung:** perkutorische **Dämpfung** und **abgeschwächtes Atemgeräusch.**
- **Röntgen-Thorax** in 2 Ebenen:
  - beim liegenden Patienten: **Verschattung;**
  - beim stehenden Patienten → **ansteigende Ergusslinie (radiologisch sind Blutmengen > 200 ml nachweisbar).**
- **Sonographie:** Unterscheidung eines Hämatothorax von anderen Verschattungen.
- **Pleurapunktion:** blutiges Punktat.

Therapie

Die Behandlung besteht in Anlage einer **Thoraxdrainage,** wobei ein dicker Drain (≥ 28 Charrière) verwendet werden soll. Die geeignete Einstichstelle für eine Drainage bei Hämatothorax ist der 4. ICR in der mittleren Axillarlinie (nicht unterhalb der Mamillarlinie). Durch vollständige Entleerung des Hämatothorax wird verhindert, dass sich eine Schwarte bildet, welche die Lunge einengt.

Eine operative Therapie mit Thorakotomie wird bei länger andauernder Blutung von 100 ml/h erforderlich.

Chylothorax

Definition

Unter einem Chylothorax versteht man eine Ansammlung von Chylus (griech., milchiger Saft) im Pleuraraum.

Ätiologie

Der Chylothorax entsteht entweder **traumatisch** durch Verletzung des Ductus thoracicus oder **iatrogen** bei Eingriffen an der Aorta, am Ösophagus oder an der Lunge (z.B. Dekortikation).

Ferner kommt er gelegentlich bei Lymphabflussbehinderungen durch **Tumoren** oder **Entzündungen** (z. B. Tbc) vor. Eine seltene Ursache ist eine **kongenitale Fehlanlage,** die mit einem Chylaskos (Chylus im Abdomen) kombiniert ist.

Symptomatik

Ähnlich wie bei einem Pleuraerguss leidet der Patient bei größerer Flüssigkeitsmenge unter **Dyspnoe.**

Diagnostik

- **Klinische Untersuchung:** Klopfschalldämpfung und abgeschwächtes oder aufgehobenes Atemgeräusch.
- **Pleurapunktion:** milchig-trübe Flüssigkeit mit hohem Fettgehalt und besonders viel Lymphozyten.
- **Szintigraphisch** kann der Defekt lokalisiert werden.

Therapie

Zunächst kann **konservativ** unter Einlage einer Bülau-Drainage und fettarmer Diät zur Verminde-

rung der Chylusproduktion beobachtet werden, ob der Chylusaustritt zum Versiegen kommt. Ist das auch unter parenteraler, gänzlich fettfreier Diät nach 6 Wochen nicht der Fall, ist der **operative** Eingriff indiziert. Angestrebt wird eine Sanierung der Lymphfistel durch Umstechung. Ist das nicht möglich, wird eine supradiaphragmale Ligatur des Ductus thoracicus rechts durchgeführt.

Traumatisches Emphysem

Subkutanes Emphysem

Definition/Ätiologie

Eine Luftansammlung im subkutanen Fettgewebe wird als subkutanes Emphysem bezeichnet.

Im Rahmen von **Thoraxverletzungen oder -operationen** kommt es gelegentlich zu Luftaustritt in das subkutane Gewebe. In dem weichen Unterhautgewebe breitet sich die Luft leicht aus und sammelt sich besonders häufig in den Augenlidern an.

Die betroffenen Hautareale sind **aufgetrieben,** z.B. lassen sich die Augenlider bei einem ausgeprägten Hautemphysem kaum öffnen. Schmerzen sind nicht vorhanden. Bei der Palpation ist ein typisches **Knistern** wahrnehmbar **(Schneeballknirschen).** Röntgenologisch finden sich charakteristische **streifige Aufhellungen** in den Weichteilen.

Das subkutane Emphysem bedarf keiner Therapie, da sich die Luft innerhalb weniger Tage von selbst resorbiert. Behoben werden muss aber die Ursache, also beispielsweise eine bronchopleurale Fistel oder ein Pneumothorax.

Mediastinales Emphysem

Definition

Unter einem mediastinalen Emphysem versteht man eine Luftansammlung im Mediastinum.

Ätiologie

Zu einem Übertritt von Luft in das Mediastinum kann es **traumatisch** bei Lungenkontusionen, Bronchus- oder Trachealrupturen oder Ösophagusperforationen kommen. **Iatrogen** wird es bei Bougierungen oder Endoskopien verursacht. Gelegentlich kommt es auch bei **Tumorarrosion** eines Bronchus oder des Ösophagus vor. Sehr selten ist eine **infektiöse** Ätiologie durch gasbildende Bakterien.

Symptomatik

- Druckgefühl oder retrosternale Schmerzen.
- **Einflussstauung.**
- Eventuell Hautemphysem am Hals und im Gesicht (Froschgesicht).

Diagnostik

Klinische Untersuchung → auskultatorisch **herzschlagsynchrones knisterndes Geräusch** (Auskultationsphänomen nach Hamman) oder palpatorisch **„Schneeballknirschen"** bei einem Hautemphysem nachweisbar.

Röntgenologisch ist die Luft im Mediastinum erkennbar an einer **Doppellinie entlang der linken Herzkontur.**

Therapie

Die Ursache des Mediastinalemphysems muss evtl. operativ beseitigt werden, außerdem wird zur Druckentlastung eine **Thoraxdrainage** gelegt und gleichzeitig **antibiotisch** behandelt, um eine Mediastinitis zu verhindern.

Verletzungen von Lunge und Trachea

Lungenkontusion

Definition

Bei einer Lungenkontusion handelt es sich um eine **Quetschung** von Lungenbezirken unterschiedlicher Größe.

Ätiologie/Pathogenese

Eine Lungenkontusion ist ein häufiges Ereignis im Rahmen von Verletzungen beim **stumpfen Thoraxtrauma,** z.B. Anprall auf Lenkrad. Etwa 60 % der polytraumatisierten Patienten weisen eine Lungenkontusion auf. Dabei kommt es zu Läsionen des Lungenparenchyms mit nachfolgendem interstitiellen Lungenödem. Die Lungenkontusion kann sich auf einzelne Herde beschränken oder auch ganze Lungenlappen betreffen. Man unterscheidet zwei Formen, die **einfache Lungenkontusion** und die **Lungenkontusion mit respiratorischer Insuffizienz.**

Symptomatik/Diagnostik/Therapie

Einfache Lungenkontusion Die einfache Lungenkontusion führt nicht zu ausgeprägter Dyspnoe. Im Röntgen-Thorax zeigt sich eine **Verschattung** von unterschiedlichem Ausmaß, die Blutgasanalyse ergibt unauffällige Werte. Die Therapie ist im Allgemeinen auf **regelmäßige Kontrollen** und **Abwarten** beschränkt.

Lungenkontusion mit respiratorischer Insuffizienz Auffällig ist die deutliche Dyspnoe, im **Röntgen-Thorax** imponieren zunehmende Verschattungen. Die Blutgasanalyse ergibt (manchmal erst nach 24–36 h) eine ausgeprägte **Hypoxie.**

Therapeutisch wird sofort eine Beatmung mit endexspiratorischem Überdruck (PEEP) durchgeführt, Humanalbumin 20 % infundiert und kurzfristig Cortison verabreicht. Ein neuer Therapieansatz besteht in der Kombinationsbehandlung aus kinetischer Lagerungstherapie im RotoRest® Bett und Beatmung nach dem „Open-lung"-Konzept, das durch passagere intermittierende Erhöhung des Beatmungsdrucks eine Rekrutierung geschädigter atelektatischer Alveolarabschnitte anstrebt.

Komplikationen

Kontusionspneumonie.

Prognose

Die Lungenkontusion ohne respiratorische Insuffizienz führt zu Restitutio ad integrum. Bei einer Lun-

genkontusion mit respiratorischer Insuffizienz kann es sehr rasch zu Lungenorganversagen kommen. Die Letalität liegt bei einer Kontusion mit respiratorischer Störung bei 25 %.

Kasuistik

Eine 35-jährige Patientin erlitt bei einem Auffahrunfall durch Aufprall auf das Lenkrad ein stumpfes Thoraxtrauma. Die Patientin wird bewusstlos in die Klinik eingeliefert. Die Röntgenübersichtsaufnahme des Thorax zeigt fleckige Verschattungen, die Patientin wird zunehmend dyspnoisch. Die Blutgasanalyse ergibt eine Hypoxie mit pO_2 von 65 % bei pCO_2 von 60 %. Wegen einer Lungenkontusion mit respiratorischer Insuffizienz wird die Patientin für 3 Tage beatmet, erhält Infusionen mit 20 % Humanalbumin und Cortisongaben. Im Anschluss daran stellt sich eine Besserung der BGA ein, die Patientin muss nicht mehr weiter beatmet werden.

Lungenruptur

Bei einer Lungenruptur handelt es sich um **Zerreißung** oder **Berstung** von Lungengewebe. Zugrunde liegt meist ein schweres Thoraxtrauma. Die Verletzung ist häufig kombiniert mit **Hämato- oder Pneumothorax,** wenn die Pleura visceralis mit einreißt. Die Lungenruptur kann jedoch auch isoliert auftreten, als **zentrale Lungenruptur.**

Bei einer zentralen Lungenruptur kann eine **Hämoptoe** auf die Verletzung hinweisen, liegen gleichzeitig Hämato- oder Pneumothorax vor, stehen deren Symptome im Vordergrund. Die Röntgenaufnahme (Röntgen-Thorax in 2 Ebenen) zeigt eine schlecht abgegrenzte **Verschattung** ähnlich wie bei einer Lungenkontusion und ggf. Zeichen eines Pneumo- oder Hämatothorax.

Eine operative Therapie der Lungenruptur ist bei fortdauernder Blutung erforderlich, besteht ein Hämato- oder Pneumothorax, wird eine Drainage angelegt.

Trachea- und Bronchusverletzungen

Ätiologie

Trachea- und Bronchusverletzungen ereignen sich meist infolge eines **stumpfen Thoraxtraumas** und können ein sehr variables Krankheitsbild hervorrufen. Das Spektrum der Verletzungen reicht von leichteren Schleimhautverletzungen bis zu kompletten Abrissen, die dann häufig die Hauptbronchien betreffen. Meist ist die Verletzung mit anderen Läsionen wie Hämato- oder Pneumothorax kombiniert.

Symptomatik

- Dyspnoe.
- Obere Einflussstauung.
- Kollares oder thorakales Hautemphysem, welches sich auf Gesicht, Schultern, Bauchdecken (beim Mann bis zum Skrotum) ausdehnen kann.

Komplikationen

Mediastinitis, kompressives Mediastinalemphysem.

Diagnostik

Mit der **Bronchoskopie** kann die Diagnose eindeutig gestellt und das Leck lokalisiert werden.

> **Merke**
> Bei einem Pneumothorax, der trotz Bülau-Drainage nicht behoben werden kann, besteht der Verdacht auf Vorliegen einer Bronchusverletzung.

Therapie

Bei kleineren Verletzungen reicht die **konservative Therapie** aus, bei der unter antibiotischer Abdeckung abgewartet wird, ob das Emphysem rückläufig ist.

Bei größeren Defekten oder Abrissen ist ein **operatives** Vorgehen erforderlich, bei einer Hauptbronchienruptur muss eine Direktnaht gesetzt werden, bei einer Segmentbronchienruptur wird eine Segmentresektion oder Lobektomie vorgenommen. Eine Antibiose wird zur Vermeidung einer Mediastinitis eingesetzt.

Verletzungen des Herzens (s. Kap. 12.11)

Verletzungen intrathorakaler Gefäße (s. Kap. 13.1.8)

11.8 Lungentransplantation

Die erste Lungentransplantation am Menschen wurde im Jahre 1961 vorgenommen, seit Mitte der 80er-Jahre wird sie routinemäßig durchgeführt. In Deutschland werden pro Jahr etwa 150 Lungen transplantiert, die Tendenz ist steigend.

Eine Lungentransplantation kann sowohl **unilateral (SLTX), bilateral (DLTX)** oder selten auch als **Herz-Lungen-Transplantation (HLTX)** durchgeführt werden.

Indikationen

Eine Lungentransplantation kommt bei Patienten mit fortgeschrittenen Lungenparenchym- oder Lungenge-fäßerkrankungen ohne andere therapeutische Alternativen in Betracht (s. Tab. 11-13).

Bei chronisch infektiösen Erkrankungen (Mukoviszidose, beidseitigen Bronchiektasen) wird immer beidseitig transplantiert.

Die Altersgrenze liegt bei 60–65 Jahren. Meist leiden die Patienten schon seit längerer Zeit unter Ruhedyspnoe; der pO_2 beträgt < 60 mmHg und FEV_1 < 50 %.

Kontraindikationen

Akute Infekte, chronische Leber- und Niereninsuffizienz, HIV-Infektion, nicht kurable maligne Tumoren oder Dauer-Glukokortikoidmedikation.

Verfahren

In geeigneter Konservierungslösung beträgt die tolerierbare Haltbarkeitsgrenze für Lungen 6 h, für Herz-Lungen-Transplantate 4 h.

Nach Entfernung der Lunge des Empfängers wird die Spenderlunge in den Thorax eingebracht, der Bronchus anastomosiert, die Lungenvenen an den Vorhof des Empfängers genäht und schließlich zuletzt die A. pulmonalis verbunden. Die Implantation der zweiten Lunge geschieht dann schon unter Beatmung der ersten (Patient an der Herz-Lungenmaschine).

Nachbehandlung

Möglichst kurze Beatmung mit PEEP und frühzeitige Mobilisation des Patienten; Bülau-Drainage, Antibiose; Immunsuppression mit Ciclosporin A, Azathioprin und Steroiden.

Komplikationen

Infektionen (Zytomegalie), akute Abstoßung, chronische Abstoßung (Bronchiolitis obliterans).

Prognose

Die perioperative Letalität liegt bei ca. 10 %, die 1-Jahres-Überlebensrate bei 80–90 % und die 5-JÜR bei über 60 %.

Tab. 11-13 Indikationen zur Lungentransplantation		
Störung	**Erkrankung**	**Art der Transplantation**
Restriktive Ventilationsstörung	Idiopathische Lungenfibrose, Pneumokoniosen	Unilateral
Obstruktive Ventilationsstörung	Emphysem bei α_1-Antitrypsin-Mangel Chronisch obstruktive Lungenerkrankung	Unilateral
	Bronchiektasen Mukoviszidose (zystische Fibrose)	Bilateral
Vaskuläre Störung	Primäre pulmonale Hypertonie	Bilateral

12 Herz

Gerlind Souza-Offtermatt

12.1 Grundlagen

Topographie

Das Herz ist im **mittleren Mediastinum** gelegen und wird vom Perikard (Herzbeutel) umgeben. Zu den Nachbarorganen ergeben sich folgende Lagebeziehungen:

- **rechter Vorhof** → Mittel- und Unterlappen der rechten Lunge;
- **rechter Ventrikel** → Sternum und Zwerchfell, darunter die Leber;
- **linker Vorhof** → Ösophagus, Aorta descendens;
- **linker Ventrikel** → Lingula und Unterlappen der linken Lunge.

Die **linke Herzkontur** reicht von der Höhe der 1. Rippe links parasternal mit dem Aortenbogen bis zur Herzspitze in Höhe der 5. Rippe in der Medioklavikularlinie.

Die **rechte Herzkontur** beginnt am rechten Parasternalrand in Höhe der 1. Rippe mit der V. cava superior und reicht bis zum 5. ICR rechts parasternal.

Der **arterielle Pol** des Herzens (Porta arteriosa), **Aorta** und **Truncus pulmonalis,** liegt ventral, der **venöse Pol** (Porta venosa), Vv. cavae und Vv. Pulmonales, dorsal.

Projektion und Auskultationsstellen der Herzklappen (s. Tab. 12-1)

> **Merke**
> Die Auskultationsstellen der Klappen kann man sich mit folgendem Merksatz einprägen: „Anton pulmonale trinkt Milch um 22:45." Der Anfangsbuchstabe steht jeweils für die Klappe, die Zahl für den Interkostalraum.

Wandaufbau

Die Herzwand ist von innen nach außen aus folgenden Schichten aufgebaut:

- **Endokard** → bildet die Klappen aus bindegewebig verstärkten Endokardduplikaturen;

Tab. 12-1 Projektion und Auskultationsstellen der Herzklappen

Herzklappe	Projektion auf die Brustwand	Auskultationsstelle
Aortenklappe	4. ICR Sternalrand links	2. ICR rechts parasternal
Pulmonalklappe	III. Rippe Sternalrand links	2. ICR links parasternal
Mitralklappe	IV./V. Rippe Sternalrand links	5. ICR links Medioklavikularlinie
Trikuspidalklappe	Höhe V. Rippe hinter dem Sternum	4. ICR rechts parasternal

Tab. 12-2   Koronararterien

	Rechte Koronararterie (RCA)	Linke Koronararterie (LCA)
Verlauf	Im Sulcus interventricularis post	Sulcus interventricularis ant.
Endäste	Ramus interventricularis post. (RIVP)	Ramus circumflexus (RCX) Ramus interventricularis ant. (RIVA)
Versorgungsgebiet	Rechter Vorhof Größter Teil des rechter Ventrikels Hinterwand des linken Ventrikels Hinterer Teil der Scheidewand	Linker Vorhof Hauptanteile des linken Ventrikels Vorderer Teil der Scheidewand

- **Myokard** → der Herzmuskel enthält Gefäße und Nerven des Erregungsleitungssystems;
- **Epikard** → Herzaußenhaut (Lamina visceralis des Perikards) setzt sich auf den Anfangsteil der großen Gefäße fort, wo sie in das parietale Blatt des Herzbeutel (Perikard) umschlägt.

Der **Herzbeutel (Perikard)** umgibt das Herz schützend und ermöglicht ihm freie Bewegung.

Merke
Aorta und Truncus pulmonalis liegen in einer Ausdehnung von etwa 3 cm innerhalb des Herzbeutels. Platzt hier ein Gefäß (Aortenaneurysma), ergießt sich das Blut in den Herzbeutel und führt zur Herzbeuteltamponade.

Blutversorgung
Die **Koronararterien** (s. Tab. 12-2, Abb. 12-1) entspringen aus dem Sinus aortae hinter der Aortenklappe.

Die **Koronarvenen** sammeln sich im Sulcus coronarius und münden in den rechten Vorhof.

Innervation
Sympathische und parasympathische Fasern aus dem an der Aorta gelegenen **Plexus cardiacus** erreichen mit den Koronararterien die Herzwand.

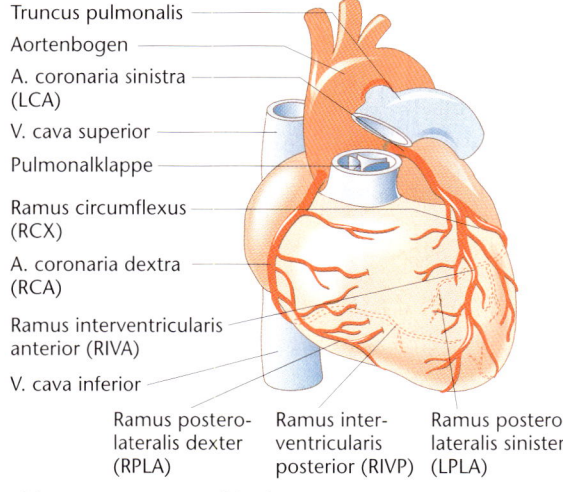

Truncus pulmonalis
Aortenbogen
A. coronaria sinistra (LCA)
V. cava superior
Pulmonalklappe
Ramus circumflexus (RCX)
A. coronaria dextra (RCA)
Ramus interventricularis anterior (RIVA)
V. cava inferior

Ramus postero-lateralis dexter (RPLA)
Ramus inter-ventricularis posterior (RIVP)
Ramus postero-lateralis sinister (LPLA)

Abb. 12-1   Topographie der Koronararterien.

12.2 Diagnostik

12.2.1 Anamnese und körperliche Untersuchung

Anamnese
Bei der Anamnese wird besonders nach kardialen Vorerkrankungen und Leitsymptomen gefragt:
- Vorerkrankungen oder Operationen, z. B. rheumatisches Fieber.
- **Thoraxschmerz?** Schmerzcharakter?
  - Angina-pectoris-Schmerz: retrosternales Engegefühl, oft in den rechten Arm ausstrahlend;
  - Perikardschmerz: atem- und lageabhängig, oft stechend, retrosternal oder epigastrisch;
  - aortenbedingt: plötzlicher schneidender Schmerz bei Ruptur eines Aortenaneurysmas;
  - psychogen: typisch im Bereich der Herzspitze, anhaltend, dumpf.
- **Dyspnoe:** Einteilung nach **WHO** (s. Kap. 11.2.1)
  - Dyspnoe plötzlich beginnend: V. a. Lungenembolie, Pneumothorax, Myokardinfarkt, akutes Lungenödem;
  - bei Lagewechsel auftretend: V. a. Vorhofmyxom.
- **Extrasystolen:** Herzstolpern, unregelmäßiger Puls, Herzrasen.
- **Nykturie:** vermehrte nächtliche Miktion häufig bei latenter oder manifester Herzinsuffizienz.
- **Synkope:** kurze Bewusstlosigkeit ohne Aura.

Inspektion
- **Zyanose:** bei > 5 g/dl reduziertem Hb
  - **periphere Zyanose (Akrozyanose):** vermehrte O_2-Ausschöpfung in der Peripherie bei niedrigem Herzminutenvolumen, z. B. bei **Herzinsuffizienz.** Unterscheidungsmerkmal: Zunge bleibt rot;
  - **zentrale Zyanose:** arterielle Untersättigung bei **Rechts-links-Shunt** (Fallot-Tetralogie, Pulmonalstenose mit Vorhofseptumdefekt, Eisenmenger-Komplex, Transposition der großen Gefäße), **Lungenerkrankungen.** Merkmale: blaue Zunge, Trommelschlägelfinger.
- **Ödeme:** bei Rechtsherzinsuffizienz üblicherweise symmetrisch prätibial und an den Knöcheln, bei starker Ausprägung auch sakral (Anasarka).
- **Obere Einflussstauung (Halsvenenstauung):** kardial bedingt bei Rechtsherzinsuffizienz infolge Pericarditis constrictiva, Perikardtamponade, Trikuspidalinsuffizienz oder -stenose.

Auskultation

Herzgeräusche (s. Tab. 12-3) entstehen durch Turbulenz der Blutströmung als

- **systolische oder diastolische Geräusche** bei Klappenstenosen oder Klappeninsuffizienzen,
- **kontinuierliche Geräusche** (z. B. offener Ductus Botalli),
- **funktionelle Geräusche** infolge eines vergrößerten Flußvolumens.

12.2.2 Apparative Diagnostik

Röntgenaufnahme des Herzens in 2 Ebenen

(s. Abb. 12-2)
Darstellung der Herzkontur, wobei sich nur bedingt und nicht sehr zuverlässig auf eine **Vergrößerung der Herzabschnitte** schließen lässt:

- Einengung des Retrokardialraumes: Vergrößerung des linken Vorhofs und linken Ventrikels;
- Einengung des Retrosternalraumes und Verbreiterung der rechten Herzkontur: Vergrößerung des rechten Herzens.
- Des Weiteren können Zeichen der **Lungenstauung** an einer Hilusverbreitung erkannt werden: Herzinsuffizienz.

EKG

Das Elektrokardiogramm ist präoperativ vor jeder OP unverzichtbar als Standarduntersuchung zur Beurteilung von Herzrhythmus und -frequenz, Ischämiezeichen, Feststellung des Lagetyps.

Belastungs-EKG (Ergometrie)

Untersuchung zur Beurteilung der kardiopulmonalen Belastbarkeit, zum Nachweis von Ischämiereaktionen und Erfassung belastungsbedingter Rhythmus- oder Leitungsstörungen.

Durchführung: Die Herzfrequenz wird durch stufenförmige körperliche Belastung auf dem Fahrradergometer auf 80–90 % der altersabhängigen maximalen Herzfrequenz gesteigert (Faustregel: 220–Alter). Zuvor möglichst Absetzen von β-Blockern, Digoxin und Digitoxin.

Kontraindikation: akuter Herzinfarkt, akute Endo-, Myo- oder Perikarditis, manifeste Herzinsuffizienz Hypertonie > 220/120 mmHg.

Langzeit-EKG

EKG-Registrierung auf elektronischem Speicher über 24 h unter alltäglicher Belastung.

Indikation: Klärung von Schwindelanfällen, Synkopen, Erfassung von Wirkung und Nebenwirkungen bei antiarrhythmischer Therapie.

Transthorakale Echokardiographie

Als eindimensionale **(M-mode)** zur Erfassung der Struktur von Herzklappen, Vermessung von Herzhöhlen, Wanddicken oder als zweidimensionale **(2-D)** Echokardiographie, die eine bessere Beurteilung von Vitien und Thromben erlaubt.

Tab.12-3	Herzgeräusche (Lautstärkegrade nach Levine)
1/6	Sehr leise; nur während Apnoe in geräuschloser Umgebung zu hören
2/6	Leise, auch während der Atmung zu hören
3/6	Mittellautes Geräusch, immer ohne Schwirren
4/6	Lautes Geräusch, häufig mit Schwirren
5/6	Sehr lautes Geräusch, aber nur mit aufgesetztem Stethoskop zu hören, Schwirren
6/6	Distanzgeräusch, sehr laut zu hören bis auf 1 cm von der Thoraxwand, Schwirren

Die transthorakale Echokardiographie erfolgt von bestimmten Positionen aus: parasternal, Herzspitze, Jugulum und subxiphoidal.

Transösophageale Echokardiographie (TEE)

Der Schallkopf wird in den Ösophagus eingeführt, der sich dorsal des linken Vorhofs befindet. Die Bildqualität wird nicht durch Luft oder Knochen beeinträchtigt.

Indikation: Endokarditis, Suche nach Vorhofthromben als Emboliequelle.

Doppler-Echokardiographie

Bei der Doppler-Echokardiographie werden folgende Methoden eingesetzt:

- **Pulsed-Wave-(PW-)Doppler** → Bestimmung von HZV, Shuntvolumen;
- **Continuous-Wave-(CW-)Doppler** → Bestimmung der Flussgeschwindigkeit an verengten Herzklappen, Abschätzung von Druckgradienten und Klappenöffnungsflächen;

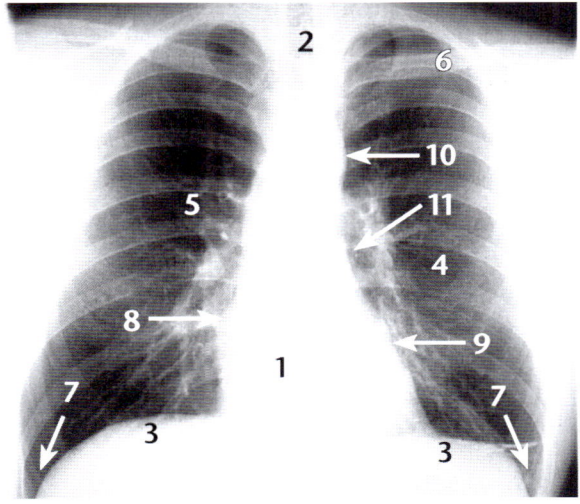

Abb. 12-2 Röntgenbild Thoraxübersicht a.p. Herzschatten (1), Trachea (2), Zwerchfell (3), Pulmo sinister (4), Pulmo dexter (5), Klavikula (6), Sinus phrenicocostalis (7), Atrium dextrum (8), Atrium sinistrum (9).

- **farbkodierte Doppler-Echokardiographie ("Farb-Doppler")** → Abschätzung des Schweregrads von Shunts und Klappenregurgitationen.

Herzkatheteruntersuchung

Für die Katheterisierung des **linken Herzens** wird in der Regel die A. femoralis communis punktiert und der Katheter zum linken Herzen vorgeschoben, für die Katheterisierung des **rechten Herzens** die V. femoralis oder V. subclavia.

Indikation der **Linkskatheteruntersuchung:** Darstellung der Aorta, des linken Vorhofs und linken Ventrikels über KM-Injektion (Angiokardiographie), Messung der Druckverhältnisse und der O_2-Sättigung, Beurteilung der Kontraktilität.

Indikation der **Rechtskatheteruntersuchung:** Darstellung des rechten Herzens und der A. pulmonalis über KM-Injektion, Messung der Druckverhältnisse und der O_2-Sättigung sowie Sondierung von Septumdefekten.

Pulmonaliskatheter (Swan-Ganz-Katheter)

Zur Bestimmung des zentralen Venendrucks (ZVD), des rechten Vorhof- und Ventrikeldrucks, des Pulmonalarteriendrucks, des pulmonalen kapillaren Verschlussdrucks (PCWP), des Herzzeitvolumens, des Herzindex (CI) und des peripheren Gesamtwiderstandes (SVR).

Durchführung: Über eine zentrale Vene (z. B. V. subclavia) wird bis in die Aufzweigungen der A. pulmonalis ein Einschwemmkatheter, der Swan-Ganz-Katheter, eingebracht.

Myokardszintigraphie (Thallium-201)

Nachweis minderversorgter Myokardbereiche in Ruhe und unter Belastung. Anwendung bei nicht verwertbarem Belastungs-EKG.

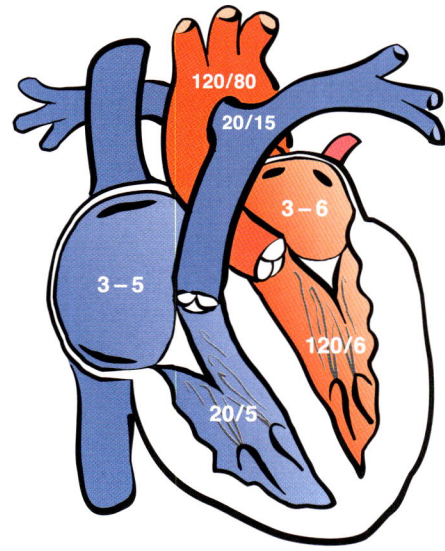

Abb. 12-3 Physiologische Druckwerte (mmHg) in den Herzkammern und großen Gefäßen.

Klinik: hämodynamische Parameter

Schlagvolumen: das in der Systole ausgeworfene Volumen (60–70 ml).

Herzzeitvolumen (HZV), syn. Herzminutenvolumen (HMV), "cardiac output": Schlagvolumen × Herzfrequenz (4,5–5 l/min), gemessen mit Rechtsherzkatheter.

Herzindex (CI): das auf die Körperoberfläche bezogene HMV ($3,5 \pm 0,5$ l/min/m²).

Auswurffraktion ("ejection fraction" [EF]): 50–70 % der enddiastolischen Ventrikelfüllung.

Die in den einzelnen Herzabschnitten bestehenden physiologischen Druckwerte können Abbildung 12-3 entnommen werden.

12.3 Chirurgische Grundbegriffe

Operationen am geschlossenen Herzen

Eingriffe am nicht eröffneten und **schlagenden Herzen** können ohne Einsatz der Herz-Lungen-Maschine durchgeführt werden. Dies sind: Perikardfensterungen, Dekortikation beim Panzerherz, geschlossene Kommissurotomie bei einer Mitralstenose oder die Anlage eines palliativen Shunts (z. B. Blalock-Taussig-Anastomose).

Operationen am offenen Herzen

Da alle chirurgischen Eingriffe am offenen Herzen eine **extrakorporale Zirkulation** erfordern, eröffneten sich mit der Entwicklung einer zuverlässigen Herz-Lungen-Maschine Mitte der 50er-Jahre des vergangenen Jahrhunderts der Kardiochirugie die notwendigen Möglichkeiten, um solche Eingriffe ausführen zu können.

Die extrakorporale Zirkulation

(Herz-Lungen-Maschine, s. Abb. 12-4)

Zusammensetzung der Herz-Lungen-Maschine:
- Oxygenator: Sauerstoff-Aufsättigung des venösen Blutes;
- Pumpeinheit;
- Wärmeaustauscher: Senkung der Körpertemperatur während und Aufwärmung nach Beendigung des Eingriffs.

Über einen Spezialkatheter wird das Blut aus den Hohlvenen abgeleitet, von der Pumpeinheit über den Oxygenator gepumpt, wo es mit Sauerstoff gesättigt wird und über einen Wärmeaustauscher zur Aorta und in die Körperperipherie gepumpt wird.

Während des Vorgangs muss die Gerinnungsfähigkeit mit Heparin reduziert werden. Nach dem Eingriff wird der Vorgang durch Protamin wieder rückgängig gemacht.

Kardioprotektion

Um einen Eingriff am Herzen ausführen zu können und eine Luftembolisation und einen stärkeren Blutverlust zu vermeiden, wird bei Blutleere und Herzstillstand operiert. Nach Abklemmen der Aorta

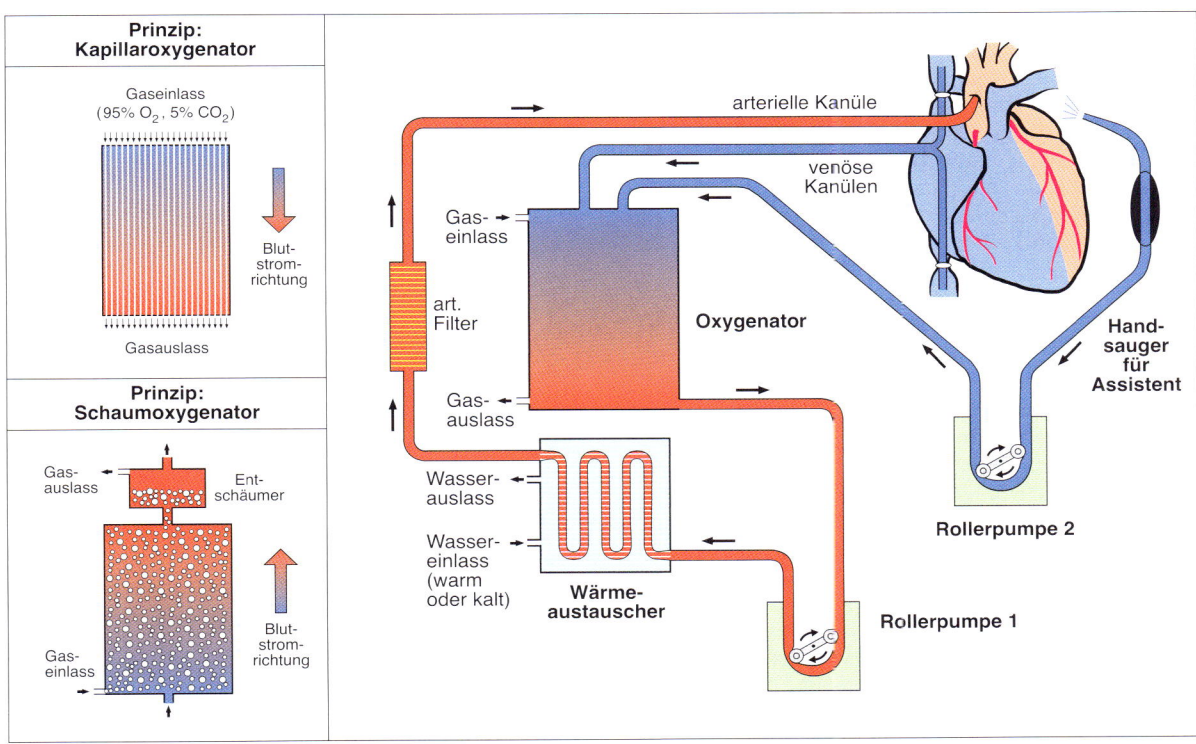

Abb. 12-4 Schema der extrakorporalen Zirkulation.

oberhalb der Koronarostien wird eine kardiople-gische Lösung von 4 °C in die Koronararterien in-fundiert. Diese enthält Procain, Magnesium und Ka-lium in einer Dosierung, die einen sofortigen Herz-stillstand bewirkt. Durch die erniedrigte Temperatur der Lösung und zusätzliche Oberflächenspülung mit Eiswasser werden die Myokardtemperatur auf < 10 °C und die Körpertemperatur durch den Wärme-austauscher auf eine mäßige Hypothermie von 25 °C gebracht. Die Ischämietoleranz des Herz-muskels wird dadurch auf bis zu 180 min verlän-gert.

Wegen der erhöhten Blutviskosität ist eine Hämo-dilution bis 20–25 % Hämatokrit erforderlich.

Kommissurotomie oder Valvulotomie

Bei **Stenosen oder Insuffizienzen der Herzklappen** (s. Kap. 12.5) als klappenerhaltende Operation.

Durchführung: Sprengung der hinteren oder vorde-ren Kommissur der Klappe mit Kommissurotom (Kommissurotomie) oder Spaltung der Klappe (Val-vulotomie). Dies kann in einer **offenen Kommis-surotomie** (unter Sicht des Auges, mit HLM) oder im Rahmen einer Herzkatheteruntersuchung durchge-führt werden.

Einsatz von Klappenprothesen

Bei **Stenosen oder Insuffizienzen der Herzklappen** (s. Kap. 12.5).

Durchführung: Eingriff am offenen Herzen. Nach Entfernung der erkrankten Klappe wird die Klappen-prothese oder biologische Klappe eingesetzt.

Blalock-Taussig-Anastomose

Bei **angeborenen zyanotischen Herzfehlern mit ver-minderter Lungendurchblutung** (z. B. Fallot-Tetralo-gie und Trikuspidalatresie, s. Kap. 12.4.2).

Durchführung: End-zu Seit-Anastomose zwischen A. subclavia und gleichseitigem Hauptast der A. pul-monalis. Das hypoxämische Aortenblut wird teil-weise nochmals der Lunge zugeführt.

Interventionelle Therapie der Koronarsklerose (PTCA)

Bei kurzstreckigen **Stenosen** an gerade verlaufenden Gefäßsegmenten (s. Kap. 12.6).

Durchführung: keine eigentliche chirurgische Maß-nahme; Zugang über eine Femoral- oder Brachial-arterie; über einen Führungsdraht wird ein Ballonka-theter in dem verengten Gefäßsegment platziert, und der Abschnitt wird kontrolliert dilatiert. Eventuell auch Platzierung eines intraluminären Wall-Stents.

Aortokoronarer Bypass (ACVB)

Bei **Stenosen der Koronararterien** (s. Kap. 12.6); Hauptstammstenosen, Mehrgefäßerkrankungen, in-stabiler Angina pectoris.

Durchführung: mediane Sternotomie, mit V. saphe-na magna als Bypassmaterial werden in Kardioplegie mit HLM Anastomosen angelegt. Möglich auch als IMA mit A. mammaria interna als Bypassmaterial.

Trendelenburg-Operation

Bei **Lungenembolie** (s. Kap. 12.10) und bestehender Kontraindikation für eine Thrombolyse.

Durchführung: In der Regel unter Einsatz der HLM erfolgt die Eröffnung der A. pulmonalis mit Entfernung des thrombotischen Materials.

Dekortikation

Bei **Pericarditis constrictiva** (s. Kap. 12.9).

Durchführung: mediane Sternotomie, möglichst komplettes Abschälen der Schwielen oder Kalkspangen evtl. mit HLM.

12.4 Fehlbildungen

Kongenitale Herz- und Gefäßfehlbildungen sind bei 0,8–1 % aller Neugeborenen festzustellen, in Deutschland liegt die Inzidenz kongenitaler Vitien bei etwa 4000 pro Jahr.

Ätiologisch kommen sowohl **Chromosomenaberrationen** (Trisomie 18, Trisomie 21, Turner-Syndrom) als auch **virale Infektionen** während der Frühschwangerschaft (Röteln, Herpes simplex, Zytomegalie und Coxsackie) oder Schädigung durch Medikamente oder Alkohol in Betracht.

Eine Einteilung der Herzfehlbildungen nach ihrer Häufigkeit zeigt, dass sich der Hauptanteil der verschiedenartigen Vitien auf relativ wenige Krankheitsbilder verteilt (s. Tab. 12-4).

Wegen der Vielfalt der Fehlbildungen muss eine Einteilung nach bestimmten pathophysiologischen Gesichtspunkten vorgenommen werden, welche die wesentlichen Kriterien des Krankheitsbildes enthält. Solche Kriterien sind:

Zentrale Zyanose

Eine zentrale Zyanose kennzeichnet Fehlbildungen mit ausgeprägtem **Rechts-links-Shunt** auf Vorhof- oder Ventrikelebene oder im Bereich der großen Gefäße. Die Zyanose wird manifest, wenn mindestens 5 g reduziertes Hb/100 ml nachweisbar sind. Sie geht mit einer **O$_2$-Untersättigung** des arteriellen Blutes einher. Die arterielle Sauerstoffuntersättigung stellt einen Anreiz zur **Blutneubildung** dar, was sich in

Polyglobulie äußert. Die Erythrozytenzahl kann so auf $6–9 \times 10^{12}$/l ansteigen, und der Hämatokrit kann 80 % erreichen, woraus eine **Thromboseneigung** resultiert. Da keimhaltiges venöses Blut direkt in die arterielle Strombahn gelangt, ohne den Filter der pulmonalen Strombahn durchlaufen zu haben, werden **septische Komplikationen** oder Abszesse (z.B. Hirnabszesse) häufiger beobachtet.

> **Klinik: Klinische Zeichen der zentralen Zyanose**
>
> Die Ausbildung von **Trommelschlägelfingern** steht in Zusammenhang mit der arteriellen Untersättigung. Eine Leistungsminderung und körperliche Entwicklungsverzögerung der Kinder wird zwar häufig beobachtet, ist jedoch nicht obligat.
>
> Typisch für Kinder mit zyanotischen Vitien ist hingegen die sog. **Hockstellung** (= „squatting"), welche die Kinder instinktiv einnehmen. Durch die Stellung wird der periphere Gefäßwiderstand erhöht, der enddiastolische Druck im linken Ventrikel steigt an, wodurch der Rechts-links-Shunt und damit die Zyanose vermindert wird.

Vermehrte Lungendurchblutung

Bei Fehlbildungen mit **Links-rechts-Shunt,** der im Bereich der Vorhöfe, der Kammern oder der großen Arterien liegen kann, stellt sich je nach Defektgröße und Druckverhältnissen ein mehr oder weniger ausgeprägter Shunt arterialisierten Blutes in den Lungenkreislauf mit entsprechender Volumenbelastung ein. Bei längerer Dauer kommt es zu einer Erhöhung des Gefäßwiderstandes im Lungenkreislauf und daraus resultierend einem Druckanstieg im rechten Ventrikel. Übersteigt der pulmonale Gefäßwiderstand den des großen Kreislaufs kommt es zur sog. **Shuntumkehr,** bei dem sich der Links-rechts-Shunt in einen **Rechts-links-Shunt** umwandelt (**Eisenmenger-Reaktion**).

12.4.1 Fehlbildungen ohne Zyanose

Angeborene Herzfehler mit normaler Lungendurchblutung

Pulmonalstenose

Definition/Einteilung

Die Stenose der A. pulmonalis wird nach der Lokalisation in Bezug zur Pulmonalklappe in eine **valvuläre** (90 %), bei der eine Verklebung der Kommissuren vorliegt, eine **subvalvuläre** oder **supravalvuläre** Form eingeteilt.

Pathogenese/Symptomatik

Durch die chronische Druckbelastung des rechten Ventrikels entsteht eine konzentrische **Rechtsherzhypertrohie,** die schließlich zur **Rechtsherzinsuffizienz** wird.

Je nach Grad der Stenose oft jahrelang Symptomfreiheit, später zunehmende **Belastungsdyspnoe.**

Tab. 12-4 Kongenitale Fehlbildungen des Herzens und der großen Gefäße nach Häufigkeit	
Fehlbildung	Anteil (%)
Ventrikelseptumdefekt	Ca. 30
Vorhofseptumdefekt	Ca. 15
Persistierender Ductus Botalli	Ca. 10
Pulmonalstenose	Ca. 10
Fallot-Tetralogie	Ca 10
Aortenstenose	Ca. 7
Aortenisthmusstenose	Ca. 5
Transposition der großen Arterien	Ca. 4

Diagnostik

Auskultation: 4/6–6/6 holosystisches Pressstrahlgeräusch im 2. ICR links. Diagnosesicherung durch Echokardiographie, Herzkatheter und Angiographie.

Therapie

Meist ist eine Sprengung der Pulmonalklappe ohne HLM (Herz-Lungen-Maschine) möglich, bei schon ausgeprägter Rechtsherzinsuffizienz mit HLM.

Aortenstenose

Definition/Einteilung

Auch an der Ausflussbahn der Aorta kommt es zu Verengungen, die an der Klappe (valvulär), unterhalb der Klappe (subvalvulär) oder oberhalb der Klappe (supravalvuär) gelegen sind.
- Valvulär: bikuspidal angelegte Klappe.
- Subvalvulär: meist Endokardleiste unterhalb der Klappenebene
- Supravalvulär: Einengung oberhalb des Klappenrings durch Verdickung aller Wandschichten.

Pathogenetisch resultieren bei allen Formen aus der **chronischen Linksherzbelastung** eine **Hypertrophie** und schließlich bei Überschreiten des kritischen Herzgewichts (ca. 500 g) eine **Insuffizienz.**

Symptomatik

Abhängig von Grad der Stenose entweder geringe Beschwerden oder auch Angina pectoris, Synkopen, geringe Leistungsfähigkeit, Dyspnoe.

Diagnostik

Auskultation: systolisches Geräusch bis in die Karotiden fortgeleitet. Im EKG sind Zeichen der Linksherzhypertrophie zu erkennen; außerdem Echokardiographie, Herzkatheter.

Therapie

OP-Indikation bei Zeichen der Linksherzbelastung, durchgemachten Synkopen und bei einem Druckgradienten über der Klappe von > 40 mmHg.

Offene Kommissurotomie oder **Resektion eines fibrotischen Ringes,** evtl. unter Verwendung von prothetischem Material.

Aortenisthmusstenose (Coarctatio aortae)

Definition

Es handelt sich um eine Einengung der Aorta distal des Abgangs der linken A. subclavia am Isthmus aortae, die je nach Lokalisation zum Ductus Botalli in eine **präduktale** oder **postduktale** Form eingeteilt wird.

Pathophysiologie

Die Inzidenz liegt etwa bei 50/100 000 Lebendgeburten, das Verhältnis M : F beträgt 2 : 1. Häufig kombiniertes Vorkommen mit anderen Herzfehlern wie Ductus Botalli persistens (präduktale Form) oder Ventrikelseptumdefekt. Aus der Hämodynamik wird verständlich, dass ein **Hochdruck der oberen Körperhälfte** und eine **mangelnde Durchblutung der unteren Körperhälfte** vorliegt und das linke Herz chronisch belastet ist.

Bei der **präduktalen Form** fehlt aufgrund des Niedrigdrucks in diesem Gefäßbereich der Reiz zur Obliteration des Ductus Botalli, und er bleibt offen, wodurch minderoxygeniertes Blut vom Truncus pulmonalis in die Aorta strömt → Rechts-links-Shunt mit Zyanose der unteren Körperhälfte.

Bei der **postduktalen Form** bilden sich Kollateralen über die A. subclavia zu den Interkostalarterien. **Keine Zyanose.**

> **Merke**
> Die Symptomatik der Aortenisthmusstenose ist geprägt durch die Diskrepanz zwischen arterieller Hypertonie der oberen Körperhälfte gegenüber Mangeldurchblutung der unteren Körperhälfte.

Symptomatik

- **Hypertonie** mit Gefahr einer Apoplexie auch schon im jugendlichen Alter;
- Aortenaneurysma proximal der Stenose;
- kalte Füße;
- evtl. Linksherzinsuffizienz im Säuglingsalter.

Diagnostik

- Klinische Untersuchung: **Femoralispulse** und **Fußpulse** nicht tastbar; Auskultation: **systolisches Geräusch** im 3. ICR links.
- Röntgen-Thorax: **Usuren** am Unterrand der Rippen bei Vorliegen von erweiterten Aa. thoracicae.
- Echo- und Angiographie sichern die Diagnose.

Therapie

Wenn möglich, wird eine Resektion der Stenose mit End-zu-End-Anastomosierung vorgenommen (s. Abb. 12-5c).

Bei Säuglingen wird meist eine **Subclavia-Flap-Angioplastik** durchgeführt, bei der die linke A. subclavia zur Erweiterung dient (s. Abb. 12-5b). Die Durchblutung des linken Armes ist über Kollateralen gewährleistet.

Operative Komplikationen Schaden des N. recurrens, ischämische Rückenmarksschädigung → Paraplegie, Restenosierung.

Prognose

Die OP-Letalität beträgt im Säuglingsalter bis zu 30 %, im Erwachsenenalter etwa 2 %.

Die Operation erhöht jedoch die 25-Jahres-Überlebensrate von 35 auf 81 %.

Aortenbogenanomalien

Fehlanlagen des Aortenbogens können als **doppelter Aortenbogen,** als **rechtsseitig deszendierende Aorta** oder als **fehlentspringende linke A. sublavia** (lusoria) gegeben sein. Allen Vitien gemeinsam ist die Schlingenbildung um die Trachea und den Ösophagus, die

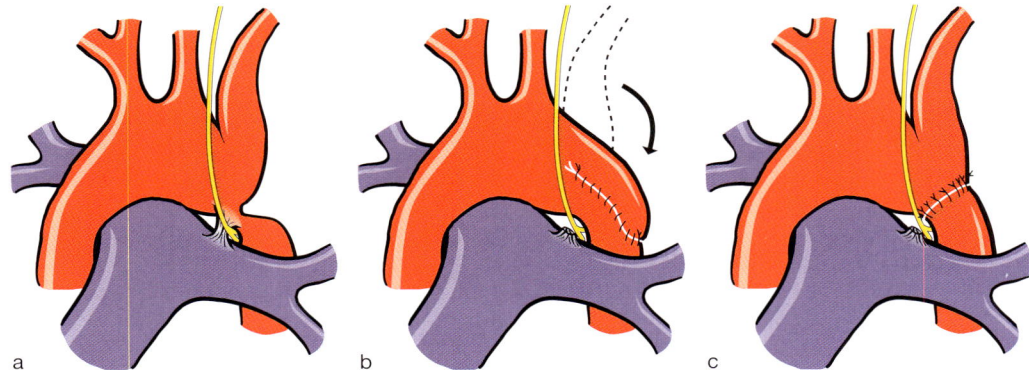

Abb. 12-5 a) Aortenisthmusstenose. b + c) operative Korrektur.

zu Symptomen wie Dysphagie, Dyspnoe und Stridor führt und bei der außerdem die Gefahr der Tracheomalazie besteht.

Die operative Korrektur führt zu guten Ergebnissen bei geringem Risiko (< 5 %).

Angeborene Herzfehler mit vermehrter Lungendurchblutung

Diesen Herzfehlern ist ein **Links-rechts-Shunt** mit vermehrter Volumenbelastung des kleinen Kreislaufs gemein.

Vorhofseptumdefekte (ASD)
Vorhofseptumdefekte machen ca. 15 % der kongenitalen Vitien aus, hiervon sind die **Ostium-secundum-Defekte (ASD II)** die häufigsten (80 %).

ASD II Beim **Ostium-secundum-Defekt** ist der Defekt im **zentralen** Bereich des Vorhofseptums lokalisiert, in ca. 10 % der Fälle kombiniert mit partieller Lungenvenenfehleinmündung.

ASD I Beim **Ostium-primum-Defekt** liegt der Defekt im **untersten** Anteil des Vorhofseptums. Bei Ostium-primum-Defekten ist in > 30 % der Fälle eine Trisomie 21 (Down-Syndrom) festzustellen.

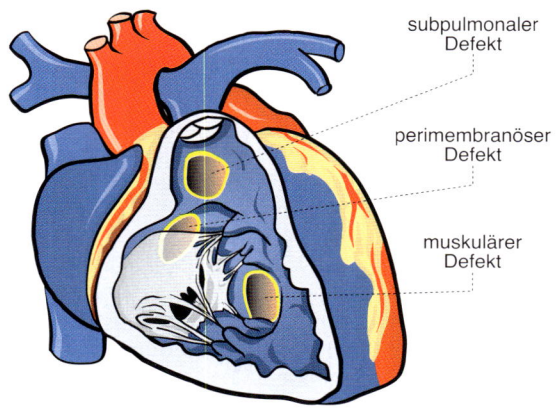

subpulmonaler Defekt

perimembranöser Defekt

muskulärer Defekt

Abb. 12-6 Ventrikelseptumdefekte.

Sinus-venosus-Defekt Der Sinus-venosus-Defekt liegt im **obersten** Bereich des Vorhofseptums und ist fast immer kombiniert mit partieller Lungenvenenfehleinmündung, bei der eine oder beide Lungenvenen lateral oder kranial in den rechten Vorhof münden.

Symptomatik/Diagnostik

Die Symptomatik besteht aus gehäuften **Bronchitiden, Dyspnoe** und allgemeiner **Leistungsminderung.** Bei lang bestehenden Defekten kommt es zur Eisenmenger-Reaktion mit Shuntumkehr.

Ein raues Holosystolikum ist über dem 2.–3. ICR links parasternal auskultierbar. Röntgenologisch ist eine Kardiomegalie mit vorgewölbtem Pulmonalisbogen erkennbar.

Therapie

Bei Shuntvolumina von > 30 % ist eine Operation noch vor dem 5. Lebensjahr indiziert. Der Defekt wird unter Verwendung eines Kunststoffpatches geschlossen.

Ventrikelseptumdefekte (VSD)

Definition

Defekte der Kammerscheidewand sind häufiger im **membranösen Teil** anzutreffen, seltener tief sitzend im **muskulären Teil** des Septums und nur in 10 % **infundibulär** oberhalb der Crista supraventricularis (s. Abb. 12-6).

Pathophysiologie

> **Merke**
> Der Ventrikelseptumdefekt ist mit ca. 30 % die häufigste kongenitale Fehlbildung des Herzens. In der Hälfte der Fälle ist er mit anderen Vitien kombiniert.

Ventrikelseptumdefekte variieren in ihrer Größe zwischen 5 mm und mehreren Zentimetern. Ein Spontanverschluss innerhalb der ersten 2 Lebensjahre ist bei kleineren Defekten in über 50 % anzutreffen.

Etwa ab einer Größe von 8–10 mm ist mit einer pulmonalen Hypertonie zu rechnen, die nach einiger Zeit eine Shuntumkehr nach sich zieht (Eisenmenger-Reaktion).

Symptomatik

- **Gedeihstörungen** der Säuglinge;
- rezidivierend **Bronchitiden** und **Pneumonien;**
- sog. **Herzbuckel,** d.h. eine Vorwölbung des linken vorderen Brustkorbs mit verstärkten Pulsationen.

Dem Schweregrad nach wird unterschieden zwischen

- kleinen Defekten mit normaler Leistungsfähigkeit ohne Auffälligkeiten,
- mittelgroßen Defekten mit geringer Einschränkung der Leistungsfähigkeit bei leichter Herzinsuffizienz,
- großen Defekten mit Links-rechts-Shunt, Herzinsuffizienz und häufigen Infekten der Atemwege,
- großen Defekten mit Rechts-links-Shunt (Eisenmenger-Reaktion), Herzinsuffizienz, Zyanose.

Diagnostik

In der Auskultation ist ein lautes **systolisches Geräusch, das sog. Schwirren,** auffällig, das bei großem Defekt leiser klingt. Die Diagnose wird gesichert durch Echokardiographie und Herzkatheteruntersuchung.

Therapie

Die Indikation zur operativen Korrektur ist abhängig vom **Shuntvolumen,** welches den Defekt passiert, und vom **Druck in der A. pulmonalis.** Ein Shunt > 40 % des HZV und ein erhöhter Pulmonalarteriendruck erfordern eine OP im ersten Lebensjahr, liegt das Shuntvolumen ≤ 40 % bei normalem Pulmonalarteriendruck, kann mit der OP bis zum Vorschulalter abgewartet werden. Ist bereits eine Eisenmenger-Reaktion mit Shuntumkehr eingetreten, ist der Patient nicht mehr operabel.

Der Verschluss wird durch Einnähen eines Flickens aus Dacron vorgenommen.

Prognose

Bei rechtzeitiger OP liegt die Lebenserwartung im normalen Bereich. Die OP-Letalität bei der elektiven OP beträgt etwa 4 % und steigt bei erhöhtem pulmonalen Gefäßwiderstand.

Weitere Vitien mit Links-rechts-Shunt (s. Tab. 12-5)

12.4.2 Fehlbildungen mit Zyanose

Bei diesen Vitien liegt ein **Rechts-links-Shunt** auf Vorhof- oder Ventrikelebene vor.

Fallot-Tetralogie

Definition

Zur Fallot-Tetralogie gehören verschiedene Komponenten in Kombination:

1. **Pulmonalstenose,** infundibulär oder kombiniert infundibulär-valvulär
2. **Ventrikelseptumdefekt;**
3. **nach rechts verlagerte, über dem VSD reitende Aorta;**
4. **Rechtshypertrophie,** als Folge der Pulmonalstenose durch die konstante Druckbelastung.

Von Fallot-Pentalogie spricht man bei zusätzlichem VSD II.

Pathophysiologie

Der Grad der Pulmonalstenose bedingt das Ausmaß des Rechts-links-Shunts und damit den Grad der zentralen Zyanose.

Symptomatik

Eine zentrale Zyanose besteht bereits bei Geburt. Die Kinder haben Trommelschlägelfinger und -zehen. **Synkopen** kommen durch vorübergehenden Verschluss des Infundibulums zustande. Unbewusst und instinktiv nehmen die Kinder eine **Hockstellung** ein. Der periphere Widerstand wird durch diese Stellung erhöht, wodurch sich der Shunt reduziert.

Tab. 12-5 Weitere Vitien mit Links-rechts-Shunt			
Erkrankung	**Pathophysiologie**	**Symptomatik/Diagnostik**	**Therapie**
Ductus arteriosus persistens (PDA)	Ductus Botalli = fetale Verbindung zwischen Bifurkation des Truncus pulmonalis und Aorta descendens distal des Abgangs der A. subclavia sin. Physiol. 10–15 h post partum geschlossen **Links-rechts-Shunt** bei Persistenz; Unreife und postpartale Hypoxie sind Ursachen für Persistenz	Gedeihstörungen, Dyspnoe, gehäufte Bronchitiden, Gefahr der Endokarditis Auskultation: **Maschinengeräusch**	Der Ductus Botalli persistens muss operiert werden wegen Eisenmenger-Reaktion und Gefahr der **bakteriellen Endokarditis**
Partieller und kompletter AV-Kanal	Partieller AV-Kanal: ASD I und Spaltbildung der Mitralklappe Totaler AV-Kanal: ASD I und Spaltbildung der Mitral- und Trikuspidalklappe bei hohem VSD	Ebenfalls Gedeihstörung, rezidivierende Bronchitiden Hohes Risiko der frühzeitigen Eisenmenger-Reaktion	OP-Indikation bei Diagnosestellung gegeben! Patchverschluss des Defektes und Rekonstruktion mit Prothesenersatz der Klappen

Diagnostik

- Auskultation: Systolikum links parasternal.
- Röntgen-Thorax: typische **Holzschuhfigur** (angehobene Herzspitze, eingesunkene Herztaille).
- EKG: Zeichen der Rechtsherzhypertrophie (ausgeprägte P-Zacke).
- Labor: **Polyglobulie** (als Reaktion auf die Zyanose).

Gesichert wird die Diagnose durch Echokardiographie und Herzkatheteruntersuchung.

Therapie

Als bester Zeitpunkt für die korrektive Operation hat sich das **1. bis 2. Lebensjahr** erwiesen. Bei diesem Eingriff wird der VSD mit Patch verschlossen, eine Erweiterung der Pulmonalisstrombahn und evtl. eine Valvotomie vorgenommen. Ist dies nicht gleich möglich, wird die Hämodynamik und die Lungenperfusion durch eine Palliativ-OP, z.B. Blalock-Taussig-Anastomose zwischen A. subclavia und A. pulmonalis verbessert. In späteren Jahren wird dann der definitive Korrektureingriff durchgeführt.

Prognose

Die OP-Letalität liegt bei 5–10 %. Die mittlere Lebenserwartung der Patienten mit Fallot-Tetralogie liegt ohne OP bei ca. 20 Jahren, bei frühzeitiger Operation besteht eine normale Lebenserwartung. Todesursachen sind Rechtsherzinsuffizienz, Arrhythmien, bakterielle Endokarditis.

Transposition der großen Gefäße

Definition

Bei dieser Anomalie entspringt die Aorta aus dem rechten, die A. pulmonalis aus dem linken Ventrikel.

Pathophysiologie

Das Blut fließt somit aus dem rechten Herzen in die Körperperipherie und kehrt wieder in das rechte Herz zurück, das Blut aus dem linken Herz fließt in die Lunge und kehrt in das linke Herz zurück. Lebensfähig sind die Kinder also nur, wenn gleichzeitig ein Shunt durch ein VSD, ASD oder PDA gegeben ist.

Symptomatik

Von Geburt an besteht eine **hochgradige Zyanose** und **Dyspnoe,** wobei die Zyanose bei großem Septumdefekt geringer sein kann.

Therapie

Bereits in den ersten Lebenstagen erfolgt als Palliativeingriff die **Atrioseptostomie nach Rashkind,** bei der ein Ballonkatheter durch das Foramen ovale geführt und geblockt wird. So wird ein ASD erzeugt, und durch die Durchmischung des Blutes auf Vorhofebene reduziert sich die Zyanose. Außerdem Gabe von Prostaglandin E_1, was einen spontanen Ductus-Botalli-Verschluss verhindert und zu besserer Durchmischung des Blutes führt.

Die endgültige Korrektur wird auch schon in den ersten Lebensmonaten durchgeführt. Dafür stehen zwei Alternativen zur Auswahl:

- **anatomische Korrektur** (sog. **Switch-OP**)
  Aorta und A. pulmonalis werden ausgetauscht und die Koronararterien neu implantiert.
- **funktionelle Korrektur auf Vorhofebene nach Mustard/Senning**
  Das rechte Herz bleibt dabei der Ventrikel für den Systemkreislauf, auf Vorhofebene wird eine Umleitung der Gefäße vorgenommen.

Obwohl die OP-Letalität bei der anatomischen Korrektur größer ist, wird sie heute bevorzugt, da die Langzeitergebnisse besser sind.

Prognose

Die OP-Letalität beträgt 10–20 %. Postoperativ liegt die 5-Jahres-Überlebensrate über 80 %, ohne OP überleben die Kinder kaum das erste Lebensjahr.

Weitere Vitien mit Zyanose (s. Tab. 12-6)

Kasuistik

Die Mutter eines 8 Monate alten Säuglings gibt bei der Vorsorgeuntersuchung an, dass das Kind zunehmend durch schnarchende Atmung auffalle. Bei Schlucken fester Nahrung komme es oft vor, dass die Nahrung wieder herausgewürgt würde. Zur Diagnostik wird ein Ösophagusbreischluck durchgeführt, der eine Einengung des Ösophagus auf Höhe des Aortenbogens zeigt. Zur weiteren Abklärung wird eine Angiographie angefertigt, bei der sich ein doppelter Aortenbogen darstellt. Bei der hierauf durchgeführten Operation wird der kleinere Bogenanteil linksseitig durchtrennt. Das Kind erholt sich recht schnell und kann in gutem Allgemeinzustand nach Hause entlassen werden.

12.5 Erworbene Herzklappenfehler

Definition

Unter erworbenen Herzklappenfehlern versteht man Fehlfunktionen der Herzklappen, wie **Stenose** oder **Insuffizienz,** die durch Veränderungen des Klappengewebes entstehen.

Eine Stenose ist gegeben bei einer Verkleinerung der Klappenöffnungsfläche, z.B. durch einen Entzündungsprozess, eine Insuffizienz hingegen bei Verschlussunfähigkeit und damit beeinträchtigter Ventilfunktion.

Ätiologie

- **Immunologisch (rheumatisch):** rheumatisches Fieber, Scharlach, gehäufte Tonsilliiden. Abakterielle Entzündung als immunologische Reaktion auf vorherige Infekte mit hämolysierenden Streptokokken der Gruppe A. Zwischen Erkrankung und Entstehung des Klappenfehlers kann ein Intervall von 20 Jahren liegen.
- **Degenerativ:** Klappenverkalkung, Marfan-Syndrom.

Tab. 12-6   Verschiedene Vitien mit Zyanose

Erkrankung	Pathophysiologie/Symptomatik	Therapie
Trikuspidalatresie	RV hypoplastisch, Trikuspidalklappe nicht angelegt oder verschlossen; Kind nur mit ASD und VSD lebensfähig; Blut aus Hohlvenen gelangt über ASD in linken Vorhof und linke Kammer, dann sowohl über VSD in rechte Kammer als auch in die Aorta	Mit Korrektur-OP (Fontan-OP) ab 4. LJ ist eine 10-JÜR von 60–70 % möglich
Ebstein-Anomalie	Fehlbildung der Trikuspidalklappe, die weit in den RV verlagert ist, dadurch Verkleinerung des RV; bei 75 % mit ASD; Zyanose nicht immer vorhanden, nur bei Rechts-links-Shunt bei ASD	Rekonstruktion der Trikuspidalklappe und Verschluss des ASD durch Patch. OP-Letalität bis zu 30 %, aber gute Langzeitergebnisse
Truncus arteriosus	Über einem großen VSD entspringt ein großes gemeinsames Gefäß, aus dem die Aorta, die Koronararterien und die A. pulmonalis hervorgehen	OP mit Verschluss des VSD und Konstruktion eines rechtsventrikulären Ausflusstrakts
Totale Lungen-venenfehl-einmündung	Lungenvenen münden nicht in den linken Vorhof, sondern in den rechten Vorhof. Nur lebensfähig mit gleichzeitigem ASD	OP: Anastomose der Lungenvenen mit dem linken Vorhof. OP-Letalität bei 30 %, aber gute Langzeitprognose

- **Bakterielle Endokarditis:** infektiöse Endokarditis durch **direkte** bakterielle Besiedlung. Erreger sind meist Staphylococcus aureus und β-hämolysierende Streptokokken (Gruppe D).
- **Ischämisch:** nach Myokardinfarkt.
- **Libman-Sacks-Syndrom:** verruköse Endokarditis bei Lupus erythematodes.
- Löffler-Syndrom II: Endocarditis fibroplastica.

Die rheumatische und degenerative Genese stehen im Vordergrund bei der Entstehung der erworbenen Herzklappenfehler, wobei in den letzten Jahren eine Zunahme der degenerativen Klappenfehler zu verzeichnen ist. Betroffen sind meist die mechanisch stärker beanspruchten Klappen des linken Herzens, also die Aorten- und Mitralklappe.

Klassifikation

Nach den Richtlinien der **New York Heart Association (NYHA)** besteht folgende Einteilung von Herzkrankheiten in klinische Schweregrade (s. Tab. 12-7).

Die Einteilung des Schweregrads erfolgt ferner nach hämodynamischen Parametern wie Klappenöffnungsfläche, Pulmonalarterien- bzw. Pulmonalkapillardruck (s. Tab. 12-8).

Möglich sind reine Stenosen, Insuffizienzen und auch kombinierte Fehler. Auch Mehrfachklappenfehler kommen vor, wobei meist Mitral- und Aortenklappe gemeinsam betroffen sind.

Merke

Heute ist die Aortenstenose der häufigste erworbene Klappenfehler. Sie entsteht vorwiegend auf arteriosklerotischer Grundlage.

Diagnostik

- Anamnese und körperliche Untersuchung: Auskultation: spezifisches Geräusch (Phonokardiogramm);
- EKG;

- Röntgen-Thorax in 2 Ebenen zur Beurteilung der Herzgröße und Stauungszeichen der Lunge;
- Echokardiographie: transösophageal (TEE) mit CW-Doppler oder Farbdoppler mit Berechnung der Klappenöffnungsfläche und des Druckgradienten;
- Herzkatheteruntersuchung mit Ventrikulographie: Messung der Drücke in allen Herzabschnitten, Messung der Klappenöffnungsfläche und Darstellung der Flussverhältnisse.

Therapie

Bei operativen Eingriffen an den Herzklappen wird ein Einsatz der Herz-Lungen-Maschine notwendig.

Zunächst wird überprüft, ob ein **plastischer Eingriff** möglich ist. Das ist häufiger bei der Mitral- und Trikuspidalklappe der Fall, selten bei der Aortenklappe. Mögliche Verfahren:

- **offene Kommissurotomie:** Unter Sicht (mit HLM) wird eine Trennung verschmolzener Kommissuren durchgeführt;
- **geschlossene Kommissurotomie:** mittels Katheter bei der Herzkatheteruntersuchung;
- **plastische Rekonstruktionen** durch raffende Nähte oder Implantation eines Ringes.

Tab. 12-7   Klassifikation der Herzklappenerkrankungen nach NYHA

NYHA I	Leichte Erkrankung, körperliche Belastung nicht eingeschränkt
NYHA II	Beschwerden bei schwerer körperlicher Belastung
NYHA III	Beschwerden bei leichter körperlicher Belastung
NYHA IV	Beschwerden bei Ruhe – Dekompensation

Tab. 12-8   Erworbene Herzklappenfehler

	Ätiologie/ Pathophysiologie	Symptomatik	Diagnostik	Therapie
Aortenklappen-stenose	Häufig degenerativ; reaktiv entsteht **konzentrische Hypertrophie** des linken Ventrikels	Angina pectoris, Schwindel, Synkope, Arrhythmien	Raues Systolikum über Aortenklappe EKG: Zeichen der Linkshypertrophie	Klappenersatz Stadium NYHA III und IV Druckgradient: > 50 mmHg Klappenöffnungsfläche: < 1,0 cm^2
Aortenklappen-insuffizienz	Oft rheumatische Genese; chronische Volumenbelastung des LV → **exzentrische Hypertrophie** des LV und Koronar-insuffizienz	Symptome erst im Spätstadium: Herz-klopfen, Angina pectoris, Dyspnoe, LInksherzinsuffizienz	Große Pulsamplitude; „celer et altus"; Decrescendo-Diasto-likum	Klappenersatz bei NYHA III und IV
Mitralstenose	Rheumatische Genese; **Druckbe-lastung des linken Vorhofs** → Dilatation	Lungenstauung (Dys-pnoe, Hämoptyse, Stauungsbronchitis), Vorhofflimmern, periphere Zyanose und Embolien	Decrescendo-Diastolikum; Mitralöffnungston lauter 1. HT	Bei NYHA III und IV: **Kommissurotomie** oder Klappenersatz
Mitral-insuffizienz	Oft degenerativ oder ischämisch; chro-nische **Volumenüber-lastung des linken Vorhofs** → Dilatation	Herzinsuffizienz (erst linkes Herz, später rechtes Herz)	Holosystolikum über Herzspitze: EKG: Linksbelastungs-zeichen, später auch Rechtsbelastungs-zeichen	Ab NYHA II klappenerhaltend durch **Valvulotomie**; alternativ Klappenersatz

Ist eine Plastik nicht möglich, besteht die Indikation zum Klappenersatz. Die erkrankte Klappe wird zunächst entfernt. Als Prothesen kann zwischen **mechanischen Klappen** und **biologischen Klappen** gewählt werden, wobei der für den jeweiligen Patienten geeignete Ersatz nach bestimmten Kriterien ausgewählt wird.

Klinik: Herzklappenersatz

Mechanische Klappen: Kugelklappen, Flügelklap-pen und **Doppelflügelklappen (St. Jude):** Diese Klappen haben eine lange Haltbarkeit und weisen die günstigste postoperative Hämodynamik auf. Sie bedürfen einer lebenslangen Antikoagulation mit Cumarinen (Marcumar®) mit angestrebten Werten nach INR 3,0–4,0 oder Quick 15–25 %.

Biologische Prothesen: Schweineaortenklappen, die mit niedrigprozentigem Glutaraldehyd konser-viert und auf Rahmen aufgezogen sind.

Homografts: menschliche antibiotikakonservier-te Aortenklappen, in Ausnahmefällen auch Mitral-klappen.

Die Haltbarkeit der biologischen Klappen beträgt zwischen 5 und 10 Jahren, eine Antikoagulation ist nicht lebenslang, sondern lediglich vorübergehend erforderlich. Biologische Klappen werden deshalb für Patienten über 70 Jahren oder für junge Frauen mit Kinderwunsch ausgewählt, da man ohne Anti-koagulation auskommt.

Postoperative Komplikationen

- Klappenausriss oder Randleck;
- Nahtdehiszenz;
- Prothesenendokarditis;
- Prothesenthrombose.

Prognose

Die Spätergebnisse nach Klappenersatz können als gut bezeichnet werden: 5-Jahres-Überlebensrate: 80–90 % und 10-Jahres-Überlebensrate: 70 %. Die OP-Letalität beträgt ca. 2 %.

Kasuistik

Eine 50-jährige Frau berichtet ihrem Hausarzt, in den letzten Wochen zunehmend unter Atemnot zu leiden, die auch schon bei leichter körperlicher Be-lastung bestehe. Außerdem leide sie seit einiger Zeit immer wieder unter Husten, und dem Auswurf sei auch manchmal etwas Blut beigemischt. Die Frau hatte vor 15 Jahren ein rheumatisches Fieber im Anschluss an rezidivierende Tonsillitiden durchge-macht. Bei der klinischen Untersuchung fallen aus-kultatorisch ein lauter 1. Herzton und ein Decres-cendogeräusch in der Diastole auf. Das EKG zeigt einen Rechtsschenkelblock; die weiteren Unter-suchungen sind: Echokardiogramm, bei dem sich kein Anhalt auf Vorhofthromben ergibt, eine Links-herzkatheteruntersuchung mit Messung der Mitralöffnungsfläche, die nur 1 cm^2 beträgt. Die Mitralstenose wird durch eine offene Kommissurotomie operiert.

12.6 Erkrankungen der Herzkranzgefäße

Koronare Herzkrankheit (KHK)

Syn.: Stenosierende Koronarsklerose, ischämische Herzerkrankung

Definition

Bei der koronaren Herzkrankheit liegen stenosierende Veränderungen der Herzkranzgefäße auf dem Boden einer Arteriosklerose vor, durch die ein Missverhältnis zwischen Sauerstoffbedarf und Sauerstoffangebot im betreffenden Myokardbereich hervorgerufen wird.

Pathophysiologie

Die Arteriosklerose der Koronararterien ist die Ursache der koronaren Herzkrankheit. Eine Reihe von Risikofaktoren begünstigt deren Entwicklung an den Herzkranzgefäßen wie auch ganz allgemein an anderen Gefäßen (s. Kap. 13.1.7).
- Nikotinabusus;
- arterielle Hypertonie;
- Diabetes mellitus;
- Fettstoffwechselerkrankungen;
- Adipositas;
- familiäre Disposition.

Die arteriosklerotischen Veränderungen beginnen mit einem Intimadefekt auf dem Boden bestimmter Noxen, die mit den genannten Risikofaktoren zusammenhängen. Makrophagen und T-Lymphozyten wandern ein und bilden in Verbindung mit abgelagerten Lipiden sog. Frühläsionen, die sich schließlich nach Proliferation innerhalb der Intimawand zu fibrös-fettigen Plaques entwickeln. Zu einem Koronarverschluss kommt es schließlich bei Aufbrechen einer solchen Läsion, Einblutung in die Plaques mit Thrombosierung.

Unterschieden wird zwischen 1-, 2- und 3- Gefäßerkrankung der Hauptkoronarstämme:
- **RIVA** (Ramus interventricularis anterior) → Diagonaläste (D$_1$, D$_2$);
- **RCX** (Ramus circumflexus) → linke Posterolateralarterie (LPLA$_1$, LPLA$_2$);
- **RCA** (rechte Koronararterie) → Ramus interventricularis posterior (RIVP) und rechte Posterolateralarterie (RPLA).

Die beiden Hauptäste der linken Koronararterie werden also funktionell als eigenständiges Gefäß aufgefasst.

Man unterscheidet des Weiteren zwischen bestimmten **Versorgungstypen.** Werden die hinteren Anteile des Septums über die RCA versorgt, spricht man von einem Rechtsversorgungstyp, bei Versorgung über einen Ast der LCA von einem Linksversorgungstyp.

Merke

Stenosen ab einer Einengung des Gefäßquerschnitts von ca. 75 % führen zu einer belastungsabhängigen Angina pectoris, ab einer Einengung von 90 % zu Angina pectoris in Ruhe.

Symptomatik

Der **typische Schmerz** bei Angina pectoris ist **retrosternal** lokalisiert mit Ausstrahlung in den linken Arm oder seltener in den Unterkiefer oder das Epigastrium. Man unterscheidet zwischen **belastungsabhängiger** oder **-unabhängiger Angina pectoris.** Unter **Crescendo-Angina (instabile Angina)** versteht man, wenn die Intervalle zwischen den Anfällen kürzer und die Anfälle heftiger werden, unter **stabiler Angina pectoris,** wenn die Anfälle mit gleich bleibendem Abstand bei Belastung auftreten. **Eine Ruheangina** tritt auch ohne Belastung auf und ist ein alarmierendes Zeichen.

Von der Canadian Cardiovascular Society (CCS) wurde ein Bewertungsschema in Bezug auf die klinischen Beschwerden aufgestellt (s. Tab. 12-9).

Diagnostik

- Anamnese und klinische Untersuchung: Angina stabil oder instabil? Dyspnoe?
- Labor → Infarktenzyme;
- **Ruhe-EKG** und **Belastung-EKG** → Hinweis auf Ischämie (ST-Senkung);
- Echokardiogramm;
- Linksherzkatheteruntersuchung mit **Koronarangiographie** → Lokalisierung von Stenosen insbesondere vor PTCA oder Bypass-OP und **Ventrikulographie** zur Messung der linksventrikulären Funktion;
- Myokardszintigraphie.

Therapie

Lässt sich die koronare Herzkrankheit medikamentös (Nitroverbindungen, Kalziumantagonisten und Betablocker) nicht ausreichend therapieren, kommt die interventionelle Therapie in Betracht:
- **PTCA** = **p**erkutane **t**ransluminale **c**oronare **A**ngioplastie (Ballondilatation), evtl. mit Stentimplantation;

Tab. 12-9	Klassifikation der Angina pectoris
I	Angina pectoris bei schwerer körperlicher Tätigkeit
II	Bei raschem Gehen oder Treppensteigen tritt Angina pectoris auf
III	Belastbarkeit erheblich eingeschränkt; bei geringen Anstrengungen kommt es zu Angina pectoris
IV	Ruheangina

- **Laserangioplastie:** Bei diesem Verfahren werden die arteriosklerotischen Plaques mit einem Excimer-Laser aufgelöst.

Indikation für diese Verfahren: proximal gelegene, kurzstreckige, gerade verlaufende Stenose, Ein- und Zweigefäßerkrankungen.

Operative Therapie

Indikationen für chirurgische Verfahren sind: Hauptstammstenose von mindestens 50 %; Dreigefäßerkrankung, langstreckige Verschlüsse; instabile Angina pectoris unter maximaler medikamentöser Therapie. Zur Operation ist die extrakorporale Zirkulation mit Herz-Lungen-Maschine erforderlich (s. Kap. 12.3).

Aortokoronare Bypassoperation (s. Abb. 12-7): Als Bypassmaterial wird verwendet: A. mammaria interna **(= IMA);** autologe V. saphena magna oder V. saphena parva, wenn A. saphena magna nicht mehr verfügbar ist (= aortokoronarer Venenbypass **[ACVB]**); Vielfach werden auch Kombinationen aus Venenbypass mit IMA durchgeführt.

In letzter Zeit werden Eingefäßoperationen auch ohne HLM als **minimal invasives Verfahren** durchgeführt.

Als Ultima Ratio kommt die **Herztransplantation** in Frage.

Operative Komplikationen

In ca. 4 % der Fälle ereignen sich perioperative **Myokardinfarkte,** außerdem kommen **Infektionen** oder **Nachblutungen** sowie **Thrombosierung des Bypasses** vor.

Nachbehandlung

Im Anschluss an die Operation wird eine Anschlussheilbehandlung und eine medikamentöse Sekundärprophylaxe mit 100 mg ASS täglich durchgeführt. Risikofaktoren der Arteriosklerose müssen, soweit möglich, konsequent ausgeschaltet werden, d. h. Senken eines Hypertonus, Einstellen des Diabetes mellitus, Senken des LDL-Cholesterins, Behandlung einer bestehenden Gicht.

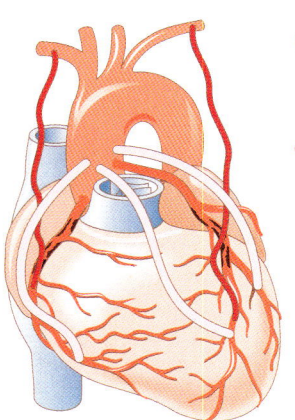

Aortenkoronare Bypässe
mit Veneninterponaten
(V. saphena magna)

Mammaria-interna-Bypässe
(A. mammaria interna dexter
bzw. sinister = IMA)

Abb. 12-7   Koronare Bypässe.

Prognose

Die Operationsletalität liegt bei unkomplizierten Eingriffen bei ca. 2 %. 8–10 Jahre nach der Operation sind 80 % der IMA-Implantate noch offen, jedoch nur 40–50 % der V.-saphena-Bypässe.

Herzwandaneurysma

Definition

Herzwandaneurysmen sind **Narbenplatten** im Bereich sämtlicher Schichten der Ventrikelwand, die nach großen Infarkten entstehen können. Betroffen ist vorwiegend die Vorderwand des linken Ventrikels, weit seltener finden sich Herzwandaneurysmen an der Hinterwand. Etwa 15 % aller Infarktpatienten leiden nach einem Herzinfarkt unter einem Herzwandaneurysma.

Da im Bereich des Aneurysmas das Myokard sich nicht kontrahiert, kommt es zu herabgesetzter Pumpfunktion mit hohem enddiastolischem Druck und resultierend daraus zu **Herzinsuffizienz.** Außerdem wird die Entstehung von **Herzrhythmusstörungen** und **intrakardialen Thromben** mit nachfolgender **peripherer Embolie** begünstigt.

Therapie

Ein operativer Eingriff ist indiziert, wenn die **Herzinsuffizienz** durch Medikamente nicht ausreichend behandelt werden kann, bei **schwerer Angina pectoris, ventrikulären Herzrhythmusstörungen** und Gefahr einer drohenden **Ruptur.**

Unter Anwendung der HLM wird das Herz eröffnet, das Aneurysma wird reseziert und der Defekt mit fortlaufender Naht über Kunststoffstreifen wieder verschlossen. Nach einem anderen Verfahren kann auch ein Dacronpatch zum Verschluss verwendet werden. Die Operationsletalität beträgt zwischen 5 und 8 %.

12.7 Herzschrittmachertherapie

Herzschrittmacher

Indikation der Implantation

Die Implantation eines Herzschrittmachers ist indiziert bei **bradykarden Rhythmusstörungen,** die infolge einer Reizbildungs- oder Reizleitungsstörung entstehen. So stellen sinuatriale Blockierungen, atrioventrikuläre Überleitungsstörungen II°–III°, Adams-Stokes-Anfälle, Bradyarrhythmia absoluta Indikationen zur Implantation dar.

Schrittmachertypen

Drei Schrittmachertypen werden nach ihrer Funktion unterschieden:
1. **Demand-Schrittmacher:** Er aktiviert, wenn eine eingestellte Minimalfrequenz unterschritten wird. Die Impulsabgabe wird bei Spontanerregung inhibiert.
2. **getriggert:** Die Vorhofaktion wird vom Schrittmacher registriert, woraufhin er die Kammer stimu-

liert. Durch diese Arbeitsweise ist eine Anpassung der Herzfrequenz bei körperlicher Belastung möglich. Die erhaltene Reizbildung auf Vorhofebene ist allerdings eine Voraussetzung.

3. **Dual-Schrittmacher:** Diese Schrittmacher stellen eine Kombination beider Funktionsweisen dar, sie leiten also Impulse weiter und stimulieren bei fehlender Reizbildung.

Klinik: Codierung der Herzschrittmacher

Für die verschiedenen Stimulationsorte, Steuerungssignale und Betriebsarten existiert ein Schrittmachercode. Die Code-Buchstaben haben folgende Bedeutung:

V = Ventrikel; A = Atrium; D = doppelt (Vorhof und Ventrikel) oder getriggert und Demand-Funktion; I = inhibiert; T = getriggert; R = frequenzadaptiert.

Der 1. Buchstabe bedeutet: Ort der Stimulation, der 2. Buchstabe: Ort der Impulsabgabe, der 3. Buchstabe: Betriebsart. Entsprechend lässt sich die Funktionsweise des Schrittmachers nach dem Code auswählen und erkennen:

- AAI = Stimulation: Vorhof, Impulsabgabe: Vorhof, Betriebsart: inhibiert. **Vorhofschrittmacher;** Indikation: Sinusbradykardie.
- VVI = Stimulation: Ventrikel, Impulsabgabe: Ventrikel; Betriebsart: inhibiert. **Einkammerschrittmacher;** Indikation: Bradyarrhythmie bei fehlendem Sinusrhythmus.
- DDD = Stimulation und Impulsabgabe: sowohl Vorhof als auch Ventrikel. Betriebsart: getriggert und inhibiert. **Zweikammerschrittmacher;** Indikation: permanenter AV-Block.

Implantation

Die Implantation eines Herzschrittmachers erfolgt normalerweise in Lokalanästhesie. Je nach Schrittmachertyp werden ein oder zwei Elektroden über die V. cephalica zum Herzen vorgeschoben und die Lage unter Durchleuchtung kontrolliert. Danach werden die Reizelektroden im Vorhof oder im Ventrikel verankert und mit dem Schrittmacher verbunden. Der Schrittmacher selbst wird subkutan im M. pectoralis major verlegt.

Automatischer Implantierbarer Kardioverter-Defibrillator (AICD)

Der Kardioverter-Defibrillator ist ein antitachykarder Schrittmacher, der zur Unterbrechung lebensbedrohlicher **Kammertachykardien** bzw. **Kammerflimmern** implantiert wird. Er besteht aus einer dauerhaft rechtsventrikulär platzierten Elektrode und einem Steuerungsgerät, welches retromuskulär in der Rektusscheide fixiert wird.

Indikationen

- Kammerflimmern.
- Rezidivierende ventrikuläre Tachykardien, die nicht medikamentös beherrschbar sind.

Die operative Mortalität ist gering (< 1 %). Die Prognose ventrikulärer Tachyarrhythmien konnte dadurch in den letzten Jahren deutlich verbessert werden. Die 1-JÜR beträgt 92 %, die 5-Jahres-Überlebensrate 76 %.

Eingriffe am Reizleitungssystem des Herzens

Operative Eingriffe am Reizleitungssystem werden zur Therapie **tachykarder Rhythmusstörungen** durchgeführt. Das Ziel ist, akzessorische Leitungsbahnen oder ektope Erregungsbildungszentren auszuschalten, die kreisende Erregungen auslösen und damit **supraventrikuläre Tachyarrhythmien** verursachen können. Voraussetzung ist eine exakte Lokalisation der beteiligten Strukturen. Verschiedene Möglichkeiten kommen zur Ausschaltung arrhythmogener Strukturen in Betracht:

- **offene Technik:** Von endokardial werden akzessorische Leitungsbahnen nach Eröffnung des Herzens durchtrennt;
- **geschlossene Technik:** Von epikardial werden die akzessorischen Bahnen durchtrennt;
- **Katheterablation:** Bei diesem nichtchirurgischen Verfahren werden die Strukturen über einen transvenös vorgeschobenen Katheter mit Hochfrequenzstrom zerstört.

Komplikationen

Zerebrale Embolien, Myokardinfarkt, Herztamponade infolge von Myokardperforation. Es besteht auch die Gefahr der Induktion eines totalen AV-Blocks.

12.8 Tumoren

Primäre Tumoren des Herzens sind äußerst selten. Unter den primären Formen werden 70 % benigne und 30 % maligne Tumoren gefunden (s. Tab. 12-10). Am häufigsten ist das Vorhofmyxom (20 %). Häufiger als primäre Tumoren sind Metastasen anderer Primärtumoren.

Durch Verlegung der Klappenebene können Tumoren die diastolische Ventrikelfüllung behindern oder die Klappenfunktion in anderer Weise stören. Klinisch können sich solche Veränderungen in **Herzrhythmusstörungen** oder **Synkopen** äußern.

Das therapeutische Vorgehen ist abhängig von der Lokalisation und der Dignität des Tumors. Einer radikalen Exstirpation sind wegen der anatomischen und funktionellen Gegebenheiten am Herzen Grenzen gesetzt.

Tab. 12-10	Tumoren des Herzens
Gutartige Tumoren	Vorhofmyxom, Lipom, papilläres Fibroelastom, Rhabdomyom, Fibrom und Hämangiom
Bösartige Tumoren	Angiosarkom, Rhabdomyosarkom, Mesotheliom, Fibrosarkom, malignes Lymphangiom und malignes Teratom

12.9 Erkrankungen des Perikards

Akute Perikarditis

Definition

Die Entzündung des Perikards geht meist mit Ergussbildung einher. In der Regel sind auch subepikardiale Myokardschichten beteiligt.

Ätiologie

Die Ursachen einer akuten Perikarditis sind vielfältig: infektiös, z.B. viral (Cocksackie-, Adeno- und Influenzaviren) bakteriell (Staphylokokken, Tbc) oder mykotisch; rheumatisch; urämisch; nach einem Herzinfarkt oder traumatisch.

Es wird zwischen einer trockenen und einer feuchten Perikarditis unterschieden, wobei nicht selten die trockene Perikarditis in die feuchte Form übergeht.

Die Flüssigkeitsansammlung bei einem Perikarderguss kann aus Blut, Eiter oder serösem Erguss bestehen. Die Entwicklung eines massiven Perikardergusses kann schließlich zur **Perikardtamponade** führen, welche die diastolische Füllung des Herzens behindert und eine venöse Einflussstauung nach sich zieht. Das Schlagvolumen ist reduziert; gleichzeitig ist durch die Kompression der Koronararterien das Myokard minderdurchblutet.

Symptomatik

- **Einflussstauung (Halsvenen)** und Hepatomegalie, Aszites;
- Dyspnoe;
- retrosternaler Schmerz, **verstärkt im Liegen;**
- Kreislaufstörung mit Tachykardie und Hypotonie bis zum kardiogenen Schock.

Diagnostik

- Anamnese und klinische Untersuchung → **Perikardreiben** = systolisch-diastolisches Lokomotivengeräusch, welches bei Entwicklung eines Perikardergusses verschwindet, leise Herztöne, sichtbare Einflussstauung, Pulsus paradoxus (= während der Einatmung Abnahme der Pulsamplitude um mehr als 10 mmHg).
- EKG → Niedervoltage.
- Röntgen-Thorax → Verbreiterung des Herzens (Bocksbeutelform).
- Echokardiographie → Hinweis auf Flüssigkeit im Perikardraum.

Therapie

Bei einer Perikardtamponade ist die sofortige Entlastung durch eine Perikardpunktion erforderlich.

Klinik: Perikardpunktion

Nach Möglichkeit sollte die Punktion bei laufendem EKG unter sonographischer Kontrolle vorgenommen werden. Unter dem Rippenbogen links neben dem Xiphoid wird mit einer dicklumigen Nadel punktiert und unter ständiger Aspiration in Richtung der linken Klavikulamitte vorgeschoben.

Bei Erreichen des Herzbeutels kann die Punktionsnadel durch eine Drainage ersetzt werden.

Bei erfolgreicher Punktion zeigt sich eine sofortige Besserung des Zustands des Patienten.

Komplikationen: Verletzung der Koronararterien und des Myokards.

Medikamentös werden je nach Ätiologie Antiphlogistika und Antibiotika verabreicht.

Chronische Perikarderkrankungen

Definition

Bei chronischen Perikarderkrankungen liegt eine chronisch-bindegewebige Verdickung des Herzbeutels **(Pericarditis constrictiva)** vor, bei der es nachfolgend zu Kalkeinlagerung kommt (**Pericarditis calcarea = Panzerherz).**

Ätiologie/Pathogenese

Eine konstriktive Perikarditis entwickelt sich häufig als **Folge einer akuten Perikarditis.** Als Hauptursache sind jedoch heute **postoperative** fibrotische Veränderungen nach Herz-Thorax-Eingriffen zu nennen. Früher stand eher die **Tuberkulose** im Vordergrund.

Symptomatik

Einflussstauung, Dyspnoe, Hepatomegalie, Ödeme, Aszites → Rechtsherzinsuffizienz.

Diagnostik

Im Gegensatz zur akuten Perikarditis ist das Herz **nicht** röntgenologisch vergrößert, und es sind keine Zeichen der Lungenstauung vorhanden.

Therapie

Es besteht die Indikation zum chirurgischen Eingriff, bei dem eine möglichst komplette **Dekortikation** (= Entfernung von Kalk- und Narbengewebe) erfolgt. Dabei ist besonders auf den N. phrenicus zu achten, dessen Verletzung einen Zwerchfellhochstand bewirkt.

12.10 Lungenembolie

Definition

Verlegung einer Lungenarterie oder ihrer Äste durch Fremdmaterial, bei dem es sich meist um Thromben, selten um Fett, Luft oder andere Fremdkörper (z.B. Tumorbestandteile) handelt.

Ätiologie/Pathogenese

Die Lungenembolie ist die Todesursache bei schätzungsweise 50000–100000 Patienten pro Jahr in Deutschland.

Die losgelösten Thromben stammen zu 80 % aus Venen des Beckens oder der Beine, seltener aus dem rechten Herzen oder der oberen Extremität. Die **Phlebothrombose** der Becken- oder tiefen Beinvenen steht im Vordergrund der möglichen Ursachen.

Merke
Phlebothrombose, Bettlägerigkeit, Immobilisation, Tumorerkrankungen, Hyperkoagulabilität sowie bei Frauen Nikotin und Antikonzeptiva erhöhen das Risiko einer Lungenembolie.

Der Widerstand in der Lungenstrombahn wird plötzlich stark erhöht, was zu einer akuten Druckbelastung des rechten Ventrikels, einem Cor pulmonale, führt. Dies stellt dann auch die Todesursache dar.

Symptomatik

Möglicherweise ohne vorherige Symptomatik, aus völligem Wohlbefinden heraus, Auftreten eines atemabhängigen Schmerzes, **Dyspnoe, Tachypnoe, Husten, Kreislaufkollaps.**

Merke
Wichtigstes Symptom ist eine **Stauung der Halsvenen** als Ausdruck der Druckerhöhung im Pulmonalkreislauf.

Nach Grosser besteht folgende Einteilung der Lungenembolie nach dem Schweregrad (s. Tab. 12-11).

Schweregrade III und IV enden oft wegen akuten oder protrahierten Rechtsherzversagens tödlich.

Komplikationen

Eine massive Lungenembolie kann zu akutem Rechtsherzversagen und **Sekundenherztod** führen. Wird die akute Lungenembolie überlebt, kann ein **chronisches Cor pulmonale** zurückbleiben.

Diagnostik

- Anamnese und klinische Untersuchung: **Phlebothrombose** in der Anamnese, evtl. familiärer Protein-C-Mangel.
- EKG: P pulmonale; Rechtsschenkelblock; ST-Hebung, Sinustachykardie.
- BGA: $pO_2 \downarrow$, $pCO_2 \downarrow$, $pH \uparrow$.
- **Pulmonalisangiographie** und **Lungenperfusionsszintigraphie** zur Sicherung der Diagnose.

Differenzialdiagnose

Beim **Herzinfarkt** besteht ein atemunabhängiger Schmerz, Enzymveränderungen und typische EKG-Veränderungen. Der **Pneumothorax** zeichnet sich durch ein fehlendes Atemgeräusch auf der betroffenen Seite aus. Bei der **Pneumonie** bestehen Fieber und Husten. Ein **schwerer Asthmaanfall** imponiert in der Auskultation durch Giemen und Brummen.

Konservative Therapie

Sie richtet sich nach dem Schweregrad:
- **Schweregrad I und II:** Antikoagulation mit **Heparin** zur Verhinderung von appositionellem Wachstum der Thromben. Intravenöser Bolus und anschließend Dauerinfusion, PTT soll das 1,5- bis 2fache des normalen Wertes betragen, Marcumar® für 6 Monate.
- **Schweregrad III und IV:** nach Möglichkeit lokale **Thrombolysetherapie** mit Streptokinase, Urokinase oder HPA, wobei das Thrombolytikum mit einem Katheter direkt vor den Thrombus platziert wird.

Kontraindikationen der thrombolytischen Therapie: operativer Eingriff innerhalb der letzten 10 Tage, zerebrovaskulärer Insult innerhalb der letzten 3 Monate, schlecht eingestellter Hypertonus, Gravidität, schwere Leber- und Niereninsuffizienz, bakterielle Endokarditis.

Operative Therapie

Bei Vorliegen einer Kontraindikation, im Stadium IV oder wenn keine Besserung innerhalb der ersten Stunde mit thrombolytischer Therapie eintritt, besteht die Indikation zur OP.

Verfahren ist die **Embolektomie nach Trendelenburg:** In der Regel unter Anwendung der HLM erfolgt Eröffnung der A. pulmonalis mit Entfernung des thrombotischen Materials.

Prognose

Bei der operativen Therapie beträgt die Letalität 50–60 %. Zur Prophylaxe rezidivierender Embolien ist die Implantation eines V.-cava-Schirmes möglich, der abgelöste Thromben auffängt.

Tab. 12-11 Schweregrade der Lungenembolie

	Schweregrad I	Schweregrad II	Schweregrad III	Schweregrad IV
Klinik	Diskrete Symptome (Dyspnoe, thorakaler Schmerz)	Akute Dyspnoe, Tachypnoe, Angst, thorakaler Schmerz, Tachykardie	Wie Grad II, Einflussstauung, auch Zyanose	Zusätzlich Schock
Systemischer Blutdruck	Normal	Normal oder leicht erhöht	Erniedrigt	Stark erniedrigt (kleine Amplitude)
Pulmonal-arterieller Druck	Normal	Normal oder leicht erhöht	PA: 25–30 mmHg	PA > 30 mmHg
PaO₂	Normal	< 80 mmHg	< 70 mmHg	< 60 mmHg

12.11 Herzverletzungen

Im Rahmen eines stumpfen Thoraxtraumas, z.B. bei Autounfällen, kommt es gelegentlich zu **Herzkontusion** mit Einblutungen in Epi-, Myo- und Endokard. Diese **Hämatombildung** kann sich in temporärer Herzinsuffizienz und retrosternalen infarktähnlichen Schmerzen äußern, in schweren Fällen aber auch einen kardiogenen Schock hervorrufen. Röntgenologisch findet sich häufiger eine verbreiterte Herzkontur, und im EKG sind verschiedene Arrhythmieformen zu erkennen.

Ein **Hämoperikard** ist eine Herzbeuteltamponade aufgrund einer Blutung in den Herzbeutel. Bei einer akuten Blutung von $1/2$ l bietet sich bereits ein dramatisches klinisches Bild mit oberer und unterer Einflussstauung (Anstieg des ZVD), Tachykardie, Hypotonie und Tachypnoe. Es erfordert als sofortige Maßnahme eine **Perikardpunktion.**

12.12 Herztransplantation

Indikationen

Die Herztransplantation stellt die Ultima Ratio bei irreversiblen **terminalen Herzerkrankungen** dar. Im Einzelnen gehören dazu:
- Herzinsuffizienz nach massivem Herzinfarkt (NYHA-Stadium IV);
- dilatative Kardiomyopathie (50 % der Fälle);
- ischämische Kardiomyopathie;
- angeborene Herzvitien.

Kontraindikationen

- Akute und chronische Infekte (HIV, Zytomegalie, Herpes, Toxoplasmose);
- Malignome;
- schwere Nierenerkrankungen oder Systemerkrankungen;
- mangelhafte Compliance des Patienten.

Von Bedeutung ist die Höhe des Lungengefäßwiderstandes, da das Spenderorgan auf einen erhöhten Widerstand nicht eingestellt ist und deshalb nicht in der Lage ist, stark erhöhte Lungengefäßwiderstände zu überwinden. In derartigen Fällen kommt evtl. eine Herz-Lungen-Transplantation in Frage.

Techniken

Wie bei anderen Organtransplantationen müssen Spender und Empfänger **AB0-kompatibel** sein und möglichst in ihren **HLA-Eigenschaften** übereinstimmen. Das **Cross-Match** zum Ausschluss zytotoxischer Antikörper des Empfängers muss negativ ausfallen.

Eingehende vorbereitende Untersuchungen mit Röntgen, CT, Labor- und Infektionsserologie, Lungenfunktionstest etc.

In der Regel wird die **orthope Transplantation** durchgeführt, d.h., das Spenderherz wird in gleicher Position wie das explantierte Empfängerherz eingesetzt.

Zwischen Explantation am Spender und Implantation ist eine maximale Ischämiezeit von 6 h tolerabel.

Zugang erfolgt über die mediane Sternotomie. Unter Einsatz der HLM und bei perioperativer Antibiotikaprophylaxe wird das Empfängerherz explantiert, wobei man die Hinterwand der Vorhöfe, die Aorta und den Truncus pulmonalis belässt. Das Spenderherz wird dann per Naht mit der Hinterwand der Vorhöfe verbunden und End-zu End an Truncus pulmonalis und Aorta anastomosiert. Für 8–10 Tage wird ein passagerer Schrittmacher gelegt.

Postoperative Intensivüberwachung und Therapie

Als Dauerimmunsuppression wird mit Ciclosporin A, Azathioprin und Steroiden therapiert. Bei drohender Abstoßungsreaktion wird zusätzlich Anti-Lymphozyten-Globulin (ATG) oder monoklonale Antikörper gegen T-Lymphozyten verabreicht.

Zur **Nachkontrolle** wird neben EKG, Echokardiographie und Körpergewicht regelmäßig der Ciclosporinspiegel im Blut überprüft, und zur Abstoßungsdiagnostik werden **endomyokardiale Biopsien** transvenös von der rechten V. jugularis aus von der Herzspitze entnommen und histologisch untersucht, um frühzeitig mononukleäre Zellinfiltrationen zu erkennen. Diese Biopsien werden während des ersten halben Jahres alle 3 Wochen, später in größeren Abständen durchgeführt.

Komplikationen

Infektionen; akute und chronische Abstoßungsreaktionen und Transplantat-Atherosklerose.

Prognose

1-Jahres-Funktionsraten von 80 % und 5-Jahres-Überlebensrate von 50–70 %; die OP-Letalität beträgt 5–10 %.

12.13 Erkrankungen der thorakalen Aorta

Siehe Kapitel 13.1.4 und 13.1.8.

13 Gefäße

Gerlind Souza-Offtermatt

13.1 Arterien

13.1.1 Grundlagen

Erkrankungen der Arterien umfassen
1. **dilatierende Gefäßerkrankungen,** z. B. Aneurysmen,
2. **obliterierende Gefäßerkrankungen,** z. B. Gefäßverschlüsse,
3. **Gefäßverletzungen.**

Die moderne Gefäßchirurgie ist einerseits bestrebt, Krankheitsursachen zu beheben, andererseits muss eine möglichst optimale Wiederherstellung der arteriellen Versorgung des Strömungsgebietes des betroffenen Gefäßes angestrebt werden.

Die **Arterienwand** besteht von innen nach außen aus folgenden Schichten:
- **Intima** (Endothel, elastische Fasern und Basalmembran),
- **Media** (glatte Muskulatur und Kollagenfasern),
- **Adventitia** (elastische und Kollagenfasern, Vasa vasorum, Nervenfasern).

13.1.2 Diagnostik

Anamnese und körperliche Untersuchung

Anamnese
- **Persönliche Krankheitsanamnese** und **Familienanamnese.**
- **Schmerzen:** Lokalisation, Auftreten, Dauer.
- **Gehstrecke** und **Erholungszeit.**
- **Neurologische Defizite.**
- **Risikofaktoren:** Diabetes, Adipositas, Hyperlipoproteinämie, Hyperurikämie und arterielle Hypertonie; Nikotinkonsum, Medikamenteneinnahme, z. B. Kontrazeptiva, Ergotaminpräparate.

> **Merke**
> **Embolie** → akut auftretende Schmerzen.
> **Chronischer Gefäßverschluss** → lange Zeit symp-

tomlos, dann beginnende Belastungsschmerzen. Erst bei einem Verschluss > 90 % treten Ruheschmerzen auf.

Inspektion und Palpation
- **Haut** → Feststellung eventueller Verfärbung (livide) der Akren → Temperatur (kalte Finger?).
- **Ulzera, trockene oder feuchte Nekrosen (Gangrän).**
- **Ödeme.**
- **Rekapillarisierungszeit:** Zeit bis zum Auftreten einer rosigen Färbung nach Druck auf Nagelbett → > 1s: Hinweis auf eine arterielle Durchblutungsstörung.
- **Pulsstatus:** Eine **Pulsabschwächung** weist auf eine **vorgeschaltete Gefäßverengung** hin, **Pulslosigkeit** spricht für einen **vorgeschalteten Verschluss.** Tabelle 13-1 gibt den Pulsstatus an, der obligat **im Seitenvergleich** erhoben werden muss.

Tab. 13-1   Palpationsorte zur Erhebung des Pulsstatus

Kopf und Rumpf	Hals → **A. carotis** Schläfe → **A. temporalis superficialis** Nabelgegend → **Aorta abdominalis**
Obere Extremität	Axilla → **A. axillaris** Epicondylus med. → **A. brachialis** Handgelenk, Radialseite → **A. radialis** Handgelenk, Ulnarseite → **A. ulnaris**
Untere Extremität	Leiste → **A. femoralis** Kniekehle → **A. poplitea** Sprunggelenk, Innenknöchel → **A. tibialis posterior** Sprunggelenk, Außenknöchel → **A. fibularis** Fußrücken → **A. dorsalis pedis** (zwischen 1. und 2. Mittelfußknochen)

Auskultation

Ein **Strömungsgeräusch** ist ab einer **Verengung von ca. 40 %** auszukultieren. Der pathologische Auskultationsbefund kann dem Palpationsbefund vorausgehen. Ab einem **Stenosegrad von 70 %** sind **pulssynchrone Strömungsgeräusche** auskultierbar. Die wichtigsten Auskultationspunkte sind am Hals die A. carotis, in der Abdominal- und Flankenregion Aorta und Seitenäste – vor allem A. renalis –, in der Leiste die A. femoralis und in der Kniekehle die A. poplitea. Bei einer **AV-Fistel** ist ein **Maschinengeräusch** über der Fistel auskultierbar.

Blutdruckmessung

Obligatorisch ist die Blutdruckmessung an beiden Armen. Eine Differenz > 30 mmHg ist als pathologisch zu werten.

Funktionstests

Gehtest

Bestimmung der schmerzfreien und der mit Schmerzen maximal möglichen Gehstrecke unter definierten Bedingungen.

Ratschow-Lagerungsprobe

Der Test dient der **Erfassung arterieller Durchblutungsstörungen der Beine.** Der Patient liegt auf dem Rücken, hält die Beine senkrecht in die Luft und bewegt für 2 min beide Füße. Gemessen werden der Zeitpunkt bis zum Auftreten erster Ischämiezeichen (Blässe, Schmerz), die Zeit bis zum Auffüllen der Venen nach Absenken der Beine (pathologisch bei > 10 s) sowie die Zeit bis zum Einsetzen der reaktiven Hyperämie (pathologisch bei > 5 s).

Faustschlussprobe

Hiermit werden arterielle Durchblutungsstörungen der Arme erfasst. Der Patient wird gebeten, die Arme zu heben und wiederholt die Fäuste zu schließen. Nach Beendigung der Übung kommt es normalerweise zu einer sofortigen Rötung der Handinnenflächen. Bleibt die Hand blass oder setzt die Durchblutung versetzt ein, spricht dies für eine Durchblutungsstörung.

Kältetest

Durch ein 10-minütiges Wasserbad in 12 °C kaltem Wasser kann ein Raynaud-Anfall ausgelöst werden.

Bildgebung

Sonographie

Zur Darstellung von Aneurysmen (abdominelle Aorta, Karotis, Iliakal-, Femoral- und Poplitealgefäße) ist die Sonographie besonders gut geeignet.

Angiographie

Die Angiographie ist die **wichtigste invasive Untersuchung** zur exakten Diagnostik therapiebedürftiger Durchblutungsstörungen. Beurteilt werden **Lokalisation** und **Ausmaß der Stenose,** außerdem die **Wandbeschaffenheit** und die **Ausbildung von Kollateralen.** Die **digitale Subtraktionsangiographie (DSA)** bietet zudem den Vorteil, dass alle störenden Strukturen wie Weichteile und Knochen digitalisiert werden. Sie können später von den Angiographiebildern „subtrahiert" werden. Dies ergibt eine bessere Gefäßdarstellung und senkt den Kontrastmittelverbrauch. Übliche Punktionsstellen sind A. femoralis und seltener A. brachialis oder axillaris, von denen aus Katheter bis zur betroffenen Gefäßregion vorgeschoben werden können.

Mögliche Komplikationen sind: Ausbildung von Hämatomen, Infekte, Aneurysmen, Embolien, Nierenversagen bei schon vorbestehender Niereninsuffizienz (Kreatinin > 2 mg/dl). Bei drohendem Nierenversagen stellen CO_2-Angiographie und Magnetresonanzangiographie (MRA) eine Alternative dar. Die Bilder erreichen jedoch bisher nicht die Qualität einer Kontrastmittel-DSA.

CT, Magnetresonanzangiographie (MRA)

Die Computertomographie wird bei der Untersuchung von Aneurysmen eingesetzt, da sie hier genauere Informationen über Größe und Lage liefern kann, speziell auch in Regionen, die sonographisch nicht darstellbar sind (z. B. bei Darmgasüberlagerung).

Spezielle Untersuchungsverfahren

Doppler-Sonographie

Wichtige **nichtinvasive** Untersuchungsmethode der Hämodynamik. Die Reflexion der Ultraschallwellen lässt einen Rückschluss auf die Geschwindigkeit und Richtung der Blutströmung zu (Doppler-Prinzip). Die Darstellung erfolgt graphisch und akustisch, bei der Farb-Doppler-Untersuchung ermöglicht die Farbkodierung eine weitere Differenzierung von Flussintensität und -richtung.

Bestimmt werden können der **Grad der Strömungsverlangsamung nach einer Stenose** und damit indirekt der **Grad der Stenosierung.** Die Beurteilung der Blutströmungsqualität und Strömungsrichtung ist bei Gefäßveränderungen an der Karotisstrombahn und bei AV-Fisteln von besonderem Interesse. Die Doppler-Sonographie ermöglicht des Weiteren eine exakte Messung des Blutdrucks an Bein und Fuß (→ Schweregrad der peripheren arteriellen Verschlusskrankheit, pAVK).

Duplexsonographie

Kombination aus Doppler- und Ultraschallverfahren. Sie ermöglicht neben Strömungsmessungen eine **Beurteilung der Plaquebeschaffenheit** (glatt, exulzeriert), des **Gefäßinneren** und der **Gefäßwand.**

13.1.3 Chirurgische Grundbegriffe

Aus gefäßchirurgischer Sicht werden **gefäßerhaltende** von **gefäßersetzenden Verfahren** abgegrenzt. Als letzte Möglichkeit muss die Amputation angesehen werden.

Vor der operativen Therapie stehen medikamentöse und interventionell-radiologische Verfahren. Zur Indikationsstellung müssen folgende Größen eingeschätzt werden:

- **allgemeine OP-Indikation:** Allgemeinzustand, bestehende Risikofaktoren,

- **klinische OP-Indikation:** Symptomatik der Gefäßerkrankung,
- **lokale OP-Indikation:** Welche Möglichkeiten bestehen bei der individuellen Fragestellung?

Interventionelle Gefäßtherapie

Perkutane transluminale Angioplastie (PTA)

Unter radiologischer Kontrolle wird ein **Ballonkatheter** in der Stenose mit einem Druck von 8–12 atü für ca. 20 s aufgeblasen, wodurch die Enge aufgeweitet wird. Längerstreckige Stenosen können nach Dilatation mit einem **Stent** (selbstexpandierender Maschendrahttubus) überbrückt und offen gehalten werden.

Katheterthrombolyse

Lokale Thrombolyse mittels eines direkt in den Thrombus platzierten Katheters. Vorteil: geringere systemische Blutungsneigung.

Gefäßerhaltende Verfahren

Embolektomie

Der Embolus kann selten über einen direkten Zugang erreicht werden. Emboli an **Arm- oder Beinarterien** werden meist mittels **Fernembolektomie** entfernt. Zugangsweg ist dabei die A. cubitalis in der Ellenbeuge oder die A. femoralis in der Leiste. Sind die Gefäße bereits arteriosklerotisch verändert oder handelt es sich um einen älteren Embolus, der meist schon mit der Gefäßwand verhaftet ist, muss zusätzlich zur Embolektomie eine Ausschälung betroffener Wandgebiete erfolgen (Ringstripper, TEA s. u.).

Embolektomie mit Fogarty-Katheter

Das Gefäß wird an der Eingangsstelle **quer** eröffnet (Querarteriotomie) und der entblockte Ballonkatheter über den Embolus vorgeschoben. Dann wird der Katheter geblockt, und der Thrombus kann von dem Ballon zurückgezogen und über die Arteriotomie gewonnen werden (s. Abb.13-1).

Thrombendarteriektomie (TEA)

Diese Methode dient zur Abtragung arteriosklerotischen Materials an der Gefäßinnenwand (Intima). Das Gefäß wird **längs** eröffnet. Bei der **offenen TEA** (d.h. nur im eröffneten Bereich des Gefäßes) werden arteriosklerotisch veränderte Gefäßwandabschnitte mit dem Dissektor abgetragen und evtl. entstehende Intimastufen mit einer Naht fixiert. Für die **halb geschlossene TEA** wird das Gefäß meist distal von der Stenose eröffnet und die veränderte Intima unter drehenden Bewegungen des Ringstrippers gelöst.

Die Öffnungsstelle an der Arterie wird entweder direkt vernäht oder mit einem Gewebeflicken (Vene oder Kunststoff wie Dacron, PTFE) als **Patchplastik** erweitert.

Gefäßersetzende Verfahren

Gefäßprothesen

Werden aneurysmatisch veränderte Gefäßabschnitte reseziert, ist es notwendig, diese durch Gefäßprothe-

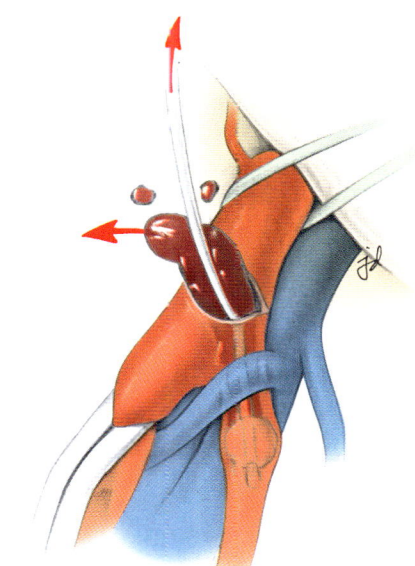

Abb. 13-1   Indirekte transfemorale Embolektomie.

sen zu ersetzen. Dafür stehen Dacron oder PTFE zur Verfügung.

Bypässe

Werden zum Ersatz langstreckig obturierter, nicht rekanalisierbarer Arterienabschnitte eingesetzt. Für **mittlere Gefäße** werden meist **autologe Bypässe (V. saphena magna)** verwendet, da sie die niedrigsten Komplikationsraten (Infektion, Verschluss) aufweisen. **Größere Gefäße** werden durch **Gefäßprothesen** versorgt (s. Tab. 13-2).

Amputation bei arteriellen Durchblutungsstörungen

Bei einer chronischen AVK kann eine Amputation unumgänglich werden, wenn die Rekonstruktion der Gefäßstrombahn nicht mehr möglich ist und bereits Nekrosen (Gangrän) vorliegen (Stadium IV). Dabei ist Folgendes zu beachten:

- Die Amputationshöhe sollte möglichst weit peripher gewählt werden. Ausschlaggebend ist das Ergebnis der Angiographie.
- Der Stumpf muss durch einen ausreichend gut durchbluteten Weichteilmantel bedeckt werden.
- Alle nekrotischen Bereiche müssen sicher entfernt werden

Merke

Vor der Amputation einer Extremität sollten eine Doppler-Sonographie und eine Angiographie in DSA-Technik durchgeführt werden.

Amputationshöhen (s. Abb. 13-2)

Komplikationen

Zu den Komplikationen zählen **Wundheilungsstörungen,** die auch durch die Grundkrankheit be-

Tab. 13-2   Übersicht der wichtigsten Operationen am Gefäßsystem

Erkrankung	Operationsmethode	Kapitelverweis
Kurzstreckige Stenosen großer Gefäße	(Perkutane transluminale Angioplastie) PTA	**kurzstreckige Stenosen bei pAVK** (s. Kap. 13.1.7)
Thromboembolische Verschlüsse	Embolektomie	**akutem embolischen Verschluss einer Extremitätenarterie** (s. Kap. 13.1.6)
Arteriosklerotische Gefäßabschnitte	Thrombendarteriektomie (TEA), evtl. mit Patchplastik	• **Arterielle Thrombosen** (s. Kap. 13.1.6) • **Kurzstreckige A.-carotis-interna-Stenosen** (s. Kap. 13.1.7) • **Mesenterial- oder Nierenarterienverschluss** (s. Kap. 13.1.6 und 13.1.7)
Langstreckig obturierte Gefäße (mittlere Gefäße)	Autologer Bypass (V. saphena magna)	**Längerstreckige Stenosen bei pAVK** (s. Kap. 13.1.7)
Langstreckig obturierte Gefäße (größere Gefäße)	Gefäßprothesen	**Aneurysmen** (s. Kap. 13.1.4) **pAVK** (s. Kap. 13.1.7) **Arterienverletzungen** (s. Kap. 13.1.8)

dingt sein können. Beim so genannten **Phantomschmerz** hat der Patient den Eindruck, dass seine Schmerzen aus der amputierten Extremität stammen. Eine **Durchblutungsstörung des Stumpfes** kann möglicherweise eine operative Revision erfordern. **Druckläsionen** können auftreten, wenn die Kanten des Knochenstumpfendes nicht ausreichend abgerundet sind.

13.1.4 Aneurysmen

Definition

Unter einem Aneurysma versteht man eine lokal begrenzte, meist asymmetrische, krankhafte, andauernde Ausweitung der Arterienwand. Das normale Lumen der Aorta hat einen Durchmesser von max.

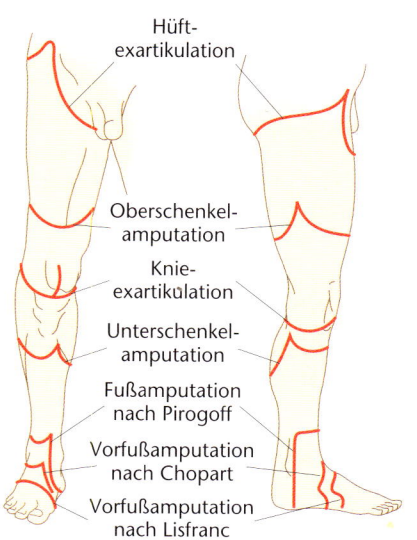

Hüft-exartikulation

Oberschenkel-amputation

Knie-exartikulation

Unterschenkel-amputation

Fußamputation nach Pirogoff

Vorfußamputation nach Chopart

Vorfußamputation nach Lisfranc

Abb. 13-2   Amputationsebenen und -schnittführung.

2,5 cm, ein Lumen zwischen 2,5 und 3 cm wird als **Aortenektasie** bezeichnet, und ab einem Lumen von ≥ 3 cm liegt ein Aneurysma vor. **DD: Ektasie:** Ausdehnung der intakten Gefäßwand.

Ätiologie

Arteriosklerose ist die häufigste Ursache der echten Aneurysmen.

Angeborene Aneurysmen finden sich meist an **basalen Hirnarterien** und Aorta ascendens, seltener an Nieren- oder Viszeralarterien. Sie treten im Rahmen des **Marfan-Syndroms** oder anderer Formen angeborener Bindegewebsschwäche auf. **Poststenotische Aneurysmen** können durch Strömungsturbulenzen hinter einer arteriellen Stenose entstehen. **Mykotische Aneurysmen** entstehen durch hämatogene Streuung eines (entfernt gelegenen) Sepsisherdes. 1–2 % aller Aortenaneurysmen, hohe Rupturgefahr. **Syphilitische Aneurysmen** sind Folge einer Mediaschädigung durch Befall der Vasa vasorum mit Spirochäten. Typischerweise ist der Aortenbogen betroffen. Hohe Rupturgefahr.

Traumatische Aneurysmen: Ein typisches posttraumatisches Aneurysma ist das des Aortenisthmus nach Dezelerationstrauma (Verkehrsunfall, Sturz aus großer Höhe).

Lokalisation

Man unterscheidet **zentrale (Aorten-)Aneurysmen** von **seltenen peripheren Aneurysmen.**

Einteilung (s. Abb. 13-3)

• **Aneurysma verum** (echtes Aneurysma): häufigste Form, bei der alle drei Wandschichten des Gefäßes (Intima, Media und Adventitia) erweitert sind. Es entstehen sackförmige (Aneurysma sacciforme) und spindelförmige Aneurysmen (Aneurysma fusiforme). Ursache sind meist arteriosklerotische Veränderungen, insbesondere bei arteriellem Hyper-

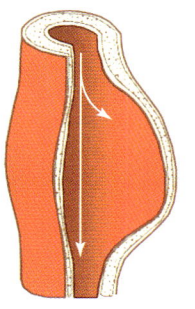 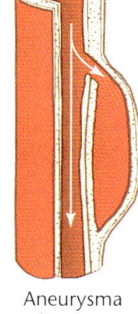 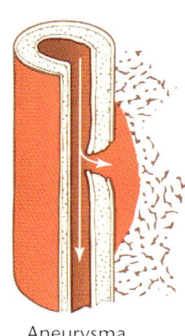

Aneurysma
verum

Aneurysma
dissecans

Aneurysma
spurium

Abb. 13-3 Aneurysmaformen.

tonus. Bei den Patienten finden sich in den meisten Fällen Begleiterkrankungen wie z. B. KHK, pAVK oder Herzinsuffizienz.

Im Bereich der Gefäßerweiterung kommt es zu einer Unterbrechung der laminaren Strömung. Die Ablagerung von Thromben wird dadurch begünstigt, diese können sekundär auch embolisieren.

- **Aneurysma spurium** (falsches Aneurysma, auch Aneurysma falsum): Bei dieser Aneurysmaform sind nicht alle Wandschichten beteiligt. Durch einen Wanddefekt dringt Blut nach außen und bildet ein extravasales Hämatom. Dieses wird organisiert, es bildet sich eine bindegewebige Kapsel als Hämatommembran (keine Gefäßwand → falsches Aneurysma). Typischerweise entsteht es traumatisch oder iatrogen (postpunktionell). Absolute Operationsindikation: Penetrationsgefahr, Blutungsgefahr!
- **Aneurysma dissecans** (gespaltenes Aneurysma): fast immer Aorta betroffen. In der vorgeschädigten Gefäßwand (Ateriosklerose, Erdheim-Gsell-Medianekrose, Marfan-Syndrom) kommt es zu einem Intimaeinriss, die Gefäßwand spaltet sich nach distal, möglicherweise auch nach proximal auf. Es entsteht ein Doppellumen (ein Kanal durchblutet). Die Dissektionsmembran führt zu einer relativen Lumenverengung → Gefahr der Stenosierung von Gefäßabgängen → Ischämiesyndrom. Reentry: Reißt die Gefäßwand ein zweites Mal, tritt das Blut wieder in das ursprüngliche Gefäßlumen ein.

> **Merke**
> Aneurysmenruptur: 50 % der asymptomatischen Aneurysmen rupturieren innerhalb von 10 Jahren, die Gefahr steigt mit zunehmendem Gefäßdurchmesser. Unbehandelte symptomatische Aneurysmen rupturieren zu 90 % in 2 Jahren – hier liegt die Letalität bei 50–90 %!

Symptomatik

Die Symptomatik hängt stark von der **Lokalisation** und **Größe** ab: **Gefahr einer Ruptur** ist vor allem bei abdominellen, iliakalen und femoralen Aneurysmen gegeben. Bei peripheren Aneurysmen kommt es oft zu

ischämischer Symptomatik aufgrund rezidivierender Embolien.

Annähernd die **Hälfte** der Aneurysmen wird **symptomatisch** (s. u.), in **30 %** der Fälle stellt die Diagnose einen **Zufallsbefund** dar. In **einem Viertel der Fälle** kommt es zu einer **spontanen Ruptur**, die eine **hohe Letalität** hat.

Aortenaneurysma

Aneurysmen der Aorta lassen sich nach ihrer Lokalisation unterteilen in **abdominelle** (ca. 84 %), **thorakale** (ca. 15 %) und **thorakoabdominelle** (ca. 1 %) Aortenaneurysmen.

> **Merke**
> Typischerweise haben Patienten mit Aortenaneurysmen weitere schwere Begleiterkrankungen: KHK (in 55 %), arterielle Hypertonie (in 40 %), PAVK (in 40 %), Herzinsuffizienz (in 30 %), Diabetes mellitus (in 10 %).

Abdominelles Aortenaneurysma

Definition

Distal des diaphragmalen Hiatus aorticus (Th$_{12}$) gelegene aneurysmatische Erweiterung der abdominellen Aorta.

Ätiologie/Pathogenese

In 95 % liegt dem Aneurysma eine **arteriosklerotische Genese** zugrunde, daneben spielt eine genetische Disposition eine Rolle. Als prädisponierende Risikofaktoren gelten arterieller Hypertonus, degenerative Gefäßerkrankungen, Nikotin und Hypercholesterinämie. Männer sind viermal häufiger als Frauen betroffen, der Altersgipfel liegt zwischen 60 und 70 Jahren. In 85 % der Fälle ist das Aneurysma **infrarenal**, d. h. unterhalb des Abgangs der A. renalis (L$_{1/2}$) lokalisiert.

Symptomatik

Die zunächst meist asymptomatischen abdominellen Aortenaneurysmen fallen erst bei **Größenzunahme** durch unspezifische Schmerzen, die in das Becken ausstrahlen, oder **Kompression** von Nachbarorganen auf. Die Beschwerden werden daher häufig fehlgedeutet:

- Kompression des Ureters → Nierenkolik,
- Kompression von Wirbelkörpern → degenerative Wirbelsäulenschäden,
- Kompression von Nerven → Lumbalgien.

> **Merke**
> Bei unspezifischen Bauch- oder Rückenschmerzen sollte stets auch an ein abdominelles Aortenaneurysma gedacht werden.

Komplikationen

- **Ruptur:** Die häufigere retroperitoneale (= gedeckte) Ruptur verläuft weniger akut als die seltene intraperitoneale (= freie) Ruptur, die in Form von plötzlich einsetzendem, starken Dauerschmerz, in die Flanke und das Becken ausstrahlend, bis zum akuten Abdomen und Schocksymptomatik auftritt.

- **Fistelbildung** (Rarität):
  - **aortoduodenale** Fistel: Es kommt zu einer akuten oberen gastrointestinalen Blutung. Die Diagnose wird meist spät gestellt, und die Prognose ist schlecht.
  - **aortokavale** Fistel: Der Einbruch erfolgt in die V. cava oder in eine der beiden Iliakalvenen, es kommt zu einer rasch zunehmenden Rechtsherzinsuffizienz mit venöser Stauung in beiden Beinen.
- Aortoarterielle **Embolien** mit Ausbildung einer Claudicatio oder einer akuten peripheren Ischämie.

Diagnostik (s. Abb. 13-4)

In ca. 30 % der Fälle wird ein Bauchaortenaneurysma im Rahmen einer Routineuntersuchung zufällig diagnostiziert, weitere 45 % werden ohne Ruptur symptomatisch.

- **Klinische Untersuchung:** pulsierender Tumor im Bauchraum.
- **Auskultation:** systolisches Strömungsgeräusch, Schwirren.
- **Sonographie** mit Duplex/Doppler: Lokalisation und Ausdehnung (Querdurchmesser, Längenausdehnung), Thrombendarstellung, bei freier Ruptur intraabdominelle Flüssigkeit.
- **CT** mit KM (heute in Spiraltechnik): Längenausdehnung, Lokalisation und Morphologie (Randthrombus, drohende Perforation), Beteiligung der Nierenarterien.
- **Angiographie** in DSA-Technik: Nachweis von Verschlusserkrankungen in Gefäßen, welche aus der Aorta entspringen, insbesondere Beurteilung der Nierenarterien.

Differenzialdiagnose

Die Symptomatik des abdominellen Aortenaneurysmas kann derjenigen von Nierenkoliken, Lumbalgien oder degenerativen Wirbelsäulenerkrankungen ähneln (s. o.).

Therapie

Indikationsstellung Die Rupturgefahr steigt mit der Ausdehnung des Querdurchmessers!

> **Merke**
> Bei jedem Bauchaortenaneurysma ≥ 4 cm kann, bei jedem Bauchaortenaneurysma ≥ 5 cm sollte bei gegebener allgemeiner Operabilität die Indikation zur Operation gestellt werden!

Asymptomatische Aneurysmen ≤ 5 cm sollten alle 3 Monate durch Sonographie oder CT kontrolliert werden. Eine Größenzunahme von ≥ 0,4 cm/Jahr gilt als Operationsindikation. Hilfreich für die Operationsentscheidung sind auch Größe und Form des Aneurysmas, Form und Anordnung des Thrombus, Alter des Patienten und Vorhandensein von Faktoren, die das Risiko einer Aneurysmaruptur erhöhen (Hypertonie, COPD).

Eine **absolute Indikation** zur Operation innerhalb weniger Stunden besteht dagegen bei allen symptomatischen Aneurysmen, bei Aneurysmen ≥ 5 cm Durchmesser und bei Auftreten von Komplikationen.

Bei der **Ruptur** eines Bauchaortenaneurysmas ist die notfallmäßige Operation indiziert.

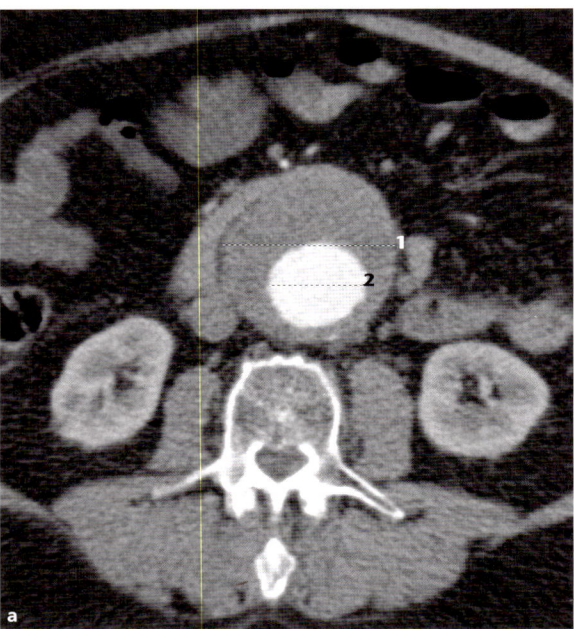
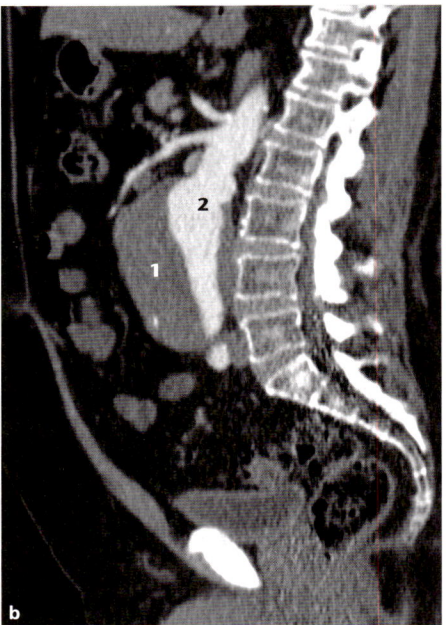

Abb. 13-4a, b Infrarenales Aortenaneurysma im CT. 1. thrombosierter Anteil des Aneurysmas. 2. Kontrastmittel durchströmtes Lumen.

Operationsvorbereitung bei elektiven Eingriffen

- Bestmögliche Einstellung aller Risikofaktoren wie z. B. Diabetes mellitus, arterielle Hypertonie sowie Therapie aller bestehenden Infekte, Beenden eines evtl. Nikotinabusus.
- Röntgen-Thorax.
- EKG und Echokardiographie.
- Evtl. Koronarangiographie (z. Ausschluss einer Koronarstenose).
- Doppler-Karotiden (z. Ausschluss einer hämodynamisch wirksamen Stenose).
- Blutkonserven kreuzen, Eigenblutspende, Fremdblut sparende Verfahren (intraoperative Hämodilution, maschinelle Autotransfusion).
- Perioperative Antibiose.

Operationstechnik (s. Abb. 13-5) Das abdominelle Aortenaneurysma wird in der sog. **Inklusionstechnik** operiert; dies bedeutet partielle Resektion des Aneurysmas und Implantation einer aortalen Rohrprothese oder aortobiliakalen Y-Prothese. Dazu werden nach Freilegung des Aneurysmas die proximale wie distale Strombahn abgeklemmt, das Aneurysma längs eröffnet, der Thrombus ausgeräumt und die Prothese eingenäht, zuletzt wird der Aneurysmasack über der Prothese wieder verschlossen. Die **A. mesenterica inferior** kann dabei in der Regel folgenlos ligiert werden, da über die **Riolan-Anastomose** (anastomosierende Äste der A. colica media aus der A. mesenterica superior und der A. colica sinistra aus der A. mesenterica inferior) ein Kollateralkreislauf besteht. Dieser ist nach Freigabe des Blutstromes in die Beckenarterien durch Inspektion des rektosigmoidalen Übergangs zu prüfen. Der operative Eingriff schließt ab mit der **Kontrolle der Zirkulation** im Bereich der unteren Extremitäten.

In den letzten Jahren wurde eine **minimalinvasive Methode** entwickelt, die bislang nur unter Studienbedingungen zur Anwendung kommt: Dabei wird eine **Stentprothese** über die A. femoralis in den Bereich des Aneurysmas eingebracht. Etwa 20–30 % der Patienten mit Bauchaortenaneurysmen könnten in Zukunft von diesem Verfahren profitieren. Geeignet sind Aortenaneurysmen, die deutlich infrarenal beginnen und maximal eine Iliakalarterie mitbetreffen.

Nachsorge Unmittelbar postoperativ ist die Überwachung auf der **Intensivstation** bis zur Stabilisierung der respiratorischen Funktion und der Vitalparameter indiziert. Risikopatienten oder Patienten mit stattgehabter Aneurysmaruptur sollten auf einer Intensivbeatmungsstation untergebracht werden. Die venöse **Thromboembolieprophylaxe** erfolgt medikamentös durch niedrig dosierte Heparingaben, anfangs intravenös, später subkutan. Wichtig ist die **Frühmobilisation** des Patienten. Vor Entlassung aus der stationären Behandlung müssen Lokalisation und Sitz der Prothese sonographisch kontrolliert werden. Eine Rehabilitation im Sinne einer **Anschlussheilbehandlung** ist bei den meisten Patienten ratsam.

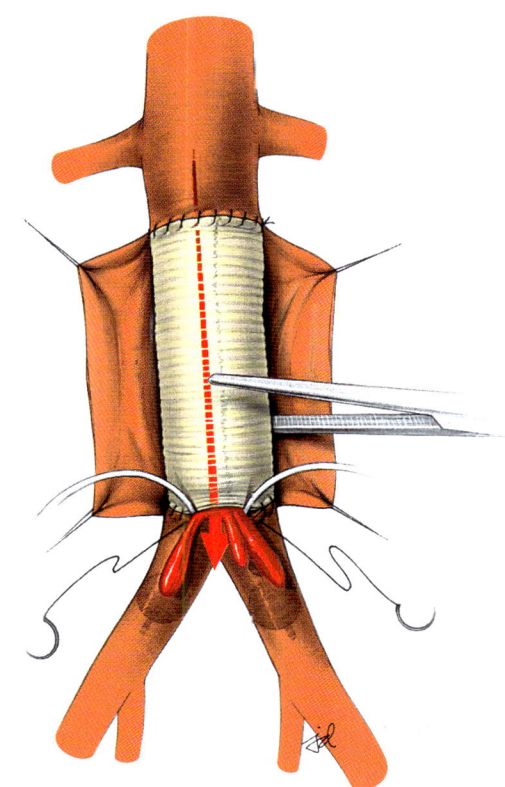

Abb. 13-5 Operation eines infrarenalen Aortenaneurysmas.

> **Merke**
> Da grundsätzlich alle Aneurysmapatienten für die Entwicklung aneurysmatischer Veränderungen in den angrenzenden Arterienabschnitten prädestiniert sind, empfehlen sich **regelmäßige sonographische Kontrollen.**

Operationskomplikationen

- Intraoperativ: Herzinfarkt durch Linksherzdekompensation nach Abklemmen der proximalen Aorta.
- Nahtinsuffizienzen an den Anastomosestellen mit Nachblutung.
- Ischämische Kolitis des linken Hemikolons nach Absetzen der A. mesenterica inf. wegen nicht ausreichender Durchblutung über die Riolan-Anastomose (Letalität bis 50 %). Hinweis: Laktaterhöhung im Serum (intestinale Ischämie!).
- Protheseninfektion mit Fistelbildung, insbesondere durch Staphylokokken.
- Paraparese/Paraplegie mit Blasen-/Mastdarmstörungen, Potenzstörungen.
- Bei OP nach Ruptur: am 2.–5. postoperativen Tag häufig Multiorganversagen.

Prognose

50 % aller Aortenaneurysmen rupturieren unbehandelt innerhalb von 10 Jahren. Symptomatische Aortenaneurysmen rupturieren unbehandelt zu 90 %

Tab. 13-3 Einteilung thorakaler Aortenaneurysmen	
Lokalisation	**Ursachen**
Aorta ascendens, Aortenbogen	Lues, Arteriosklerose, Mykose
Aortenisthmus	Trauma
Aorta descendens	Arteriosklerose

Tab. 13-4 Klassifikation nach De Bakey	
Typ I	Intimaeinriss im Bereich der Aorta ascendens, Ausdehnung über den Aortenbogen hinaus bis zur Femoralisgabel möglich
Typ II	Intimaeinriss im Bereich der Aorta ascendens, Ausdehnung bleibt auf die Aorta asc. beschränkt
Typ III	Intimaeinriss im Bereich der Aorta descendens, Ausdehnung bis zur Femoralisgabel möglich

innerhalb von 2 Jahren. Die Letalität bei Elektivoperation liegt bei 5 %, die Ruptur hat eine Letalität bis 90 %!

Kasuistik

Ein 64-jähriger Patient klagt über heftigen Flankenschmerz. Der Hausarzt vermutet zunächst aufgrund der Schmerzlokalisation einen degenerativen Wirbelsäulenschaden und behandelt mit Wärmeapplikation und Analgetika. Die Symptomatik verstärkt sich jedoch noch, und jetzt fallen bei der körperlichen Untersuchung ein Pulsieren und systolisches Strömungsgeräusch im Oberbauch auf. Bei der Sonographie wird ein abdominelles Aortenaneurysma diagnostiziert, dessen Ausdehnung durch ein CT in Spiraltechnik bestimmt werden kann. Wegen drohender Ruptur des Aneurysmas wird unverzüglich die Operation eingeleitet, bei der sich ein ca. 10 cm großes, teilweise verkalktes Aneurysma im Bereich der Bauchaorta findet. Die Operation wird mit einer aortalen Rohrprothese und Resektion des Aneurysmas durchgeführt. Der Patient erholt sich nach postoperativer Versorgung auf der Intensivstation erstaunlich schnell und wird unter Thromboembolieprophylaxe früh mobilisiert.

Thorakales Aortenaneurysma

Definition

Aneurysmatische Erweiterung der thorakalen Aorta oberhalb des Durchtritts durch das Zwerchfell (Th$_{12}$, Hiatus aorticus).

Pathogenese/Einteilung

Thorakale Aortenaneurysmen werden durch Arteriosklerose, Entzündungen (Lues, Morbus Takayasu, Riesenzellenarteriitis) oder Dezelerationstraumata verursacht, sie können aber auch im Rahmen eines Marfan- oder Ehlers-Danlos-Syndroms auftreten (s. Tab. 13-3).

Symptomatik

Wie das abdominelle kann auch das thorakale Aortenaneurysma sowohl **symptomlos** bleiben und als Zufallsbefund bei einer Röntgenaufnahme des Thorax in Erscheinung treten als auch folgende Symptome verursachen:
- **Druckgefühl** hinter Jugulum und Sternum, Thoraxschmerzen (oft zwischen den Schulterblättern),

- **Dyspnoe,** Stridor, Schluckbeschwerden,
- **obere Einflussstauung** bei Kompression der V. cava,
- **Rekurrensparese** → Heiserkeit,
- **Horner-Syndrom** (Miosis, Ptosis, Enophthalmus) bei Irritation des Grenzstranges.

Komplikationen

Neben der **Ruptur** des thorakalen Aortenaneurysmas kann als Besonderheit dieser Lokalisation auch eine **Dissektion** auftreten. Dabei kommt es zu einem **Einriss** im Bereich der Intima, der eindringende Blutstrom bahnt sich ein **falsches Lumen** im Bereich der Media. Im weiteren Verlauf kommt es in der Regel zu einem zweiten Einriss, der entweder nach innen in das Lumen (Reentry = sog. klinische Spontanheilung) oder durch die Adventitia nach außen **(Ruptur)** führt. Eine Einblutung in die Gefäßwand kann zu einem Abscheren der abgehenden Gefäße führen, nachfolgend zu deren Verlegung und einem ischämischen Infarkt im entsprechenden Stromgebiet (Herz, Gehirn, Niere, Darm und Extremitäten).

Einteilung

Zur Einteilung des Aneurysma dissecans der thorakalen Aorta existieren zwei **Klassifikationen,** eine nach De Bakey (s. Tab. 13-4) und eine nach Stanford (s. Tab. 13-5).

Das **Risiko** bei Stanford-Typ-A-Aneurysmen ist besonders groß wegen Beteiligung der Koronararterien, der Aortenbogenabgänge und intraperikardialer Ruptur mit Herzbeuteltamponade.

Im Fall einer **Dissektion oder Ruptur** kommt es zu einem **messerstichartigen Schmerz** im Brustraum mit Ausstrahlung in den Rücken **(= akutes Aortensyndrom).**

Tab.13-5 Klassifikation nach Stanford	
Typ A	Intimaeinriss im Bereich der Aorta ascendens oder des Aortenbogens → dringliche OP-Indikation
Typ B	Intimaeinriss im Bereich der Aorta descendens distal des Abgangs der linken A. subclavia → primär konservativ Therapie, bessere Prognose

Diagnostik

- Auskultation → systolisches Strömungsgeräusch, Schwirren.
- Röntgen-Thorax → evtl. sichelförmige Kalkschale, bei Ruptur Pleura- oder Perikarderguss.
- Echokardiographie → Darstellung des Aneurysmas, oft besteht gleichzeitig ein Aortenklappenvitium.
- CT → Differenzierung anderer mediastinaler Raumforderungen.
- Angiographie → Darstellung abgehender Gefäße.

Differenzialdiagnose

Bei thorakalem Druckgefühl und Thoraxschmerzen muss an eine Angina pectoris oder Refluxösophagitis gedacht werden. Dyspnoe, Stridor, Schluckbeschwerden, eine obere Einflussstauung, eine Rekurrensparese und ein Horner-Syndrom sollten an mediastinale Raumforderungen, wie Lymphom oder Struma, denken lassen. Bei einem akuten thorakalen Schmerz (bei Dissektion und Ruptur) muss ein akuter Herzinfarkt, eine Lungenembolie oder ein Spontanpneumothorax ausgeschlossen werden.

Therapie

Die Indikationsstellung, die Operationsvorbereitung bei elektiven Eingriffen und die Nachsorge sowie die Operationskomplikationen beim thorakalen Aortenaneurysma entsprechen weitgehend denjenigen beim abdominellen Aortenaneurysma (s. o.).

Operationstechnik Diese entspricht in weiten Teilen ebenfalls dem Vorgehen beim abdominellen Aortenaneurysma (s. o.). Folgende Besonderheiten sind jedoch zu beachten: Der Einsatz einer Herz-Lungen-Maschine ist nötig, ggf. erfolgt der Eingriff in Hypothermie und Zirkulationsstillstand. Ist der Aortenklappenring mitbetroffen, wird eine Klappen tragende Gefäßprothese implantiert, anschließend werden die Koronararterien neu eingepflanzt. Liegt das Aneurysma im Bereich des Aortenbogens, müssen der Truncus brachiocephalicus sowie die Aa. carotis sin. und subclavia sin. reinseriert werden.

Thorakoabdominelles Aortenaneurysma
Diese seltene Aneurysmaform betrifft Teile der thorakalen wie abdominellen Aorta und bezieht sowohl die unteren Interkostalarterien mit der A. radicularis magna (Adamkiewicz-Arterie → Rückenmarksdurchblutung), wichtige Viszeralarterien (Aa. mesentericae, Truncus coeliacus) als auch die Nierenarterien mit ein. Die operative Revision eines derart ausgedehnten Aneurysmas (zwei Höhleneingriff, Thorax und Abdomen) ist schwierig, aufwändig und komplikationsreich. Daher liegt die Letalität bei elektiven Eingriffen mit 10 % auch höher als bei rein abdominellen oder thorakalen Aortenaneurysmen.

Peripheres Aneurysma (s. Abb. 13-6)

Definition

Aneurysmatische Erweiterung einer peripheren Arterie (meist als Aneurysma verum).

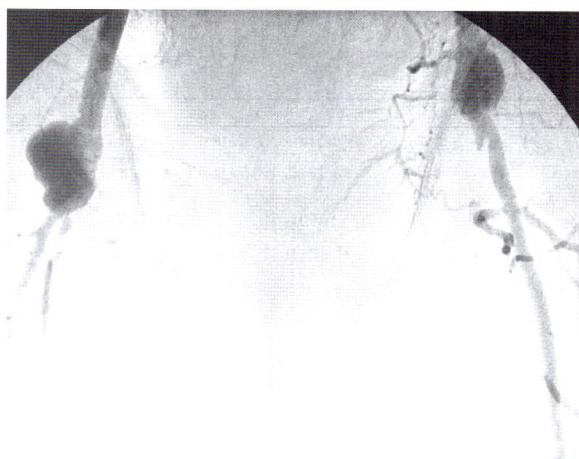

Abb. 13-6 Beidseitige Aneurysmata der A. femoralis in der Angiographie.

Pathogenese

Periphere Aneurysmen treten eher selten, dann aber multilokulär auf. Der Häufigkeit nach betreffen sie A. poplitea, Aa. femorales communis und superficialis und A. carotis. Aneurysmen an den zerebralen Gefäßen sind meist angeboren.

Symptomatik

Je nach Lokalisation lässt sich ein peripheres Aneurysma tasten und fällt gelegentlich als sichtbarer Tumor auf. Die Rupturgefahr steht bei peripheren Aneurysmen weniger im Vordergrund als die Gefahr der peripheren Embolien mit Extremitätenischämien. Daneben kann es auch zu Kompression und Irritation benachbarter Nerven und Venen kommen.

Diagnostik

Die Verdachtsdiagnose muss sonographisch gesichert werden. Eine zusätzliche Angiographie zeigt die genaue Versorgungssituation der Strombahn sowie eventuelle weitere Aneurysmen.

Therapie

Methode der Wahl ist die Ligierung oder Resektion des Aneurysmas und Überbrückung mit einem Venen- bzw. Protheseninterponat.

Komplikationen

Die Gefahr der Embolie besteht nicht in einer akuten Ischämie, sondern in einer chronischen Mikroembolisation kleinster Arterien die schließlich zur Amputation der betroffenen Gliedmaße führen kann.

13.1.5 Arteriovenöse Fisteln (AV-Fisteln)

Definition

Angeborene oder erworbene **pathologische Kurzschlussverbindung** zwischen arteriellem und venösem Gefäßsystem, bevorzugt an den Extremitäten lokalisiert.

Ätiologie/Pathogenese

- **70 %** der AV-Fisteln gehören zu den **erworbenen Fisteln** und haben folgende Ursachen:
  - **traumatisch:** penetrierende Verletzungen durch Stich oder Schuss,
  - **iatrogen:** Punktionsverletzungen, intraoperative Fehler, fehlerhafte Anastomose,
  - **spontan:** bei arteriosklerotischem, mykotischem oder luetischem Aneurysma, bei Tumoren, Metastasen, Leberzirrhose, Morbus Osler.
- **30 %** der AV-Fisteln werden zu den **angeborenen Fisteln** gerechnet (s. Tab. 13-6).

Abhängig von der Größe und Lage der Fistel sowie dem Ausmaß des Shuntvolumens kommt es zu einer **Erhöhung des Herzzeitvolumens.** Kompensatorisch entwickelt sich eine **Vasokonstriktion** nicht betroffener Gefäßabschnitte auf ein notwendiges Minimum mit der Folge einer **arteriellen Minderdurchblutung** und einer venösen Stauung distal der Fistel.

Symptomatik

- Einseitig ausgeprägte **Varikosis,** pulsierende Varizen, **Stauungsödem und -ulkus.**
- **Herzinsuffizienz** und Polyglobulie durch das chronisch erhöhte Blutvolumen.
- **Claudicatio-Symptomatik** oder Angina abdominalis durch arterielle Minderdurchblutung.
- Bei akutem Auftreten → **akute Hypovolämie** durch Verschiebung des Blutvolumens in den venösen Kreislauf („Verbluten nach innen").

Diagnostik

- Inspektion: Varikosis, Ödem, Ulkus.
- Palpation: **tastbares Schwirren** über der Fistel.
- Auskultation: **Maschinengeräusch.**
- Beim **Nicoladoni-Branham-Test,** bei dem die Fistel oder die zuführende Arterie komprimiert wird, kommt es zu **Bradykardie und Blutdruckanstieg** durch das abnehmende Shuntvolumen.
- **Duplexsonographie, Angiographie** → Abschätzung des Fistelvolumens.

- **Röntgen-Thorax** → Herzverbreiterung, Zeichen der Herzinsuffizienz.
- Messung der **venösen O$_2$-Sättigung** und des **HZV.**
- **MRT Schädel** zum Ausschluss zerebraler Gefäßfehlbildungen.

Therapie

Da mit einer Spontanheilung nicht zu rechnen ist, ist die Indikation zur Operation oder interventionellen Behandlung gegeben. Je nach Lokalisation, Fistelvolumen und Morphologie sind dazu verschiedene Verfahren geeignet. Bei der **ultraschallgesteuerten Kompression** (Indikation: kleine, neu entstandene AV-Fisteln nach Punktionen) wird unter Sichtkontrolle mithilfe eines Schallkopfes die Fistel 1 h lang komprimiert und anschließend für 24 h ein Druckverband angelegt (Erfolgsrate ca. 50 %). Die **interventionelle Embolisation** in Seldinger-Technik ist bei Weber-Syndrom und intrazerebralem Rankenangiom indiziert. Dabei werden sklerosierende Substanzen oder Mikroemboli über gezielt platzierte Katheter in das Fistelsystem appliziert. Bei allen größeren Fisteln, die zur Herzinsuffizienz führen, sowie bei Perforation ist eine **Operation** indiziert. Bei kleinen Fisteln reicht eine Ligatur, größere Fisteln müssen reseziert werden.

Prognose

Diese hängt davon ab, ob die Kreislaufveränderungen zum Operationszeitpunkt bereits irreversibel waren. Fisteln mit Shuntvolumina > 1 l, die länger als 2–3 Jahre bestehen, führen zu einer Verringerung der Lebenserwartung. Angeborene AV-Fisteln zeigen eine ausgeprägte Rezidivneigung.

13.1.6 Akuter Arterienverschluss

Embolie

Embolien verursachen 60 % aller akuten Arterienverschlüsse.

Tab.13-6	Einteilung der kongenitalen Fisteln nach Vollmar	
Typ	**Form**	**Anmerkung**
I	Kurzstreckige, lokalisierte Form	Z.B. PDA = offener Ductus Botalli, Inzidenz gering, gut operabel
II	Generalisierte Form (Typ F. P. Weber)	Hohe Inzidenz, oft multiple Fisteln an der betroffenen Extremität mit proportioniertem Riesenwuchs der Extremität, Herzbelastung, schlecht operabel
III	Lokalisierte, tumoröse Form	Kavernöse Hohlraumverbindung, meist in Kopf und Gehirn lokalisiert, keine Herzbelastung, gut operabel, häufig kombiniert mit anderen Gefäßfehlbildungen wie z.B. **Sturge-Weber-Syndrom** (frühembryonale Gefäßentwicklungsstörung mit Hämangiombildungen an Gesicht, Meningen und Choroidea) oder **Klippel-Trenaunay-Syndrom** (embryonale Entwicklungsstörung mit örtlich begrenztem Riesenwuchs, flächenhaften und kavernösen Hämangiomen der Haut, variкösen Venektasien)

Embolie einer Extremitätenarterie

Definition

Der akute Verschluss einer Extremitätenarterie durch einen Embolus wird als arterielle Embolie bezeichnet. Dabei ist meist nur ein Gefäß betroffen. Die Embolie ist in **28** % in einer Arterie der **unteren Extremität,** in **6** % in einer Arterie der **oberen Extremität** lokalisiert. Nach der Häufigkeit ergibt sich folgende Reihenfolge: Femoralisgabel – Iliakalgabel – A. poplitea – A. brachialis – Aortengabel (Leriche-Syndrom).

Ätiologie

In 80 % der Fälle liegt dem Verschlussgeschehen ein **Emboliestreuherd im linken Herzen** zugrunde, der bei absoluter Arrhythmie, Vorhofflimmern, Mitralklappenfehler, dilatativer Kardiomyopathie, Z.n. Herzinfarkt mit wandständigen Thromben, Herzwandaneurysmen oder Endokarditis auftritt.

Plaque-Ulzera, Aneurysmen, AVK und die seltene **paradoxe Embolie** (Thromben aus dem venösen Stromgebiet gelangen über ein offenes Foramen ovale in die arterielle Strombahn) sind direkt im arteriellen Stromgebiet lokalisiert. Selten entstehen Embolien **iatrogen** bei Operationen oder durch Injektion von Luft in ein Gefäß. Die **Fettembolie** resultiert aus der Verschleppung von Knochenmark in die arterielle Strombahn bei Trümmerbrüchen.

Symptomatik

Die typische Symptomatik der arteriellen Embolie besteht zusammengefasst in der „6-P-Regel" nach Pratt:
- **Schmerz** (pain),
- **Blässe** (paleness),
- **Gefühlsstörung** (paresthesia),
- **Pulslosigkeit** (pulselessness),
- **Bewegungsunfähigkeit** (paralysis),
- **Schock** (prostration).

Ein akuter Arterienverschluss geht mit schwersten, „peitschenschlagartigen" Schmerzen einher. Eine blasse Ischämie der Extremität spricht für die alleinige Unterbrechung des arteriellen Zuflusses; ist die Extremität bereits livide verfärbt, hat der Verschluss auf die Arteriolen und die venöse Seite der Strombahn

übergegriffen. Im Verlauf des Verschlusses erfolgt ein Ausfall von Motorik und Sensibilität, bei kompletter Ischämie treten nach 6 h irreversible Schäden auf (Nekrose, Ulkus, Gangrän).

> **Merke**
> Kann ein komplettes Ischämiesyndrom nicht innerhalb von 6 bis maximal 10 h behoben werden, droht die Amputation der betroffenen Gliedmaße.

Diagnostik

- Anamnese und körperlicher Befund → Pulsstatus, Hauttemperatur und Blässe der betroffenen Extremität.
- Sonographie (s. Abb. 13-7) mit Doppler- und Farbduplexuntersuchung.
- Angiographie → bei unklaren Befunden und zur Abgrenzung von der arteriellen Thrombose, auch intraoperativ möglich.

Differenzialdiagnose

Die Abgrenzung der Embolie in einer Extremitätenarterie zur arteriellen Thrombose kann Schwierigkeiten bereiten (s. Tab. 13-7).

Differenzialdiagnostisch kommen darüber hinaus ein Gefäßspasmus („Pseudoembolie", jugendliches Alter, weibliches Geschlecht, Fehlen von Risikofaktoren und Medikamenteneinnahme, z. B. Ergotismus), eine Immunvaskulitis, eine Aortendissektion (s. Kap. 13.1.4) oder eine tiefe Beinvenenthrombose mit Phlegmasia coerulea dolens (s. Kap. 13.2.3) in Betracht.

Therapie

Die arterielle Embolie gehört aufgrund des engen Zeitfensters (6 h) zu den gefäßchirurgischen **Notfällen!**

Primärmaßnahmen

- I.v. Gabe von 5 000–10 000 IE **Heparin.**
- Einleitung einer **Schmerzbehandlung.**
- **Tieflagerung und Polsterung** der betroffenen Extremität.
- Sofortiger Transport in die Klinik.

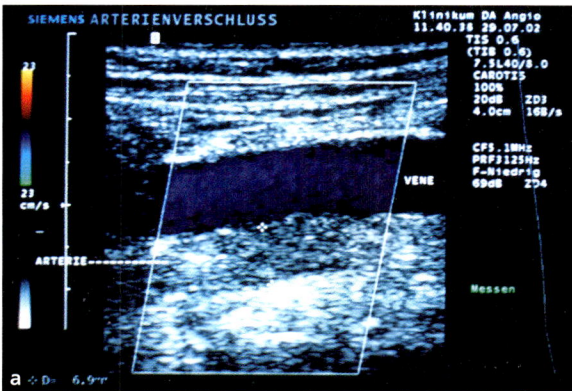
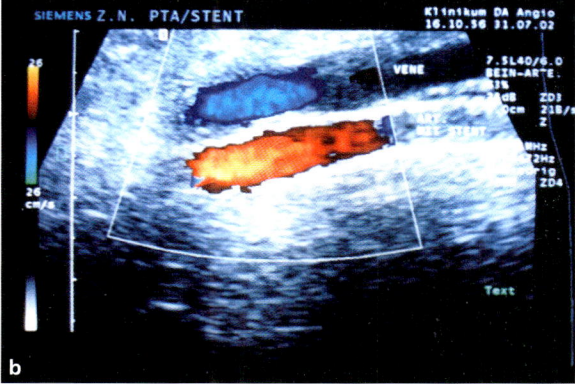

Abb. 13-7 Sonographie bei akutem Arterienverschluss. a) Doppler-, b) Farbduplexuntersuchung.

Tab. 13-7 DD arterielle Embolie und arterielle Thrombose

	Embolie bei gesundem Gefäßsystem	Thrombose bei vorbestehender Arteriosklerose
Anamnese	**Herzerkrankung (Infarkt, Vorhofflimmern, ASD/VSD)**, Aortenaneurysma, periphere Aneurysmen, Schultergürtelsyndrom	Claudicatio intermittens
Embolus-streuherd	+	–
Beginn	Akut („Peitschenschlag")	Subakut bis akut
Schmerzen	Stark	Mäßig bis stark
Ischämie-syndrom	Häufiger **komplett** (keine Kollateralen)	Häufiger **inkomplett** (präformierte Kollateralen)
Übriger arterieller Status	Meist normal	Pathologisch
Angiographie	Lokaler Stopp mit „Kuppelzeichen" bei glatt konturierten Gefäßen	Lokaler Stopp mit generalisierten Wandveränderungen

(aus Berchtold, Chirurgie, Urban & Fischer Verlag, 4. Aufl., 2001)

Merke
Kontraindiziert sind Plasmaexpander wegen der Gefahr eines Lungenödems bei vorbestehender Herzinsuffizienz. Vasodilatatoren sollten aufgrund des Steal-Effekts nicht gegeben werden.

Operative Maßnahmen

- **Embolektomie:** zur Technik siehe Kapitel 13.1.3. Bei inkompletter Embolektomie mit bestehenden Restthromben wird anschließend eine intraoperative Fibrinolyse mit 30 000–100 000 IE Streptokinase über 30 min durchgeführt.
- **Lysetherapie:** bei Kontraindikationen für eine Operation oder wenn periphere, mit einem Ballonkatheter nicht erreichbare Arterien betroffen sind. Vorgehen: Ein arterieller Katheter wird direkt im Bereich des Verschlusses platziert, darüber wird eine thrombolytische Substanz (rtPA, Streptokinase, Urokinase) zunächst im Bolus und dann über 24–48 h als Dauerlyse verabreicht.

Postoperative Behandlung Postoperativ erfolgen unter Antikoagulation mit Heparin die Suche und Beseitigung der Emboliequelle sowie die Therapie der Grunderkrankung. Ist eine Beseitung des Emboliestreuherdes nicht möglich, sollte eine Langzeitantikoagulation mit Cumarinderivaten (Marcumar®) durchgeführt werden.

Merke
Nach jedem Emboliegeschehen muss folgende Lokalisationsdiagnostik erfolgen:
- transthorakale und transösophageale Echokardiographie (z. A. von KHK, Vorhofthromben, Herzwandaneurysma, zur Beurteilung des Aortenbogens)
- Abdomensonographie (z. A. eines abdominellen Aortenaneurysmas)

Komplikationen

Eine wichtige Komplikation ist das **Tourniquetsyndrom** (Reperfusionssyndrom): Es tritt bei erfolgreicher Therapie mit Reperfusion nach längerer Ischämie (ab ca. 8 h) auf. Durch die Wiederdurchblutung des ischämischen Gewebes werden toxische Substanzen (Myoglobin, CK, saure Valenzen) aus den nekrotischen Muskelzellen freigesetzt und gelangen in den Körperkreislauf. Dies kann zu einem prärenalen Nierenversagen führen daher sollten frühzeitig eine forcierte Diurese und ggf. eine prophylaktische Dialyse durchgeführt werden. Eine weitere wichtige Komplikation ist das **Kompartmentsyndrom:** Die Reperfusion des ischämischen Gewebes kann zu einem Ödem führen, im Folgenden kommt es zur Schwellung und Kompression von Gefäßen und Nerven. Dabei ist die frühzeitige ausgedehnte Fasziotomie indiziert.

Prognose

Eine gute Prognose für den Erhalt der Extremität ist bei Embolektomie innerhalb von 6 h gegeben. Die Amputationsrate bei einer Operation innerhalb von 12 h beträgt 3 %, innerhalb von 48 h 10 %.

Embolie im Gebiet der A. carotis interna

Definition

Ein embolischer Verschluss der A. carotis interna führt zur Ischämie im Versorgungsgebiet der aus ihr stammenden hirnversorgenden Gefäße (A. ophthalmica, A. chorioidea anterior, A. cerebri anterior und A. cerebri media); tritt die Embolie akut ein, kommt es zum Apoplex (Hirninfarkt).

Ätiologie/Pathogenese

Die Ursachen entsprechen denjenigen der Extremitätenembolien (s. o.). Hinzu kommen **arterioarterielle**

Embolien (z.B. aus Plaques an der Karotisgabel). Beim embolisch bedingten Verschluss kommt es meist zum sog. Territorialinfarkt, d.h., das gesamte Stromgebiet der betroffenen Arterie wird ischämisch.

Symptomatik

Die neurologische Symptomatik richtet sich nach dem betroffenen Versorgungsgebiet im Gehirn:

- **A. carotis interna:** kontralaterale Hemiparese oder Monoparese, ipsilaterale Amaurosis fugax, Aphasie;
- **A. cerebri anterior:** kontralaterale Monoparese des Beines (mit Reflexsteigerung in der Spätphase), akuter Verwirrtheitszustand, Sprachantriebsstörung, einseitige Apraxie;
- **A. cerebri media:** brachiofazial betonte (senso)motorische Hemiparese (Typ Wernicke-Mann), kontralaterale Monoparesen des Armes, Hemihypästhesie, Aphasie;
- **A. chorioidea anterior:** motorische Hemiparese, Dysarthrie, Hemihypästhesie.

Diagnostik

- Anamnese (ggf. Fremdanamnese) → Risikofaktoren, TIA.
- Klinisch-neurologische Untersuchung → Hinweis auf Ischämiegebiet.
- **Doppler- und/oder Duplexsonographie** → Stenosen der extrakraniellen Gefäße.
- **Transkranielle Doppler-Sonographie** (TCD) → Hinweise auf Stenosen der A.cerebri media.
- **Kraniales CT** → Ausschluss einer Blutung.
- **Angiographie in DSA-Technik** → Stenosennachweis.

Differenzialdiagnose

Eine intrazerebrale Blutung wird mittels CCT ausgeschlossen, eine **Hypoglykämie** durch Messung des Blutzuckers; auch an eine **fokale Epilepsie** oder an eine **Migräne mit Aura** muss man denken.

Therapie

Nach Ausschluss einer intrazerebralen Blutung mittels CCT kann binnen 3 h nach Symptombeginn eine Lysetherapie mit rtPA (recombinant tissue plasminogen activator), Streptokinase oder Urokinase durchgeführt werden. Dabei muss jedoch die Gefahr einer parenchymatösen Einblutung berücksichtigt werden.

> **Merke**
> **Kontraindikationen einer Lysetherapie** sind: intrakranielle Blutung innerhalb der letzten 6 Wochen, Ischämiebeginn vor mehr als 3–4 h, Mikroangiopathie, maligne Hypertonie, frühere Infarktzeichen im CT.

Kann der Emboliestreuherd nicht beseitigt werden, ist eine konservative medikamentöse Behandlung indiziert, die neben der Einstellung des Hämatokrits die Vollheparinisierung im Akutfall und die vorübergehende oder dauerhafte Antikoagulation mit Cumarinderivaten umfasst.

Embolie im Mesenterialgefäßgebiet
Syn.: Mesenterialinfarkt

Definition

Bei einer Embolie im Mesenterialgefäßgebiet erfolgt der akute embolische Verschluss der **A. mesenterica superior oder inferior,** wobei in ca. 90 % der Fälle die A. mesenterica superior betroffen ist. Dies stellt einen hoch akuten, lebensbedrohlichen **Notfall** dar.

Ätiologie/Pathogenese

Die Ätiologie stimmt weitgehend mit derjenigen der Extremitätenembolien überein (s. o.). Durch die gute Kollateralisierung (Riolan-Anastomose) kommt es im Emboliefall zu einer **hämorrhagischen Infarzierung.**

Symptomatik

Der akute embolische Mesenterialarterienverschluss verläuft unter dem Bild des **akuten Abdomens** in drei Phasen (s. Tab. 13-8).

> **Merke**
> Häufig besteht eine deutliche **Diskrepanz** zwischen den Beschwerden (Angabe stärkster Schmerzen) und dem klinischen Bild (weiches Abdomen).

Diagnostik

- Anamnese → Herzerkrankung?
- Klinische Untersuchung → akutes Abdomen, Blut bei der rektalen Untersuchung.
- **Röntgen-Abdomenübersicht** → geblähte Dünndarmschlingen, evtl. Dünndarmspiegel (Ileus!).

Tab. 13-8 Stadieneinteilung beim akuten Mesenterialinfarkt

Stadium	Zeit nach Embolie	Symptome
Initialphase	Bis 6 h	Akute, diffuse, messerstichartige abdominelle **Schmerzen,** Übelkeit, Erbrechen, blutige Diarrhö
Freies Intervall	6–12 h	„Fauler Friede", Stadium der Wandnekrose: Besserung der Symptomatik durch **Nekrose** der ischämischen Areale mit **fehlendem Schmerz,** Peristaltik ↓
Endstadium	12–48 h	Toxineinschwemmung und **Durchwanderungsperitonitis** mit diffuser Abwehrspannung bei paralytischem Ileus, **toxischer Schock**

- **Sonographie Abdomen.**
- **Labor** → Leukozyten ↑, **Laktat** ↑ und LDH ↑.
- **Probelaparatomie/diagnostische Laparoskopie** in unklaren Fällen.

> **Merke**
> Bei Patienten mit vorbestehender **Herzerkrankung und akuten Bauchbeschwerden** sollte stets an einen Mesenterialinfarkt gedacht werden.

Differenzialdiagnose

Zu den Differenzialdiagnosen zählen der thrombotische Mesenterialarterienverschluss (s. Arterielle Thrombose), die nicht okklusive mesenteriale Ischämie (NOMI) durch Hypovolämie oder Vasospasmus, z.B. im Rahmen eines Volumenmangelschocks, bei Herzinsuffizienz oder Aortenisthmusstenose und das akute Abdomen bei Ulkusperforation, perforierter Appendizitis, Pankreatitis.

Therapie

Bei **frühzeitiger Diagnose** (< 6 h) kann je nach Allgemeinzustand des Patienten und Lokalisation des Verschlusses ein Versuch der Revaskularisation durch **Thrombendarteriektomie** und Patchplastik unternommen oder alternativ eine **Thrombolyse** versucht werden.

Liegt zum Zeitpunkt der Diagnose und Laparotomie bereits eine **Gangrän** des betroffenen Darmabschnittes vor, muss dieser **reseziert** werden, wobei restperfundierte Darmabschnitte möglichst erhalten bleiben sollten. Zur Kontrolle der Darmperfusion und Erfassung fortschreitender Nekrosen wird oft nach 24 h eine **Relaparotomie** (sog. Second-Look) vorgenommen.

Postoperativ muss bei kardialen Rhythmusstörungen eine prophylaktische **Antikoagulation** mit einem Cumarinderivat eingeleitet werden.

Prognose

Beim akuten Mesenterialinfarkt mit über 12-stündigem Verlauf liegt die **Letalität bei 50–90 %;** die Diagnose wird meist zu spät gestellt.

> **Kasuistik**
> Ein 72-jähriger Mann kommt nachmittags mit seit einigen Stunden bestehenden heftigen Abdominalschmerzen in die Notaufnahme. Der Schmerz ist im linken Unterbauch lokalisiert, die Bauchdecken sind weich. Die Abdomenübersichtsaufnahme ist zunächst unauffällig, das Laktat im Serum jedoch erhöht. Die begleitende Ehefrau berichtet über seit einiger Zeit bestehende Herzarrhythmien. Leider wird auf diese Angabe nicht weiter geachtet. Dem Patienten geht es zwischenzeitlich wieder besser, er wird aber zur Überwachung aufgenommen. Am nächsten Morgen hat sich der Zustand mit den Zeichen eines akuten Abdomens dramatisch verschlechtert, sodass sofort laparotomiert wird. Bei dieser OP zeigt sich, dass ein embolischer Verschluss eines Astes der A. mesenterica sup. vorliegt, ein ca. 150 cm langer Dünndarmabschnitt bereits stark nekrotisch ist und reseziert werden muss. Der Patient hatte also einen Mesenterialinfarkt erlitten mit den typischen Stadien: initialer Schmerz, freies Intervall („fauler Friede") und schließlich manifester Infarkt. Leider wurde die Diagnose sehr spät gestellt, sodass mit thrombolytischen Maßnahmen nicht mehr therapiert und nur noch reseziert werden konnte. Der Patient musste postoperativ intensivmedizinisch behandelt werden, erholte sich aber wieder nach einigen Wochen.

Embolie der Nierenarterie

Ein **akuter Nierenarterienverschluss** wird neben Embolien auch durch arterielle Thrombosen, Aortendissektionen und Traumen ausgelöst. In der Regel verursacht er heftige **Flankenschmerzen,** bei beidseitigem Befall eine **Anurie.** Bei akutem Nierenarterienverschluss spielt die Zeit eine Rolle, da die **Ischämietoleranz** des Organs in situ nur **120 min** beträgt (anders als bei der Nierentransplantation). Nach sonographischem Ausschluss der Differenzialdiagnosen (Nephrolithiasis, Pankreatitis, Aortenaneurysma, traumatische Nierenruptur) und bei begründetem Verdacht wird eine rasche **MRA** eingeleitet, durch welche Lokalisation und Art des Verschlusses eindeutig dargestellt werden kann (Standardangiographie mit Kontrastmittel ist kontraindiziert). Die Revaskularisation mittels **TEA** mit Patchplastik oder Anlage eines **Bypass** wird angestrebt. Ist jedoch die Ischämietoleranz überschritten, muss die Niere entfernt werden.

Lungenembolie (s. Kap. 12.10)

Arterielle Thrombose

Definition

Die arterielle Thrombose bedeutet den kompletten thrombotischen Gefäßverschluss an einer arteriosklerotisch veränderten Gefäßwand.

Ätiologie/Pathogenese

Arterielle Thrombosen stellen die Ursache für 30 % aller akuten Arterienverschlüsse dar. Die Arteriosklerose fungiert als Hauptfaktor in der Ätiologie. Für die letztendlich zum Verschluss führende Thrombose sind die Kriterien der Virchow-Trias relevant:

- **Gefäßwandbeschaffenheit** → Schäden z.B. durch Arteriosklerose, Entzündung, Trauma.
- **Blutströmungsgeschwindigkeit** → reduziert z.B. bei langem Verharren in ungünstigen Körperhaltungen (Flugreisen).
- **Blutzusammensetzung** → verändert z.B. bei Exsikkose (hoher Hämatokrit), unregelmäßige Einnahme prophylaktischer Medikamente (ASS, Cumarine).

Prädilektionsstellen sind mittel- und kleinkalibrige Arterien des Ober- und Unterschenkels, die A. mesenterica superior, die A. carotis interna und die Koronararterien. Großkalibrige Arterien (Aorta, Beckenarterien) sind seltener betroffen.

Symptomatik

Typisch für die periphere arterielle Thrombose ist der akut einsetzende Schmerz nach vorhergehender Claudicatio intermittens. Insgesamt gilt auch die Regel der 6 Ps, die Symptomatik ist jedoch weniger dramatisch als bei der Embolie, da die Ischämie infolge präformierter Kollateralen meist inkomplett ist. Zur Symptomatik bei Verschluss der Koronararterien siehe Kapitel 12.6.

Diagnostik/Differenzialdiagnose

Aus Anamnese (Fragen nach vorbestehender Arteriosklerose und Emboliequelle zur Abgrenzung zur arteriellen Embolie) und Angiographie in DSA-Technik ergibt sich die Diagnose. Die Angiographie benötigt man auch zur OP-Planung. Differenzialdiagnostische Hinweise siehe Tabelle 13-7.

Therapie

Bei **frischen, infrainguinalen Thromben** wird primär eine **Lyse** durchgeführt, sofern keine Kontraindikationen (frische OP, frischer Insult, frischer Infarkt, florides Ulkus) vorliegen. Versagt diese Maßnahme, wird operativ/interventionell vorgegangen (**TEA** mit oder ohne Patchplastik, **lokale Lyse** oder **Bypassanlage**). Die primäre Indikation zur notfallmäßigen Operation wird nur beim **kompletten Ischämiesyndrom** der unteren Extremität, bei Befall der aortoiliakalen Strombahn und des Armes gestellt. Bei bereits älterer arterieller Thrombose ist die **konservative Therapie** mit Vollheparinisierung und Rheologika indiziert. Rheologika sind kolloidale Infusionslösungen (z. B. HAES, Dextrane), die zur Verbesserung der Mikrozirkulation eingesetzt werden.

13.1.7 Chronische arterielle Verschlusskrankheit

Eine chronische arterielle Durchblutungsstörung entsteht durch eine Einengung des Gefäßlumens auf dem Boden einer **chronischen Grundkrankheit:**

- **Arteriosklerose: 90** % aller chronischen arteriellen Verschlussprozesse haben einen arteriosklerotischen Hintergrund. Arteriosklerose ist eine Systemerkrankung, die alle Gefäße des Körpers befällt und fortschreitend verläuft.
  - **Unbeeinflussbare Risikofaktoren:** familiäre Disposition, männliches Geschlecht, Lebensalter.
  - **Beeinflussbare Risikofaktoren:** Dyslipoproteinämie, arterielle Hypertonie, Diabetes mellitus, Nikotinabusus, Bewegungsmangel, Stress, niedriger Sozialstatus, Antiphospholipid-AK, Hyperfibrinogenämie.

  Läsion des Intimaendothels → Intimaödem → Gefäßwandverdickung durch Einlagerung von Cholesterinkristallen in Intima und Media (Atherome), Einwanderung von Makrophagen und Einsprossung von Fibroblasten → Sklerose bis Verkalkung, am Endothel: Ulzera, an die sich Thrombozytenaggregate anlagern → Plaque- und Thrombenbildung → progrediente Einengung des Gefäßlumens.

- **Endangiitis obliterans (Morbus Winiwarter-Buerger):** Hauptsächlich sind Männer unter 40 Jahren mit exzessivem Nikotinabusus betroffen. Die primär entzündliche Arteriopathie befällt insbesondere mittelgroße bis kleine Arterien der unteren Extremität.
- **Diabetische Mikroangiopathie:** Neben der Ausbildung einer Arteriosklerose (diabetische Makroangiopathie) bewirkt die diabetische Stoffwechsellage auch eine Durchblutungsstörung der kleinen Gefäße in Nieren, Netzhaut, Haut und Vasa vasorum.
- **Fibromuskuläre Dysplasie:** Typisch für die Erkrankung sind segmentale, perlschnurartige Lumeneinengungen im Bereich der Beckengefäße, die vor allem bei jüngeren Frauen angetroffen werden.
- **Mediasklerose Typ Mönckeberg:** Charakteristisch für diese Gefäßerkrankung, die hauptsächlich bei Diabetikern und Urämikern zu beobachten ist, sind steinharte, spangenförmige Kalkeinlagerungen in der Media, vor allem der Unterschenkel- und Fußarterien.
- **Immunarteriopathien** können ebenfalls zu Arterienverschlüssen führen, z. B. **Panarteriitis nodosa** (fieberhafte, den Kollagenosen zuzuordnende Systemerkrankung der Arterien, die vermutlich durch überschießende Immunreaktion mit Ablagerungen von Immunkomplexen, entzündliche Reaktion, evtl. Autoimmunisierung entsteht). **Arteriitis temporalis Horton** (allergisch-hyperergische Arteriitis der äußeren Kopf-, vor allem der Schläfenarterien, aber auch der A. centralis retinae [Erblindungsgefahr!], A. subclavia etc.; mit Zerstörung der Media durch riesenzellreiche Granulationen) oder **Kawasaki-Syndrom** (meist im Kleinkind- und Kindesalter auftretend, primäre Vaskulitis der großen und mittleren Arterien mit besonderer Bevorzugung der Koronargefäße).

Verschlussprozesse der supraaortalen Äste

Etwa ein Drittel der Fälle von **ischämischen Hirninfarkten** – insgesamt sind es ca. **250 000 pro Jahr** in Deutschland – ist durch Gefäßveränderungen im Bereich der supraaortalen, extrakraniellen Gefäße bedingt, von denen etwa 75 % einer Operation zugänglich sind. Stenosen bilden sich bevorzugt an folgenden supraaortalen Gefäßabschnitten:

- **A. carotis interna** (ACI) bzw. Karotisgabel 56 %,
- **Aa. subclaviae** 16 %,
- **Vertebralarterien** 10 %,
- **Aa. carotides communes** (ACC) 9 %,
- **Truncus brachiocephalicus** 9 %.

Mittels **Gefäßweitstellung** durch den **Bayliss-Effekt** (Autoregulation der Gefäßweite) verfügt das Gehirn über eine erstaunliche Möglichkeit, auch **Durchblutungsminderungen** bis zu 50 % der Norm **auszugleichen.** Erst wenn die Durchblutung unter diesen Wert sinkt, treten reversible Funktionsstörungen der Neuronen auf, die bei Werten unter 20 % zu einem **irreversiblen Gewebeuntergang** führen.

Stenose der A. carotis interna

Definition

Stenosen im Bereich der A. carotis interna sind Ursache **zerebraler Durchblutungsstörungen,** die zu **neurologischen Ausfällen** führen, welche sich entweder vollständig zurückbilden, bestehen bleiben oder zum Tod führen.

Ätiologie/Pathogenese

Abgesehen von der **Arteriosklerose** (s. o.), die über Stenosen (70 %) sowie Mikroembolien aus atheromatösen Plaques (30 %) symptomatisch wird, kommen auch seltener pathoanatomische Veränderungen der A. carotis vor, wie **Aneurysmen,** eine **fibromuskuläre Dysplasie** oder **Knickbildungen** (Schlängelung = Kinking oder Schlingenbildung = Coiling), die ebenfalls zu zerebralen Perfusionsstörungen führen können.

Meist wird eine Stenose der A. carotis erst bei **Einengung > 50 % symptomatisch.** Durch **Kollateralbildung** über den **Circulus Willisii** ist es möglich, dass einseitige Stenosen sogar von 70%iger Einengung noch asymptomatisch bleiben.

Männer und Frauen erkranken etwa gleich häufig, das Prädispositionsalter liegt zwischen 60 und 70 Jahren.

Symptomatik

Die Stenose der A. carotis äußert sich in einem **neurologischen Defizit,** das **homolaterale Sehstörungen** und/oder **kontralaterale Paresen** sowie **Aphasien** umfasst. Das **Ausmaß** der neurologischen Störungen ist abhängig vom Grad des Verschlusses und von den gebildeten **Kollateralkreisläufen.** Ihrer Symptomatik nach wird die Karotisstenose in vier Schweregrade eingeteilt (s. Tab. 13-9).

> **Merke**
> In immer kürzeren Zeitabständen auftretende TIAs sind Vorboten eines drohenden Schlaganfalls!

Diagnostik

- **Anamnese** → **Risikofaktoren** sowie stattgehabte **TIAs.**
- **Körperliche Untersuchung** → neurologisches **Defizit, Pulsstatus** und **Auskultation** zur Erfassung von Stenosegeräuschen (in > 80 % nachweisbar).
- **Duplexsonographie** der A. carotis → Stenosegrad, Ausdehnung und Morphologie der Stenose, Funktion der Kollateralen.
- **Angiographie** in **DSA-Technik** → Mehrgefäßerkrankungen, morphologische Besonderheiten (Kinking oder Coiling).
- **CCT oder MRT** → Abgrenzung zwischen ischämischem und hämorrhagischem Infarkt.
- Weitere Diagnostik:
  - transkranielle Doppler-Untersuchung → intrakranielle Zirkulation und Kollateralversorgung,
  - SPECT → Perfusion des Gehirns im Seitenvergleich,
  - PET (Positronenemissionstomographie) → Stoffwechselsituation des Gehirns, regionale Gehirndurchblutung, minderdurchblutete Bereiche um das Insultgebiet (Penumbra).

Therapie

Indikationsstellung (s. Tab. 13-10) Zu den **Kontraindikationen** zählen außer hohem Lebensalter und allgemeinen Risikofaktoren eine ausgeprägte Zerebralsklerose und ein neurologisches Defizit ≥ 6 h (bei Wiedereröffnung der Strombahn kann sich aus der ischämischen eine hämorrhagische Hirnläsion entwickeln).

Operative Therapie Die Standardoperation der **kurzstreckigen Stenose** ist eine Karotis-Thrombendarteriektomie **(TEA),** evtl. mit Patchplastik. Zur Gewährleistung der ipsilateralen Hirndurchblutung wird intraoperativ ein **intraluminaler Shunt** eingelegt.

Im Fall einer Stenose durch **Kinking** oder **Coiling** erfolgt eine **Kürzungsoperation** mit End-zu-End-Anastomose.

Um die intraoperative Apoplexrate möglichst niedrig zu halten, wird bei allen Eingriffen an den hirnversorgenden Arterien **heparinisiert.** Die Karotis-PTA mit oder ohne Stentimplantation wird als relativ neues Verfahren zur Behandlung der Karotisstenose in Studien erprobt.

Tab. 13-9	Stadien der Karotisstenose
Stadium	**Symptomatik und Rückbildung**
I	**Asymptomatische** Karotisstenose mit guter Kollateralisierung, sonographischer oder angiographischer **Zufallsbefund**
II a	**TIA (transitorisch-ischämische Attacke):** häufig rezidivierendes neurologisches Defizit ≤ 24 h, voll reversibel
II b	**PRIND (prolongiertes reversibles ischämisches neurologisches Defizit):** neurologisches Defizit ≥ 24 h
III	**Frischer ischämischer Schlaganfall (progressive stroke):** neurologisches Defizit ≤ 4 Wochen, bleibendes Restdefizit
IV	**Großer ischämischer Schlaganfall (complete stroke):** neurologisches Defizit ≥ 4 Wochen, **keine oder langsame Rückbildung**

Tab. 13-10	Indikationen zur Therapie
Stadium I	Stenose ≤ 70 % → **konservative** Therapie
Stadium II	Stenose ≥ 70 % oder **mikroembolieverdächtige Plaques** bei Stenose ≤ 70 % → **relative OP-Indikation**
Stadium III	**OP möglichst frühzeitig** nach Einsetzen des neurologischen Defizits (gerade Patienten mit leichterem neurologischem Defizit profitieren von frühzeitiger OP)
Stadium IV	Palliativ zur **Prophylaxe** eines weiteren Apoplexes bei **kontralateraler hochgradiger Stenose**

Konservative Therapie

- **Hämodilution** mit Rheologika (z. B. HAES) → Besserung der Hämodynamik (Voraussetzung: Patient kardial belastbar).
- **Vollheparinisierung** für ca. 14 Tage.
- Später erfolgt eine Dauertherapie mit **Thrombozytenaggregationshemmern** (z. B. ASS).

Komplikationen

- Bei operativer Therapie:
  - intraoperativer Apoplex in 2–3 % der Fälle.
  - Läsion des N. hypoglossus oder des N. vagus.
  - Die Operationsletalität beträgt ca. 1 %.
- Bei konservativer Therapie: In 3 % der Fälle kommt es zu einer **Einblutung** infolge rheologischer Maßnahmen und Heparinisierung.

Prognose

Den operativen Erfolg zeigt die Statistik: Innerhalb von 5 Jahren erleiden 35 % der Patienten ohne OP im Stadium II einen Schlaganfall, von den operierten Patienten jedoch nur 5–7 %.

Vertebrobasiläre Insuffizienz

Definition

Darunter versteht man eine **Minderdurchblutung** des Stromgebiets der A. vertebralis und der A. basilaris, die sowohl durch **Stenose** als auch durch **vermehrten Abstrom** (z. B. **Subclavian-Steal-Syndrom** durch Strömungsumkehr, s. u.) hervorgerufen sein kann.

Ätiologie

Ursache für eine Minderdurchblutung der A. vertebralis kann eine **arteriosklerotische Stenose** sein, die meist am Abgang der A.vertebralis gelegen ist, oder seltener eine Gefäßeinengung durch **degenerative HWS-Veränderungen** im Bereich der Foramina intervertebralia.

Symptomatik

Die neurologischen Defizite ergeben sich aus der Minderdurchblutung von **Hirnstamm, Kleinhirn** und **Okzipitalrinde.** Meist treten sie in Form von **TIAs** auf und zeigen Symptome wie **Schwindel, Schmerz** im Nacken- und Hinterkopfbereich, **Doppelbilder,** Hemianopsie, Nystagmus, Tinnitus, **Hörverlust, Drop-Attacks** (plötzlicher Tonusverlust in der Streckmuskulatur der Beine mit Sturz ohne Bewusstseins-

störung), Dysarthrie und amnestische Episoden oder vorübergehende **globale Amnesie.**

Die **progrediente vertebrobasiläre Insuffizienz,** die in einen ischämischen **Infarkt** übergehen kann, verursacht Symptome wie **Kopfschmerzen** (im Nackenbereich), **Tetraparese, Paresen der Augenmuskeln, Horner-Syndrom** und eine **Hemihypästhesie.** Das **Bewusstsein** kann ungetrübt sein oder alle Grade einer Störung bis hin zum Koma aufweisen.

Diagnostik

Sie entspricht derjenigen bei Stenosen der A. carotis (s. o.).

Therapie

Die **Indikation** zur OP ist gegeben, wenn beide Aa. vertebralies stenotisch verändert sind. Das Verfahren der Wahl bei einer abgangsnahen Stenose ist die **vertebrokarotidale Transposition** (über 80 %), bei der eine End-zu-Seit-Anastomose zwischen A. vertebralis und A. carotis communis hergestellt wird. Bei höher gelegenen Stenosen kommt **die Anlage eines Bypasses** in Frage. Intraoperativ kann es zu **Verletzungen** des sympathischen **Grenzstrangs** (→ Horner-Syndrom), des **Ductus thoracicus** sowie des **N. vagus** kommen.

Prognose

Bei der Transposition ist die Letalität nahe 0 %, bei Bypassoperationen etwas höher.

Subclavian-Steal-Syndrom

Syn.: A.-subclavia-Anzapfsyndrom

Definition

Das Subclavian-Steal-Syndrom stellt eine **Sonderform der vertebrobasilären Insuffizienz** dar. Bedingt durch eine **Stenose der A. subclavia** kommt es dabei zu einem vermehrten Abstrom aus dem vertebrobasilären Stromgebiet und nachfolgend zu zerebrovaskulärer Minderperfusion.

Ätiologie

Ein proximale **Stenose oder ein Verschluss der A. subclavia** (vor dem Abgang der A. vertebralis) oder des Truncus brachiocephalicus führt zu einem **Steal-effekt:** Bei Armbelastung erfolgt eine **Strömungsumkehr in der A. vertebralis** der betroffenen Seite (s. Abb. 13-8). Der Blutentzug aus dem vertebrobasilären Stromgebiet zugunsten der Armversorgung verur-

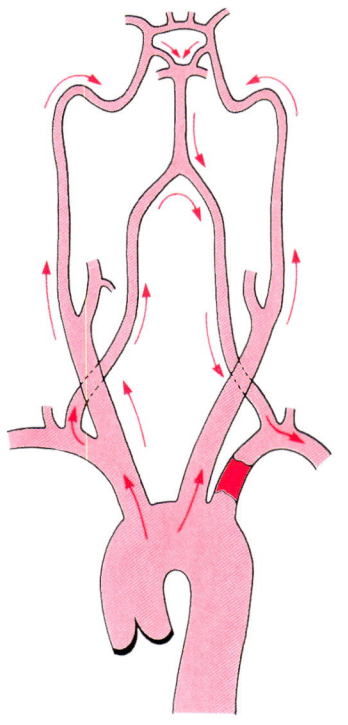

Abb. 13-8 Proximaler Verschluss der linken A. subclavia mit Strömungsumkehr in der ipsilateralen A. vertebralis.

sacht die typischen Symptome der vertebrobasilären Minderdurchblutung. Das Subclavian-Steal-Syndrom tritt in 70 % der Fälle **linksseitig** auf.

Symptomatik

Bei Belastung des Armes treten reversible Symptome wie ein **Belastungsschmerz,** vor allem beim Über-Kopf-Arbeiten, **Schwindel, Doppelbilder, Ataxie** und „Drop-Attacks", **Parästhesien, Synkopen** und Zeichen der **Armischämie** auf.

Diagnostik

Die Diagnose entspricht weitgehend ebenfalls derjenigen der Karotisstenose. Bei der körperlichen Untersuchung erfolgen zusätzlich die **Blutdruckmessung** (→ **RR-Differenzen** systolisch > 30 mmHg zwischen rechtem und linkem Arm) und die **Faustschlussprobe.**

Therapie

Bei **leichterer Symptomatik** ist zunächst eine radiologische Intervention mittels **Ballondilatation** (PTA = perkutane transluminale Angioplastie) möglich, die jedoch eine Rezidivrate von 10 % aufweist.

Bei **ausgeprägter Symptomatik** ist die Indikation zur **OP** gegeben:
- **Subclavia-carotis-communis-Transposition** (End-zu-Seit-Anastomose zwischen A. subclavia und A. carotis communis, s. Abb. 13-9a);
- **Subclavia-carotis-Bypass** (s. Abb. 13-9b);
- Bypass von der A. subclavia zur A. subclavia der Gegenseite.

Prognose

In über 90 % der Fälle werden die Patienten durch die Operation beschwerdefrei, die Operationsletalität liegt bei 0,5 %.

Kasuistik

Eine 54-jährige Frau gibt an, dass sie seit einiger Zeit bei körperlicher Anstrengung unter Schwindelanfällen leide. Die Beschwerden seien besonders stark bei Bewegungen des linken Arms. Sie sei sogar schon zweimal bewusstlos geworden. Danach habe sie sich jedoch immer wieder erholt, und es sei ihr wieder gut gegangen. Bei der Blutdruckmessung am rechten und linken Arm wird links der systolische RR um 35 mmHg niedriger als rechts gemessen. Die daraufhin angefertigte Angiographie zeigt eine Stenose der A. subclavia vor dem Abgang der A. vertebralis. Also handelt es sich um ein Subclavian-Steal-Syndrom. Da es schon wiederholt zu Synkopen geführt hat, wird eine PTA vorgenommen, nach der keine weiteren Schwindelattacken mehr auftreten.

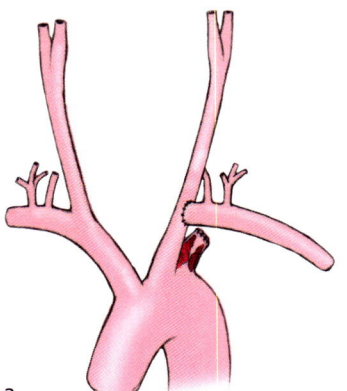
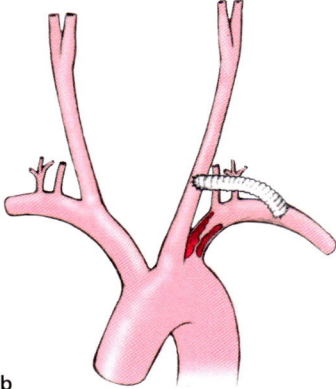

a   b

Abb. 13-9 Operative Therapie bei Subclavian-Steal-Syndrom. a) Subclavia-carotis-communis-Transposition b) Subclavia-carotis-Bypass.

Verschlussprozesse der Mesenterialgefäße (Angina intestinalis s. Abb. 13-10)

Definition

Chronische Verschlussprozesse im Bereich der Viszeralarterien werden als **Angina intestinalis** oder Claudicatio intestinalis bezeichnet.

Ätiologie

Chronische mesenteriale Durchblutungsstörungen bleiben in 80 % der Fälle **asymptomatisch**; dies ist durch die **Kollateralen** bedingt, welche die Perfusionsgebiete von Truncus coeliacus sowie Aa. mesentericae superior und inferior verbinden (pankreatikoduodenale Arkaden, Riolan-Anastomose etc.).

Auch hier ist die **häufigste** ursächliche Erkrankung eine **Arteriosklerose**, seltener spielen auch **Angiitiden** (Endangiitis obliterans, Periarteriitis nodosa), die **fibromuskuläre Dysplasie** oder eine **Kompression** des Truncus coeliacus von außen (z. B. durch die Zwerchfellschenkel [sog. Dunbar-Syndrom] oder einen Tumor) eine Rolle.

Symptomatik

Die typische Symptomentrias (**postprandialer Schmerz, Gewichtsabnahme** und **abdominelle Strömungsgeräusche**) lässt sich in dieser Kombination nur selten erheben (s. Tab. 13-11).

> **Merke**
> Das Kardinalsymptom der Angina intestinalis stellt der postprandiale periumbilikale Schmerz dar, der 30–120 min andauert.

Diagnostik

Auskultatorisch sind manchmal **Stenosegeräusche** wahrnehmbar. Die Diagnose kann nur **angiographisch** gesichert werden.

Differenzialdiagnose

Ähnliche Abdominalbeschwerden werden häufiger durch **Cholelithiasis, gastrointestinale Ulzera** sowie **Pankreatitis** hervorgerufen und müssen ausgeschlossen werden. Arteriosklerotische Prozesse in anderen Bereichen lenken den Verdacht auf einen chronischen Mesenterialgefäßprozess.

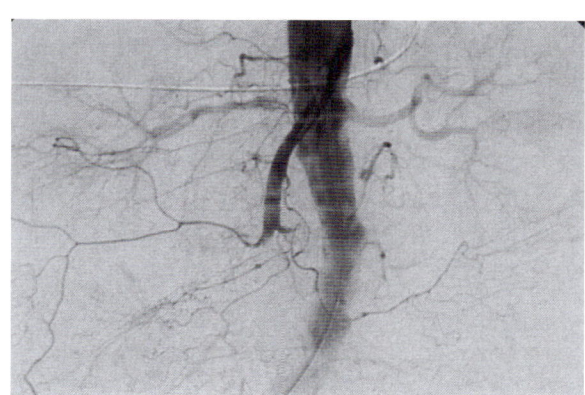

Abb. 13-10 Angiographie: Akuter thrombembolischer Verschluss der A. mesenterica sup.

Therapie

Die Therapie hängt von der Verschlusslokalisation und dem Kollateralisationsgrad ab. Bei **leichterer Symptomatik** kann eine **Lysetherapie** angestrebt werden, bei **schwereren Verläufen** ist eine **TEA** oder ein **Bypass** indiziert. Liegt bereits eine **Darmgangrän** vor, müssen Darmteile **reseziert** werden. **Kompressionssyndrome** können evtl. durch **Spaltung** der Zwerchfellzwinge gebessert werden.

Verschlussprozesse der Nierenarterie

Ätiologie/Pathogenese

Ätiologisch steht bei der chronischen Nierenarterienstenose (NAS) die **Arteriosklerose** mit 70–75 % an erster Stelle, gefolgt von **fibromuskulärer Dysplasie** mit 20–25 %. Seltene Ursachen sind **Aneurysmen, Gefäßfehlbildungen, AV-Fisteln** oder **Kompression** von außen. Die arteriosklerotische NAS findet sich vor allem im proximalen Drittel der A. renalis, die fibromuskuläre Dysplasie eher im mittleren Abschnitt und an den Segmentarterien.

Die chronische NAS kann für 5–10 % der arteriellen Hypertonien (**renovaskuläre Hypertonie**) verantwortlich gemacht werden, da durch die chronische Minderdurchblutung kompensatorisch das Renin-Angiotensin-System (Goldblatt-Mechanismus) in Gang gesetzt wird.

Tab. 13-11	Stadieneinteilung bei Viszeralarterienverschlussprozessen
Stadium	**Symptomatik**
I	Asymptomatisch
II	**Intermittierende,** ca. 10–30 min postprandial auftretende, periumbilikal lokalisierte **Abdominalschmerzen**
III	**Dauerschmerz, Gewichtsabnahme** (durch Malassimilation und Nahrungsverweigerung aus Angst vor Schmerzen), ischämische **Enterokolitis**
IV	paralytischer **Ileus,** Darmgangrän, **Peritonitis**

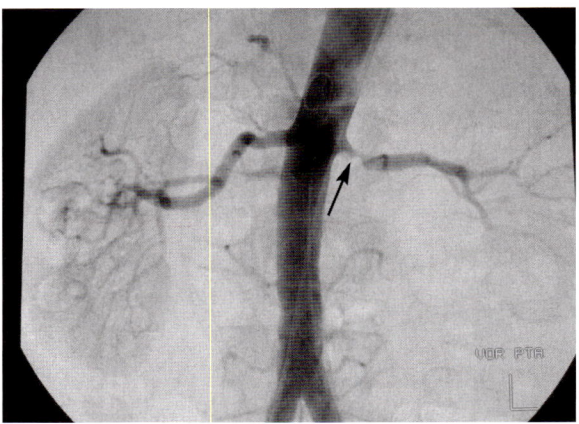

Abb. 13-11 Angiographie: Nierenarterienstenose links.

Symptomatik

Die chronische NAS verursacht bei **einseitigem** Auftreten außer **arterieller Hypertonie** mit hohen diastolischen Werten keine Symptomatik. Sind beide Aa. renales stenotisch, resultiert eine **chronische Niereninsuffizienz.**

Komplikationen

- Niereninsuffizienz → **Dialysepflichtigkeit.**
- Hypertonie → **hypertensive Krise, apoplektischer Insult.**

> **Merke**
> Bei Patienten < 40 Jahren mit plötzlich auftretender oder medikamentös schlecht beeinflussbarer arterielle Hypertonie sollte stets ein renovaskulärer Hochdruck ausgeschlossen werden.

Diagnostik

Deuten Anamnese und körperlicher Untersuchungsbefund auf eine Hypertonie hin, sollte immer ein renovaskulär bedingter Hochdruck ausgeschlossen werden:
- **Duplexsonographie** → Erfassung des Stenosegrads, Schrumpfniere;
- **i.v. Pyelogramm** → verkleinerte Niere mit verspäteter, aber konzentrierter Ausscheidung;
- **Nierenausscheidungsszintigramm** → Minderperfusion der betroffenen Niere (Kontraindikation: Schrumpfniere);

- **Spiral-CT oder DSA** → Darstellung der Stenose, intrarenaler Gefäße und der übrigen Arterien (s. Abb. 13-11).
- **Captopriltest** (nur bei einseitiger NAS!) → deutlicher Anstieg des Reninspiegels im Serum und RR-Abfall nach Captoprilgabe p.o. weisen auf eine relevante Stenose hin.

Therapie

Beim medikamentös schlecht einstellbaren Hypertonus sowie bei drohender Niereninsuffizienz ist eine **interventionelle** Therapie indiziert. Das Mittel der ersten Wahl bei der chronischen NAS ist heute die **renale Angioplastie** (PTA, evtl. mit Stenteinlage). Kontraindiziert ist diese Methode bei Aortendissektion oder großen, ablösbaren Plaques am Nierenarterienostium. In diesem Fall oder beim Versagen der PTA wird operativ eine Desobliteration durch **Thrombendarteriektomie (TEA)** und **Patchplastik** zur Erweiterung des Gefäßdurchmessers oder auch ein Interponat mit Venengraft oder PTFE-Prothese am Abgang der A. renalis vorgenommen.

Prognose

In 70–80 % gelingt es, mit einer Desobliteration der Nierenarterie den Hypertonus zu normalisieren. Die OP-Letalität liegt bei 1–5 %.

Verschlussprozesse im Bereich der oberen Extremität

Thoracic-Outlet-Syndrom (TOS)
Syn.: Schultergürtelsyndrom

Definition

Das Thoracic-Outlet-Syndrom umfasst einen Symptomenkomplex der durch angeborene oder erworbene **Kompression des Gefäß-Nerven-Bündels** an der oberen Thoraxapertur entsteht.

Ätiologie

Das Gefäß-Nerven-Bündel (A. subclavia, V. subclavia und Plexus brachialis) muss drei Engstellen passieren und entwickelt folglich bei Kompression jeweils unterschiedliche Symptome (s. Tab. 13-12).

Durch intermittierende oder permanente Kompression entstehen **Nervenschäden** bis hin zur Parese, an den Gefäßen kann eine poststenotische **Aneurysmabildung** Ursache für **periphere Embolien** sein.

Tab. 13-12   Einteilung des Thoracic-Outlet-Syndroms

Lücke	Anatomie	Krankheitsbild
Hintere Skalenuslücke	Zwischen M. scalenus anterior und M. scalenus medius	Scalenus-anterior-Syndrom, Halsrippensyndrom, Syndrom der 1. Rippe
Kostoklavikularspalt	Zwischen 1. Rippe und Klavikula	Kostoklavikularsyndrom, Hyperabduktionssyndrom
Korakopektoralraum	Zwischen M. pectoralis minor und Korakoid	Korakopektoralsyndrom

Symptomatik

Das TOS manifestiert sich meist zwischen dem 20. und 50. Lebensjahr, Männer sind doppelt so häufig betroffen wie Frauen. An Symptomen werden **Schmerzen** im Bereich der Schulter, aber auch ausstrahlend in die Hinterkopfregion und nach präkardial, beobachtet, des Weiteren **Parästhesien** im Bereich der oberen Extremität, insbesondere im Versorgungsgebiet des N. ulnaris, **Paresen** bei fortschreitender Nervenschädigung und **vasomotorische Störungen** (Raynaud-Phänomen).

Diagnostik

- Anamnese und klinische Untersuchung mit Provokationstests (**Adson-Test** und **AER-Test**).

Klinik

Beim **AER-Test** wird der Patient aufgefordert, bei 90° abduziertem und außenrotiertem Arm alle 2 s die Hand zur Faust zu schließen. Je nach Symptomatik (Claudicatio, neurologische Symptome oder Venenstauung) kann auf die Ätiologie geschlossen werden.
Beim **Adson-Test** neigt der sitzende Patient den Kopf nach hinten und zur erkrankten Seite bei gleichzeitig tiefer Inspiration, wodurch die Beschwerdesymptomatik ausgelöst wird.

- Röntgen-Thorax und Röntgen-HWS in vier Ebenen → Darstellung einer Halsrippe.
- **Dynamische Armangiographie** (mit Provokation) → Aufnahmen in verschiedenen Kopf- und Armhaltungen.
- **Phlebographie** (mit Provokation) zum Ausschluss einer venösen Thrombose.
- Messung der **N.-ulnaris-Leitgeschwindigkeit**.

Differenzialdiagnose

Es gibt einige Krankheitsbilder, die Symptome des TOS entwickeln, wie eine Thrombose der V. subclavia (Paget-von-Schroetter-Syndrom), ein HWS-Syndrom, Insertionstendopathien, ein Schulter-Arm-Syndrom oder ein Karpaltunnelsyndrom.

Therapie

Bei ausgeprägter neurologischer und vaskulärer Symptomatik besteht die Indikation zur OP, durch welche die Engstellen erweitert werden:
- **Resektion** der **1. Rippe** oder Halsrippe.
- **Durchtrennung** des M. scalenus anterior.
- **Abtrennung** des M. pectoralis minor vom Processus coracoideus.
- **Resektion** eines **Aneurysmas der A. subclavia**.
- thorakale **Sympathektomie** bei Raynaud-Symptomatik.

Verschlussprozesse im Bereich der unteren Extremität

Syn.: Periphere arterielle Verschlusskrankheit (pAVK)

Definition

Chronische, meist auf arteriosklerotischer Grundlage entstehende Arterienverschlüsse im Bereich der Becken- und Beinarterien.

Ätiologie/Einteilung/Epidemiologie

Ätiologisch ist in 90–95 % eine Arteriosklerose die Ursache. Die pAVK weist daher eine hohe Inzidenz auf: 2,2 % aller Männer und 1,8 % aller Frauen in Deutschland sind betroffen, pro Jahr müssen ca. 35 000 Amputationen aufgrund einer pAVK vorgenommen werden (Diabetiker weisen ein mindestens 15fach erhöhtes Risiko auf).
Nach dem betroffenen Gefäßabschnitt werden drei Verschlusslokalisationen unterschieden:
- Aorta abdominalis und A. iliaca externa → Beckentyp;
- A. femoralis communis und A. femoralis profunda → Oberschenkeltyp;
- A. poplitea, A. tibialis ant./post., A. fibularis → Unterschenkeltyp.

> **Merke**
> Meist sind aufgrund der arteriosklerotischen Ätiologie mehrere Organsysteme von der arteriellen Verschlusskrankheit betroffen (z. B. pAVK kombiniert mit KHK).

Symptomatik

Neben der Lokalisation und dem Kompensationsgrad durch Kollateralgefäße ist die Symptomatik auch durch den Stenosegrad geprägt, der nach **Fontaine-Ratschow** zur Stadieneinteilung der pAVK führt (s. Tab. 13-13).
Die Symptome machen sich meist erst bei **Stenosen über 50 %** bemerkbar und werden als Enge-, Schwäche- oder Kältegefühl distal des Verschlussprozesses empfunden. Bei **Stenosen über 70 %** kommt es zu Durchblutungsstörungen bei Belastung

Tab. 13-13 Stadieneinteilung der pAVK nach Fontaine-Ratschow

Stadium	Beschwerdebild	Stenose
I	Stenosen ohne klinische Symptome	> 50 %
II a	Schmerzfreie Gehstrecke > 200 m	> 70 %
II b	Schmerzfreie Gehstrecke < 200 m	
III	Ruheschmerz	> 90 %
IV a	Trockene Nekrose (Mumifikation)	
IV b	Feuchte Gangrän (durch bakterielle Infektion)	

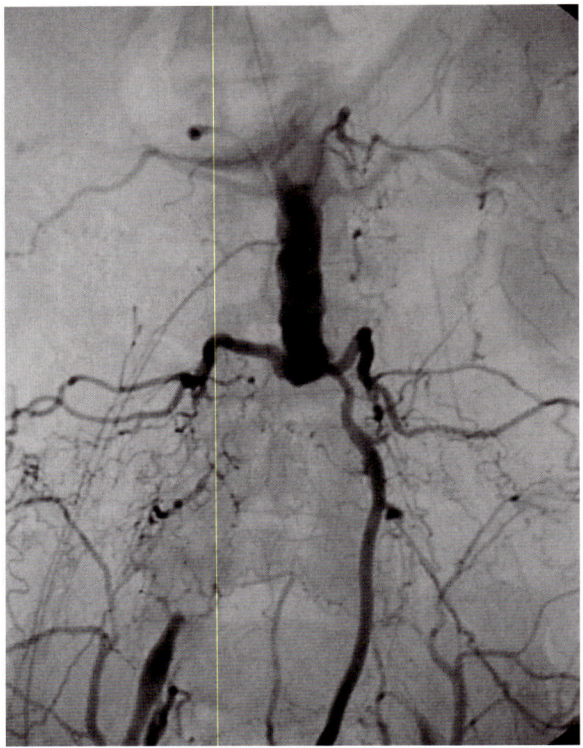

Abb. 13-12 Angiographie: Verschluss der Arterienbifurkation (Leriche-Syndrom).

Das **Leriche-Syndrom** (Verschluss an der Aortenbifurkation) ist zusätzlich zu den Schmerzphänomenen durch Potenzstörungen, Blasenentleerungsstörungen und ischialgiforme Beschwerden charakterisiert.

Diagnostik

- **Anamnese und körperliche Untersuchung:**
  - Inspektion → trophische Störungen der Haut, Wundheilungsstörungen,
  - Pulsstatus mit Seitenvergleich,
  - Gefäßauskultation → Stenosegeräusch,
  - Ratschow-Test,
  - Gehtest zur Ermittlung der schmerzfreien Gehstrecke.
- **Doppler-Sonographie** → Messung der Verschlussdrücke an A. dorsalis pedis, A. tibialis posterior und A. poplitea.
- **Sonographie** (abdominal, iliakal, femoral, popliteal) → zum Aneurysmaausschluss.
- **DSA** (s. Abb. 13-12).

Differenzialdiagnose

LWS-Syndrom, Koxarthrose/Gonarthrose, Polyneuropathie.

> **Merke**
> Die Schmerzen bei diesen Erkrankungen treten typischerweise schon beim ersten Schritt auf, die pAVK ist durch einen Latenzschmerz gekennzeichnet.

mit Schmerzen im betroffenen Bein (Claudicatio intermittens, „Schaufensterkrankheit"), wobei die schmerzfreie Gehstrecke progredient abnimmt. Bei **Stenosen über 90 %** ist peripher kein Puls mehr tastbar. Ruhe- und Nachtschmerz treten auf. Reicht die Ruhedurchblutung nicht mehr aus, kommt es zu trockenen Nekrosen (Mumifikation) an den Zehen. Die Minderdurchblutung prädisponiert zu bakteriellen Infekten, die zur feuchten Gangrän führen können.

Therapie

Die Indikation zur Therapie der pAVK ist vom Stadium der Erkrankung und von der Lokalisation der Stenose (s. Tab. 13-14 und 13-15), dem Allgemeinzustand, Alter, Beruf, sozialen Umfeld und den Erfolgsaussichten einer konservativen bzw. interventionellen Therapie abhängig.

Konservative Therapie

- Ausschaltung der **Risikofaktoren** → Nikotinkarenz, Gewichtsreduktion.
- **Gehtraining** → Mehrmals täglich wird eine definierte Gehstrecke bei konstantem Tempo bis zum Einsetzen der Claudicatio-Schmerzen zurückgelegt. Ziel ist die Ausbildung von Kollateralen, was erst nach 3–6 Monaten bewertet werden kann. Kontraindikation: Stadium III und IV.
- **Viskositätsverbesserung** → isovolämische Hämodilution, angestrebter Hämatokritwert: 35–40.
- **Vasoaktive Substanzen** → z. B. Pentoxifyllin, (Trental®) und Prostaglandin E. Cave bei Herzinsuffizienz → Lungenödem!

Interventionelle Therapie

- **Perkutane transluminale Angioplastie** (PTA) → Stenoseaufweitung durch Ballonkatheter unter DSA-Kontrolle mit eventueller Stentimplantation.
- CT-gesteuerte **lumbale Sympathikolyse** → unter CT-Kontrolle werden die Ganglien zwischen LWK 2 und 4 durch Alkoholinjektion verödet. Indi-

Tab. 13-14	Stadienabhängige Therapie der pAVK	
Stadium nach Fontaine	**Symptomatik**	**Therapie**
I	Asymptomatisch	Keine Therapie
II a	Claudicatio	Konservative Therapie
II b	intermittens	Konservative Therapie, wenn erfolglos → interventionelle/ operative Therapie
III	Ruheschmerz	Operative Therapie
IV	Nekrose	Operative Therapie, ggf. Amputation

Tab. 13-15   Therapie der pAVK in Abhängigkeit von der Stenoselokalisation

Stenoselokalisation	Interventionell	Operativ
Beckentyp	Indikation: kurzstreckige Stenose → PTA, evtl. mit Stenteinlage	Indikation: langstreckige Stenose → aortobifemoraler Bypass oder aorto-biliakale Y-Prothese
Oberschenkeltyp	Indikation: kurzstreckige Stenose, Verschluss der A. femoralis superficialis → PTA, evtl. mit Stenteinlage	Indikation: langstreckige Stenose → femoropoplitealer Bypass; Verschluss der A. femoralis profunda → Profunda-Erweiterungsplastik
Unterschenkeltyp		Femorokruraler Bypass

kation: Stadium III und IV bei inoperablen Patienten.

Operative Therapie

- **Thrombendarteriektomie (TEA).**
- **Interponat:** Resektion des erkrankten Gefäßabschnittes und End-zu-End-Anastomose mit Kunststoff- oder Veneninterponat.
- **Erweiterungsplastik.**
- **Bypass.**

Sind keine Rekonstruktionsmöglichkeiten mehr gegeben, erfolgt die **Amputation.**

Nachbehandlung   Bei allen Patienten nach Bypassoperationen der unteren Extremität erfolgt postoperativ eine **Vollheparinisierung,** ggf. ist im Anschluss daran eine Langzeittherapie mit Antikoagulanzien oder Thrombozytenaggregationshemmern indiziert. **Mobilisation** und **Krankengymnastik** ab 2.–4. postoperativem Tag.

Prognose

Nach 5 Jahren liegt die Rate der offenen Gefäßprothesen zwischen 60 und 85 %, nach 10 Jahren zwischen 40 und 60 %.

Akrale Ischämiesyndrome

Definition

Das akrale Ischämiesyndrom ist gekennzeichnet durch einen anfallsweise auftretenden **Vasospasmus** im Bereich der akralen Gefäße.

Ätiologie

Es kann zwischen **zwei Formen** unterschieden werden:

- **primärer Morbus Raynaud:** Die Ätiologie des primären Raynaud-Syndroms ist unbekannt. Auffällig ist aber eine Koinzidenz mit Migräne. In 80 % der Fälle sind Frauen zwischen 20 und 40 Jahren von der Erkrankung betroffen. Meist symmetrischer Befall.
- **sekundäres Raynaud-Syndrom:** Dem sekundären Raynaud-Syndrom können zahlreiche Ursachen zugrunde liegen. Eine Geschlechts- oder Altersprädisposition ist nicht vorhanden. Mögliche Grunderkrankungen sind:

- **Kollagenosen** wie Sklerodermie, Lupus erythematodes, Dermatomyositis;
- **hämatologische Erkrankungen** wie Polyglobulie, Kälteagglutinine, Thrombozytose;
- **Kompressionssyndrome** wie Karpaltunnel- oder Sulcus-ulnaris-Syndrom;
- **berufsbedingte Vibrationstraumen;**
- **Medikamente** wie Ovulationshemmer, ergotaminhaltige Präparate;
- **degenerative HWS-Veränderungen.**

Symptomatik

Ausgelöst durch Kälte oder Stress tritt anfallsweise eine Ischämie mit schmerzhafter Steifigkeit und Taubheitsgefühl in Fingern und Händen, gelegentlich auch in den Zehen auf. Der Anfall folgt dem typischen trikoloren Ablauf: **Weißverfärbung** (Vasokonstriktion) → **Blauverfärbung** (Zyanose) → **Rotverfärbung** (reaktive Hyperämie). Bei der sekundären Form kann es zu akralen Nekrosen kommen.

Diagnostik

Die Diagnose kann klinisch gestellt werden; durch die weiterführende Diagnostik sollen andere Grunderkrankungen ausgeschlossen werden:

- **Labor** → BSG, Blutbild, Autoantikörper, Kälteagglutinine;
- **Doppler-Sonographie** → Lokalisation segmentaler Gefäßverschlüsse;
- **Oszillographie** → akrale Durchblutungsmessung;
- **Angiographie** → Differenzierung zwischen primärem und sekundärem Typ.

Differenzialdiagnose

An Differenzialdiagnosen müssen eine Akrozyanose (sich bei Kälteexposition verstärkende Zyanose der Akren auf dem Boden kardiopulmonaler Erkrankungen), ein paroxysmales Fingerhämatom (plötzliche schmerzlose Blauverfärbung eines Fingers, meist an der volaren Seite), ein Blue-Toe-Syndrom (akrale Ischämie bei Mikroembolien) und ein Burning-Feet-Syndrom (bei Polyneuropathie) ausgeschlossen werden.

Therapie

Therapeutisch wird die Erkrankung **symptomatisch** durch die Gabe von **Vasodilatanzien** (Nitropräparate, α-Blocker) sowie durch verstärkten **Schutz vor Kälte,** ggf. unterstützende psychosomatische Therapie angegangen. Bei chronischer Symptomatik besteht die Möglichkeit der thorakalen **Sympathektomie,** die eine Gefäßweitstellung für einen längeren Zeitraum verursacht. Beim sekundären Raynaud-Syndrom steht die Behandlung der **Grunderkrankung** im Vordergrund.

Prognose

Die Prognose des primären Raynaud-Syndroms ist günstig, da keine trophischen Störungen auftreten. Beim sekundären Raynaud-Phänomen entscheidet der Verlauf der Grundkrankheit über die Prognose. Bei Progredienz werden oft Grenzzonenamputationen notwendig.

13.1.8 Verletzungen

Direkte Arterienverletzungen

Definition

Direkte Arterienverletzungen entstehen durch **unmittelbare** scharfe oder stumpfe **Gewalteinwirkung** auf das Gefäß; sie machen 95 % der Arterienverletzungen aus (s. Tab. 13-16).

Ätiologie

Der Ätiologie nach werden direkte Arterienverletzungen eingeteilt in:
- **offene** Arterienverletzung → durch Stich, Schnitt, Schuss, Pfählung oder iatrogen (Angiographie, Herzkatheter) verursachte Schädigung der Arterie von außen nach innen, dabei ist immer eine äußere Wunde vorhanden;
- **geschlossene** Arterienverletzung → durch Schlag, Quetschung, Kontusion oder Kompression verursachter langstreckiger Gefäßverschluss mit Schädigung der Gefäßwand von innen nach außen.

Symptomatik

- Direkte **offene** Arterienverletzung:
  - pulsierende, spritzende **Blutung** nach außen oder in Körperhöhlen/Muskeln;
  - **Blutungszeichen** → Blutdruckabfall, Frequenzanstieg, Hb-Abfall, hypovolämischer Schock;

- **periphere Ischämie** bei kompletter Durchtrennung.
- Direkte **geschlossene** Arterienverletzung:
  - akut oder subakut einsetzende periphere **Ischämie** mit **Pulsverlust, Ischämieschmerz** und Blässe;
  - häufig begleitende ausgedehnte **Hämatome** durch das stumpfe Trauma.

> **Merke**
> Da bei indirekten Arterienverletzungen keine äußere Wunde vorhanden ist, kann diese Verletzung evtl. initial übersehen werden!

Während glatte Gefäßdurchtrennungen durch Einrollen der Intima intermittierend nicht bluten, funktioniert dieser Mechanismus bei Längseinrissen nicht.

Diagnostik

- **Anamnese** → Unfallhergang.
- **Körperliche Untersuchung** → Pulsstatus, Ischämiezeichen.
- **Doppler-Sonographie.**
- **Sonographie** bei Verdacht auf Blutung in Körperhöhlen zum Nachweis freier Flüssigkeit.
- **DSA** zur Lokalisation bei stumpfen Verletzungen

> **Merke**
> Bei allen diagnostischen Maßnahmen muss immer an die maximal tolerierbare **Ischämiedauer** der Extremitäten von 6 h gedacht werden.

Therapie

Sofortmaßnahmen

Blutstillung durch direkte Kompression oder Anlegen eines sterilen Druckverbandes, Schockbekämpfung durch Volumenersatz und rascher Transport in eine Klinik.

> **Merke**
> Eine verletzte Arterie darf nur im äußersten Notfall abgebunden werden, da das Risiko der Verursa-

Tab. 13-16	Stadieneinteilung der direkten Arterienverletzungen	
Schweregrad	**Offene Arterienverletzung**	**Geschlossene Arterienverletzung**
I	**Partielle Gefäßwanddurchtrennung** ohne Eröffnung des Lumens → **keine Blutung,** keine periphere Ischämie, im weiteren Verlauf ggf. Aneurysmabildung	**Einriss** oder Quetschung der **Intima** → **keine äußere Blutung,** später Mikroembolien und/oder Thrombosen mit peripherer Ischämie
II	**Durchtrennung** der Gefäßwand mit Lumeneröffnung, aber erhaltener Kontinuität → **Blutung** nach außen, in das Gewebe oder in Körperhöhlen, evtl. periphere Ischämie	**Einriss** von Intima und Media → **keine Blutung, aber periphere Ischämie** durch arterielle Gefäßthrombose, Spätfolge: traumatisches Aneurysma
III	**Vollständige Durchtrennung** des Gefäßes → **schwere Blutung, periphere Ischämie**	**Vollständige Zerstörung** der Arterienwand → **periphere Ischämie** durch arterielle Thrombose

chung von Zweitschäden an Nerven und Venen hoch ist. Keine Klemmen! Extremitäten nicht hoch lagern, kühlen oder wärmen.

Definitive chirurgische Therapie

Die Rekonstruktion der arteriellen Strombahn erfolgt entweder durch Übernähung (direkt oder mit Patchplastik), eine End-zu-End-Anastomose oder einen Gefäßersatz (Venen- oder PTFE-Interponat). Besonders bei offenen direkten Verletzungen wird möglichst autogenes Venenmaterial verwendet (Infektionsrisiko von Kunststoffprothesen ist sehr hoch).

Eine **Ligatur** kann nur bei kleinen Arterien und ausreichender Kollateralisation gesetzt werden. Eine **Amputation** führt man durch, wenn keine Gefäßrekonstruktion möglich ist („life before limb").

Postoperative Behandlung

Der Patient wird voll heparinisiert und erhält ab dem 2. postoperativen Tag eine orale Antikoagulation. Je nach Verletzung kann auch eine perioperative Antibiose nötig sein.

Komplikationen

- **Infektion** im Bereich der Gefäßanastomose.
- **Nachblutung.**
- **Reverschluss.**
- Ausbildung eines **posttraumatischen Aneurysmas** oder einer **AV-Fistel.**
- **Tourniquetsyndrom** durch die Ischämie.

Prognose

Die Amputationsrate bei Verletzung einer Extremitätenarterie liegt bei < 4 %. Die Prognose für den Organerhalt bei Verletzung einer Viszeralarterie ist jedoch aufgrund der kürzeren Ischämietoleranz schlechter.

Indirekte Arterienverletzungen

Pathogenese

Indirekte Arterienverletzungen stellen **mittelbare Läsionen** des Gefäßes dar; sie entstehen durch **Überdehnung, Zerrung, Torsion** bei Luxationen oder Biegungsfrakturen oder bei Einwirkung starker Beschleunigungs- oder Scherkräfte **(Dezelerationstrauma,** z.B. bei Auffahrunfall). Auch im Rahmen von arteriellen Punktionen oder Fehlinjektionen von Medikamenten kann es in seltenen Fällen durch arterielle Gefäßspasmen zur indirekten Arterienverletzung kommen.

Die **Schädigung** der Gefäßwand erfolgt wie bei der direkten geschlossenen Verletzung **von innen nach außen** bei meist fehlender äußerer Wunde und führt zu einem langstreckigen Gefäßverschluss. Typische **Lokalisationen** sind:

- A. axillaris,
- A. brachialis,
- distale A. femoralis superficialis,
- A. poplitea.

Symptomatik

Wie bei der direkten stumpfen Gefäßverletzung fehlt eine offene Wunde, die in direkter Verbindung zur Arterie steht. Klinisch führend ist ebenfalls die **periphere Ischämie.**

Diagnostik/Therapie

Entsprechen ebenfalls dem Vorgehen bei direkten stumpfen Arterienverletzungen. Vor allem muss auf die **Zeichen der peripheren Ischämie** geachtet werden, inkl. Seitenvergleich zum differenzialdiagnostischen Ausschluss einer Kreislaufzentralisation.

Komplikationen

Periphere **Embolien** können vorkommen; die Intimaläsion kann durch nachfolgende Thrombosen, z.B. nach Luxationstrauma des Halses mit indirekter Verletzung der A. carotis, zu wiederholten TIAs führen. Auch ein posttraumatisches Aneurysma oder eine AV-Fistel ist möglich.

Kasuistik

Ein 35-jähriger Patient wird in die Klinik eingeliefert, nachdem er sich mit seinem PKW überschlagen hatte. Bei der körperlichen Untersuchung ist eine Minderdurchblutung des linken Arms mit Pulslosigkeit der A. radialis und A. ulnaris auffällig. Die daraufhin angefertigte DSA zeigt einen Verschluss der A. subclavia links, distal des Abganges der A. vertebralis, durch einen Intimaeinriss bei Dezelerationstrauma. Durch eine sofort eingeleitete Operation kann die Revaskularisation erreicht werden.

Traumatische Aortenruptur

Pathogenese

Bei 15–20 % aller tödlich verlaufenden Verkehrsunfälle findet sich eine Aortenruptur. Zur Verletzung führt dabei ein **Dezelerationstrauma,** meist ein frontal **breitflächiges Trauma** (Auffahrunfall), ein **Sturz** aus großer Höhe oder ein Sturz auf den flachen Rücken (Reitunfall). Drei Verlaufsformen sind möglich:

- **vollständige Ruptur** mit Tod durch Verbluten;
- Entstehung einer **Läsion an Intima und Media,** die Adventitia bleibt erhalten → Ausbildung eines **Aneurysma spurium** mit mediastinalem Hämatom, welches in 90 % der Fälle innerhalb der nächsten 48 h rupturiert;
- Entstehung nur **kleinerer Einrisse** → Ausbildung eines Aneurysma spurium innerhalb mehrerer Monate, Diagnose manchmal erst Jahre nach dem Unfall.

Meist findet sich die Ruptur im **Isthmusbereich** an der Aorta descendens, distal des Abganges der linken A. subclavia (in 90 % der Fälle).

Symptomatik

Typisch sind **Schmerzen** im Bereich des Thorax und Rückens, **Atemnot** sowie Puls- und Blutdruckdifferenz zwischen oberer und unterer Extremität. Schlimmstenfalls tritt sofort ein **Schockzustand** ein.

Diagnostik

Röntgen-Thorax → schornsteinartige Verbreiterung (> 8 cm) des Mediastinums (Hämatom), DSA, CT.

Therapie

Generell ist die **sofortige Operation** indiziert, diese ist jedoch vor allem bei polytraumatisierten Patienten ebenfalls mit hohem Letalitätsrisiko verbunden und daher im Einzelfall abzuwägen. Die Operation besteht aus der Überbrückung des Defektes durch eine **Kunststoffprothese,** eine direkte Naht ist an der Aorta meist nicht möglich.

Komplikationen

Auftretende Komplikationen sind meist Folge der **Antikoagulation** oder der **Minderversorgung** distal gelegener Organe, insbesondere das Rückenmark. Es werden verschiedene **Shunt- oder Bypasstechniken** angewandt, um ischämische Komplikationen zu reduzieren.

Prognose

Die intraoperative Letalität beträgt 40–70 %.

13.2 Venen

13.2.1 Grundlagen

Die Venen der unteren Extremität sind beim Menschen aufgrund der aufrechten Körperhaltung besonderen Belastungen ausgesetzt, da das Blut entgegen der **Schwerkraft** transportiert werden muss. Aus diesem Grund kommen Venenerkrankungen in dieser Körperregion besonders häufig vor.

Das Venensystem der unteren Extremität wird nach anatomischen und funktionellen Gesichtspunkten in ein **oberflächliches (epifasziales)** sowie ein **tiefes (subfasziales) Venensystem** eingeteilt. **Perforansvenen** drainieren zielgerichtet mithilfe von **Venenklappen** Blut vom oberflächlichen in das tiefe Venensystem. Die **Muskelpumpe** der Wadenmuskulatur wirkt zusätzlich unterstützend in Verbindung mit den Venenklappen, den venösen Rückstrom zum Herzen im tiefen Venensystem zu gewährleisten.

Tabelle 13-17 zeigt die Einteilung der Venenerkrankungen. Sie erfolgt nach Lokalisation und Entwicklungsdauer.

13.2.2 Diagnostik

Anamnese und körperliche Untersuchung

- **Anamnese und Familienanamnese** → familiäre Belastung, stehende Tätigkeit, Schwangerschaften, Vorerkrankungen, Nikotinabusus.
- **Inspektion** → Pigmentierungen, Varikose, Ödeme und Ulzera.
- **Palpation** → lokale Überwärmung, Schmerzhaftigkeit von Venensträngen, Faszienlücken, Indurationen, Ödeme.
- **Messung des Beinumfangs** im Seitenvergleich.

Venenfunktionstests

Die Venenfunktionstests haben heute wegen der apparativen Diagnostik an Bedeutung verloren, werden aber nach wie vor durchgeführt (s. Tab. 13-18).

Bildgebung

Doppler-Sonographie

Sie ermöglicht eine Beurteilung der Blutströmungsrichtung und -geschwindigkeit, von Venenverschlüsse der Becken- und Oberschenkelstammvenen und von Venenklappeninsuffizienzen.

Duplexsonographie

Kombination aus Ultraschall-B-Bild und Doppler; „**Goldstandard**" in der Diagnostik der tiefen Venenthrombose.

Konventionelle Sonographie

Darstellung von Thrombosen in Knie-, Oberschenkel- und Beckenvenen sowie Unterscheidung frischer und älterer Thromben möglich.

Aszendierende Phlebographie

Indikation: bei Verdacht auf tiefe Venenthrombose und Suche nach Emboliequellen bei Lungenembolie.

Vorgehen: Kontrastmittel wird in Fußrückenvenen injiziert, evtl. kombiniert mit einer retrograden Pressphlebographie → exakte Darstellung des Venensystems, Lokalisation und Ausdehnung einer Venenthrombose und Ausmaß einer Varikosis und Perforansinsuffizienz.

Venenverschlussplethysmographie

Kaum noch verwendete Methode zur Beurteilung der Drainagefähigkeit und Kapazität der Beinvenen.

Tab. 13-17	Klinische Einteilung der Venenerkrankungen	
	Oberflächliches Venensystem (V. saphena magna/parva)	**Tiefes Venensystem** (paarig begleitend zu den Arterien)
Akut	Thrombophlebitis	Phlebothrombose, Phlegmasia coerulea dolens
Chronisch	Primäre Varikosis	Postthrombotisches Syndrom (PTS), sekundäre Varikosis

Tab. 13-18   Klinische Venenfunktionstests

Test	Beurteilung	Durchführung	Ergebnis
Brodie-Trendelenburg	Nachweis von Klappeninsuffizienzen der Perforans- und Stammvenen	Ausstreichen der Varizen am angehobenen Bein beim liegenden Patienten → Kompression der Leistenregion (Stauschlauch) → Patient stellt sich hin	V. saphena magna füllt sich innerhalb von 30 s → Klappeninsuffizienz der Perforansvenen V. saphena magna füllt sich zunächst nicht, aber nach Lösen der Staubinde schnell → Mündungsklappeninsuffizienz der V. saphena magna bei suffizienten Perforansvenen
Perthes	Durchgängigkeit der tiefen Beinvenen und der Perforansvenen	Anlage eines Stauschlauchs proximal der Varizen am stehenden Patienten (Stauung unterbindet den oberflächlichen venösen Abfluss) → Patient geht umher (Wadenmuskelpumpe)	Varizen leeren sich vollständig → Vv. perforantes und das tiefe Venensystem sind durchgängig und suffizient → Varikosis beruht auf einer Klappeninsuffizienz der V. saphena magna, kann operativ behandelt werden Varizen bleiben gefüllt → Abflussstörung des tiefen Venensystems
Mahorn-Ochsner	Höhenlokalisation insuffizienter Perforansvenen	2 Stauschläuche werden im Abstand von 5 cm stufenweise am Oberschenkel nach oben verschoben	Im Bereich einer insuffizienten Perforansvene → oberflächliche Venen füllen sich zwischen den Staubinden auf

Lichtreflexrheographie

Kaum noch verwendete Methode, findet Anwendung bei der Früherkennung von Abflussstörungen im Venensystem.

13.2.3 Thrombophlebitis

Definition

Akute Entzündung einer **oberflächlichen, nicht vorgeschädigten Vene** der oberen oder unteren Extremität mit sekundärer Thrombosierung.

Ätiologie/Pathogenese

Ursache für eine Thrombophlebitis der **oberen Extremität** ist meist die mechanische oder chemische Reizung der Intima durch Braunülen oder intravenös applizierte Infusionslösungen bzw. Medikamente mit sekundärer Thrombosierung. An der **unteren Extremität** tritt sie meist im Rahmen einer Varikosis auf.

Symptomatik

Die betroffene Vene ist **gerötet** und als **schmerzhafter knotenförmiger Strang** tastbar. Teilweise ist der Befund kombiniert mit einer **Lymphadenitis.** Im Gegensatz zur tiefen Venenthrombose ist nur eine **geringe Schwellung** des perivasalen Gewebes festzustellen.

Diagnostik

Die Diagnose wird klinisch durch Inspektion und Palpation gestellt.

Differenzialdiagnose

Es müssen eine Phlegmone, ein Erysipel (charakteristisch für die Streptokokkeninfektion ist Fieber mit Schüttelfrost; die Eintrittspforte ist evtl. zu erkennen) und eine **Thrombophlebitis migrans** (Morbus Winiwarter-Buerger) ausgeschlossen werden. Die Thrombophlebitis migrans ist eine rezidivierende, vor allem bei jungen Männern auftretende Entzündung oberflächlicher Bein- oder Armvenen, die sich innerhalb von 14 Tagen zurückbildet, um nach Monaten wieder an anderer Stelle aufzutreten.

Klinik

Während bei einer Phlegmone eine flächenhafte unscharf begrenzte Rötung erkennbar ist, liegt beim Erysipel eine flächenhafte scharf begrenzte Rötung mit Schwellung des Koriums vor.

Therapie

- Entfernung evtl. auslösender Venenkatheter.
- **Heparinsalbenverband, Kompression** mit elastischen Binden.
- **Mobilisation, Low-dose-Heparinisierung.**
- Antiphlogistika.

Merke

Die Thrombophlebitis wird nicht mit Antikoagulanzien behandelt!

Sonderformen

Manchmal kommt es zu einer **septischen oberflächlichen Thrombophlebitis.** Sie entsteht bei zusätzlicher bakterieller Infektion durch Keimverschleppung bei länger liegenden Venenkathetern oder unsauberer Injektion (Drogenabusus). Zusätzlich zur oben ausgeführten Therapie wird eine systemische Antibiose durchgeführt.

Eine **Varikophlebitis** ist eine sehr schmerzhafte Thrombose eines entzündeten Varixknotens. Liegt keine Beteiligung der tiefen Beinvenen vor, reichen lokale Maßnahmen wie Heparingel, Kompressionsverbände und Kälte.

Bei Beteiligung tiefer Beinvenen ist eine Therapie mit Antikoagulanzien und ggf. eine Thrombektomie nötig: stark entzündete thrombosierte Varixknoten werden inzidiert und der Thrombus entfernt. Ein **Übergreifen auf das tiefe Venensystem** ist vor allem bei Immobilisation möglich.

13.2.4 Phlebothrombose

Syn.: Akute tiefe Venenthrombose (TVT)

Definition

Akuter inkompletter oder kompletter **thrombotischer Verschluss der tiefen Leitvenen,** überwiegend der unteren Extremitäten und des Beckens, aber auch der großen Hohlvenen sowie der Venen des Halses.

Ätiologie/Pathogenese

Die Faktoren der **Virchow-Trias** (Endothelschaden, Stase und verstärkte Gerinnungsneigung) stellen den ätiologischen Beginn einer Phlebothrombose dar. Daneben existieren folgende Risikofaktoren:

- **Immobilisation** → Bettlägerigkeit, langes Sitzen bei Reisen („Economy-Class-Syndrom"), Lähmungen, Gipsruhigstellung einer Extremität;
- **Operationen** → Verletzung der Beine und des Beckens;
- **familiäre Disposition;**
- **Schwangerschaft und Wochenbett;**
- **Ovulationshemmer;**
- **Adipositas;**
- **Nikotin** → Risikopotenzierung vor allem in Kombination mit Ovulationshemmern;
- **Gerinnungsstörungen** → Antithrombin-III-Mangel (Leberzirrhose, nephrotisches Syndrom, exsudative Enteropathie), Protein-C- oder -S-Mangel;
- **Exsikkose;**
- **Polyzythämie, Thrombozytose;**
- **Tumoren** → lokales Abflusshindernis oder als paraneoplastisches Syndrom (vor allem bei Karzinomen, typischerweise Pankreas-Ca).

Die untere Extremität ist häufiger betroffen, insbesondere das linke Bein (5 : 1), da die linke V. iliaca communis von der rechten überkreuzenden A. iliaca pulssynchron komprimiert wird. Zudem findet sich bei 20 % der Menschen als Variante eine Endothelveränderung kurz vor der Einmündung der linken V. iliaca in die V. cava inferior („Venensporn").

> **Merke**
> Phlebothrombosen, die ohne „äußere Ursachen" auftreten, sind differenzialdiagnostisch als paraneoplastisch anzusehen, ein Tumorleiden sollte ausgeschlossen werden!

Symptomatik

Initial gibt nur die Hälfte aller Betroffenen Symptome an, in 30 % der Fälle manifestiert sich eine TVT erst durch eine Lungenembolie. **Schweregefühl** und dumpfe, ziehende **Schmerzen** im ganzen Bein, vor allem nachts oder beim Husten, sind typische Symptome, auch **Überwärmung, Druckschmerzhaftigkeit** und eine **Ödembildung** treten auf. Die Ödembildung kann zunächst im Knöchelbereich auftreten, später findet man ein Stauungsödem des gesamten Beins mit Glanzhaut und Zyanose. Dabei wird die klassische Trias mit **Schmerz, Ödem und Zyanose** nur in 10 % der Fälle gefunden!

> **Merke**
> Bei Vorliegen von Risikofaktoren in Kombination mit unklar erhöhter Temperatur und beschleunigter Herzfrequenz muss umgehend eine TVT ausgeschlossen werden.

Diagnostik

- **Anamnese** → Risikofaktorenprofil.
- **Körperliche Untersuchung** (in 50 % fehlende Diagnose):
  Als einprägsame wegweisende (jedoch nicht beweisende) **Thrombosezeichen** gelten:
  - **Payr-Zeichen** → Fußsohlenschmerz, beim Auftreten oder Beklopfen;
  - **Homans-Zeichen** → Wadenschmerz bei Dorsalflexion des Fußes;
  - **Meyer-Druckpunkte** → Schmerzhaftigkeit im Verlauf der V. saphena magna;
  - **Pratt-Zeichen** → Druckschmerz in der Kniekehle;
  - **Pratt-Warnvenen** → verstärkte Venenzeichnung der prätibialen Venen;
  - **Lowenberg-May-Zeichen** → Manschettendruck unter 120 mmHg ist auf der betroffenen Seite schmerzhaft, auf der gesunden Seite erst bei über 180 mmHg;
  - **Wadenumfangsmessung** → pathologisch ist eine Seitendifferenz > 1 cm.
- **Duplexsonographie** → Sensitivität 95 %, Thrombus ist echoreicher als das echofreie schwarze Venenlumen, im Thrombusbereich kein Fluss, **eingeschränkte Komprimierbarkeit** des Venenlumens.
- **Angio-CT** oder **-MRT** des Beckens → Nachweis einer Beckenvenenthrombose.
- **Aszendierende Phlebographie** → nur in unklaren Fällen und wenn nachfolgend eine Fibrinolysetherapie oder Thrombektomie geplant ist.
- **Labor:**
  - Bestimmung der **D-Dimere** (Abbauprodukt des Fibrins), ↑ bei Thrombose;
  - **Ausschluss einer Gerinnungsstörung** (AT-III-Mangel, Protein-S-, Protein-C-Mangel).

Differenzialdiagnose

Eine ähnliche Symptomatik findet sich auch bei einem Trauma mit Muskelfaserriss, einem Ischiassyndrom, einem akuten arteriellen Verschluss, einem Lymphödem oder einer rupturierten oder großen Baker-Zyste, die durch Kompression der V. poplitea den venösen Abstrom behindern kann. Diese Differenzialdiagnosen müssen daher ausgeschlossen werden.

Therapie

Die Therapie der TVT hat **drei Ziele:**

1. Verhinderung einer Lungenembolie;
2. Verhinderung der Ausbreitung der TVT;
3. Rekanalisierung der Vene zur Verhinderung eines postthrombotischen Syndroms.

Bei **Verdacht auf TVT** und **TVT vom Oberschenkel- und Beckentyps** sind strenge Bettruhe (in halb sitzender Stellung als Lungenembolieprophylaxe), Hochlagerung und Kompression des Beins und i.v. Heparinisierung (Ziel-PTT: 60–70 s), z.B. 24 000 IE Heparin/24 h indiziert.

Bei gesicherter TVT werden **Allgemeinmaßnahmen** wie z.B. Kompressionsbehandlung oder Stuhlregulierung angewandt. **Keine** lokale Wärmeanwendung!

Eine Mobilisierung ist nur bei **TVT des Unterschenkels** erlaubt.

Die Indikation zur jeweiligen **spezifischen Therapie** ist abhängig vom **Alter** der Thrombose und von eventuellen **Kontraindikationen** (s. Tab. 13-19).

Bei oder nach einer Thrombektomie kann eine intraoperative **Lungenembolie** (Risiko < 0,5 %), eine **Venenruptur** (Verletzung durch den Fogarty-Katheter) oder eine **Frühthrombose** (vor allem nach inkompletter Thrombektomie) auftreten.

Komplikationen

Eine wichtige Komplikation ist die **Lungenembolie,** vor allem bei proximaler Thrombose der V. femoralis und V. iliaca. Das **postthrombotische Syndrom** (PTS) ist eine wichtige Spätkomplikation. Es entsteht durch die entzündlich bedingte Verschlussunfähigkeit der Venenklappen. Über die permanente venöse Druckerhöhung der unteren Extremität bildet sich in 40–60 % der Fälle nach 10 bis 15 Jahren das PTS mit chronisch-venöser Insuffizienz (Ulcus cruris) aus.

Kasuistik

Ein 45-jähriger Mann, der einen Langstreckenflug hinter sich hat, kommt mit einem livide verfärbten linken Bein in die Poliklinik. Der Beinumfang ist – im Vergleich zur Gegenseite – deutlich größer; der Patient klagt über Schmerzen im Oberschenkel und im Unterschenkel. Die klinische Untersuchung und die durchgeführte Duplexsonographie ergeben eine linksseitige tiefe Beckenvenenthrombose. Zur genauen Lokalisation wird noch eine Phlebographie durchgeführt. Da die Beckenvenenthrombose noch < 7 Tage alt ist, kann unter Heparingabe eine **Thrombektomie** unter Überdruckbeatmung (PEEP) durchgeführt werden. Anschließend wird die Therapie mit oralen Antikoagulanzien für 6 Monate fortgesetzt.

Phlegmasia coerulea dolens

Syn: Pseudoembolische Phlebitis

Definition

Schlagartig einsetzende und **rasch fortschreitende komplette Thrombose** der gesamten Venenstrombahn einer Extremität bei gleichzeitiger Kompression der Lymphgefäße und Behinderung des arteriellen Zuflusses.

Pathogenese

Diese seltene Maximalvariante der TVT kann nach Operationen auftreten.

Symptomatik

- Heftiger **Initialschmerz** in einer Wade und rasche elephantiasisartige **Anschwellung** der Extremität mit tiefblauer bis schwarzer Verfärbung.

Tab. 13-19	Therapie bei akuter tiefer Venentrombose (TVT)	
	Indikation	**Durchführung**
Konservative Therapie	Reine Unterschenkelvenenthrombose; > 7 Tage alte Mehretagen-TVT, Schwangerschaftsthrombose, Paget-von-Schroetter-Syndrom	**Vollheparinisierung,** bei Thrombosen im Becken- oder Oberschenkelbereich werden die Patienten noch 1 Woche überlappend für 6 Monate marcumarisiert
Thrombolyse	Strenge Indikationsstellung! Thrombosealter < 7 Tage, evtl. bei Phlegmasia coerulea dolens, Mehretagen-TVT (bei der wegen Lokalisation und Ausdehnung ein postthrombotisches Syndrom zu erwarten ist)	Mit **Streptokinase, Urokinase** oder **rtPA** systemisch oder über einen Katheter, Erfolgsrate liegt bei 60–80 %, die Reokklusionsrate bei 5–20 %, Vorteil: Verhinderung des postthrombotischen Syndroms **Cave: Kontraindikationen** wie hämorrhagische Diathese, Apoplex < 2–4 Monate, SHT < 4 Wochen, Operation < 10 Tage, florides gastrointestinales Ulkus, therapierefraktäre Hypertonie, Aortenaneurysma, Sepsis, Endokarditis, akute Pankreatitis, Z.n. intramuskulärer Injektion
Thrombektomie	< 7 Tage alte isolierte Beckenvenenthrombose, aszendierende Thrombophlebitis (auf das tiefe Venensystem übergreifend), Phlegmasia coerulea dolens	Längseröffnung der V. femoralis communis, Heparingabe, unter Überdruckbeatmung (PEEP) wird ein entblockter Fogarty-Katheter über den Thrombus in die V. cava vorgeschoben, zur Lungembolieprophylaxe geblockt, dann mit einem zweiten Katheter der Thrombus entfernt, ab 3. postoperativem Tag überlappend mit der Heparinbehandlung orale **Antikoagulation** für 6 Monate

Tab. 13-20	Stadien der Stammvarikose	
Stadium	**Vena saphena magna**	**Vena saphena parva**
I	Insuffizienz der Schleusenklappe	Insuffizienz der Schleusenklappe
II	Gefäßerweiterung auf **Bleistiftdicke** Retrograder Blutstrom **bis oberhalb des Knies**	Gefäßerweiterung auf **Bleistiftdicke** Retrograder Blutstrom **bis Wadenmitte**
III	Gefäßerweiterung bis auf **Kleinfingerdicke** Retrograder Blutstrom **bis unterhalb des Knies** (distaler Insuffizienzpunkt)	Gefäßerweiterung auf **Kleinfingerdicke** Retrograder Blutstrom **bis zur Knöchelregion**
IV	Gefäßerweiterung auf **Fingerdicke** Schlängelung Verlust der Klappen Retrograder Blutstrom **bis zur Fessel**	

(nach Hach, modifiziert nach Berchtold, Chirurgie, 4. Aufl., 2001)

– Trendelenburg-Test zur Beurteilung der Klappenfunktion;
– Perthes-Test zur Beurteilung der Durchgängigkeit des tiefen Venensystems;
– Mahorner-Ochsner-Test zur Lokalisation insuffizienter Perforansvenen.
- **Doppler**-Sonographie.
- **Duplexsonographie** → Darstellung des tiefen Venensystems und zum Thromboseausschluss.
- **Aszendierende Phlebographie** → Prüfung der Durchgängigkeit des tiefen Venensystems und der Suffizienz der Vv. perforantes.

Therapie

Ziel ist es, die **Rezirkulationskreise** des Blutes in das oberflächliche Venensystem zu **unterbrechen.**

Konservative Therapie Elastische **Wickelung** oder Kompressionsstrümpfe, **Mobilisation.**

Tab. 13-21	Schweregrade bei primärer Varikosis
Stadium	**Klinisches Bild**
I	Geringfügige Varikosis ohne nennenswerte Beschwerden Keine Komplikationen
II	Varizen mit Beschwerden (Dysästhesien, Juckreiz, Schweregefühl, Spannungsgefühl, leichte Schwellneigung, Wadenkrämpfe etc.) Keine Komplikationen
III	Deutliche Varikose Beschwerden wie Stadium II Trophische Hautstörungen als Komplikation
IV	Ausgedehnte Varikose Beschwerden und Komplikationen wie Stadium III Zusätzlich florides Ulcus cruris

(modifiziert nach Berchtold, Chirurgie, 4. Aufl., 2001)

Sklerosierung Verödung durch Injektion **endothelschädigender** Stoffe in die Venen. Geeignet sind für diese Therapie Besenreiser-, Retikulär- und Seitenastvarizen. Dazu werden zunächst 1–2 ml Luft als sog. Air-Block, dann das Verödungsmittel injiziert. Abschließend erfolgt die Anlage eines Kompressionsverbandes. Vielfach wird diese Methode durch **Argonlaserverödung** ersetzt.

> **Merke**
> Insuffiziente Perforansvenen dürfen nicht verödet werden, da es dadurch zu Thrombosierung des tiefen Beinvenensystems kommen könnte.

Operative Therapie Wenn eindeutig geklärt wurde, dass das tiefe Venensystem für den Rücktransport des Blutes ausreicht, ist ein operatives Vorgehen bei primärer Stammvarikose und insuffizienten Perforansvenen sowie bei sekundärer Varikosis indiziert.
Die gängige Methode ist das **Varizenstripping** der V. saphena magna mit der Babcock-Sonde. Vor der Operation muss der Varizenstatus genau aufgezeichnet werden, da dies am liegenden Patienten auf dem OP-Tisch, wenn die Venen kollabiert sind, nicht mehr möglich ist.

Klinik: Varizenstripping
- Zunächst erfolgt ein Schnitt in der Leiste, danach die Freilegung des Venensterns an der Einmündung der V. saphena magna in die V. femoralis.
- Alle in die V. saphena einmündenden Äste werden nun zur Rezidivvermeidung unterbunden (Krossektomie).
- Ein zweiter Schnitt erfolgt 2 QF über dem Innenknöchel, hier wird die distale V. saphena magna dargestellt.
- Nach fußwärtiger Ligatur der V. saphena magna wird von distal eine Sonde in die V. saphena magna bis zur Leiste vorgeschoben.
- Nun erfolgt die proximale Absetzung der V. saphena magna an der Einmündung zur V. femoralis.

- Exhairese aller oberflächlichen (zuvor markierten) Varizen über kleine Extrainzisionen.
- Zuletzt wird die V. saphena magna von der Leiste her mit der Babcock-Sonde geborgen, das Bein wird mit elastischen Binden gewickelt.

Postoperativ sollen für mehrere Monate Kompressionsstrümpfe Klasse 2 getragen werden.

Operationskomplikationen
- Verletzung der V. femoralis und der V. femoralis superficialis;
- Hämatome, Ödeme, Serome;
- Wundheilungsstörungen, insbesondere bei vorbestehender ekzematöser Hautveränderung;
- Sensibilitätsstörungen am Unterschenkel (meist reversibel);
- Lymphfistel.

Komplikationen
Eine häufige Komplikation ist eine Entzündung der Varizen (Varikophlebitis). Daneben kann es zu einer Varizenruptur oder einer TVT mit nachfolgender Lungenembolie kommen.

Prognose
Bei 5–15 % der operierten Patienten kommt es zu einem Rezidiv. Die Letalität beträgt 0,02 %.

13.2.6 Chronisch-venöse Insuffizienz (CVI)

Definition
Die CVI bezeichnet den **Folgezustand** nach einer **Phlebothrombose** im Beckenvenen/Beinvenen-Bereich **(postthrombotisches Syndrom)** oder **bei chronischer Varikosis** der unteren Extremität.

Pathogenese
Ätiologische Auslöser für eine CVI ist die **venöse Hypertonie,** die durch insuffiziente Venenklappen oder Abflussbehinderung entsteht. Diese führt zu einer **chronischen Störung der Mikrozirkulation.** Auf diesem Boden entstehen die typischen **trophischen Hautveränderungen** und **Ulzera.**

Symptomatik
Die Symptomatik hängt von der Lokalisation und dem Ausmaß der zu Grunde liegenden Venen-Erkrankung ab. Die Symptome werden entsprechend dem Schweregrad eingeteilt (s. Tab. 13-22).

Diagnostik
- **Anamnese** → durchgemachte **TVT.**
- Körperliche Untersuchung inkl. Inspektion, Palpation, Umfangmessung.
- **Doppler-Sonographie.**
- Plethysmographie.
- Lichtreflexrheographie.
- Venendruckmessung.
- Aszendierende **Phlebographie.**

Tab. 13-22   Stadieneinteilung der chronisch-venösen Insuffizienz (CVI)

Stadium I	Stauungszeichen ohne trophische Hautveränderungen
Stadium II	Stauungsdermatose mit Hyperpigmentierung und depigmentierten Stellen
Stadium III	Trophische Hautveränderungen, Ulkus

Therapie
Therapie der Wahl ist eine **konsequente Kompressionsbehandlung** → mit elastischen Kompressionsverbänden, führt zur Verbesserung der Pumpfunktion und damit zur besseren Versorgung der Zellen mit O_2 und Nährstoffen. **Balneophysikalische Maßnahmen** (→ kalte Güsse, Bewegungstherapie, Lymphdrainage) verbessern die Symptomatik ebenfalls. Die **Ulkusbehandlung** wird mit **Hydrokolloidverbänden** (z. B. **Varihesive, Comfeel**) durchgeführt. Als letzte Maßnahme, wenn alle konservativen Maßnahmen nicht helfen, ist die Operation indiziert → Unterbindung oder Durchtrennung insuffizienter Perforansvenen, die als sog. Nährvenen ein Ulkus unterhalten können.

Wenn das Ulkus trotz konsequenter konservativer Behandlung in 1–2 Monaten nicht abheilt, kann Spalthaut transplantiert oder eine Fasziotomie der paratibialen Muskelfaszie zur Druckentlastung vorgenommen werden.

Merke
Der Merksatz für Patienten lautet: „S" meiden, „L" tun (S = sitzen und stehen, L = liegen und laufen).

13.3 Lymphgefäße

Die **eiweißreiche** interstitielle Lymphflüssigkeit wird täglich in einer Menge von **2–4 l** durch Ultrafiltration im Bereich der Kapillaren produziert. Sie fließt zunächst in **Gewebespalten** und wird dann über die **Lymphgefäße,** anfänglich ohne, später mit Wandung über die regionären **Lymphknoten** wieder dem Blutkreislauf zugeführt. Die Lymphe der unteren Extremität und des Pfortaderstromgebietes sammelt sich in der am Hiatus aorticus gelegenen **Cisterna chyli** und wird dann im **Ductus thoracicus** transportiert, der nach Aufnahme der Lymphe des linken Arms und der linken Kopf-Hals-Hälfte im linken Venenwinkel endet. Die Lymphe der rechten oberen Körperhälfte endet am rechten Venenwinkel.

Lymphangitis und Lymphadenitis

Definition
Die **Lymphangitis** stellt eine **Entzündung** der **Lymphbahnen** im Abflussgebiet eines lokalen Infektionsherdes dar (umgangssprachlich „Blutvergiftung"); die

Lymphadenitis entsteht bei **Beteiligung** eines **Lymphknotens** an entzündlichen Prozessen.

Ätiologie/Pathogenese

Quelle ist meist eine **bakterielle Infektion** mit Staphylokokken oder Streptokokken (Furunkel, Abszess, Panaritium oder Phlegmone), die sich **über** die **Lymphbahnen** zu den regionären **Lymphknoten** hin ausbreitet. Wird nicht rechtzeitig therapiert, geht die Infektion über die Mündung des Lymphsystems in das venöse Gefäßsystem über, und es entsteht eine **Sepsis.**

Symptomatik

Die **Lymphangitis** zeigt sich als **roter Streifen,** der als Strang von der Eintrittspforte subkutan entlang den Venen in Richtung der regionären Lymphknotengruppe verläuft, und lokale **Überwärmung.**

Bei Erreichen der Lymphknotengruppe kommt es zur **Lymphadenitis** mit schmerzhafter **Schwellung** einer Gruppe von Lymphknoten, die als derbe **Pakete** zu palpieren sind, und evtl. zu leichtem **Fieber.**

Diagnostik

- **Anamnese** → Dauer der Schwellung und vorausgegangene Infektion im Zuflussgebiet.
- **Körperliche Untersuchung** → Suche nach Eintrittspforte und Lymphangitis.
- **Labor** → BSG, CRP, Differenzialblutbild, HIV-Test. Zur Differenzialdiagnose und bei längerem Bestehen → **Probebiopsie** oder **Exstirpation** des Lymphknotens zur histologischen Untersuchung.

Differenzialdiagnose

Verschiedene **Infektionskrankheiten** → Tbc, Syphilis, Toxoplasmose, Brucellose, Morbus Pfeiffer, Katzenkratzkrankheit, Röteln, Masern, Lymphogranuloma inguinale, Tularämie, können eine ähnliche Symptomatik zeigen, auch **Tumoren** (→ Morbus Hodgkin, Non-Hodgkin-Lymphom, Sarkoidose, Metastasen), **Kollagenosen** (→ Lupus erythematodes) oder eine **Thrombophlebitis** (→ ebenfalls ein roter Strang sichtbar, jedoch breiter, derber und druckschmerzhaft) müssen ausgeschlossen werden.

Therapie

Die Behandlung besteht in **Ruhigstellung, Hochlagerung** und Kühlung der Extremität sowie **Antiphlogistika** und Antibiose. Besonders muss auf **Tetanusschutz** geachtet werden. Bei sichtbarem Abszess, Furunkel oder Phlegmone wird **chirurgisch** vorgegangen. Auch abszedierende Lymphknoteneinschmelzungen müssen chirurgisch ausgeräumt werden.

Lymphödem

Definition

Unter einem Lymphödem versteht man eine abnorme **Akkumulation** von Lymphe in den Extremitäten infolge einer **Störung des Lymphabtransports.**

Ätiologie

Ein Lymphödem entsteht, wenn die Transportkapazität der Lymphgefäße zu gering für die anfallende Lymphe ist. Zu unterscheiden sind:
- **primäre** Lymphödeme → **angeborene** Aplasie, Hypoplasie oder Atresie von Lymphgefäßen, meist **einseitig asymmetrisch,** Vorkommen in der familiären kongenitalen Form (Nonne-Milroy-Syndrom) oder in der familiär nicht kongenitalen Form (Meige-Syndrom), das erst in der Adoleszenz in Erscheinung tritt, betroffen sind hauptsächlich junge Frauen.
- **sekundäre** Lymphödeme → entstehen **nach Obliteration** der Lymphbahnen oder Lymphknoten:
  – nach rezidivierenden lymphangitischen **Infekten** (z.B. Erysipel),
  – **posttraumatisch,**
  – nach operativer **Lymphknotenexstirpation** oder Radiatio,
  – in Verbindung mit CVI.

> **Merke**
> Prädilektionsstellen für Kompression oder Unterbrechung des Lymphabflusses sind Leiste, Axilla und Kniekehle.

Symptomatik

Blasse, teigige, nur z.T. eindrückbare, nicht schmerzhafte Schwellung im Bereich der Extremitäten. Charakteristisches Frühsymptom ist die fehlende Faltbarkeit der Fußrückenhaut **(Stemmer-Zeichen).** Das anfangs weiche und eindrückbare Ödem lässt **keine Dellen** zurück im Gegensatz zum kardialen Ödem, das beidseitig und Dellen bildend ist. Lymphödeme lassen sich in drei Stadien einteilen (s. Tab. 13-23).

> **Merke**
> Das weiche, eindrückbare Lymphödem hinterlässt im Gegensatz zum kardialen Ödem keine Dellen.

Diagnostik

Meist reichen **Anamnese** und **klinische Untersuchung** zur Diagnosestellung und Stadieneinteilung aus. Weiterführende Diagnostik:
- **Lymphszintigraphie** → Darstellung des Lymphabstroms;
- **indirekte Lymphographie** → subepidermale Injektion von wasserlöslichem Kontrastmittel zur Darstellung des Lymphabstroms.

Die direkte Lymphographie mit öligem Kontrastmittel ist heute obsolet.

Differenzialdiagnose

Kardial bedingte Ödeme (meist prätibial, beidseitig, Dellen hinterlassend) oder ein renal bedingtes Ödem bei Hypoproteinämie müssen ausgeschlossen werden, posttraumatisch bei Sudeck-Dystrophie kann ein Lymphödem vorhanden sein, auch das Lipödem (eine Fettverteilungsstörung meist an Hüfte und Oberschenkel) stellt eine Differenzialdiagnose dar.

Tab. 13-23	Stadieneinteilung des Lymphödems
Stadium	**Klinisches Bild**
I	Weiche Dellen hinterlassende Schwellung, die sich in Ruhe oder bei entsprechender Lagerung wieder zurückbilden kann
II	Lymphostatische Fibrosklerose Die Gliedmaßen sind dekonturiert Das Gewebe ist palpatorisch konsistenzvermehrt (schwer eindrückbare Verhärtungen der Haut und des Subkutangewbes, die spontan irreversibel sind)
III	Unbehandelt Fortschreiten der bindegewebigen Proliferation Sklerosierung der Haut und säulenförmige Entstellung der Gliedmaßen (Elephantiasis), mit z.T. monströsem Umfang Häufig Komplikationen (Erysipel, Mykosen, Lymphfisteln, Lymphzysten, Hyperkeratosen)

(modifiziert nach Berchtold, Chirurgie, 4. Aufl., 2001)

Therapie

Nur im ersten Stadium ist das Lymphödem völlig reversibel. Die konservative Behandlung besteht in der komplexen physikalischen Entstauungstherapie nach Földi mit manueller Lymphdrainage, Kompression mittels Bandagen und Strümpfen und entstauender Krankengymnastik.

Unterbrochene Lymphbahnen (nach Trauma und Lymphknotenausräumung) können durch **mikrochirurgische Lymphgefäßtransplantation** rekonstruiert werden.

Alternativ ist auch eine mikrochirurgische lymphovenöse Anastomosierung möglich, bei der ein Anschluss von Lymphknoten an Venen hergestellt wird.

Komplikation

Selten entsteht mit einer Latenzzeit von ca. 10 Jahren auf dem Boden eines chronischen Lymphödems ein **angioplastisches Sarkom** (Steward-Treves-Syndrom).

14 Gesicht und Mundhöhle

Gerlind Souza-Offtermatt

14.1 Grundlagen

Der Gesichtsausdruck wird in erster Linie durch die **Skelettstrukturen** und zusätzlich durch die **mimische** und die **Kaumuskulatur** geprägt. Wird diese funktionelle Einheit durch angeborene Fehlbildungen oder erworbene Veränderungen gestört, kommt es neben der Beeinträchtigung der Harmonie der Gesichtszüge zu Problemen insbesondere bei Atmung, Schluck- und Kauakt sowie der Sprache, was Probleme im sozialen Bereich und in der Kommunikation nach sich ziehen kann.

> **Merke**
> Bei allen Eingriffen im Bereich von Gesicht und Mundhöhle gilt folgender Merksatz: Zuerst die Knochen, dann die Weichteile.

Anatomie

Gemäß den Anforderungen des Gegenstandkatalogs für das 2. Staatsexamen werden hier nur einige Punkte herausgegriffen. Für die Vertiefung der topographischen Zusammenhänge sei auf entsprechende anatomischen Fachbücher verwiesen.

Die **Mundhöhle** ist unterteilt in die innerhalb der Zahnreihen gelegene eigentliche Mundhöhle und den taschenförmigen, von Lippen und Wangen einerseits und Zähnen und Alveolarfortsätzen andererseits begrenzten Vorhof (Vestibulum oris).

Im Bereich der Mundhöhle finden sich die Einmündungen der Ausführungsgänge der drei großen Speicheldrüsen:
- **Glandula parotis** → Der Ductus parotideus mündet in das Vestibulum oris gegenüber dem 2. oberen Molaren;
- **Glandula submandibularis** → Der Ductus submandibularis mündet neben dem Frenulum auf einer Erhebung des Mundbodens (Caruncula sublingualis);
- **Glandula sublingualis** → Der Ductus sublingualis major mündet ebenfalls auf der Caruncula; das Sekret des hinteren Drüsenanteils sammelt sich in den Ductus sublinguales minores, die auf der Plica sublingualis am Zungenboden münden.

Von Bedeutung im **Pharynx,** der sich in Epi-, Meso- und Hypopharynx gliedert, ist der **lymphatische Rachenring,** der aus den folgenden Anteilen besteht:
- **Rachenmandel** (Tonsilla pharyngealis) → am Dach und an der Hinterwand des Epipharynx gelegen, sie kann adenoid wuchern und so besonders im Kindesalter die Nasenatmung behindern;
- **Gaumenmandel** (Tonsilla palatinae) → zwischen vorderem und hinterem Gaumenbogen beiderseits gelegen;
- **Seitenstränge** → ziehen beiderseits an der Rachenhinterwand senkrecht abwärts;
- **Zungenmandel** (Tonsilla lingualis) → am Zungengrund gelegen;
- **kleinere Lymphfollikel** → liegen zusätzlich in der Rachenschleimhaut diffus verstreut.

Im **Kiefergelenk** artikulieren der walzenförmige Gelenkfortsatz des Unterkiefers mit der Fossa mandibularis und dem Tuberculum articulare des Schläfenbeins. Zwischen den artikulierenden Gelenkflächen liegt ein aus Faserknorpel bestehender Diskus. Er trennt das obere Schiebe- vom unten liegenden Scharniergelenk. Die Gelenkkapsel ist so weit und schlaff, dass der Gelenkkopf nach vorn vor den Gelenkhöcker **luxieren** kann, ohne dass sie einreißt. Bei weiter Mundöffnung (z. B. beim Gähnen) kann daher das Kieferköpfchen ein- oder beidseitig aus der Gelenkpfanne luxieren.

Innervation

Die **sensible Innervation** des Gesichts erfolgt durch die drei Hauptstämme des N. trigeminus: **N. ophthalmicus, N. maxillaris** und **N. mandibularis,** die durch die Foramina supraorbitale, infraorbitale und mentale aus dem Schädel austreten. Hier befinden sich auch die typischen **Trigeminusdruckpunkte,** die auf eine Schädigung des Nervs hinweisen.
Die motorische Innervation der **Kaumuskulatur** sowie der Mundbodenmuskeln erfolgt durch den moto-

Tab. 14-1   Therapeutischer Zeitplan bei Lippen-Kiefer-Gaumen-Spalte

Postnatal	Vorstellung des Neonatus beim **Mund-Kiefer-Gesichts-Chirurgen** und Anpassung einer **Trinkplatte** (trennt den Mund- vom Nasenraum und ermöglicht so eine ausreichende Schluck- und Saugfunktion)
3. – 6. Lebensmonat	Verschluss der **Lippe**
6. – 12. Lebensmonat	Verschluss des **weichen Gaumens**
4. – 6. Lebensjahr	Verschluss des **harten Gaumens**
11. – 13. Lebensjahr	Verschluss der **Kieferspalte**
Nach Abschluss der Wachstumsphase	Rhinoplastik mit Septumkorrektur und ggf. Nasenflügeleinstellung

rischen Teil des **N. mandibularis,** der mimischen Muskulatur durch den N. facialis.

14.2   Fehlbildungen und Zysten

Lippen-Kiefer-Gaumen-Spalte

Definition

Hierbei handelt es sich um **Spaltbildungen** im Bereich von Lippen, Kiefer und Gaumen, die **ein- oder beidseitig** sowie in unterschiedlicher Ausprägung und Kombination auftreten.

Ätiologie

Spaltbildungen von Lippe, Kiefer und Gaumen zählen mit einer **Inzidenz** von **1 : 500** zu den häufigsten angeborenen Fehlbildungen; Jungen sind doppelt so häufig betroffen wie Mädchen.

Neben einer **erblichen Komponente** (zwischen 15 und 33 %) haben insbesondere **exogene Faktoren** (Infektionen, Sauerstoffmangel, intrauterine Blutungen) eine ätiologische Bedeutung. Die kritische Phase für

die Spaltbildung von Lippen und Kiefer liegt zwischen der 5. und 7. Embryonalwoche, für die Spaltbildung des Gaumens zwischen der 8. und 10. Embryonalwoche. Häufig finden sich Spaltbildungen im Gesichtsbereich als **Teil eines Syndroms,** z.B. Pierre-Robin-Sequenz (frühfetale Hemmungsfehlbildung des Mund-Kiefer-Zungen-Bereichs; Symptome sind neben einer Unterkieferunterentwicklung, -spalte, Gaumenspalte eine kleine Zunge, röchelnde Atmung und erschwerte Nahrungsaufnahme bis hin zur Brechneigung).

Symptomatik

Abgesehen von der kosmetischen Beeinträchtigung ergeben sich bei dieser Fehlbildung vor allem eine erschwerte **Nahrungsaufnahme** und Atmung. Bei fehlender Therapie entwickelt sich die **Sprachfunktion** nur **ungenügend,** und häufig finden sich **Zahnfehlstellungen.**

Therapie

Die Behandlung dieser Fehlbildung läuft nach einem bestimmten **Zeitplan** ab (s. Tab. 14-1).

Während ihrer gesamten Wachstumsphase ist eine Betreuung der Patienten durch den **Hals-Nasen-Ohren-Arzt** sowie den **Kieferorthopäden** indiziert, zusätzlich sollte die Sprachentwicklung durch **Logopädie** gefördert werden.

Zysten

Definition

Unter Zysten versteht man geschlossene, mit **Epithel ausgekleidete Hohlräume,** die sich in Knochen oder im Weichgewebe befinden, mit **Flüssigkeiten** unterschiedlicher Konsistenz angefüllt sind und eine progrediente Größenzunahme zeigen.

Ätiologie

Nach ihrer Lokalisation und ihrem Ursprung unterscheidet man Kieferzysten (s. Tab. 14-2) und Weichteilzysten (s. Tab. 14-3).

Therapie

Die Therapie besteht in den meisten Fällen aus einer **Zystektomie,** bei welcher der Zystenbalg vollständig entfernt wird. Ist die Zyste akut entzündet, wird eine

Tab. 14-2   Kieferzysten

	Lokalisation	Entstehung
Radikuläre Zysten (80 %)	Obere und untere **Schneidezähne**	Odontogener Ursprung; ausgehend von einem **marktoten Zahn** und der begleitenden apikalen **Parodontitis**
Follikuläre Zysten	**Weisheits-** oder **Eckzähne**	Odontogener Ursprung; ausgehend vom **Zahnsäckchen** eines noch nicht durchgebrochenen Zahnes
Fissurale Zysten	Nasopalatinal, globulomaxillär, nasolabial	**Nicht odontogener Ursprung**

Tab.14-3	Weichteilzysten	
	Lokalisation	**Entstehung**
Ranula	Kugelige, bläuliche Zyste am **Mundboden**	**Abflussverlegung** im **Ductus sublingualis**
Laterale Halszyste	**Vorderes Halsdreieck,** mit respiratorischem Flimmerepithel ausgekleidet	Aus Resten des **2. Kiemengangs,** kann durch einen **Fistelgang** mit der Haut oder dem Rachen in Verbindung stehen
Mediane Halszyste	Bereich zwischen **Zungenbein** bis zum **Jugulum**	Aus Resten des **Ductus thyreoglossus**
Dermoid-zyste	Am **Mundboden**	Aus **versprengtem Hautepithel,** enthält Haut-anhangsgebilde

Zystostomie angewandt, bei der die Zyste eröffnet wird; sekundär erfolgt jedoch auch hier die Zyst-ektomie.

14.3 Entzündungen

Furunkel und Karbunkel

Definition/Ätiologie

Furunkel sind Entzündungen von **Haarfollikeln;** unter Karbunkeln versteht man mehrere miteinander konfluierende Furunkel. Erreger sind in der Regel **Staphylokokken.**

Symptomatik/Komplikationen

Klinisch finden sich eine umschriebene **Rötung** und **Schwellung** mit zentraler **eitriger Einschmelzung.** Gefährlich können Furunkel der Oberlippe und Nase werden durch eine **Fortleitung** der Infektion über die V. angularis bis in den Sinus cavernosus (mit tödlichem Ausgang).

> **Merke**
> Furunkel der Oberlippe können wegen einer **Fortleitung der Infektion über die V. angularis zum Sinus cavernosus** rasch **lebensbedrohlich** werden! Deshalb, vor allem bei Furunkeln der Oberlippe: Kauverbot, Antibiotikatherapie und ggf. chirurgische Eröffnung!

Therapie

Bettruhe, Kauverbot, Sprechverbot, hoch dosierte **Antibiotikatherapie** und ggf. **chirurgische Eröffnung** sind indiziert.

Odontogener Abszess

Definition/Ätiologie

Odontogene Abszesse haben ihren Ursprung im Zahnapparat. Dazu zählen:
- **devitale** Zähne,
- **Wurzelreste,**
- halb durchgebrochene Zähne,
- **Zahnfleischtaschenentzündungen,**
- **Infektionen** nach Zahnentfernungen.

Symptomatik/Komplikationen

Schmerzen und **Schwellungen** am medialen Augenwinkel (Fossa canina) oder oberhalb des Jochbogens (retromaxilläre Lokalisation) und **Schluckbeschwerden** (parapharyngeale Lokalisation), evtl. kombiniert mit **Fieber** und **Kieferklemme.** Lebensbedrohliche Abszesse entstehen, wenn die Infektion sich zur Schädelbasis **(retromaxillärer Abszess),** in das Gehirn **(Fossa-canina-Abszess)** oder das Mediastinum **(parapharyngealer Abszess)** fortsetzt.

Therapie

An erster Stelle steht die **chirurgische Eröffnung** des Abszesses in Lokalanästhesie oder Intubationsnarkose, kombiniert mit **hoch dosierter antibiotischer Therapie.** Sekundär erfolgt die Behandlung der auslösenden Ursache.

Parotitis

Akute eitrige Parotitis Diese entsteht meist auf der Grundlage einer allgemeinen **Abwehrschwäche** durch eine **aufsteigende Infektion** aus der Mundhöhle, häufig durch hämolytische **Kokken.** Dabei bestehen **Schmerzen,** eine typische **Schwellung** vor dem Ohr (abstehendes Ohrläppchen!) sowie eine **Verhärtung** der Drüse mit Entleerung eines eitrigen Sekretes aus dem Ausführungsgang; zudem meist **Fieber.** Bei Ausbreitung der Entzündung kann es zu einer **Kieferklemme** kommen. Die Therapie besteht in der Gabe eines speichelgängigen **Antibiotikums** (z.B. Spiramycin) sowie speichelanregender Lutschtabletten (Vitamin C), bei Abszedierung ist die **Inzision** indiziert.

Chronische Parotitis

Diese wird meist durch Verlegung des Ausführungsganges durch einen Stein (Sialolithiasis) verursacht. Die Symptomatik ist hierbei weniger ausgeprägt als bei der akuten Entzündung, therapeutisch ist die Entfernung des Speichelsteins indiziert.

Entzündung der Glandula submandibularis

Fast immer ist ein **Speichelstein** Ursache der Entzündung, die sich durch **Schmerzen bei der Nahrungsaufnahme** bemerkbar macht. Die Drüse ist **geschwollen** und druckschmerzhaft, evtl. zeigt sich eine **eitrige**

Sekretion aus dem Ductus submandibularis. Der verursachende Stein kann sonographisch oder radiologisch nachgewiesen werden. Therapeutisch kann unter **speichelgängiger Antibiose** entweder eine Zertrümmerung des Steines durch **Stoßwellenlithotripsie** oder Entfernung des Steines durch **Schlitzung des Ausführungsganges** vorgenommen werden. Befindet sich der Stein allerdings im Drüsenparenchym selbst, muss die Drüse entfernt werden.

Osteomyelitis (s. Kap. 31.7.4)

14.4 Tumoren

14.4.1 Benigne Tumoren

Vaskuläre Tumoren

- **Naevus flammeus** („Storchenbiss") → Bei fast **50 %** der Neugeborenen findet sich an der Stirn, den Augenlidern oder im Nacken diese **tiefrote, fleckige Läsion,** die durch **Kapillarerweiterungen** zustande kommt. Während sie sich bei medianer Lage meist innerhalb des 1. Lebensjahres **spontan zurückbildet,** bleiben lateral gelegene Naevi flammei dagegen oft bestehen und werden mittels **Argonlaser** therapiert.
- **Hämangiom** („Blutschwamm") → **0,5 %** der Neugeborenen entwickeln innerhalb der ersten Lebenstage diese gutartige **Neubildung** von Blutgefäßen, die bevorzugt an der Gesichtshaut, den Lippen, dem Mundboden oder der Zunge lokalisiert ist. Nach anfänglicher **Rötung** tritt sie als erhabener, **bläulicher Tumor** in Erscheinung. Meist besteht eine spontane **Rückbildungstendenz,** in wenigen Fällen es kann jedoch auch zu rasch **exzessivem Wachstum** kommen. Daher sollte **jedes** Hämangiom des Neugeborenen mittels Kryo- oder **Laserchirurgie** behandelt werden.
- **Lymphangiom** → Hierbei handelt es sich um eine **Neubildung** von **Lymphkapillaren,** die bevorzugt am Hals und in der Glandula parotis auftritt. Sie zeigt sich makroskopisch als **zystischer bläulicher Tumor;** ist die Zunge betroffen, entsteht das Bild einer Makroglossie. Therapeutisch wird ein Lymphangiom möglichst vollständig **exzidiert,** alternativ bestrahlt oder sklerosiert.

Odontogene Tumoren

- **Ameloblastom** (Adamantinom) → Es hat seinen Ursprung in den **schmelzbildenden, epithelialen Zellen** der Zahnanlage und zeigt ein langsames Wachstum ohne Metastasierung. Die Diagnose wird **radiologisch** gestellt und durch eine **Probeexzision** gesichert. Der befallene Kieferabschnitt muss mit einem Sicherheitsabstand von 1 cm **reseziert** werden, da der Tumor zu Rezidiven neigt.
- **Odontom** → Dieser seltene, meist am Unterkiefer auftretender Tumor aus **Zahngewebe** (Dentin, Schmelz, Zement) muss operativ **exzidiert** werden.
- **Zementom** → Dieser **zementbildende** Tumor geht von der **Wurzelspitze** der Zähne aus. Mit Größen-

progredienz kann es zu **Schmerzen** und Schwellungen im Kieferbereich kommen, sodass eine **operative Entfernung** indiziert ist.

Epulis

Im eigentlichen Sinne stellen diese Tumoren keine Neoplasien dar, sondern entstehen auf **entzündlicher Grundlage.** Sie gehen vom **Zahnhalteapparat** (Parodontium) aus und führen durch ihr progredientes Wachstum zur **Zahnverdrängung** und **Knochenzerstörung.** Aufgrund des rezidivierenden Verlaufs kommt therapeutisch nur die vollständige **Exzision** in Frage.

Speicheldrüsentumoren

Meist handelt es sich hierbei um pleomorphe, seltener um monomorphe **Adenome,** die bevorzugt in der **Glandula parotis** lokalisiert sind. Pleomorphe Adenome der großen Speicheldrüsen sind scharf begrenzt und von einer Kapsel umgeben. Der Anteil an epithelialen und mesenchymalen Arealen ist von Tumor zu Tumor unterschiedlich. Palpatorisch zeigen sich derbe, nicht druckdolente **Knoten,** deren Ausdehnung in manchen Fällen durch ihr Wachstum nach innen („Eisbergtumor") erst sonographisch und radiologisch dargestellt werden kann. Aufgrund ihrer **Entartungstendenz** (5 %) müssen die Adenome unter **Schonung des N. facialis** frühzeitig und vollständig **operativ** entfernt werden. Bei inadäquater Exzision ist mit großer Wahrscheinlichkeit mit einem Rezidiv zu rechnen.

14.4.2 Maligne Tumoren

Präkanzerosen

Darunter versteht man Veränderungen von Haut und Schleimhaut, aus denen ein Karzinom entstehen kann. Dazu zählen:

- **Leukoplakie** → Diese **Hyperkeratose** stellt sich als nicht abwischbarer **weißer Fleck** der Mundschleimhaut dar, der keiner anderen Krankheit zuzuordnen ist. Bevorzugte Lokalisation sind **Mundboden** und **Zungenrand;** häufig gelten sie als Vorstufe des **Plattenepithelkarzinoms** der Mundschleimhaut. Ätiologisch spielen neben mechanischen **Irritationen** durch Prothesen in erster Linie Nikotin- und Alkoholabusus eine Rolle. Eine diagnostische **Probeexzision** mit anschließender **therapeutischer Exzision** ist indiziert.
- **Erythroplakie** → Diese zeigt sich als homogener **roter Fleck,** der ebenfalls keiner anderen Krankheit zugeordnet werden kann. In **50 %** der Fälle findet eine **maligne Entartung** statt.
- **Lentigo maligna** → Diese Neubildung ist als **Melanoma in situ** aufzufassen, welches definitionsgemäß die Basalmembran noch nicht durchbrochen hat. Es handelt sich um einen **horizontal** in der Epidermis langsam wachsenden, mehrere Zentimeter großen, **braunschwarzen** scheckigen **Fleck,** der zumeist im höheren Lebensalter an **lichtexponierten Stellen** auftritt. Die Transformation in ein **Lentigo-maligna-Melanom** ist möglich.

Basaliom

Definition/Ätiologie

Das Basaliom ist ein von den **basalen Epidermiszell-schichten** ausgehender, langsam invasiv und destruierend wachsender, jedoch nur **sehr selten metastasierender** Tumor (**semimaligne**). Dieser am häufigsten auftretende (65 %) maligne Hauttumor findet sich insbesondere an lichtexponierten Stellen (**Kopf, Hals**); die Exposition gegenüber **UV-Licht** spielt in der Ätiologie eine bedeutende Rolle.

Symptomatik/Diagnostik

Makroskopisch zeigt sich eine **knotige Vorwölbung,** typischerweise mit **Teleangiektasien** und **glänzendem Randwall** mit **zentraler Eindellung.** Die klinische Verdachtsdiagnose muss **histologisch** gesichert werden.

Therapie/Prognose

Therapeutisch erfolgt die **Exzision** mit einem **Sicherheitsabstand** von 2–3 mm. Ziel ist die Tumorresektion im Gesunden, sodass evtl. mehrere **Nachoperationen** nötig werden. Die 5-Jahres-Überlebensrate liegt bei > 90 %.

Plattenepithelkarzinom der Haut

Definition/Ätiologie

Plattenepithelkarzinome der Haut entstehen meist aus **Präkanzerosen,** z. B. aus solaren Keratosen, deren Ursache in einer Schädigung durch **UV-Licht** zu finden ist. Männer sind doppelt so häufig wie Frauen betroffen. 80 % aller Plattenepithelkarzinome der Haut treten im **Gesicht** auf, vor allem an Unterlippe, Schläfe und Stirn.

Symptomatik/Diagnostik

Sie wachsen teils exo-, teils endophytisch mit einer grob gebuckelten, **ulzerierten Oberfläche.** Auffällig sind die derbe Konsistenz und die oft bretthart Infiltration der Unterlage. Die **Metastasierung** erfolgt **lymphogen** und relativ spät. Die Diagnose wird **histologisch** durch eine Stanzbiopsie gesichert.

Therapie/Prognose

Therapeutisch wird eine radikale **Tumorexzision** mit einem **Sicherheitsabstand** zwischen 0,5 und 1 cm durchgeführt. Bei vorliegender **Metastasierung** werden zusätzlich die **regionären Lymphknoten** ausgeräumt. Begleitend kann eine **Chemo- oder Radiotherapie** angewandt werden. Die Prognose ist bei radikaler Therapie relativ gut.

Malignes Melanom

Definition/Ätiologie

Das maligne Melanom gilt als **bösartigster** Hauttumor; es geht von den **Melanozyten** aus (s. Tab. 14-4).

Symptomatik/Diagnostik

Das maligne Melanom kann auf einer Lentigo maligna, einem Pigmentnävus oder auf ungeschädigter Haut entstehen. Es **metastasiert frühzeitig** lymphogen und hämatogen. Aufgrund der großen Ähnlichkeit mit Pigmentnävi fällt die Diagnose schwer; ein Anhalt bietet die **ABCD-Regel**:
- **A**symmetrie,
- unregelmäßige **B**egrenzung,
- innerhalb der Läsion variierendes **C**olorit,
- zunehmender **D**urchmesser.

Zur weiteren Diagnostik wird die **Auflichtmikroskopie** verwendet.

> **Merke**
> Bei Verdacht auf ein malignes Melanom muss **immer eine Exzision,** keine Biopsie erfolgen!

Therapie

In Frage kommt die **radikale Tumorexzision,** wobei der Sicherheitsabstand zwischen 1 und 5 cm betragen soll, abhängig vom **Melanomtyp,** von der **Tumordicke** (Einteilung nach Breslow) und der **Invasionstiefe** (Einteilung nach Clark). Bei stattgefundener Metastasierung ist eine rein **palliative Operation** indiziert. Teilweise erfolgt eine Kombination mit einer Ausräumung der Halslymphknoten (**„Neck-Dissection"**).

Plattenepithelkarzinom der Mundhöhle

Definition/Ätiologie

In der Mundhöhle lokalisierte Plattenepithelkarzinome finden sich meist am **Mundboden,** am Unterkieferalveolarfortsatz oder an der **Zunge.** Prädisponierend für die Entstehung sind **Tabak, Alkohol, Prothesen** und **schlechte Mundhygiene.** Sie treten bei Männern doppelt so häufig wie bei Frauen auf.

Symptomatik/Diagnostik

Sie wachsen überwiegend **endophytisch,** seltener exophytisch **infiltrierend** in die Umgebung. Eine **Metastasierung** erfolgt **lymphogen** in submentale und submandibuläre Lymphknoten. Bei **Schleimhautulzerationen,** die unter konservativer Therapie nicht innerhalb weniger Tage abheilen, sollte an ein Karzi-

Tab. 14-4 Einteilung der Melanom-Haupttypen		
Superfiziell spreitendes Melanom (SSM)	60 %	Primär horizontal wachsend
Lentigo-maligna-Melanom (LMM)	10 %	Zu 90 % im Gesicht lokalisiert
Noduläres malignes Melanom (NMM)	20 %	Aggressivste Form, wächst primär vertikal

nom gedacht und dieses mittels **Stanzbiopsie** abgeklärt werden.

Therapie/Prognose

Therapie der Wahl ist die **radikale Tumorexzision** mit einem **Sicherheitsabstand** von mindestens 1 cm. Eine **präoperative Radiochemotherapie** verbessert die Prognose signifikant. Aufgrund der raschen Metastasierung ist eine **Ausräumung** der ersten **Lymphknotenstationen** dringend indiziert. Bei Überschreitung einer Primärtumorgröße von 2 cm wird eine ipsilaterale Neck-Dissection durchgeführt. Die **5-Jahres-Überlebensrate** beträgt ca. **50 %.**

Speicheldrüsenmalignome

Definition/Ätiologie

Malignome der Speicheldrüsen lassen sich histologisch unterscheiden in:
- **Adenokarzinom,**
- **Plattenepithelkarzinom,**
- **adenoidzystisches Karzinom** (Zylindrom),
- **Mukoepidermoidkarzinom,**
- **Azinuszellkarzinom,**
- **Karzinom im pleomorphen Adenom** (maligner Mischtumor).

Symptomatik/Diagnostik

Sämtliche Speicheldrüsen können betroffen sein, auch die kleinen Speicheldrüsen am Gaumen, an der Wange oder der Lippe. Das Leitsymptom stellt eine

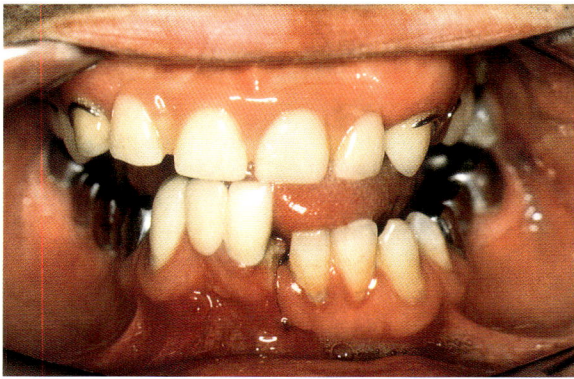

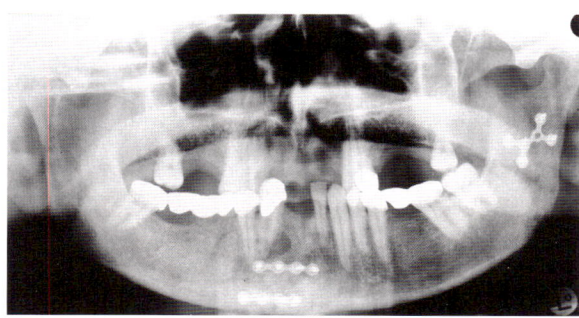

Abb. 14-1   Mediane Unterkieferfraktur mit Stufenbildung in der Zahnreihe.

Vergrößerung der Drüsenstruktur dar; neben einer **Knotenbildung** treten auch **Ulzerationen** auf.

> **Merke**
> Maligne Tumoren im Bereich der Glandula parotis verursachen als Frühsymptom häufig eine Fazialisparese.

Therapie/Prognose

Therapeutisch ist die **radikale Tumorresektion** mit Entfernung der gesamten Speicheldrüse indiziert, bei Adeno- oder Plattenepithelkarzinomen kombiniert mit einer **Lymphknotenausräumung.** Bei Befall der Glandula parotis wird der **N. facialis** mitentfernt und in einer zweiten Operation durch ein **mikrochirurgisches Nerventransplantat** (N. suralis oder N. auricularis magnus) ersetzt. Eine **Radiotherapie** wird in vielen Fallen angeschlossen.

14.5   Verletzungen

14.5.1 Knöcherne Verletzungen

> **Merke**
> Ausgedehnte Verletzungen des knöchernen Schädels können sich selbst hinter wenig eindrücklichen Weichteilverletzungen verbergen! Bei Traumata im Gesichtsbereich sind somit **immer Röntgenaufnahmen** indiziert, welche zur Beurteilung des Gesichtsschädels nicht wie üblich im p.a. Strahlengang aufgenommen werden, sondern im **okzipitomentalen** (Nasennebenhöhlenaufnahme) und im **axialen** Strahlengang.

Unterkieferfraktur

Definition/Ätiologie

Die traumatische Fraktur des Unterkiefers findet sich in bis zu 65–70 % bei Gesichtsschädelverletzungen (s. Abb. 14-1).

Symptomatik/Diagnostik

Folgende Befunde sind verdächtig auf eine Unterkieferfraktur:
- Schmerzhafte **Schwellung,**
- Druck- und **Stauchungsschmerz,**
- **Okklusionsstörung** oder schmerzhafte Einschränkung der Mundöffnung,
- **abnorme Beweglichkeit** der Fragmente, **lockere Zähne,**
- **Sensibilitätsstörung** im Ausbreitungsgebiet des N. alveolaris inferior,
- **Gingivaeinrisse,**
- submuköse **Hämatome.**

Zusätzlich zu den **Röntgenübersichtsaufnahmen** des Schädels muss eine **Panoramaschichtaufnahme** angefertigt werden, um Wurzelverletzungen auszuschließen.

Therapie

Konservativ wird die Fraktur **reponiert** und für 4 Wochen mittels einer Drahtbogen-Kunststoffschiene **ruhig gestellt.** Die **operative** Therapie ist bei stark dislozierten Frakturen oder Trümmerfrakturen indiziert. Hierbei erfolgt nach der Reposition eine **Plattenosteosynthese;** in der Regel ist eine Ruhigstellung anschließend nicht mehr nötig.

> **Merke**
> Besondere Vorsicht ist bei **beidseitiger paramedianer Unterkieferfraktur** mit Aussprengung des Unterkiefermittelstücks geboten. In diesem Fall kann ein Absinken der Zunge nach dorsal zum **Ersticken** führen. Daher ist eine **Intubation** bis zur Stabilisierung der Fragmente erforderlich.

Kiefergelenkfraktur

Definition/Ätiologie

Die Fraktur im Bereich des Kiefergelenks tritt häufig bei **indirekter Krafteinwirkung** auf, z.B. Schlag oder Sturz auf das Kinn. Nach der Lokalisation der Fraktur unterscheidet man **Kondylusfrakturen** (intrakapsuläre Frakturen) von hohen und tiefen **Kollumfrakturen.**

Symptomatik/Diagnostik

- Schmerzhaft **eingeschränkte Mundöffnung.**
- **Abweichung** des Unterkiefers zur Frakturseite.
- **Einseitige** Fraktur → **offener kontralateraler Biss.**
- **Beidseitige** Fraktur → **frontal offener Biss.**

Die Diagnose kann aufgrund einer **Panoramaschichtaufnahme** und einer p.a. **Unterkieferaufnahme nach Clementschitsch** mit geöffnetem Mund gestellt werden.

> **Merke**
> Nicht erkannte und therapierte Kiefergelenkfrakturen können zu einer Ankylosierung mit anschließender Funktionsbeeinträchtigung führen!

Therapie

Ziel der Therapie ist vor allem der **Erhalt der Kieferfunktion.** Bei intrakapsulären Frakturen besteht bei der offenen Fragmentreposition die Gefahr der **Nekrose** des gelenktragenden Fragmentes. Deshalb ist hier nur eine **Ruhigstellung** über eine Schienung des Ober- und Unterkiefers mit intermaxillärer Fixation für 10 Tage indiziert. Stark dislozierte Kollumfrakturen werden offen **reponiert** und mittels Miniplatte oder Zugschrauben fixiert. Eine **funktionskieferorthopädische Nachbehandlung** ist empfehlenswert.

Unterkieferluxation

Definition/Ätiologie

Die **traumatisch** bedingte Kiefergelenkluxation (z.B. bei Schlag auf die Wange) kommt meist in **Kombination mit einer Unterkieferfraktur** vor. Die Erschlaffung des Gelenkbandapparates kann eine **habituelle** Unterkieferluxation bedingen. Typisch ist dabei die Luxation des Kieferköpfchens **bei weiter Mundöffnung** (Gähnen) nach vorn.

Symptomatik/Diagnostik

Der Patient ist nicht in der Lage, seinen Mund zu schließen **(Kiefersperre).** Das typische klinische Bild mit nach ventral verlagertem Unterkiefer wird durch die seitliche **Schädelaufnahme** sowie das **Panoramaschichtbild** bestätigt.

Therapie

Durch den **Handgriff nach Hippokrates,** der nach Sedierung oder in Kurznarkose erfolgt, kann der Unterkiefer **reponiert** werden (s. Abb. 14-2). Bei **habituellen** Luxationen sollte eine **Ruhigstellung** mithilfe einer Kopf-Kinn-Kappe über mehrere Tage erzielt werden.

> **Klinik**
> Der Handgriff nach Hippokrates wird folgendermaßen durchgeführt: der **Unterkiefer** wird zunächst durch Auflegen der Daumen auf die Kaufläche der Molaren nach **kaudal** gedrückt, nach Überwindung des Tuberculum articulare schnappt das Gelenk nach **dorsal** ein.

Nasenbeinfraktur

Definition/Ätiologie

Die Fraktur des Nasenbeins zählt zu den häufigsten Frakturen im Mittelgesichtsbereich. Je nach Stärke des Traumas bricht das **knorpelige** oder zusätzlich auch das **knöcherne** Nasengerüst.

Symptomatik/Diagnostik

Die typischen Symptome sind **Nasenbluten, Schwellung, Brillenhämatombildung** oder eine **abnorme Be-**

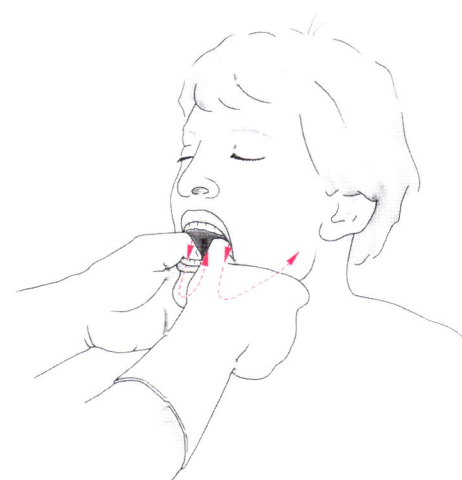

Abb. 14-2   Handgriff nach Hippokrates zur Unterkieferreposition bei Luxation.

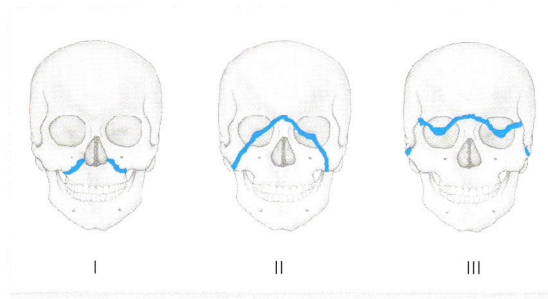

Abb. 14-3   Schema Le-Fort-Einteilung.

weglichkeit des Nasengerüstes. **Weiche Röntgenaufnahmen** im seitlichen Strahlengang mit Projektion auf die Nase bestätigen die Verdachtsdiagnose.

Therapie

Bei einer Frakturdislokation muss geschlossen zwischen zwei Fingern reponiert werden.

Nach erfolgter **Reposition** werden die Fragmente durch einen **elastischen Verband** oder eine endonasale **Tamponade** fixiert.

Orbitawandfraktur

Definition/Ätiologie

Die **isolierte** Orbitawandfraktur tritt als **Blow-out-Fraktur** im Bereich des Orbitabodens oder der medialen Orbitawand durch stumpfe Krafteinwirkung auf den Bulbus auf. In den meisten anderen Fällen geht sie jedoch **kombiniert** mit einer **Jochbein-** oder dislozierten **Mittelgesichtsfraktur** einher.

Symptomatik/Diagnostik

- **Lidödem** und -hämatom.
- **Monokelhämatom.**
- **Augenmotilitätsstörungen.**
- **Enophthalmus** mit **Pseudoptosis.**

Die Diagnose wird radiologisch mithilfe einer **Nasennebenhöhlenaufnahme** gestellt. Den radiologisch sichtbaren **Weichgewebeprolaps** in die Kieferhöhle bezeichnet man als hängenden Tropfen. In unklaren Fällen kann auch ein **CT** die Diagnose sichern.

Therapie

Der knöcherne Orbitawanddefekt kann durch Einlage einer dünnen Scheibe aus autogenem Knochengewebe, allogenem Hartgewebe oder alloplastischen Materialien **rekonstruiert** werden.

Jochbeinfraktur

Sturz oder Schlag auf das seitliche Gesicht kann zu einer Jochbeinfraktur führen.

Symptomatik

Asymmetrie des Mittelgesichts; subkutane Blutungen führen zu einem **Monokelhämatom.** Bei dislozierter Fraktur kommt es zu **Stufenbildung** im Frakturbereich.

Diagnostik

Inspektion: Schwellung, Hämatom, Gesichtsasymmetrie, evtl. Kieferklemme; **Palpation** des Jochbogens und der Orbita, auf Begleitverletzungen achten (Nasenbeinfraktur, Orbitabodenfraktur?), **Röntgen,** evtl. CT.

Therapie

Kühlung, abschwellende Salben. Nur bei dislozierter Fraktur operative Versorgung.

Zentrale Mittelgesichtsfrakturen

Definition/Einteilung

Die Frakturen des Mittelgesichts verlaufen typischerweise **beidseits** und führen zu einer **teilweisen bis kompletten Abtrennung des Gesichts- vom Hirnschädel.** Zusätzlich ist stets das knöcherne **Nasenseptum frakturiert.**

Nach dem Verlauf ihrer Hauptfrakturlinien werden die zentralen Mittelgesichtsfrakturen nach **Le Fort** eingeteilt (s. Tab. 14-5, Abb. 14-3).

Symptomatik/Diagnostik

- **Okklusionsstörung.**
- Abnorme **Oberkieferbeweglichkeit.**
- Kaudal- und Dorsalverlagerung der Fragmente → **Pseudoprogenie** und frontal **offener Biss.**
- Starkes **Nasenbluten** aus der A. maxillaris.

Bei Le Fort II und III kommt es wegen des Frakturverlaufes zu Einblutungen in die Orbita (→ **Monokel-**

Tab. 14-5	Einteilung der Mittelgesichtsfrakturen nach Le Fort	
	Bruchlinienverlauf	**Resultat**
Le Fort I	**Parallel zur Zahnreihe** in Höhe des Kieferhöhlen- und Nasenbodens	**Basale Absprengung der Maxilla**
Le Fort II	**Horizontal in Höhe der Nasenwurzel** durch die mediale Orbitawand, den Orbitaboden bis zur lateralen Kieferhöhlenwand	**Pyramidale Absprengung der Maxilla einschließlich der knöchernen Nase**
Le Fort III	**Horizontal über die Nasenwurzel** durch die Orbita und den Jochbogen	**Hohe Absprengung des gesamten Mittelgesichtsskeletts**

und Brillenhämatom) und in die Kieferhöhlen (→ **Spiegelbildung** im Röntgenbild). Zur Diagnosesicherung kann neben der **okzipitomentalen Röntgenaufnahme** evtl. ein **CT** hilfreich sein, zur Therapieplanung ist es auf jeden Fall erforderlich.

Therapie

Bei den häufig polytraumatisierten Patienten steht die **Stabilisierung von Atmung und Kreislauf** im Vordergrund. Die oftmals bestehenden starken Blutungen aus der A. maxillaris werden durch Einlegen einer **Tamponade** gestoppt, bei lebensbedrohlichen Blutungen ist das Einlegen einer **Bellocq-Tamponade** notwendig. Die operative Versorgung von zentralen Mittelgesichtsfrakturen erfordert oftmals ein **interdisziplinäres** Vorgehen unter Einbeziehung von Neurochirurgen, HNO-Ärzten und Kieferchirurgen. Nach **offener Reposition** der knöchernen Fragmente erfolgt die **Stabilisierung** mittels Mikro- und Miniplattenosteosynthesen sowie Drahtligaturen im Verlauf der Frakturlinien.

> **Klinik**
> Unter einer **Bellocq-Tamponade** versteht man eine hintere Nasentamponade bei Blutungsquelle in den hinteren Nasenabschnitten, die in Kombination mit vorderer Nasentamponade vorgenommen wird. Dies geschieht durch Einführen eines Gaze- oder Schaumstofftampons vom Mund aus, möglichst in Intubationsnarkose. Für den Patienten weniger belastend ist die Tamponade unter Verwendung eines Ballonkatheters.

14.5.2 Weichteilverletzungen

Aufgrund der guten Durchblutung im Gesichtsbereich verläuft die Wundheilung meist problemlos. Des Weiteren wird nur in Ausnahmefällen die sonst bei kontaminierten Wunden übliche Exzision nach Friedrich durchgeführt, um Gewebeverluste zu minimieren.

> **Merke**
> Bei Operationen im Gesichtsbereich gilt die Devise: **von innen nach außen.** Dabei werden zunächst die knöchernen Fragmente reponiert und stabilisiert, darauf erfolgt die Versorgung von Schleimhautverletzungen und erst zuletzt der äußeren Verletzungen.

Verletzung des Ausführungsgangs der Glandula parotis

Da übersehene Verletzungen des Ductus parotideus zu schwer korrigierbaren **Speichelfisteln** führen, muss besonders bei tiefen Verletzungen der Wange auf eine Läsion des Ausführungsganges geachtet werden, welche sich in Form einer **wässrigen Sekretion** aus der Weichteilverletzung zeigt. Die Läsion des Ausführungsganges wird über einem eingelegten Katheter vernäht, der für 2–3 Wochen belassen wird.

Verletzung des N. facialis (s. Kap. 10.1.11)

Verletzung der Augenlider

Bei der operativen Versorgung einer Verletzung der Augenlider gilt als primäres Ziel stets die **Erhaltung oder Wiederherstellung des Lidschlusses.** Bei mangelndem Lidschluss ist zur Verhinderung des Austrocknens des Augenbulbus ein **Uhrglasverband** indiziert.

Verletzungen der Ohrmuschel

Da bei blutigen Verletzungen der Ohrmuschel die Gefahr der **sekundären Knorpelhaut- und Knorpelentzündung** mit nachfolgenden Nekrosen und Entstellung besteht, ist eine besonders sorgfältige Wundversorgung vonnöten. Das auslösende Trauma kann gleichzeitig zu einem **Othämatom** (Ohrblutgeschwulst) führen, welches sich durch eine pralle, gelblich-rötliche Ansammlung von Blut und Lymphe zeigt, die therapeutisch durch eine breite Inzision und Drucktamponade versorgt wird.

15 Hals und Halsorgane

Gerlind Souza-Offtermatt

15.1 Hals

15.1.1 Grundlagen

> **Merke**
> Das Nebeneinander **wichtiger Leitungsbahnen und Organe** auf engem Raum bedingt die anatomische Bedeutung dieses Gebietes.

Topographie
Man unterscheidet von medial nach lateral folgende Halsregionen (s. Tab. 15-1).

Faszienverhältnisse
Durch **drei Faszien** (Fasciae cervicales superficialis, media und profunda) wird der Hals in verschiedene Räume eingeteilt, sodass entzündliche und tumoröse Prozesse nur in einem Halsraum ablaufen können.

> **Merke**
> Von Bedeutung ist der Raum zwischen der mittleren und der tiefen Halsfaszie **(Retropharyngealraum),** der nach kaudal in das hintere Mediastinum übergeht. Bei Entzündungen, die sich in diesem Raum abspielen, kann eine **Mediastinitis** entstehen.

Blutversorgung
Die **A. carotis communis** verläuft medial der V. jugularis kopfwärts und teilt sich im **Trigonum caroticum** (Karotisgabel) am Oberrand des 4. Halswirbels und des Schildknorpels in die **A. carotis interna** zur Versorgung des Gehirns und die **A. carotis externa** zur Versorgung des Gesichtes und der Schilddrüse.

Im **Venenwinkel** an der vorderen Skalenuslücke vereinigen sich die **Vv. jugulares interna und externa** sowie die **V. subclavia** zur **V. brachiocephalica.** Ebenfalls in den Venenwinkel münden die großen **Lymphstämme** (links Ductus thoracicus, rechts Ductus lymphaticus dexter).

Lymphabfluss (s. Tab. 15-2)
Die Lymphbahnen beider Lymphknotengruppen vereinigen sich zum Truncus jugularis, der in den Ductus thoracicus mündet.

Innervation
- **Plexus cervicalis** → entsteht durch die Vereinigung der ventralen Äste der Wurzeln **C1–C4** und versorgt **sensibel** die Hinterkopfhaut, Ohrmuschel, die Haut im Bereich der Klavikula sowie ober- und unterhalb des Zungenbeins, das Perikard und das Oberbauchperitoneum sowie **motorisch** das Zwerchfell.
- **N. vagus** (X. Hirnnerv) → liegt zwischen A. carotis communis und V. jugularis interna.
- **N. hypoglossus** (XII. Hirnnerv) → zieht zwischen A. carotis interna und V. jugularis interna zum Zungengrund.
- **Truncus sympathicus** → der Halsgrenzstrang bildet im Halsbereich drei Ganglien:
  - **Ganglion cervicale superius** an der Schädelbasis hinter der A. carotis interna;
  - **Ganglion cervicale medium** hinter der Karotisgabel;
  - **Ganglion cervicale inferius** hinter der Abzweigung der A. subclavia.
- **N. accessorius** (XI. Hirnnerv) → verläuft im seitlichen Halsbereich zwischen M. sternocleidomastoideus und V. jugularis interna.
- **Plexus brachialis** → wird aus den ventralen Ästen von **C5–Th1** gebildet und verläuft zusammen mit der A. subclavia durch die hintere Skalenuslücke zum Arm.

Tab. 15-1	Halsregionen	
Halsdreieck	**Region**	**Strukturen**
Vorderes Halsdreieck	Regio submentalis	Submentale Lymphknoten
	Regio laryngea	Larynx, Trachea, Glandula thyreoidea
	Trigonum submandibulare	Submandibuläre Lymphknoten, Glandula submandibularis, N. hypoglossus, Glandula parotis
	Trigonum caroticum	Karotisbifurkation, Glomus caroticum, N. hypoglossus
	Regio sternocleidomastoidea	A. carotis, V. jugularis interna, N. vagus, juguläre Lymphknoten
Laterales Halsdreieck	Regio colli lateralis	Laterale Halslymphknoten, N. accessorius, Plexus cervicalis und brachialis

Tab. 15-2	Lymphbahnen des Halses	
	Lage	**Lymphabfluss**
Nodi lymphatici cervicales superficiales	An der Oberfläche des M. sternocleido-mastoideus neben der V. jugularis externa	Lymphe aus der Haut und dem subkutanen Gewebe des Kopfes
Nodi lymphatici cervicales profundi	Der V. jugularis angelagert	Lymphe aus den Gesichts- und Halseingeweiden

15.1.2 Chirurgische Grundbegriffe

Tracheotomie (s. Abb. 15-1)
Die Tracheotomie ist, im Gegensatz zur Koniotomie, ein elektiver **Luftröhrenschnitt** und wird in Lokalanästhesie oder in Vollnarkose durchgeführt.

Indikation: Eine Tracheotomie wird durchgeführt, wenn eine endotracheale Intubation nicht möglich ist, bei Operationen an Tumoren der oberen Luftwege und bei Langzeitbeatmung.

Klinik: Tracheotomie

Der Kopf des Patienten wird überstreckt, ein querer Hautschnitt 2 cm oberhalb des Jugulums (**Kocher-Kragenschnitt**) angelegt und die Trachea frei-präpariert. Die Trachea wird zwischen der **2. und 3. Trachealspange (obere Tracheotomie)** oder zwischen der **4. und 5. Trachealspange (untere Tracheotomie)** eröffnet. Dann wird die Trachealkanüle (Frauen 8–9 mm; Männer 9–10 mm) eingeführt und die Wunde schichtweise verschlossen.

Eine Sonderform stellt die **Punktionstracheotomie** dar, bei der nach Punktion der Trachea der Kanal mittels eines Konus über einen Führungsdraht **dilatiert** und unter **laryngoskopischer Kontrolle** anschließend die Kanüle platziert wird.

Bei **endgültigem Tracheostoma** wird nach abgeschlossener Wundheilung ein Wechsel zu einer **Silberkanüle** vorgenommen, ggf. auch zu einer Sprechkanüle, mit der eine **Phonation** möglich ist.

Komplikationen: Durch die Nähe zur Schilddrüse kann diese verletzt werden, auch Blutungen oder In-fektionen sind möglich. Verletzungen der **Tracheal-hinterwand** und des **Ösophagus** sowie eine **Tracheal-stenose** sind weitere Komplikationen.

Koniotomie (s. Abb. 15-1)
Hierbei wird **notfallmäßig** ein Zugang zur Luftröhre hergestellt um ein Ersticken bei Verlegung der oberen Luftwege zu verhindern. Dazu wird die tastbare Vertiefung zwischen Schild- und Ringknorpel, das Lig. cricothyreoideum, gespalten. Im Anschluss wird der Zugang durch eine Trachealkanüle offen gehalten.

15.1.3 Chirurgische Halserkrankungen

Eine Übersicht gibt Tabelle 15-3.

15.1.4 Fehlbildungen

Halszysten (s. Tab. 15-4, s. Abb. 15-2)

Halsrippe

Definition

Die bei ca. **1**% aller Menschen (Frauen häufiger betroffen) zumeist beidseitig vorkommende Anomalie bezeichnet eine **überzählige Rippe** oder einen Rippenstummel **am 7.** (seltener am 6.) **Halswirbelkörper** mit bindegewebiger Verbindung zur 1. Rippe.

Symptomatik

Die Kompression des Gefäß-Nerven-Stranges verursacht die typischen Symptome des **neurovaskulären Kompressionssyndroms** (Thoracic-Outlet-Syn-

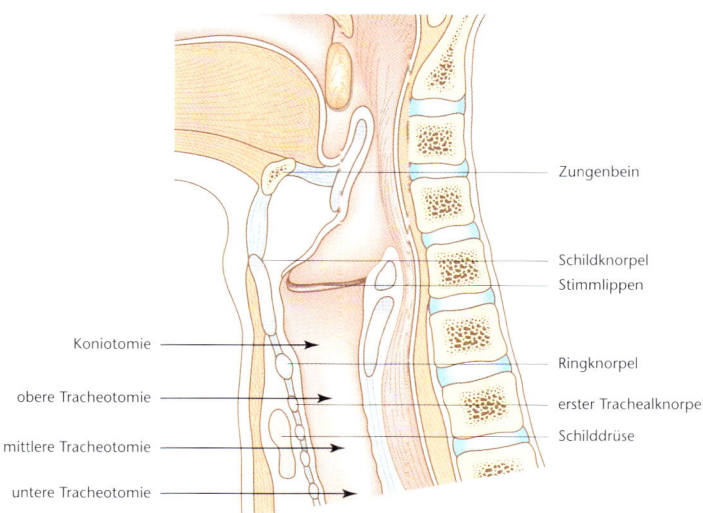

Zungenbein

Schildknorpel
Stimmlippen

Koniotomie

obere Tracheotomie

Ringknorpel

erster Trachealknorpel

mittlere Tracheotomie

Schilddrüse

untere Tracheotomie

Abb. 15-1   Schema Tracheotomie und Koniotomie.

Tab.15-3 Übersicht: Ätiologie und Lokalisation chirurgischer Halserkrankungen*			
Ätiologie	**Medial**	**Lateral vorderes Halsdreieck**	**Lateral hinteres Halsdreieck**
Fehlbildungen	Mediale Halszyste (-fistel)	Laterale Halszyste (-fistel) Ösophagusdivertikel Laryngozele Schiefhals	Halsrippe Lymphangiom (zystisches Hygrom)
Entzündungen	Subhyoidale Bursa Strumitis Thyreoiditis	Lymphadenitis Glandula submandbularis (Speichelstein)	Lymphadenitis
Neubildungen	Struma benigna Struma maligna	Malignes Lymphom Struma maligna (Lymphknotenmetastasen)	Malignes Lymphom

* zitiert aus: Berchtold, Chirurgie, 4. Aufl., 2000

Tab. 15-4 Halszysten		
	Mediane Halszyste	**Laterale Halszyste**
Ätiologie	Aus Resten des von Schleim produzierenden Zellen ausgekleideten **Ductus thyreoglossus**	Meist einseitig aus unvollständiger Rückbildung des **2. Kiemengangs**
Symptomatik	**Prall-elastische Zysten** in der Nähe des **Zungenbeins**, meist **symptomlos**, bei Infektion oder **Ruptur** entstehen **Fisteln** an der Halsvorderseite	**Äußere Fistelöffnung** am Vorderrand des **M. sternocleidomastoideus**, bei Infektion **Abszessbildung** möglich
Diagnostik	Palpation → mediane Halszyste: **prall-elastische Raumforderung**, laterale Halszyste: **derber Strang** (Fistelgang) **Sonographie** Hals → symmetrische, **echoarme Raumforderung**, normale Schilddrüsenanatomie **Kontrastmitteldarstellung** → zur **Fisteldiagnostik**	
Differenzialdiagnose	**Lymphadenitis, Lymphome** im Rahmen einer Systemerkrankung	
Therapie	Vollständige **Exstirpation** der Zyste bzw. des Fistelganges, evtl. unter Mitnahme des mittleren Zungenbeinanteils	Vollständige **Exstirpation**, wegen Neigung zur **malignen Entartung** **Cave:** anatomische Nähe zur **Karotisgabel!** **Verletzungsgefahr!**

drom). Dazu zählen Sensibilitätsausfälle, Parästhesien, ein Schwächegefühl im Arm und Durchblutungsstörungen.

Diagnostik

- **Körperliche Untersuchung** → zum Ausschluss von Tumoren im Hals- oder Axillabereich.

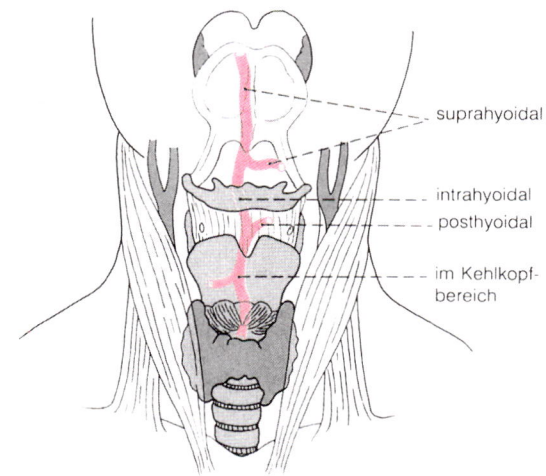

Abb. 15-2   Medianes und laterales Halsfistelsystem.

- **Röntgen** HWS und Thorax.
- **Neurologischer Status.**
- **Angiographie** → zum Nachweis einer Gefäßeinengung.
- Evtl. **CT** und **MRT** → zum Ausschluss von Wirbelsäulenprozessen.

Differenzialdiagnose

Differenzialdiagnostisch müssen ein kostoklavikuläres Syndrom oder eine Hypertrophie des M. scalenus anterior, außerdem degenerative Wirbelsäulenveränderungen, Axillatumoren, Rückenmarks- und Gefäßerkrankungen (Thrombose, Aneurysma) ausgeschlossen werden.

Therapie

Bei eindeutigem Nachweis ist die Beseitigung der mechanischen Kompression indiziert. Dies kann durch **Resektion der Halsrippe,** Durchtrennung des M. scalenus anterior oder Abtrennung des M. pectoralis minor vom Processus coracoideus erreicht werden.

Muskulärer Schiefhals

Syn.: Torticollis

Definition/Ätiologie

Unter muskulärem Schiefhals versteht man eine einseitige angeborene oder geburtstraumatisch bedingte **Verkürzung des M. sternocleidomastoideus.**

Symptomatik

Charakteristischerweise wird der Kopf zur erkrankten Seite **geneigt** und zur Gegenseite **gedreht** gehalten. Unbehandelt resultieren daraus **Schädelasymmetrie** und **Gesichtsdeformierungen.**

Therapie

Die Therapie besteht aus der **Durchtrennung der betroffenen Sehne** und Fixation des Kopfes in Korrekturstellung sowie **krankengymnastischer** Behandlung.

15.1.5 Tumoren

Ätiologie/Symptomatik (s. Tab. 15-5)

Tumoren der Halsregion machen sich meist durch Beschwerden wie **Heiserkeit, Schluckstörungen** oder **Schmerzen** bemerkbar.

Diagnostik

- **Anamnese:**
  - vorhergehendes Trauma, Voroperationen, Entzündungen, maligne Grunderkrankung;
  - Dauer der Beschwerden;
  - Größenzunahme einer möglichen Raumforderung.
- **Klinische Untersuchung:**
  - Lokalisation, Konsistenz, **Druckschmerzhaftigkeit,** Rötung, evtl. **Fluktuation** und **Verschieblichkeit** einer Raumforderung;

Tab. 15-5 Differenzialdiagnosen eines tastbaren Halstumors		
Benigne	**Entzündlich**	**Maligne**
Karotisglomustumor	Lymphadenitis	Schilddrüsenkarzinom
Halszyste	Infizierte Zyste	Malignes Lymphom
Lipom	Abszess	Lymphknotenmetastasen aus Larynx,
Fibrom		Pharynx, Mamma, Schilddrüse,
Strumaknoten		Bronchialsystem, Gastrointestinal-
Hämatom		trakt („Virchow-Drüse" links
Atherom		supraklavikulär)

– **Lymphknotenvergrößerungen** in anderen Körperregionen.
- **Sonographie** der Halsregion.
- **Feinnadelpunktion.**
- **Lymphknotenexstirpation.**

> **Merke**
> Jede länger bestehende **Lymphknotenschwellung im Halsbereich bedarf der Abklärung!**

15.1.6 Verletzungen

Nach dem Verletzungsmechanismus nach unterscheidet man im Halsbereich:

- **perforierende Verletzungen** → Schnittwunden, Schussverletzungen:
  – größte Gefahr: **Blutung,** insbesondere bei Verletzung des Gefäß-Nerven-Stranges;
  – bei Verletzung der V. jugularis besteht zusätzlich die **Gefahr einer Luftembolie.**
  Erstversorgung: **Schockbekämpfung** und **digitale Kompression** des verletzten Gefäßes. Anschließend Wundversorgung mit Ligatur kleinerer Gefäße und Rekonstruktion größerer Gefäße.
- **Verletzungen durch stumpfe Gewalteinwirkung** → Prellungen, Kehlkopfprellung, Tracheaeinrisse:
  – Gefahr der Entwicklung eines **Hautemphysems** (als typisches Symptom „Schneeknistern" bei der Palpation) und **ödematöser Schwellung** der Luftwege, **Aspirationsgefahr.** Erstversorgung: abschwellende Maßnahmen, **Freihalten der Atemwege** durch Tracheotomie oder ggf. Intubation;
  – bei Schlag auf das **Ganglion caroticum** → reaktive, vegetative Reaktion mit Blutdruckabfall, Bradykardie und evtl. sogar Bewusstlosigkeit.
- **Sonderfall: Insektenstiche** durch versehentlich verschluckte Bienen oder Wespen → rasch zunehmende **Schwellung der Rachenschleimhaut, der Zunge** und des **Kehlkopfs** → **Erstickungsgefahr.** Erstversorgung: lokale **Kühlung, Antihistaminika** und **Cortison i.v., Freihalten der Luftwege** (Tracheotomie, Intubation).

15.2 Schilddrüse

15.2.1 Grundlagen

Anatomie

Topographie (s. Abb. 15-3)
Die Schilddrüse (Glandula thyreoidea) liegt unterhalb des Schildknorpels in **Höhe des 6.–7. HWK** und besteht aus **zwei Lappen,** die durch eine Gewebsbrücke **(Schilddrüsenisthmus)** miteinander verbunden sein können. Etwa 50 % der Menschen besitzen einen **Lobus pyramidalis,** einen Drüsenausläufer, der sich bis zum Zungengrund erstrecken kann.

Will man die Schilddrüse operativ erreichen, müssen **zwei Kapseln** eröffnet werden, die **Capsula interna** (Organkapsel) und die **Capsula fibrosa** (externa) aus der mittleren Halsfaszie, die mit Karotisscheide, Trachea und Kehlkopf verwachsen ist. Die Schilddrü-

se folgt so den Schluckbewegungen des Kehlkopfes. In der hinteren Capsula fibrosa sind die **Epithelkörperchen** (Nebenschilddrüse) gelegen.

Blutversorgung/Lymphabfluss

- **Arterielle Versorgung:** Beidseits finden sich jeweils eine **A. thyreoidea superior** (aus A. carotis externa) und eine **A. thyreoidea inferior** (Ast des Truncus thyreocervicalis), die miteinander über einen Kollateralkreislauf verbunden sind und von hinten an das Organ heranführen. In 8–10 % existiert zusätzlich eine unpaare **A. thyreoidea ima** aus dem Aortenbogen.
- **Venöse Versorgung:** Der Blutabfluss verläuft über die **Vv. thyreoideae superior** und **media** in die V. jugularis interna, über die **V. thyreoidea inferior** in die V. brachiocephalica.
- **Lymphabfluss:** erfolgt in **paratracheale, zervikale** und **mediastinale** Lymphknotengruppen.

Innervation

Die **Nn. laryngei superior und inferior** (Äste des N. vagus) führen **sensible** und **parasympathische** Fasern zur Schilddrüse. In einer Rinne zwischen Trachea und Ösophagus verläuft dorsal der Schilddrüse, außerhalb der Capsula fibrosa, der **N. laryngeus recurrens** zur **motorischen** Versorgung der inneren **Kehlkopfmuskeln.**

Mikroskopischer Aufbau

Die Schilddrüse weist eine **Läppchenstruktur** auf, wobei sich ein Läppchen aus mehreren Follikeln zusammensetzt, die von Epithelzellen **(Thyreozyten)** ausgekleidet sind. Die **Follikel** sind mit **Kolloid (Thyreoglobulin)** ausgefüllt. Zwischen den Follikeln finden sich **parafollikuläre** oder C-Zellen, die das Hormon **Kalzitonin** produzieren.

Physiologie

Die Schilddrüse produziert in den Follikelepithelzellen unter Aufnahme des im Blut zirkulierenden Jodids die Hormone T_4 **(Thyroxin)** und T_3 **(Trijodthyronin).**

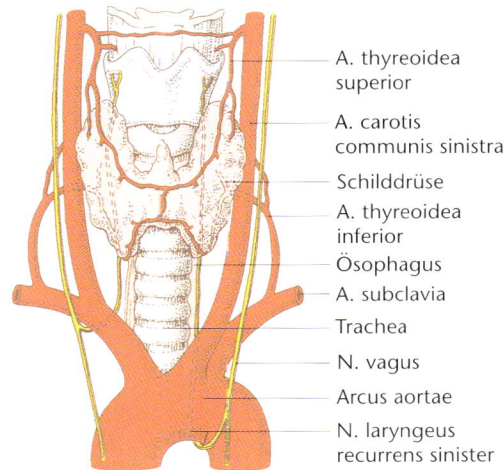

Abb. 15-3 Anatomie der Schilddrüsenregion.

A. thyreoidea superior
A. carotis communis sinistra
Schilddrüse
A. thyreoidea inferior
Ösophagus
A. subclavia
Trachea
N. vagus
Arcus aortae
N. laryngeus recurrens sinister

An das Protein **Thyreoglobulin** gebunden, werden T_3 und T_4 in den Schilddrüsenfollikeln gespeichert. Zur Freisetzung wird Thyreoglobulin abgespalten, und Thyroxin und Trijodthyronin werden an das Blut abgegeben. Im Blut sind T_3 und T_4 zu über 90 % an das Transportprotein **Thyroxinbindendes Globulin (TBG)** gebunden, wirksam sind aber nur die freien, ungebundenen Schilddrüsenhormone **fT_3 und fT_4.** Im Blut wird T_4 je nach Bedarf in die biologisch aktive Form T_3 überführt, die eine fünffach stärkere Wirkung als T_4 aufweist.

Die Schilddrüsenhormone unterliegen einem **Regelkreis** zwischen **Hypothalamus, Hypophyse** und **Serumkonzentration** von freiem T_3 und T_4 (s. Abb. 15-4). Das im Hypothalamus gebildete **TRH** (Thyreotropin-releasing-Hormon) stimuliert die hypophysäre Abgabe des **TSH** (Thyreoidea-stimulierendes-Hormon). Dieses wiederum fördert die Jodidaufnahme, Produktion von T_3 und T_4 und Ausschüttung der Hormone in den Blutkreislauf. Bei steigendem **Spiegel** von **fT_3 und fT_4** erfolgt die **Hemmung** der TRH-Ausschüttung aus dem Hypothalamus (negative Rückkopplung), bei sinkendem Spiegel wird die TRH-Ausschüttung **stimuliert.**

Das in den C-Zellen gebildete **Kalzitonin** stellt den **Antagonisten** zum in der Nebenschilddrüse gebildeten **Parathormon** dar. Es **senkt** den **Kalziumspiegel** im Blut durch Hemmung der Osteoklastentätigkeit und Verminderung der Knochenresorption.

15.2.2 Diagnostik

Anamnese und klinische Untersuchung

Anamnese
- **Familienanamnese** → familäre Häufung z.B. bei Morbus Basedow.

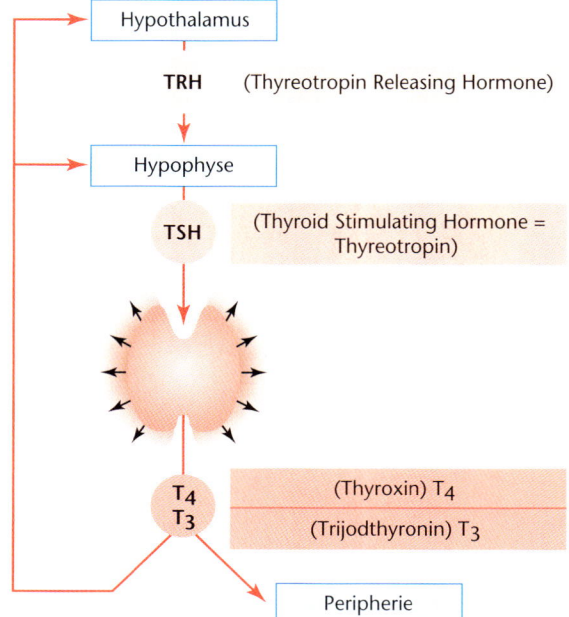

- **Medikamenteneinnahme** → eventuelle Einnahme **strumigener Medikamente** wie Salicylate, Antirheumatika, Lithiumpräparate, Hydantoin, Phenytoin oder **Jodexposition** durch Kontrastmitteluntersuchungen, Desinfektionsmittel oder jodhaltige Medikamente. Einnahme von **Schilddrüsenhormonen,** Thyreostatika oder oralen Konzeptiva.
- **Wachstumsgeschwindigkeit** einer vorhandenen Struma.
- **Etwaige vorausgegangene Bestrahlung.**
- **Beschwerden** → **Glomusgefühl, Dyspnoe, Schmerzen,** vegetative Symptome (Schwitzen, Unruhe), Heiserkeit, Gewichtszu- oder -abnahme, Haarausfall, Obstipation oder Diarrhöen, Antriebsarmut.

Klinische Untersuchung
- **Inspektion** → symmetrische oder asymmetrische **Vergrößerung** der Schilddrüse, obere **Einflussstauung,** Hautbeschaffenheit, **Exophthalmus,** Tremor, Messung des Halsumfangs zur Verlaufskontrolle, Bestehen eines inspiratorischen Stridors, Beachten der Stimme (**Heiserkeit** bei Rekurrensschädigung).
- **Palpation** → auf Größe, Konsistenz, Knoten, Verschieblichkeit, Druckdolenz, Überwärmung (bei Thyreoiditis) achten.
- **Auskultation** → Schwirren über der Schilddrüse bei Hyperthyreose.

Klinik
Bei der **Schilddrüsenpalpation** steht der Untersucher **hinter** dem Patienten und umfasst dessen Hals von links und rechts. Form, Größe und Konsistenz der Schilddrüse werden beurteilt. Der Patient soll wiederholt **schlucken** (dabei kann ein Schluck Wasser helfen), da beim Schlucken die auf- und absteigende Schilddrüse besser beurteilt werden kann.

Bildgebung

Sonographie
Sie stellt das diagnostische Mittel der ersten Wahl zur Beurteilung der Morphologie und des Volumens der Schilddrüse dar. Das normale **Gesamtvolumen** bei Erwachsenen beträgt bei Frauen **18 ml,** bei Männern **25 ml.** Generell zeigt eine **echoreiche** Gewebsbeschaffenheit **normales, echoarme** Gewebsbeschaffenheit **krankhaftes** Gewebe an. Des Weiteren lassen sich Zysten, autonome Adenome (→ echoreich mit echoarmem Randsaum), Karzinome (→ schlecht abgrenzbare, echoarme Bereiche) und Verkalkungen (→ Hinweis auf Karzinom) differenzieren.

Merke
Eindeutige Aussagen über die Dignität einer Schilddrüsenraumforderung lassen sich nicht sonographisch, sondern nur histologisch treffen!

Szintigraphie (s. Tab. 15-6)

Indikationen
- Aussage über den **Funktionszustand** der Schilddrüse.

Abb. 15-4 Regelkreis der Schilddrüse.

Tab. 15-6 Befunde und DD der Schilddrüsenszintigraphie*

	Szintigraphischer Befund	DD	Weitere Abklärung
Kalter Knoten	Areal ohne Nuklidanreicherung	Zyste, regressiv umgewandelter Kolloidknoten, Malignom	Histologie (evtl. Feinnadelbiopsie, besser operative Entfernung)
Warmer Knoten	Anreicherung wie übriges SD-Gewebe	SD-Adenom, selten Malignom	Suppressionsszintigraphie
Heißer Knoten Fokale Autonomie Autonomes Adenom	Intensive umschriebene Mehranreicherung bei geringer Anreicherung in der Rest-SD	Autonomes SD-Adenom, unterliegt nicht mehr der hypophysären Kontrolle und produziert vermehrt SD-Hormone	Hormonstatus, TRH-Test, Suppressionsszintigraphie
Disseminierte Autonomie	Diffuse Mehranreicherung	Häufig bei Morbus Basedow	Suppressionsszintigraphie, AK-Bestimmung, Sono, Hormonstatus

*(aus Haase, Nürnberger, Klinikleitfaden Chirurgie, Urban & Fischer Verlag, 3. Aufl. 2002)

- Lokalisation der **Jodspeicherung**.
- Dokumentation von **ektopem Schilddrüsengewebe**.

Durchführung

Innerhalb 4 Wochen vor der Szintigraphie sind keine jodhaltigen Kontrastmittel mehr anzuwenden. Die Untersuchung wird meist mit ^{99m}-**Technetium** durchgeführt, die Aufnahme dieser Substanz in das Schilddrüsengewebe wird dokumentiert. Je nach **Nuklidanreicherung** ist die Unterscheidung von heißen und kalten Knoten möglich (Tab. 15-6). Ein **kalter Knoten** ist ein Hinweis auf Zysten (Sono: echofrei), eine Blutung, eine Entzündung, eine Metastase, eine Verkalkung oder ein Schilddrüsenkarzinom (Sono: nicht echofrei). Ein **heißer Knoten** ist ein Hinweis auf ein autonomes Adenom.

Eine Sonderform stellt das **Suppressionsszintigramm** dar, bei dem durch Gabe von Schilddrüsenhormon die **TSH-Sekretion unterdrückt** wurde. Da so nur nicht supprimierbare, autonome Bezirke Technetium speichern, dient sie im **Vergleich** zum Szintigramm ohne Suppression zum **Nachweis** einer fokalen oder disseminierten funktionellen **Autonomie**.

Merke
Jeder **kalte Knoten** in der Szintigraphie ist **malignitätsverdächtig** und bedarf weiterer Abklärung. Das Risiko, dass ein kalter Knoten maligne ist, liegt bei 1–3 %. Im Zweifelsfall sollte daher ein kalter Knoten nach Möglichkeit immer **operativ** entfernt und **histologisch** untersucht werden.

Röntgen/CT/MRT

Röntgenaufnahmen des Halses (Tracheazielaufnahme) und des Thorax können eine Einengung der Trachea und retrosternale Ausdehnung einer Struma zeigen. Ein **CT** wird bei fraglicher Strumaausdehnung nach intrathorakal oder zur Abklärung von Lymphknotenmetastasierung bei Malignom angefertigt. Ein **MRT** bietet den Vorteil des Verzichts auf jodhaltige Kontrastmittel.

Merke
Vorsicht ist mit **jodhaltigen Kontrastmitteln** geboten! Es kann eine **thyreotoxische Krise** ausgelöst werden.

Spezielle Diagnostik

Laboruntersuchungen
- **TSH basal** → Bestimmung im Serum genügt zum Ausschluss einer Fehlfunktion. Der Normwert beträgt 0,3–3,5 mU/l.
  - TSH-Spiegel < 0,1 mU/l → supprimiert, bei **Hyperthyreose**;
  - TSH-Spiegel > 10 mU/l → stimuliert, bei **Hypothyreose**.
  Zur Abklärung von Werten im Grenzbereich kann noch ein TRH-Test durchgeführt werden.
- T_4 und T_3 → können im Serum entweder **frei** (fT_4/fT_3) oder als **Gesamt-T_3 und -T_4** (TT_3, TT_4) zusammen mit Thyroxin bindendem Globulin (TBG) bestimmt werden. Die Bestimmung von fT_4/fT_3 ist sicherer, da Schwankungen des TBG wegfallen (TBG ↑ durch: Östrogeneinfluss und Opiate; TBG ↓ durch: dekompensierte Leberzirrhose, nephrotisches Syndrom, Kortikosteroide, Androgene).
- **Schilddrüsenautoantikörper:**
  - **Thyreoglobulinantikörper** (TAK) → erhöht bei Autimmunthyreoiditis Hashimoto.
  - **Antikörper gegen thyreoidale Peroxidase** (Anti-TPO-AK) → erhöht bei chronischer Hashimoto-Thyreoiditis und Morbus Basedow.
  - **TSH-Rezeptor-Autoantikörper** (TRAK) → erhöht bei Morbus Basedow (80–90 %).
- **Tumormarker:**
  - **Thyreoglobulin** → im Serum Gesunder in geringen Mengen nachweisbar (bis 50 ng/ml). Nach

Thyreoidektomie wegen eines Schilddrüsenkarzinoms sinken die Werte auf < 5–10 ng/ml ab. Ein Wiederanstieg des Werts deutet auf ein Rezidiv oder auf Metastasen hin.

– **Kalzitonin** → erhöht beim medullären Schilddrüsenkarzinom, zur Diagnose und Verlaufskontrolle.
– **CEA** → erhöht beim medullären Schilddrüsenkarzinom.

Feinnadelaspirationspunktion

Die Feinnadelzytologie gestattet durch **Gewinnung von Gewebematerial** aus einem verdächtigen Areal oder Knoten die direkte **mikroskopische Beurteilung** und die anschließende **histologische Untersuchung.** Sie wird vor allem bei Verdacht auf Thyreoiditis oder zur Abklärung eines Tumors vorgenommen, und zwar meist unter **sonographischer Kontrolle.** Bei klinischem Verdacht auf ein Karzinom sollte auch bei negativem Befund der Zytologie eine operative Abklärung erfolgen.

15.2.3 Chirurgische Grundbegriffe

Das Ausmaß der Resektion des Schilddrüsengewebes richtet sich nach der Art der Erkrankung (s. Tab. 15-7).

> **Merke**
> Bei ausgedehnten Resektionen sind Freilegung und Schonung der **Nn. recurrentes** und der **Epithelkörperchen** obligat.

Postoperative Komplikationen

- **Nachblutung** → insbesondere bei Morbus Basedow (in 5 %), tritt meist nach der Extubation bzw. in den ersten 24 h postoperativ auf, insbesondere bei starker Halsschwellung. In manchen Fällen wird eine operative Revision notwendig.
- **Rekurrensläsion** → Inzidenz ca. 1 %, bei Rezidivoperationen sogar bis 15 % ansteigend.

– **Einseitige** Rekurrensläsion → Stimmbandparese mit Heiserkeit, jedoch meist keine respiratorischen Probleme, in 50 % reversibel.
– **Doppelseitige** Rekurrensläsion → verursacht häufig erst in der ersten postoperativen Nacht schwere Atemnot (Stimmbandödem), Therapie: Glukokortikoide, evtl. Intubation oder Tracheotomie.
- **Thyreotoxische Krise** → bei konsequenter präoperativer thyreostatischer Therapie und OP in Euthyreose selten. Symptomatik und Therapie s. Morbus Basedow.
- **Hypothyreose** → in 5–50 %, Therapie: lebenslange Schilddrüsenhormonsubstitution.
- **Hypoparathyreoidismus** → Nebenschilddrüseninsuffizienz nach Entfernung der Epithelkörperchen. Inzidenz bei Erst-OP: 0,1–2 %, bei Rezidiv-OP 1–3 %. Symptomatik: Kribbelparästhesien, Pfötchenstellung der Finger, Hyperreflexie durch Hypokalzämie. Therapie: Kalzium i.v., später oral, bei Langzeittherapie zusätzlich Vitamin-D-Derivate.

Klinik

Prüfung der **Hypokalzämie** bei Hypoparathyreoidismus durch das **Chvostek-Zeichen:** Beklopfen der Nervenaustrittspunktes des N. facialis vor dem Ohr und unterhalb des Jochbogens löst Kontraktion der Gesichtsmuskulatur aus.

15.2.4 Entzündungen

Eitrige Thyreoiditis

Die akute eitrige Thyreoiditis wird durch **Staphylokokken** oder **Streptokokken** verursacht und hämatogen oder lokal fortgeleitet. Gekennzeichnet ist sie durch lokale **Rötung,** Schwellung, Schmerz, zervikale **Lymphknotenschwellung** und **Fieber.** Komplikation: eitrige Einschmelzung mit **Abszedierung.**

Gabe von **Antibiotika** und Antiphlogistika, lokale **Kühlung,** bei Abszedierung **Inzision.**

Tab. 15-7	Standardverfahren der Schilddrüsenchirurgie	
Verfahren	**Indikation**	**Durchführung**
Knotenexstirpation	Solitärer Knoten mit schmalem umgebendem Gewebssaum	Exzision unter Erhaltung intakten Schilddrüsengewebes
Strumaresektion	Gutartige, euthyreote Struma	Entfernung aller Strumaanteile und knotiger Strukturen, Erhaltung eines Drüsenrestes von etwa normaler Schilddrüsengröße
Subtotale Resektion	Morbus Basedow zur Beseitigung der Hyperthyreose Euthyreote Struma	Ausgedehnte Strumaresektion mit Erhaltung von etwa 4–5 ml Gesamtrestgewebe
Thyreoidektomie	Schilddrüsenmalignom	Vollständige, extrakapsuläre Entfernung der gesamten Schilddrüse; Hemithyreoidektomie bei nur einseitiger Ausführung
Lymphadenektomie		Ausräumung des zentralen Kompartimentes (zwischen Trachea und A. carotis)

Subakute Thyreoiditis de Quervain

Vermutlich ist ein **Virusinfekt** die Ursache dieser Entzündung. Charakteristisch sind (oft starke) **Schmerzen** der Schilddrüse, die in Kiefer und Ohren ausstrahlen und allgemeines Krankheitsgefühl. Im Labor findet sich eine hohe **Blutsenkungsgeschwindigkeit**. Der Krankheitsverlauf kann sich über mehrere Monate hinziehen. Anfänglich besteht eine **hyperthyreote Stoffwechsellage**, die sich im Verlauf zur **Hypothyreose** entwickeln kann.

Die Therapie besteht in längerfristiger **Glukokortikoidgabe**.

Autoimmunthyreoiditis Hashimoto

Es handelt sich um eine **Autoimmunerkrankung** unklarer Ätiologie, die bevorzugt **Frauen** mittleren Alters befällt. Eine derbe diffuse **Struma** und **Hypothyreose** (gelegentlich auch Hyperthyreose) sind Leitsymptome. Laborchemisch lassen sich Thyreoglobulinantikörper **(TAK)** und Antikörper gegen thyreoidale Peroxidase **(Anti-TPO-AK)** nachweisen.

Therapeutisch müssen lebenslang **Schilddrüsenhormone substituiert** werden.

Thyreoiditis Riedel

Die chronische eisenharte Thyreoiditis Riedel ist eine **sehr seltene** Erkrankung unklarer Genese, bei der es durch einen **entzündlich fibrosierenden** Prozess zur Zerstörung des Schilddrüsengewebes kommt. Die **derbe**, meist doppelseitige knotige **Struma** kann **Trachealstenose** und **Rekurrensparese** verursachen. Die Abgrenzung zu einem Karzinom ist nur histologisch möglich.

Die Therapie besteht bei mechanischen Komplikationen in einer ausgedehnten **Strumaresektion** unter Mitnahme möglichst viel sklerosierten Gewebes, ansonsten erfolgt die konservative Therapie mit **Glukokortikoiden**.

15.2.5 Struma

Definition/Einteilung

Jede diffuse oder knotige **Vergrößerung der Schilddrüse** wird als Struma („Kropf") bezeichnet. Strumen können nach verschiedenen Kriterien eingeteilt werden:

- **nach der Morphologie.** Dabei ist eine Struma **diffusa** eine homogene Vergrößerung, eine Struma **uninodosa** ein solitärer Knoten, eine Struma **multinodosa** mit multiplen Knoten versehen. Eine Struma kann auch retrosternale oder intrathorakale Anteile haben.
- **nach der Funktion:** Unterschieden werden eine euthyreote (blande) Struma, eine hyperthyreote Struma und eine hypothyreote Struma.
- **nach der Dignität: benigne Struma und maligne Struma.**
- **nach der Größe** (s. Tab. 15-8).

Symptomatik

Neben der kosmetischen Beeinträchtigung führen substernale bzw. intrathorakale Strumen durch die Kompression der Trachea öfter zu behinderter Atmung, die sich durch **Dyspnoe** und **Stridor** äußert.

Euthyreote Struma

Syn.: Blande Struma

Definition

Eine **Schilddrüsenvergrößerung** mit **normaler Stoffwechsellage,** welche weder entzündlich noch maligne ist, wird als euthyreote Struma bezeichnet. Sie ist die häufigste Schilddrüsenerkrankung (90 %), das Verhältnis Frauen : Männer liegt bei 4 : 1.

Ätiologie/Pathogenese

- Hauptursache: **alimentärer Jodmangel** → löst eine Anpassungshypertrophie und -hyperplasie aus. Die durchschnittliche Jodaufnahme mit der Nahrung erreicht in Deutschland nicht die erforderliche Menge von 150–300 µg Jodid täglich. Vor allem in Gebirgsregionen ist eine endemische Struma sehr häufig anzutreffen.
- **Endokrine Hormonumstellung** → in der Pubertät, Gravidität und im Klimakterium.
- **Strumigene Substanzen** → wie Kohl, Blumenkohl, Kalzium und Fluorid im Trinkwasser, Medikamente (Sulfonylharnstoffe, Aminosalicylsäure, Lithium und hohe Dosen von Jod).
- **Angeborener Defekt** der Jodverwertung und Hormonsynthese.

Die verminderte Hormonproduktion führt über den Regelmechanismus zu **vermehrter hypophysärer TSH-Freisetzung,** was eine Hypertrophie und Hyperplasie des Schilddrüsengewebes auslöst, wobei die **Wachstumsfaktoren IGF1** (insulin-like growth factor), EGF (epidermal growth factor), bFGF (basic fibroblast growth factor) und TGF-beta (transforming growth factor) abhängig vom intrathyreoidalen Jodgehalt das **Thyreozytenwachstum** regulieren.

Symptomatik/Komplikationen

Typische Symptome sind Halsschwellung, Stridor und Dyspnoe durch Tracheaeinengung und Schluckbeschwerden durch Verdrängung und Einengung des Ösophagus. Auch Heiserkeit bei Affektion des N.

Tab.15-8	Strumagrößenklassifikation nach WHO
Stadium	**Klinik**
Ia	Palpatorisch solitärer Knoten oder Struma
Ib	Struma bei Reklination des Kopfes sichtbar
II	Struma auch bei normaler Kopfhaltung sichtbar
III	Sehr große Struma, auch auf Distanz sichtbar, mit Kompressionssymptomen (Einflussstauung, Tracheaeinengung, retrosternale Anteile)

laryngeus recurrens und eine obere Einflussstauung (sichtbare V. jugularis externa und kutane Venen des Halses und des Thorax) können auftreten. Die Entstehung einer Tracheomalazie mit Stabilitätsverlust der Trachea durch Erweichung der Knorpelringe infolge des ständigen Druckes ist selten, die Entwicklung einer Schilddrüsenautonomie eine gefürchtete Komplikation.

Diagnostik

- **Sonographie** → morphologische Beurteilung und Volumenmessung.
- **Labor** → Beurteilung der Schilddrüsenfunktion:
  - **TSH basal** → normal;
  - **fT$_3$ und fT$_4$** → normal.
- **Szintigraphie** → Identifikation „heißer" oder „kalter" Knoten. **Cave:** in der Gravidität kontraindiziert!
- **Feinnadelaspirationspunktion** → bei rasch wachsenden solitären oder kalten Knoten.

Therapie

> **Merke**
> In **Jodmangelgebieten** oder bei gehäuftem familiärem Vorkommen besteht die Möglichkeit der **prophylaktischen Jodidgabe.**

Medikamentöse Therapie (s. Tab. 15-9)

> **Merke**
> **Kontraindikationen** für L-Thyroxingabe: frischer Herzinfarkt, unbehandelte Herzrhythmusstörungen bzw. Herzinsuffizienz, Angina pectoris und unbehandelte Nebenniereninsuffizienz.
> L-Thyroxin verstärkt die Antikoagulanzienwirkung, vermindert die Insulinwirkung.

Operative Therapie

Eine Operation ist indiziert, wenn eine starke Strumavergrößerung (Stadium III) vorliegt, mechanische Symptome den Patienten beeinträchtigen oder eine mediastinale Ausdehnung besteht. Auch bei Malignomverdacht oder bei Wachstum unter Suppressionsbehandlung muss operiert werden.

Durchführung (s. Abb. 15-5): je nach Größe und Lokalbefund **Strumektomie** oder **subtotale Schilddrüsenresektion** mit Belassung eines dorsalen Schilddrüsenrestes. Vor allem alle knotigen Schilddrüsenanteile müssen entfernt werden. Besonders muss auf die Intaktheit des **N. recurrens** geachtet werden. Die OP-Letalität liegt bei 0,2 %.

Verlauf: Ab dem 2. postoperativen Tag wird die **Nachbehandlung** mit L-Thyroxin in Kombination mit Jod (Jodthyrox®) durchgeführt, da sonst in 20–30 % der Fälle mit Rezidiven gerechnet werden muss. 6 Wochen nach postoperativem Therapiebeginn werden der TSH- und T$_4$-Spiegel bestimmt, danach in jährlichen Abständen.

Radiojodtherapie

Eine Radiojodtherapie wird durchgeführt, wenn Kontraindikationen für eine OP bestehen, bei Rezidivstruma, höherem Lebensalter oder multifokaler Autonomie.

Durchführung: Applikation von radioaktivem ¹³¹Jod i.v. Es wird in der Schilddrüse eingelagert und zerstört Schilddrüsengewebe.

15.2.6 Funktionsstörungen der Schilddrüse

Hyperthyreose

Symptomatik

In 70–90 % der Fälle liegt eine Struma vor. Die Patienten bemerken eine psychomotorische Unruhe mit feinschlägigem Tremor, Nervosität und Schlaflosigkeit. Oft findet sich eine Sinustachykardie, evtl. auch Rhythmusstörungen. Gewichtsverlust und Wärmeintoleranz können auftreten, auch eine Myopathie kommt vor.

Morbus Basedow

Definition/Ätiologie

Der Morbus Basedow ist eine **immunogen bedingte Hyperthyreose.** In **40–60 %** der Fälle ist sie mit einer **endokrinen Orbitopathie** assoziiert. Die Hyperthyreose wird durch **TSH-Rezeptor-Autoantikörper (TRAK)** ausgelöst, die schilddrüsenstimulierend wirken. Frauen sind fünfmal häufiger betroffen; das Prä-

Tab. 15-9	Medikamentöse Therapie der euthyreoten Struma	
Behandlung	**Indikation**	**Durchführung**
Jodidsubstitution	Diffuse Struma jüngerer Patienten ohne Autonomie	Zunächst 300–500 µg Jodid/Tag (z.B. Jodetten®) oral zum Ausgleich des intrathyreoidalen Joddefizits für 9–12 Monate, danach Prophylaxe mit 150–200 µg Jodid
Suppressionstherapie mit T$_4$	Diffuse Struma älterer Patienten ohne Autonomie	100 µg T$_4$ (z.B. Euthyrox®) für etwa 1 Jahr, danach Rezidivprophylaxe mit Jodid
Kombination von T$_4$- und Jodidgabe	Struma ohne Autonomie, insbesondere in der Gravidität	Dosierung und Wirkung wie bei den Einzelkomponenten

dispositionsalter liegt bei über 35 Jahren. Neben einer **genetischen** Disposition kommen als Auslöser der Erkrankung Infektionen mit Viren oder Mikroorganismen sowie hormonelle (Schwangerschaft) und psychosomatische Einflüsse in Frage.

Symptomatik

- Die Symptome der **Hyperthyreose** (s. o.) stehen im Vordergrund der Symptomatik.
- „**Merseburger Trias**" → der Merseburger Arzt Karl A. von Basedow beschrieb die Symptome erstmals als „Struma, Exophthalmus, und Tachykardie". Diese Trias besitzt jedoch keine allgemeine Gültigkeit, da der Morbus Basedow auch ohne Struma und Exophthalmus vorkommen kann.
- **Endokrine Orbitopathie** → in 40–60 % der Fälle, Ablagerung von Mukopolysacchariden und Wasser. Symptomatik:
  - akute **Lidschwellung** mit konjunktivaler Reizung;
  - später **Exophthalmus;**
  - **Graefe-Zeichen** → das Oberlid bleibt vor allem bei Blick nach unten zurückgezogen;
  - **Dalrymple-Zeichen** → die Lederhaut wird über der Iris sichtbar;
  - **Stellwag-Zeichen** → seltener Lidschlag;
  - **Moebius-Zeichen** → Konvergenzschwäche.
- **Prätibiales Myxödem** → in **5** % der Fälle, durch Einlagerung von **Glykosaminoglykanen** im prätibialen subkutanen Gewebe.

Therapie

Behandlung der Hyperthyreose, symptomatisch mit getönter Brille, methylzellulosehaltige Augentropfen tagsüber, gelhaltige Gleitmittel nachts, oral Glukokortikoide.

Komplikationen

Eine gefürchtete Komplikation ist die **thyreotoxische Krise** („Basedow-Koma") → sie stellt eine lebensbedrohliche Verschlechterung einer unbehandelten Hyperthyreose mit **hoher Letalität** (20–30 %) dar. Auslösende Faktoren sind **Jodexposition** (z. B. Kontrastmittel), schwere Allgemeinerkrankungen und Operationen. Die thyreotoxische Krise verläuft in drei Stadien (s. Tab. 15-10).

Therapie: Intensivüberwachung! Thyreostatika i.v., β-Blocker, Glukokortikoide, Sedierung, Ausgleich des Flüssigkeitshaushaltes und Senkung der Körpertemperatur. Wenn unter thyreostatischer Therapie keine Besserung eintritt, soll eine frühzeitige Schilddrüsenresektion trotz Hyperthyreose erwogen werden.

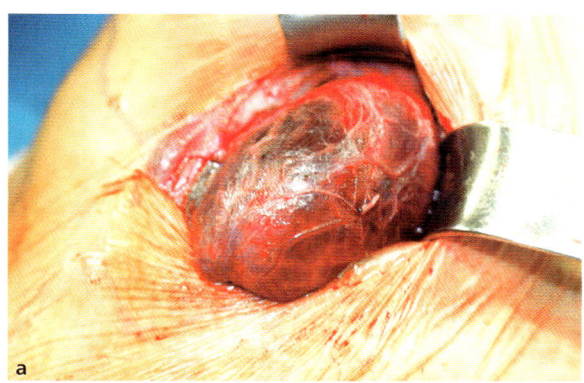
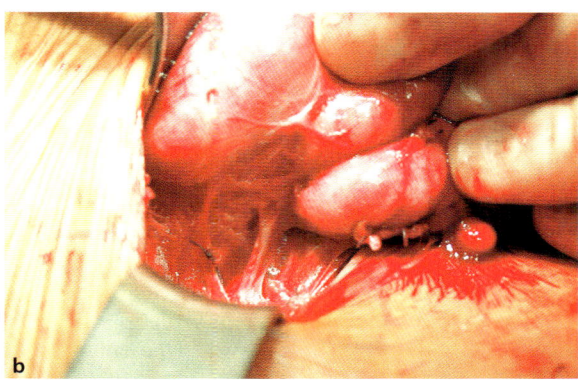
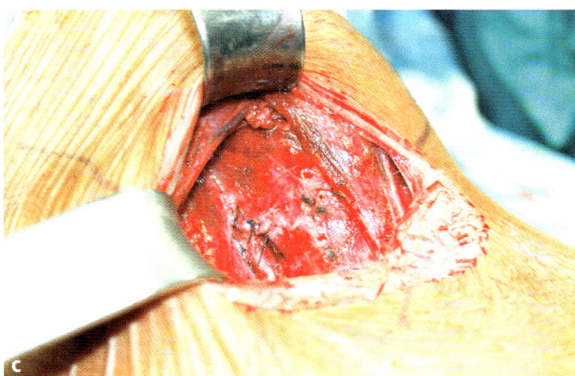

Abb. 15-5   Strumektomie.

Eine weitere Komplikation ist die Dekompensation einer vorbestehenden Herzinsuffizienz.

Diagnostik

- Anamnese und **klinische Untersuchung** → Verdachtsdiagnose.

Tab. 15-10	Stadienverlauf der thyreotoxischen Krise
Stadium 1	Tachykardie > 150/min, Herzrhythmusstörungen, verstärkter Tremor, Adynamie, Hyperthermie (Fieber bis 41 °C), Dehydratation, Unruhe, Agitiertheit
Stadium 2	Zusätzlich Bewusstseinsstörungen, Somnolenz, zeitliche und örtliche Desorientiertheit, psychotische Störungen
Stadium 3	Zusätzlich Koma, evtl. Nebennierenrindeninsuffizienz, Kreislaufversagen

- **Schilddrüsenhormonbestimmung** → TSH ↓,T_3/T_4 ↑.
- **Autoantikörperbestimmung** → TRAK ↑ und Anti-TPO oft ↑.
- **Sonographie** → diffuse Echoarmut.
- **Szintigraphie** → homogene Radionuklidanreicherung.
- Ausschluss anderer Augenerkrankungen bei endokriner Orbitopathie.

Therapie

Medikamentöse Therapie Zunächst wird eine **thyreostatische** Behandlung mit Perchloraten oder Thioharnstoffderivaten versucht, unter der es bei ca. einem Drittel der Patienten zur Ausheilung kommt. Die Behandlungsdauer beträgt etwa 12–18 Monate. Nach der Remission soll halbjährlich eine Kontrolle durchgeführt werden. Kommt es nach Absetzen der Thyreostatika zu Hyperthyreoseschüben, steht entweder eine Radiojodtherapie oder das operative Verfahren zur Auswahl.

Operative Therapie (s. Abb. 15-6) Eine Operation ist indiziert, wenn eine größere Struma (> 40 ml) mit knotigen Anteilen vorliegt, mechanischen Komplikationen der Struma auftreten, ein Malignomverdacht besteht oder die Thyreostatika vom Patienten nicht vertragen werden.

Präoperativ wird mit thyreostatischer Therapie und Jodidgabe eine **euthyreote Stoffwechsellage** geschaffen, da so die Gefahr der postoperativen thyreotoxischen Krise deutlich reduziert wird. Das Operationsverfahren der Wahl ist die **subtotale Schilddrüsenresektion** unter Belassung eines Restes von 3–4 g Schilddrüsengewebe. Trotz Operation bleibt bei ca. 2–5 % der Patienten eine Hyperthyreose bestehen. Die Operationsletalität liegt unter 1 %.

Radiojodtherapie Bei Versagen der medikamentösen Therapie, Inoperabilität oder einem Rezidiv nach OP, bei Patienten über 45 Jahren oder Patienten, die eine OP ablehnen ist die Radiojodtherapie indiziert.

Durchführung: Aus strahlenschutzrechtlichen Gründen ist eine Isolierung bis zu 1 Woche erforderlich. Der Therapieerfolg setzt langsam (bis zu 6 Wochen später) ein.

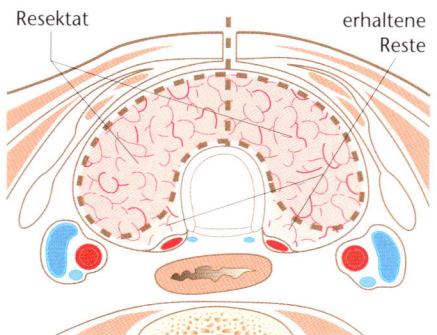

Resektat   erhaltene Reste

Abb. 15-6 Subtotale Resektion der Schilddrüse bei Basedow-Krankheit.

Thyreoidale Autonomie

Definition/Ätiologie

Diese Form der **Hyperthyreose** tritt auf, wenn Areale in der Schilddüse der **hypophysären Steuerung** entzogen sind und somit **autonom** funktionieren.
- **Unifokale** Autonomie in 30 % (autonomes Adenom).
- **Multifokale** Autonomie in 50 %.
- **Disseminierte** Autonomie ohne Knotenbildung → selten.

Auch in der gesunden Schilddrüse finden sich autonome Areale, die TSH-unabhängig sind. Unter **Jodmangel** kommt es zur Proliferation dieser dem Rückkopplungsmechanismus nicht unterworfenen Zellen. Durch die Hormonproduktion in diesem Bereich wird über den Regelmechanismus in der Hypophyse weniger TSH ausgeschüttet, und das restliche **Parenchym** wird **supprimiert.** Wenn die Zahl der autonomen Zellen eine kritische Grenze erreicht oder **plötzlich Jod** (z. B. jodhaltige Röntgenkontrastmittel) zugeführt wird, kann die **euthyreote Autonomie (kompensiertes Adenom)** in eine **Hyperthyreose (dekompensiertes Adenom)** übergehen.

Die Inzidenz der funktionellen Autonomie nimmt mit dem Lebensalter zu, sie kommt vorwiegend nach dem 40. Lebensjahr vor und ist bei Frauen viermal häufiger als bei Männern.

Symptomatik

Diese entspricht der **Hyperthyreosesymptomatik.** Ein monosymptomatischer Verlauf mit kardialer oder psychischer Symptomatik ist im Alter nicht ungewöhnlich.

Diagnostik

- **Sonographie** → Nachweis von Knoten, Größenbestimmung.
- **Labor** → TSH ↓,T_3/T_4 ↑, keine Autoantikörper.
- **Szintigraphie** → Nachweis von **„heißen Knoten".** Unterscheidung einer uni- von einer multifokalen Autonomie. Das Ausmaß der Suppression des Speichervermögens des Restparenchyms lässt sich feststellen.

> **Merke**
> Bei Hyperthyreose nach vorangegangener **Jodkontamination** fragen. 40 % der Altershyperthyreosen sind jodinduziert!

Therapie

Bei **Euthyreose** und kleinem autonomen Adenom (< 3 cm) sowie fehlenden mechanischen Problemen besteht die Therapie in der **Verlaufskontrolle** und Vermeidung einer höhergradigen Jodexposition (Kontrastmittel!).

Bei **Hyperthyreose** oder mechanischen Problemen muss eine thyreostatische Therapie bis zum Erreichen der Euthyreose durchgeführt werden, bevor eine definitive chirurgische Sanierung erfolgt.

Als operatives Vorgehen wird die **Exstirpation** eines solitären Adenoms durchgeführt. Sind mehrere autonome Knoten vorhanden, ist eine **subtotale Strumaresektion** unter Belassen normaler Parenchymanteile indiziert.

Empfohlen wird allgemein sowohl bei unifokalem als auch bei multifokalem autonomen Adenom die subtotale Strumaresektion.

Die **Radiojodtherapie** kommt bei fehlender Operabilität, älteren Patienten oder Strumarezidiv nach OP zum Einsatz.

Kasuistik

Eine 39-jährige Frau klagt in der Praxis über häufiges Herzrasen, Schweißausbrüche und innere Unruhe; ständig sei es ihr zu heiß. Bei der klinischen Untersuchung fallen eine kleine Struma, feinschlägiger Tremor beider Hände sowie leichte Protrusio bulbi auf. Stellwag- und Graefe-Zeichen sind positiv. Die Herzfrequenz liegt bei 104/min. Wegen des Verdachts auf Morbus Basedow erfolgt eine Bestimmung von TSH, T_3/T_4, die erniedrigtes TSH und erhöhtes T_3/T_4 ergibt. Bei der Autoantikörperanalyse finden sich TRAK. Sonographie und Szintigraphie bestätigen ebenfalls die Diagnose Morbus Basedow. Die Frau wird daraufhin thyreostatisch behandelt. Nach einem Zeitraum von 18 Monaten wird die Therapie abgesetzt, aber es treten immer wieder Hyperthyreoseschübe auf, sodass man sich zur subtotalen Schilddrüsenresektion entschließt. Bei der postoperativen Kontrolle der T_3/T_4-Werte liegen diese nur wenig über dem Normbereich, hyperthyreotische Symptome sind nicht mehr vorhanden.

Hypothyreose

Ätiologie

Bei einer Hashimoto-Thyreoiditis (s. o.) kommt eine Hypothyreose vor, häufiger ist sie jedoch iatrogen bedingt (Thyreostatika, Jodexzess, Lithium, OP, Radiojodtherapie).

Symptomatik

- Depression, geistiger Abbau.
- Blasse, raue, trockene Haut, struppige Haare.
- Bradykardie, evtl. Herzinsuffizienz mit Ödemen und Ergüssen.
- Achillessehnenreflex verlangsamt.
- Gewichtzunahme.
- Obstipation.
- Kälteintoleranz.

Therapie

Ausschalten der Ursache.

Komplikation

Myxödemkoma → verstärkte Hypothyreosesymptome mit Somnolenz bis Koma, Therapie: L-Thyroxin, Glukokortikoide, Intensivstation.

15.2.7 Tumoren

Benigne Tumoren

Follikuläres Adenom

Follikuläre Adenome sind gutartige epitheliale Tumoren, die durch eine **Kapsel** scharf begrenzt sind. Szintigraphisch stellen sie sich als „**kalte Knoten**" dar, da sie meist **hormonal inaktiv** sind. Follikuläre Adenome können – allerdings erst nach langem Verlauf – in follikuläre Karzinome übergehen.

Weitere seltene benigne Tumoren sind: Fibrome, Teratome, Hämangiome und Zysten.

Maligne Tumoren

Insgesamt beträgt der Anteil der malignen Schilddrüsentumoren an allen Krebserkrankungen 0,5–1 %, die jährliche Sterberate liegt bei lediglich 5/1 Mio Einwohner.

Schilddrüsenkarzinome

Die wichtigsten und am häufigsten auftretenden Malignome der Schilddrüse gehören der Gruppe der epithelialen Tumoren an (s. Tab. 15-11).

Medulläres Karzinom

Syn.: C-Zell-Karzinom

Dieser von den C-Zellen ausgehende Tumor kann **sporadisch** (ca. 80 %) oder **familiär** gehäuft (20 %) auftreten. Grundlage der Erkrankung ist eine **Mutation des ret-Onkogens** auf dem Chromosom 10, dieser Faktor ist molekularbiologisch im Patientenblut nachweisbar. Die Erkrankung kann als alleinige familiäre Form oder im Rahmen der multiplen endokrinen Neoplasie **MEN IIa/b** zusammen mit Phäochromozytom, Hyperparathyreoidismus und Neurofibromatose auftreten. Bei nachgewiesenen Genträgern wird heute die **prophylaktische Thyreoidektomie** bereits im Kindesalter (4–6 Jahre) durchgeführt. Die genetische Untersuchung ist bei allen C-Zell-Karzinomen vorzunehmen.

15.3 Nebenschilddrüse

Syn.: Epithelkörperchen, Gll. parathyreoidea

15.3.1 Grundlagen

Anatomie

Die Nebenschilddrüse liegt zwischen den beiden bindegewebigen Blättern der Schilddrüsenkapsel von **dorsal** der Schilddrüse an, die genaue Position ist jedoch sehr variabel (s. Abb. 15-7). In der Regel finden sich **auf jeder Seite zwei ca. 6 × 2 mm** große bräunlichgelbe Drüsen. In ihrem Feinbau lassen sich zwei Zelltypen unterscheiden: die das **Parathormon** produzierenden **Hauptzellen** und die etwas größeren **oxyphilen Zellen,** deren Funktion bisher noch nicht bekannt ist.

Physiologie

Das von den Nebenschilddrüsen produzierte **Parathormon (PTH)** regelt den **Kalzium- und Phosphat-**

Tab. 15-11   Schilddrüsenkarzinome

	Differenziert		Undifferenziert	Medullär
	Papillär	**Follikulär**	**Anaplastisch**	
Häufigkeit	45 % >	15 % >	10–20 % >	5 %
Metastasierung	**Lymphogen** (frühzeitig)	**Hämatogen** (Lunge, Knochen)	**Hämato- und lymphogen**	Frühzeitig **lymphogen**, später auch hämatogen (Lunge, Leber)
Altersgipfel	**Jüngeres** Lebensalter	**Mittleres** Lebensalter	**Höheres** Lebensalter	**Jüngeres** Lebensalter (**familiäre** Form); **Höheres** Lebensalter (**sporadische** Form)
Geschlecht	Frauen > Männer			Frauen = Männer
Schilddrüsen-vorerkrankung	Spontan oder Struma	Knotenstruma (**Jodmangel!**)	Spontan oder auf follikulä-rem/papillärem Karzinom	
Wachstum	Langsam infiltrativ		**Sehr schnell**	Langsam infiltrativ
Symptomatik	Nicht schmerzhafter **Strumaknoten** von harter Konsistenz **Mangelnde Verschieblichkeit** der Schilddrüse beim Schluckakt Mangelnde Verschiebbarkeit der Haut über der Struma Vergrößerung zervikaler/supraklavikulärer **Lymphknoten** Spätsymptome → **Heiserkeit** (Rekurrensparese), **Horner**-Symptomenkomplex, Hinterkopfschmer-zen durch Druck auf N. hypoglossus, **Stridor, Schluckbeschwerden, obere Einflussstauung**			
Diagnostik	**Anamnese** → Bestrahlungen im Halsbereich vor 10–20 Jahren? Familie: MEN*-Vorkommen (medulläres Ca)? **Klinische Untersuchung** → derb palpabler Knoten, zervikale Lymphknoten **Sonographie** → unregelmäßig begrenzte, echoarme Areale **Schilddrüsenszintigraphie** → kalte Knoten **Feinnadelbiopsie** → zytologische Untersuchung **Röntgen, CT, MRT** Hals → keine jodhaltigen Kontrastmittel verwenden! **Labor:** Thyreoglobulin, CEA, Kalzitonin Metastasensuche → Röntgen-Thorax, CT, Knochenszintigraphie, PET Bei **medullärem** Karzinom: Bestimmung des **ret-Onkogens***, wenn positiv → Familienscreening			
Therapie	**Totale Thyreoidektomie mit Lymphadenektomie**, bei Befall der lateralen Lymphknoten Neck-Dissection			
	2 Wochen postoperativ ^{131}**J-Ganzkörperszintigraphie** zur Metastasensuche Anschließende **Radiojod-therapie** zur Zerstörung von verbliebenem Schilddrüsen-gewebe und Metastasen		**Fehlende Jodspeicherung** → Radiojodtherapie nicht möglich Postoperativ **palliative Chemo- und Radiotherapie**	**Fehlende Jodspeicherung** → Radiojodtherapie nicht möglich
	4 Wochen postoperativ suppressive Schilddrüsenhormonbehandlung mit L-T$_4$ • zur Substitution • zur Verhinderung des TSH-Reizes auf evtl. noch vorhandene Metastasen			
Nachsorge	Kontrolluntersuchungen halbjährlich → Anamnese, klinische Untersuchung, ^{201}Thallium-Scan zur Rezidiv- oder Metastasensuche, Tumormarker (Thyreoglobulin, Kalzitonin)			
5-JÜR*	90 %	70 %	< 10 %; mittlere Überlebenszeit: 6 Monate	70 %

* **MEN:** Multiple endokrine Neoplasie; **ret-Onkogen:** kodiert für die Entstehung des Schilddrüsenkarzinoms; **5-JÜR:** 5-Jahres-Über-lebensrate

haushalt zusammen mit dem Antagonisten **Kalzitonin** und **Vitamin D.**

PTH erhöht über drei Mechanismen das Kalzium im Serum: Es mobilisiert Kalzium aus dem **Knochen**, es fördert die Resorption aus dem **Darm** und die Rückresorption von Kalzium in der **Niere**. PTH-Se-kretion und Kalziumspiegel im Serum stehen über einen **Rückkopplungsmechanismus** in Verbindung:

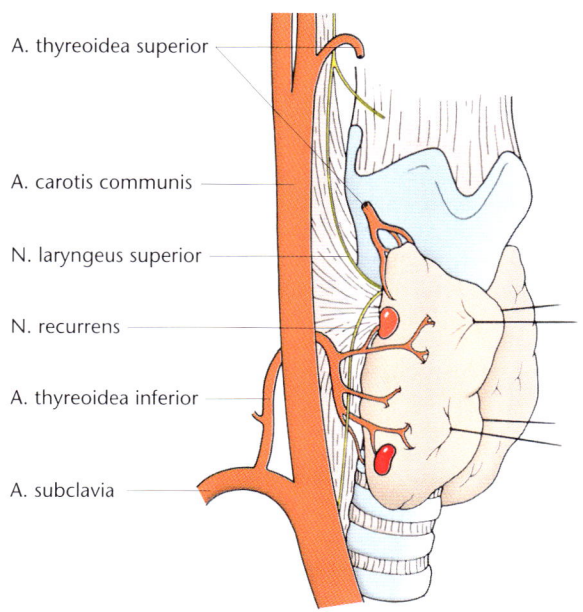

A. thyreoidea superior

A. carotis communis

N. laryngeus superior

N. recurrens

A. thyreoidea inferior

A. subclavia

Abb. 15-7 Lokalisation der Epithelkörperchen.

Hohe Serumspiegel von Kalzium bremsen die PTH-Sekretion.

15.3.2 Diagnostik

Labor
- Bestimmung des **Kalziums** im Serum und im Urin.
- Bestimmung des **Serumphosphatspiegels** und der **alkalischen Phosphatase**.
- Messung des intakten **Parathormons** mittels Radioimmunoassay (RIA).

Sonographie
Sonographisch lassen sich zervikale **Nebenschilddrüsenadenome** feststellen, sind aber nicht immer eindeutig von Schilddrüsenknoten zu unterscheiden.

Szintigraphie
Die Szintigraphie kann bei der Lokalisationsdiagnostik vergrößerter Nebenschilddrüsen hilfreich sein. **Technetium-99m-Sestamibi** reichert sich im Nebenschilddrüsengewebe länger an als im Schilddrüsengewebe; dadurch lässt sich das Gewebe der Nebenschilddrüse isoliert darstellen.

Venenkatheteruntersuchung
Über einen in die V. jugularis interna vorgeschobenen Venenkatheter kann seitengetrennt der **Parathormonspiegel** in verschiedenen Blutproben bestimmt werden. Eine deutliche Erhöhung des Wertes an einem Messpunkt zeigt die **Lokalisation** eines Adenoms an.

Feinnadelbiopsie
Durch sonographisch- oder CT-gesteuerte perkutane **Punktion** eines fraglichen Nebenschilddrüsen-

adenoms wird Material für die **zytologische Abklärung** gewonnen.

15.3.3 Funktionsstörungen der Nebenschilddrüse

Primärer Hyperparathyreoidismus

Definition

Unter primärem Hyperparathreoidismus (HPT) versteht man eine von den Nebenschilddrüsen ausgehende **Überfunktion**.

Ätiologie/Pathophysiologie

Die Ursachen für einen primären HPT sind in 80 % ein solitäres Adenom, in 15 % eine Hyperplasie aller Epithelkörperchen und selten multiple Adenome (2 %) oder ein Nebenschilddrüsenkarzinom (2 %). Die Inzidenz beträgt ca. 25/100 000 Einwohner pro Jahr, Frauen sind doppelt so häufig betroffen wie Männer. Der Häufigkeitsgipfel liegt zwischen dem 50. und 70. Lebensjahr.

Durch die Überproduktion von PTH ist der **Kalziumspiegel** pathologisch **erhöht**, die normalerweise ausgelöste regulatorische Unterdrückung der PTH-Sekretion bleibt jedoch aus. Renale und intestinale Kalziumrückresorption sind vermehrt, ebenso die Mobilisation von Kalzium aus den Knochen; auch die renale Phosphat- und Bikarbonatausscheidung nimmt zu. Folge dieser Fehlregulation sind dementsprechend: **Hyperkalzämie, Hypophosphatämie** und **metabolische Azidose.**

Symptomatik

> **Merke**
> Primärer Hyperparathyreoidismus → „Stein-, Bein- und Magenpein"!

- **Nephrolithiasis** und seltener auch Nephrokalzinose (Verkalkung des Nierenparenchyms).
- **Diffuse Osteoporose** → Entkalkung des Knochens mit Abnahme der Knochendichte und Knochenzystenbildung. Das Extrembild, die **Osteodystrophia fibrosa cystica generalisata von Recklinghausen,** kommt in ihrem Vollbild dank früher Diagnosestellung heute kaum mehr vor.
- **Gastrointestinale Symptome** → Appetitlosigkeit, Übelkeit und Obstipation, auch Ulkuskrankheit und Pankreatitis.
- **Neuromuskuläre Symptome** → Ermüdbarkeit und Muskelschwäche.
- **Psychische Veränderungen** → Depressionen, Affektlabilität und Abnahme der geistigen Leistungsfähigkeit, Psychose.
- Weitere Hyperkalzämiesymptome → Herzrhythmusstörungen, Polyurie und Polydipsie, Kalziumablagerungen in Knorpel und Weichteilen (**Chondrokalzinose** = Pseudogicht).
- **Hyperkalzämische Krise** → lebensbedrohlicher Zustand mit unstillbarem Erbrechen, schwerer De-

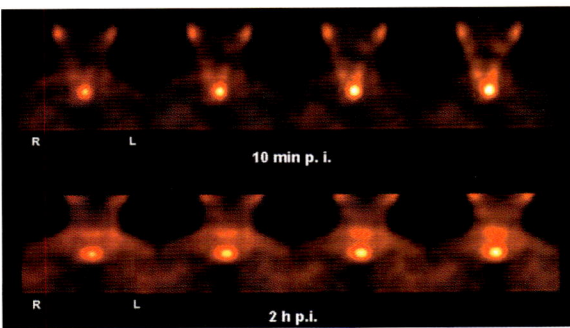

Abb. 15-8 Szintigraphie bei primärem Hyperparathyreoidismus.

hydratation und Bewusstseinsstörungen bis zum Koma.

Diagnostik

- **Labor** → Serum-Ca^{++} ↑, Hyperkalzurie, Parathormon (RIA) ↑, Serum-Phosphat ↔ bis ↓, Ausscheidung ↑ von cAMP (zyklisches Adenosinmonophosphat) im Urin.
- **Röntgen** → generalisierte Demineralisation des Skeletts, an den Phalangen subperiostale Knochenresorption.
- **Lokalisationsdiagnostik** → durch Sonographie, CT, Technetium-99m-Sestamibi-Szintigraphie (s. Abb. 15-8), evtl. Halsvenenkatheterisierung mit Parathormonbestimmung.
- Abklärung auf Vorliegen eines **MEN-Syndroms** (s. Kap. 28.4).

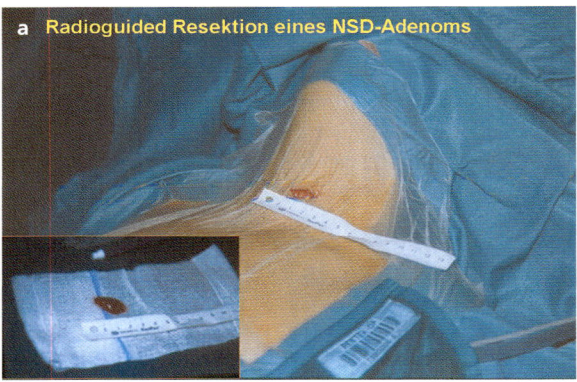

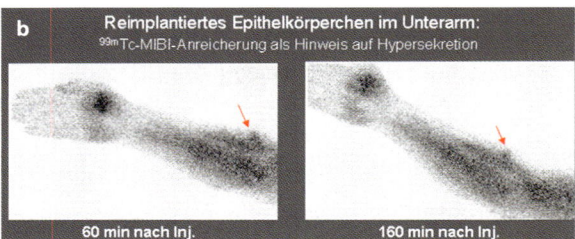

Abb. 15-9 a) Radioguided-Operation eines Adenoms. **b)** Szintigraphie nach Reimplantation.

Therapie/Prognose

Die Behandlung besteht in der **Resektion** des Parathyreoideaadenoms. Bei Hyperplasie aller vier Epithelkörperchen werden alle entfernt und ein bis zwei davon **in die Unterarmmuskulatur verpflanzt,** um einen Hypoparathyreoidismus zu vermeiden und einen besseren Zugang bei einem möglichen Rezidiv zu haben (s. Abb. 15-9). Die anderen Epithelkörperchen sollen **kryokonserviert** werden, um bei einer Unterfunktion retransplantiert zu werden. Präoperativ müssen Elektrolytverschiebungen und Dehydration ausgeglichen werden. Obligat ist die **intraoperative histologische Untersuchung** des entfernten parathyreoidalen Gewebes. Hilfreich ist auch die intraoperative Parathormonbestimmung, die sehr schnell den Erfolg der Operation dokumentieren kann.

Die Prognose nach operativer Entfernung eines Adenoms ist gut; die Störungen bilden sich meist recht schnell zurück.

Sekundärer Hyperparathyreoidismus

Definition

Der sekundäre oder reaktive Hyperparathyreoidismus (HPT) stellt eine **kompensatorische Reaktion** der Parathyreoidea **auf** eine lang andauernde **Hypokalzämie** dar, es liegt zunächst keine Erkrankung der Nebenschilddrüse selbst vor.

Ätiologie/Pathophysiologie

Der **renale HPT** ist Folge einer chronischen Niereninsuffizienz mit Hypokalzämie, der **intestinale HPT** ist seltener und durch chronische Krankheiten des Intestinaltrakts (Morbus Crohn, Sprue) bedingt.

Eine Einschränkung der Nierenfunktion führt zur Phosphatretention und zum Rückgang der Bildung des 1,25-dihydroxy-Cholecalciferols in der Niere. Dies führt zum Absinken des Serumspiegels an ionisiertem Kalzium und bewirkt nachfolgend eine **Dauerstimulation** der PTH-Sekretion mit **Hyperplasie** der Nebenschilddrüsen.

Bei langjährigem Verlauf kann sich eine Autonomie herausbilden, wodurch die Hypokalzämie in eine Hyperkalzämie umschlägt; der Hyperparathyreoidismus wird dann als **tertiärer Hyperparathyreoidismus** bezeichnet.

> **Merke**
> Abhängig von der Zeitdauer entwickelt die größere Zahl aller **Dialysepatienten** während der Behandlung einen **sekundären Hyperparathyreoidismus.**

Symptomatik

Neben den Symptomen der **Grundkrankheit** (z. B. Niereninsuffizienz) treten **Knochen- und Gelenkschmerzen** auf. Auch **Spontanfrakturen** können evtl. vorkommen. Extraossale **Verkalkungen** in Weichteilen durch Ablagerungen von Kalziumphosphat und ein quälender **Juckreiz** durch Kalziumphosphatablagerungen in der Haut sind möglich.

Diagnostik

- **Labor** → Serum-Ca^{++} ↔, ↓ oder ↑ (tertiärer HPT), PTH ↑, Serum-Phosphat bei renalem HPT ↑↑, bei intestinalem HPT ↔.
- **Röntgen-Hände** → subperiostale Resorptionszonen an den Phalangen, den distalen Enden der Claviculae und an den Sakroiliakalgelenken.

Therapie

Konservative Therapie Sehr wichtig ist eine **Kalziumzufuhr**, z.B. 1–1,5 g/d durch orale Kalziumpräparate; Milch und Milchprodukte sollten wegen des hohen Phosphatanteiles vermieden werden. Außerdem werden **kalziumhaltige Phosphatbinder** und **Vitamin D** nach vorheriger Senkung des Phosphatspiegels in den Normbereich (sonst Ausfall von Kalziumphosphat im Gewebe) verabreicht.

Operative Therapie Führt die konservative Therapie nicht zum gewünschten Erfolg, kann **operativ** vorgegangen werden, allerdings wird dadurch nicht der Auslöser der Erkrankung beseitigt! Entweder wird eine **subtotale Parathyreoidektomie** oder eine **totale Parathyreoidektomie mit Autotransplantation** in den Unterarm vorgenommen.

15.3.4 Tumoren

Karzinom der Nebenschilddrüse

Karzinome der Nebenschilddrüsen kommen sehr selten vor. Sie machen 2 % der Fälle von primärem HPT aus. Ein tastbarer, nicht verschieblicher Tumor und evtl. tastbare Lymphknoten lenken den Verdacht auf ein Karzinom. Solange noch keine Metastasen aufgetreten ist, wird der Tumor radikal entfernt, ansonsten wird palliativ reseziert.

16 Brustdrüse

Gerlind Souza-Offtermatt

16.1 Grundlagen

Die Brustdrüse liegt der **Faszie des M. pectoralis major** auf und ist auf dieser verschieblich. Die klinische Einteilung der Brust in **vier Quadranten** (oben außen, oben innen, unten außen und unten innen) ist von Bedeutung für die topographische Festlegung pathologischer Veränderungen der Brust.

Die Brustdrüse (Mamma) ist aus Drüsenkörper, Fettgewebe und Bindegewebe aufgebaut. 15–20 verzweigte tubuläre **Einzeldrüsen** bilden in ihrer Gesamtheit den Drüsenkörper. Jede dieser Einzeldrüsen setzt sich wiederum aus 10–15 **Läppchen** (Lobuli) zusammen und ist über einen eigenen **Milchgang** mit der Mamille verbunden (Abb. 16-1).

Blutversorgung (s. Tab. 16-1)

Lymphabfluss
Der Lymphabfluss erfolgt über ein **oberflächliches** und ein **tiefes** Lymphnetz radiär von der Brustwarze weg entlang den Blutgefäßen mit Verbindung zu diesen **Lymphknotengruppen**:
- Nodi lymphatici **paramammarii**: um die Mamille verteilt,
- Nodi lymphatici **parasternales**: entlang den Vasa thoracica interna,
- Nodi lymphatici **axillares**: in der Axilla,
- Nodi lymphatici **infraclaviculares**: unterhalb der Klavikula,
- Nod lymphatici **supraclaviculares**: oberhalb der Klavikula,
- Nodi lymphatici **interpectorales**: zwischen den Pektoralismuskeln.

Da 97 % der Lymphe über die **axillären** Lymphknotenstationen drainiert werden, hat dieser Bereich aus onkochirurgischer Sicht besondere Bedeutung. Unter Berücksichtigung des operativen Vorgehens in der Achselhöhle, werden die axillären Lymphknoten in drei „**Level**" eingeteilt (s. Tab. 16-2, Abb. 16-2).

Innervation
Die sensible Versorgung der Brust erfolgt über die **Interkostalnerven II–V.**

Tab.16-1 Blutversorgung der Mamma	
Arterien	**Venen**
Rr. mammarii mediales aus der **A. thoracica interna**	Venöser **Plexus** um den Warzenhof, Abfluss entlang den gleichnamigen Arterien bis in die **V. thoracica interna** und die **V. thoracica lateralis**
Rr. mammarii laterales aus der **A. axillaris**	
Rr. mammarii aus den Rr. cutanei laterales der **Aa. intercostales II–V**	

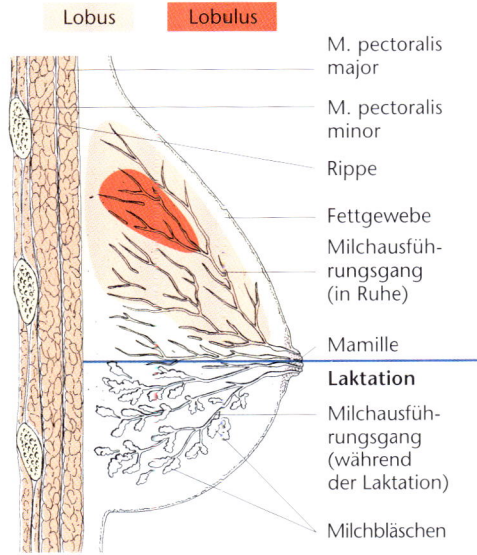

Abb. 16-1 Feinaufbau der Mamma.

Lobus — Lobulus

M. pectoralis major
M. pectoralis minor
Rippe
Fettgewebe
Milchausführungsgang (in Ruhe)
Mamille
Laktation
Milchausführungsgang (während der Laktation)
Milchbläschen

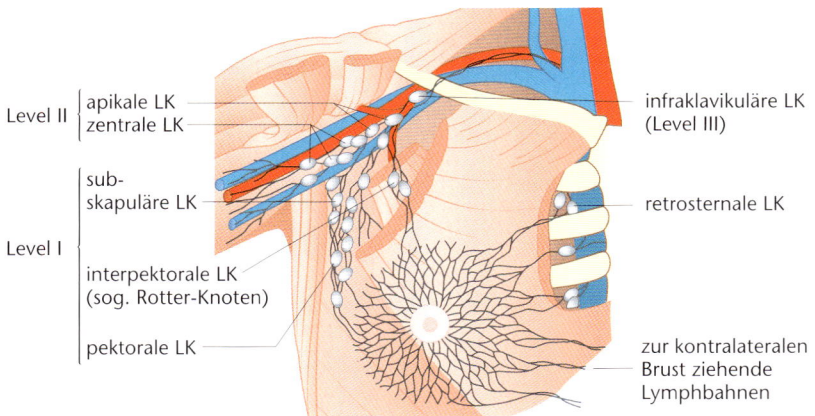

Level II — apikale LK, zentrale LK
infraklavikuläre LK (Level III)
Level I — sub-skapuläre LK
retrosternale LK
interpektorale LK (sog. Rotter-Knoten)
pektorale LK
zur kontralateralen Brust ziehende Lymphbahnen

Abb. 16-2 Lymphknotenlevel.

Tab. 16-2	Lymphknotenlevel
Level I	Zentrale und pektorale Lymphknoten
Level II	Interpektorale Lymphknoten
Level III	Infra- und supraklavikuläre Lymphknoten

16.2 Diagnostik

16.2.1 Anamnese und körperliche Untersuchung

Anamnese
Die Befragung der Patientinnen sollte folgende Punkte umfassen:
- **Schmerzen** in der Brust, Überwärmung, Größenzu- oder -abnahme der Brust, Flüssigkeitsabsonderung aus der Brustwarze;
- vorbestehende Mammaerkrankungen und **Operationen**, auch **Biopsien**;
- Alter bei der **Menarche** und evtl. Menopause, **Zyklusanamnese**;
- Anzahl von **Schwangerschaften** und **Geburten**;
- familiäre Belastung für Mammakarzinom, Ovarialkarzinom und **Risikofaktoren**;
- **Medikamenteneinnahme** (Kontrazeptiva, Hormone, Schilddrüsenmedikation);
- durchgeführte **Mammographie**.

Körperliche Untersuchung
Bei der **Inspektion** der Mamma wird besonders auf die **Größe** beider Mammae im Seitenvergleich, die

Mamille (→ eingezogen, sezernierend), die **Haut** (→ Rötungen, Ekzem, Hämatome, Orangenhaut), die **Axillae** (→ Verdickungen oder Vorwölbungen) und die **Arme** (→ Schwellungen) geachtet.

Klinik
Die **Palpation** erfolgt bei stehender, dann bei liegender Patientin mit hinter dem Kopf verschränkten Armen und zwar mit der flachen Hohlhand von außen nach innen.

Bei der **Palpation** ist Folgendes zu beachten:
- Palpation in allen **vier Quadranten** nach unregelmäßigen Strukturen;
- Prüfung der **Verschieblichkeit** gegenüber Haut und Unterlage;
- Druckschmerz, Temperaturdifferenzen;
- Provokation einer **Sekretion** aus der Mamille → **zytologische**, bei V. a. Mastitis auch mikrobiologische Untersuchung;
- Palpation der **Lymphknoten**.

16.2.2 Bildgebung

Mammographie
Darunter versteht man eine Röntgen-Nativaufnahme der Mamma in **Weichstrahltechnik**. Sie dient der Diagnostik insbesondere des Mammakarzinoms, die Dignität und Ausdehnung eines Tumors können ebenso wie die Beziehung des Tumors zur Haut, Mamille und Brustwand durch einen erfahrenen Radiologen sicher beurteilt werden (s. Tab. 16-3). Heutzutage ist die

Tab. 16-3	Malignitätskriterien in der Mammographie
Kernschatten	Sehr dichte, unregelmäßig begrenzte Verschattung
Mikroverkalkungen	Wichtigstes Kriterium bei duktalem Karzinom, jedoch oft schwierig von gutartigen Verkalkungen zu unterscheiden
Radiäre Ausläufer ("Krebsfüßchen")	Unterschiedlich konturierte Verdichtungsherde

Mammographie aus der Mammadiagnostik und Brustkrebsfrüherkennung nicht mehr wegzudenken. Die Strahlenbelastung wiederholter Mammographien unter den gegebenen technischen Voraussetzungen ist zu vernachlässigen.

> **Merke**
> Jedoch sind ca. **3 %** der klinisch nachweisbaren Mammakarzinome **röntgenologisch nicht nachweisbar.**

Der beste Zeitpunkt für eine Mammographie ist die **erste Zyklushälfte,** da die Aufnahme in der zweiten Zyklushälfte durch prämenstruelle Gewebeverdichtung schlechter beurteilbar ist.

Galaktographie
Die Indikation zur Galaktographie besteht bei insbesondere **blutig sezernierender Mamma.** Intraduktale Veränderungen können durch **Einspritzen wasserlöslichen Kontrastmittels** durch die Mamillenöffnung dargestellt werden.

Sonographie (s. Abb. 16-3)
Diese ist heute Standard und wird zur Differenzialdiagnose zwischen **zystischen und soliden Veränderungen** der Mamma durchgeführt. Sie ist besonders indiziert bei **Kontraindikationen** für die Mammographie (z.B. in der Schwangerschaft), einer **röntgendichten Mamma** bei jungen Patientinnen oder bei starken mastopathischen Veränderungen und bestehendem Verdacht auf Zysten, Hämatom sowie Serom- und Abszessbildung vorliegt. Des Weiteren kommt sie bei sonographiegesteuerten **Punktionen** zum Einsatz.

Magnetresonanzmammographie (MRM)
Die MRM ist besonders wertvoll bei diskrepanten Befunden zwischen Mammographie und Sonographie, jedoch auch aus finanziellen Gründen noch **keine Routineuntersuchung.** Insbesondere **die tumorbedingte Neovaskularisation** bereits sehr kleiner Mammakarzinome (3 mm) kann mit dieser Methode nachgewiesen werden. Zurzeit stellt die MRM die Untersuchung mit der **höchsten Sensitivität und Spezifität** zur Entdeckung von kleinen Mammakarzinomen dar.

16.2.3 Spezielle Diagnostik

Gewebebiopsie
Die histologisch-zytologische Untersuchung ist letztlich die einzige sichere Methode zum **Ausschluss einer Malignität.** Hierfür stehen folgende **Verfahren** zur Verfügung:
- **Feinnadelpunktion** (FNP) → Mit ihr kann sowohl **Flüssigkeit** aus Zysten als auch **Zellmaterial** aus soliden Veränderungen entnommen werden. Sie erlaubt die Unterscheidung zwischen duktalen und lobulären Karzinomen. Die Rate falsch negativer Ergebnisse durch Verfehlen des Tumors liegt bei 15 %.

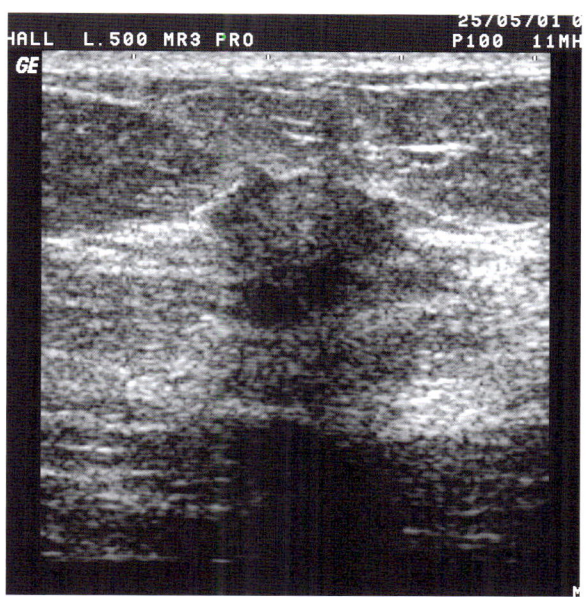

Abb. 16-3 Sonogramm eines hyporeflektinen Herds (x), ca. 3 cm Durchmesser, unscharfe Begrenzung und dorsale Schallauslöschung.

- **Stanzbiopsie** → Mit einer Hohlnadelstanze wird ein **Gewebezylinder** unter **Lokalanästhesie** entnommen. Dabei kann mehr Material als bei der FNP gewonnen werden, die Beurteilung ist dadurch einfacher. Sie wird sonographisch oder radiologisch gesteuert durchgeführt.
  Vorteile der präoperativen Gewebebiopsie: Diagnosesicherung, weiteres Procedere kann mit der Patientin zusammen festgelegt werden
- **Offene Biopsie** (Exzisionsbiopsie) → In Lokalanästhesie oder Vollnarkose wird die verdächtige Läsion **in toto** entfernt. Der **histologische** Befund entscheidet über das weitere Vorgehen der Behandlung; benigne Tumoren sind mit der Methode bereits ausreichend therapiert.

16.3 Chirurgische Grundbegriffe

Brusterhaltende Operationen
Bei der **Tumorektomie** und der **Segmentektomie** (partielle Mastektomie) wird der Tumor mit einem Sicherheitsabstand von mindestens 1 cm Zentimeter exzidiert, bei der **Quadrantenresektion** findet eine „En-bloc"-Resektion des Tumors mit einem Quadranten des Brustgewebes inkl. Faszie des M. pectoralis major statt.

Mammaamputationen
- **Einfache Mastektomie** → vollständige Entfernung der Mamma, keine axilläre Lymphknotenentfernung, Erhalt beider Brustmuskeln;
- **totale Mastektomie mit axillärer Lymphadenektomie** → vollständige Entfernung der Mamma und der axillären Lymphknoten in Level I und II;

- **modifizierte radikale Mastektomie nach Patey** → totale Mastektomie mit totaler axillärer Lymphknotenentfernung Level I–III und Entfernung des M. pectoralis minor.

16.4 Fehlbildungen

Mammahypoplasie

Die Mammahypoplasie ist eine wachstumsbedingte Fehlentwicklung mit **zu wenig entwickelten Brüsten.** Aus kosmetischen Gründen kann eine Augmentationsplastik vorgenommen werden.

Mammahyperplasie

Sie entsteht durch **überschießende Bildung von Fettgewebe** und kann zu gewichtsbedingten Rückenbeschwerden führen, die eine Indikation für eine Mammareduktionsplastik darstellen.

Amastie

Als Amastie wird das **Fehlen** einer oder beider **Mammae** bei Frauen mit normalem Menstruationszyklus und Konzeptionsfähigkeit bezeichnet.

Polymastie

Unter Polymastie versteht man das Auftreten **zusätzlicher rudimentärer Brüste,** die sich meist in der Axilla befinden. Die zusätzlichen Brüste werden während der Schwangerschaft in die Laktation einbezogen und können Beschwerden verursachen.

Athelie

Sie bezeichnet das **Fehlen** einer oder beider **Brustwarzen.**

Polythelie

Überzählige Brustwarzen finden sich entlang der embryonalen Milchleiste sowohl bei Frauen als auch bei Männern. Sie werden aus kosmetischen Gründen entfernt.

Mamma aberrans

Auch als Mammae accessoriae bezeichnet. Hierbei kommen als Normvariante im Bereich der embryonalen Milchleiste (die von der Achselhöhle bis zur Leistengegend reicht) kleine, zusätzliche Brustdrüsen vor;

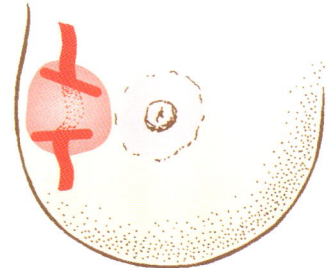

Abb. 16-4   Penrose-Drainage bei Mammaabszess mit Inzision und Gegeninzision.

sie können beim „Einschießen der Milch" (Stillen) evtl. Beschwerden verursachen.

16.5 Entzündungen

Mastitis puerperalis

Definition/Ätiologie

Die **Entzündung der Brustdrüse während der Laktation** betrifft überwiegend Erstgebärende und tritt meist während der ersten 4 Monate der Stillzeit auf. Über den Infektionsweg Pflegepersonal/Mutter → Neugeborenes → Brustdrüse gelangen die Erreger (in 90 % **Staphylococcus aureus)** durch Rhagaden in das Brustdrüsenstroma.

Symptomatik/Diagnostik

Die Symptome bestehen in **Rötung, Schwellung, Druckschmerz,** Fieber und Leukozytose. Unbehandelt kann sich ein **Abszess** bilden.

Die Diagnose ergibt sich aus der klinischen Symptomatik, wobei differenzialdiagnostisch das inflammatorische Karzinom zu beachten ist.

Therapie

Die Therapie besteht in sofortigem **Abstillen, Kühlung** und **Hochbinden** der Brust sowie **Antibiotikagabe** und antiphlogistischer Therapie. Im Fall einer Abszessbildung müssen eine **Inzision** und **Drainage** (Penrose-Drainage, s. Abb. 16-4) erfolgen.

Mastitis nonpuerperalis

Definition/Ätiologie

Die eher seltene **laktationsunabhängige** Form der Brustdrüsenentzündung ist Folge einer **Milchgangektasie** mit Sekretstau, überwiegend periareolär lokalisiert und durch **Enterokokken** oder **Anaerobier** verursacht.

Symptomatik/Diagnostik

Die Infektion äußert sich durch **Rötung, Schwellung** und **Schmerzen, axillär** sind evtl. **Lymphknoten** tastbar, **Abszessbildung** ist möglich.

Die Diagnose wird aufgrund des klinischen Befundes gestellt und kann durch eine **Sonographie** ergänzt werden, die Einschmelzungen und Abszesse darstellt. Bei Abszesspunktaten wird eine mikrobiologische Untersuchung mit Antibiogramm vorgenommen. Differenzialdiagnostisch muss an ein **inflammatorisches Mammakarzinom** gedacht werden.

> **Merke**
> Bei einer nonpuerperalen Mastitis muss grundsätzlich ein Mammakarzinom ausgeschlossen werden.

Therapie

Gabe von **Antiphlogistika** und **Antibiotika** gemäß Erreger- und Resistenzbestimmung. Eine Abszessbildung muss ebenso wie eine Fistelbildung chirurgisch angegangen werden. Der dabei entstehende große Defekt kann, wenn auch nicht immer zufrieden stellend, nach sicherer Ausheilung des Entzündungsprozesses durch sekundäre Brustrekonstruktion kosmetisch behoben werden. Bei häufigen **Rezidiven** sollte eine **Milchgangsexzision** vorgenommen werden.

16.6 Tumoren

16.6.1 Benigne Tumoren

Zysten

Definition/Ätiologie

Bei diesen **häufigsten Knoten** der Brust handelt es sich um **Flüssigkeitsansammlungen** in den Ausführungsgängen, die sich in der Regel **rasch bilden** und **solitär** vorkommen. Nach der Größe lassen sich Mikrozysten (1–2 mm Durchmesser) von Makrozysten unterscheiden.

Symptomatik/Diagnostik

Die Tumoren bereiten meist keine Beschwerden, können aber auch **schmerzhaft** sein. In wenigen Fällen sind sie äußerlich **sichtbar** und **prall-elastisch** zu palpieren. Die weitere Diagnostik erfolgt durch Sonographie und Mammographie.

Therapie

Primär ist eine **Aspiration** des gesamten Zysteninhaltes mit **zytologischer Untersuchung** ausreichend. Bei blutigem Aspirat (V. a. intrazystisches Karzinom) oder bei Rezidiven ist eine **Exzision** der Zyste indiziert. Anschließend sollten mammographische Verlaufskontrollen vorgenommen werden.

> **Merke**
> Juvenile Zysten bei Frauen unter 20 Jahren werden nie punktiert, da die Gefahr einer Entzündung sehr groß ist. Sie werden im Abstand von 3–6 Monaten sonographisch kontrolliert. Die Spontanremissionsrate liegt bei über 90 %.

Fibroadenom

Definition/Ätiologie

Fibroadenome gehören zu den häufigsten gutartigen Mammatumoren und betreffen ca. 30 % aller Frauen, bevorzugt im 3. Dezennium. Sie bestehen aus bindegewebigen und **drüsigen Anteilen**. Das **Risiko** für das **Mammakarzinom** ist **nicht erhöht**.

Symptomatik

Meist handelt es sich um einen **solitären** (in 10 % multifokal) **Knoten**, der eine Größe von **5 cm** erreichen kann. Prämenopausal ist er gut **verschieblich**, postmenopausal finden sich eine fibröse Fixation und zusätzliche Verkalkungen. Bisweilen kann ein Fibroadenom **prämenstruelle Schmerzen** verursachen.

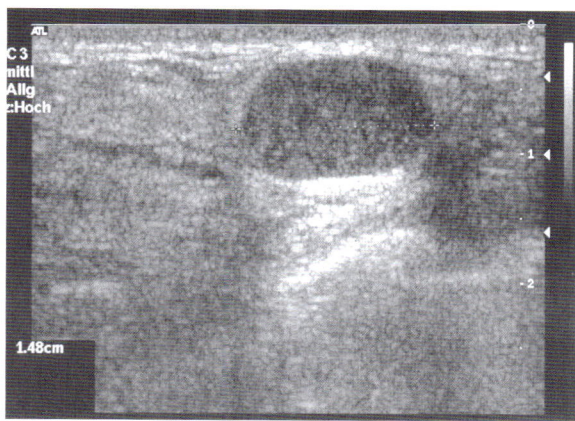

Abb. 16-5 Sonographie Fibroadenom: glatt umrandete, sonographisch echoarme Struktur.

Diagnostik

- **Sonographie** (s. Abb. 16-5) → glatte Begrenzung, dorsale Schallverstärkung, lappige Konfiguration;
- **Feinnadelpunktion;**
- **Mammographie** → indiziert bei Patientinnen > 30 Jahre und unklarem Befund, gut abgrenzbarer Tumor.

Differenzialdiagnostisch sollte an die seltene (3 %) **Sonderform** des Fibroadenoms, das **Cystosarcoma phylloides,** gedacht werden. Im Gegensatz zum Fibroadenom kann es sehr rasch wächst und bis zu 40 cm Durchmesser und im Extremfall 3 kg Gewicht erreichen; eine **maligne Entartung** ist möglich.

Therapie

Ein Fibroadenom sollte jenseits des 25. Lebensjahres **exzidiert** werden, um kein Karzinom zu übersehen. Nicht selten **rezidiviert** es nach Exzision. Durch die langjährige Einnahme oraler Kontrazeptiva wird die Rate an Fibroadenomen gesenkt. Die Therapie des Cystosarcoma phylloides besteht in großzügiger Exstirpation.

Mastopathie

Syn.: Mammadysplasie, Mastopathia cystica fibrosa

Definition/Ätiologie

Darunter versteht man durch Progesteronmangel und relativen Östrogenüberschuss bedingte Umbaureaktionen des Mammagewebes, peri- oder postmenopausal bei ca. der Hälfte aller Frauen auftretend, wobei Mehrfachgebärende und Patientinnen, die viel gestillt haben, seltener erkranken. Histologisch kommt es zu Fibrosierungen, intraduktalen Epithelproliferationen und Gangektasien.

Symptomatik

Typisch sind **prämenstruelle Schmerzen** und eine Schwellung der Brust. Man findet diffuse, gut abgrenzbare **verschiebliche Verhärtungen,** in der ausgeprägten Form höckeriger Drüsenkörper („Schrotkugelbrust"). Die Knoten können 3–4 cm groß werden.

Gelegentlich findet sich bei Anschluss an das Milchgangsystem eine **milchige Sekretion.**

Diagnostik

- **Klinische Untersuchung** → genaue Palpation;
- **Sonographie;**
- **Mammographie** → diffuse Parenchymverdichtungen;
- **Punktionszytologie;**
- **Exstirpation** mit **histologischer** Untersuchung.

Einteilung/Therapie (s. Tab. 16-4)

Weitere benigne Tumoren

Lipome, Hamartome und **Adenome** sind sehr viel seltener und in den Lehrbüchern der Gynäkologie nachzulesen.

> **Merke**
> Jeder solide Knoten der Mamma muss histologisch abgeklärt werden!

16.6.2 Maligne Tumoren

Mammakarzinom

Definition

Mammakarzinome sind **maligne Tumoren der Brustdrüse,** die in den **Milchgängen** (→ duktale Karzinome) oder in den **Drüsenläppchen** (→ **lobuläre** Karzinome) ihren Ursprung haben.

Epidemiologie

Häufigste Krebserkrankung der Frau in Deutschland (25 %). 9 % aller Frauen erkranken daran. Es existieren **zwei Altersgipfel** → zwischen 40.–50. Lebensjahr und zwischen 60.–65. Lebensjahr.

Ätiologie

Es sind verschiedene **Risikofaktoren** bekannt, mit denen die Entstehung eines Mammakarzinoms in Verbindung gebracht werden kann.

Ein wichtiger Risikofaktor ist die **genetische Prädisposition.** Diese ist in Form von zwei **Genmutationen** bei **5 %** aller Frauen gegeben und geht mit einem signifikant höheren Risiko für das Mammakarzinom einher. Die eine Mutation ist **BRCA-1** (breast cancer gene 1) → das **Risiko** ist um **mehr als 60 % erhöht.** Über 50 % der Genträgerinnen entwickelt vor dem 50. Lebensjahr ein Mammakarzinom. In geringerem Umfang ist auch das Erkrankungsrisiko für ein Ovarialkarzinom erhöht. Die andere Mutation ist **BRCA-2** (breast cancer gene 2) → geringeres Risiko; es prädisponiert aber auch **Männer** für das Auftreten eines Mammakarzinoms.

> **Merke**
> Frauen, deren Verwandte ersten Grades (Mutter oder Schwester) an einem Mammakarzinom erkrankt sind, haben im Vergleich zur Normalbevölkerung ein drei- bis vierfach erhöhtes Mammakarzinomrisiko.

Ein weiterer Risikofaktor sind **Östrogene** → entscheidend ist die Dauer der endogenen Östrogenproduktion. So wirken eine frühe Menarche und späte Menopause und eine Östrogenmedikation nach der Menopause über 5 Jahre begünstigend. Die Einnahme von nicht östrogenbetonten Ovulationshemmern birgt kein erhöhtes Risiko.

Darüber hinaus stellen auch **Nullparität** oder **späte erste Schwangerschaft** Risikofaktoren dar. Nullparität erhöht das Risiko im Vergleich zu Multiparität um das 1,4fache.

Eine **Mastopathie Grad III** (das Risiko für Patientinnen mit proliferativer Mastopathie ist um das Zwei- bis Dreifache erhöht), **Adipositas** und eine **Strahlenexposition** (bei den Überlebenden der Atombombenexplosionen und bei Patientinnen, die wegen Tuberkuloseepidemien mehrfach geröntgt wurden, konnte nach einer Latenzperiode von 10–15 Jahren eine erhöhte Mammakarzinomrate festgestellt werden) sind auch als Risikofaktoren bekannt.

Bei **vorausgegangener Brustkrebserkrankung** (auch der Gegenseite) ist das Risiko eines zweiten Mammakarzinoms um das Vierfache erhöht.

Tab. 16-4	Einteilung der Mastopathie (nach Prechtel) und Therapie			
Grad	Häufigkeit	Histologie	Therapie	
			Konservativ	Chirurgisch
I	70 %	**Keine Epithelproliferation,** kein Entartungsrisiko	Bromocriptin (Prolaktinhemmer), lokale Progesteronanwendung	Exstirpation und Histologie
II	20 %	**Epithelproliferation ohne Atypien,** gering erhöhtes Entartungsrisiko		
III	10 %	**Epithelproliferationen und Atypien,** Entartungsrisiko um das Drei- bis Vierfache erhöht, **Präkanzerose**		Subkutane Mastektomie evtl. mit anschl. Silikonprothese, großzügige Indikationsstellung bei zusätzlich vorliegenden Risikofaktoren

Klassifikation

Nach dem histopathologischen Erscheinungsbild und ihrer Ausbreitung werden folgende Typen des Mammakarzinoms unterschieden:

1. **Duktales Karzinom** (65–80 %)→ von den **Milchgängen** ausgehend:
   - **duktales Carcinoma in situ (DCIS)** → wächst beschränkt innerhalb der Milchganglumina ohne Invasion des umgebenden Gewebes.
   - **invasives duktales Karzinom (IDK)** → 85 % der Fälle, solides, szirrhöses oder adenomatöses invasives Wachstum vom Milchgang ausgehend.
   - Sonderform: **inflammatorisches Mammakarzinom:** wenig differenziertes Karzinom (Inzidenz von 1–4 %) mit ausgeprägter lymphogener Ausbreitung im Mamillenbereich. Die Haut ist ähnlich einer Entzündung gerötet und verhärtet. Die Prognose ist sehr ungünstig.
   - Sonderform: **Paget-Karzinom:** Ausgehend von einem Gangkarzinom infiltriert es die Epidermis der Mamille; ähnelt einem einseitigen, schuppenden Ekzem. In 60 % sind aber auch die Lymphknoten der Axilla befallen.
2. **Lobuläres Karzinom** (15 %) → von den Drüsenläppchen ausgehend:
   - **lobuläres Carcinoma in situ (LCIS)** → überwiegend prämenopausal auftretend, Übergang in ein invasives lobuläres Karzinom in 30 %.
   - **invasives lobuläres Karzinom (ILK)** → 10 %, invasives Wachstum von den Drüsenazini ausgehend.
3. **Mischformen** (6 %).

Lokalisation (s. Abb. 16-6)

Metastasierung

Die Metastasierung kann über **Lymphknoten** der **Axilla** und der **A. mammaria interna** (in ca. 10 % der Fälle) erfolgen (s. Tab. 16-5).

Die axillären Lymphknoten werden in drei Level eingeteilt (Level I: untere axilläre Nodi, Level II: mittlere Axilla und interpektorale Nodi, Level III: apikale Axilla und infraklavikuläre Nodi, s. Abb. 16-2).

Der **Sentinel-Lymphknoten** bezeichnet den **1. Lymphknoten im Abflussgebiet** des Primärtumors und ist somit auch die **1. Lokalisation einer Lymphknotenmetastasierung.** Er kann unmittelbar präoperativ durch Lymphabstromszintigraphie dargestellt werden. Dabei werden radioaktives Material und ein

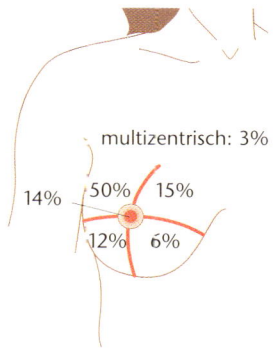

Abb. 16-6   Verteilung des Mammakarzinoms in den Quadranten in %.

Farbstoff subdermal um den Tumor appliziert. Nach 10–20 min färben sich die Lymphbahnen an.

Eine **hämatogene** Metastasierung (Fernmetastasen) erfolgt hauptsächlich in **Knochen** (Rippen, Becken, LWS, Schädel, Femur, BWS), **Leber, Lunge, ZNS, Ovarien.**

Lokal infiltrierend wächst das Mammakarzinom direkt in das **Nachbarparenchym,** eine Infiltration der Haut und der Faszie oder entlang den Milchgängen ist ebenfalls zu beobachten.

> **Merke**
> Die Metastasierung des Mammakarzinoms erfolgt in 30 % in die Lymphknoten, in 50 % hämatogen über die Venen und in 20 % über lokale Infiltration.

Symptomatik (s. Abb. 16-7)

In 60–70 % der Fälle bemerkt die Frau selbst **erste verdächtige Symptome:** Der tastbare **Knoten** ist meist schmerzlos, klein und noch frei beweglich. Vielleicht besteht auch eine **Asymmetrie** der Brüste.

Zeichen des **fortgeschrittenen Stadiums** sind die **Unverschieblichkeit** des Knotens, Veränderungen der **Mamille** wie Einziehungen oder Sekretion, Veränderungen der Haut (→ „**Orangenhaut",** Einziehungen,

Tab. 16-5 Beziehung zwischen Tumorgröße und Lymphknotenbefall	
Tumorgröße (Durchmesser)	**Lymphknotenbefall**
< 2 cm	20 %
> 2 cm	35 %
> 5 cm	50 %

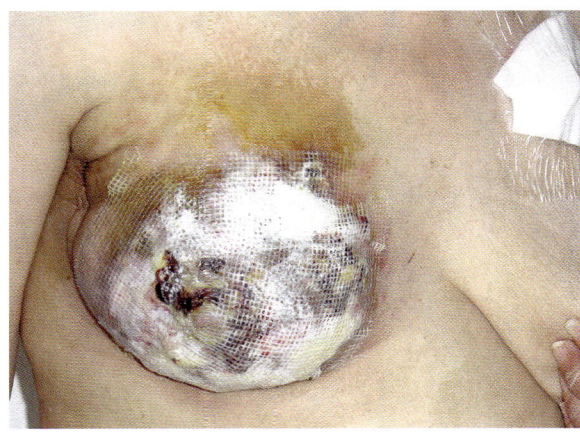

Abb. 16-7   Exulzeriertes Mammakarzinom.

Vorwölbungen), axilläre **Lymphknotenschwellungen** und **Tumorexulzerationen.**

Zeichen von **Fernmetastasen** sind **Knochenschmerzen** (Rippen, Wirbelsäule, Becken, Schädelkalotte) bei Knochenmetastasen und **Dyspnoe** bei Pleura- und Lungenmetastasen.

Diagnostik

- **Selbstuntersuchung** der Frau kurz nach der Menstruation.
- **Anamnese** → Risikofaktoren erfragen.
- **Klinische Untersuchung** → **Inspektion** und **Palpation** der Brüste und Axillen nach Verhärtungen und Verschieblichkeit. Knoten sind erst ab einer Größe von > 2 cm tastbar.
- **Mammographie** in zwei Ebenen (s. Abb. 16-8) → Tumoren **ab 5 mm** sind erkennbar; auffällige Zeichen sind: **Kernschatten, Mikroverkalkungen** und sternförmige Ausläufer **(„Krebsfüßchen").** **IMPP:** Grobschollige Verkalkungen sind nicht krebsverdächtig.
- **Sonographie** → Differenzierung solider und zystischer Raumforderungen.
- **Galaktographie** → bei pathologischer Mamillensekretion.
- Eventuell. **MRT** zur Diagnostik unklarer Befunde.
- **Feinnadelpunktion** (ultraschallgesteuert), Stanzbiopsie oder offene **Biopsie** → ermöglicht die exaktere Planung.
- **Bestimmung der Tumorhistologie:**
  – Bestimmung des **Gradings** (G1–G3) → **Differenzierungsgrad;**

  – Bestimmung des **Rezeptorstatus** (ca. 80 % aller Mammakarzinome sind hormonrezeptorpositiv);
  – Bestimmung des **HER-2-Proteins,** das für die Festlegung der Therapie und als Prognosefaktor Bedeutung hat.
- **Labor:**
  – Bestimmung des **Menopausenstatus** (bei Unklarheit in der Perimenopause oder Zustand nach Hysterektomie) → Bestimmung von FSH, LH und Östradiol;
  – evtl. Bestimmung von **Tumormarkern** → CEA, MCA, Ca 15-3, Ca 19-9, Ca 549 (nicht zur Primärdiagnostik, nur zur Verlaufskontrolle!).

Staging

Nach der Diagnosesicherung eines Mammakarzinoms werden zur Abklärung von Fernmetastasen und Festlegung des therapeutischen Vorgehens mehrere Untersuchungen durchgeführt (Röntgen-Thorax, Sonographie der Leber, Schädel-CT und Knochenszintigramm). Die Einteilung erfolgt nach der TNM-Klassifikation (s. Tab. 16-6) und durch die Stadiengruppierung (s. Tab. 16-7).

Klinik: TNM-Klassifikation und pTNM-Klassifikation

Die **klinische TNM**-Klassifikation (s. Tab. 16-6) hat ihre Bedeutung für die Wahl und Beurteilung der Therapie, während die **pTNM**-Klassifikation **postoperativ** erfolgt und auf der histopathologischen Untersuchung basiert.

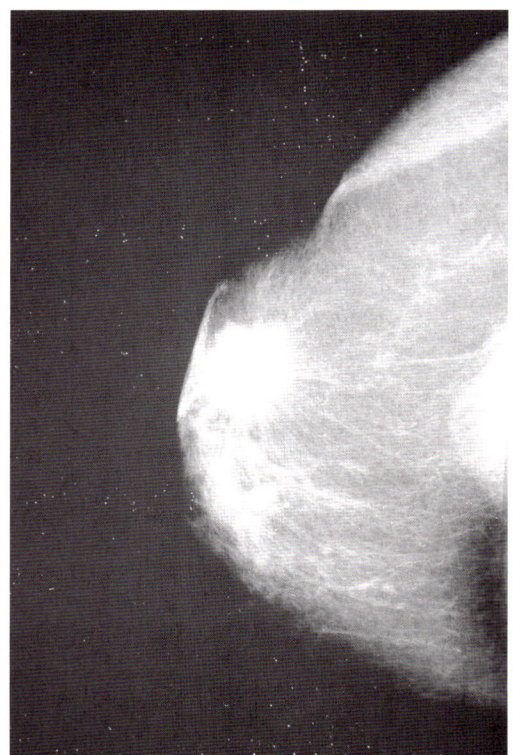

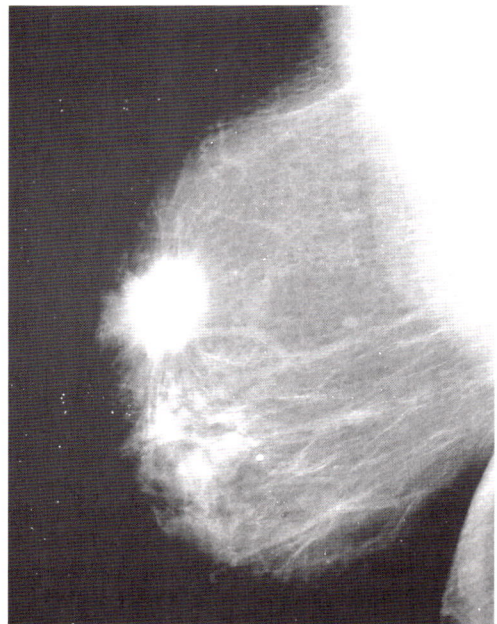

Abb. 16-8 Mammographie. a) Kranio-kaudaler Strahlengang: retromamillärer Tumor, nicht glatt umrandet, mit feinen Ausziehungen. b) Medio-lateraler Strahlengang: retromamillärer Tumor, nicht glatt umrandet, mit feinen Ausziehungen.

Die pN-Kategorie benötigt zur Beurteilung des regionären Lymphknotenstatus mindestens zehn axilläre Lymphknoten. Supraklavikuläre, zervikale und retrosternale Lymphknotenmetastasen gelten als Fernmetastasen (M).

> **Merke**
> Da das Mammakarzinom früh metastasiert, besteht bei vielen Frauen zum Zeitpunkt der Diagnosestellung bereits eine systemische Erkrankung.

Tab. 16-6 Klinische Klassifikation des Mammakarzinoms mit der TNM-Klassifikation

T Primärtumor

TX	Primärtumor kann nicht beurteilt werden
T0	Kein Anhalt für Primärtumor
Tis	Carcinoma in situ: **Tis (DCIS)** duktales Ca in situ, **Tis (LCIS)** lobuläres Ca in situ, **Tis (Paget)** M. Paget der Mamille ohne nachweisbaren Tumor
T1	Tumor 2 cm oder weniger in größter Ausdehnung **mic** Mikroinvasion 0,1 cm oder weniger in größter Ausdehnung **a** Tumor ≥ 0,1–0,5 cm **b** Tumor > 0,5–1,0 cm **c** Tumor > 1–2 cm
T2	Tumor > 2–5 cm
T3	Tumor > 5 cm
T4	Tumor jeder Größe mit direkter Ausdehnung auf Brustwand oder Haut **a** Ausdehnung auf die Brustwand **b** Ödem, Ulzeration, Satellitenmetastasen an der Brusthaut **c** Kriterien 4a und 4b gemeinsam **d** Entzündliches Karzinom

N regionärer Lymphknotenstatus

N0	Keine regionären Lymphknoten
N1	Metastase(n) in beweglichen ipsilateralen axillären Lymphknoten
N2	**a** Fixierte Metastase(n) in ipsilateralen axillären Lymphknoten **b** Klinisch erkennbare LK entlang der A. mammaria int.
N3	**a** Infraklavikuläre LK **b** Axilläre LK *und* LK entlang der A. mammaria int.

M Fernmetastasen

PM	Metastasen
pM0	Keine Fernmetastasen
pM1	Fernmetastasen

Differenzialdiagnose

Eine Mastopathie oder gutartige Tumoren der Brust stellen Differenzialdiagnosen des Mammakarzinoms dar.

Therapie

Chirurgische Therapie

Das Ziel der chirurgischen Therapie ist die sichere lokale Tumorentfernung zur Vermeidung lokaler Rezidive bei möglichst gutem kosmetischen Ergebnis. In zwei Drittel der Fälle ist dies durch brusterhaltende Operationen in Verbindung mit postoperativer Bestrahlung zu erreichen (s. Tab. 16-8).

> **Merke**
> Die Heilungschance hat Vorrang vor der Brusterhaltung!

> **Merke**
> Bei einer **Tumorgröße > 2 cm** wird die einfache **Mastektomie** mit Axilladissektion oder die modifizierte radikale Mastektomie (nach Patey) vorgenommen.
> Bei einer **Tumorgröße < 2 cm** erfolgt die **Segment- oder Quadrantektomie** mit Axilladissektion und obligater Bestrahlung des Restbrustgewebes.
> Bei allen Tumoren gilt: Die Tumorgröße muss im Verhältnis zur Brustgröße betrachtet werden.

Nach durchgeführter **Mastektomie** gibt es zwei Möglichkeiten der **Brustrekonstruktion.**

Es kann ein Brustaufbau mit **Prothetik** durchgeführt werden → Implantation eines **Gewebeexpanders,** der in regelmäßigen Abständen über ein kleines Ventil in der Achselhöhle mit Kochsalzlösung aufgefüllt wird, bis das gewünschte Volumen erreicht ist, Austausch gegen die endgültige, meist hydrogelgefüllte Prothese nach 6 – 9 Monaten.

Tab. 16-7 Stadiengruppierung des Mammakarzinoms

Stadium 0	Tis N0 M0
Stadium I	T1 N0 M0
Stadium IIA	T0, T1 N1 M0 T2 N0 M0
Stadium IIB	T2 N1 M0 T3 N0 M0
Stadium IIIA	T0,T1 N2 M0 T2 N2 M0 T3 N1, N2 M0
Stadium IIIB	T4 jedes N M0
Stadium IIIC	Jedes T N3 M0
Stadium IV	Jedes T alle N M1

Tab. 16-8 Indikationsstellung beim Mammakarzinom		
	Brusterhaltende Operation	**Mastektomie**
Indikation	Tumoren bis zu 2 cm Durchmesser Tumoren, die nicht mit der Haut oder dem Brustmuskel verwachsen sind Keine Beziehung des Primärtumors zur Mamille Patientin stimmt der Nachbestrahlung zu Immer in Kombination mit Axilladissektion und Bestrahlung der Restbrust	Tumoren > 2 cm Durchmesser Multifokale Tumoren Tumor liegt in Mamillennähe Lymphangiosis carcinomatosa

Alternativ folgt ein Brustaufbau mit **körpereigenem Gewebe** → durch eine gestielte oder freie myokutane Lappenplastik (Latissimus-dorsi-, Pectoralis-major- und Rectus-abdominis-Lappen).

Postoperativ wird je nach individuellen Gegebenheiten wie Rezeptorstatus, Metastasierung oder auch Operationsmethode entschieden, ob und welche Nachbehandlung die Patientin erhält.

Radiotherapie

- **Adjuvante** Radiotherapie:
  - **OP-Feld- und Axillabestrahlung** bei brusterhaltenden Operationen, um subklinische vorhandene Tumorzellen zu zerstören;
  - bei nodal positivem Status ab einem **Befall von einem axillären Lymphknoten.**
- **Palliative** Radiotherapie bei **fortgeschrittene Tumorstadien** (T1–T3b, T4a–c) mit Infiltration von Faszie, Muskel oder Haut,
- bei **Fernmetastasen,** speziell bei osteolytischen Skelettmetastasen oder Hirnmetastasen zur Schmerzstillung.

Chemotherapie

Eine adjuvante Chemotherapie wird bei fortgeschrittenem Tumorwachstum je nach Hormonrezeptor- und Menopausenstatus allein oder auch kombiniert mit Hormontherapie angewandt. Man verwendet das CMF-Schema (Cyclophosphamid + Methotrexat + 5-Fluorouracil) in 6 Zyklen (1 Zyklus/Monat), daneben existieren auch andere Kombinationen und Schemata.

Bei der **neoadjuvanten** Chemotherapie wird eine **präoperative** Chemotherapie zur Verkleinerung des primär inoperablen Tumors durchgeführt („downstaging").

Eine **palliative** Chemotherapie wird bei **nachweisbarer Metastasierung** zur Linderung der Symptome eingesetzt. Kontraindikation für eine Chemotherapie sind Nieren- und Leberinsuffizienz.

Hormontherapie

Bei mehr als 50 % aller Mammakarzinome finden sich Rezeptoren für Östrogen und Progesteron, an die diese andocken und den Tumor zum Wachstum anregen können. Das Tumorwachstum lässt sich reduzieren, indem verhindert wird, dass Östrogen oder Progesteron auf den Tumor einwirkt. Dies kann geschehen:
- durch **Entfernung der Ovarien** (heutzutage kaum mehr angewandt),
- durch **medikamentöse Hemmung der Hormonwirkung** → diese wird standardmäßig mit sog. **Antiöstrogenen** (Tamoxifen, Toremifen) durchgeführt. Alternativ sind auch **Aromatasehemmer,** die die Bildung von Östrogen verhindern, oder GnRH-Agonisten (Goserelin) möglich. Der Einsatz einer Hormonersatztherapie sollte aufgrund fehlender Langzeitergebnisse bei jedoch in Studien nachgewiesener Risikosteigerung kritisch überdacht werden.

Komplikationen

Eine intraoperative **Verletzung** des **N. intercostobrachialis** (sensible Innervation des medialen Oberarms) ist bei Axilladissektion möglich. Postoperativ kann ein **Lymphödem** des Armes auftreten, insbesondere nach Entfernung der Level-III-Lymphknoten oder nach Bestrahlung.

Nachsorge

Nach abgeschlossener Primärbehandlung eines Mammakarzinoms wird die Nachsorge nach einem bestimmten Schema durchgeführt (s. Tab. 16-9).

Tab. 16-9 Nachsorge beim Mammakarzinom			
Zeitpunkt nach Operation	**Klinische Untersuchung**	**Mammographie**	
		Brusterhaltende OP	**Mastektomie**
Bis 3 Jahre	3-monatlich	6-monatlich (ipsilaterale Brust) 12-monatlich (kontralaterale Brust)	12-monatlich
Bis 5 Jahre	6-monatlich	12-monatlich	12-monatlich
Ab 6 Jahre	12-monatlich	12-monatlich	12-monatlich

Prognose

Aufgrund folgender **Prognosefaktoren** lässt sich das Risiko für ein Rezidiv oder eine verminderte Überlebensrate abschätzen:

- **Lymphknotenstatus** → Er stellt den stärksten prognostischen Faktor dar. Die Prognose verschlechtert sich mit steigender Zahl der befallenen LK, wobei der Grenzwert bei drei Lymphknoten liegt.
- **Tumorgröße** → Nodal negative Patientinnen mit einer Tumorgröße unter 1 cm haben eine sehr gute Prognose hinsichtlich der Rezidivrate, die unter 5 % in 5 Jahren liegt.
- **Grading** → G3 hat eine schlechtere Prognose als G1 und G2.
- **Östrogen- und Progesteronrezeptorstatus** → Der rezeptorpositive Status hat eine bessere Prognose, da dann eine zusätzliche Hormontherapie möglich ist. Erfahrungsgemäß sprechen jedoch 30–40 % der rezeptorpositiven Frauen nicht auf die Antiöstrogentherapie an.

Insgesamt liegt die **5-Jahres-Überlebensrate** aller Mammakarzinome bei **75 %,** die 10-JÜR bei 50 %.

Prophylaxe

Ab dem 30. Lebensjahr sollte eine jährliche klinische Untersuchung der Mamma durch den Arzt erfolgen. Daneben ist eine **monatliche** (postmenstruelle) **Selbstuntersuchung** durch die Frau äußerst wichtig.

Ab dem 40. Lebensjahr werden **jährliche Mammographiekontrollen,** zwischen dem 50. und 69. Lebensjahr in 2-jährigen Abständen empfohlen. Bei **familiärer Risikoanamnese** muss mit **halbjährlichen klinischen Untersuchungen** und jährlichen Mammographiekontrollen ab dem 25. Lebensjahr begonnen werden.

> **Merke**
> Die Unterweisung aller Patientinnen in der regelmäßigen Selbstuntersuchung ist unverzichtbarer Bestandteil der Beratung im Rahmen von Vorsorgeuntersuchungen.

16.7 Erkrankungen der männlichen Brust

Gynäkomastie

Definition

Gynäkomastie bezeichnet die abnorme primär gutartige Größenzunahme einer oder beider Mammae durch Drüsen- und/oder Fettgewebshypertrophie.

Ätiologie

- **Echte Gynäkomastie** → hormonabhängige Vergrößerung des Brustdrüsenparenchyms, durch Überwiegen des stimulierenden Effektes von Östrogenen gegenüber dem hemmenden Einfluss der Androgene auf das Brustdrüsengewebe.
- **Pseudogynäkomastie** → durch Lipideinlagerung bei Adipositas (Lipomastie) oder durch Lipome.

- **Physiologische Gynäkomastie** → vorübergehende Form, beim Neugeborenen bedingt durch einen Überschuss an mütterlichem Östrogen sowie durch Hormonverschiebungen in der Pubertät.
- Gynäkomastie als **Nebenwirkung** → durch Medikamente wie Digitalis, Spironolacton, Methyldopa und Captopril, Drogen (Heroin, Cannabis) sowie Anabolika.
- **Metabolische Störungen** → Leberzirrhose, chronische Niereninsuffizienz und Thyreotoxikose.
- **Hypogonadismus** → durch Überwiegen der Östrogene bei Leistenhoden, Virusinfektionen (Mumps), Hypothyreose, Hodentumoren oder chromosomalen Veränderungen wie dem Klinefelter-Syndrom (XXY).

Symptomatik/Diagnostik

Klinisch imponiert Gynäkomastie als manchmal etwas **druckempfindliche,** aber nicht schmerzhafte Größenzunahme beider Mammae oder als einseitig tastbarer Knoten.

Nach anamnestischer Erfragung der eingenommenen **Medikamente** und vorherigen Erkrankungen werden bei der klinischen Untersuchung die **Größe der Testes** und der **Behaarungstyp** kontrolliert. Die weiterführende Diagnostik besteht in:

- **Labor** → Östrogen, Testosteron, Prolaktin, LH, HCG, Leber- und Nierenwerte, Schilddrüsenhormone;
- **Mammographie;**
- **Hodensonographie;**
- evtl. Kerngeschlechtsbestimmung;
- Röntgen des Schädels (Hypophyse!) und des Thorax.

> **Merke**
> Bei der Gynäkomastie des jungen Mannes besteht immer der Verdacht auf einen malignen Hodentumor (Chorionepitheliom).

Differenzialdiagnose

Fibrome, Lipome und Fibroadenome, **Mammakarzinom** (bei älteren Patienten und einseitigem Auftreten), Pseudogynäkomastie.

Therapie

Bei Neugeborenen- und Pubertätsgynäkomastie muss keine Therapie erfolgen, bei nachgewiesenem Hypogonadismus mit Testosteronmangel wird eine **Androgentherapie** eingesetzt, ein operativer Eingriff ist nur nötig, wenn nach Ausschluss anderer Erkrankungen keine spontanen Rückbildung innerhalb von 3–6 Monaten erfolgt. Dabei wird eine **subkutane Mastektomie** durch einen infra- oder periareolären Schnitt vorgenommen.

Karzinom der männlichen Brust

Definition/Epidemiologie

Das Mammakarzinom des Mannes ist mit **< 1 %** aller Mammakarzinome eine eher seltene Erkrankung.

Ätiologie

Der Entstehung liegen meist **erhöhte Serum-Östrogenwerte** zugrunde, die sich durch verschiedene Ursachen (Adipositas, Klinefelter-Syndrom) manifestieren. Im Rahmen einer familiären Disposition muss bei Nachweis einer **BRCA-2-Mutation** mit einem erhöhten Risiko für die Entstehung eines Mammakarzinoms gerechnet werden. Histopathologisch überwiegt das **duktale Adenokarzinom.** In 80 % sind die Tumoren **östrogenrezeptorpositiv** (therapeutische Konsequenz!).

Symptomatik/Diagnostik

Zeichen eines Mammakarzinoms können sein:
- einseitige **Vergrößerung** der Brust,
- blutige **Sekretion** aus der Mamille,
- **Einziehung** der Mamille,
- **Ulzerationen,**
- axilläre **Lymphknotenvergrößerung.**

Vermutlich wegen der Seltenheit wird das Karzinom der männlichen Mamma erst sehr spät diagnostiziert. Die Diagnostik erfolgt wie beim weiblichen Mammakarzinom (s. o.).

Therapie

Meist ist die **radikale oder modifiziert radikale Mastektomie** erforderlich. Anschließend kann additiv mit **Tamoxifen** bei positivem Rezeptorstatus behandelt werden. Bei bereits vorliegenden Metastasen kann durch eine **Orchiektomie** die Progredienz verzögert werden. Des Weiteren besteht die Möglichkeit der **Chemotherapie.**

Prognose

Die 5-Jahres-Überlebensrate beträgt ca. **50 %,** bei fehlendem Befall axillärer Lymphknoten 80 %.

17 Speiseröhre

Gerlind Souza-Offtermatt

17.1 Grundlagen

17.1.1 Anatomie

Die Speiseröhre, **Ösophagus,** verbindet als dehnbarer Muskelschlauch den Pharynx mit dem Magen. Ihre Länge beträgt beim Erwachsenen ca. 25–30 cm. Sie wird in drei Abschnitte unterteilt:
- **Pars cervicalis** vom oberen Ösophagussphinkter bis zur Trachealbifurkation,
- **Pars thoracalis** zwischen Bifurkation und Hiatus oesophageus im Zwerchfell (tubulärer Teil),
- **Pars abdominalis** vom Hiatus oesophageus bis zum Magen.

Wandaufbau
Die Wand des Ösophagus besteht von innen nach außen aus vier Schichten:
- **Mukosa:** mehrschichtiges Plattenepithel,
- **Submukosa:** Nerven, Lymphgefäße und Blutgefäße,
- **Muskularis:** Muskelschicht, bestehend aus Skelettmuskulatur im oberen Anteil und glatter Muskulatur im unteren Teil (Längsmuskelschicht außen, Ringmuskulatur innen),
- **Adventitia:** Bindegewebe, das den Ösophagus mit der Umgebung verbindet.
- Eine **Serosa** ist nicht vorhanden.

Blutversorgung (s. Tab. 17-1)
Von Bedeutung ist, dass der venöse Abfluss eine portokavale Anastomose darstellt. Bei einem Stau der V. portae (z.B. bei Leberzirrhose) erweitern sich die Venen des Ösophagus zu Ösophagusvarizen.

Lymphabfluss
Der Lymphabfluss erfolgt in zervikale, mediastinale, bronchiale, subklavikuläre Lymphknoten und in Lymphknoten entlang der A. gastrica sinistra und dem Truncus coeliacus.

Innervation
Der Parasympathikus innerviert den Ösophagus im proximalen Teil über den **N. laryngeus recurrens,** im distalen Teil über den N. vagus; es kommt zu einer Zunahme der Peristaltik.

Die sympathische Erregung erfolgt über die Ganglien des Truncus sympathicus; sie führt zu einer Abnahme der Peristaltik.

Tab. 17-1 Blutversorgung des Ösophagus

Ösophagusabschnitt	Arterien	Venen
Pars cervicalis	A. thyreoidea inferior	Vv. thyreoideae inferiores
Pars thoracica	Rr. oesophagei der Aorta thoracica	V. azygos und V. hemiazygos
Pars abdominalis	A. phrenica inferior, A. gastrica	V. gastrica sinistra

17.1.2 Physiologie

Der Ösophagus erfüllt zwei physiologische Aufgaben. Die erste wichtige Funktion ist der Nahrungstransport, die zweite der Verschlussmechanismus, d. h. der Abschluss zu Pharynx und Magen.

Nahrungstransport

Eine ungestörte und koordinierte Funktion der ösophagealen Motilität ist Voraussetzung für die ungestörte Passage der Nahrung. Diese wird sichergestellt durch:

- die propulsiv (nach distal) gerichtete Motorik des tubulären Ösophagus,
- die mit dem Schluckakt koordinierte Funktion der beiden Ösophagussphinkteren.

Primäre Peristaltik bezeichnet die Propulsivmotorik des Ösophagus mit gleichzeitiger schluckreflektorischer Erschlaffung der Sphinkteren, unter **sekundärer Peristaltik** versteht man durch Dehnungsreize ausgelöste Propulsionen des Ösophagus als Selbstreinigungsfunktion.

Verschlussmechanismus und Schluckakt

Der **obere Ösophagussphinkter** (OÖS) wird aus der Pars transversa des M. cricopharyngeus gebildet. Er stellt den Abschluss zum Pharynx her. Angrenzend an die Pars transversa befinden sich zwei muskuläre Schwachstellen – oberhalb das **Killian-Dreieck**, unterhalb das **Laimer-Dreieck** (s. Abb. 17-1).

> **Merke**
> Bei Schluckkoordinationsstörungen mit mangelnder Erschlaffung des OÖS können sich Ösophagusdivertikel im Bereich von Killian- und Laimer-Dreieck bilden.

Der **untere Ösophagussphinkter** (UÖS) entsteht durch eine spiralförmige Anordnung der Längsmuskelschicht. Er besitzt in Ruhe einen Tonus von 20 mmHg und verhindert, dass saurer Mageninhalt in die säureempfindliche Speiseröhre gelangt.

Der **Schluckakt** läuft in folgenden Phasen ab: Zuerst kontrahiert sich der M. constrictor pharyngis, dann erschlafft der OÖS. Als Nächstes bewegt sich eine peristaltische Welle nach unten (primäre Peris-

taltik), und schließlich öffnet sich der UÖS reflektorisch. In jedem Abschnitt finden sich Einengungen des Lumens – die **Ösophagusengen:**

1. **Obere Ösophagusenge:** wird vom M. cricopharyngeus gebildet und stellt den Abschluss zum Pharynx dar; 15 cm von der Zahnreihe entfernt.
2. **Mittlere Ösophagusenge:** wird durch den linken Hauptbronchus und durch die Kreuzung des Aortenbogens hervorgerufen; 25 cm von der Zahnreihe entfernt.
3. **Untere Ösophagusenge:** am Durchtritt durch den Hiatus oesophageus, 37–41 cm von der Zahnreihe entfernt.

Klinik

Beim Einführen eines Magenschlauches durch den Mund beugt man den Kopf des Patienten nach vorn, sodass die Epiglottis die Luftröhre verschließt und die obere Öffnung der Speiseröhre ausgeweitet wird. Die maximale Dicke eines Magenschlauches richtet sich nach dem engsten Durchmesser des Ösophagus. Dies ist die obere Ösophagusenge hinter dem Zungenbein mit einem Durchmesser von 12–14 mm.

17.1.3 Pathophysiologie

Der gelegentliche Reflux von saurem Mageninhalt in die Speiseröhre tritt auch physiologischerweise auf und kann durch die Propulsivmotorik des tubulären Ösophagus ausgeglichen werden. Diese Pumpfunktion wird als Clearance oder **Selbstreinigungsfunktion** bezeichnet. Der vermehrte Übertritt von Magensaft wird durch eine Hochdruckzone verhindert, die vom **unteren Ösophagussphinkter** erzeugt wird. Für zusätzliche Refluxprävention sorgt der **positive intraabdominelle Druck,** der auf den intraabdominell gelegenen Teil des Ösophagus wirkt.

Bei intaktem Bandapparat am Hiatus oesophageus sind Ösophagus und Magenfundus in einem spitzen Winkel zueinander aufgehängt, der als **His-Winkel** bezeichnet wird (beim Erwachsenen 50–60°). Er wirkt wie eine Ventilklappe und bietet zusätzlichen Schutz vor Reflux. Erschlafft jedoch der Bandapparat, stumpft der Winkel ab, und die Ventilfunktion nimmt ab (His-Winkel: 90°).

Kommt es zu einem Reflux von galligem Sekret in den Magen und, bei gleichzeitig bestehender Insuffizienz des unteren Ösophagussphinkters in die Speiseröhre, so wird die Entstehung einer Refluxösophagitis begünstigt.

17.2 Diagnostik

17.2.1 Anamnese

Folgende Leitsymptome (s. Tab. 17-2) weisen auf eine Erkrankung des Ösophagus hin und müssen bei der Anamnese genau erfragt werden:

- **Dysphagie:** Kardinalsymptom!
  schmerzlose Passagehemmung geschluckter Nahrung. Die Patienten geben an, bestimmte Speisen

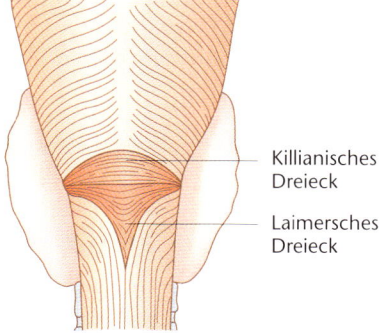

Killianisches Dreieck

Laimersches Dreieck

Abb. 17-1 Killian- und Laimer-Dreieck.

Tab. 17-2 Symptomatologie bei Erkrankungen der Speiseröhre	
Symptom	**Erkrankung**
Oropharyngeale Dysphagie	Neuromuskuläre Erkrankungen
Ösophageale Dysphagie	Divertikel, Ösophagitis, benigne und maligne Tumoren, Strikturen, Verätzungen, peptische Stenose, Achalasie
Sodbrennen	Refluxkrankheit
Retrosternaler Schmerz	Ösophagitis, Fremdkörper, Tumor, paraösophageale Hernie
Regurgitation	Zenker-Divertikel, Achalasie, Tumorstenose
Globusgefühl	Meist psychosomatische Genese

würden stecken bleiben. Ist dies schmerzhaft, spricht man von **Odynophagie.** Die Befragung sollte beinhalten:

– **Dauer der Beschwerden?**
wenige **Wochen,** schnell zunehmend: Karzinomverdacht!
über **Monate,** langsam zunehmend: Karzinomverdacht unwahrscheinlich;
jahrelange Beschwerden: V. a. Achalasie.
– **Zunahme während des Essens?** Divertikel, Achalasie.
– **Dysphagie für feste und/oder flüssige Speisen?**
Dysphagie für flüssige und feste Speisen: Achalasie;
Dysphagie anfangs nur für feste Speisen: karzinomverdächtig.
- **Globusgefühl:** Enge- oder Fremdkörpergefühl, zumeist psychosomatischer Genese. Typisch ist, dass nur „Leerschlucken", nicht aber das Schlucken von fester oder flüssiger Nahrung behindert ist.
- **Regurgitation:** Zurückfließen bereits geschluckter Nahrung bis in den Mund, erfolgt bei Divertikeln und tiefer sitzenden Stenosen (Malignom, peptische Stenose, Achalasie) nach Minuten bis Stunden, nächtliche Regurgitationen besonders bei Divertikeln typisch.
- **Sodbrennen:** äußert sich als retrosternales Brennen, bisweilen gelangt saures Refluat bis in die Mundhöhle, Symptom der Refluxkrankheit.
- **Retrosternaler Schmerz:** wird in der Regel durch Motilitätsstörungen verursacht, tritt auf bei diffusem Ösophagospasmus, Achalasie, aber auch bei Refluxkrankheit und Malignomen. Angina pectoris und Myokardinfarkt sind auszuschließen.
- **Foetor ex ore:** Mundgeruch, entsteht durch den bakteriellen Abbau von Nahrungsresten, Symptom bei Divertikeln.
- **Husten:** kann auf eine ösophagotracheale Fistel oder gastroösophagealen Reflux hindeuten.
- **Heiserkeit:** z. B. bei Rekurrensparese.

Merke
Eine Dysphagie, die länger als 2 Wochen andauert, ist karzinomverdächtig und muss abgeklärt werden.

17.2.2 Bildgebung

Röntgen
Lage und Form der Speiseröhre sowie Wanddefekte, Stenosen, Divertikel und Hiatushernien sind durch die **Röntgen-Kontrastuntersuchung** (Breischluck) darstellbar. Dabei muss bei Verdacht auf eine Perforation oder Fistel sowie bei Aspirationsgefahr unbedingt wasserlösliches Kontrastmittel (z. B. Gastrografin®) verwendet werden.

Mit der Kinematographie, d. h. der Darstellung der Kontrastmittelpassage im Film, lassen sich auch Funktionsstörungen darstellen, wie sie im Rahmen der Achalasie oder Refluxkrankheit auftreten.

CT, MRT
Die CT dient hauptsächlich dem Nachweis eines Tumors und der Feststellung einer Infiltration der Nachbarorgane. Die MRT nimmt bei der Diagnostik von Ösophaguserkrankungen keinen wesentlichen Stellenwert ein.

17.2.3 Endoskopie

Ösophagogastroduodenoskopie (ÖGD)
Basisuntersuchung zur makroskopischen Beurteilung und Biopsieentnahme, meist als flexible Endoskopie. Sie dient neben der Diagnostik von ösophagealen Erkrankungen auch deren Therapie, z. B. Blutstillung bei Ösophagusvarizenblutungen und pneumatische Dilatation bei Achalasie. Ein starres Endoskop wird nur selten eingesetzt, z. B. zur Diagnostik und Therapie im Bereich des zervikalen Ösophagus.

Endosonographie
Bei dieser Untersuchungsmethode kann die Wandschichtung des Ösophagus, und damit bei einem Karzinom die Wandinfiltration mit 80- bis 90%iger Treffsicherheit dargestellt werden. Sie ist damit für die TNM-Klassifikation von großer Wichtigkeit.

17.2.4 Spezielle Diagnostik

pH-Metrie
Bei der Messung des pH-Wertes wird mit einem in den Ösophagus eingeführten Sondenkatheter über 24 h

der pH-Wert aufgezeichnet. Ein gastroösophagealer Reflux kann auf diese Weise objektiviert werden. Bei Gesunden liegt der pH innerhalb von 24 h zwischen 4 und 7 (in über 95 % der Fälle). Bei Refluxkrankheit liegt der pH < 4 während der Refluxperioden. Vor allem längere nächtliche Refluxperioden mit einem pH < 4 sind für die Refluxkrankheit pathognomonisch.

Manometrie

Sie ist eine wesentliche Untersuchungsmethode zur Diagnostik funktioneller Ösophaguserkrankungen mit Störungen des Schluckaktes.

Man verwendet dabei Katheter, die mit einer definierten Flüssigkeitsmenge je Zeiteinheit perfundiert werden (Perfusionsmanometrie). Bei der **stationären Manometrie** bleibt der Katheter an einer bestimmten Stelle im Ösophagus liegen, bei der **Durchzugsmanometrie** wird der Katheter mit einer bestimmten Geschwindigkeit im Ösophagus zurückgezogen. Physiologischer Ruhetonus des UÖS: 18–24 mmHg.

17.3 Chirurgische Grundbegriffe

Divertikulektomie

Bei **Zenker-Divertikeln** (s. Kap. 17.5).

Durchführung: Abtragung eines Divertikels, bei kleineren Divertikeln wird auch eine **Divertikulopexie** vorgenommen, die eine Hochnähung des Divertikels bedeutet.

Pneumatische Dilatation

Bei **Achalasie** (s. Kap. 17.6).

Durchführung: Der UÖS wird durch einen Ballon mit einem Druck von 250–300 mmHg unter endoskopischer oder radiologischer Kontrolle dilatiert.

Extramuköse Myotomie (nach Gottstein-Heller)

Bei **Achalasie** (s. Kap. 17.6).

Durchführung: Die Muskulatur des UÖS wird unter Schonung der Schleimhaut auf der Länge der Engstellen durchtrennt; das Verfahren kann offen oder laparoskopisch durchgeführt werden und wird meist mit einer Fundoplicatio kombiniert.

Fundoplicatio

Bei **Refluxkrankheit** (s. Kap. 17.8).

Durchführung: Zur Verhinderung eines Refluxes werden eine manschettenförmige Faltung und Fixierung des Magenfundus um den distalen Ösophagus vorgenommen. Man unterscheidet zwischen einer kompletten 360°-Manschette (Nissen-Fundoplicatio) und verschiedenen Formen der Hemiplicatio, bei denen das Ausmaß der Manschettenbildung um den distalen Ösophagus zwischen 120° und 270° variiert.

Hiatusplastik

Bei **paraösophagealen Hiatushernien** und **Mischhernien** (s. Kap. 17.7).

Durchführung: Unter Hiatusplastik versteht man die operative Einengung des Hiatus oesophageus, die in der Regel mit einer **Gastropexie** kombiniert wird,

d.h. einer Fixierung des Magens durch Annähen des Magenfundus an die Unterseite des Zwerchfells.

Ösophagektomie

Bei **Ösophaguskarzinomen** (s. Kap. 17.9).

Durchführung: Entfernung des Ösophagus zumeist als subtotale Ösophagektomie (mit Belassung eines Stumpfes) entweder transthorakal (mit Eröffnung des Brustkorbs), transmediastinal (vom Mediastinum her) oder transhiatal (vom Abdomen her) mit 6–10 cm Sicherheitsabstand vom Karzinomrand, je nach Lokalisation kombiniert mit Lymphadenektomie. Als Ersatz des Ösophagus wird in über 80 % ein **Magenhochzug** vorgenommen. Der Magen wird als Ganzes oder zu einem Schlauch verkleinert, hochgezogen und mit dem Ösophagusstumpf verbunden. Weit weniger häufig wird ein Teil des Kolons oder Jejunums interponiert.

17.4 Fehlbildungen

Ösophagusatresie

Definition

Bei der Ösophagusatresie handelt es sich um einen angeborenen Verschluss des oberen Ösophagus, der in verschiedenen Formen auftreten kann. Am häufigsten ist der Ösophagus proximal als Blindsack ausgebildet und der distale Teil über eine Fistel mit der Trachea verbunden **(Vogt IIIb)**.

Ätiologie

Die Fehlbildung kommt bei 1/3 000 Geburten vor und ist oft kombiniert mit anderen Fehlbildungen.

Einteilung

Die Atresieformen teilt man nach **Vogt** ein (s. Tab. 17-3 und Abb. 17-2).

Symptomatik

Auffallend sind der **schaumige Speichel** und die sofortige Regurgititation der Nahrung bei der ersten Mahlzeit, wobei **Zyanose** und **Hustenanfälle** auftreten. Bei intrauterinem Polyhydramnion liegt stets der Verdacht auf eine Ösophagusatresie nahe.

Diagnostik

Die Diagnose wird durch **Probesondierung** gestellt. Der Katheter lässt sich nach etwa 8–10 cm nicht mehr weiter vorschieben. Bei der Röntgenaufnahme des Thorax zeigt sich der Katheter im Blindsack, und bei der Röntgenaufnahme des Abdomens bestätigt die luftgefüllte Magenblase die ösophagotracheale Fistel (bei Vogt IIIb).

Therapie

Um eine Aspiration zu verhindern, muss der Speichel bis zur Operation fortlaufend abgesaugt werden. Die Operation wird nach ca. 24 h durchgeführt, wobei nach Möglichkeit die beiden Ösophagusteile End-zu-End anastomosiert werden. Ist die Distanz dafür zu

Tab. 17-3	Ösophagusatresieformen nach Vogt	
Typ	**Fehlbildung**	**Häufigkeit**
I	Oberes Segment Blindsack	1 %
II	Atresie ohne ösophagotracheale Fistel	3 %
IIIa	Ösophagotracheale Fistel am oberen Segment, unteres Segment Blindsack	1 %
IIIb	**Ösophagotracheale Fistel am unteren Segment, oberes Segment Blindsack**	**94 %**
IIIc	Ösophagotracheale Fistel des oberen und unteren Segments	1 %
H-Fistel	Ösophagotracheale Fistel bei durchgängigem Ösophagus	

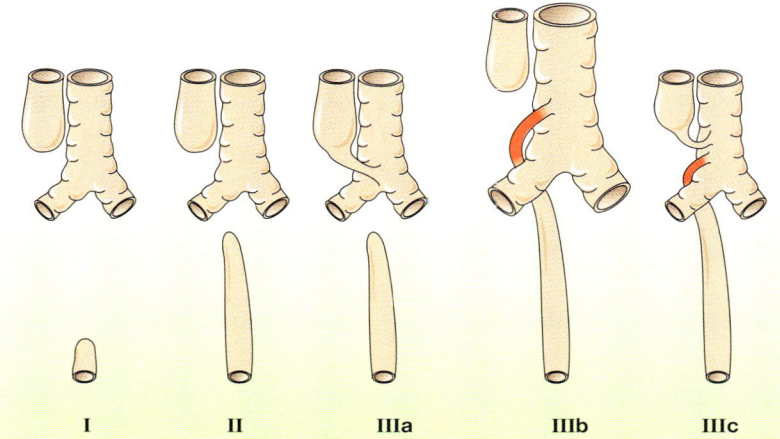

Abb. 17-2   Formen der Ösophagus-atresie nach Vogt.

I   II   IIIa   IIIb   IIIc

groß, kommen Dehnungsmethoden zur Anwendung, oder es kann ein Teil des Kolons interponiert werden.

17.5   Divertikel

Definition

Unter einem Divertikel versteht man die Ausstülpung der Wand eines intestinalen Hohlorgans. Man unterscheidet:
- **echtes Divertikel:** Ausstülpung der gesamten Wand mit allen Schichten, z. B. das Meckel-Divertikel;
- **Pseudodivertikel:** Mukosa und Submukosa werden durch eine Muskellücke in der Wand ausgestülpt, z. B. Zenker-Divertikel, epiphrenisches Divertikel.

Nach ihrem Entstehungsmechanismus lassen sich einteilen:
- **Pulsationsdivertikel:** Ursache ist eine pathologische intraluminale Druckerhöhung vor einem der Sphinkter, z. B. Zenker-Divertikel, epiphrenisches Divertikel.
- **Traktionsdivertikel:** Ausziehung sämtlicher Wandschichten als Folge eines Zuges von außen an der Speiseröhrenwand.

Zenker-Divertikel

Syn.: Zervikales Divertikel, Hypopharynx-Divertikel

Definition

Das Zenker-Divertikel ist ein **Pseudodivertikel.** Es tritt im Killian-Dreieck (oberhalb des M. cricopharyngeus gelegen) durch eine muskuläre Schwachstelle nach dorsal aus (s. Abb. 17-3).

Ätiologie/Pathogenese

Dieses Pulsationdivertikel ist mit 70 % das häufigste Ösophagusdivertikel. Infolge einer Koordinations-

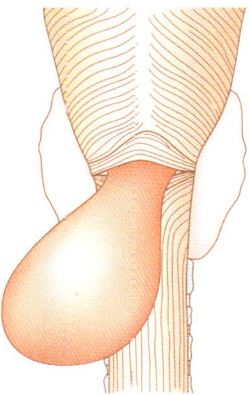

Abb. 17-3   Zenker-Divertikel.

störung mit mangelnder Erschlaffung des OÖS während des Schluckaktes erhöht sich der intraluminale Druck, dem die muskuläre Schwachstelle nicht standhalten kann.

Symptomatik

Leitsymptom ist die **Dysphagie,** die sich während der Mahlzeiten verstärkt, da ein Teil der Speisen im Divertikel landet. Weitere Anzeichen sind Globusgefühl und gurgelnde Geräusche beim Trinken. Typischerweise kommt es zur **nächtlichen Regurgitation** unverdauter Nahrung, die zu charakteristischem **Foetor ex ore** führt. Vor allem bei älteren Menschen kommt es häufiger zur **Aspiration** mit **Hustenreiz** und der Gefahr, eine Aspirationspneumonie zu entwickeln. Entsteht im Divertikel durch die Nahrungsretention eine Entzündung, treten Schmerzen hinzu.

Diagnostik

Die Diagnose kann durch den Ösophagusbreischluck (s. Abb. 17-4) gesichert werden. Der Bruchsack stellt sich meist links paravertebral dar. Wegen der Gefahr der Perforation sollte primär auf die Endoskopie verzichtet werden.

Differentialdiagnose

Von den Divertikeln müssen Ösophagitis, Ösophaguskarzinom und eine Hiatushernie abgegrenzt werden.

> **Merke**
> Besteht der Verdacht auf ein Divertikel, sollte primär wegen der Gefahr einer Perforation keine Endoskopie durchgeführt werden.

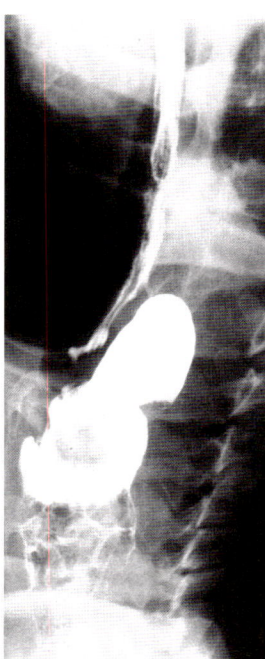
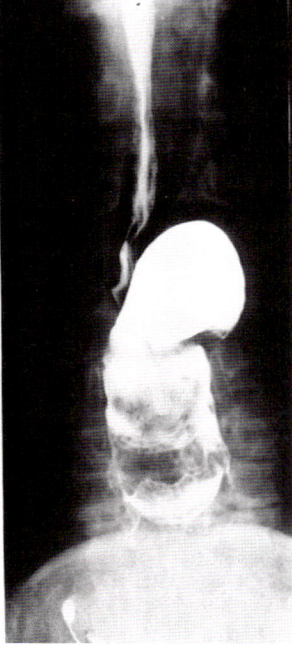

Abb. 17-4 Zenker-Divertikel-Breischluck.

Therapie

Unabhängig vom Beschwerdebild muss wegen der Komplikationsmöglichkeiten operiert werden. Größere Divertikel werden abgetragen **(Divertikulektomie),** kleinere werden hochgenäht **(Divertikulopexie).** Nach Divertikelabtragung wird die Myotomie des funktionsgestörten oberen Ösophagussphinkters durchgeführt.

Heutzutage werden diese Operationen zunehmend endoskopisch mit einem (Klammernaht-)Gerät durchgeführt.

Komplikationen

- Aspiration von Nahrung und rezidivierende Pneumonien.
- Entzündung des Divertikels mit Ulzerationen. Folge kann eine Perforation mit nachfolgender Mediastinitis sein.
- Blutungen, Fistelbildung.

Operationskomplikationen

Bei bis zu 2 % aller operierten Patienten treten Rekurrensparesen auf, die sich meist spontan zurückbilden. Eine Insuffizienz der Nahtstelle kann zur Ausbildung einer Speichelfistel führen, d.h., aus der insuffizienten Nahtstelle entwickelt sich ein Fistelgang, durch den Speichel in das umgebende Gewebe gelangt.

Kasuistik

Ein Patient berichtet über Schmerzen im Bereich des Herzens, die meist schon nach minimaler Nahrungsaufnahme auftreten. Stundenlang nach den Mahlzeiten und auch nachts würge er unverdaute Nahrungsmittel hervor. Er leide auch unter ständigem Mundgeruch trotz guter Mundhygiene. Ein Röntgen-Breischluck mit wasserlöslichem Kontrastmittel bestätigt die Verdachtsdiagnose „Zenker-Divertikel". Daraufhin wird eine Divertikulektomie mit Myotomie des OÖS durchgeführt. Der Patient ist danach beschwerdefrei.

Epiphrenisches Divertikel

Definition

Epiphrenische Divertikel sind ebenfalls **Pseudo- und Pulsationsdivertikel.** Sie sind im distalen Drittel des Ösophagus proximal des unteren Ösophagussphinkters lokalisiert.

Ätiologie

Sie entstehen auf dem Boden einer Funktionsstörung des unteren Ösophagussphinkters, besonders im Rahmen einer Achalasie oder axialen Hiatusgleithernie. Sie liegen meist im Bereich der rechten Ösophaguswand und machen insgesamt ca. 10 % der Speiseröhrendivertikel aus.

Symptomatik

Untypische Symptomatik, die von völliger Beschwerdefreiheit über Dysphagie und retrosternales

Druckgefühl bis zu Oberbauchbeschwerden reichen kann.

Diagnostik

An erster Stelle der Diagnostik steht der Ösophagusbreischluck. Zusätzlich werden zur Abklärung der funktionellen Störung eine Manometrie und pH-Messung durchgeführt. Gleichzeitig wird nicht selten eine Refluxösophagitis gefunden.

Therapie

Eine operative Behandlung ist nur indiziert, wenn Beschwerden bestehen, die eindeutig mit dem Divertikel in Zusammenhang stehen. Es kommt eine Laparotomie mit Divertikelabtragung oder ein minimal invasiver thorakoskopischer Eingriff in Betracht. Als Rezidivprophylaxe wird eine extramuköse Myotomie des Ösophagussphinkters durchgeführt, die eine Druckentlastung bewirkt. In Abhängigkeit von der Funktionsstörung wird als Refluxprophylaxe gelegentlich zusätzlich eine Fundoplicatio durchgeführt.

Parabronchiale oder bifurkale Traktionsdivertikel

Hierbei handelt es sich um **echte Divertikel** mit Lokalisation im mittleren Speiseröhrendrittel. 20 % aller Ösophagusdivertikel entstehen durch narbigen oder entzündlichen Zug von paratrachealen oder bifurkalen Lymphknoten; diskutiert wird auch die Entstehung aufgrund persistierender Gewebebrücken zwischen Ösophagus und Trachea bzw. Bronchien. Meist handelt es sich um radiologische Zufallsbefunde, die asymptomatisch sind und keiner chirurgischen Therapie bedürfen.

17.6 Motilitätsstörungen

Achalasie

Definition

Die Achalasie ist eine neuromuskuläre Störung der glatten Muskulatur des Ösophagus, die durch eine Abnahme von Ganglienzellen im Auerbach-Plexus oder durch eine Degeneration des N. vagus hervorgerufen wird. Während des Schluckaktes kommt es zu ungeordneter Peristaltik, der untere Sphinkter erschlafft nicht. Die inkomplette oder fehlende Öffnung des UÖS führt allmählich zu einer progredienten Erweiterung des tubulären Ösophagus, die in drei Stadien eingeteilt wird (s. Abb. 17-5):
- **Stadium 1, hypermotile Form:** Sphinktererschlaffung unkoordiniert, keine Dilatation des Ösophagus.
- **Stadium 2, hypomotile Form:** Der Ösophagus ist deutlich dilatiert bei sanduhrförmiger distaler Engstellung.
- **Stadium 3, amotile Form:** Siphonartig dilatierter Ösophagus, schluckreflektorische Erschlaffung des UÖS ist unmöglich.

Ätiologie/Pathogenese

Die Ätiologie ist noch unklar. Diskutiert werden neurotoxische Schäden durch Viren wie auch Auto-

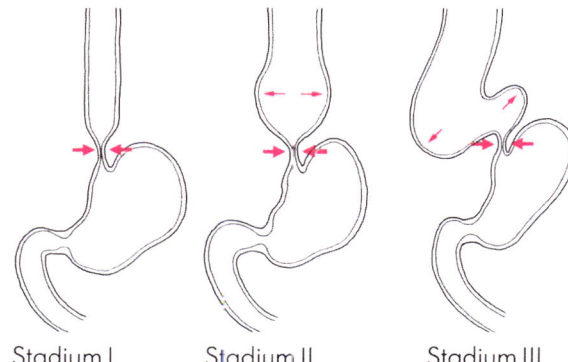

Abb. 17-5   Die drei Stadien der Achalasie.

Stadium I   Stadium II   Stadium III

immunprozesse. Im Rahmen der Chagas-Krankheit ist eine symptomatische Achalasie beschrieben. Prädilektionsalter: 40.–60. Lebensjahr.

Symptomatik

- **Langsam progrediente Dysphagie:** Die Beschwerden treten zunächst bei fester, im fortgeschrittenen Stadium auch bei flüssiger Nahrung auf; durch Nachtrinken gelingt es oft, die Speisen weiter zu befördern.
- **Regurgitation** von Nahrung **direkt nach dem Essen.**
- **Retrosternale Schmerzen** und Schmerzen beim Schlucken (**Odynophagie**).
- **Gewichtsverlust** bei längerer Dauer der Erkrankung.

Diagnostik

Der **Röntgen-Kontrastmittelschluck** (s. Abb. 17-6) zeigt die typische **Sektglas- oder Sanduhr**speiseröhre.

Die **Manometrie** beweist die Öffnungslähmung im Bereich des UÖS bei fehlender Peristaltik. Eine **Ösophagogastroduodenoskopie** mit Biopsie wird hauptsächlich zum Tumorausschluss durchgeführt. Die funktionelle Enge lässt sich dabei problemlos überwinden. Häufig wird die Diagnose einer Retentionsösophagitis gestellt, hervorgerufen durch die Stase von Speiseresten.

Differenzialdiagnose

Ausschließen muss man ein Ösophaguskarzinom, stenosierende Strikturen bei Ösophagitis und Narbenstenosen sowie einen diffusen idiopathischen Ösophagospasmus. Auch an eine Refluxösophagitis sollte man denken.

> **Merke**
> Der Ausschluss eines Ösophaguskarzinoms muss bei der Verdachtsdiagnose Achalasie obligat erfolgen!

Therapie

Konservative Therapie Symptomatische Besserung der Dysphagie durch relaxierende Medikamente wie

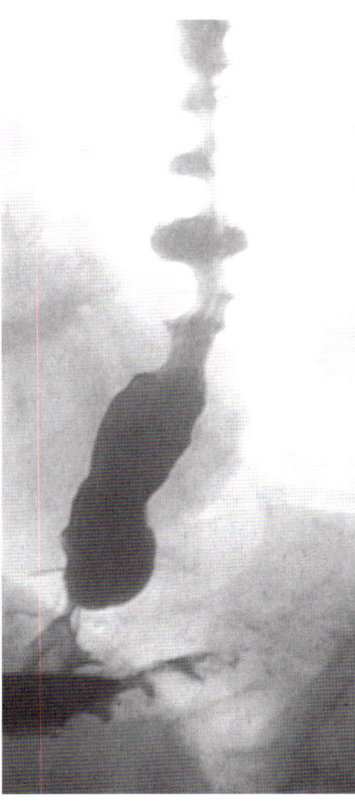

Abb. 17-6 Ösophaguspassage mit wasserlöslichem Kontrastmittel. **Hypermotile Form = vigorous Achalasie** (Schmerz, Dysphagie, aktive Regurgitation).

Amylnitrit, Nitroglycerin und Nifedipin. Hypo- oder amotile Formen sind medikamentös schlechter zu beeinflussen. Ist medikamentös keine oder nur eine geringfügige Besserung der Beschwerden möglich, wird ein- oder mehrmals eine **endoskopische pneumatische Dilatation** des UÖS durchgeführt, die in ca. 95 % der Fälle eine Besserung der Symptomatik bewirkt.

Alternativ kann die endoskopische Injektion von **Botulinustoxin** in den unteren Ösophagussphinkter für ungefähr ½ Jahr Erleichterung bringen.

Operative Therapie Führt die konservative Therapie nicht zur Besserung, ist die OP angezeigt. Methode der Wahl ist die **extramuköse Myotomie nach Gottstein-Heller.** Die Muskulatur des UÖS wird unter Schonung der Schleimhaut über wenige Zentimeter längs gespalten. Der Eingriff wird oft laparoskopisch durchgeführt und mit einer Fundoplicatio kombiniert.

Komplikationen

Aspirationspneumonie; in 5–15 % der Fälle entwickelt sich ein Karzinom.

> **Merke**
> Beim Vorliegen einer Achalasie ist eine lebenslange Kontrolle wegen Karzinomgefahr unentbehrlich!

Diffuser Ösophagusspasmus

Syn.: Idiopathischer Ösophagusspasmus

Definition

Funktionsstörung des Ösophagus mit unkoordinierter, spastischer Kontraktion des Ösophagus nach dem Schluckakt (tertiäre Peristaltik). Die Pathogenese ist unklar.

Symptomatik

Retrosternale Schmerzen im Anschluss an eine Mahlzeit oder bei psychischer Belastung und intermittierende Schluckbeschwerden.

Diagnostik

Die Röntgenkontrastdarstellung zeigt eine typische **korkenzieherartige** Veränderung der Speiseröhre. Im Unterschied zur Achalasie ist der tubuläre Ösophagus nicht dilatiert, und die schluckreflektorische Erschlaffung des UÖS erfolgt zeitgerecht.

Therapie

Konservative Therapie mit Spasmolytika, Nitroglycerin und Sedativa.

17.7 Hiatushernien

Syn.: Zwerchfellhernie am Hiatus oesophageus

Definition

Den Vorfall von Eingeweideanteilen (Bruchinhalt) in einer Vorwölbung des parietalen Peritoneums (Bruchsack) bezeichnet man als **echte Hernie.** Eine **falsche Hernie** (Prolaps) besitzt keinen Bruchsack. Die prolabierten Eingeweideanteile sind daher nicht von Peritoneum umgeben.

Bei einer **Gleithernie** fehlt der peritoneale Bruchsack ganz oder teilweise. Das meist retroperitoneale Hohlorgan gleitet auf seiner Bindegewebsschicht durch die Bruchpforte und bildet somit selbst komplett oder teilweise den Bruchsack. Die Verlagerung von Kardia und Magenabschnitten aus dem Bauchraum durch den Hiatus oesophageus in den Thorax bzw. in das Mediastinum wird als Hiatushernie bezeichnet (s. Abb. 17-7).

Einteilung

Man unterscheidet zwischen einer:
- **axialen Hernie,**
- **paraösophagealen Hernie,**
- **Mischhernie.**

Axiale Hernie

Definition

Die axiale Hiatushernie ist ein typischer Gleitbruch. Der Bruchsack wird von der Kardia gebildet, die entlang der Längsachse (axial) des Ösophagus durch den Hiatus oesophageus in das hintere Mediastinum und auch wieder zurückgleitet. Später kann sich die Kardiaverlagerung auch fixieren.

Ätiologie/Pathogenese

Axiale Hernien machen 80 % der Hiatushernien aus. Die wesentliche Ursache ist eine mit fortschreitendem Alter zunehmende Bindegewebsschwäche. Dadurch kommt es zu einer Lockerung des kardialen Aufhängemechanismus, der durch Adipositas und Emphysembronchitis begünstigt wird. Die Patienten sind meist über 50 Jahre alt und weiblich.

Symptomatik

In der Regel ist die axiale Hiatushernie klinisch stumm. In etwa 25 % der Fälle kommt es aufgrund des veränderten His-Winkels zum gastroösophagealen Reflux und nachfolgend auch zur Refluxkrankheit mit den typischen Symptomen: Sodbrennen, retrosternale Schmerzen und Dysphagie.

Diagnostik

Mittels **Röntgen-Breischluck** in Kopftieflage kann die topographische Lage des gastroösophagealen Übergangs dargestellt werden. **Endoskopisch** kann die axiale Hiatushernie diagnostiziert werden, wenn unterhalb des UÖS eine zweite Einschnürung im Magenbereich zu sehen ist, die durch die Zwerchfellschenkel verursacht wird. Ein **Schatzki-Ring,** also eine ringförmige Einschnürung des Ösophagus am Übergang von Platten- zum Zylinderepithel, ist ebenfalls ein Zeichen für das Vorliegen einer axialen Hiatushernie.

Therapie

Axiale Hiatushernien ohne klinische Symptomatik bedürfen keiner Therapie. Einklemmungserscheinungen sind bei dieser Bruchform sehr selten. Bei Refluxsymptomatik wird konservativ behandelt. Die Indikation für ein operatives Vorgehen ist nur bei gleichzeitig bestehender schwerer Refluxkrankheit gegeben. Entweder wird eine Fundoplicatio oder eine Hiatusplastik mit Fundopexie durchgeführt.

Paraösophageale Hernie

Definition

Die paraösophageale Hernie ist ein echter Bruch mit Ausbildung eines Bruchsacks. Ein Teil des Magens schiebt sich dabei neben dem Ösophagus in die Thoraxhöhle, wobei die intraabdominelle Fixierung des distalen Ösophagus und der Kardia erhalten bleibt. Nur 5 % aller Zwerchfellhernien gehören diesem Typ an.

Eine extreme Variante ist der sog. **Upside-down Stomach** (Thoraxmagen). Der Magen ist um seine Längsachse rotiert und liegt komplett im Thoraxraum, nur die Kardia verbleibt intraabdomiell.

Symptomatik

Typische Symptome der paraösophagealen Hernie sind:
- Dysphagie,
- vermehrtes Aufstoßen,
- retrosternales Druckgefühl,

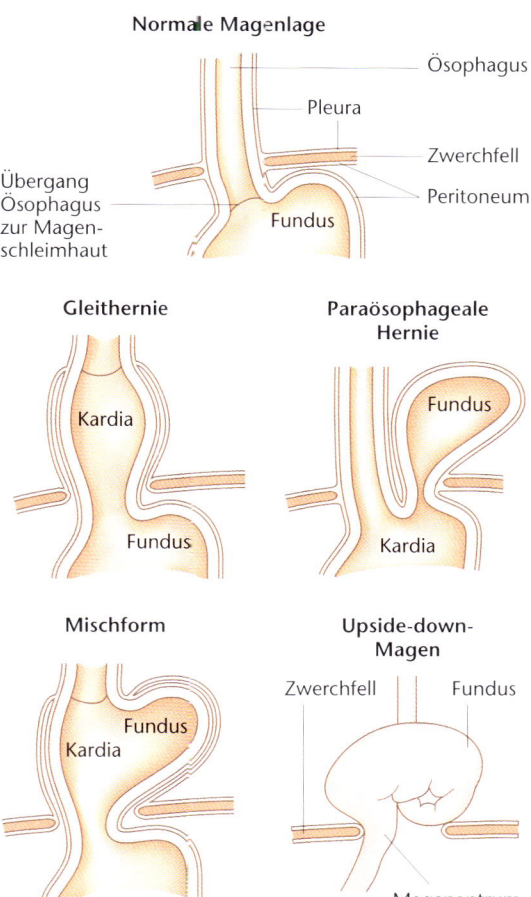

Abb. 17-7 Klassifikation der Hiatushernien.

- Herzbeschwerden nach den Mahlzeiten aufgrund der intrathorakalen Raumforderung = **Roemheld-Syndrom.**

Diagnostik

Bei der Thoraxübersichtsaufnahme zeigt sich eine Luftsichel epiphrenisch im Bereich des Herzschattens. Die Diagnose wird mithilfe der Kontrastuntersuchung oder endoskopisch gesichert.

Differenzialdiagnose

An Differenzialdiagnosen auszuschließen sind die koronare Herzkrankheit, ein Herzinfarkt, ein epiphrenisches Ösophagusdivertikel, innere Zwerchfellhernien (Bochdalek- oder Larrey-Hernie) und Mediastinaltumoren.

Therapie

Wegen der Gefahr der Einklemmung des Bruchinhaltes ist die Indikation zur OP bei jeder paraösophagealen Hiatushernie gegeben, auch wenn die Patienten beschwerdefrei sind. Das am besten geeignete Verfahren ist die **transabdominelle Hiatusplastik mit Fundophrenikopexie.** Der intrathorakale Magenanteil wird reponiert die Bruchlücke am Hiatus verkleinert und der Fundus durch Annaht an die Unterseite des linken Zwerchfellschenkels fixiert. Die Rezidivrate liegt bei ca. 20 %.

> **Merke**
> Die paraösophageale Hiatushernie muss wegen der Gefahr der Einklemmung auch ohne klinische Symptomatik operiert werden.

Komplikationen

- Inkarzeration.
- Magenulkus im Bereich des Schnürrings.
- In 30–40 % der Fälle liegt gleichzeitig eine Cholelithiasis vor.

> **Merke**
> Unter dem Begriff **Saint-Trias** versteht man das kombinierte Auftreten der drei Krankheiten: Hiatushernie, Cholezystolithiasis und Sigmadivertikulose. Die Ätiologie des Zusammenhangs konnte bisher noch nicht geklärt werden.

Mischhernie

Bei der Mischhernie liegt eine Kombination aus axialer und paraösophagealer Hiatushernie vor. Im Gegensatz zu rein paraösophagealen Hernien ist auch die Kardia in den Thoraxraum verlagert. Sie entsteht aus einer axialen Gleithernie, neben der sich bei Vergrößerung der Bruchlücke zunehmend Magenanteile vorschieben.

Symptomatik/Diagnostik

Bei der Mischhernie können **Einklemmungszeichen** (wie bei der paraösophagealen Hernie) und **Zeichen der Refluxkrankheit** (wie bei der axialen Hiatushernie) auftreten. Es wird die gleiche Diagnostik wie bei den anderen Hernien durchgeführt.

Therapie

Auch die Mischhernie muss wegen der Gefahr der Inkarzeration operiert werden.

17.8 Refluxkrankheit

Definition

Der mangelhafte Verschluss des Magens gegen die Speiseröhre wird als **Kardiainsuffizienz** bezeichnet. Von Reflux spricht man bei vermehrtem Übertritt von Mageninhalt in den Ösophagus, dessen Schleimhaut dadurch vermehrt gastrointestinalen Säften ausgesetzt ist. Führt dies zu einer klinischen Symptomatik, handelt es sich um eine Refluxkrankheit.

Ätiologie/Pathogenese

Die Refluxkrankheit ist die häufigste gutartige Erkrankung des oberen Intestinaltraktes. 10–20 % der Bevölkerung sind betroffen. Sie kommt in jedem Lebensalter vor und tritt bei Männern häufiger als bei Frauen auf.

Ursache ist eine **Störung des Antirefluxmechanismus,** der als ein komplexes Zusammenspiel folgender Faktoren aufzufassen ist: Tonus des unteren Ösophagussphinktertonus, Selbstreinigung der tubulären Spreiseröhre und His-Winkel. Der Schweregrad wird bestimmt durch:

- Kontaktzeit des Refluates mit der Ösophagusschleimhaut (nächtlicher Reflux oft stärker als postprandial!);
- Zusammensetzung des Refluates: HCl, Pepsin und evtl. Gallensäuren bei duodenogastroösophagealem Reflux;
- weitere Faktoren: starker Alkohol- und Nikotingenuss, Adipositas, ausgeprägtes Betätigen der Bauchpresse, Schwangerschaft, Medikamente (Anticholinergika, Antikonzeptiva).

Man unterscheidet die **primäre Refluxkrankheit,** bei der eine unzureichende Verschlussfunktion des UÖS zu einem pathologischem Reflux führt (sie tritt oft in Verbindung mit einer axialen Hiatushernie auf) von der **sekundären Refluxkrankheit.** Sie ist Folge einer organischen Krankheit von Speiseröhre und Magen (z. B. bei Sklerodermie) oder kommt nach einem operativen Eingriff vor; sie kann auch Folge einer Magenentleerungsstörung bei Pylorus- oder Duodenalstenose sein. Die Refluxkrankheit lässt sich in verschiedene Stadien eingeteilt (s. Tab. 17-4).

Die im Stadium IV vorhandenen Ulzerationen führen zu Blutungen und sekundär auch zu Eisenmangelanämie.

Symptomatik

Zu den typischen Symptomen einer Refluxkrankheit zählen **Sodbrennen,** das besonders im Liegen auftritt, **retrosternale Schmerzen,** auch ein **epigastrischer Schmerz,** und **Aufstoßen.** Dabei ist saures Aufstoßen durch Magensaft, bitteres durch galligen Reflux bedingt.

Atypische Symptome wie Räusperzwang, Globusgefühl, Heiserkeit und chronischer Husten sowie Anämie kommen ebenfalls vor.

Tab. 17-4	**Klassifikation der Refluxösophagitis in Anlehnung an Savary und Miller**
Stadium	**Organbefund**
0	Refluxbeschwerden ohne organpathologischen Befund
I • Ia • Ib	Fleckförmige rote Läsionen • Ohne Fibrinbelag • Mit Fibrinbelag
II • IIa • IIb	Streifenförmige rote Läsionen • Ohne Fibrinbelag • Mit Fibrinbelag
III	Ausdehnung über die ganze Zirkumferenz des Ösophagus
IV	Komplikationen wie Ulzerationen, Vernarbungen und Stenosen

Diagnostik

Die Diagnose der Refluxkrankheit mit ihren typischen Symptomen wird klinisch gestellt. Ob der Kontakt der Ösophagusschleimhaut mit dem Refluat bereits eine Refluxösophagitis bewirkt hat, kann mithilfe der **Endoskopie** – evtl. mit **Biopsie** – festgestellt werden, die am Beginn der apparativen Diagnostik steht. Nach deren Befund kann die Stadieneinteilung vorgenommen werden. Bei unauffälliger Schleimhaut schließt sich eine **24-h-pH-Metrie** als sicherste Methode zur Quantifizierung des gastroösophagealen Refluxes an. Mittels 24-h-Bilirubinmessung (sog. Bilitec-Messung) kann ein duodenogastroösophagealer Reflux festgestellt werden. Die **Manometrie** mit Messung des unteren Ösophagussphinkterdrucks dient dem Ausschluss einer zugrunde liegenden Motilitätsstörung des Ösophagus. Die röntgenologische Kontrastmitteldarstellung des Ösophagus in Kopftieflage kann einen Reflux nachweisen; da ein gastroösophagealer Reflux aber auch physiologisch auftritt, ist die radiologische Untersuchung kein sicherer Hinweis (s. Abb. 17-8).

> **Merke**
> Die Diagnose „Refluxkrankheit" wird klinisch gestellt, die Diagnose „Refluxösophagitis" lässt sich mittels Endoskopie sichern.

Komplikationen

- **Peptische Strikturen (sog. Schatzki-Ring):** zirkuläre Einengung des Ösophaguslumens am Übergang von Plattenepithel zu Zylinderepithel, die Dysphagiesymptome verursachen kann. Endoskopische Diagnosestellung und Spaltung.
- **Brachyösophagus (Barrett-Ösophagus):** Bei 10 % der Patienten mit Refluxösophagitis werden die Epitheldefekte des zugrunde gegangenen Plattenepithels durch Zylinderepithel mit Becherzellen ersetzt. Bei Nachweis eines Zylinderepithelersatzes in der distalen Speiseröhre kann in der Regel von einer langjährigen Refluxkrankheit mit rezidivierender Refluxösophagitis ausgegangen werden. Dies wird als Barrett-Ösophagus bezeichnet. Man unterscheidet je nach Ausdehnung:
  - **„Short-Segment Barrett-Ösophagus",** bis maximal 3 cm Zylinderepithelmetaplasie;
  - **„Long-Segment Barrett-Ösophagus",** Zylinderepithelmetaplasie über 3 cm.
  Der Barrett-Ösophagus muss als **Präkanzerose** betrachtet werden, da in 5–15 % eine maligne Entartung in ein Adenokarzinom stattfindet.
  Abzugrenzen davon ist der seltene, angeborene primäre oder **endogene Brachyösophagus,** in dem sich metaplastisch veränderte Schleimhautinseln befinden.

Klinik

Wegen der Gefahr der malignen Entartung werden bei Barrett-Ösophagus je nach Schweregrad der

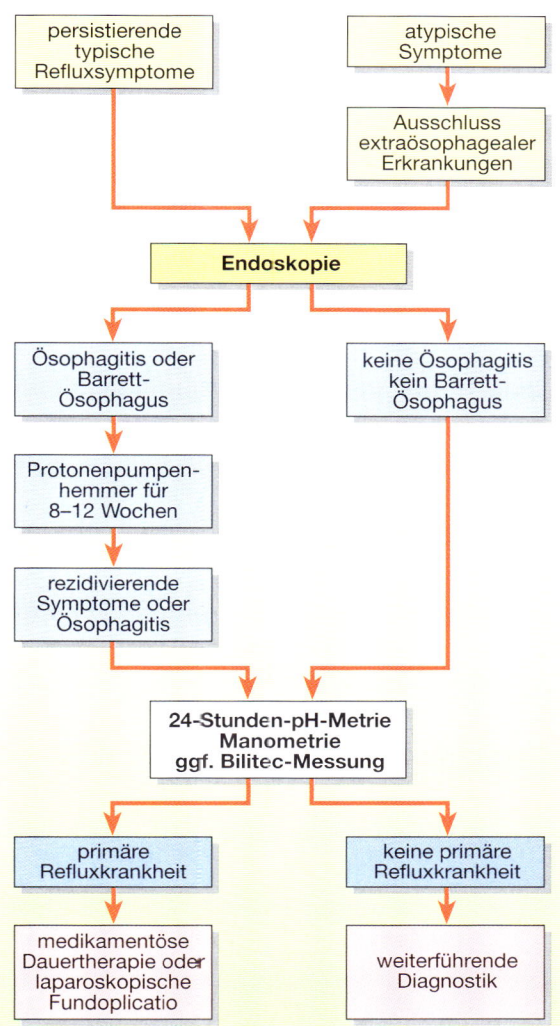

Abb. 17-8 Diagnostisches und therapeutisches Vorgehen bei der Refluxkrankheit.

Zelldysplasien/-atypien endoskopische Kontrollen im Abstand von Monaten bis 1–2 Jahren empfohlen.

> **Merke: „Zehner-Regel" zu den Komplikationen der Refluxösophagitis:**
> Jeder 10. Patient mit Refluxbeschwerden hat eine Refluxösophagitis!
> Jeder 10. Patient mit Refluxösophagitis hat einen Barrett-Ösophagus!
> Jeder 10. Patient mit Barrett-Ösophagus entwickelt ein Ösophaguskarzinom!

Therapie

Konservative Therapie

Zu den allgemeinen Maßnahmen zählt das Einnehmen von mehreren kleinen Mahlzeiten und der Verzicht auf Alkohol und Nikotin sowie auf stark gewürzte oder scharfe Nahrungsmittel. Bei Adipositas sollte eine Gewichtsreduktion erfolgen, auch Schla-

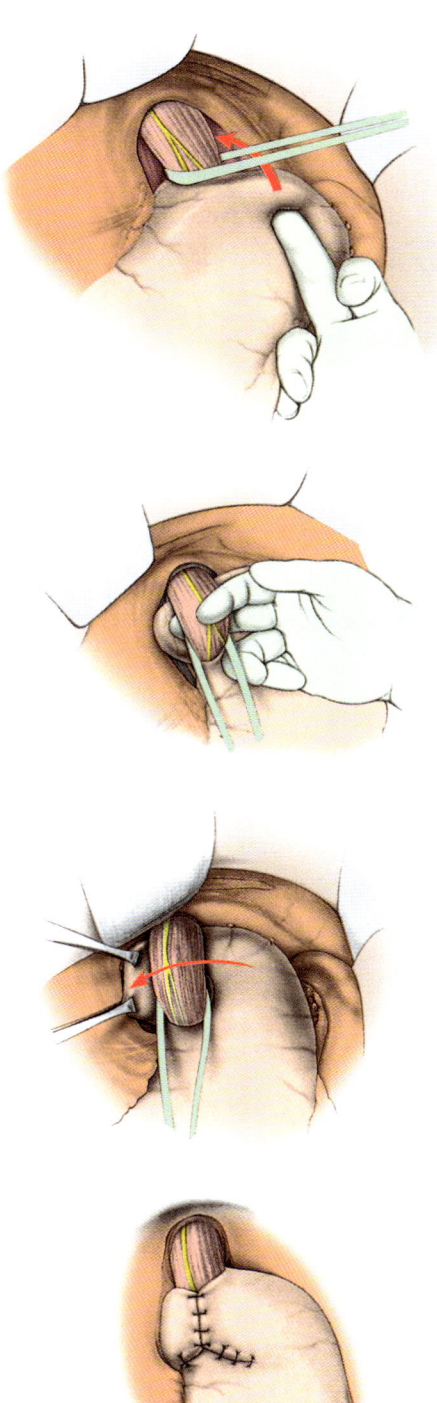

Abb. 17-9 Modifizierte Fundoplicatio nach Nissen-Rosetti.

fen mit erhöhtem Oberkörper kann eine Linderung bewirken.

Die Akuttherapie ist eine Domäne **medikamentöser Maßnahmen.** Bei 85 % der Patienten heilt unter der Therapie mit einem Protonenpumpeninhibitor (PPI), z.B. Omeprazol (Antra®) 20–40 mg/Tag p.o. eine erosive Ösophagitis in 8–12 Wochen aus. In seltenen Fällen ist bei weiterer Beschwerdesymptomatik eine Steigerung der Dosis bis auf 120 mg als Langzeittherapie angezeigt. Die Gabe von Protonenpumpenhemmern wird auch als Rezidivprophylaxe empfohlen.

Nach 6 Wochen wird eine endoskopische Kontrolle durchgeführt.

Chirurgische Therapie

Die Indikation zur Antirefluxchirurgie ist gegeben, wenn der Patient trotz medikamentöser Behandlung nicht beschwerdefrei wird, die Refluxösophagitis nicht innerhalb von 6 Monaten abheilt oder es sich um einen jungen Patienten handelt, der sonst auf eine medikamentöse Langzeitrefluxtherapie angewiesen wäre. Eine chirurgische Intervention sollte auch erfolgen, wenn eine medikamentöse Dauertherapie aufgrund von Nebenwirkungen nicht möglich ist oder der Patient die Abhängigkeit von einer medikamentösen Therapie ablehnt. Es bieten sich folgende Operationsverfahren an:

- **Fundoplicatio nach Nissen-Rosetti:** Dieses Verfahren wird am häufigsten angewendet. Ziel der Operation ist es, den unteren Ösophagussphinkter in seiner Funktion dauerhaft zu unterstützen oder zu ersetzen. Der Eingriff wird heute meist laparoskopisch durchgeführt. Eine Falte der Funduswand wird hinter dem Ösophagus hochgezogen, um diesen herumgeführt und an der Vorderwand des Magens fixiert → Rekonstruktion des His-Winkels (s. Abb. 17-9).
- **Hiatusplastik:** Hierbei werden der Hiatus oesophageus durch eine Naht verkleinert und die nahezu immer bestehende axiale Hiatushernie reponiert.

Daneben gibt es weitere Verfahren, z.B. die **Hemiplicatio mit Fundopexie.** Die Manschettenbildung um den Ösophagus variiert zwischen 120 und 270°. Der Fundus wird am Zwerchfell fixiert. Dadurch werden der His-Winkel wieder hergestellt und eine Gleithernie verhindert. Eine weitere Therapiemöglichkeit besteht im Anlegen einer Kunststoffmanschette **(Angelchick-Prothese)** um die Kardia.

Operative Komplikationen

Intraoperative Verletzungen von Milz, Perforation des Magens und/oder Ösophagus sind möglich. In 10 % der Fälle treten postoperative Rezidive auf, meist ausgelöst durch Lockerung oder Abgleiten der Fundusmanschette **(Teleskopphänomen).**

Das **Postfundoplicatio-Syndrom** (Denervationssyndrom) entsteht durch eine intraoperative Verletzung des N. vagus. Diarrhöen, gepaart mit vermehrten Blähungen, gehören zur Symptomatik.

Das **„Gas-Bloat"-Phänomen** ist Ausdruck einer Überkorrektur. Da Aufstoßen oder Erbrechen nicht mehr möglich ist, muss zu viel geschluckte Luft über Magen und Darm abgehen. Klinisch äußert sich dies durch Magendruck und ein unangenehmes Blähungsgefühl im Oberbauch, in extremen Fällen sogar durch Stenokardien.

Verlauf/Prognose

Bei ca. 90 % der operierten Patienten ist die Fundoplicatio erfolgreich, und die Patienten sind lange Zeit oder sogar dauerhaft beschwerdefrei. Die Operationsletalität der Fundoplicatio liegt bei 0,5–1 %.

17.9 Tumoren

17.9.1 Benigne Tumoren

Definition

Gutartige Tumoren des Ösophagus wachsen entweder **intramural,** wie Leiomyome, Fibrome, Lipome, Hämangiome, neurogene Tumoren und enterogene Zysten, oder **intraluminal,** wie Adenome, Papillome und Polypen. Kennzeichnend ist ihr verdrängendes Wachstum ohne Metastasierung.

Epidemiologie/Pathogenese

Benigne Tumoren machen nur 2 % der Ösophagustumoren aus und werden bei Männern doppelt so häufig wie bei Frauen gefunden.

Leiomyome sind die häufigsten gutartigen Tumoren (54 %), gefolgt von Polypen (22 %). Leiomyome sind meist im mittleren bis unteren Teil lokalisiert, bevorzugter Sitz der Polypen ist der obere Ösophagus.

Symptomatik

Symptom aller benignen Tumoren ist die **chronische Dysphagie,** oftmals verursacht der Tumor aber auch keine Symptome.

Diagnostik

- Die **Röntgen-Kontrastdarstellung** zeigt eine charakteristische Aussparung mit scharfen Konturen.
- Mit der **Endosonographie** kann die exakte Zuordnung des Tumors zu den einzelnen Wandschichten ermittelt werden.
- Die **Ösophagoskopie** ist hilfreich zur Erkennung und Abtragung intraluminaler Tumoren, bei intramuralen Tumoren soll **keine** Biopsie vorgenommen werden, um die Mukosa nicht zu verletzen (Gefahr der Fistelbildung mit konsekutiver Mediastinitis).

Therapie

Wegen der Unsicherheit der Dignität des Tumors ist die Indikation zur Entfernung auch bei Beschwerdefreiheit gegeben. Intraluminale Tumoren können meist endoskopisch entfernt werden. Intramurale Tumoren dagegen werden über einen transthorakalen Zugang ausgeschält, ohne die Mukosa zu eröffnen. Der Eingriff ist auch thorakoskopisch möglich. Die histologische Untersuchung im Schnellschnitt entscheidet über das Resektionsausmaß.

Komplikationen

Ein großer benigner Tumor kann die V. cava komprimieren, die Möglichkeit einer malignen Entartung muss bedacht werden. Postoperativ sind Stenosen möglich.

17.9.2 Maligne Tumoren

Nach WHO-Klassifikation gehören epitheliale Karzinome, mesenchymale Sarkome und sonstige Tumoren zu den malignen Tumoren.

Ösophaguskarzinom

Definition

Unter einem Ösophaguskarzinom versteht man alle vom Epithel ausgehenden malignen Tumoren des Ösophagus. 80–90 % davon sind Plattenepithelkarzinome, der Rest Adenokarzinome. 50 % der Karzinome sind im mittleren Drittel, 35 % im unteren Drittel und 15 % im oberen Drittel des Ösophagus lokalisiert.

Epidemiologie

Das Prädilektionsalter liegt zwischen dem 6. und 7. Lebensjahrzehnt. Männer sind zwei- bis dreimal häufiger betroffen als Frauen. Auffallend ist, dass in den letzten Jahrzehnten in Europa ein deutlicher Anstieg der Karzinome am ösophagokardialen Übergang festgestellt wurde.

Ätiologie/Pathogenese

Die Ätiologie ist unklar. Bekannt sind jedoch begünstigende **Faktoren** wie Nikotin- und Alkoholabusus (insbesondere hochprozentiger Alkohol), heiße Getränke und Mahlzeiten sowie Nitrosamine und andere kanzerogene Nahrungsbestandteile. Außerdem werden als **Präkanzerosen** angesehen:
- der **Barrett-Ösophagus** infolge chronischer Refluxösophagitis, Entartungshäufigkeit: 5–15 %, meist Adenokarzinome;
- **Achalasie,** Entartungshäufigkeit 20 %;
- das **Plummer-Vinson-Syndrom,** das bei Eisenmangel vorkommt und neben einer Glossitis die Bildung fibrinöser Membranen am Ösophaguseingang zeigt. Symptom: Dysphagie;
- **Verätzungsstrikturen.**

Ausbreitung/Metastasierung

Das Ösophaguskarzinom breitet sich besonders in longitudinaler Richtung intramural aus. Da der Ösophagus keine Serosa besitzt, ist eine schnelle Tumorausbreitung in die Umgebung möglich.

Die **lymphogene Metastasierung** erfolgt früh, die Richtung ist abhängig von der Lagebeziehung des Tumors zur Bifurcatio tracheae. Oberhalb der Tracheabifurkation gelegene Tumoren breiten sich nach proximal in die zervikalen und infraklavikulären Lymphknoten, Tumoren unterhalb der Bifurkation breiten sich nach distal in mediastinale und paraösophageale bis hin zu zöliakalen und perigastrischen Lymphknoten aus. Tumoren in Höhe der Bifurkation können in beide Richtungen metastasieren.

Die **hämatogene Metastasierung** der proximalen Tumoren nimmt den Weg über die V. azygos und V. cava in die Lunge, die der distalen Tumoren über V. gastrica sin. und V. portae in die Leber.

Klassifikation (s. Tab. 17-5)

Als Ergänzung der TNM-Klassifikation ist die sog. **R-Klassifikation** bedeutsam für die Prognose. Sie kennzeichnet das Vorhandensein oder Fehlen eines Residualtumors (Resttumors) nach der Behandlung. So bedeutet **R0,** dass kein Residualtumor vorhanden ist. **R1** beinhaltet den mikroskopischen, **R2** den makroskopischen Nachweis eines Resttumors.

Symptomatik

Das Ösophaguskarzinom verursacht erst spät Beschwerden. Das klassische Symptom ist die **zunehmende Dysphagie,** zunächst für feste Speisen, später auch für Flüssigkeiten. Dysphagie ist aber meist schon ein Spätsymptom, ebenso wie Regurgitation, Schmerzen und Heiserkeit, die bei Infiltration des N. recurrens auftritt.

Merke
Bei Auftreten einer Dysphagie nach dem 40. Lebensjahr muss immer ein Ösophaguskarzinom ausgeschlossen werden.

Diagnostik

- **Methode der Wahl: Endoskopie mit Stufenbiopsien** zur histologischen Sicherung.
- **Endosonographie** zur Feststellung der Wandinfiltration und Bestimmung des T-Stadiums.
- **CT Thorax** und **Abdomen** zur Darstellung des Tumors, vergrößerter Lymphknoten, Lungen- oder Lebermetastasen (s. Abb. 17-10).
- Eventuell **Bronchoskopie** bei Verdacht auf Infiltration des Tracheobronchialsystems.

Differenzialdiagnose

Andere Krankheitsbilder mit dem Leitsymptom Dysphagie sind abzugrenzen. Dazu zählen die Achalasie,

Tab. 17-5   TNM-Klassifikation der Ösophaguskarzinome und Stadieneinteilung (UICC 2002)

T Primärtumor	
TX	Primärtumor kann nicht beurteilt werden
T0	Kein Anhalt für Primärtumor
Tis	Carcinoma in situ
T1	Tumor infiltriert Lamina propria oder Submukosa
T2	Tumor infiltriert Muscularis propria
T3	Tumor infiltriert Adventitia
T4	Tumor infiltriert Nachbarstrukturen
N regionäre Lymphknoten	
NX	Regionäre Lymphknoten nicht beurteilbar
N0	Keine regionären Lymphknotenmetastasen
N1	Regionäre Lymphknotenmetastasen
M Fernmetastasen	
MX	Vorhandensein von Fernmetastasen nicht beurteilbar
M0	Keine Fernmetastasen vorhanden
M1	Fernmetastasen vorhanden

Die pTNM-Klassifikation entspricht den Kategorien T, N und M

Stadieneinteilung	
Stadium 0	Tis N0 Mo
Stadium I	T1 N0 M0
Stadium II	A T2, T3 N0 M0
Stadium IIB	T1, T2 N1 M0
Stadium III	T3 N1 M0 T4 jedes N M0
Stadium IV	Jedes T jedes N M1

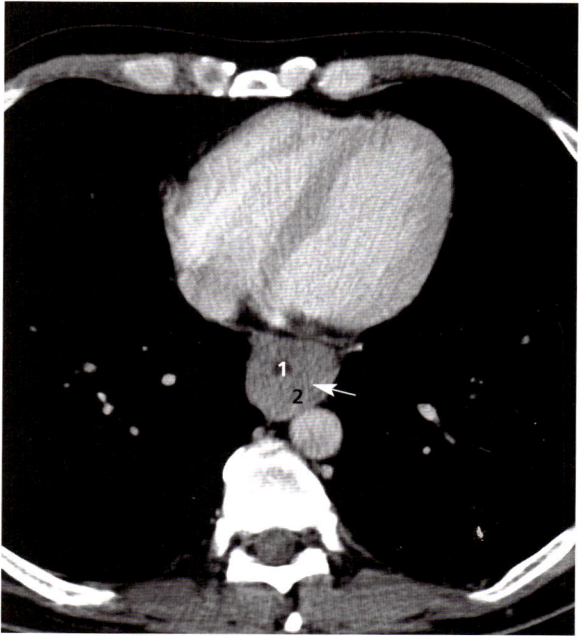

Abb. 17-10   Computertomographie: 2 deutlich wandverdickter Ösophagus mit einem 1 engen Restlumen.

Ösophagusdivertikel und gutartige Ösophagustumoren.

Therapie

Indikation

Der Allgemeinzustand des Patienten und der Befund der präoperativen Diagnostik entscheiden darüber, ob eine radikale Resektion möglich ist. Wegen des großen Sicherheitsabstands können Tumoren oberhalb oder in Höhe der Bifurkation aus anatomischen Gründen nur in einem frühen Stadium (T1 und T2) radikal operiert werden, unterhalb der Bifurkation können auch große Tumoren (T3) noch radikal entfernt werden. In manchen Fällen wird deshalb eine neoadjuvante Radiochemotherapie angewandt. Als neoadjuvant werden Radio- und/oder Chemotherapie dann bezeichnet, wenn sie bereits präoperativ zum Einsatz kommen. Bei größeren Tumoren lässt sich dadurch eine Verkleinerung des Tumorstadiums erreichen, sodass eine radikale OP noch möglich wird. Wurden bei der präoperativen Diagnostik bereits Fernmetastasen ermittelt, kommt nur noch ein palliatives Verfahren in Frage.

Chirurgische Therapie

Die anatomischen Gegebenheiten und die vorwiegend longitudinale Ausbreitung des Ösophaguskarzinoms bedingen eine radikale Resektion mit einem Sicherheitsabstand von 6–10 cm.

Die Operation besteht in **subtotaler oder totaler Ösophagektomie** mit **Lymphadenektomie** und nachfolgendem Ösophagusersatz, wobei die Resektion je nach Lokalisation und Größe transmediastinal, transthorakal oder transhiatal vorgenommen wird. Bei distalen Tumoren werden Kardia und kleine Kurvatur des Magens zur Sicherheit mitreseziert.

Als **Ösophagusersatz** kommen in Betracht (s. Abb. 17-11):

- **Magenhochzug:** Methode der Wahl, da technisch einfacher, Komplikationsrate geringer und nur eine Anastomose zwischen Magen und proximalem Ösophagusstumpf gebildet werden muss. Der Magen kann als Ganzes oder zu einem Schlauch verkleinert hochgezogen werden.
- **Koloninterponat:** Chirurgisch aufwändiger, da drei Anastomosen nötig sind. Meist wird das linke Transversum mit Colon descendens ausgewählt und in isoperistaltischer Richtung eingesetzt. Die Gefäßdurchblutung bleibt erhalten. Nachteil: starker Foetor ex ore.
- **Dünndarminterponat:** Dieses Verfahren ist die Ausnahme, da die Blutversorgung aufgrund der Gefäßarkaden über eine größere Strecke unzureichend ist.

Nach Möglichkeit wird das alte Ösophagusbett für den Ersatz benutzt, auch eine retrosternale Platzierung des Ösophagusersatzes ist möglich. Der subkutane Einsatz ist heute nicht mehr üblich.

Palliative Therapie

Die palliative Therapie beim nicht radikal resezierbaren Ösophaguskarzinom besteht in einer kombinierten Radiochemotherapie.

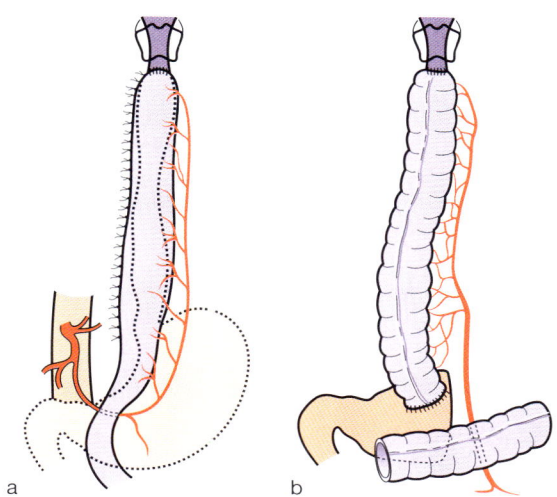

Abb. 17-11   Speiseröhrenersatz.

Stenosen lassen sich durch **endoskopische Lasertherapie** beseitigen. Zusätzlich kann noch eine intraluminale Bestrahlung durchgeführt werden (sog. **Afterloading**). Zur Wiederöffnung von Stenosen eignen sich auch **selbstexpandierende Stents,** die aus einem Gitterdrahtgeflecht bestehen und das Speiseröhrenlumen offen halten.

Ist das Ösophaguskarzinom so weit fortgeschritten, dass die orale Ernährung aufgrund der Stenosierung nicht mehr möglich ist, bleibt zur Sicherstellung der Ernährung noch die **perkutane endoskopische Gastrostomie (PEG),** d.h. die perkutane Einlage einer Sonde in den Magen unter endoskopischer Kontrolle. Bei hochgradiger Stenose, wenn eine PEG nicht mehr möglich ist, kann von außen eine gastrale Ernährungsfistel (= **Gastrostoma** oder **Witzel-Fistel**), alternativ ein **Jejunostoma** zur Sondenernährung angelegt werden.

Operative Komplikationen

Anastomoseninsuffizienzen (bis 20 % der Fälle) durch Zirkulationsstörungen können enterokutane oder enterotracheale Fisteln verursachen und eine Mediastinitis und Bronchopneumonie zur Folge haben. **Interponatnekrosen** sind Folge einer mangelhaften Gefäßversorgung des Ersatzes und führen zu Mediastinitis, Peritonitis und Sepsis.

Prognose

Die Prognose des Ösophaguskarzinoms ist schlecht. Zwar konnte die Operationsletalität mittlerweile auf 5 % gesenkt werden, die 5-Jahres-Überlebensrate liegt jedoch bei kleinen Tumoren im Stadium T1/T2 bei 40 % und bei fortgeschrittenen Tumoren T3/T4 bei < 10 %.

Kasuistik

Ein 70-jähriger Patient klagt seit 2 Monaten über Leistungsabfall, Gewichtsverlust von 7 kg und seit etwa 1 Woche über zunehmende Schluckbeschwerden und ein Kloßgefühl im Epigastrium. Der Patient ist langjähriger Raucher und leidet seit langem unter einer Refluxerkrankung. Der Ösophagusbreischluck zeigt eine Stenose im distalen Bereich des Ösophagus, die Ösophagoskopie mit Biopsie ergibt ein stenosierendes Ösophaguskarzinom. Es wird eine Ösophagektomie mit Magenhochzug als Ösophagusersatz durchgeführt.

17.10 Verletzungen

Ösophagusperforation

Definition

Traumatische Verletzung der Speiseröhrenwand.

Ätiologie

80 % der Fälle werden iatrogen durch diagnostische (Endoskopie, Endosonographie) oder therapeutische (Bougierung, Dilatation) Maßnahmen verursacht. Mehr als die Hälfte der iatrogenen Perforationen ereignet sich im zervikalen Ösophagus und ca. 30 % im distalen Drittel.

Etwa 8 % der Perforationen geschehen durch Fremdkörper, der Rest durch Unfälle wie u.a. Stich- oder Schussverletzungen.

Symptomatik

Die Anamnese, bei der plötzlich auftretende **starke Schmerzen** beim Schlucken, bei Druck auf das Sternum oder zwischen den Schulterblättern angegeben werden, ist wegweisend. Ein **Hautemphysem** im Bereich des Jugulums ist Ausdruck des Luftübertritts in das Mediastinum. Zusätzliche Symptome sind Hämatemesis, Dyspnoe, Dysphagie, Fieber und Leukozytose im Rahmen einer nachfolgenden Mediastinitis.

Diagnostik

Beweisend ist **die Kontrastmitteluntersuchung** der Speiseröhre (s. Abb. 17-12a, b), die mit wasserlöslichem Kontrastmittel durchgeführt werden muss. Sie zeigt den Austritt des Kontrastmittels in das Mediastinum. Auf der Thoraxübersichtsaufnahme stellt sich evtl. ein **Pneumothorax** oder ein **Mediastinalemphysem** dar.

> **Merke**
> Bei Verdacht auf eine Ösophagusperforation muss unbedingt wasserlösliches Kontrastmittel verwendet werden.

Therapie

Perforation des zervikalen und thorakalen Ösophagus Kleine, gedeckte Perforationen können unter Breitbandantibiotikagabe konservativ behandelt werden. Zur Aspirationsprophylaxe wird eine belüftete Magensonde gelegt. Alternativ besteht bei kleinen Perforationen die Möglichkeit, endoskopisch einen Tubus zur Überbrückung der Perforation einzusetzen.

Ausgedehnte Perforationen können innerhalb von 6 h primär übernäht werden, bei Perforationen, die

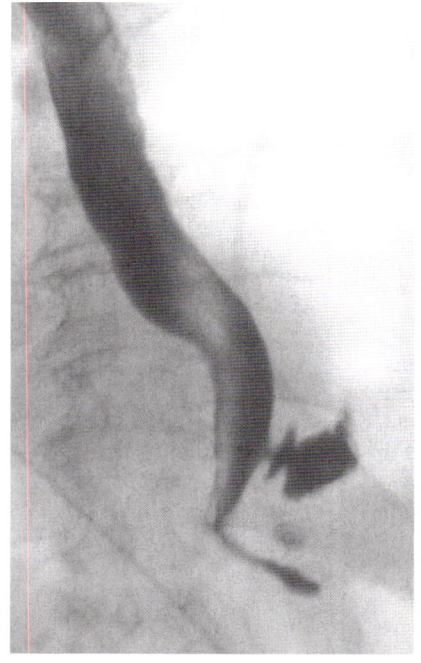
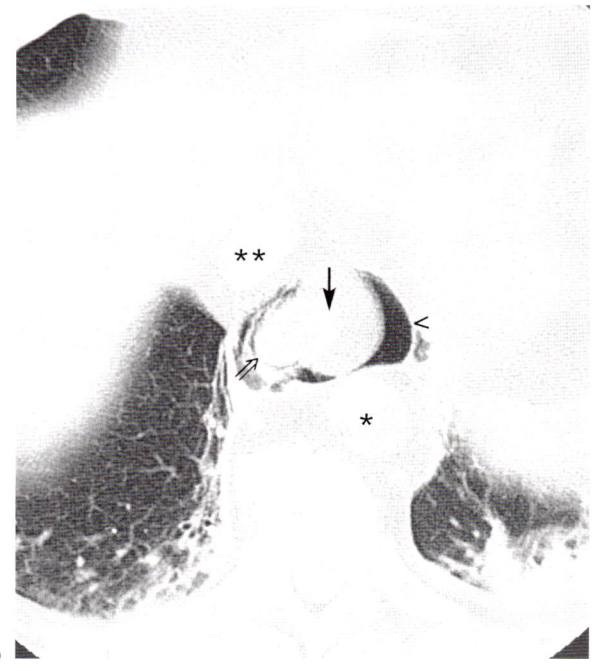

17-12 a) Ösophaguspassage mit wasserlöslichem Kontrastmittel. Ösophagusruptur mit KM-Austritt. b) Ösophagusruptur. CT zeigt einen kollabierten Ösophagus (→) und extraluminale (>) bzw. intramurale Luft (=>). Aorta descendens (*), V. cava inferior (**).

mehr als 6, aber weniger als 24 h zurückliegen, ist eine Übernähung noch möglich, aber mit höherem Risiko der Entwicklung einer Mediastinitis verbunden, nach 24 h wird nur noch eine Drainage der Perforationsstelle und Abszesshöhle durchgeführt sowie eine Gastrostomie zur enteralen Ernährung angelegt.

Perforation des abdominellen Ösophagus Perforationen des abdominellen Ösophagus führen immer zu einem akuten Abdomen und werden operativ versorgt.

Prognose

Je frühzeitiger die Diagnose gestellt und die Therapie begonnen werden, umso besser ist die Prognose. Besteht bereits eine Mediastinitis, liegt die Letalität bei 50 % und mehr.

Spontane Ösophagusruptur (Boerhaave-Syndrom)

Definition

Die spontane Ruptur aller Wandschichten der Speiseröhre wird als Boerhaave-Syndrom bezeichnet.

Pathogenese

Die Ruptur liegt fast immer proximal des unteren Ösophagussphinkters nach dorsolateral links gerichtet. Sie ist Folge einer maximalen intraluminalen Druckerhöhung (bis zu 200–400 mmHg) bei explosionsartigem Erbrechen. Meist zeigt sich das Krankheitsbild bei Männern, vorwiegend nach reichhaltigem Essen und Alkoholexzess.

Symptomatik

Das Krankheitsbild ist gekennzeichnet durch folgende **Trias:**
- Erbrechen,
- starke abdominelle oder thorakale Schmerzen **(Vernichtungsschmerz),**
- Dyspnoe.

Als Folge kann ein sich Mediastinalemphysem (→ Hautemphysem im Halsbereich) entwickeln.

Diagnostik

Meist kann die Diagnose schon aus der **Anamnese** und der typischen Trias gestellt werden. Bewiesen wird sie durch die **Thoraxaufnahme,** auf der sich charakteristischerweise ein Mediastinalemphysem zeigt, und durch den **Gastrografin®-Schluck,** der die Lokalisation dokumentiert.

Differenzialdiagnose

An Differenzialdiagnosen müssen eine Ulkusperforation, ein Spontanpneumothorax, ein Herzinfarkt, eine akute Pankreatitis und eine inkarzerierte Hiatusbzw. Zwerchfellhernie ausgeschlossen werden.

Therapie

Die Behandlung besteht aus **sofortiger Operation** und Übernähung der Ruptur. Als antibiotischer Schutz wird ein Breitbandantibiotikum gegeben, außerdem erhält der Patient eine nasogastrale Sonde und eine Thoraxdrainage.

Prognose

Die Letalität bei konservativer Behandlung liegt bei annähernd 100 %, aber auch die operative Versorgung hat mit einer Letalität von 20–40 % eine relativ schlechte Prognose.

Mallory-Weiss-Syndrom

Definition

Beim Mallory-Weiss-Syndrom handelt es sich um Schleimhauteinrisse am ösophagokardialen Übergang nach heftigem Erbrechen. Es stellt die Vorstufe des Boerhaave-Syndroms dar.

Pathogenese/Symptomatik

Durch die akute Drucksteigerung beim Erbrechen kommt es zu longitudinalen Schleimhautläsionen mit gastrointestinaler Blutung.

Symptome sind **starke Hämatemesis** und **Schmerzen.**

Diagnose

Notfallmäßige Ösophagogastroskopie erforderlich und beweisend.

Differenzialdiagnose

- Ösophagusvarizenblutung.
- Blutung aus einem Ulcus ventriculi.

Therapie

Endoskopische Blutstillung mit Clips oder Injektion von Fibrin oder Epinephrin (Suprarenin®). Ist dies nicht möglich, kann eine Kompression mittels Ballonsonde durchgeführt werden. Diese darf jedoch nur für kurze Zeit belassen werden, da Durchblutungsstörungen des Ösophagus auftreten können. In manchen Fällen ist die Umstechung zur Blutstillung erforderlich.

> **Merke**
> Beim Mallory-Weiss-Syndrom kommt es zu Schleimhauteinrissen am ösophagogastralen Übergang, beim Boerhaave-Syndrom zur kompletten Ruptur des Ösophagus.

Fremdkörper

Definition

Kleinere Fremdkörper wie Münzen oder kleines Spielzeug, die meist von Kindern verschluckt werden, passieren den Ösophagus in der Regel problemlos.

Größere Fremdkörper, die manchmal in suizidaler Absicht geschluckt werden, bleiben in der Mehrheit der Fälle an der oberen Ösophagusenge hängen, können aber bis zur mittleren oder unteren Enge gelangen.

Symptomatik/Diagnostik

Wenn der Gegenstand in der Speiseröhre stecken bleibt, sind Schmerzen und Dysphagie die Folge. Die

Anamnese führt in der Regel zur Diagnose. Die Thoraxübersichtsaufnahme in zwei Ebenen und die Endoskopie liefern den Beweis.

Therapie

Die Fremdkörperentfernung erfolgt endoskopisch. Nur selten ist eine operative Entfernung notwendig.

Wichtigste Komplikation

Durchspießungsmediastinitis mit nachfolgender Sepsis.

Säuren- und Laugenverätzungen

Definition

Inokulierte Flüssigkeiten wie Säuren oder Laugen führen zu Verätzungen des Ösophagus.

Ätiologie/Pathogenese

Laugen sind die gefährlicheren Substanzen, da sie zu **Kolliquationsnekrosen** führen, die weit in die Tiefe reichen. Säuren verursachen **Koagulationsnekrosen,** die zunächst einen gewissen Schutz gegen das weitere Eindringen der Säure bieten. Man unterscheidet drei Stadien:

- **Grad I:** oberflächliche Schädigung der Schleimhaut mit Schwellung und Rötung, Abheilung ohne Spätfolgen;
- **Grad II:** starke Schädigung der Mukosa und Submukosa mit Ulzerationen und fibrinösen Belägen; Ausheilung mit Narbenbildung, evtl. Stenose;
- **Grad III:** vollständige Schädigung aller Wandschichten, tiefe Ulzerationen bis zur Perforation.

Symptomatik

Brennen in Mund und Pharynx, vernichtungsartiger retrosternaler Schmerz, evtl. Schocksymptome. Ätzspuren an Lippen, Zunge und Mundschleimhaut. Ein Glottisödem führt zu Stridor und Dyspnoe.

Diagnostik

Einen ersten Hinweis liefert die Anamnese, dann folgt die Inspektion der Mund- und Rachenregion. Eine Röntgendarstellung mit wasserlöslichem Kontrastmittel zeigt, ob eine Perforation vorliegt. Mittels Endoskopie wird der Schweregrad (Gradeinteilung) beurteilt.

Therapie

Als erste Maßnahme ist bei Verdacht auf eine Ösophagusverätzung eine Spülung mit Wasser vorzunehmen bzw. eine sofortige Endoskopie mit Spülung und Absaugung einzuleiten. Die weitere Therapie richtet sich dann nach dem Schweregrad der Verätzung:

Grad I: lediglich Schmerzbehandlung; die Verätzungen heilen ohne spezifische Therapie komplikationslos ab.

Grad II und III: Schockbehandlung mit Volumenersatz, evtl. Intubation und Beatmung; Einlegen einer Magensonde, frühzeitige Operation bei Grad III.

> **Merke**
> Bei Verdacht auf Verätzung darf wegen der Gefahr der Aspiration kein Erbrechen ausgelöst werden.

Als Infektionsprophylaxe dient eine parenterale **Breitbandantibiotikagabe,** ebenso hat sich eine **hoch dosierte Cortisongabe** für 2–3 Monate durchgesetzt. Ab dem 6.–12. Tag beginnt man mit der **Frühbougierung** in 2- bis 4-tägigen Abständen. Bei ausgedehnten Wandnekrosen müssen die entsprechenden Ösophagusabschnitte reseziert und eine Witzel-Fistel angelegt werden.

Bei schweren Verätzungen erfolgt nach Stabilisierung des Allgemeinzustandes eine Rekonstruktion durch Magenhochzug oder Koloninterponat.

Komplikationen

Als Frühkomplikationen können Glottisödem, Blutungen, Perforationen und Fisteln auftreten. Später können Strikturen entstehen, die zu 80 % innerhalb der ersten 8 Wochen, zu über 90 % im 1. Jahr manifest werden und eine permanente, regelmäßige, evtl. sogar lebenslange Bougierung erfordern. Bei narbiger Abheilung kann nach 10–20 Jahren ein Narbenkarzinom entstehen.

Prognose

Die Letalität der akuten Verätzung liegt – abhängig von der Substanz und Einwirkzeit – bei ca. 10 %. Nach Überstehen der akuten Phase persistieren in 10–15 % Strikturen.

17.11 Ösophagusvarizenblutung

Siehe Kap. 24.5.

18 Zwerchfell

Gerlind Souza-Offtermatt

18.1 Grundlagen

Anatomie

Das kuppelförmige Zwerchfell (Diaphragma) trennt als fibromuskuläre Platte den Thorax- vom Abdominalraum (s. Abb. 18-1). Es werden **drei Muskelgruppen** unterschieden:

- **Pars sternalis:** Ansatz am Sternum;
- **Pars costalis:** Ansatz am Rippenbogen;
- **Pars lumbalis:** Ansatz an LWK I–III.

Diese Muskelgruppen gehen im **Centrum tendineum,** einer zentral gelegenen Sehnenplatte, ineinander über.

Das Zwerchfell weist **drei große Öffnungen** auf:

- **Hiatus aorticus:** prävertebral lokalisierte Durchtrittspforte für die Aorta;
- **Foramen venae cavae:** Durchtrittspforte für die V. cava inf.; lokalisiert rechts paramedian im Centrum tendineum;
- **Hiatus oesophageus:** Durchtrittspforte für den Ösophagus mit den Vagusästen; ventral des Hiatus aorticus lokalisiert, Austrittsort von **Hiatushernien.**

Des Weiteren unterscheidet man folgende nur mit Bindegewebe bedeckte **Zwerchfelllücken** zwischen den Ansätzen der drei Muskelgruppen, welche als „Locus minoris resistentiae" die Prädilektionsstellen für Hernien sowie die Brücke für Entzündungsübergriffe aus dem Abdominal- in den Thoraxraum darstellen:

- **Trigonum sternale:** zwischen Pars sternalis und Pars costalis. Hier verlaufen die Aa. thoracicae internae, die in die Aa. epigastricae superiores übergehen. Die nach rechts austretende Hernie wird als **Morgagni-Hernie,** die nach links austretende Hernie als **Larrey-Hernie** bezeichnet.
- **Trigonum lumbocostale (Bochdalek-Dreieck):** beidseitig am Übergang zwischen Pars lumbalis und Pars sternalis gelegen. Entsprechend wird eine Her-

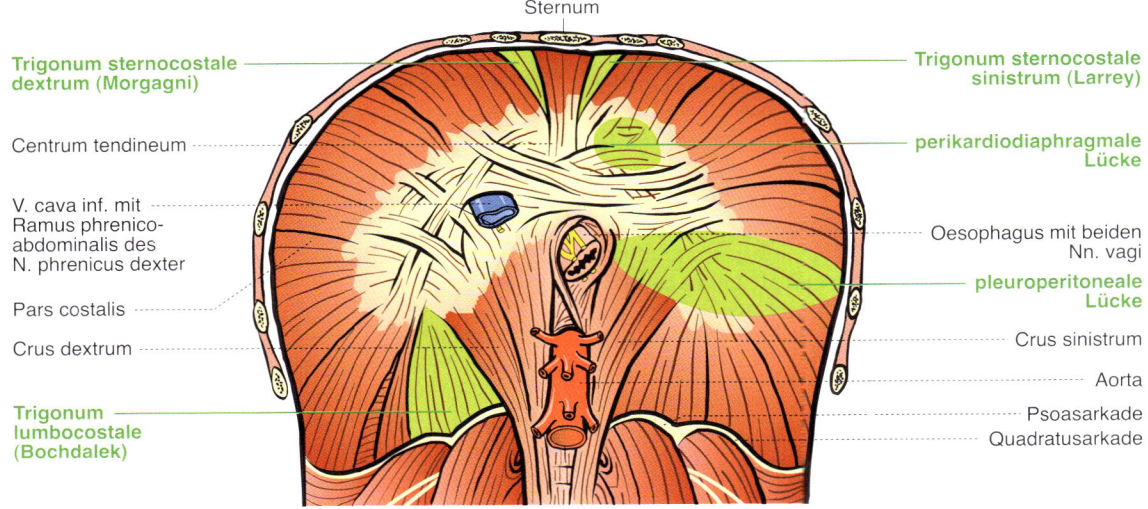

Trigonum sternocostale dextrum (Morgagni)

Centrum tendineum

V. cava inf. mit Ramus phrenico-abdominalis des N. phrenicus dexter

Pars costalis

Crus dextrum

Trigonum lumbocostale (Bochdalek)

Sternum

Trigonum sternocostale sinistrum (Larrey)

perikardiodiaphragmale Lücke

Oesophagus mit beiden Nn. vagi

pleuroperitoneale Lücke

Crus sinistrum

Aorta

Psoasarkade

Quadratusarkade

Abb. 18-1 Topographische Anatomie des Zwerchfells und Lokalisation der häufigsten Defekte bzw. Lücken.

nie an dieser Stelle als **Bochdalek-Hernie** bezeichnet.

Die **motorische Innervation** erfolgt durch den **N. phrenicus** aus dem Plexus cervicalis (vor allem C4). Eine **einseitige Phrenikusparese** führt zum **einseitigen Zwerchfellhochstand.** Eine **beidseitige Parese** verursacht einen **beidseitigen Zwerchfellhochstand** mit konsekutiver **Ateminsuffizienz.**

Funktion

Das Zwerchfell stellt mit 75 % der Atemleistung den wichtigsten Teil der Atemmuskulatur dar; zur Inspiration kontrahiert es sich, bei Exspiration erfolgt die Erschlaffung.

Bei aufgehobener Zwerchfellbeweglichkeit sollte an entzündliche Prozesse (z. B. subphrenischer Abszess) gedacht werden, ein Zwerchfelltiefstand tritt beim Lungenemphysem auf, ein Zwerchfellhochstand bei Volumen fordernden Prozessen im Abdominalraum (z. B. Aszites).

18.2 Diagnostik

Anamnese und körperliche Untersuchung

Spezifisches Leitsymptom für Zwerchfellerkrankungen ist der **Singultus,** eine durch unwillkürliche schnelle Kontraktion des Zwerchfells verursachte tönende Inspiration. Daneben kann **Schmerz** in Form von retrosternalem oder interkostalem Druck ein weiteres Symptom einer Zwerchfellerkrankung sein.

Bei der körperlichen Untersuchung sollte auf mehrere Details geachtet werden:
- Atemmechanik (Dyspnoe, Tachypnoe, Husten, Einsatz der Hilfsmuskulatur, paradoxe Atmung, einseitige Atemexkursion);
- Lungengrenzen (Hoch-/Tiefstand und Atemverschieblichkeit);
- Auskultation und Perkussion (Atemgeräusch, Darmgeräusch intrathorakal, Pleuraerguss);
- interkostaler Klopfschmerz;
- Wirbelsäulendeformierung.

Apparative Untersuchung

Im **Röntgen-Thorax** p.a. und seitlich sind Pleuraerguss, Zwerchfellhochstand, Mediastinalverdrängung, Magen oder Darmanteile in der Thoraxhöhle und Raumforderungen zu erkennen. Die **Röntgendurchleuchtung** gibt Aufschluss über die Zwerchfellbeweglichkeit. In der **Sonographie** werden subphrenische oder pleurale Flüssigkeitsansammlungen sichtbar, die **MDP** zeigt Defekte und Hernien. Das **CT** wird benutzt, um Tumoren oder versteckt liegende Hernien zu entdecken.

18.3 Hernien

Grundsätzlich unterscheidet man bei den Zwerchfellhernien die am Hiatus oesophageus lokalisierten Hernien (**Hiatushernien,** s. Kap. 17) von den nicht am Hiatus oesophageus lokalisierten Hernien (**extrahiatale Hernien).**

18.3.1 Extrahiatale Zwerchfellhernien

Es handelt sich zumeist um erworbene Hernien. Nach der Lokalisation lassen sich auch hier drei verschiedene Formen differenzieren, die sich jedoch hinsichtlich ihrer Symptomatik und der Therapie nicht unterscheiden.

Morgagni-/Larrey-Hernie (parasternale Hernie)

Definition/Ätiologie

Die parasternale Hernie stellt einen Bruch durch das erweiterte **Trigonum sternale** dar, durch welches Abdominalorgane in den Thoraxraum gelangen können. Eine rechtsseitige parasternale Hernie wird als **Morgagni-Hernie,** eine linksseitige als **Larrey-Hernie** bezeichnet. Die Morgagni-Hernie tritt zehnmal häufiger auf als die Larrey-Hernie, da das Trigonum sternale auf der linken Seite durch Perikard und Herz besser geschützt ist. Frauen sind häufiger als Männer betroffen.

Symptomatik

Während kleine Hernien meist symptomlos bleiben, können größere Hernien viele Symptome verursachen. Dazu zählen ein retrosternales Druckgefühl, **kardiale** Symptome wie Tachykardie oder Herzrhythmusstörungen, **pulmonale** Symptome wie Dyspnoe oder eine Pneumonie und **gastrointestinale** Symptome wie Obstipation oder sogar einen Ileus (mit Stuhl- und Windverhalt, Erbrechen).

Diagnostik

- **Klinische Untersuchung:** Darmgeräusche über dem Thorax, abgeschwächtes Atemgeräusch.
- **Röntgen-Thorax** in zwei Ebenen und **Durchleuchtung:** luft- und flüssigkeitsgefüllte Magen- oder Darmanteile, Mediastinalverdrängung, Zwerchfellbeweglichkeit.
- **CT Thorax.**
- **MDP:** Magen- oder Darmanteile im Thorax bzw. **Kolonkontrasteinlauf** bei V. a. hernierte Organteile.

Differenzialdiagnose

Hernien müssen abgegrenzt werden von Zysten des Perikards oder Mediastinums, Tumoren des Zwerchfells, des Mediastinums und der Lunge, pleuralen oder Lungenprozessen (Lungensequestration, basal gekammerter Pleuraerguss), einer einseitigen Relaxatio diaphragmatica oder einer Fettherniation durch das Zwerchfell.

Therapie/Prognose

Da die Gefahr der Einklemmung von Abdominalorganen gegeben ist, besteht die **Indikation zur Operation.** Dabei wird von abdominal vorgegangen, der Bruchinhalt reponiert und die Lücke verschlossen. Bei Erwachsenen ist dieser Eingriff auch laparoskopisch möglich.

Bei früher Operation ist die Prognose sehr gut.

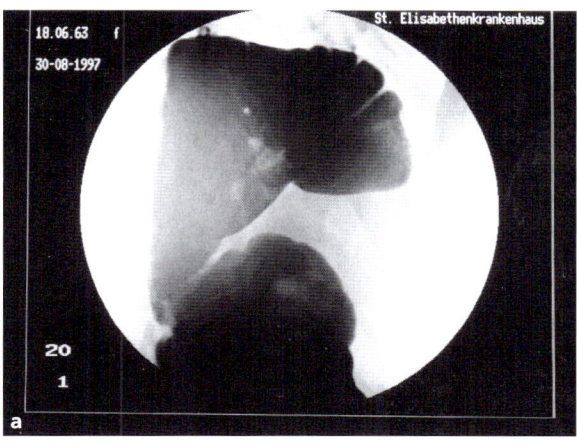

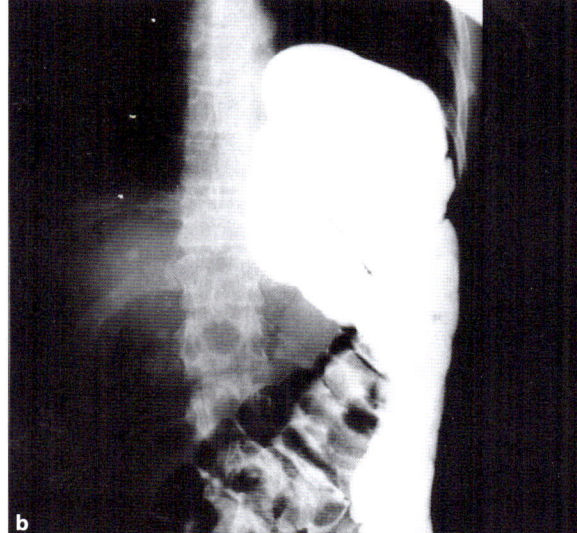

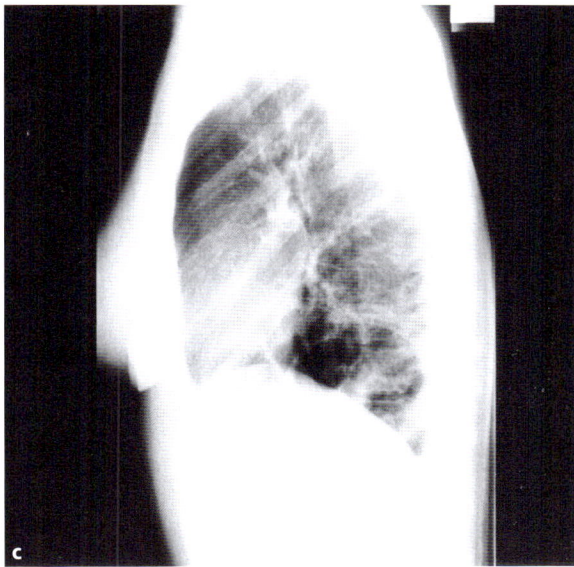

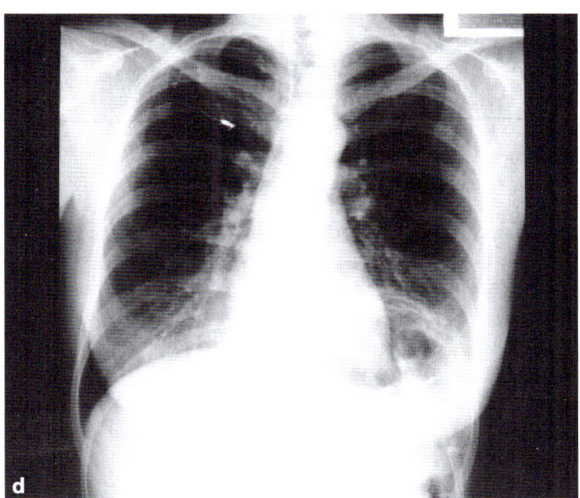

Abb. 18-2   a) Kolonkontrastuntersuchung seitlich: deutlich sichtbare hintere Bruchlücke. **b)** Kolonkontrastuntersuchung: Hernierung des Kolons in die linke Thoraxhälfte. **c)** Röntgenthoraxaufnahme, seitlich: lufthaltige Darmschlinge in der hinteren Brusthöhle. **d)** Röntgenthoraxaufnahme, a.p.: lufthaltige Darmschlinge in der linken Thoraxhälfte.

Bochdalek-Hernie (lumbokostale Hernie)

Die lumbokostale Hernie tritt durch das **Trigonum lumbocostale,** zumeist auf der linken Seite, da rechts die Bruchlücke durch die Leber geschützt wird. Insbesondere in der Schwangerschaft ist eine Inkarzeration einer lumbokostalen Hernie gefürchtet.

Die Symptomatik sowie das diagnostische und therapeutische Vorgehen entsprechend parasternalen Hernien.

Perikardiodiaphragmale Hernie

Bei dieser sehr seltenen Hernie prolabieren gastrointestinale Organe durch eine Öffnung zwischen abdominaler und perikardialer Höhle. Bei der kongenitalen Form ist kein Bruchsack vorhanden.

Merke
Bei Verdacht auf eine Zwerchfellhernie darf keine Pleurapunktion durchgeführt werden.

Angeborene Zwerchfellhernie des Neugeborenen

Durch eine **Hemmungsfehlbildung** wird die komplette Abtrennung von Thoraxraum und Abdominalhöhle verhindert, sodass durch eine große Muskellücke meist im Bereich des **Bochdalek-Dreiecks** Magen, Milz, Dünn- und Dickdarm in den Thoraxraum durchtreten können. Die angeborenen Zwerchfellhernien sind oft mit einer **Lungenhypoplasie** kombiniert.

Das Neugeborene wird kurz nach der Geburt **dyspnoisch** und **zyanotisch.** Das Schreien des Kindes führt zu Füllung des Magens und Dünndarms mit

Luft, wodurch die Lunge zusätzlich komprimiert wird.

Lagerung des Neugeborenen auf die betroffene Seite und sofortiges Legen einer Magensonde sind die ersten Maßnahmen. Eine Beatmung mit einer Atemmaske ist kontraindiziert. Die operative Schließung der Bruchlücke soll möglichst schnell folgen.

18.3.2 Hiatushernien

Siehe Kapitel 17.7.

18.4 Relaxatio diaphragmatica

Definition

Es handelt sich um die extreme Erschlaffung einer Zwerchfellhälfte mit dauerndem extremem Zwerchfellhochstand. Man unterscheidet eine **angeborene** Form von **erworbenen Formen.**

Ätiologie

Während der **angeborenen Relaxatio diaphragmatica** eine **Fehlbildung des N. phrenicus** zugrunde liegt, kann eine Vielzahl von Ursachen eine **erworbene** Relaxatio hervorrufen:

- **Geburtstrauma** mit ein- oder doppelseitiger N.-phrenicus-Parese (Frühmanifestation).
- **einseitig:**
  - intraoperative Schädigung des N. phrenicus,
  - Thoraxdrainagen,
  - invasives Wachstum eines Malignoms,
  - stumpfes Thoraxtrauma,
  - subphrenischer Abszess.
- **beidseitig:**
  - Myelopathien (Polio, Syringomyelie, amyotrophe Lateralsklerose),
  - Phrenikusneuropathie,
  - Myopathie (z. B. Lupus erythematodes).

Symptomatik

Angeboren: Eine doppelseitige Relaxatio überstehen die Neugeboren meist nicht, eine einseitige Relaxatio führt postpartal zu akuter respiratorischer Insuffizienz und nachfolgend auch zu kardialer Insuffizienz.

Erworben: Eine erworbene Relaxatio verursacht eine Dyspnoe und Tachypnoe, Pneumonien, evtl. Herzrhythmusstörungen und führt zu einer Überblähung der Magenblase, ähnlich wie beim Roemheld-Syndrom. Etwa die Hälfte der Patienten hat keine Beschwerden.

Diagnostik

Um die Diagnose zu sichern, wird ein Röntgen-Thorax in zwei Ebenen angefertigt. Dort erkennt man den Zwerchfellhochstand. Bei unklaren Fällen werden eine MDP oder ein CT eingesetzt.

Differenzialdiagnose

Oftmals schwer von **Zwerchfellrupturen** abzugrenzen.

Therapie

Die operative Therapie ist indiziert, wenn sich eine deutliche pulmonale Insuffizienz zeigt.

Methode der Wahl ist eine **Zwerchfellraffung,** bei der das Zwerchfell zusätzlich mit alloplastischem Material verstärkt werden kann. Nicht selten kommt es zu Rezidiven.

18.5 Zwerchfellruptur

Definition

Bei einer traumatischen Ruptur des Zwerchfells prolabieren die Baucheingeweide durch den negativen intrathorakalen Druck bedingt in den Thorax. Gleichzeitig rupturiert auch das Peritoneum, sodass kein Bruchsack vorhanden ist und der Prolaps daher genau genommen keine Hernie darstellt.

Ätiologie/Pathogenese

- **Stumpfe Ruptur:** abrupte intraabdominelle oder seltener intrathorakale Druckerhöhung (z. B. Lenkrad beim Autounfall).
- **Penetrierende Ruptur:** Schuss- oder Stichverletzung.
- **Spontane Ruptur:** bei intraabdomineller Druckerhöhung durch Husten, Geburt, Tragen schwerer Lasten (sehr selten).

Die Rupturstelle ist fast immer am Centrum tendineum auf der **linken Seite** lokalisiert, da rechts die Leber Stöße abfängt und so einen Eingeweideprolaps verhindert. Die Entwicklung des Prolaps kann **einzeitig** (akut innerhalb weniger Minuten) oder **zweizeitig** (innerhalb einiger Tage bis zu Jahren) verlaufen.

> **Merke**
> Die traumatische Zwerchfellruptur wird sehr häufig übersehen! Dies gilt insbesondere beim Polytrauma, da hier andere lebensbedrohliche Verletzungen im Vordergrund stehen.

Symptomatik

Die Verdrängung intrathorakaler Organe durch Magen-/Darmanteile führt zur **Dyspnoe und kardialen Arrhythmien.**

Bei Inkarzeration von Magen-/Darmanteilen können ein **Ileus** oder gastrointestinale Blutungen vorkommen.

Begleitverletzungen können zu **intraabdominellen Blutungen** bei Leber-, Milz- oder Darmriss führen.

Bei zunächst übersehenem Befund, subakutem Verlauf oder lang zurückliegendem Trauma sind **uncharakteristische Beschwerden** wie Völlegefühl, Dyspnoe oder retrosternale Schmerzen häufig.

Diagnostik

- **Anamnese:** immer (auch länger zurück liegendes) **Trauma** erfragen!
- **Klinische Untersuchung** des Thorax:
  - **Inspektion:** Prellmarken, Hautverletzungen, Hämatome, Rippenbrüche;

- **Auskultation: abgeschwächtes Atemgeräusch** → Verdrängung der Lunge; **Darmgeräusche** im Thorax → Darmprolaps;
- **Perkussion: tympanitischer Klopfschall** → Prolaps von Magen oder Kolon; **gedämpfter Klopfschall** → Prolaps von Milz oder Leber, Pleuraerguss, Hämatothorax.

- **Röntgen-Thorax:** unscharfe Zwerchfellkontur, Darmschlingen im Thoraxraum, basale Verschattungen, Mediastinalverlagerung, Hämatothorax (s. Abb. 18-3). Ein unauffälliger Röntgenbefund ist kein Beweis für ein intaktes Zwerchfell!
- **Sono:** Prolaps von Leber und Milz in den Thorax, Pleuraerguss, Ausschluss weiterer abdomineller Verletzungen.
- **MDP:** Prolaps von Magen- und Darmanteilen in den Thorax.
- **CT:** in unklaren Fällen zur Diagnosesicherung nötig.

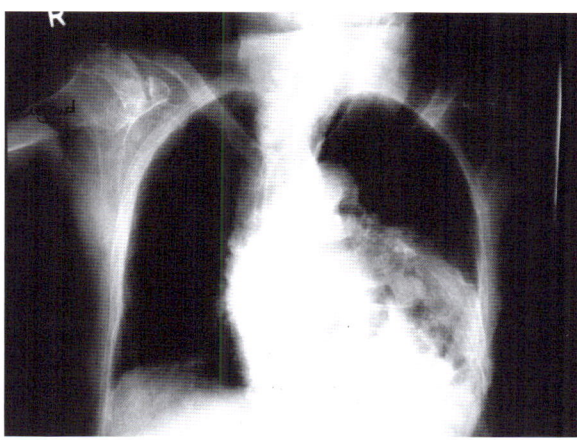

Abb. 18-3   Ruptur im Röntgen-Thorax: lufthaltige Dünndarmschlingen in der linken Thoraxhälfte, Mediastinalverdrängung nach rechts.

Klinik

Bei Thoraxverletzungen muss vor einer Pleurapunktion oder Bülau-Drainage zunächst röntgenologisch eine Zwerchfellruptur ausgeschlossen werden, da sonst die Gefahr der Perforation von prolabierten Darmanteilen besteht (Ausnahme: akuter Spannungspneumothorax!). Muss bei diagnostizierter Zwerchfellruptur bereits präoperativ eine Bülau-Drainage angelegt werden, sollte diese möglichst hoch (z. B. im 2. ICR) erfolgen.

Differenzialdiagnose

Je nach Symptomatik müssen eine KHK, Gallenerkrankungen oder eine Nierenkolik ausgeschlossen werden.

Die diagnostischen Befunde können dazu führen, dass Hernien, mediastinale Raumforderungen, eine Relaxatio diaphragmatica, ein Pneumo- oder Hämatothorax oder ein Zwerchfellhochstand ausgeschlossen werden müssen.

Therapie

Bei kardiorespiratorischer Insuffizienz erfolgt nach der Kreislaufstabilisierung die sofortige OP unter abdominellem Zugang, wodurch auch Verletzungen der Bauchorgane ausgeschlossen oder therapiert werden können. Besteht durch die Zwerchfellruptur keine akute Lebensgefahr, wird der Eingriff als Elektivoperation bzw. nach Versorgung anderer lebensbedroh-

licher Verletzungen durchgeführt. Dabei wird eher der thorakale Zugang gewählt. In beiden Situationen erfolgen die Reposition der prolabierten Organe, eine Vernähung des Zwerchfells und zusätzlich die Anlage einer Bülau-Drainage, um die Lunge wieder voll zu entfalten.

Verlauf

Selten kommt es zur Inkarzeration von Darmanteilen in der Zwerchfelllücke, dies ist mit hoher Letalität verbunden. Ansonsten wird die Prognose meist vom Ausmaß der übrigen Verletzungen bestimmt

Kasuistik

Eine PKW-Fahrerin wird nach einem Auffahrunfall polytraumatisiert in der Ambulanz eingeliefert. Am linken Rippenbogen ist eine Prellmarke durch das Lenkrad erkennbar.

Bei der klinischen Untersuchung werden ein abgeschwächtes Atemgeräusch auf der linken Seite festgestellt und Darmgeräusche in der linken Thoraxhälfte auskultiert. Bei der Abdomenübersichtaufnahme zeigen sich Darmschlingen links intrathorakal. Somit ist die Diagnose „Zwerchfellruptur links" gesichert. Wegen der bestehenden kardiorespiratorischen Insuffizienz wird eine sofortige Notfalloperation eingeleitet.

19 Magen und Duodenum

Gerlind Souza-Offtermatt

19.1 Grundlagen

19.1.1 Anatomie

Magen

Der Magen liegt **intraperitoneal** und wird von proximal nach distal in fünf Abschnitte gegliedert: **Kardia,** etwa in Höhe des 11. BWK gelegen, → **Fundus** → **Korpus** → **Antrum** → **Pylorus.**

Die Hinterwand des Magens bildet die ventrale Begrenzung der **Bursa omentalis.**

Der Magen ist über folgende Bänder mit seinen Nachbarorganen verbunden:

- **Lig. hepatogastricum** und **Lig. hepatoduodenale** → Leber;
- **Lig. gastrolienale** → Milz;
- **Lig. gastrocolicum** → Colon transversum;
- **Lig. gastrophrenicum** → Zwerchfellfaszie.

Wandaufbau

Die Magenwand besteht von außen nach innen aus Serosa, Muscularis propria, Submukosa und Mukosa. Die **Muscularis propria** im Magen besteht im Gegensatz zum übrigen Verdauungskanal aus **drei Schichten glatter Muskulatur** (sonst zwei).

Blutversorgung (s. Abb. 19-1)

Die **Aa. gastricae sinistra und dextra** versorgen die kleine Kurvatur, die **Aa. gastroepiploicae dextra und sinistra** die große Kurvatur. Die **Aa. gastricae breves** sind für den Fundusbereich verantwortlich. Der venöse Blutabstrom erfolgt über die gleichnamigen Venen in die **V. portae.**

Im Fundusbereich anastomosieren die venösen Rr. gastrici breves mit der V. lienalis und den Vv. oesophageae. Im Fall einer portalen Hypertonie erfolgt durch die Druckerhöhung eine Flussumkehr in diesen Gefäßen, und in der Folge bilden sich Ösophagus- und Fundusvarizen aus (portokavale Anastomose).

Lymphabfluss

Die Lymphknotenstationen werden drei Kompartimenten zugeordnet (s. Tab. 19-1).

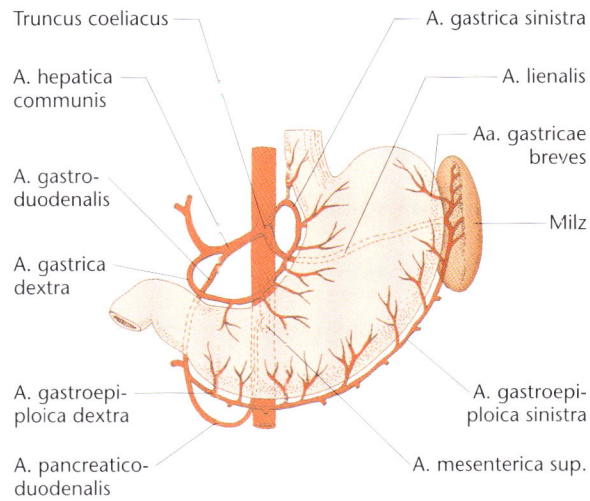

Abb. 19-1 **Gefäßversorgung des Magens.**

Truncus coeliacus
A. gastrica sinistra
A. hepatica communis
A. lienalis
Aa. gastricae breves
A. gastro-duodenalis
Milz
A. gastrica dextra
A. gastroepiploica dextra
A. gastroepiploica sinistra
A. pancreatico-duodenalis
A. mesenterica sup.

Tab.19-1	Lymphabfluss des Magens nach der Japanese Research Society for Gastric Cancer
Kompartiment I	Perigastrische Lymphknoten an der kleinen und großen Kurvatur von der Kardia bis zum Pylorus
Kompartiment II	Regionäre Lymphknoten an der A. gastrica sin. sowie hepato-zöliako-lienalen Gefäßen
Kompartiment III	Magenferne Lymphknoten retropankreatisch, paraaortal, parakaval und paramesenterial gelegen

Von dort erfolgt der weitere Abfluss über hepatische, suprapankreatische, lienale, mesenteriale, mediastinale, zöliakale und paraaortale Lymphknoten in den Ductus thoracicus, der Anschluss an den links supraklavikulär gelegenen Virchow-Lymphknoten hat (Bedeutung bei metastasiertem Magenkarzinom!).

Innervation

Die sympathische Innervation des Magens erfolgt über das Ganglion coeliacum und führt zur Dilatation. Die parasympathisch vermittelte Kontraktion des Magens beruht auf dem Einfluss des N. vagus, dessen linker Anteil als Truncus vagalis anterior auf die Magenvorderseite und dessen rechter Anteil als Truncus vagalis posterior auf die Magenhinterseite gelangen.

Das **intrinsische Nervensystem** besteht aus dem **Plexus myentericus** (Auerbach-Plexus) in der Tunica muscularis und dem **Plexus submucosus** (Meißner-Plexus) in der Tela submucosa. Die Plexus arbeiten autonom, werden aber von sympathischen und parasympathischen Nervenfasern beeinflusst.

Duodenum

Das Duodenum schließt sich an den Pylorus an; nach ca. 30 cm geht es im Bereich des **Treitz-Bandes** in das Jejunum über (Flexura duodenojejunalis). Vier Abschnitte lassen sich unterscheiden:
- **Pars superior** = Bulbus duodeni (intraperitoneal, Höhe L1);
- **Pars descendens** mit der Einmündung der **Ductus pancreaticus** und **choledochus** an der **Papilla Vateri**, retroperitoneal gelegen;
- **Pars horzontalis,** retroperitoneal;
- **Pars ascendens,** retroperitoneal.

Der histologische Wandaufbau entspricht dem Aufbau der Magenwand.

Blutversorgung und Innervation

Arteriell wird das Duodenum durch die A. gastroduodenalis bzw. pancreaticoduodenalis und A. supraduodenalis (Bühler-Anastomose) versorgt, venös wird das Blut über gleichnamige Venen zur **V. portae** abtransportiert.

Die nervale Versorgung erfolgt sympathisch über den Plexus coeliacus, parasympathisch über Vagusäste.

19.1.2 Physiologie

Der **Magen** besitzt neben der Aufgabe, den Nahrungsbrei zu durchmischen, noch weitere Funktionen.

Speicherung und Transport

Ventilartige Verschlusssegmente wie der **untere Ösophagussphinkter (UÖS)** und der **Pylorus** verhindern die Richtungsumkehr des Speisebreis, also den gastroösophagealen und duodenogastralen Reflux. Die Motorik wird über den Sympathikus und Parasympathikus gesteuert: Der **vagale Reiz** führt zur **Kontraktion** und **Steigerung der Propulsivmotorik,** der **sympathische Reiz** zur **Dilatation** und **Förderung der Pendelperistaltik.**

Sekretion

Die Magendrüsen sezernieren 1500–3000 ml Sekret pro Tag (s. Tab. 19-2).

Mukosabarriere

Die sog. Mukosabarriere stellt einen wesentlichen Funktionsmechanismus zum **Schutz der Magenschleimhaut** dar. Verschiedene Stoffe, wie Gallensäuren, Acetylsalicylsäure oder Alkohol, können jedoch die Integrität dieser Mukosabarriere zerstören und eine Rückdiffusion von Protonen in die Zellen der Magenschleimhaut ermöglichen. In diesem Sinne

Tab. 19-2	Magensekretion		
Drüsenart	Lokalisation	Sekretion	Funktion
Belegzellen	Fundus und Korpus	HCl und Intrinsic-Faktor	HCl-Sekretion (0,1 mol/l) → pH 1–2; Intrinsic-Faktor → Bindung und Resorption des Vit.-B_{12}-Komplexes im unteren Ileum
Hauptzellen	Fundus und Korpus	Pepsinogen und Kathepsin	Pepsinogen bei pH 1–2 → Pepsin → Proteolyse Kathepsin → Proteolyse
Nebenzellen	Kardia und Pylorus	Bikarbonatschleim	Mukosabarriere
G-Zellen	Antrum	Gastrin	Stimuliert HCl-Sekretion

sind auch eine **ausreichende Schleimhautdurchblutung,** die im Wesentlichen durch Prostaglandin E gefördert wird, und der von den Nebenzellen sezernierte Bikarbonatschleimfilm von Bedeutung.

Regulation der Magensaftsekretion

Unterschieden wird die Nüchtern- oder Interdigestivphase von der Verdauungsphase, die mit der Nahrungsaufnahme beginnt und sich in drei weitere Phasen untergliedert:

- **zephale Phase:** Bereits der Anblick und der Geruch des Essens führen über einen Vagusreiz zur Stimulation der Belegzellen sowie der G-Zellen. Die Hälfte des insgesamt bei der Nahrungsaufnahme gebildeten Magensaftes wird in dieser Phase produziert.
- **gastrale Phase:** Die mechanische Dehnung des Magens führt über den N. vagus zur Stimulation der Magensaftsekretion. Chemische Reize von Nahrungsmitteln fördern die Gastrinfreisetzung und steigern ebenfalls die Magensaftproduktion. Diese Phase beginnt 15 min nach Nahrungsaufnahme und dauert bis zu 240 min.
- **intestinale Phase:** Etwa 2–3 h nach der Nahrungsaufnahme kommt es durch intestinale Gastrinfreisetzung erneut zu einem Anstieg der Magensaftsekretion.

Die Regulation der Magensaftsekretion (s. Tab. 19-3) ist beim Zollinger-Ellison-Syndrom sowie bei hypersekretorischen Formen des Ulcus duodeni außer Kraft gesetzt; hier findet sich in der Nüchternphase zwischen zwei Nahrungsaufnahmen eine pathologisch gesteigerte Magensaftsekretion (s. Kap. 19.2: Magen-pH-Metrie).

Die in der Pars superior des **Duodenums** lokalisierten mukösen **Brunner-Drüsen** sezernieren auf Vagusreizung, Mukosadehnung oder Anregung durch Sekretin ein alkalisches Sekret, das vor allem den Bulbus duodeni vor dem sauren Magensaft schützt. Sympathische Stimulierung hemmt die Aktivität der Brunner-Drüsen.

19.2 Diagnostik

19.2.1 Anamnese und körperliche Untersuchung

Bei der **Anamnese** sollte insbesondere Folgendes erfragt werden:

- **Beschwerdelokalisation:** diffus oder lokalisiert, Oberbauch, Rücken oder retrosternal, Ausstrahlung.
- **Schmerzcharakter:** dumpf, stechend, kolikartig.
- **Beschwerdetyp:** Völlegefühl, Übelkeit, Erbrechen, Appetitlosigkeit.
- Abgang von **Blut:** durch Erbrechen (Hämatemesis) oder Stuhl (Teerstuhl, Meläna).
- **Zeitliche Zuordnung** der Beschwerden: Tag/Nacht; nüchtern/postprandial, Situationsabhängigkeit.
- **Essgewohnheiten:** Art, Menge und Zeitpunkt der Nahrungsaufnahme.
- **Nahrungsmittelunverträglichkeiten:** Kaffee, Alkohol, Gewürze, Fleisch.
- **Medikamente:** NSAR, Kortikoide etc.
- **Nikotin.**
- **Stress,** persönliche oder berufliche Belastungssituation.
- **B-Symptomatik:** Gewichtsabnahme (in welchem Zeitraum), Nachtschweiß, Leistungsknick.

Bei der **körperlichen Untersuchung** wird der Ernährungszustand sowie die Beschaffenheit von Haut und Muskulatur erfasst; der palpatorische Befund ergibt Hinweise auf Druckdolenzen, Abwehrspannung, Resistenzen oder vergrößerte Lymphknoten.

19.2.2 Bildgebung

Endosonographie

Sie ermöglicht präoperativ mittels Ultraschallsonden an der Spitze flexibler Endoskope die genaue Feststellung der Tumortiefe und die Beurteilung lokoregionärer Lymphknoten (Staging). Verfahren der Wahl.

Sonographie

Diese nichtinvasive und preiswerte Methode wird bei allen Patienten mit abdomineller Symptomatik im Rahmen der allgemeinen Abklärung durchgeführt; einen spezielleren Einsatz findet sie zur Metastasensuche sowie zur Beurteilung der lokalen Tumorausdehnung.

Röntgen/CT

In der **Abdomenübersicht a.p. oder in Linksseitenlage** kann im Rahmen der Notfalldiagnostik bei V. a. Ulkusperforation durch die charakteristische Luftsichel unter dem Zwerchfell die Diagnose gesichert werden.

Tab. 19-3 Regulationsmechanismen der Magensaftsekretion		
	Hemmung	Stimulation
Mechanisch		Antrale Dehnung
Chemisch	Antraler und duodenaler pH ↓	Koffein, Alkohol, Eiweiß, Gewürze, Gallensäuren, pH ↑
Nerval	Sympathikus	Vagus
Hormonal	Sekretin, GIP, VIP, Pankreozymin, Glukagon, Enterobulbogastron	Gastrin, Kortikoide, LTH, Parathormon, Androgene, Insulin, ACTH, STH

* aus: Berchtold: Chirurgie, 4.Aufl., Urban & Fischer Verlag, 2001

Die **Magen-Darm-Passage (MDP)** mit Kontrastmittel erlaubt die Darstellung von Ulkusnischen, Wanddefekten und Stenosen. Bei der Doppelkontrasttechnik wird durch zusätzliche Luftzuführung die genauere Beurteilung des Faltenreliefs ermöglicht.

Merke
Bei V. a. Ulkusperforation, -penetration oder -stenose muss unbedingt statt Bariumsulfat **wasserlösliches Kontrastmittel** (Gastrografin®) verwendet werden, da der Austritt von Barium in die Bauchhöhle zu einer Peritonitis führt.

CT-Untersuchungen ermöglichen den Nachweis von größeren Tumoren im Oberbauch sowie von Lymphknoten- oder Fernmetastasen.

19.2.3 Spezielle Diagnostik

Ösophagogastroduodenoskopie mit Biopsie (ÖGD)
Über die Optik eines Endoskops kann eine makroskopische Beurteilung der Schleimhaut von Ösophagus, Magen und Duodenum erfolgen; des Weiteren bietet sich die Möglichkeit einer Intervention, so z. B. Biopsien zur histologischen Abklärung, Bougierung von Stenosen oder Blutstillung bei Ulkus- oder Varizenblutungen. Die ÖGD stellt inzwischen das aussagekräftigste diagnostische Verfahren bei der Beurteilung des oberen Magen-Darm-Traktes dar.

Urease-Schnelltest
Diese Methode ermöglicht die Identifikation bestimmter Bakterienarten (z. B. Helicobacter pylori, H.p.), die mittels des Enzyms Urease zur Harnstoffspaltung fähig sind. Zum Nachweis einer H.-p.-Infektion im Magen wird eine Biopsieprobe in ein Harnstoff-Medium eingebracht; der Harnstoffverbrauch wird durch die H.-p.-Urease mithilfe eines Farbindikators kenntlich gemacht. Die Sensitivität hierbei liegt bei 90 %.

Sekretionstests
Diese werden zur Abklärung der Sekretionsleistung der Magendrüsen in Ruhe („basal acid output", BAO) und nach Stimulation („maximal acid output", MAO) angewandt. In der Routinediagnostik werden sie nur selten durchgeführt.

Pentagastrintest: Nach 12-stündiger Nahrungskarenz wird zunächst die BAO und nach Stimulation mit Pentagastrin s.c. die MAO gemessen. Der Quotient BAO/MAO lässt Rückschlüsse auf das Vorliegen eines Hypersekretionssyndroms zu (Normwert ≤ 0,2; Hyperazidität 0,2–0,4; Zollinger-Ellison-Syndrom ≥ 0,6).

Magen-pH-Metrie
Die Langzeit-pH-Metrie wird zur Überprüfung der säuresupprimierenden Therapie eingesetzt. Mittels einer im Magenfundus liegenden nasopharyngeal eingeführten Miniatur-pH-Sonde, die mit einem am Körper getragenen Festspeichergerät verbunden ist, kann über 24 h der pH-Wert gemessen werden. Nächtliche

Persistenz eines niedrigen pH-Wertes deutet auf ein Ulkus hin, postprandial hohe pH-Werte verweisen auf eine verzögerte Magenentleerung.

19.3 Chirurgische Grundbegriffe

Am Magen werden **nicht resezierende** von **resezierenden** Operationsverfahren unterschieden.

19.3.1 Nicht resezierende Verfahren

Gastropexie
Bei **Magenvolvulus** (s. Kap. 19.4).
Durchführung: Anheftung des Magens an das vordere Bauchwandperitoneum und die hintere Rektusscheide.

Selektive proximale Vagotomie (SPV)
Bei **Versagen der konservativen Therapie des Ulcus duodeni** (s. Kap. 19.6.2) sowie **nach Ulkusübernähung bzw. -umstechung** (s. u.).
Durchführung: Die sekretorischen Vagusäste des proximalen Magens werden durchtrennt, während die motorischen Vagusanteile geschont werden. Bei der Behandlung des Ulcus ventriculi wird die SPV wegen einer Rezidivrate von 30–40 % nicht mehr angewandt.
Komplikationen: Motilitätsstörungen, Diarrhöen, Rezidivulkus (10–15 %).

Übernähung
Bei **perforiertem Ulkus** (s. Kap. 19.6).
Durchführung: Nach medianer Oberbauchlaparotomie wird das Ulkus längs ovalär exzidiert und der Defekt mit Einzelknopfnähten verschlossen (unbedingt histologische Untersuchung zum Karzinomausschluss!). Zur Rezidivprophylaxe evtl. Kombination mit SPV.
Inzwischen kann die Übernähung auch laparoskopisch durchgeführt werden.

Umstechung
Bei **arterieller Ulkusblutung** (s. Kap. 19.6).
Durchführung: Wegen der guten Gefäßversorgung und Kollateralbildung werden alle vier Quadranten des Ulkus mit Ligaturen versorgt und mit Einzelkopfnähten vernäht. Zur Rezidivprophylaxe Kombination mit SPV.

Pyloroplastik
Bei **kurzstreckiger Stenose im Pylorusbereich** (s. Kap. 19.6.3).
Durchführung: Zur Pyloruserweiterung wird bei der Methode nach Heineke-Mikulicz der Pylorus je 3 cm nach oral und aboral längs inzidiert und quer vernäht.
Bei **hypertropher Pylorusstenose im Kindesalter** (s. Kap. 19.4).
Durchführung: Bei der Pyloromyotomie nach Weber-Ramstedt erfolgt eine extramuköse Durchtrennung der Pylorusmuskulatur.

19.3.2 Resezierende Verfahren

Antrektomie

Bei **therapieresistenten** oder **chronisch-rezidivieren-den Ulcera ventriculi oder duodeni** (s. Kap. 19.6.2).

Durchführung: Das Antrum mit den Gastrin bildenden Zellen wird reseziert, die intestinale Kontinuität mit einer Gastroduodenostomie wieder hergestellt. Die Methode wird meist kombiniert mit einer SPV zur weiteren Reduktion der Säurebildung. Sie hat die geringste Ulkusrezidivrate.

Billroth-I-Resektion

Bei **therapieresistenten** oder **chronisch-rezidivieren-den Ulcera ventriculi oder duodeni** (s. Kap. 19.6.2), schweren, anders nicht beherrschbaren **Ulkuskomplikationen** (s. Kap. 19.6.3), **Magenfrühkarzinom** und **Carcinoma in situ** des Magens (s. Kap. 19.7.2).

Durchführung: Die distalen ⅔ des Magens werden reseziert, gefolgt von einer Gastroduodenostomie (End-zu-End- oder End-zu-Seit-Anastomose). Dadurch kann die physiologische Speisepassage erhalten werden.

Komplikationen: Anastomosendehiszenz, Verletzung des Gallengangs, Dumpingsyndrom sowie Refluxösophagitis (das Fehlen des Pylorus begünstigt den Gallereflux). Zur Vermeidung des duodenogastralen Refluxes wird daher heute die Billroth-I-Resektion meist mit der Interposition einer ausgeschalteten Jejunumschlinge kombiniert.

Billroth-II-Resektion

Bei **therapieresistenten** oder **chronisch-rezidivieren-den Ulcera ventriculi oder duodeni** (s. Kap. 19.6.2), schweren, anders nicht beherrschbaren **Ulkuskomplikationen** (s. Kap. 19.6.3), **Magenfrühkarzinom** und **Carcinoma in situ** des Magens (s. Kap.19.7.2).

Durchführung: Eine Zweidrittel-Resektion des Magens wird durchgeführt, das Duodenum blind verschlossen und die Kontinuität durch eine Gastrojejunostomie (End-zu-Seit-Anastomose) wieder hergestellt, wobei die Jejunalschleife ante- oder retrokolisch hochgezogen werden kann. Um den kontinuierlichen Kontakt der Gallen- und Duodenalsekrete mit Magenschleimhaut im Bereich der Gastrojejunostomie zu vermeiden, wird zusätzlich eine laterolaterale Enteroanastomose (Braun-Fußpunktanastomose) angelegt. Dadurch kann die Rate an Rezidivulzera bzw. Anastomosenulzera gesenkt werden.

Komplikationen: Anastomosendehiszenz, Verletzung der Gallenwege, Duodenalstumpfinsuffizienz, Dumping-Syndrom, Schlingen-Syndrom, Magenstumpfkarzinom (nach 15–20 Jahren).

Roux-Y-Rekonstruktion

Bei **therapieresistenten** oder **chronisch-rezidivieren-den Ulcera ventriculi oder duodeni** (s. Kap. 19.6.2), schweren, anders nicht beherrschbaren **Ulkuskomplikationen** (s. Kap. 19.6.3), **Magenfrühkarzinom** und **Carcinoma in situ** des Magens (s. Kap.19.7.2). **Rekonstruktion der Wahl.**

Durchführung: Auch hier erfolgen die Zweidrittel-Resektion des Magens und eine Gastrojejunostomie (End-zu-End-Anastomose) mit Blindverschluss des Duodenums. Zwischen der ausgeschalteten Duodenalschlinge und dem Jejunum wird ca. 40 cm aboral der Gastrojejunostomie eine Duodenojejunostomie (End-zu-Seit-Anastomose) angelegt (s. Abb. 19.2). Dadurch lässt sich ein Reflux von Gallen- und Duodenalsekret in den Magen verhindern, auch treten keine Magenstumpfkarzinome (vgl. B-II) mehr auf.

Komplikationen: Ulcus pepticum jejuni, Dumping-Syndrom, Duodenalstumpfinsuffizienz, Gallenwegsverletzung.

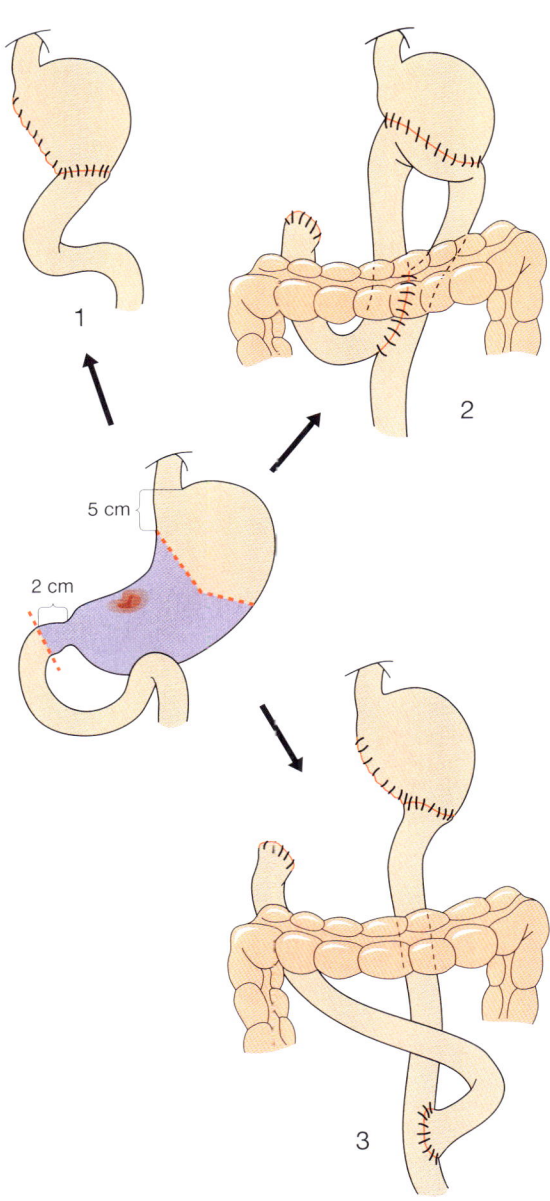

Abb. 19-2 Wiederherstellung der intestinalen Kontinuität nach subtotaler Magenresektion. 1) Billroth-I, 2) Billroth-II (retrokolisch, Brann-Fußpunktanastomose), 3) Y-Roux (retrokolisch).

Rekonstruktionstechniken:

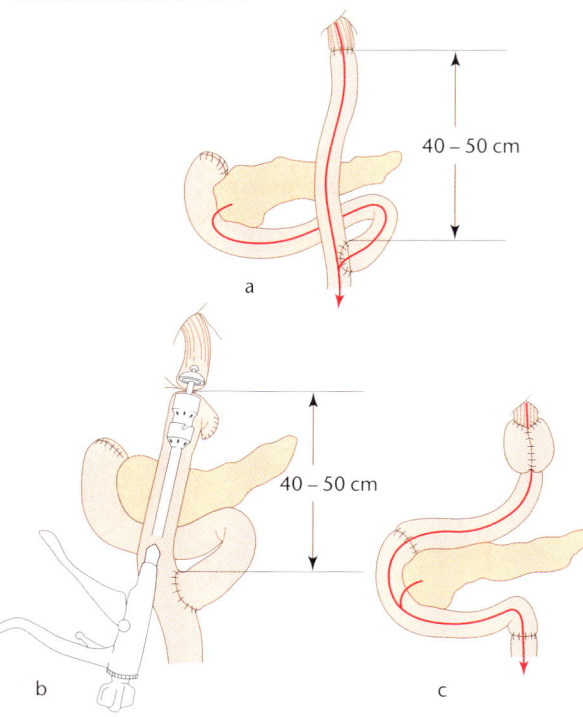

Ersatzmagenbildung:

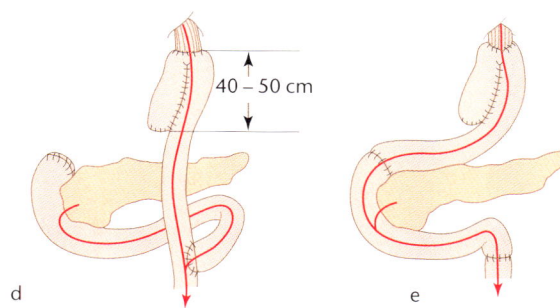

Abb. 19-3 Wiederherstellung der intestinalen Kontinuität nach totaler Gastrektomie. a) Roux-Y-Ösophagojejunostomie. b) Prinzip der Maschinennaht mit einem zirkulären Stapler. c) Jejunuminterponat. d) Ersatzmagenbildung mittels der Roux-Y-Methode. e) Ersatzmagenbildung als Interpositionsmethode.

Gastrektomie

Bei **Magenkarzinom aller T-Stadien ohne Fernmetastasen** (s. Kap. 19.7.2).

Durchführung: Der komplette Magen wird reseziert, zur Rekonstruktion existieren zwei Verfahren (Abb. 19.3):

- **Methode der Wahl: Ösophagojejunostomie** mit **Roux-Y-Anastomose,** mit oder ohne Pouchanlage (Ersatzmagen).
- **Alternative: ösophagoduodenale Jejunuminterposition** mit Aufrechterhaltung der physiologischen duodenalen Speisepassage, ebenfalls mit oder ohne Pouchanlage.

19.4 Fehlbildungen

Hypertrophe Pylorusstenose

Syn.: Magenpförtnerkrampf

Definition/Ätiologie

Hierbei handelt es sich um eine Hypertrophie der Pylorusmuskulatur unklarer Genese. Sie stellt die häufigste angeborene Fehlbildung im Magen-Darm-Trakt dar und tritt bei Jungen etwa drei- bis viermal häufiger als bei Mädchen auf.

Symptomatik

Die Erkrankung wird in der Regel erst in der 2.–5. postnatalen Woche symptomatisch mit explosionsartigem Erbrechen kurz nach der Nahrungsaufnahme und sichtbarer Peristaltik im Epigastrium. Durch das rezidivierende Erbrechen und die mangelnde Flüssigkeitszufuhr stellen sich bald Gewichtsverlust, Alkalose und Exsikkose ein.

Diagnostik

Die Verdachtsdiagnose wird durch sonographische Darstellung des hypertrophen Pylorusmuskels bestätigt (s. Abb. 19-4).

Therapie/Komplikationen

Die Therapie besteht in der **Pyloromyotomie nach Weber-Ramstedt,** bei der die verdickte Pylorusmuskulatur unter Aussparung der Schleimhaut längs gespalten wird.

> **Merke**
> Aufgrund der erhöhten Aspirationsgefahr bei Magenausgangsstenose ist zur Entlastung des Magens dringend eine Magensonde indiziert!

Magenvolvulus

Definition

Der Magenvolvulus ist ein seltenes Ereignis. Das Organ ist dabei um mindestens 180° um die Längs- oder Querachse gedreht. Eine Kombination mit einer paraösophagealen Hernie, die zum Upside-down-Magen führt, kommt vor.

Ätiologie

Die Entstehungsursachen des Magenvolvulus sind:
- angeborene Anomalien;
- angeborene paraösophageale Hernien;
- allgemeine Bindegewebsschwäche;
- Kompression und Hochdrängung des Magens durch ein übermäßig geblähtes Kolon.

Symptomatik

Ein Magenvolvulus kann komplett asymptomatisch bleiben oder in Form leichter Oberbauchschmerzen zutage treten. Allerdings kann er auch Auslöser eines hohen Ileus mit akutem Abdomen sein!

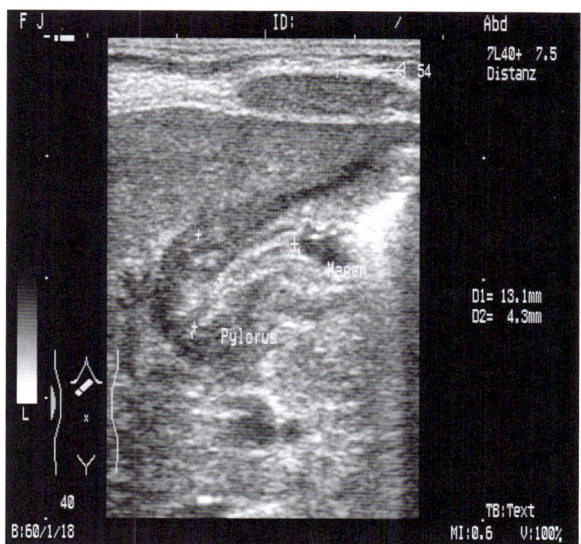
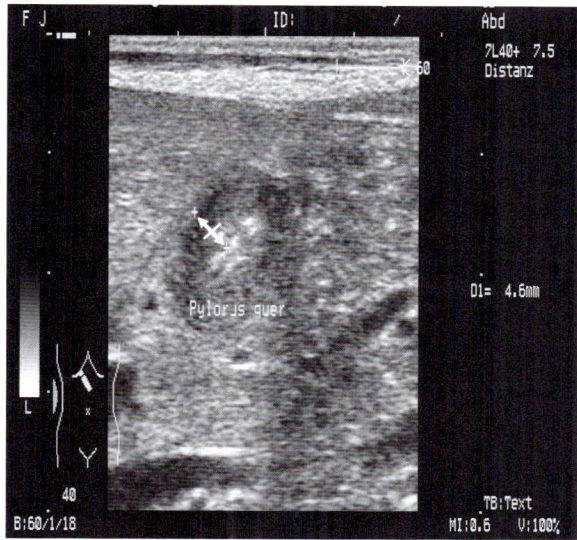

19-4   Sonographie hypertrophe Pylorusstenose:
a) längs: (D1) 13,1 mm lange, (D2) 4,3 mm breite Muskelwandverdickung; b) quer: (D1) 4,6 mm starke Muskelwandverdickung.

Diagnostik

Durch Magen-Darm-Passage (MDP) oder Ösophagogastroduodenoskopie (ÖGD).

Therapie/Komplikationen

Stets ist eine operative Therapie indiziert, die aus der Derotation des Magens und einer anschließenden Gastropexie besteht. Wird eine frühzeitige Intervention versäumt, besteht die Gefahr der hämorrhagischen Infarzierung durch abgeknickte Magenvenen.

Duodenalatresie und -stenose

Ätiologie

Duodenalatresien und -stenosen haben eine Inzidenz von 1 : 5000 Geburten. Eine Häufung findet sich bei Kindern mit Trisomie 21. Je nach Ausprägung tritt die Fehlbildung als komplette Atresie (95 %) oder nur als Stenose (5 %) auf. Der Passagestörung können intraluminale Membranen, Volvulus oder völlige Kontinuitätstrennung des Darmrohrs zugrunde liegen. Beim sog. Pancreas anulare bildet das Pankreas einen Ring um das Duodenum und engt es dadurch ein. Der Duodenalverschluss ist meist in Höhe der Papilla Vateri (Papilla duodeni major) lokalisiert.

Symptomatik

Die Symptomatik hängt vom Grad und der Lokalisation der Stenose ab. Typisch ist galliges Erbrechen, wenn die Stenose distal der Einmündung des Gallenganges liegt. Inspektorisch zeigt sich ein durch den prall gefüllten Magen vorgewölbter Oberbauch. Auffällig sind Meteorismus und Stuhlverhaltung. Atemstörungen können wegen des Zwerchfellhochstandes auftreten; gelangt Mageninhalt in die Lunge, entwickelt sich eine Aspirationspneumonie.

Diagnostik

Beim kompletten Verschluss genügt die Abdomenleeraufnahme im Hängen, die die pathognomonische Doppelblase ("double bubble") zeigt: Links der Wirbelsäule liegt ein Magenspiegel, rechts und etwas tiefer ein Duodenalspiegel.

Therapie

Die operative Therapie richtet sich nach der Art des Hindernisses und besteht entweder in Resektion bestehender Membranen, in einer Duodenoduodenostomie oder – bei langstreckigen Atresien – in einer Duodenojejunostomie.

Duodenal- und Magendivertikel

Definition

Divertikel sind Wandausstülpungen von Hohlorganen, die in Form von echten Divertikeln (Ausstülpungen der gesamten Wand) oder Pseudodivertikeln (Schleimhautausstülpungen durch eine muskuläre Lücke) auftreten.

Symptomatik

In der Regel verursachen Divertikel des Magens oder Duodenums keine Symptome. An der Papille gelegene Divertikel können durch Kompression des Gallen- oder Pankreasgangs zu rezidivierender Cholangitis oder Pankreatitis führen.

Diagnostik

Meist werden sie als Zufallsbefund bei einer Gastroduodenoskopie oder MDP diagnostiziert.

Therapie

Eine Resektion der Divertikel wird erst notwendig, wenn sie durch Behinderung des Gallen- oder Pankreassaftabflusses symptomatisch werden.

19.5 Entzündungen

Aufgrund der fehlenden chirurgischen Relevanz werden die Entzündungen im Folgenden in gekürzter Form abgehandelt. Sie stellen jedoch die Grundlage für chirurgisch bedeutende Erkrankungen dar, wie die Ulkuskrankheit und das Magenkarzinom.

Unspezifische Gastritis

Definition

Eine unspezifische Gastritis ist eine Entzündung der Magenschleimhaut, welche nicht durch eine andere Grunderkrankung ausgelöst ist. Sie lässt sich nach Verlauf und Ursache weiter einteilen (s. Tab. 19-4).

> **Merke**
> Wegen des erhöhten Karzinomrisikos bei chronischer Gastritis sollten jährliche endoskopische Kontrollen vorgenommen werden.

Spezifische Gastritis

Diese seltene Entzündungsform tritt als Mitbeteiligung der Magenschleimhaut bei verschiedenen spezifischen Infektionen wie Tuberkulose, Aktinomykose, Lues oder Morbus Crohn auf.

Die Symptomatik und die Diagnostik gleichen derjenigen der unspezifischen Gastritis. Zusätzlich treten gehäuft Fistelbildungen auf, welche durch eine MDP mit Gastrografin® diagnostiziert werden können.

Therapeutisch steht die Behandlung der Grundkrankheit im Vordergrund.

Tab. 19-4 Unspezifische Gastritis

	Akute Gastritis (erosive Gastritis)	Chronische Gastritis		
		Typ A	Typ B	Typ C
Ätiologie/ Pathogenese	Exogene Noxen, Stress, Alkoholexzess; lokalisiert im Antrum	Autoantikörper gegen Belegzellen und Intrinsic-Factor; lokalisiert im Kardia- und Korpusbereich	Infektion mit Helicobacter pylori; meist vom Antrumbereich aus aszendierend	Gallereflux; lokalisiert im Pylorusbereich
Häufigkeit		5 %	80 %	10 %
Symptomatik	Diffuses Druckgefühl im Epigastrium, Übelkeit, Erbrechen, Völlegefühl, in 10% Blutungen mit Hämatemesis, Teerstuhl, Hb-Abfall	Oligo- bis asymptomatisch und perniziöse Anämie	Oligo- bis asymptomatisch	Oligo- bis asymptomatisch
Diagnostik	ÖGD + Biopsie + H.-p.-Schnelltest	ÖGD + Biopsie + H.-p.-Schnelltest — Autoantikörper, Blutbild, Vitamin-B_{12}-Spiegel im Serum	ÖGD + Biopsie + H.-p.-Schnelltest	ÖGD + Biopsie + H.-p.-Schnelltest
Differenzialdiagnose	Ulcera ventriculi und duodeni, Dyspepsie, Refluxösophagitis, Cholezystitis, Pankreaserkrankungen			
Therapie	• In leichten Fällen: Nahrungskarenz, Alkohol- und Nikotinverzicht, • In schwereren Fällen: Antazida, H_2-Rezeptoren-Blocker, Protonenpumpeninhibitoren • Bei Blutungen: Spülung des Magens mit Eiswasser, endoskopische Blutstillung mit Laser	Vitamin-B_{12}-Substitution parenteral	Eradikation mit Triple-Therapie: über 7 Tage PPI + Clarithromycin + Amoxicillin	Absetzen der Noxe (Stress, Alkohol, Nikotin)
Komplikationen	Stressulkus	Atrophische Gastritis, perniziöse Anämie, Magenkarzinom	Magenkarzinom, Ulcus ventriculi oder duodeni, MALT-Lymphome	Ulkus, Blutung, Magenkarzinom
Prognose	Vollständig kurabel	Vitamin-B_{12}-Substitution lebenslang	90 % Erfolgsquote	

Gastritis phlegmonosa

Diese seltene Erkrankung kann vor allem bei immungeschwächten Patienten durch bakterielle Besiedlung des Magens mit aeroben oder anaeroben Keimen entstehen. Diagnosestellung durch Gastroskopie mit Biopsie zur mikrobiologischen Untersuchung. Die Behandlung besteht in Antibiotikagabe nach Resistenztestung, parenteraler Ernährung und Magensonde.

Gastritis polyposa

Syn.: Morbus Menetrier, Riesenfaltengastritis

Definition

Hochgradige foveoläre Hyperplasie der Magenschleimhaut.

Ätiologie/Pathogenese

Die Ätiologie ist unklar, in 90 % eine Infektion mit Helicobacter pylori. Histologisch Becherzellenvermehrung. Entsprechend sezerniert der Magen proteinhaltigen Schleim bei Hypo- bis Anazidität. Folge: exsudative Enteropathie (Eiweißverlust → Hypoproteinämie → Ödeme + Aszites).

Symptomatik

Uncharakteristische Oberbauchbeschwerden, Diarrhoe, evtl. Anämie, evtl. exsudative Enteropathie mit hypoproteinämischen Ödemen.

Diagnostik

ÖGD mit Biopsie, H.-p.-Diagnostik.

Therapie

Helicobacter-pylori-Eradikation; symptomatisch mit Prokinetika, Protonenpumpenhemmern.

Bei auffälliger Histologie in den Biopsien frühzeitige Empfehlung zur OP.

Komplikationen/Prognose/Verlauf

In 10 % **maligne Entartung;** jährliche Endoskopiekontrollen obligat.

19.6 Ulkuskrankheit

Aufgrund der verbesserten konservativen Möglichkeiten nach Einführung von Protonenpumpenhemmern, H$_2$-Rezeptoren-Blockern und der Eradikationstherapie von Helicobacter-pylori-Infektionen sind heute nur noch die Komplikationen der Ulkuskrankheit (Blutung, Perforation, Penetration, Stenose) chirurgisch relevant.

Definition

Als Ulkus bezeichnet man einen umschriebenen Schleimhautdefekt in Magen oder Duodenum, der sich über die Lamina muscularis mucosae in die tiefen Wandschichten fortsetzt. Davon abzugrenzen ist die Erosion, eine oberflächliche Läsion, welche die Lamina muscularis mucosae nicht überschreitet.

Morphologie

Nach der Morphologie unterscheiden sich Ulzera wie folgt:
- **Ulkus:** die Muscularis mucosae überschreitender Defekt, der alle Wandschichten umfassen kann.
- **kallöses Ulkus:** chronisches Ulkus mit derbem, wallartigen Rand.
- **„kissing ulcers":** Geschwüre an gegenüber liegenden Wandschichten, also Doppelulzera beispielsweise an Vorder- und Hinterwand des Antrums.
- **peptisches Ulkus:** ein Ulkus, an dessen Entstehung Salzsäure und Pepsin beteiligt waren.

Pathogenese

Zu Beginn der Ulkusentstehung steht ein gestörtes Gleichgewicht zwischen schleimhautaggressiven und schleimhautprotektiven Faktoren.

Zu den aggressiven Faktoren zählen HCl, Pepsin, Gallensaft, Nikotin, Steroide, NSAR, Stress, Helicobacter pylori und Alkohol.

Protektive Faktoren sind eine intakte Schleimschicht und Bikarbonatsekretion über die Nebenzellen, denn so wird die Salzsäure neutralisiert. Weiter zählen eine gute Mikrozirkulation (wichtig: Prostaglandine!), eine hohe Zellmauserungsrate und eine duodenale HCl-Neutralisation (Sekretin, Enterogastron) zu den protektiven Faktoren.

Obwohl die von Schwarz schon 1910 getroffene Feststellung „Ohne Säure kein Ulkus" insofern noch gültig ist, als bei Anazidität praktisch nie ein Ulcus ventriculi oder duodeni auftritt, muss die Aussage doch nach heutigen Erkenntnissen relativiert werden: Es ist weniger die Säurewirkung allein, sondern eher das Missverhältnis zwischen vorhandener Säure und Schutzmechanismen, das zur Ulkusentstehung beiträgt.

Der wichtigste exogene Faktor ist die Infektion mit **Helicobacter pylori (H. p.).** Bei über 90 % der Patienten mit Ulcus duodeni und ca. 60 % der Patienten mit Ulcus ventriculi besteht eine Infektion des Magens mit H. p. Das anaerobe, begeißelte Bakterium wird oral-oral oder fäkal-oral übertragen. Die Durchseuchungsrate beträgt weltweit 50 %, aber nur etwa 10 % der Infizierten entwickeln ein Ulkusleiden. Mithilfe seines Enzyms Urease ist H. p. in der Lage, Harnstoff in der Mukosa zu CO_2 und Ammoniak zu spalten. Dieses alkalische Milieu schützt den Keim vor der Magensäure. Die Schleimhautschutzschicht wird durch die Phospholipasen von H.p. zersetzt, sodass Magensäure zum Magenepithel reperfundieren kann, wodurch die Grundlage für die Entstehung peptischer Ulzera geschaffen wird.

19.6.1 Akutes Ulkus

Stressulkus

Definition/Ätiologie

Diese Läsion der Magenschleimhaut entwickelt sich rasch aus einer erosiven Gastritis, die im Rahmen schwerer Schockzustände oder Stressumstände entsteht. Dazu zählen:

- Sepsis,
- Peritonitis, Ileus,
- Verbrennungen,
- Polytrauma,
- große Operationen,
- renale, hepatische oder respiratorische Insuffizienz,
- schwere seelische Belastung.

Es kommt zu einer gastralen Mikrozirkulationsstörung sowie zu einer Störung der Mukosabarriere und einem gesteigerten duodenogastralen Reflux.

Klinik

Aus den genannten Gründen wird bei allen Patienten auf der Intensivstation eine medikamentöse Ulkusprophylaxe mit H_2-Blockern, Antazida sowie Anticholinergika durchgeführt!

Symptomatik

Bei den meist schwer kranken, z.T. beatmeten Patienten (Intensivstation!) wird ein Stressulkus meist erst durch das Auftreten von Komplikationen symptomatisch: **Ulkusblutungen** treten in Form von **Hämatemesis** oder **Teerstuhl** auf, eine **Perforation** verursacht ein akutes Abdomen (s. Kap. 19.6.3).

Diagnostik/Therapie

Bei Ulkusblutungen ist die **ÖGD** indiziert, durch die gleichzeitig auch eine Blutstillung vorgenommen werden kann. Der Verdacht auf Perforation kann durch eine **Abdomenübersicht** im Stehen bzw. in Linksseitenlage bestätigt werden, bei der sich freie Luft im Bauchraum als Luftsichel unter dem Zwerchfell bzw. zwischen Leberrand und Bauchwand darstellt. In diesem Fall ist eine Laparotomie mit Übernähung oder Magenteilresektion indiziert. Therapie s. u. sowie Kapitel 19.6.3.

Arzneimittelulkus

Definition/Ätiologie

Darunter versteht man eine gastroduodenale Schleimhautläsion, welche durch ulkusauslösende Medikamente verursacht wird. Zu diesen gehören nichtsteroidale Antirheumatika (ASS, Indometacin, Diclofenac und andere), Zytostatika (Mitomycin C, Azathioprin) und Steroide (Dexamethason). Sie führen zu einer Abnahme der protektiven Faktoren (Schleimproduktion ↓, Mikrozirkulation ↓) und einer Zunahme der aggressiven Faktoren (Säureproduktion ↑), wodurch die Grundlage für eine Ulkusentstehung geschaffen wird.

Symptomatik

Die Symptome reichen von unspezifischen Oberbauchschmerzen mit Völlegefühl und vermehrtem Aufstoßen bis zu Blutungen und Perforationen.

Diagnostik/Therapie

Als Methode der ersten Wahl gilt heute die ÖGD, durch welche nicht nur eine makroskopische Be-

urteilung, sondern auch die Biopsieentnahme mit H.-p.-Testung und Histologie sowie, im Fall einer Blutung, eine Blutstillung möglich sind. Das auslösende Medikament sollte ab- oder auf ein anderes Präparat umgesetzt werden; des Weiteren steht die medikamentös-konservative Therapie im Vordergrund (s. u.).

Ulcus Dieulafoy (Exulceratio simplex)

Definition/Symptomatik

Dabei handelt es sich um eine oberflächliche Schleimhautläsion, an deren Boden sich jedoch eine abnorm in der Mukosa verlaufende dicklumige Arterie befindet. Kommt es zu einer Arrosion dieses Gefäßes, resultiert eine starke arterielle Blutung.

Diagnostik/Therapie

Mit der diagnostisch durchgeführten Notfallendoskopie kann gleichzeitig auch die Blutstillung, z.B. durch Hämoclips oder Unterspritzung, durchgeführt werden.

19.6.2 Chronisches Ulkus

Unter chronischen Ulzera leiden weitaus mehr Menschen als unter akuten Ulzera; in Deutschland sind ca. 10 % der Bevölkerung erkrankt, Männer 3–4-mal häufiger als Frauen. Das Ulcus duodeni ist drei- bis viermal so häufig wie das Ulcus ventriculi.

Ulcus ventriculi

Einteilung/Pathogenese

Der Häufigkeitsgipfel des Ulcus ventriculi liegt zwischen dem 50. und 70. Lebensjahr. Chronische Magengeschwüre können nach ihrer Lokalisation im Magen und nach der Säuresekretion folgendermaßen eingeteilt werden (s. Tab. 19-5):

- **Typ I:** Etwa 60 % der Ulcera ventriculi gehören diesem Typ mit dem typischen Sitz an der kleinen Kurvatur proximal der Incisura angularis an. Typischerweise ergibt sich im Säuresekretionstest eine **Hypazidität,** die sich weiter verstärkt, je höher das Ulcus ventriculi liegt. Dem Ulkus geht eine chronische Gastritis Typ B mit H.-p.-Besiedlung des Antrums voraus, die im weiteren Verlauf auf Korpus und Fundus übergreift, was dort zur Verminderung der Belegzellen und der Säureproduktion führt. Bei der weiteren Pathogenese ist ein vermehrter duodenogastraler Reflux von Gallensäuren ebenfalls von Bedeutung.

Merke
Je höher der Ulkussitz, desto geringer die Säure!

- **Typ II:** Bei diesem Typ (20 %) liegen gleichzeitig **ein Ulcus ventriculi und ein Ulcus duodeni** vor. Pathogenetisch spielt hier der Dragstedt-Mechanismus eine Rolle: Über eine initiale Hyperazidität und H.-p.-Besiedlung der Duodenalschleimhaut entsteht ein peptisches Ulcus duodeni. Dieses führt durch die ödematöse Schwellung über eine Stenosierung zu einer Stase des Mageninhalts mit Dehnung des

Tab. 19-5 Einteilung der Ulcera ventriculi nach Johnson

Typ	Lokalisation	Häufigkeit	Säuresekretion	Ursache
I	Kleine Kurvatur Proximal der Incisura angularis	50–60 %	Reduziert	Gastroduodenaler Reflux Helicobacter pylori
II	Ulcus ventriculi distal der Incisura angularis Ulcus duodeni	20 %	Normal oder Hyperazidität	Stase mit Magenektasie
III	Prä- oder intrapylorisch	20 %	Hyperazidität	Stase mit Magenektasie Helicobacter pylori

Antrums, aus der eine gesteigerte Gastrinfreisetzung mit **Hypersekretion** und nachfolgendem Ulcus ventriculi resultiert.

- **Typ III:** Ebenfalls ca. 20 % der Magengeschwüre liegen prä- oder auch **intrapylorisch.** Auch hierbei spielt die Entleerungsstörung mit resultierender **Hypersekretion** eine Rolle.

Symptomatik

Das Hauptsymptom sind brennende oder bohrende Schmerzen, die in ca. 50 % der Fälle typisch epigastrisch lokalisiert sind und postprandial oder nahrungsunabhängig auftreten. Dazu kommen Übelkeit und Brechreiz, ein Völlegefühl und Aufstoßen sowie Inappetenz und eine Gewichtsabnahme.

Diagnostik

Die Diagnose wird durch **ÖGD** mit Entnahme mehrerer Biopsien zur histologischen Untersuchung (Ausschluss Ca!) und Durchführung eines Urease-Schnelltests auf H. p. durchgeführt.

Die MDP kann mehrere röntgenologische Zeichen für ein Ulcus ventriculi aufweisen:
- gestörtes Schleimhautrelief,
- Ulkusnische und Ulkuskragen,
- fingerartige Einziehung der Magenschleimhaut in das Magenlumen,
- narbige Verziehungen,
- evtl. Magensäureanalyse bei rezidivierenden Ulzera.

Differenzialdiagnose

Bei Ulcus-ventriculi-Verdacht müssen immer mehrere Differenzialdiagnosen wie z. B. ein Magenkarzinom ausgeschlossen werden. Auch eine Cholelithiasis, eine Refluxösophagitis, eine Pankreatitis oder eine Nephrolithiasis können ähnliche Symptome zeigen. Auch das Ulcus duodeni muss vom Ulcus ventriculi abgegrenzt werden.

Merke
Hinter jedem Ulcus ventriculi kann auch ein Karzinom stecken (gleiche Altersverteilung)!
Besonders verdächtig ist ein Ulcus ventriculi, das nach 3 Monaten noch nicht abgeheilt ist.

Ulcus duodeni

Ätiologie/Pathogenese

Der Altersgipfel beim Ulcus duodeni liegt niedriger als beim Ulcus ventriculi, nämlich zwischen dem 30. und 50. Lebensjahr. Gehäuftes Auftreten im Frühjahr und Herbst ist zu beobachten. In den meisten Fällen ist das Ulkus an der Vorderwand des Bulbus duodeni lokalisiert.

In der Regel liegt dem Ulcus duodeni eine relative **Hypersekretion von saurem Magensaft** zugrunde, die folgende Ursachen hat:
- Vagotonus ↑,
- Zahl und Ansprechbarkeit der Belegzellen ↑,
- Gastrinfreisetzung ↑,
- Kontaktzeit ↑ der Nahrung im Duodenum (Propulsivmotorik ↓),
- Exposition ↑ der Nahrung im Duodenum (Pylorusinsuffizienz, zu rasche Magenentleerung).

Durch die Hyperazidität im Duodenum entsteht eine chronische Entzündungsreaktion, mit der eine gastrale Metaplasie der Duodenalschleimhaut einhergeht. In diesen Bereichen findet sich bei 95–100 % der Patienten mit einem Ulcus duodeni eine Besiedlung mit H. p. Durch die Wirkung H.-p.-eigener Enzyme (Urease, Katalase, Phospholipase) und auf dem Boden der Entzündungsreaktion entsteht im Folgenden ein peptisches Ulkus.

In seltenen Fällen liegt die Ulkusursache **extragastral;** beim Zollinger-Ellison-Syndrom bildet ein im Pankreas lokalisiertes Gastrinom ungehemmt Gastrin, dies führt zur gastralen Hypersekretion bereits im Ruhezustand (BAO ↑, s. o.). Des Weiteren begünstigen ein Hyperparathyreoidismus, ein Morbus Cushing, Tbc oder Leberzirrhose die Entstehung eines Ulcus duodeni.

Symptomatik

Hauptsymptom sind Schmerzen im Epigastrium, die nachts auftreten oder als Nüchternschmerz vorkommen. Typischerweise lassen sie nach Nahrungsaufnahme nach und nehmen unter Stress sowie nach Kaffee- und Nikotingenuss zu. Völlegefühl, Aufstoßen und Meteorismus sowie Erbrechen können ebenfalls vorkommen.

Diagnostik

Die ÖGD stellt die Untersuchungsmethode der Wahl dar. Biopsie zum H.-p.-Nachweis, eine histologische Untersuchung des Ulkus ist erst bei Beschwerdepersistenz nach 4–6 Wochen konservativer Therapie indiziert.

Differenzialdiagnose

Wichtige Differenzialdiagnosen sind die Refluxösophagitis, eine Cholelithiasis, ein Ulcus ventriculi, eine Pankreatitis und eine Nierenerkrankung.

Therapie der Ulcera ventriculi und duodeni

Konservative Therapie bei H.-p.-negativem Ulkus

An Allgemeinmaßnahmen sollte der Patient auf Alkohol, Nikotin und Kaffee verzichten, mehrere kleine Mahlzeiten statt einer großen einnehmen sowie heiße und kalte Speisen meiden.

An erster Stelle steht immer die Behandlung mit Protonenpumpenhemmern (z.B. Omeprazol), H_2-Rezeptoren-Blockern (z.B. Cimetidin), Antazida (z.B. Hydrotalcit) oder Anticholinergika (z.B. Mebeverin).

Konservative Therapie bei H.p.-positivem Ulkus

Die Eradikation des Keimes wird mit der Triple-Therapie vorgenommen: Omeprazol (Antra®) + Clarithromycin (Klacid®) + Metronidazol (Flagyl®) werden über 7 Tage gegeben, wobei alternativ statt Metronidazol Amoxicillin und Tinidazol eingesetzt werden kann.

Nach Beendigung der Antibiose wird die Therapie mit einem PPI über weitere 5 Wochen fortgeführt. Nach Eradikation werden innerhalb von 7 Jahren nur 5–10 % Rezidive beobachtet.

Eine Kontrollendoskopie im Anschluss an die medikamentöse Therapie gibt Aufschluss über die Abheilung des Ulkus: Nach 6 Wochen konservativer Therapie sollte ein **Ulcus ventriculi** abgeheilt sein, bei Beschwerdepersistenz muss erneut bioptisch ein Karzinom ausgeschlossen werden. Bei therapieresistentem Ulcus ventriculi ist die Indikation zur Operation zu überdenken.

Das **Ulcus duodeni** sollte unter konservativer Therapie nach spätestens 3 Monaten ausheilen, wie dies auch bei 90 % der Patienten der Fall ist. Bei chronisch-rezidivierendem Verlauf oder Ausbildung einer Stenose durch das Ulkus ist ebenfalls die OP-Indikation zu überprüfen, des Weiteren muss nun bioptisch das recht selten auftretende Karzinom ausgeschlossen werden.

Operative Therapie des Ulcus ventriculi

Das Verfahren der Wahl ist die subtotale Magenresektion unter Einschluss des Ulkus und Wiederherstellung der intestinalen Kontinuität nach Billroth I, Billroth II oder nach der Roux-Y-Technik (s. Kap. 19.3.2).

> **Merke**
> Nach **Magenresektionen** kann es infolge verminderter Eisenresorption häufig zu einem Eisenmangel mit nachfolgender hypochromer Anämie kommen.

Operative Therapie des Ulcus duodeni

Das Verfahren der ersten Wahl ist die selektive proximale Vagotomie (SPV) oder alternativ die SPV mit Antrektomie und B-I-Rekonstruktion (s. Kap. 19.3.2).

Komplikationen

Selten Postvagotomiesyndrom, das eine Entleerungsstörung des Magens mit Völlegefühl und vermehrtem Aufstoßen darstellt.

> **Merke**
> Im Gegensatz zum Ulcus ventriculi zeigt das Ulcus duodeni keine Tendenz zur malignen Entartung.

19.6.3 Komplikationen der Ulkuskrankheit

Blutung

Die Blutung aus einem im Geschwürgrund arrodierten Gefäß stellt die gefährlichste Komplikation der Ulkuskrankheit und gleichzeitig die häufigste Ursache der oberen gastrointestinalen Blutung dar. Bezogen auf alle Ulzera kommt sie in 3–5 % der Fälle vor. Lebensbedrohlich kann vor allem die Arrosion einer Organarterie (A. gastrica sin., A. gastroduodenalis) werden. Nach **Forrest** werden Ulkusblutungen in drei Stadien eingeteilt:

- **Typ 1A:** spritzende arterielle Blutung, **1B:** existente Sickerblutung;
- **Typ 2A:** thrombosierter Gefäßstumpf, **2B:** Zeichen der stattgehabten Blutung wie Koagel, Hämatin;
- **Typ 3:** Läsion ohne Zeichen der stattgehabten Blutung.

Symptomatik

Häufig ist eine Anämie oder eine Hämatemesis bei präpylorischer Blutung zu beobachten. Bei postpylorischer Blutung tritt eher Teerstuhl auf. Bei Typ-A-Blutungen kann es zu einem hämorrhagischen Schock mit massivem Hb-Abfall kommen, der kritische Hb-Wert liegt zwischen 5 und 7 g/dl.

Diagnostik

Bei Verdacht auf eine obere gastrointestinale Blutung sollte, wenn möglich, bei stabilen Kreislaufverhältnissen und nach Freispülen des Magens über eine Magensonde, eine **Notfallendoskopie** vorgenommen werden.

Differenzialdiagnose

Neben Ösophagusvarizen sollte ein Mallory-Weiss-Syndrom oder ein Ulcus Dieulafoy ausgeschlossen werden. Auch an eine erosive Gastritis sollte man denken. Eine aortointestinale Fistel oder eine Hämobilie (Blutung aus der Papilla Vateri) können auch ähnliche Symptome verursachen.

Therapie

An erster Stelle steht die Schockbekämpfung durch Volumensubstitution. Möglichst schnell sollte dann die endoskopische Blutstillung im Rahmen der Notfallgastroskopie versucht werden. Je nach Lokalisation und Blutungsstärke bieten sich Unterspritzung (Epinephrin [Suprarenin®], Fibrin), Clippen des Gefäßes oder Lasertherapie an. Tägliche Kontrollgastroskopien sind notwendig.

Ist die Blutung durch die endoskopische Intervention nicht zu stillen oder werden zur Kreislaufstabilisierung > 4–6 Konserven pro Tag verbraucht, muss die Indikation zur Operation frühzeitig gestellt werden.

Operative Therapie   Ulcus duodeni: Das Verfahren der Wahl ist die **Umstechungsligatur** der Blutung im Ulkusgrund, wobei besonders beim Ulkus an der Bulbushinterwand auf die A. gastroduodenalis geachtet werden muss. Zusätzlich wird die selektive proximale Vagotomie ausgeführt.

Ulcus ventriculi: In diesem Fall stellt die distale Zweidrittel-Resektion des Magens nach Billroth oder Roux-Y-Technik das Verfahren der Wahl dar.

Prognose

In 10 % nimmt die akute Ulkusblutung einen letalen Verlauf. Die Menge des Blutverlustes, die Anzahl der erforderlichen Blutkonserven, das Lebensalter des Patienten, die Begleiterkrankungen sowie die Dauer und der Schweregrad des hämorrhagischen Schocks sind ausschlaggebend für die Prognose.

Stenose

Eine Stenosierung des Magenausgangs mit zunehmender Ausweitung des Magens kann durch rezidivierende Ulzera im Bereich des Pylorus verursacht werden. Über den „Dragstedt-Mechanismus" (s.o.) können so weitere Ulzera entstehen.

Symptomatik

Rezidivierendes Erbrechen, in der Folge Gewichtsverlust, hypochlorämische **Alkalose** und **Exsikkose.** Das gehäufte Erbrechen kann zu Aspiration oder Refluxösophagitis führen.

Diagnostik

Bei der **Röntgen-Abdomenübersichtsaufnahme** fällt der ektatisch überdehnte Magen auf („Sanduhrmagen"). Auch die **MDP** zeigt den überdehnten Magen sowie die Magenausgangsstenose. Mit der **ÖGD** können gleichzeitig eine Biopsie zum Ausschluss eines Malignoms entnommen und eine Bougierung versucht werden.

Therapie

Um den Magen zu entlasten, wird zunächst eine Magensonde gelegt. Zur Säurereduktion wird eine **selektive proximale Vagotomie (SPV)** in Kombination mit Pyloroplastik nach Heineke-Mikulicz vorgenommen; auch eine Antrektomie mit zusätzlicher Vagotomie kommt alternativ in Betracht.

Perforation

Hat ein Ulcus ventriculi oder duodeni alle Wandschichten durchsetzt, kann es zuletzt auch die Serosa durchbrechen, sodass Magen- oder Duodenalsaft in die freie Bauchhöhle austritt, was die Entwicklung einer Peritonitis zur Folge hat.

Symptomatik

- Akuter Beginn mit stechenden Schmerzen im Oberbauch und langsam zunehmender Schmerzausbreitung im gesamten Abdomen bis zum Vollbild des akuten Abdomens. Meist können die Patienten den genauen Zeitpunkt des Schmerzbeginns angeben.
- Übelkeit mit Brechreiz.
- Schmerz im rechten Unterbauch kann vorherrschend sein, da der am Colon ascendens herabgelaufene Magensaft zu einer lokalen Peritonitis im Zäkumbereich führt (DD: Appendizitis!).
- Ist die Perforationsstelle durch Verklebungen von der freien Bauchhöhle getrennt (gedeckte Perforation), findet sich zwar intraperitoneal freie Luft, jedoch zunächst eine geringe klinische Symptomatik.

Diagnostik (s. Abb. 19-5)

Eine **Abdomenübersichtsaufnahme im Stehen bzw. in Linksseitenlage** mit der typischen Luftsichel unter dem Zwerchfell bzw. über dem Leberrand liefert den Beweis einer Perforation. Findet sich – wie in 20 % der Fälle – auf dem Röntgenbild keine freie Luft, kann über eine **Magensonde** Luft in den Magen eingeleitet werden und die Röntgenuntersuchung anschließend wiederholt werden. Alternativ kann auch eine **ÖGD,** von einem erfahrenen Endoskopiker durchgeführt, den Defekt zeigen.

Merke
Fehlende freie Luft bei der Abdomenleeraufnahme ist kein sicheres Kriterium, um eine Perforation auszuschließen, da in 20 % der Perforationen keine freie Luft nachweisbar ist.

Differenzialdiagnose

Perforation eines anderen Hohlorgans (Appendix, Ösophagus, Dünn- oder Dickdarm).

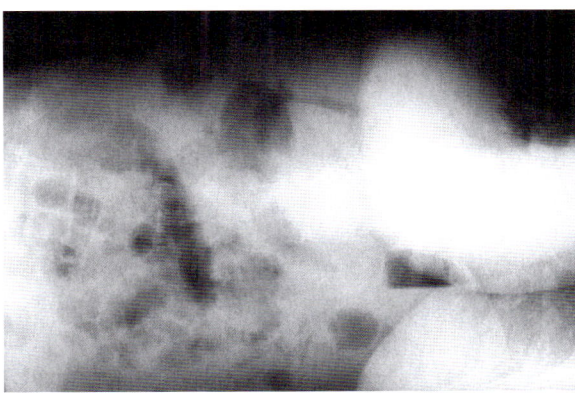

Abb. 19-5   Röntgenuntersuchung Abdomen in Linksseitenlage (LSL): freie Luft nach Magenperforation.

Therapie

Eine Ulkusperforation stellt eine **absolute** OP-Indikation dar. Dazu werden eine Exzision des Ulkus mit Übernähung und anschließender Drainage, parenterale Ernährung und breit gefächerte Antibiose durchgeführt. Bei langer Ulkusanamnese kann auch eine zusätzliche Vagotomie oder eine Resektion erwogen werden.

Prognose

Im Durchschnitt liegt die Letalität zwischen 10 und 15 % und korreliert mit dem Alter und Allgemeinzustand des Patienten sowie mit der Zeit zwischen Perforation und Operation.

Penetration

Den Durchbruch eines Ulkus in ein benachbartes Organ oder Gewebe nennt man Penetration. Ist das Pankreas betroffen, bildet sich ein tumorähnliches entzündliches Konglomerat; werden Darmabschnitte penetriert, entstehen Fisteln.

Symptomatik

Typisch für Penetration sind **therapieresistente Schmerzen im Epigastrium, die häufig in den Rücken ausstrahlen,** vor allem bei Penetration in das Pankreas. Bei gastrokolischen oder gastrojejunalen Fisteln stellen sich Diarrhöen als Ausdruck einer abnormen Beschleunigung der Passagezeit ein.

Diagnostik

Die Diagnose wird durch MDP mit **wasserlöslichem** Kontrastmittel (Gastrografin®) oder ÖGD gesichert. Mit einer Abdomenübersichtsaufnahme kann eine Perforation ausgeschlossen werden.

Therapie/Prognose

In der Regel wird resezierend operiert, meist nach Billroth I. Bei gastrointestinalen Fisteln erfolgt ebenfalls die Resektion des betroffenen Darmsegmentes. Die Letalität liegt bei 10–15 %.

Kasuistik

In der Notaufnahme stellt sich ein 30-jähriger Patient vor. Seit dem Morgen leide er unter unerträglichen Bauchschmerzen. Die Schmerzen hätten unter dem Rippenbogen begonnen und sich von dort auf den ganzen Bauch ausgedehnt. In den letzten 2 Monaten habe er vermehrt unter Stress gelitten. Vor einigen Wochen habe er einige Tage Schmerzen in der Magengegend verspürt, die sich aber dann wieder gebessert hätten.

Bei der körperlichen Untersuchung ist ein bretthartes, druckdolentes Abdomen zu palpieren. Es besteht eine nicht überwindbare Abwehrspannung. Wegen der Verdachtsdiagnose: „perforiertes Ulkus" wird eine Abdomenübersichtsaufnahme im Stehen angefertigt, auf der sich eine deutliche Luftsichel unterhalb des Zwerchfells zeigt. Bei der unmittelbar danach vorgenommenen Laparotomie findet sich ein perforiertes Duodenalulkus an der Vorderwand des Bulbus duodeni.

19.7 Tumoren

19.7.1 Benigne Tumoren des Magens

Definition

Nur 5–10 % aller Magentumoren sind benignen Neoplasien zuzuordnen. Diese können von allen Schichten der Magenwand ihren Ursprung nehmen. Die häufigsten Tumorarten sind **Polypen, Leiomyome, Lipome, Neurofibrome** und **Angiome.**

Symptomatik

Gutartige Tumoren des Magens sind ausgesprochen symptomarm und fallen klinisch erst auf, wenn sie eine Größe erreicht haben, die zu einer Kompression benachbarter Strukturen oder des Lumens führt. Es kommt zu Oberbauchschmerzen, Völlegefühl und Motilitätsstörungen, auch Blutungen sind möglich.

Diagnostik

Diese beinhaltet eine Gastroskopie mit mehrfachen Biopsien sowie die Endosonographie, durch welche die lokale Tumorausdehnung beurteilt werden kann.

Therapie

Polypen und submuköse Tumoren können endoskopisch mit der Schlinge entfernt und anschließend histologisch untersucht werden. Im Gegensatz dazu werden intramurale Neoplasien durch lokale transabdominelle Exzision oder Magenresektion entfernt. Im Fall einer ausgedehnten Polypose des Magens ist sogar eine Gastrektomie indiziert.

19.7.2 Maligne Tumoren des Magens

Magenkarzinom

Definition

Das Magenkarzinom stellt mit 95 % die häufigste maligne Entartung im Magen dar; histologisch ist es überwiegend als Adenokarzinom zu klassifizieren.

Wachstum/Metastasierung

Das Magenkarzinom wächst infiltrierend per continuitatem in der Magenwand bis hin zur Serosa.

Es metastasiert **lymphogen** entlang den großen Magengefäßen der kleinen und großen Kurvatur zum Truncus coeliacus, zum Omentum majus, zu den Ligamenta gastrocolicum und gastrolienale und selten zum Milzhilus.

Die **hämatogene** Metastasierung tritt meist erst bei weit fortgeschrittenen Karzinomen auf. Hauptmetastasierungsorgane sind: Leber, Lunge, Gehirn und Skelettsystem. Daneben kommen als Besonderheit intraperitoneale Abtropfmetastasen an Netz, Peritoneum, Mesenterien, im Douglas-Raum und in den Ovarien (sog. **Krukenberg-Tumor**) vor.

Einteilung

Zur Einteilung des Magenkarzinoms existieren verschiedene Klassifikationen.

Die histologische Klassifikation der **WHO** umfasst folgende Typen des **Magenkarzinoms:**

- **Adenokarzinome** ca. 70 %: tubuläres Karzinom (ca. 50 %), papilläres Karzinom, muzinöses Karzinom, Siegelringzellkarzinom (10 %).
- **Undifferenziertes Karzinom** (ca. 20%).
- **Adenosquamöses Karzinom.**
- **Plattenepithelkarzinom.**

Die Klassifikation nach **Laurén** unterscheidet histologisch beim **Adenokarzinom** den **diffusen** (infiltrativen) Typ, der vermutlich von genetischen Faktoren abhängig ist, infiltratives Wachstum zeigt und eine eher schlechte Prognose hat, vom **intestinalen** (polypösen) Typ, der überwiegend Drüsen hat und meist polypös wächst. Karzinome dieses Typs sind meist gut begrenzt (→ relativ gute Prognose, geringerer Resektionsabstand nötig als beim diffusen Typ). International gebräuchlich ist die Klassifikation der Stadien nach dem **TNM**-Schema der UICC (Union Internationale Contre le Cancer, s. Tab. 19-6).

Nach **Borrmann** lassen sich Magenkarzinome **nach makroskopischen Gesichtspunkten** in vier Typen einteilen:

- **Typ I:** polypös, exophytisch mit knolliger, papillärer und zottiger Oberfläche; 35 %.
- **Typ II:** ulzerierend und polypös mit relativ scharfer Abgrenzung zur Umgebung; 35–40 %.
- **Typ III:** ulzerierend mit unscharfer Abgrenzung zur Umgebung; 20 %.
- **Typ IV:** diffus infiltrierend; 10 %.

Diese Einteilung hat jedoch keine prognostische Relevanz.

Sonderformen

Als **Magenfrühkarzinome** (early cancers) werden Tumoren bezeichnet, die auf die Mukosa (M-Typ) beschränkt sind oder noch die Submukosa infiltrieren (SM-Typ). Sie sind dem Stadium T1 gleichzusetzen. Die Frühkarzinome vor allem vom SM-Typ können jedoch schon Lymphknotenmetastasen abgesetzt haben.

Merke

Unterschied zwischen Magenfrühkarzinom und Carcinoma in situ:

Das Tis überschreitet nicht die Basalmembran und metastasiert nicht!

Das Frühkarzinom (= T1) geht weiter und kann deshalb bereits metastasieren.

Am häufigsten ist das Magenkarzinom antral und präpylorisch (50–80 %) lokalisiert, gefolgt vom Sitz an der kleinen Kurvatur. In den letzten Jahren beobachtete man eine steigende Tendenz zur Lokalisation an der Kardia, den sog. **Kardiakarzinomen.** Diese Bezeichnung erhalten Adenokarzinome, die im Bereich 5 cm oral oder 5 cm aboral der gastroösophagealen Schleimhautgrenze auftreten.

Tab. 19-6 TNM-Klassifikation des Magenkarzinoms nach UICC

Tis	Carcinoma in situ, auf die Lam. epithelialis mucosae beschränkt (der Tumor überschreitet nicht die Basalmembran)
T1	Tumor infiltriert die Lam. propria oder max. die Submukosa = Frühkarzinom (er erreicht nicht die Muscularis propria)
T2	T2a Tumor infiltriert die Muscularis propria T2b Tumor infiltriert die Subserosa
T3	Tumor durchdringt die Serosa, infiltriert aber nicht benachbarte Strukturen
T4	Tumor infiltriert benachbarte Strukturen
N1	Metastasen in 1–6 regionären Lymphknoten
N2	Metastasen in 7–15 regionären Lymphknoten
N3	Metastasen in > 15 regionären Lymphknoten
M0	Keine Fernmetastasen
M1	Fernmetastasen oder Befall nicht regionärer LK (mesenteriale, paraaortale, retropankreatische LK)

Ätiologie/Pathogenese/Risikofaktoren

Obwohl weltweit die Inzidenz des Magenkarzinoms rückläufig ist, erkranken in Deutschland jährlich noch 15 000 Patienten; damit stellt es die dritt- bis vierthäufigste Todesursache unter den malignen Erkrankungen dar. Das Prädispositionsalter liegt bei über 60 Jahren; Männer sind etwa 1,5-mal häufiger als Frauen betroffen.

Des Weiteren zeigen sich deutliche geographische Unterschiede: In Asien (vor allem in Japan) liegt die Inzidenz des Magenkarzinoms viel höher als in Nordamerika.

An der Entstehung eines Magenkarzinoms sind neben einer genetischen Disposition (familiäre Häufung) auch Ernährungsgewohnheiten (viel NaCl, Nitrosamine, Aflatoxine) sowie folgende Risikoerkrankungen beteiligt:

- Chronisch-atrophische Gastritis (Typ-A-Gastritis), evtl. mit perniziöser Anämie;
- chronische Gastritis Typ B (Helicobacter-pylori-Gastritis) zwei- bis sechsmal höheres Risiko!
- Ulcus ventriculi;
- Riesenfaltengastritis (Morbus Ménétrier);
- Polyposis des Magens (primär benigne);
- Refluxkrankheit;
- Zustand nach Magenresektion.
- Einen gewissen Schutz vor der Entstehung von Magenkarzinomen wird dem Genuss von Vitamin C, β-Carotin, rohem Gemüse, Obst und Vollkornbrot zugeschrieben.

Merke
Bei Risikoerkrankungen 1× jährlich Gastroskopie und Biopsie!

Symptomatik

50 % der Patienten sind asymptomatisch. Wenn Symptome auftreten, so sind uncharakteristische Oberbauchschmerzen, Völlegefühl und Inappetenz zu beobachten. Manchmal kommt ein Widerwille gegen Fleisch hinzu.

Ein Frühzeichen bei Kardiakarzinomen ist die Dysphagie. Zur B-Symptomatik zählen Gewichtsverlust, Leistungsknick und Nachtschweiß. Als Spätsymptome treten Anämie und Teerstühle bei Tumorblutungen auf. Eine Lokalisation im Pylorus führt oft zu einer Magenausgangsstenose, die dann Übelkeit und Erbrechen verursacht. Der Patient meidet deshalb das Essen.

Merke
Aufgrund der Symptomarmut des Magenkarzinoms stellen bereits chronische Oberbauchbeschwerden bei über 50-Jährigen eine Indikation zur Gastroskopie mit multiplen Biopsien dar!

Diagnostik

Diagnosesicherung

- Klinische Untersuchung: supraklavikuläre Lymphknotenvergrößerung (Virchow-Drüse), intraabdomineller Tumor, Aszites (schon Spätsymptome!).
- **Gastroskopie** mit mehrfacher Biopsieentnahme.

Staging (nach histologischer Diagnosesicherung, s. Tab. 19-7)

- In der **Endosonographie** können die lokale Tumorausdehnung sowie perigastrale Lymphknoten dargestellt werden. Im **Sono Abdomen** sind – falls vor-

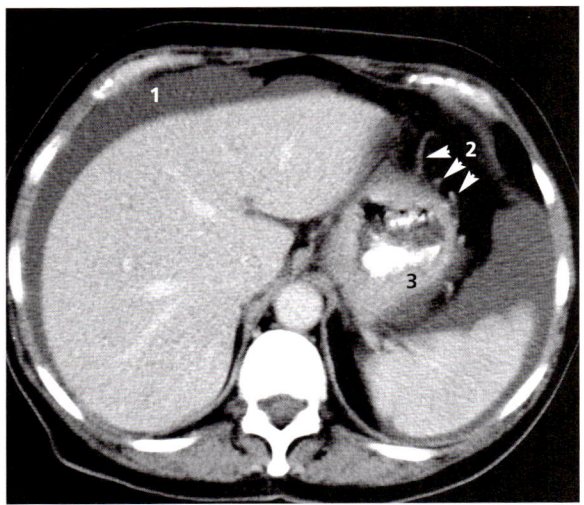

Abb. 19-6 Computertomographie eines Magenkarzinoms: 1. Aszites; 2. Peritonealkarzinose; 3. tumordurchsetzte Magenwand.

handen – Leber-, Lymphknoten- oder Abtropfmetastasen zu sehen.
- **CT Abdomen** (s. Abb. 19-6).
- Im **Röntgenbild** oder **CT des Thorax** wird eine Lungenbeteiligung abgeklärt (Lungen-, Lymphknotenmetastasen).
- Tumormarker wie CA 72-4, CA 19-9 und CEA sind nur zur Verlaufskontrolle geeignet.

Differenzialdiagnose

Ulcus ventriculi, Refluxösophagitis, Morbus Ménétrier, Reizmagensyndrom (funktionelle Dyspepsie), andere Magentumoren, Erkrankungen von Leber, Galle, Pankreas.

Therapie

Kurative Therapie (s. Abb. 19-7)

Zurzeit ausschließlich chirurgisch möglich und ist bei allen T-Stadien ohne Fernmetastasen indiziert.

Tab. 19-7 Stadiengruppierung bei Magenkarzinom			
Stadium 0	Tis	N0	M0
Stadium IA	T1	N0	M0
Stadium IB	T1	N1	M0
	T2	N0	M0
Stadium II	T1	N2	M0
	T2	N1	M0
	T3	N0	M0
Stadium IIIA	T2	N2	M0
	T3	N1	M0
	T4	N0	M0
Stadium IIIB	T3	N2	M0
Stadium IV	T4	N1, N2, N3	M0
	T1, T2, T3	N3	M0
	Jedes T	Jedes N	M1

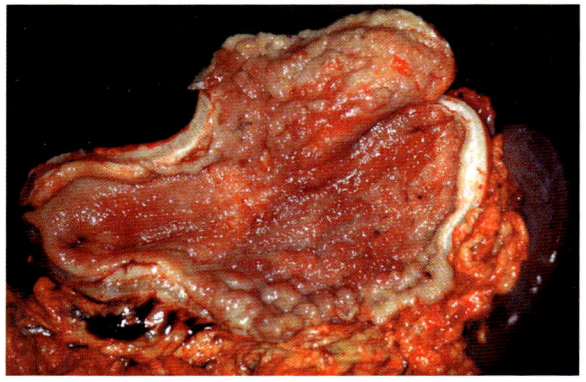

Abb. 19-7 OP-Präparat eines erweiterten Magenresektats bei Magen-Ca mit anhängender Milz.

Die Tumorentfernung muss unter Einhaltung eines adäquaten Sicherheitsabstandes von 5 cm beim intestinalen Typ und 8 cm beim diffusen Typ durchgeführt werden. Zusätzlich erfolgen eine Lymphadenektomie der Kompartimente I und II sowie die Resektion des großen und kleinen Netzes.

Die Entscheidung zwischen **totaler Gastrektomie** oder **subtotaler Vierfünftel-Resektion** hängt von der Tumorlokalisation, dem histomorphologischen Typ und der individuellen Risikobeurteilung ab. Neuerdings werden auch endoskopische Mukosaresektionen und Polypektomien bei Tis- oder T1-Tumoren vom intestinalen Typ durchgeführt; in diesen Fällen muss besonders auf die Tumorentfernung im Gesunden geachtet werden.

Beim Kardiakarzinom wird die Gastrektomie mit einer distalen Ösophagusresektion und einer Splenektomie kombiniert.

Die Splenektomie muss bei Durchführung einer Gastrektomie nicht obligat erfolgen. Bei fortgeschrittenen Tumoren der oberen Magenhälfte, vor allem bei Tumorsitz großkurvaturseitig oder bei Gesamtbefall des Magens, ist sie notwendig.

Für die Rekonstruktion der Magen-Darm-Passage gibt es Verfahren mit und ohne Erhalt der Duodenalpassage (s. Kap. 19.3.2).

Die Tumorresektate werden nach der OP histologisch beurteilt, und die Einstufung wird nach der pTNM-Klassifikation und dem vierstufigen **Grading** festgelegt. **G1** und **G2** werden als „low grade", **G3** und **G4** als „high grade" zusammengefasst. Ebenfalls wird nach der R-Klassifikation eingestuft: Bei **R0** konnte im Gesunden reseziert werden, bei **R1** sind mikroskopisch noch Tumorreste, bei **R2** makroskopisch Tumorreste nachweisbar. Eine verlässliche Diagnose der pN-Klassifikation erfordert die histologische Untersuchung von mindestens 15 Lymphknoten.

Eine adjuvante Therapie (= Chemo- und/oder Radiotherapie nach kurativer Operation) ist beim Magenkarzinom nicht üblich, da in Studien keine Vorteile gegenüber der alleinigen kurativen Operation nachgewiesen werden konnte. Bei G3 kann eine adjuvante Therapie als individuelle Empfehlung erfolgen.

Palliative Therapie

Indikationen

- Alle T-Stadien mit Fernmetastasen und über den Truncus coeliacus hinausgehenden Lymphknotenmetastasen;
- lokale Inoperabilität.

Bei einem umschriebenen Lokalbefund wird zur Vermeidung von Obstruktion oder chronischen Blutverlusten eine Resektion oder Gastrektomie durchgeführt. Tumorstenosen im Kardiabereich können mit endoskopischen Verfahren (**Schlinge, Laser**) abgetragen werden. Eventuell kann auch ein endoösophagealer Tubus oder selbstexpandierender Stent über die Stenose vorgeschoben werden. Bei Stenosen im Korpus oder Antrum kann die Anlage einer **Gastroenterostomie** proximal der Stenose die weitere enterale Ernährung ermöglichen (s. Abb. 19-8). Im Ge-

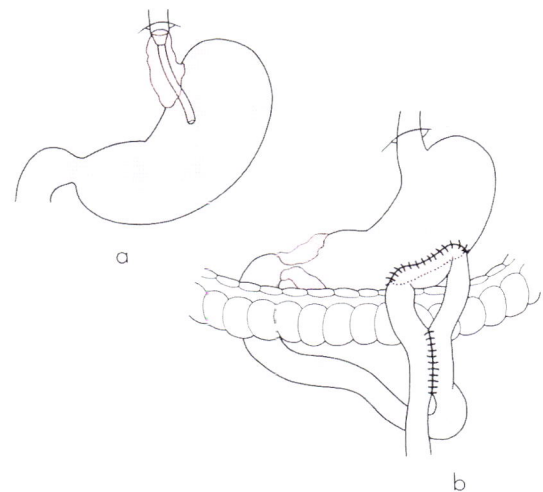

Abb. 19-8 Palliativverfahren beim Magenkarzinom, a) endoösophagealer Tubus, b) Gastroenterostomie.

gensatz zu der früher üblichen operativ angelegten Ernährungssonde (Witzel-Fistel) wird heute der endoskopischen Methode der Vorzug gegeben und eine PEG (**p**erkutan-**e**ndoskopische **G**astrostomie) angelegt. Des Weiteren wird eine palliative Chemotherapie mit 5-FU und Folinsäure durchgeführt.

Neoadjuvante Therapie

Bei Patienten mit primär nicht resektablem Magenkarzinom wird gelegentlich versucht, durch präoperative neoadjuvante Chemotherapie eine Reduzierung der Tumormasse sowie der Metastasen zu bewirken („down-staging"), sodass nachfolgend eine R0-Resektion durchgeführt werden kann.

Operative Komplikationen

- Duodenalstumpfinsuffizienz;
- Anastomosenstenose oder -insuffizienz;
- Nachblutungen.

Merke
Nach Gastrektomie muss eine lebenslange Substitution von Vitamin B_{12} und Pankreasfermenten erfolgen, da die Produktion von Intrinsic-Faktor, Pepsin und HCl fehlt.

Prognose/Nachsorge

Die schlechte Prognose des Magenkarzinoms erklärt sich aus der Symptomarmut dieser Erkrankung und der erst späten Diagnosesicherung.

Die 5-Jahres-Überlebensrate ist abhängig von der lokalen Tumorausdehnung, dem LK-Befall und der Fernmetastasierung und liegt beim Frühkarzinom bei bis zu 95 % und in metastasierten Spätstadien unter 10% (s. Tab. 19-8). Die Operationsletalität bei Gastrektomien liegt bei < 5 %.

In der Nachsorge von Magenkarzinompatienten sind engmaschige Kontrollen obligat; zunächst wer-

Tab. 19-8 UICC-stadienabhängige 5-Jahres-Überlebensrate nach kurativer chirurgischer Therapie eines Magenkarzinoms (sog. R0-Resektion)						
Tumorstadium (UICC)	IA	IB	II	IIIA	IIIB	IV
5-Jahres-Überlebensrate	90–95 %	70–90 %	50–70 %	30–50 %	15–30 %	< 15 %

den im Abstand von 3, später von 6 und schließlich von 12 Monaten eine Endoskopie und Sonographie durchgeführt.

Magensarkom

Definition

Maligne Magentumoren nichtepithelialen Ursprungs machen nur 1 % der Magentumoren aus. Die größte Gruppe stellen die Leiomyosarkome, daneben existieren Lympho- und Neurosarkome. Sie wachsen intramural submukös bevorzugt an der großen Kurvatur in Korpus und Antrum.

Symptomatik

Außer Oberbauchschmerzen treten ein Völlegefühl und Appetitlosigkeit auf. Bluterbrechen oder Teerstuhl ist Zeichen einer intestinalen Blutung. Im Vergleich zu Patienten mit Magenkarzinom sind die Patienten in einem auffallend guten Allgemeinzustand.

Diagnostik

- ÖGD mit tiefer Biopsieentnahme.
- Endosonographie → lokale Tumorausdehnung.
- Sono/CT Abdomen→ Lebermetastasen.

Therapie

Magenresektion, bei der ein Sicherheitsabstand von ca. 3 cm eingehalten wird. Da Lymphknotenmetastasen äußerst selten vorkommen, ist eine Lymphadenektomie nicht obligat. Fernmetastasen bilden sich bevorzugt in Leber und Lunge; dies kann sogar noch 30 Jahre nach Resektion des Primärtumors geschehen.

MALT-Lymphom des Magens

Definition

Es handelt sich um primär vom lymphatischen Gewebe der Magenschleimhaut („**m**ucosa-**a**ssociated **l**ymphatic **t**issue", MALT) ausgehende Non-Hodgkin-Lymphome der B-Zell-Reihe. 4 % aller Tumoren des Magens gehören diesem Typ an.

Ätiologie/Pathogenese

In über 90 % der Fälle treten MALT-Lymphome assoziiert mit einer H.-p.-Infektion auf, die zu einer Typ-B-Gastritis mit Vermehrung des lymphatischen Gewebes führt.

Histologisch finden sich meist niedrig maligne B-Zell-Lymphome. Bevorzugte Lokalisation sind die distalen zwei Magendrittel, wobei der Pylorus häufig ausgespart bleibt.

Neben dieser primären Form ist auch eine sekundäre Beteiligung des Gastrointestinaltrakts bei systemischer Lymphomerkrankung möglich. Die Lymphome können lokal begrenzt auftreten oder auch in die perigastrischen Lymphknoten und darüber hinaus metastasieren. Vorwiegend betroffen sind Männer zwischen 50 und 70 Jahren.

Symptomatik

Meist nur uncharakteristische Oberbauchbeschwerden, ähnlich wie bei Typ-B-Gastritis.

Diagnostik

- ÖGD mit multiplen Biopsien.
- Endosonographie → lokale Tumorausdehnung.
- Sono/CT Abdomen → Lymphknotenmetastasierung.
- Koloskopie mit Stufenbiopsien zum Ausschluss eines Befalls des übrigen GIT.

Differenzialdiagnose

Ulcus ventriculi, Magenkarzinom.

Therapie

Frühe Stadien der MALT-Lymphome können durch alleinige Eradikation der H.-p.-Infektion geheilt werden.

Alle übrigen Stadien der niedrig malignen Magenlymphome werden operativ reseziert (Vierfünftel-Resektion oder totale Gastrektomie) und ggf. postoperativ bestrahlt.

Hochmaligne Non-Hodgkin-Lymphome können mit primärer Radiochemotherapie oder alternativ mit postoperativer Chemotherapie behandelt werden. Im Gegensatz zum Magenkarzinom sprechen Lymphome gut auf Radiochemotherapie an.

Prognose

Die 5-Jahres-Überlebensrate liegt etwa bei 75 %.

19.7.3 Benigne Tumoren des Duodenums

Benigne Neoplasien kommen auch im Duodenum äußerst selten vor. Es finden sich Polypen, Adenome, Myome und Myofibrome, Brunneriome und Gastrinome, die aus versprengtem Pankreasgewebe entstehen.

Je nach Lokalisation und Größe stehen verschiedenartige Beschwerden wie kolikartige Schmerzen, intestinale Blutungen und Ikterus (bei Obstruktion der Papilla Vateri) im Vordergrund. Sie werden diagnostisch durch eine ÖGD ggf. erweitert durch eine ERCP geklärt; dabei können Polypen in gleicher Sitzung endoskopisch abgetragen werden. Größere Tumoren müssen durch Duodenotomie und Exzision angegangen werden, wobei u. U. eine Papillenresektion und Neueinpflanzung von Ductus pancreaticus und choledochus notwendig wird. Bei sehr ausgedehntem Befund und ausgeprägter klinischer Symptomatik wird sogar die Duodenopankreatektomie notwendig.

19.7.4 Maligne Tumoren des Duodenums

Primäre Karzinome und Sarkome des Duodenums stellen eine Rarität dar. Häufiger findet sich die lymphatische Infiltration eines Pankreaskopfkarzinoms in die duodenale Hinterwand.

Klinisch bemerkbar machen sie sich bei papillennaher Lokalisation durch Ikterus oder Pankreatitis, bei intraluminärem Wachstum durch Magenausgangsstenose mit dem typischen rezidivierenden Erbrechen kurz nach der Nahrungsaufnahme.

Zur Diagnosesicherung werden eine ÖGD mit Biopsie sowie eine ERCP zum Ausschluss eines Pankreaskopfkarzinoms durchgeführt. Durch Endosonographie lässt sich die lokale Tumorausdehnung, durch Oberbauch-Sono/CT der Lymphknotenbefall beurteilen.

Differenzialdiagnostisch ist neben dem Pankreaskopfkarzinom auch an ein Ulcus duodeni zu denken.

Ist das Malignom im proximalen Duodenum lokalisiert, muss eine **partielle Duodenopankreatektomie nach Kausch-Whipple** vorgenommen werden. Nur bei sehr distaler Lokalisation ist evtl. eine Segmentresektion möglich. Ist der Tumor kurativ inoperabel, kann ein Palliativeingriff mit biliodigestiver Anastomose (Verbindung des Ductus choledochus in das Jejunum) und gleichzeitiger Gastroenterostomie (zur Umgehung der Magenausgangsstenose) indiziert sein.

19.8 Krankheiten des operierten Magens

Fast 10 % der am Magen operierten Patienten klagen postoperativ über erhebliche Beschwerden, die in der veränderten Physiologie und Anatomie des oberen Gastrointestinaltrakts begründet liegen.

Rezidivulkus

Definition

Ein Wiederauftreten der Ulkuskrankheit im postoperativen Verlauf wird als Rezidivulkus bezeichnet. Ulkusrezidive bei Duodenalulzera werden häufiger beobachtet als bei Magenulzera, und sie kommen nach Vagotomien häufiger vor als nach Magenresektionen.

Pathogenese

Es kommen sehr verschiedenartige Ursachen für die Entstehung von Rezidivulzera in Betracht:
- mangelhafte Reduktion der Säuresekretion infolge inkompletter Vagotomie;
- unzureichendes Resektionsausmaß mit zu großem Restmagen und daher zu großer Säureproduktion;
- Passagestörung bei narbiger Pylorusstenose; nachfolgend Überdehrung des Magens und vermehrte Gastrinfreisetzung;
- persistierende H.-p.-Infektion des Magens/Duodenums;
- nach Billroth-II oder Roux-Y übersehene Gastrin produzierende Antrumreste am Duodenalstumpf;
- extragastrale Ursachen wie Zollinger-Ellison-Syndrom, Hyperparathyreoidismus oder Nebennierenrindentumor.

Symptomatik

Die Symptomatik des Primärulkus wiederholt sich mit erneuten Schmerzen im Oberbauch. Übelkeit und Erbrechen kommen hinzu, eine Gewichtsabnahme ist möglich.

Nach einer Vagotomie treten aber möglicherweise auch wenig Beschwerden auf, da die afferenten sensorischen Vagusfasern des Magens unterbunden sind.

Diagnostik

- ÖGD mit Biopsie.
- ggf. Pentagastrintest zum Ausschluss eines Zollinger-Ellison-Syndroms.
- ggf. endokrinologische Diagnostik zum Ausschluss eines Hyperparathyreoidismus und Nebennierenrindentumors.

Therapie

Bei 80–90 % der Rezidivulzera ist die konservative Therapie mit Protonenpumpenhemmern, H_2-Blockern und Antazida erfolgreich. Lässt sich H. p. nachweisen, ist nochmals die Eradikation indiziert. Therapieresistenz oder Ulkuskomplikationen wie Blutung, Perforation, Penetration oder Fistelbildung (vor allem gastrojejunokolische Fisteln) erfordern eine Reoperation, die je nach Voroperation und neuem Lokalbefund als Revagotomie, trunkuläre Vagotomie oder Umwandlungsoperation vorgenommen wird.

Ulcus pepticum jejuni

Definition

Es stellt die Folge einer nicht ausreichenden Magenresektion bei Billroth-II- oder Roux-Y-Magen dar. Jejunale Schleimhaut gelangt dadurch fortwährend in Kontakt mit saurem Magensekret, woraus deren Schädigung resultiert. Diese Schädigung führt zur Ausbildung eines peptischen Ulkus, das meist an der Anastomose gelegen ist.

Symptomatik

Auftreten ähnlicher Beschwerden wie bei primärem Magenulkus:
- Schmerzen;
- Übelkeit, Erbrechen (bei Magenentleerungsstörung durch Stenose);
- Teerstühle, Hämatemesis (bei Blutung);
- Diarrhöen kurz postprandial mit Ausscheidung kaum verdauter Nahrung (bei gastrojejunokolischer Fistel).

Diagnostik

Die ÖGD mit Biopsie sichert die Diagnose, in der MDP kann eine etwaige Fistel dargestellt werden.

Therapie

Nachresektion mit selektiver, proximaler, gastraler Vagotomie.

Postvagotomiesyndrom

Definition

Hierunter versteht man eine unmittelbar im Anschluss an eine selektive proximale Vagotomie (SPV) auftretende **Funktionsstörung der Kardia mit Motilitätsverlust.** Auch **Magenentleerungsstörungen** besonders bei zu weit nach distal geführter Vagotomie sind möglich.

Symptomatik

Meist vorübergehend können Dysphagie und Refluxbeschwerden auftreten, in seltenen Fällen auch Diarrhöen, die nach trunkulärer Vagotomie wesentlich häufiger zu beobachten sind.

Diagnostik

Das Postvagotomiesyndrom stellt eine Ausschlussdiagnose dar.

Therapie

Da es keine kausale Therapie gibt, wird symptomatisch gegen die Beschwerden mit Ernährungsumstellung und Gabe von Diphenoxylat (Reasec®), Loperamid (Imodium®) oder Colestyramin bei chologener Diarrhoe vorgegangen.

Klinik: Postoperative Magenatonie
Magenatonien kommen postoperativ häufig vor und sind bis zu einer Dauer von zwei Tagen in der Regel nicht behandlungsbedürftig. Wegen der fehlenden Peristaltik sammeln sich jedoch Magensekrete an, die Übelkeit und Erbrechen auslösen können. Aus diesem Grund erhalten die Patienten **eine Magensonde,** um die überschüssigen Magensekrete abzuziehen.

Der sitzende Patient soll während des Einführens der Sonde tief durch die Nase atmen und beim Vorschieben schlucken. Hustenreiz oder Luftnot ist Zeichen einer Trachealintubation; die Sonde muss sofort zurückgezogen werden. Liegt die Sonde im Magen, werden der Mandrin entfernt, mit einer Magenspritze Luft eingeblasen und zur Lagekontrolle im epigastrischen Winkel auskultiert.

Dumpingsyndrom

Definition

Übersteigerte vegetative Reaktionen auf eine zu rasche Magenentleerung nach Magenresektion. Je nach zeitlichem Abstand zur Nahrungsaufnahme und Pathogenese ist zwischen **Frühdumping** und **Spätdumping** zu unterscheiden. Das Dumpingsyndrom tritt nach Billroth-II-Resektion (15% der Patienten) häufiger als nach Billroth-I-Resektion (5 %) auf.

Pathogenese/Symptomatik

Frühdumpingsyndrom Aufgrund des fehlenden Verschlussmechanismus kommt es zu einem raschen Übertritt von unverdünntem, hyperosmolaren Speisebrei in das Jejunum. Der durch das Konzentrationsgefälle zum Blut bedingte Flüssigkeitsstrom aus dem Intravasalraum in das Darmlumen führt zu einer kurzfristigen Hypovolämie.

So kann es innerhalb der ersten 30 min nach Nahrungsaufnahme insbesondere bei Süßspeisen, Milch und Bouillon zum Auftreten von Kreislaufsymptomen wie z. B. Schwitzen, Tachykardie, Blutdruckabfall oder Kollaps und gastrointestinalen Störungen wie Übelkeit, Brechreiz und Diarrhoe kommen.

Spätdumpingsyndrom Bedingt durch die schnelle Magenentleerung kommt es postprandial zu einem raschen Blutglucoseanstieg, der eine vermehrte Insulinausschüttung bewirkt. Infolgedessen entsteht eine reaktive Hypoglykämie ca. 2–3 h nach Nahrungsaufnahme mit Übelkeit, Herzrasen, Schwindel, Schwächegefühl und evtl. Synkopen.

Diagnostik

- ÖGD zum Ausschluss anderer Ursachen.
- MDP.
- Isotopen-Testmahlzeit zur Bestimmung der Magenentleerungszeit.
- Oraler Glucosetoleranztest.

Therapie

Das therapeutische Ziel ist, zu große Mengen hyperosmolarer Lösung im Gastrointestinaltrakt zu verhindern. Deshalb stehen im Vordergrund der Behandlung zunächst diätetische Maßnahmen. Dazu gehört eine Flüssigkeitskarenz während der Mahlzeit, der Patient darf erst 1 h postprandial wieder trinken.

Außerdem sollte er Süßigkeiten und stark glucosehaltige Nahrung vermeiden und den Verzehr von Milchprodukten einschränken. Das Einnehmen von zahlreichen (> 6 täglich) kleinen Mahlzeiten hilft oft auch.

Zusätzlich können der Transit und die Resorption im Dünndarm medikamentös mit Quellstoffen (z. B. Glukotard® oder Guar Verlan®) verzögert werden.

Ist mit diesen Maßnahmen keine wesentliche Besserung der Symptomatik zu erzielen, so ist ein operatives Vorgehen indiziert. Dabei wird der B-II-Magen in einen B-I-Magen umgewandelt (**sog. Umwandlungsoperation**) oder die Vergrößerung des Magenreservoirs durch eine Jejunuminterposition vorgenommen.

Schlingensyndrome

Hierbei handelt es sich um spezifische Folgeerkrankungen nach B-II-Resektion.

Syndrom der zuführenden Schlinge („Afferent-Loop-Syndrom")

- **Definition:** Das Syndrom tritt nur bei einer B-II-Rekonstruktion ohne Braun-Fußpunktanastomose auf und wird durch eine Stenosierung der zuführenden Schlinge im Bereich der Gastrojejunostomie verursacht. Dadurch kommt es zur Abflussbehinderung von Galle und Pankreassekret mit nachfolgender Keimbesiedlung. Da heute B-II-Rekonstruktionen kaum noch durchgeführt werden, ist dieses Syndrom selten geworden.
- **Symptomatik:** Typisch ist morgendliches oder spätpostprandiales Erbrechen größerer Gallenmengen mit Beschwerdebesserung nach dem Erbrechen. Außerdem können Inappetenz und Völlegefühl auftreten.
- **Diagnostik:** MDP und ÖGD, im Labor sind Bilirubin und α-Amylase erhöht.
- **Therapie:** Umwandlung des B-II- in einen B-I- oder Roux-Y-Magen, beim Risikopatienten ist auch Besserung durch die weniger invasive Anlage einer Braun-Fußpunktanastomose möglich.

Syndrom der abführenden Schlinge („Efferent-Loop-Syndrom")

- **Definition:** Ursache dieses postoperativen Syndroms kann eine Anastomosenstenose oder Abknickung der abführenden Schlinge sein, wodurch es zu einer Entleerungsstörung des Restmagens kommt.
- **Symptomatik:** Appetitlosigkeit, Völlegefühl und Erbrechen von großen Mengen Flüssigkeit, Galle und grober Speisereste.
- **Diagnostik:** ÖGD und MDP (Magenektasie).
- **Therapie:** Zunächst wird der Versuch einer endoskopischen Anastomosenbougierung unternommen. Bringt das keinen Erfolg, sollte eine Umwandlungsoperation von B-II in B-I oder von B-II in Roux-Y erfolgen.

Stumpfkarzinom

Definition

Die Karzinomentstehung in einem wegen einer gutartigen Magenerkrankung resezierten Magen wird als Magenstumpfkarzinom bezeichnet. Die Disposition zum Karzinom beim Magenresezierten steigt im Zeitraum 15–20 Jahre nach der Resektion im Verhältnis zur Normalbevölkerung auf das Dreifache an.

Symptomatik/Diagnostik

Symptomatik und Diagnosestellung entspricht denen des Magenkarzinoms.

Therapie

Wenn der Tumor operabel ist und der Allgemeinzustand des Patienten es gestattet, sollte eine Restgastrektomie mit radikaler Lymphadenektomie des I. und II. Lymphknotenkompartiments vorgenommen werden.

> **Merke**
> Um die Entstehung eines Stumpfkarzinoms zu verhindern, sollten Patienten, bei denen eine Magenresektion schon 10–15 Jahre zurückliegt, mindestens einmal jährlich gastroskopiert werden.

Kasuistik
Bei einem heute 65-jährigen Patienten wurde vor 15 Jahren wegen eines Ulcus ventriculi eine Zweidrittel-Resektion des Magens nach B-II durchgeführt. Der Mann gibt an, in den letzten 2 Monaten häufiger einen stechenden Schmerz im Epigastrium zu spüren. Außerdem habe er keinen Appetit mehr, am wenigsten auf Fleisch. Er habe in den vergangenen 2 Monaten 5 kg an Gewicht verloren. Auffallend sei auch, dass es in den letzten Monaten häufiger zu Verstopfung und zu sehr dunklen Stuhlgängen gekommen sei. Aufgrund der Anamnese wird eine Ösophagogastroduodenoskopie durchgeführt, die ein Magenstumpfkarzinom an der Anastomose zeigt.

19.9 Verletzungen

Magen- und Duodenalruptur

Definition

Eine **Magenruptur** kann nach einem stumpfen Bauchtrauma bei gefülltem Magen (bei Sturz über den Fahrradlenker oder Frontalzusammenstoß mit heftigem Aufprall auf das Steuerrad) oder durch direkte Gewalteinwirkung (perforierende Schuss- und Stichverletzungen) auftreten. Auch iatrogen durch Insufflation von Luft unter Druck (Fehlintubation, Maskenbeatmung) oder bei Endoskopien ist eine Berstung möglich.

Nach Quetsch- oder Prelltraumen kann es zunächst zur Bildung eines intramuralen Hämatoms kommen, das dann erst sekundär durch eine Drucknekrose zur Spätperforation führt.

Rupturen des Duodenums (Sicherheitsgurt!) finden sich meist an der **Pars descendens** oder **horizontalis.** Die feste retroperitoneale Fixierung des Duodenums vor der Lendenwirbelvorderseite macht das Duodenum zum meistverletzten Abschnitt des Verdauungstraktes.

Symptomatik

Liegt die Rupturstelle des Magens oder Duodenums **intraperitoneal,** handelt es sich um eine **freie Ruptur,** entsteht die Symptomatik der frischen Perforation: vernichtende Oberbauchschmerzen, Abwehrspannung und zunehmende Schocksymptome. Es entsteht eine diffuse Peritonitis. Einrisse können zu intestinalen Blutungen führen, die sich durch Bluterbrechen oder Teerstuhl bemerkbar machen.

Die **extra- oder retroperitoneal** gelegene **gedeckte Ruptur** verursacht eher ein diffuses, langsam progredientes Krankheitsbild mit Oberbauchschmerzen und Fieber.

Diagnostik

- Klinische Untersuchung: Zeichen der diffusen Peritonitis bei freier Ruptur (bretthartes Abdomen, Abwehrspannung).
- Abdomenübersichtsaufnahme im Stehen oder in Linksseitenlage: freie Ruptur → typische intraperitoneale Luftansammlungen; gedeckte (retroperitoneale) Ruptur → kleinblasige Veränderungen im Psoasbereich (Pneumoretroperitoneum).
- Gastroskopie: evtl. mit erneuter Abdomenübersicht zum Nachweis der insufflierten Luft.
- MDP mit Gastrografin®: besonders bei Verdacht auf gedeckte Ruptur.
- CT: kann ebenfalls Abszedierungen oder Lufteinschlüsse im Retroperitonealraum nachweisen.
- Im Zweifelsfall: diagnostische Probelaparotomie/ Laparoskopie.

Merke

Da es sich vorwiegend um ein retroperitoneales Organ handelt, führen Rupturen des Duodenums oft zu einem **Pneumoretroperitoneum = gedeckte Ruptur.** In der Abdomenübersichtsaufnahme stellt sich der Gasaustritt durch kleine Gasblasen im Bereich des Psoasmuskels vor der Wirbelsäule dar.

Therapie

Perforierende Verletzungen des Magens oder Duodenums machen die sofortige Laparatomie mit Übernähung des Defektes notwendig. Größere Parenchymzerstörungen erfordern manchmal auch die Resektion. Zusätzlich sind eine Antibiotikatherapie und parenterale Ernährung indiziert.

Verätzungen

Definition

Eine Verätzung des Magens oder Duodenums tritt in der Regel zusammen mit schweren Ösophagusverätzungen auf. Unterschieden wird zwischen einer durch Säure hervorgerufenen **Koagulationsnekrose** und der tiefer reichenden **Kolliquationsnekrose,** die durch Laugen verursacht wird.

Symptomatik

Da zunächst Mund und Ösophagus betroffen sind, gibt der Patient brennende Schmerzen in Mund und Rachen sowie retrosternal an. Bei Ausbildung einer Magenwandnekrose stehen peritonitische Schmerzen – anfangs im Oberbauch, später im gesamten Abdomen – im Vordergrund.

Diagnostik

- Inspektion des Rachens: je nach Verätzungsgrad Rötungen, weißliche Beläge oder Nekrosen der Schleimhaut.
- Abdomenübersicht: Ausschluss einer Perforation.
- Notfallendoskopie: vorsichtig ausgeführt (**cave:** Perforation!), macht das Ausmaß der Schädigung sichtbar.

Therapie

Bei der endoskopischen Untersuchung kann die Schleimhaut mit Wasser gespült werden, um durch Verdünnung ein weiteres Einwirken der Säure oder Lauge zu verhindern; den gleichen Effekt hat die Spülung über die Magensonde. Des Weiteren erfolgen eine Analgetika- und Antibiotikagabe, hoch dosierte Kortisongabe sowie parenterale Ernährung.

Liegt eine Perforation vor, muss schnellstmöglich operativ eine Resektion des Defektes angestrebt werden.

Spätkomplikationen wie Strikturen und Magenausgangsstenosen werden endoskopisch bougiert oder ebenfalls operativ behandelt.

Fremdkörper

Definition

Fremdkörper, die vor allem von Kindern versehentlich verschluckt werden (z. B. Münzen, Spielzeug) gelangen in der Regel ohne Probleme in den Magen, wo sie zunächst verweilen. Sperrige Fremdkörper können so über lange Zeit im Magen verbleiben, ohne Beschwerden zu verursachen.

Schwierigkeiten bei der Passage können an folgenden Lokalisationen des Magen-Darm-Traktes auftreten: Pylorus, Ileozökalklappe, Treitz-Band, rektosigmoidaler Übergang und Anus.

Symptomatik

In der Regel ohne Symptome. Bei Passagebehinderung im Bereich des Pylorus können Völlegefühl und Schmerzen im Oberbauch durch Magenüberdehnung entstehen.

Diagnostik

In der Abdomenübersicht sind röntgendichte Fremdkörper zu sehen, die Endoskopie zeigt nicht röntgendichte Fremdkörper.

Therapie

Ist der Fremdkörper endoskopisch erreichbar, sollte er extrahiert werden. Bei kleinen und stumpfen Fremdkörpern kann der Abgang per vias naturales abgewartet werden (Stuhlkontrolle!). Zur weiteren Unterstützung kann schlackenreiche Kost wie z. B. Sauerkraut gegeben werden. Regelmäßige klinische und evtl. röntgenologische Kontrolle bis zum Abgang.

Bei größeren oder spitzen Fremdkörpern, die endoskopisch nicht extrahierbar sind, wird man sich ggf. auch zur Laparotomie entschließen.

Komplikationen

- **Obstruktion.**
- **Perforation** durch spitze oder scharfe Fremdkörper verursacht die typischen Symptome, wie akut einsetzender Oberbauchschmerz, Übelkeit, Abwehrspannung und Schock. Sofortige operative Revision mit Entfernung des Fremdkörpers und Übernähung mit Drainage ist notwendig.

- Seltener sind **Blutungen,** die durch spitze Fremdkörper hervorgerufen werden. Sie machen sich durch Teerstühle, Hb-Abfall mit Schocksymptomen oder Bluterbrechen bemerkbar.

Bezoare

Definition

Fremdkörper aus Faserbestandteilen werden als Bezoare bezeichnet. Sie können aus Haar-, Pflanzenoder Pilzbestandteilen zusammengesetzt sein; entsprechend werden Tricho- (Haar), Myko- (Pilz-) und Phytobezoaren (Pflanzenfasern) unterschieden.

Pathogenese

Bezoare können sich infolge verschiedener Störungen der Nahrungsaufnahme bilden. So können mangelndes Kauen, Subazidität des Magensaftes oder pathologische Verhaltensweisen wie Trichophagie (Haaressen) Ursache eines Bezoars sein.

Symptomatik

Meist bestehen keine Symptome und Beschwerden. Große Bezoare können jedoch postprandiale Beschwerden verursachen, indem sie einen intermittierenden Passagestopp erzeugen.

Diagnostik

- Abdomenübersichtsaufnahme: evtl. als Raumforderung darstellbar.
- ÖGD zur Sicherung der Diagnose.

Therapie

Meist lässt sich der Bezoar endoskopisch zerkleinern und stückweise extrahieren. Nur sehr selten ist eine Gastrotomie indiziert.

19.10 Adipositaschirurgie

Gastric banding (Magenband)

Definition/Indikation

Methode zur chirurgischen Behandlung morbider Adipositas, um die negativen Sekundärfolgen der Adipositas, insbesondere die Auswirkungen auf das Herz-Kreislauf-Systems zu reduzieren.
   Als Maßstab dient der BMI (Body-Mass-Index).

Klinik
BMI (Body-Mass-Index) = Körpergewicht (kg) : Körpergröße^2 (m^2).
Normal: 20–25 kg/m^2,
Übergewicht: > 25 kg/m^2, Adipositas: > 30 kg/m^2,
Adipositas permagna: > 40 kg/m^2.

Die OP-Indikation besteht bei einer Adipositas permagna, bei der 2 Jahre lang erfolglos unter ärztlicher Überwachung eine Gewichtsreduktion versucht

wurde (Psychotherapie bzw. psychologisches Gutachten).

Operatives Verfahren (s. Abb. 19-9) Laparoskopisch wird ein Silikonband unterhalb der Kardia platziert und auf diese Art ein stark verkleinerter proximaler Magen mit frühen Sättigungsgefühl geschaffen. Der Erfolg variiert erheblich. Präoperativ muss von Fall zu Fall entschieden werden, ob das nicht geringe OP-Risiko gerechtfertigt ist.

Klinik
In den Industriestaaten haben 30 % der Bevölkerung einen BMI > 30 kg/m^2.

Magen-Bypassoperation

Definition

Aufwändigere und irreversible Methode zur operativen Magenverkleinerung.

Operatives Verfahren Absetzen des Magens ins obere Drittel und Ausschalten der physiologischen Dünndarmpassage unter Reanastomosierung des terminalen Dünndarms mit dem Magenrest. Dadurch wird eine Malabsorptionssituation hergestellt.

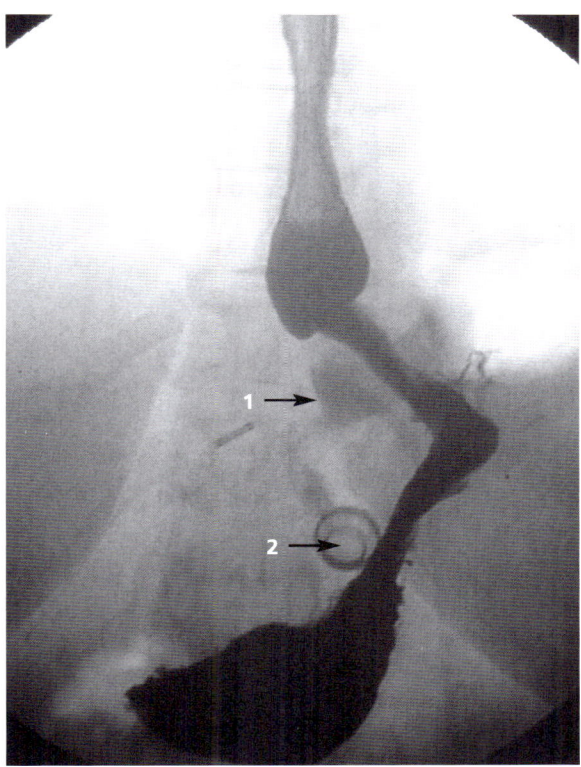

Abb. 19-9 Postoperative Röntgenkontrolle mit wasserlöslichem Kontrastmittel bei angelegtem Magenband. 1) Magenband; 2) Port.

20 Dünndarm

Gerlind Souza-Offtermatt

20.1 Grundlagen

20.1.1 Anatomie

Lage

Als Dünndarm bezeichnet man den **Darmabschnitt zwischen Flexura duodenojejunalis und Ostium ileocaecale (Bauhin-Klappe).** Er gliedert sich in Jejunum (40 %) und Ileum (60 %).

Ileum und Jejunum liegen komplett **intraperitoneal** und sind fixiert an der hinteren Bauchwand durch das Mesenterium, in dem die Gefäße verlaufen.

Die Länge beträgt je nach Kontraktionszustand 4–5 m.

Wandaufbau

Der Wandaufbau des Dünndarms besteht von innen nach außen aus folgenden Schichten:
- **Mukosa:**
  - **Lamina epithelialis,** mit Saumzellen, Becherzellen zur Schleimproduktion, Paneth-Zellen und Zellen des neuroendokrinen Systems,
  - **Lamina propria mucosae** mit lymphatischem Gewebe GALT (**g**ut – **a**ssociated **l**ymphatic **t**issue),
  - **Lamina muscularis mucosae,** Muskelschicht der Schleimhaut;
- **Submukosa** mit Blut- und Lymphgefäßen sowie Plexus submucosus;
- **Muskularis propria,** zwei Schichten; innen Ringmuskelschicht, außen Längsmuskelschicht;
- **Subserosa,** kollagenfaseriges Bindegewebe;
- **Serosa,** Peritoneum viscerale.

Charakteristisch für Jejunum und Ileum sind die quer gestellten Plicae circulares (Kerckring-Falten). Durch sie sowie durch die Schleimhautzotten, Lieberkühn-Krypten und die Mikrovilli der Epithelzellen ist die Darmoberfläche um das 600- bis 800fache vergrößert, was die Möglichkeit, Nahrungsbestandteile zu resorbieren, enorm verbessert.

Blutversorgung

Die **A. mesenterica superior** (Ast der Aorta in Höhe des 1. Lendenwirbels abgehend) versorgt über ihre Äste, die Aa. jejunales und ileales, die durch Anastomosen zahlreiche Arkaden an der Darmwand bilden, den Darmkanal von der unteren Duodenumhälfte bis zur Flexura coli sinistra.

Der venöse Blutabstrom erfolgt über die Vv. jejunales und ileales über die V. mesenterica superior in die **V. portae.**

Lymphabfluss

Die Lymphe gelangt aus den Lymphkapillaren der Darmzotten über Lymphknotengruppen im Mesenterium zu den Lymphknoten am Truncus coeliacus und der A. mesenterica superior und von dort in den Truncus intestinalis und die Cisterna chyli (12. Brustwirbel bis 2. Lendenwirbel).

Innervation

Parasympathische Fasern gelangen im Truncus vagalis posterior zum Dünndarm. Sie wirken **stimulierend** auf die Darmperistaltik.

Sympathische Fasern aus den Nn. splanchnici thoraci erreichen den Dünndarm über den Plexus coeliacus. Sie wirken **hemmend** auf die Darmperistaltik.

20.1.2 Physiologie und Pathophysiologie

Dünndarmfunktionen

Die Funktionen des Dünndarms können eingeteilt werden in:

- Transportfunktion,
- Resorptionsfunktion (Nahrungsbestandteile, Wasser, Elektrolyte),
- Sekretionsfunktion (Verdauungsenzyme und Enzyme zur Aktivierung der Pankreasenzyme),
- Produktion der Enterohormone Sekretin, Cholezystokinin, Motilin und Enteroglukagon (s. Tab. 20-1),
- immunologische Funktion: Produktion von IgA in den Darmzotten; Lymphfollikel im Ileum (Peyer-Plaques).

Die einzelnen Nahrungsbestandteile werden vorwiegend an mehreren Orten im Dünndarm resorbiert (s. Abb. 20-1).

Im Rahmen des enterohepatischen Kreislaufs der Gallensäuren findet die Hauptrückresorption im terminalen Ileum statt. Nach Resektion des Ileums gehen so 200–600 mg Gallensäuren verloren, die die Leber durch entsprechende Synthese ersetzen muss. Wenn der Verlust nicht mehr kompensiert werden kann, ist die Gallensäurekonzentration insgesamt erniedrigt, und es kommt zu Fettmaldigestion und Steatorrhoe. Resultierend aus diesen Vorgängen nimmt die Tendenz zur Bildung von Gallensteinen zu.

Störungen der Darmfunktion

- **Malabsorption:** Störung der Resorption durch angeborene oder erworbene Veränderungen des Dünndarmepithels.
- **Maldigestion:** mangelhafter Nahrungsaufschluss infolge eines Mangels an Pankreasenzymen, Gallensäuren oder verminderter Aktivität von Dünndarmenzymen.
- **Malassimilation:** Unter diesem Begriff werden beide Funktionsstörungen zusammengefasst.

Die Ursachen für Maldigestion und Malabsorption sind entsprechend unterschiedlich. Ursachen für **Malabsorption** sind M. Crohn, Zöliakie, mesenteriale Ischämie, Kurzdarmsyndrom oder Infektionen. Ursachen für **Maldigestion** sind Cholestase, Pankreasinsuffizienz, bakterielle Überwucherung und die Einnahme von Medikamenten (Colestyramin, Colchicin).

Eine Malassimilation macht sich neben dem allgemeinen Gewichtsverlust auch durch verschiedene Mangelsymptome bemerkbar, die durch den Mangel an fettlöslichen Vitaminen A, K, D als auch der wasserlöslichen B-Vitamine, B_{12}, Folsäure entstehen. Ödeme und Aszites sind Zeichen des gesteigerten enteralen Verlustes von Eiweiß.

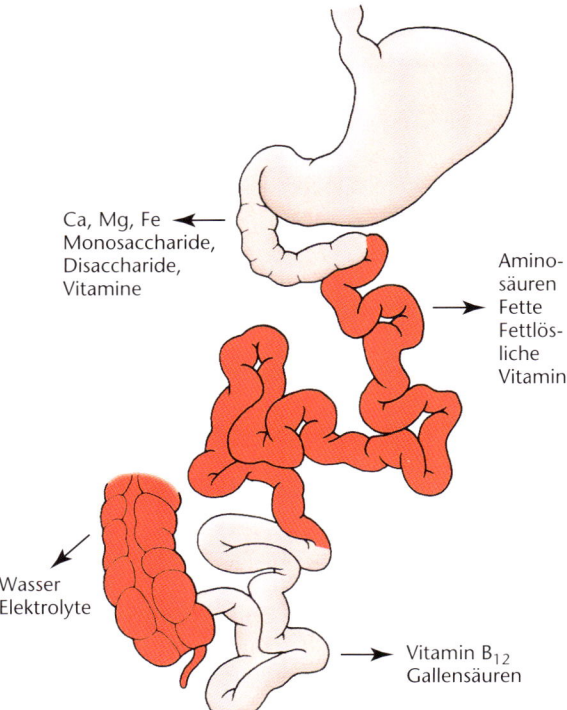

Ca, Mg, Fe
Monosaccharide,
Disaccharide,
Vitamine

Amino-
säuren
Fette
Fettlös-
liche
Vitamine

Wasser
Elektrolyte

Vitamin B_{12}
Gallensäuren

Abb. 20-1   Resorptionsorte im Dünndarm.

Tab. 20-1 Wirkung von Enterohormonen des Dünndarms		
Enterohormon bzw. Peptid	**Wirkung**	**Ort der Sekretion**
Sekretin	• Steigerung der Bikarbonatfunktion im Pankreas • Steigerung der Galle- und Bikarbonatproduktion in der Leber • Hemmung der Gastrinproduktion im Magen	Duodenum, Jejunum
Motilin	• Steigerung der Darmmotilität	Duodenum, Jejunum
Cholezystokinin	• Steigerung der Enzymproduktion im Pankreas • Stimulation der Gallenblasenkontraktion • Relaxation des Sphincter Oddi • Hemmung der Magenmotorik • Steigerung der Duodenalmotilität	Duodenum, Jejunum
Enteroglukagon	• Hemmung der Magensäureproduktion	Ileum

20.2 Diagnostik

20.2.1 Anamnese und körperliche Untersuchung

Bei der **Anamnese** sollte gefragt werden nach:
- **Schmerzcharakter:** kolikartig oder Dauerschmerz?
- **Schmerzlokalisation:** diffus oder lokalisiert?
- **Stuhlbeschaffenheit:** Diarrhoe (Anzahl pro Tag?),
- **Übelkeit,**
- **Erbrechen,**
- Abgang von **Blut:** durch Erbrechen (Hämatemesis) oder Stuhl (Teerstuhl),
- **Gewichtsverlust:** in welchem Zeitraum?

Bei der **körperlichen Untersuchung** wird der Hautturgor und der Ernährungszustand erfasst, palpatorisch werden Meteorismus, lokale Abwehrspannung, Loslassschmerz oder Resistenzen überprüft und mit der Auskultation das Vorhandensein und die Qualität von Darmgeräuschen überprüft.

20.2.2 Bildgebung

Röntgen
Die Leeraufnahme im Stehen oder Linksseitenlage dient zum Nachweis von freier Luft (subphrenische Luftsichel) als Zeichen einer Perforation und zum Nachweis von Dünndarmspiegeln als Zeichen eines Ileus.

Die Kontrastdarstellung des Dünndarms nach Sellink erlaubt die Darstellung anatomischer Besonderheiten wie z. B. Divertikel, Polypen oder enterale Fisteln, Strikturen bei Morbus Crohn. Über eine Duodenalsonde wird das Kontrastmittel direkt in den Dünndarm eingebracht.

Sonographie
Die diagnostischen Möglichkeiten der Sonographie bei Prozessen im Dünndarm sind eingeschränkt. Am besten lassen sich entzündlich verdickte Darmsegmente, z. B. bei Morbus Crohn, darstellen.

CT und MRT
Sind zur ergänzenden Diagnostik geeignet, um gleichzeitige Erkrankungen der benachbarten Organe Gallenblase, Leber und Pankreas zu dokumentieren.

Angiographie
Bei unklaren unteren gastrointestinalen Blutungen kann eine Kontrastmittelfüllung der A. mesenterica superior zur Lokalisation der Blutung führen. Sie zeigt aber meist nur ein positives Ergebnis bei starken Blutungen, d. h. > 1 ml/min, und fällt häufig falsch negativ aus.

20.2.3 Endoskopie

Mithilfe der Ösophagogastroduodenoskopie können lediglich das Duodenum und allenfalls proximale Abschnitte des Jejunums eingesehen werden.

Push-Enteroskopie
Mit einem überlangen, flexiblen Push-Enteroskop kann der obere Dünndarm von peroral bis maximal etwa zur Hälfte gespiegelt werden. Indikation: Suche einer Blutungsquelle im Dünndarm.

Laparoskopie
Bei unklaren Bauchbeschwerden ermöglicht die Laparoskopie eine diagnostische Abklärung und ggf. auch therapeutische Intervention ohne wesentliche Traumatisierung. Die gezielte Inspektion und Beurteilung des Abdomens ist damit möglich.

Ileoskopie mit Biopsie
Die Ileoskopie kann im Rahmen einer Koloskopie als retrograde Untersuchung des unteren Ileums nach Passieren der Ileozäkalklappe vorgenommen werden. Auf diese Weise lassen sich aus verschiedenen Etagen des unteren Dünndarms Biopsien entnehmen. Sie eignet sich besonders für die Diagnose der Zöliakie, der tropischen Sprue und des Morbus Whipple.

Klinik
Die Untersuchung mit einer **Videokapsel** befindet sich noch in der Erprobungsphase. Haupteinsatzgebiet sind chronische oder rezidivierende Blutungen mit vermuteter Quelle im Dünndarm. Der nüchterne Patient schluckt eine Kapsel, die über eine Minikamera laufend Aufnahmen aus dem Dünndarm an einen tragbaren Rekorder weitergibt. Die Auswertung der Bilder erfolgt mithilfe eines PC. Untersuchungsmethode ist jedoch teuer.

20.2.4 Spezielle Diagnostik

Stuhluntersuchung
Makroskopisch lassen sich Fettstühle (Steatorrhoe) erkennen. Eine Stuhlfettausscheidung von über 7 g/d wird als Fettstuhl bezeichnet. Die bakteriologische Stuhluntersuchung weist pathologische Keime nach.

Haemoccult-Test
Die Untersuchung zur Bestimmung okkulten Blutes im Stuhl wird an 3 aufeinander folgenden Tagen mit einem Teststreifen durchgeführt und ist bei positivem Befund zweimal zu wiederholen. Ist das Ergebnis positiv, müssen weitere Untersuchungen zur Abklärung folgen. Bei neueren, dem Haemoccult-Test ähnlichen Tests ist keine Diät erforderlich, da diese Tests nur humanes Blut nachweisen.

> **Merke**
> Ein positiver Haemoccult-Test muss weiter abgeklärt werden, bis eine eindeutige Diagnose vorliegt.

D-Xylose-Test
Mit dem D-Xylose-Test wird die Kohlenhydratresorption im oberen Dünndarm bestimmt. Ein Mukosaschaden lässt sich durch diesen Test verifizieren. Der Patient erhält 25 g D-Xylose oral mit 500 ml Flüssigkeit. Es wird der Anstieg der D-Xylose-Konzentration im Serum und die Xylosemenge im 5-h-Urin gemessen.

Schilling-Test

Der Schilling-Test ist der **Funktionstest des terminalen Ileums** und kann auf zwei verschiedene Weisen durchgeführt werden.

- **Schilling I:** Vor dem Test werden die Vitamin-B$_{12}$-Depots durch i.m. Injektion von 1 mg Vit. B$_{12}$ aufgesättigt. Unmittelbar danach erhält der Patient oral 1 mg radioaktiv markiertes Vit. B$_{12}$. Als Parameter der Resorption dient die Urinausscheidung des radioaktiv markierten Vit. B$_{12}$ im 24-h-Sammelurin. Eine Urinausscheidung unter 6–7 % der applizierten Menge innerhalb von 24 h zeigt eine Vitamin-B$_{12}$-Malabsorption an.
- **Schilling II:** wie Schilling I, zusätzlich erhält der Patient oral Intrinsic-Faktor. Bessert sich die Urinausscheidung des markierten Vit. B$_{12}$, so liegt ein Intrinsic-Faktor-Mangel vor. Bei enterogener Störung verändert der Wert sich nicht.

Laktose-Toleranztest

Mit diesem Test wird ein Laktasemangel festgestellt. Der Patient erhält morgens nüchtern 50 g in 400 ml Wasser p.o. Nach 30, 60, 90 und 120 min. wird die Glucose im Serum bestimmt. Der Test ist pathologisch, wenn der Blutzuckeranstieg nach 2 h < 20 mg/dl beträgt.

20.3 Chirurgische Grundbegriffe

> **Merke**
> Der Dünndarm ist das einzige Organ des Gastrointestinaltraktes, das nicht vollständig entfernt werden kann, da er für die Resorption der Nahrung unverzichtbar ist. Nur Resektionen < 30 % werden ohne Probleme toleriert.

Übernähung

Bei **Perforationen** (s. Kap. 20.10).

Durchführung: Übernähungen werden möglichst quer zur Längsachse des Darms mit Einzelknopfnäh-

ten vorgenommen, um die Entstehung einer Stenose zu vermeiden.

Strikturoplastik

Bei **Strikturen**, wie z.B. bei **M. Crohn** (s. Kap. 20.5).

Durchführung: Die Striktur wird längs zur Darmachse eröffnet und quer vernäht. Dadurch wird das Lumen erweitert.

End-zu-End-Anastomose

Bei **allen Segmentresektionen** wie z.B. **bei Fehlbildungen** (s. Kap. 20.4), bei **M. Crohn** (s. Kap. 20.5), **Ulcus simplex jejuni** (s. Kap. 20.6), bei **Tumorentfernung** (s. Kap. 20.8), zur Behebung eines **Blindsacksyndroms** (s. Kap. 20.9), bei **Lippenfisteln** (s. Kap. 20.9) und bei **Resektionen wegen ischämischer Darmabschnitte** (Kap. 20.10 und 13.).

Durchführung: Der betroffene Darmabschnitt wird mit einer keilförmigen Resektion des Mesenteriums entfernt und die Darmabschnitte End-zu-End miteinander verbunden, um die Kontinuität wieder herzustellen. Es sollte nicht mehr Darm als notwendig reseziert werden, um die Resorptionsfläche nicht unnötig zu verkleinern (s. Abb. 20-2).

Eine Seit-zu-Seit-Anastomose sollte nach Möglichkeit vermieden werden, da bei ihr nachfolgend ein „Blindsacksyndrom" entstehen kann.

Ileostoma

Bei **vorübergehendem oder permanentem Anus praeter** (s. Kap. 20.8).

Durchführung: Ein Ileostoma wird wegen des aggressiven Dürndarminhalts immer prominent mit 2–4 cm Überstand über der Haut angelegt.

20.4 Fehlbildungen und Lageanomalien

Atresien und Stenosen

Die angeborenen jejunalen und ilealen Atresien und Stenosen entstehen durch Minderdurchblutung der

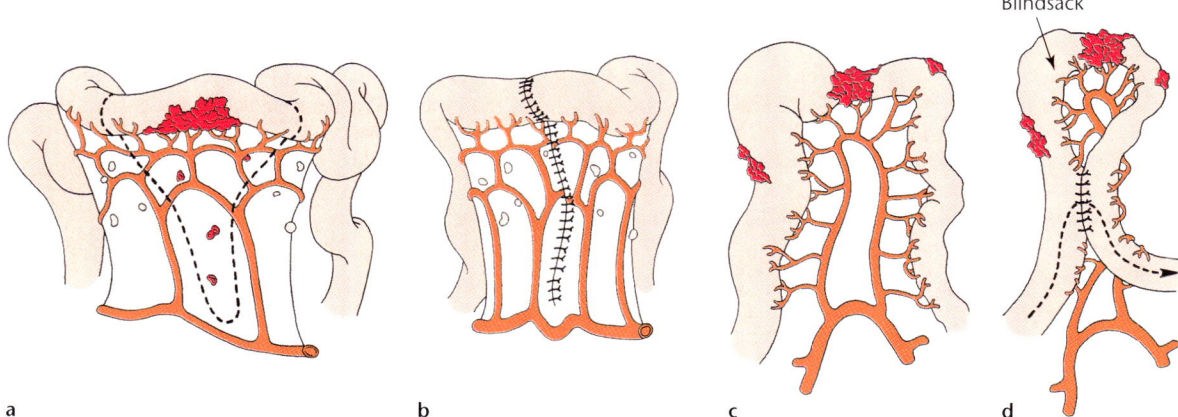

Blindsack

a   b   c   d

Abb. 20-2   Typische Operationen am Dünndarm
a, b) Dünndarmsegmentresektion mit End-zu-End-Anastomose.
c, d) Umgehungs-(Bypass-)Operation mit Seit-zu-Seit-Anastomose (z.B. bei Peritonealkarzinose mit einem sternosierenden Tumorknoten – beachte die Blindsackbildung!).

Mesenterialgefäße in der späten Embryonalperiode und weisen meist im Gegensatz zur Duodenalatresie keine Begleitfehlbildungen auf.

Symptomatik

Die Regel ist der 2 Tage nach der Geburt auftretende Ileus, der durch **galliges** Erbrechen und **aufgetriebenes Abdomen** symptomatisch wird. Wegen des Zwerchfellhochstandes können **Atemstörungen** auftreten. Außerdem entwickelt sich wegen des Erbrechens rasch eine **Exsikkose.**

Diagnostik

- **Klinische Untersuchung:** aufgetriebenes Abdomen; bei der Auskultation sind hochgestellte, klingende Darmgeräusche zu hören, die allerdings bei einem über Tage bestehenden Ileus infolge der sich entwickelnden Darmparalyse nicht mehr wahrzunehmen sind.
- **Abdomenübersichtsaufnahme:** Bei hohen jejunalen Atresien sind wenige Spiegel bei sonst luftfreiem übrigem Abdomen festzustellen. Bei einer Atresie im Bereich des Ileums stellen sich multiple Dünndarmspiegel dar.
- **Sonographie:** Es sind überblähte und flüssigkeitsgefüllte Darmschlingen proximal der Atresie zu sehen.

Therapie

Der überdehnte Darmabschnitt wird reseziert, mit einer End-zu-End-Anastomose wird wieder eine Kontinuität hergestellt.

Nonrotation, Malrotation I und II

Drehungsanomalien sind relativ häufig (1 %) und resultieren aus einer Mangeldrehung der Darmwurzel im fetalen Leben. Physiologischerweise findet diese Drehung zwischen der 4. und 12. Fetalwoche statt. Die Lageanomalien (s. Abb. 20-3) werden eingeteilt nach ihren Drehungsgraden in:
- **Nonrotation:** Die Darmanlage ist um **90°** gedreht, sodass der Dünndarm rechts, der Dickdarm links liegt.

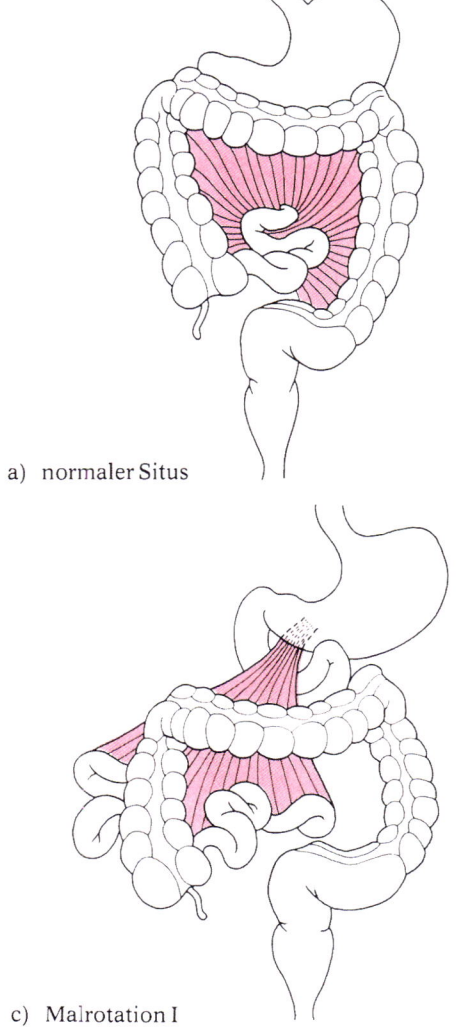

a) normaler Situs

c) Malrotation I

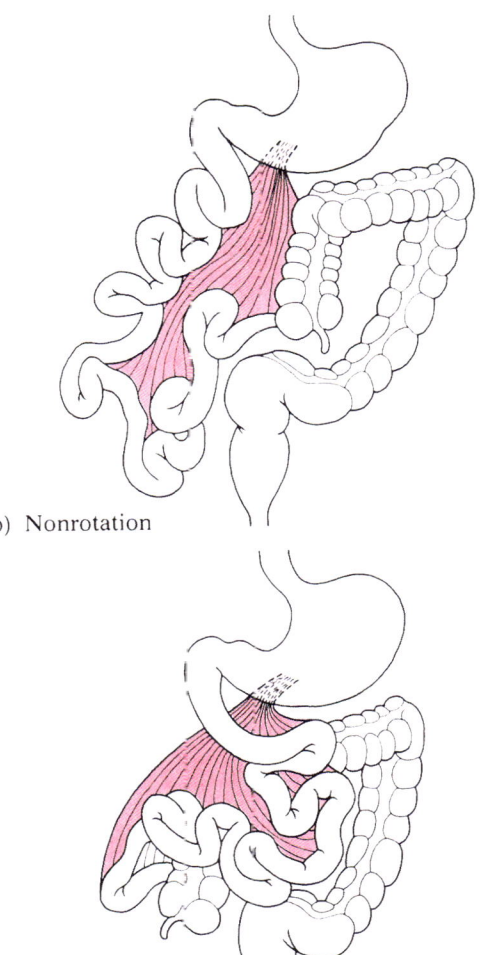

b) Nonrotation

d) Malrotation II

Abb. 20-3   Lageanomalien des Dünndarms.

- **Malrotation I:** Die Darmanlage ist um **180°** gedreht. Der Dünndarm ist nun hinter dem Dickdarm gelegen.
- **Malrotation II:** Bei einer Drehung um **90° gegen den Uhrzeigersinn** und dann um **90° im Uhrzeigersinn** drehen sich Dünn- und Dickdarmschlingen gegenläufig. In der Sagittalebene liegt der Dünndarm vor dem Dickdarm.

Symptomatik

Die Symptome hängen vom Grad der Drehung ab. Vor allem bei der Malrotation I kommt es frühzeitig zu **Dünndarmvolvulus** mit allen Anzeichen des kompletten Darmverschlusses. Eine sich wiederholende **lageabhängige Ileussymptomatik** kann aber auch erst im Erwachsenenalter auftreten.

Diagnostik

In der Abdomenleeraufnahme sind multiple Spiegel in hochgestellten Dünndarmschlingen zu erkennen. Die Magen-Darm-Passage und Doppelkontrastdarstellung stellen die Lageanomalie dar.

Duplexsonographisch kann über die Lage A. und V. mesenterica superior zueinander eine Fehllage oder Lageanomalie des Mesenteriums dargestellt werden.

Therapie

Ein Volvulus muss sofort operativ angegangen werden, wobei ischämische Darmsegmente reseziert werden müssen. Die Lageanomalie wird korrigiert und der Darm zur Volvulusprophylaxe entsprechend fixiert.

Meckel-Divertikel

Definition

Es handelt sich um eine etwa 2–10 cm lange Ausstülpung des Ileums, die 50–100 cm vor der Mündung in das Zäkum auf der dem Mesenterium gegenüber liegenden Seite lokalisiert ist.

Ätiologie

Das Meckel-Divertikel kommt bei ca. 2 % der Bevölkerung vor und ist damit die häufigste angeborene Anomalie des Gastrointestinaltraktes. Der Ductus omphaloentericus (Dottergang) wird embryonal als Verbindung zwischen Ileum und Nabel angelegt und verläuft in der Nabelschnur. Bei der Abschnürung des Darmrohrs vom Dottersack obliteriert diese Verbindung normalerweise in der 6.–7. Fetalwoche. Das Meckel-Divertikel ist also der fortbestehende Rest des Ductus omphaloentericus. Es kann ektope Schleimhaut enthalten, wobei am häufigsten Magenschleimhaut vorkommt.

Symptomatik

Das Meckel-Divertikel wird erst symptomatisch, wenn Komplikationen auftreten. Dies ist nur bei 4 % aller Divertikelträger der Fall.
- Schmerzen wie bei atypisch lokalisierter Appendizitis,
- blutiger Stuhl (Meläna),
- Invagination,
- selten auch Peritonitis bei Perforation des Divertikels,
- Entzündung.

Diagnostik

Meist wird die Diagnose erst während einer Laparatomie gestellt (s. Abb. 20-4). Bei gastrointestinalen Blutungen mit Verdacht auf eine ektope Ulzeration, insbesondere bei Kindern, besteht die Möglichkeit, szintigraphisch Magenschleimhaut im Divertikel nachzuweisen. Bei zwingendem Verdacht ist eine Laparoskopie indiziert.

> **Merke**
> Das Meckel-Divertikel kann ähnliche Symptome wie die akute Appendizitis verursachen. Deshalb soll bei unklarem intraoperativen Befund während einer Appendektomie immer nach einem Meckel-Divertikel gesucht werden.

Differenzialdiagnose

Eine akute Appendizitis und eine Angiodysplasie müssen ausgeschlossen werden.

Therapie

Das Divertikel wird in seiner Basis längs exzidiert und der Darm anschließend wieder quer verschlossen. Bei großen Meckel-Divertikeln kann auch eine Segmentresektion notwendig werden. Auch per Zufall aufgefundene Meckel-Divertikel sollten wegen der möglichen Komplikationen entfernt werden.

Komplikationen

Das Meckel-Divertikel kann Ursache eines Strangulationsileus werden. Außerdem besteht auch die **Gefahr der malignen Entartung**.

20.5 Entzündungen

Enteritis regionalis Crohn

Syn.: Morbus Crohn, Ileitis terminalis, Enteritis regionalis

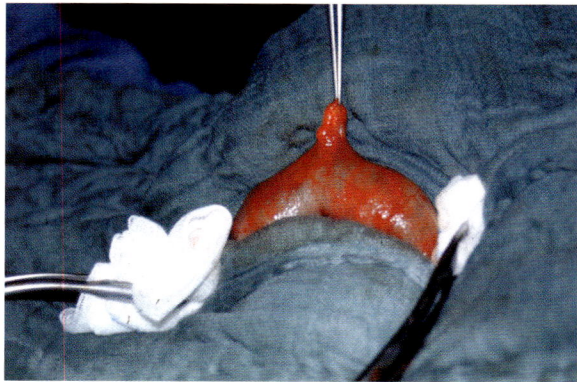

Abb. 20-4   Meckel-Divertikel intraoperativ.

Definition

Morbus Crohn ist eine chronische entzündliche Krankheit, die alle Schichten der Darmwand betrifft und diskontinuierlich den gesamten Verdauungstrakt von der Mundhöhle bis zum Anus befallen kann. In ca. 75 % der Fälle ist aber das terminale Ileum betroffen, wobei bei 50 % der Patienten gleichzeitig eine Kombination mit Befall des Dickdarms vorliegt (Ileokolitis); in 20 % ist nur der Dickdarm davon betroffen (Crohn-Kolitis).

Ätiologie/Pathogenese

Die Ätiologie ist letztlich noch unklar. Vermutlich sind sowohl infektiöse als auch immunologische Prozesse an der Entstehung der Erkrankung beteiligt. Eine familiäre Häufung fällt auf. Nikotinabusus erhöht das Risiko.

Die jährliche Inzidenz beträgt 2–3/100 000 Einwohner und nimmt in den letzten Jahren deutlich zu. Am häufigsten tritt der Morbus Crohn zwischen dem 15. und 35. Lebensjahr auf und betrifft beide Geschlechter gleich.

Pathogenetisch zeigt sich zunächst eine **Hyperplasie der Lymphfollikel,** dann entwickeln sich **Fissuren und Geschwüre.** Der Prozess setzt sich transmural fort, die Darmwand erscheint abschnittsweise ödematös und verdickt, was in Verbindung mit den Ulzerationen zu dem typischen **Pflastersteinrelief** führt. Häufig kommt es auch zu Abszessen und Fisteln. Der Befall ist immer **segmental,** wobei gesunde Darmsegmente mit entzündlich veränderten abwechseln (Skip Lesions).

Symptomatik

Typischerweise beginnt der Morbus Crohn beim jungen Erwachsenen mit **Müdigkeit, Gewichtsverlust, Schmerzen im rechten Unterleib** und **Durchfällen** (ca. 3–6/d, meist ohne Blut). Auch **Fieberschübe, Übelkeit** und **Erbrechen** können auftreten, sodass eine akute Appendizitis vorgetäuscht werden kann und die richtige Diagnose erst während einer Laparatomie gestellt wird. Durch ein Malabsorptionssyn-

drom kann auch eine **Anämie** (Vitamin-B$_{12}$-Mangel) hinzukommen. Die Anämie kann jedoch bei rezidivierenden Blutungen auch durch einen Eisenmangel bedingt sein.

Im Verlauf der Erkrankung kann es, wenn der transmurale Entzündungsprozess die Serosa durchdrungen hat, zu **Fistelbildungen** kommen. Es entstehen Fisteln zwischen den Darmschlingen, dem Kolon und der Harnblase, die sich durch Harnwegsinfekte bemerkbar machen und vor allem perianale Fisteln.

Tenesmen, Blut- und Schleimabgang werden vor allem bei Kolonbefall beobachtet.

> **Merke**
> Bei Fisteln des Gastrointestinaltraktes sollte stets ein Morbus Crohn ausgeschlossen werden.

Außer diesen intestinalen Symptomen kann der Morbus Crohn auch **extraintestinale Symptome** zeigen. An den Augen kann eine Iridozyklitis oder Uveitis auftreten, an der Haut ein Erythema nodosum oder eine Pyoderma gangraenosum. An den Gelenken findet man u.U. eine Monarthritis oder eine ankylosierende Spondylarthritis und an der Leber eine Cholangitis oder andere Leberveränderungen.

Auch eine Gallensteinbildung durch den Gallensäureverlust wird häufiger festgestellt.

Diagnostik

- **Anamnese und klinische Untersuchung:** Fragen nach Gewichtsverlust, Bauchschmerzen, Fieberschüben und Stuhlfrequenz; bei der Untersuchung ist im rechten Unterbauch oft eine walzenförmige Resistenz tastbar.
- **Dünndarmdoppelkontrastaufnahme nach Sellink** zeigt das durch Ulzerationen und Fissuren entstehende Pflastersteinrelief der Schleimhaut, wandstarre, langstreckige Stenosen und gelegentlich Fisteln.
- **Koloileoskopie mit multiplen Biopsien** zeigt Pflastersteinrelief, Schleimhautrötungen und Granulombildung.

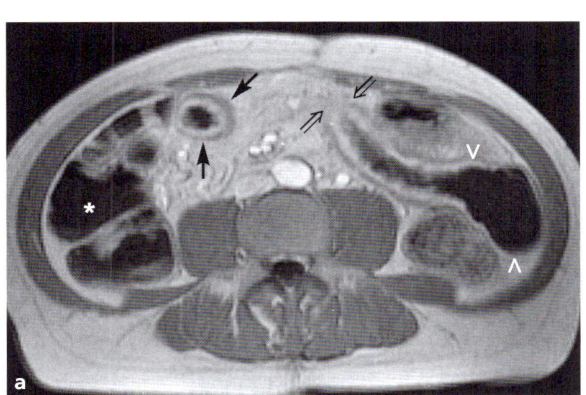
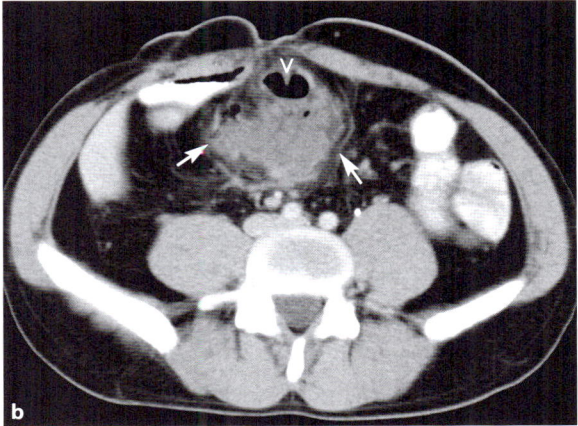

Abb. 20-5   a) Morbus Crohn. Das MRT (Kernspintomographie) zeigt eine zirkuläre Wandverdickung des terminalen Ileums (→) und eine entzündliche Stenose (=>) mit prästenotischer Dilatation (>), normales Zökum (*).
b) Abszess bei M. Crohn. CT zeigt eine semiliquide Raumforderung im Mesenterium (→) mit Lufteinschluss (>).

- **Labor:** CRP-Erhöhung; BSG und Leukozyten sind erhöht und zeigen die Entzündung an.

Die Bestimmung des klinischen Schweregrades mithilfe von Aktivitätsindizes (CDAI = Crohn's Disease Activity Index nach Best) wird aufgrund bestimmter Kriterien (Anzahl der Stühle, Gewicht etc.) vorgenommen und nach Punkten bewertet.

Differenzialdiagnose

Eine **akute Appendizitis** zeigt eher einen rechtsseitigen Unterbauchschmerz und eine raschere Entwicklung des Schmerzes. Bei einer **Divertikulitis** ist der Unterbauchschmerz linksseitig lokalisiert, oft ist eine Resistenz tastbar. Eine **Yersinose** ist durch Erregernachweis aus Stuhl oder Biopsiematerial und einen Titeranstieg der Antikörper auszuschließen, eine **Darmtuberkulose** zeigt wenig akute Schmerzsymptomatik, der Lungenbefund und evtl. Nachtschweiß führen zur Diagnose.

Zur Colitis ulcerosa als Differenzialdiagnose siehe Tabelle 20-2.

Vor allem bei Befall des Kolons kann die differenzialdiagnostische Abgrenzung zur Colitis ulcerosa sowohl klinisch als auch radiologisch und histologisch Schwierigkeiten bereiten.

Therapie

Konservative Therapie

- Medikamentöse Therapie mit entzündungshemmenden Substanzen wie 5-Amino-Salicylsäure (z.B. Claversal®, Pentasa®) und Glukokortikoiden (z.B. Hydrocortison) und evtl. Immunsuppressiva (Imurek®) bei schwerem Krankheitsverlauf.
- Antibiotikatherapie mit Metronidazol bei enteroenteraler Fistelbildung und bakterieller Überwucherung.
- Bei akuten Fisteln ist eine TNF-α-Antikörper-Therapie (Infliximab) Erfolg versprechend.
- Im akuten Schub parenterale Ernährung bzw. Formeldiäten zur Entlastung des Darms.
- Bei Malabsorption ist die parenterale Substitution von Vitaminen und Spurenelementen (Fe, Zn, Se) erforderlich.

Chirurgische Therapie

Chirurgische Eingriffe werden erst bei den häufig vorkommenden Komplikationen vorgenommen:
- **Stenosen:** Durch **Strikturoplastik,** indem die Striktur längs eröffnet und quer vernäht wird, lässt sich das Lumen möglichst weit erhalten.
- **Enterale Fisteln:** Fistelöffnungen werden exzidiert und übernäht, evtl. notwendige Segmentresektionen ebenfalls möglichst sparsam ausgeführt.
- **Analfisteln und Abszesse:** Häufig ist nur Drainage angezeigt; die Rezidivrate ist hoch.

Die chirurgische Behandlung muss grundsätzlich stets auf den Einzelfall ausgerichtet werden und soll möglichst organerhaltend konzipiert sein. Eine Heilung ist aber nicht möglich.

Komplikationen

Fistelbildungen (enteroenteral, enterokutan, enterovesikal und enterovaginal) und Stenosen sind häufig, ein Ileus und Konglomerattumoren können auftreten. Massive Blutungen und perianale Abszesse sind eher selten.

Eine Karzinomentwicklung muss bei längerer Krankheitsdauer im Auge behalten werden, selten kommt es zu einer Perforation im betroffenen Darmabschnitt.

Prognose/Verlauf

Bei etwa 40 % der Patienten entwickeln sich Rezidive, die auch mit einer entzündungshemmenden medikamentösen Prophylaxe nicht verhindert werden können.

Tab. 20-2	Differenzialdiagnose zwischen M. Crohn und Colitis ulcerosa	
	Enteritis regionalis (M. Crohn)	**Colitis ulcerosa**
Lokalisation	**75 % terminales Ileum,** ca. 20 % Kolon	Vor allem Kolon und immer **Rektum**
Lokalisationsmuster	**Diskontinuierliche** Ausbreitung: Skip Lesions mit gesundem Gewebe dazwischen	**Kontinuierlicher** Befall, vom Rektum nach proximal aufsteigend
Morphologie	**Transmurale** Entzündung, fibrotische Wandverdickung, Granulome, Pflastersteinrelief	**Entzündung auf Mukosa und Submukosa begrenzt,** meist intakte Muskularis, Kryptenabszesse
Klinik	• **Diarrhoen (3–6× tägl.) selten blutig** • Appendizitisähnliche Symptome, evtl. tastbarer Tumor • Bei Kolonbefall: Tenesmen, Blut- und Schleimabgang, Temp. ↑, BSG ↑, Leukos ↑, CRP ↑	• **Bis zu 20× tägl. blutig-schleimige Durchfälle,** Bauchschmerzen, Tenesmen, Temp. ↑, BSG ↑, Leukos ↑, CRP ↑
Komplikationen	**Stenosierung** in 30 % **Fisteln** und **Abszesse** (vor allem perianal), nichteitrige Cholangitis Vermehrte Karzinominzidenz	Toxisches Megakolon, Entartung

Dünndarmtuberkulose

Die Dünndarmtuberkulose trat lange Zeit kaum in Erscheinung. Eine Zunahme ist aber seit der Ausbreitung der AIDS-Infektionen zu konstatieren. Die Ansteckung findet meist durch bovine Tuberkelbakterien in der Nahrung (Milch infizierter Kühe) statt, selten durch verschlucktes Bronchialsekret oder hämatogen.

Die Symptome sind uncharakteristisch: **abdominelle Schmerzen, Diarrhoe** evtl. mit Blutbeimengungen, **Fieber** und **Gewichtsverlust.** Die chronische Obstruktion durch Strikturen wird als häufigste Komplikation verzeichnet, gefolgt von Fistelbildung. Selten ist auch eine Perforation möglich.

Das Krankheitsbild ähnelt neben M. Crohn auch der Yersinia enterocolitis, der Aktinomykose und einer durch Amöben hervorgerufenen Dünndarminfektion.

Die Behandlung wird medikamentös durchgeführt; nur Komplikationen wie Strikturen oder Fisteln werden chirurgisch angegangen.

Typhus abdominalis

Der seltene Typhus abdominalis wird in der Regel durch erregerkontaminierte Nahrungsmittel (Salmonella typhi) übertragen und vor allem aus Ländern mit ungenügender Hygiene eingeschleppt.

Für die chirurgische Behandlung sind nur Komplikationen wie konservativ nicht beherrschbare Blutung oder Perforation eine Indikation. Eine Perforation wird durch Übernähung quer zur Längsachse oder Segmentresektion therapiert.

20.6 Ulkuskrankheit, Pneumatosis cystoides intestinalis

Ulcus simplex jejuni

Definition/Ätiologie

Das Ulcus simplex jejuni tritt bei weitem nicht so häufig auf, wie das Ulcus duodeni. In 75 % der Fälle entwickelt es sich nach Langzeittherapie mit Kaliumchlorid, wird aber auch bei ektopischer Magenschleimhaut und beim Zollinger-Ellison-Syndrom, also bei Gastrinomen, festgestellt.

Symptomatik/Komplikationen

Die Symptome und Komplikationen ähneln denjenigen bei Ulcus duodeni mit Nüchternschmerz, Blutung und Perforation.

Diagnostik

Durch Kontrastdarstellung des Dünndarms nach Sellink kann das Ulkus dargestellt werden.

Therapie

Die Behandlung erfolgt durch Beeinflussung des Grundleidens und wenn erforderlich in der Segmentresektion des betroffenen Darmabschnitts.

Pneumatosis cystoides intestinalis

Definition/Ätiologie

Die Pneumatosis cystoides intestinalis ist charakterisiert durch die Bildung kleiner, submukös oder auch subserös gelegener **gasgefüllter Zysten** in Jejunum, Ileozäkum und Kolon. Die Ätiologie dieser seltenen Erkrankung ist unklar, sie kommt aber meist in Verbindung mit anderen Darmerkrankungen wie Duodenalulzera oder Pylorusstenosen vor oder ist mit chronischen Lungenerkrankungen vergesellschaftet. Betroffen sind Männer zwischen dem 30. und 50. Lebensjahr.

Symptomatik

Meist verursacht die Erkrankung keine Symptome und wird eher als Zufallsbefund erhoben.

Komplikationen

Große submuköse Zysten können die Darmpassage behindern und zu Bauchschmerzen und Meteorismus führen, sogar Ileus ist möglich. Weitere mögliche Komplikationen sind Dünndarmvolvulus, Invagination und Perforation von Zysten, bei denen Gas aus den Zysten austritt und sich unter dem Zwerchfell ansammelt (falsche intestinale Perforation).

Diagnostik

Im Röntgenbild ist ein geblähter Darm mit ein- oder doppelseitigen Gasbläschen in Form eines Rosenkranzes sichtbar. Meist wird die Diagnose zufällig gestellt.

Therapie

Durch Sauerstoffatmung gelingt meist die Rückresorption des Stickstoff enthaltenden Zysteninhalts. In manchen Fällen wird die Gasansammlung auch spontan rückresorbiert.

20.7 Vaskuläre Störungen

Akute Durchblutungsstörungen
(Mesenterialinfarkt, s. Kap. 13.1.6)

Zum Bereich der akuten arteriellen mesenterialen Ischämie gehören:
- arterielle Embolie,
- die Thrombose der A. mesenterica sup.,
- nichtokklusive mesenteriale Ischämie (NOMI),
- die akute Mesenterialvenenthrombose und segmentale Ischämie.

Chronische Durchblutungsstörungen
(s. Kap. 13.1.7)

Angina intestinalis durch arteriosklerotische Gefäßprozesse.

Angiodysplasie

Definition

Es handelt sich um eine erworbene, submukös gelegene arteriovenöse Fehlbildung, die im gesamten

Gastrointestinaltrakt vorkommt, bevorzugt jedoch bei Patienten jenseits des 60. Lebensjahres im terminalen Ileum und Colon ascendens diagnostiziert wird.

Symptomatik

Die Symptomatik besteht in chronisch rezidivierenden, selten auch massiven **Blutungen.**

Diagnostik/Therapie

Die Läsion lässt sich am besten **endoskopisch** sichern.

Die Therapie der Wahl ist die endoskopische Laserkoagulation. Wenn die arteriovenösen Veränderungen groß und zahlreich sind, ist evtl. auch eine Resektion notwendig.

20.8 Tumoren

20.8.1 Benigne Tumoren

Tumoren im Dünndarm sind sehr selten. Sie machen nur 1 % aller Tumoren des Gastrointestinaltraktes aus und 4 % der Darmtumoren. Gutartige Tumoren kommen dabei zehnmal häufiger vor als bösartige. Das **Leiomyom** ist mit 33 % der häufigste benigne Dünndarmtumor, gefolgt von Neurinomen, vaskulären Tumoren, Adenomen, Fibromen und Lipomen.

Werden sie symptomatisch, so sind es meist **Blutungen,** die okkult ablaufen und sich in einer **Anämie** zeigen, aber auch klinisch manifeste Blutungen mit Meläna oder Hämatemesis sind in seltenen Fällen möglich. Auch **Darmverschlüsse** durch Invagination und Obstruktion kommen gelegentlich vor.

Therapeutisch ist die Resektion des betroffenen Darmabschnitts das Mittel der Wahl.

Peutz-Jeghers-Syndrom

Definition/Ätiologie

Das Peutz-Jeghers-Syndrom gehört zu den gastrointestinalen Polyposissyndromen und ist charakterisiert durch eine Kombination von **Pigmentflecken** an Haut und Schleimhäuten mit polypoiden **Hamartomen** im Gastrointestinaltrakt. Diese Polypen können in Magen, Dünndarm oder Kolon auftreten, die bevorzugte Lokalisation ist jedoch der Dünndarm, insbesondere das **Ileum.**

Es handelt sich um ein autosomal-dominant vererbbares Leiden. Die Polypen sind gutartig und weisen nur eine **geringe Entartungstendenz** (2–3 %) auf.

Klinisch manifestiert sich das Peutz-Jeghers-Syndrom oft erst zwischen dem 20.–30. Lebensjahr.

Symptomatik

Bei den Pigmentflecken handelt es sich um Melaninablagerungen an Mund, Nase, Lippen, Händen, Füßen und auch genitaler oder perianaler Lokalisation. Für die Differenzialdiagnose können besonders **Pigmentflecken an der Wangenschleimhaut** wertvoll sein, da bei anderen Erkrankungen Pigmentablagerungen an der Wangenschleimhaut nicht vorkommen.

Wenn die Polypen symptomatisch werden, verursachen sie erfahrungsgemäß akute oder chronische Blutungen, eine Obstruktion oder eine Invagination.

Extraintestinal sind Polypen auch in Nase, Bronchien, Harn- und Gallenblase auffindbar.

Diagnostik

Die Diagnose kann anhand der typischen Pigmentflecken und mithilfe der MDP gestellt werden.

Differenzialdiagnose

Differenzialdiagnostisch abzugrenzen sind andere gastrointestinale Polyposissyndrome wie:
- **Gardner-Syndrom:** die hereditäre Kolonpolypose tritt mit gleichzeitigen Knochen- und Weichteiltumoren auf. Häufige maligne Entartung.
- **Juvenile Polyposis:** ähnliche Symptome, aber Kinder.
- **Recklinghausen-Krankheit (Neurofibromatosis generalisata):** bei der Neurofibromatose werden auch Neurofibrome im Gastrointestinaltrakt beobachtet, die durch Dyspepsie, Bauchschmerzen und Blutungen symptomatisch werden können. Neben den Neurofibromen finden sich die typischen Hauthyperpigmentierungen (Café-au-lait-Flecken).
- **Cronkhite-Canada-Syndrom:** nicht erblich; seltene Polypose mit zystischer Degeneration der Mukosa vom Magen bis Dickdarm; zusätzlich auch bräunliche Hautverfärbung, Alopezie und Nagelveränderungen; Malabsorptionssyndrom.

Therapie

Eine chirurgische Intervention ist nur bei Komplikationen wie Obstruktion oder Invagination gerechtfertigt. Wegen des etwas häufigeren Vorkommens von Karzinomen sollten in regelmäßigen Abständen Koloskopien durchgeführt werden.

20.8.2 Maligne Tumoren

Maligne Tumoren des Dünndarms machen nur 3 % der bösartigen Tumoren des Gastrointestinaltraktes aus. Nach abnehmender Häufigkeit kommen **Adenokarzinome, Karzinoide, Lymphome** und **Sarkome** im Dünndarm vor. Es ist ein bestimmtes Verteilungsmuster zu bemerken: Adenokarzinome treten bevorzugt im proximalen Bereich des Dünndarms, Leiomyosarkome im Jejunum und Ileum und Karzinoide sowie Lymphome im gesamten Dünndarm auf.

Da erst spät Symptome wie **Blutungen** und **Obstruktionserscheinungen** auftreten, leiden 70 % der Patienten bei der Diagnosestellung schon unter Metastasen. Oftmals wird die Diagnose erst bei einer wegen Ileus vorgenommenen Notfalllaparotomie gestellt. In vielen Fällen sind dann nur noch palliative Eingriffe möglich. Entsprechend schlecht muss auch die Prognose angegeben werden, die bei nur 20 % 5-JÜR liegt.

Neben diesen primären malignen Dünndarmtumoren stellen Metastasen anderer Primärtumoren die häufigsten malignen Prozesse im Dünndarm dar.

Metastasen

Definition

Es handelt sich um Infiltrationen, die im Rahmen einer Peritonealkarzinose auftreten, und zwar von Kolon-, Magen- und Ovarialkarzinomen, aber auch von Melanomen ausgehend.

Symptomatik

Eine rezidivierende Subileus- bis Ileussymptomatik zählt ebenso zu den Symptomen wie abdominelle Schmerzen, im fortgeschrittenen Stadium können evtl. Knoten tastbar sein, Aszites und eine zunehmende Kachexie auftreten.

Diagnostik

- Tumorknoten können evtl. durch die Bauchdecke tastbar sein.
- Beweisend ist die positive Aszieszytologie.
- Die Bestimmung der Tumormarker fällt oft extrem hoch aus.

Therapie

Die Operation wird je nach Allgemeinzustand des Patienten ausgedehnter vorgenommen oder muss sich auf die Beseitigung eines Ileus und Anlage einer Katheterjejunostomie zur enteralen Ernährung beschränken.

Neuroendokrine Tumoren (NET)

Definition

Neuroendokrine Tumoren (NET) des Magen-Darm-Traktes gehen von den enterochromaffinen Zellen aus und produzieren vasoaktive Substanzen (u. a. Serotonin, Histamin, Kallikrein). Sie wurden früher auch als Karzinoid bezeichnet. Ein NET ist ein Tumor des diffusen neuroendokrinen Zellsystems (früher APUD-System).

Ätiologie/Pathogenese

Die Ätiologie ist bisher noch unbekannt. Tabelle 20-3 gibt eine Zusammenstellung der neuroendokrinen Tumoren des gastropankreatischen Systems.

Es handelt sich um langsam wachsende maligne Tumoren, die **bevorzugt in der Appendix,** aber auch im terminalen Ileum und im Rektum lokalisiert sind und sowohl solitär als auch multizentrisch vorkommen können. Die Tumorzellen produzieren vorwiegend **5-Hydroxytryptamin (Serotonin),** aber es werden auch andere Substanzen wie Kallikrein, Histamin, ACTH, Prostaglandine und Peptide festgestellt.

Solange nur ein Primärtumor im Dünndarm vorliegt, besteht zunächst noch keine systemische Symptomatik, weil Serotonin über das Pfortaderblut in die Leber gelangt, wo es abgebaut wird. Sobald jedoch Lebermetastasen entstanden sind, gelangt Serotonin in die Lebervenen und in den extrahepatischen Kreislauf: Das typische „Karzinoid"-Syndrom entsteht (s. Abb. 20-6).

> **Merke**
> Im Gegensatz zu den Dünndarmkarzinoiden bilden NET des Dickdarms kein 5-Hydroxytryptamin, sodass kein „Karzinoid"-Syndrom entstehen kann.

Metastasen treten in der Regel erst bei einer Tumorgröße über 2 cm auf.

Symptomatik

Nur 30 % der NET werden symptomatisch, da die Tumoren sehr langsam wachsen. Das lokale Tumorwachstum verläuft in der Regel symptomlos und macht erst bei großer Tumormasse lokale Beschwerden, die zu **Obstruktion** oder **Blutungen** führen. Das „Karzinoid"-Syndrom, unter dem 90–94 % der Patienten mit Lebermetastasen leiden, ruft typische

Tab. 20-3 Übersicht – neuroendokrine Tumoren (NET) des gastroenteropankreatischen Systems				
NET	**Zelltyp**	**Hormon**	**Leitsymptome**	**Lokalisation**
Gastrinom	G-Zelle (Magen)	Gastrin	Peptische Ulzera (Zollinger-Ellison-Syndrom), Diarrhö	Pankreas, Duodenum, Magen
Glukagonom	A-Zellen (Pankreas)	Glukagon	Diabetes mellitus, Hautsymptome	Pankreas
Insulinom	B-Zellen (Pankreas)	Insulin	Neurovegetative Beschwerden, Hypoglykämie	Pankreas, Duodenum, Milzhilus, Mesenterium
NET des Dünn-/ Dickdarmes („Karzinoid")	Enterochromaffine Zellen (Darm)	Serotonin, Kallikrein	Diarrhöen, Flushsyndrom	Terminales Ileum, Appendix, Pankreas, Bronchialsystem
Vipom (= diarrhöogener Tumor, PP-om)	PP-Zellen (Pankreas)	Pankreatisches Polypeptid, vasoaktives intestinales Polypeptid	Diarrhö, Achlorhydrie, Hypokaliämie, (Verner-Morrison-Syndrom = WDHH-Syndrom)	Pankreas, Neuroblastome, Ganglioneurome

(aus: Hasse, Nürnberger, Klinikleitfaden Chirurgie, 3. Aufl., Urban & Fischer, 2002)

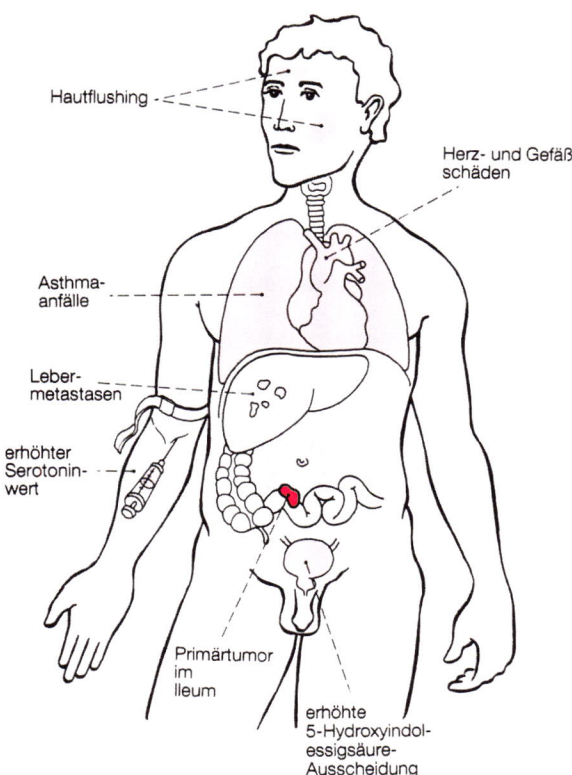

Hautflushing

Herz- und Gefäß-schäden

Asthma-anfälle

Leber-metastasen

erhöhter Serotonin-wert

Primärtumor im Ileum

erhöhte 5-Hydroxyindol-essigsäure-Ausscheidung

Abb. 20-6 „Karzinoid"-Syndrom.

Symptome hervor. Eine anfallsartige Flushsymptomatik mit fleckförmiger Rötung des Gesichtes und Körperstammes, kolikartige Abdominalschmerzen, Spontanhypoglykämien mit Heißhungeranfällen und eine Diarrhö als **häufigstes Symptom** treten auf. Manchmal kommt es auch zu einer Bronchuskonstriktion mit Asthmaanfällen.

Im weiteren Verlauf können durch die erhöhte Serotoninausscheidung Kollagenablagerungen entstehen, die eine Endokardfibrose mit sekundären **Trikuspidal-** und **Pulmonalstenosen** als Folge hat.

Diagnostik

- Anamnese und klinische Untersuchung.
- Labor:
  - Messung der **5-Hydroxyindolessigsäure** (Serotoninabbauprodukt) im 24-h-Urin. Beweisend ist ein Wert > 15 mg. Für diesen Test müssen phenothiazinhaltige Medikamente abgesetzt und Nüsse, Bananen und Ananas gemieden werden.
  - Bestimmung des Serotonins im Serum, besonders während eines Flushanfalls.
  - Bestimmung des Tumormarkers **Chromogranin A** zur Verlaufskontrolle.
- Sonographie, CT und Octreotidszintigraphie zur Diagnostik von Metastasen.
- Bronchoskopie.
- Zusätzlich MDP und Koloskopie, um andere Malignome auszuschließen.

Therapie

Der Primärtumor und die Metastasen werden möglichst radikal entfernt, wobei Reeingriffe gerechtfertigt sind, da dadurch die Symptomatik gemildert wird. Gegen die Flushsymptomatik wird Octreotid p.o. mit Erfolg eingesetzt.

Palliativ kann eine Chemoembolisation von Lebermetastasen durchgeführt werden. Mit der Embolisation soll die Sauerstoffzufuhr des Tumors unterbrochen werden, was durch die überwiegend arterielle, seltener portale Versorgung des Tumors begünstigt wird. Gleichzeitig hat das arteriell applizierte Chemotherapeutikum eine stärkere Wirkung auf den Tumor.

Komplikationen

Fibrosierungen der Trikuspidal- und Pulmonalklappe werden beobachtet, auch rezidivierende Atelektasen und Pneumonien der Lunge sind möglich. Die Entwicklung eines weiteren malignen Tumors kann auftreten.

Prognose

NET haben wegen des langsamen Tumorwachstums insgesamt eine günstige Prognose. Auch wenn sich schon Lebermetastasen gebildet haben, liegt die 5-JÜR noch bei 20–48 %.

Gastrointestinale Stromatumoren (GIST)

Definition

Maligne Weichteiltumoren in der Wand des Verdauungstrakts, meist in Magen oder Dünndarm. Sie machen 5 % aller Weichgewebstumoren (Sarkome) aus und breiten sich am Primärort oder innerhalb des Bauchraums aus.

Therapie

Die Hälfte der GIST sind bei Diagnosestellung operabel (Begrenzung des Tumors), die andere Hälfte der Patienten wird mit Imatinib (Glevic® oder Glivec®) behandelt. Bei Remission Operabilität erneut prüfen. Wichtig: Klassische Zytostatika kaum wirksam.

20.9 Krankheiten des operierten Dünndarms

Syndrom der blinden Schlinge

Definition

Nach resezierenden Dünndarmoperationen kann es durch bakterielle Überwucherung durch eine veränderte Bakterienflora zu Malassimilation von Nahrungsbestandteilen, insbesondere von Nahrungsfetten und Vitamin B_{12} kommen.

Ätiologie

Besonders bei ausgeschalteten Schlingen und Seit-zu-Seit-Anastomosen kann über eine Stase des Darminhalts eine massive Überwucherung mit veränderter Bakterienflora entstehen, die Malassimilation zur Folge hat.

Symptomatik

- Durchfälle mit Steatorrhö als Folge verminderter Fettresorption.
- Druck- und Völlegefühl.
- Gewichtsverlust.
- Megaloblastäre Anämie durch gestörte Vitamin-B_{12}-Resorption im terminalen Ileum.

Diagnostik

Die Diagnose ergibt sich aus der Vorgeschichte und MDP.

Therapie

Nach Möglichkeit wird der Blindsack reseziert und eine End-zu-End-Anastomose angelegt, die Malabsorptionssymptome werden über eine Substitutionsbehandlung gebessert, eine Antibiotikabehandlung – evtl. als Dauerbehandlung – kann die Malassimilation verbessern.

Kurzdarmsyndrom

Definition

Unter dem Begriff „Kurzdarmsyndrom" fasst man die klinischen Auswirkungen zusammen, die sich nach einer sehr ausgedehnten, evtl. wiederholten Dünndarmresektion ergeben.

Ätiologie

Ursache der Malabsorption ist die Verminderung der resorptionsfähigen Oberfläche. Ein Unterschreiten einer verbleibenden Restdarmlänge von 1 m erfordert eine lebenslange Substitutionstherapie. Besonders gravierende Auswirkungen hat die Resektion der spezifischen Resorptionsorte von Vitamin B_{12} und Gallensäuren im Ileum. Es kommt zur Gallenstein- und Nierenoxalatsteindiathese durch die Dekompensation des enterohepatischen Kreislaufs der Gallensäuren und Störung des Oxalsäurestoffwechsels.

Symptomatik

Die Symptomatik ist charakterisiert durch:
- wässrige Diarrhöen,
- Steatorrhö,
- Gewichtsverlust und Adynamie,
- Anämie,
- Gallensteindiathese,
- Oxalatsteindiathese,
- Kalziumstoffwechselstörungen.

Diagnostik

Die Diagnose ergibt sich aus der Vorgeschichte und der Messung der Darmlänge und Passagezeit bei der MDP.

Therapie

Der verbliebene Restdarm kann sich durch Schleimhautwachstum und Lumenzunahme anpassen, wodurch die resorbierende Oberfläche vergrößert wird. Dieser Vorgang kann jedoch bis zu 12 Monate dauern. Nach Abschluss der Adaptationsphase wird dann die Restleistung des Dünndarms in Bilanzstudien ausgetestet und die individuelle Toleranz insbesondere für Neutralfette ermittelt. Ein kalorisches Defizit kann evtl. durch mittelkettige Fettsäuren, die gallensäurenunabhängig resorbiert werden, und durch häufige Mahlzeiten gedeckt werden.

Reichen diese Maßnahmen nicht aus, kann zusätzlich medikamentös unterstützt werden. **Antiperistaltische Medikamente** (z. B. Loperamid, Imodium®) erhöhen die Kontaktzeit zwischen Darminhalt und Mukosa, **Colestyramin** bindet Gallensäuren. Wenn oral nicht ausreichend substituiert werden kann, kommt eine parenterale Langzeiternährung über ein Portsystem als Möglichkeit in Betracht.

Eine **Operation** sollte spätestens $\frac{1}{2}$ Jahr nach erfolgloser konservativer Therapie erfolgen. Durch **Interposition eines umgedrehten Dünndarmstücks** wird die Nahrungspassage durch die gegenläufige Peristaltik **(Anisoperistaltik)** verlangsamt. Dies verlängert die Kontaktzeit der Nahrung zum resorbierenden Epithel und verbessert die Resorption von Nährstoffen.

Dünndarmtransplantationen wurden schon durchgeführt, waren aber bisher noch nicht über längere Zeit erfolgreich.

Verwachsungsbauch

Definition

Der sog. Verwachsungsbauch kann nach mehreren vorhergegangenen Bauchoperationen, insbesondere auch nach Peritonitiden entstehen. Die dabei auftretenden Fibrinausschwitzungen führen zur Bildung von Briden und Adhäsionen.

Symptomatik

Typische Beschwerden des Verwachsungsbauches sind abdominelle Schmerzen, die immer an derselben Stelle auftreten, sich wiederholende Subileuszustände und evtl. Erbrechen und Meteorismus.

Diagnostik

- Klinische Untersuchung: Suche nach Narben; evtl. pathologische Darmgeräusche auskultierbar (klingend, Pressstrahlgeräusche).
- Magen-Darm-Passage: verzögerte Passage oder Stenosen.
- Ausschluss anderer Ursachen (Gallensteine, Ulkus, Pankreaserkrankungen und evtl. gynäkologische Erkrankungen).

Therapie

Bei eindeutigen Befunden besteht die Indikation zur Operation. Dabei wird die möglichst vollständige Lösung der Verwachsungen und die Beseitigung von

Knickstellen angestrebt. Eine sorgfältige Platzierung der Darmschlingen bei der Operation ist besonders wichtig.

Innere und äußere Fisteln

Definition

Unter einer **inneren** Fistel versteht man Verbindungen der Darms zu einem anderen Hohlorgan (z.B. Dünndarm-Blasen-Fistel, Dünndarm-Kolon-Fistel). Unter einer **äußeren** Fistel versteht man eine Verbindung zwischen Darm und Haut (enterokutane Fistel).

Ätiologie/Klassifikation

Innere und äußeren Fisteln entwickeln sich mehrheitlich postoperativ infolge von Nahtinsuffizienz oder Darmschädigung. Es kann jedoch auch ein entzündlicher Prozess wie Morbus Crohn, Tuberkulose oder Aktinomykose ursächlich in Frage kommen.

Bei den **enterokutanen** Fisteln unterscheidet man zwischen **Röhrenfisteln** (der Fistelgang wird durch Granulationsgewebe gebildet) und **Lippenfisteln** (der Fistelgang ist von Epithel überzogen). Nach der Menge der Fistelproduktion unterscheidet man **Low-Output-Fisteln,** bei denen die Fistelmenge unter 200 ml/d liegt (ein Spontanverschluss kommt häufig vor), von **High-Output-Fisteln.** Dort übersteigt die tägliche Fistelmenge 200 ml. Der Flüssigkeits- und Elektrolytverlust ist hoch. In Abhängigkeit von der Sekretionsmenge nimmt die Gefahr der Malassimilation, der Wunddehiszenz und der Sepsis zu. Eine Spontanheilung ist selten.

Symptomatik

Dünnflüssiges, grünes Sekret gibt einen Hinweis auf eine äußere Dünndarmfistel; die Haut ist mazeriert. Ein fötider Geruch lässt eine Kolonfistel vermuten.

Die Symptomatik der inneren Fisteln hängt vom Fistelverlauf ab. Dünndarm-zu-Dünndarm-Fisteln können Malabsorptionssyndrome verursachen, weil ganze Darmsegmente kurzgeschlossen werden. Bei Dünndarm-zu-Kolon-Fisteln findet man gallige Durchfälle. Fisteln zur Harnblase oder anderen Teilen des Urogenitaltraktes können rezidivierende Urosepsis bewirken.

Diagnostik

Die Diagnose wird durch Röntgenkontrastdarstellung der Fistel von innen und außen gesichert.

Therapie

Bei **Lippenfisteln,** bei denen kein spontaner Verschluss zu erwarten ist, besteht die **Indikation zur Operation** mit Resektion des betroffenen Darmsegments und Verschluss der Fistel.

Bei **Röhrenfisteln** kann zunächst **konservativ** behandelt werden. Durch tröpfchenweises Einbringen von Milchsäure in den Fistelgang wird der alkalische Darmsaft neutralisiert und die Heilungsmöglichkeit verbessert. Die Ernährung wird parenteral zugeführt; außerdem muss die Haut um die Fistel durch Salben geschützt werden.

20.10 Verletzungen

Stumpfes Bauchtrauma

Ätiologie

Das stumpfe Bauchtrauma ist die häufigste Ursache für eine Dünndarmläsion. Es kann isoliert durch einen heftigen Stoß, beispielsweise durch einen Sicherheitsgurt, ausgelöst werden, aber auch im Rahmen eines Polytraumas kombiniert mit weiteren Verletzungen vorliegen. Organverletzungen des Darms entstehen in etwa 30–50 % der Fälle nach einem stumpfen Bauchtrauma.

Symptomatik

Die Symptome sind zunächst unspezifisch; typisch bei Quetschungen ist ein initiales freies Intervall. Je nach Art der Verletzung stehen Symptome der **Blutung** mit Schmerzen, Schockzeichen und Peritonismus oder Symptome der **Perforation** mit Peritonitis (brettharter Bauch, Erbrechen, paralytischer Ileus) im Vordergrund.

Diagnostik

- Anamnese und klinische Untersuchung.
- Abdomenleeraufnahme zur Überprüfung, ob sich freie Luft in der Bauchhöhle befindet.

> **Merke**
> Bei einer frischen Dünndarmperforation fehlt in der Regel die typische subphrenische Gassichel, da der Dünndarm normalerweise kein Gas enthält.

- Sonographie: Sie ist das wichtigste Instrument zur Aufdeckung einer Organverletzung oder zum Nachweis intraabdinelller Flüssigkeit.
- MDP mit **wasserlöslichem** Kontrastmittel.
- Peritoneallavage: Sie wird zwar meist durch die Sonographie ersetzt, ist aber immer noch ein mögliches Verfahren, um eine Hohlorganläsion nachzuweisen.
- Alternativ heute diagnostische Laparoskopie.

Klinik: Durchführung einer Peritoneallavage

Die Bauchhöhle wird zwei Fingerbreit unterhalb des Nabels mittels eines speziellen Katheters punktiert. Beobachtet man dabei den Austritt von Dünndarminhalt oder Blut, ist die Indikation zur sofortigen Laparotomie gegeben. Ist das nicht der Fall, werden bis zu 1000 ml isotone Lösung schnell in die freie Bauchhöhle infundiert. Anschließend lässt man die Flüssigkeit durch Senken der Infusionsflasche wieder auslaufen. Ist sie mit Blut vermischt, spricht das für eine abdominelle Blutung. Stuhlpartikel in der Spülflüssigkeit lassen eine Perforation vermuten.

Therapie

Bei Organverletzung oder Blutung ist die sofortige Laparotomie/Laparoskopie indiziert, bei der eine Übernähung der Perforation bzw. die Resektion von

Darmabschnitten vorgenommen wird. Anschließend wird die Bauchhöhle drainiert, für einige Tage parenteral ernährt und ein Breitbandantibiotikum gegeben.

Prognose

Da Verletzungen nach einem stumpfen Bauchtrauma meist erst später diagnostiziert werden, ist die Letalität doppelt so hoch wie bei offenen Verletzungen.

Darmperforation

Bei Darmperforationen unterscheidet man zwischen einer **primären Darmperforation** und einer **sekundären Darmperforation.** Bei der primären Darmperforation liegt eine unmittelbare Darmperforation bei stumpfer oder scharfer Gewalteinwirkung auf das Abdomen vor. Bei der sekundären (zweizeitigen) Darmperforation entsteht durch die Darmwandschädigung eine Nekrose, die nach 1–2 Tagen zur Perforation mit nachfolgender Peritonitis führt.

Symptomatik/Diagnostik

- Zunahme des Bauchumfang.
- Zeichen lokaler Peritonitis mit Abwehrspannung.
- Druckschmerzhaftigkeit im Douglas-Raum bei rektaler Untersuchung.
- Sonographie oder Peritoneallavage: Nachweis von intraabdomineller Flüssigkeit.

Wichtig ist die intensive klinische Beobachtung mit mehrmaliger Ultraschalluntersuchung oder Peritoneallavage, um die Entwicklung einer zweizeitigen Perforation rechtzeitig zu erkennen und eine Laparotomie vorzunehmen.

Therapie

Laparotomie und Resektion des geschädigten Darmabschnitts (s. Abb. 20-7 und Tab. 20-4) und End-zu-End-Anastomose. Evtl. wird bei einem sog. „ Second Look" nach 24 h die Bauchhöhle nochmals eröffnet und überprüft, ob die Resektion ausreichend war.

Ist eine Peritonitis erkennbar, wird der Darmabschnitt reseziert und eventuell beide Darmschenkel nach außen geleitet (das Ausleiten ist kein Muss). Die Rekonstruktion wird später vorgenommen. Eine Antibiotikagabe ist immer indiziert.

Mesenterialriss und Mesenterialabriss

Mesenterialrisse oder -abrisse kommen sowohl bei penetrierenden als auch bei stumpfen Abdominaltraumen als Folge intraabdomineller Scherkräfte vor. Mesenterialeinrisse führen zu Blutungen unterschiedlicher Stärke. Bei Mesenterialabrissen kommt es zur Unterbrechung der Blutzufuhr ganzer Darmabschnitte mit nachfolgender Nekrose und Perforation

Symptomatik

Die Symptomatik richtet sich nach der Dimension und Lokalisation der Mesenterialverletzung. Bei einem blutenden Mesenterialeinriss dominiert der Blutverlust mit hypovolämischem Schock, bei einer intestinalen Ischämie der Abdominalschmerz.

Diagnostik

Die aus dem klinischen Bild nahe liegende Verdachtsdiagnose wird durch Ultraschall oder diagnostische Laparoskopie oder ggf. durch eine Probelaparotomie gesichert.

Therapie

Die Blutungen bei Mesenterialeinrissen werden gestillt und der Defekt verschlossen. Bei Mesenterialabrissen mit Unterbrechung der arteriellen Blutver-

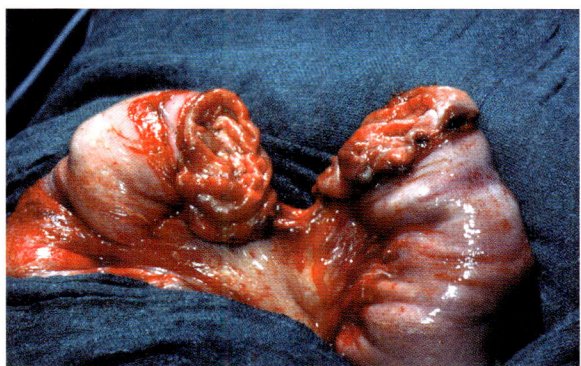

Abb. 20-7   Perforation nach Trauma.

Tab. 20-4		Dünn-/Dickdarm Injury Scale (AAST*)
I	Hämatom	Kontusion oder Hämatom ohne Devaskularisation
	Lazeration	Partielle Darmwandverletzung ohne Perforation
II	Lazeration	Komplette Darmwandverletzung < 50 % der Zirkumferenz
III	Lazeration	Komplette Darmwandverletzung > 50 % der Zirkumferenz ohne Durchtrennung
IV	Lazeration	Komplette Darmdurchtrennung
V	Lazeration	Komplette Darmdurchtrennung mit segmentalem Gewebsverlust
	Vaskulär	Devaskularisation eines Darmsegments

* AAST: American Association for the Surgery of Trauma

(aus: Hasse, Nürnberger, Klinikleitfaden Chirurgie, 3. Aufl., Urban & Fischer, 2002)

sorgung muss das geschädigte Darmstück reseziert werden. Zentrale Mesenterialgefäßverletzungen erfordern evtl. eine Gefäßrekonstruktion.

Komplikationen

Nachblutung, Ileus durch Verwachsungen.

Fremdkörper

Fremdkörperingestionen kommen hauptsächlich bei Kindern, psychiatrischen Patienten, Alkoholikern und Gefängnisinsassen vor. 70 % der verschluckten Fremdkörper passieren die Kardia, und nur 30 % bleiben schon im Ösophagus stecken. Haben Fremdkörper den Magen verlassen, gelangen meist selbst spitze Fremdkörper innerhalb von 3–30 Tagen ohne Verletzung durch den Darmtrakt.

Symptomatik

In der Regel treten Symptome erst bei Auftreten von Komplikationen auf, und der Abgang des Fremdkörpers kann abgewartet werden.

Komplikationen

Komplikationen können durch eine **Obturation** entstehen. Bevorzugte Lokalisationen der Fremdkörperobturation sind das terminale Ileum und die Ileozäkalklappe. Auch kann es zu einer **Blutung** oder einer **Perforation** kommen. Eine Perforation kann zu einer generalisierten Peritonitis oder zu lokaler Abszess- oder Fistelbildung in benachbarte Organe führen.

Diagnostik

- Anamnese und klinische Untersuchung.
- Zu Beginn der Fremdkörperpassage sind häufige Röntgenkontrollen (bei röntgendichten Materialien) erforderlich, um abzuklären, ob der Fremdkörper weiterrutscht oder stecken bleibt.

Therapie

Ist ein spontaner unkomplizierter Abgang zu erwarten, wird faserreiche, eindickende Kost (Kartoffelbrei, Sauerkraut) gegeben. In manchen Fällen muss der Fremdkörper durch eine chirurgische Eröffnung des Darmes entfernt werden.

21 Kolon und Appendix

Gerlind Souza-Offtermatt

21.1 Grundlagen

21.1.1 Anatomie

Lage

Der Dickdarm gliedert sich in Zäkum, Kolon (Colon ascendens, Colon transversum, Colon descendens, Colon sigmoideum) und Rektum. Das vorliegende Kapitel behandelt den Abschnitt Zäkum mit Appendix und Kolon (s. Tab. 21-1).

Das Zäkum mit der Appendix weist zahlreiche **Lagevarianten** auf, deren Kenntnis von großer klinisch-diagnostischer Bedeutung ist. Das **Zäkum** kann lokalisiert sein:
- bei Zäkumtiefstand → im kleinen **Becken,**
- bei Zäkumhochstand → knapp unterhalb des rechten **Rippenbogens,**
- bei mobilem Zäkum → in der freien **Bauchhöhle,**
- bei **Situs inversus** → **linksseitig.**

Die **Appendix** hat eine sehr variable Länge von 2–20 cm und liegt regulär in der Verlängerung der Taenia libera am Ende des Zäkums nach dorsomedial abgehend. Sie kann jedoch auch **parazäkal,** neben dem Zäkum, oder **retrozäkal,** hinter dem Zäkum gelegen sein.

Wandaufbau

Der Wandaufbau gleicht dem des **Dünndarms,** besteht also aus Mukosa, Submukosa, Muscularis propria, Subserosa und Serosa (Peritoneum viscerale). Im Gegensatz dazu besitzt der Dickdarm jedoch Taenia libera (Muskelbänder), Haustren und Appendices epiploicae.

Gefäßversorgung

Arteriell wird das **Colon ascendens** über die A. ileocolica und A. colica dextra (aus der A. mesenterica sup.) versorgt, das **Colon transversum** über die A. colica media (aus der A. mesenterica sup.), das **Colon descendens** über die A. colica sinistra (aus der A. mesenterica inf.) und das **Sigma** über die Aa. sigmoideae (aus der A. mesenterica inf.).

Tab. 21-1 Einteilung und Lage der Dickdarmabschnitte

Darmabschnitt	Lage	Verlauf
Zäkum	Intraperitoneal	Ca. 7 cm langer Darmabschnitt unterhalb der Ileozäkalklappe, mit meist dorsomedial abgehender Appendix vermiformis
Colon ascendens	Retroperitoneal	Bis zur Flexura coli dextra
Colon transversum	Intraperitoneal	Von der Flexura coli dextra bis zur Flexura colica sinistra
Colon descendens	Retroperitoneal	Von der Flexura colica sinistra bis zum Ursprung des Mesocolon sigmoideum
Colon sigmoideum	Intraperitoneal	Zwischen Colon descendens und Rektum, etwa 14–17 cm ab ano

Der **venöse Abfluss** erfolgt über die gleichnamigen Venen in die V. portae.

Die **Riolan-Anastomose,** eine Kurzschlussverbindung zwischen **Aa. colicae media und sinistra,** stellt eine Verbindung zwischen den Stromgebieten der Aa. mesentericae sup. und inf. im Bereich der Flexura coli sinistra dar. Sie hat im Fall eines Gefäßverschlusses der Aa. mesentericae sup. oder inf. Bedeutung als **Kollateralversorgung.** Allerdings ist diese Verbindung nicht immer ausgebildet.

Lymphabfluss
Die Lymphe fließt **entlang den Arterien** über zahlreiche Nodi lymphatici colici zu Lymphknotengruppen am **Truncus coeliacus** und Abgang der A. mesenterica superior und inferior ab.

Innervation
Parasympathische Fasern verlaufen über den **N. vagus** zum Colon ascendens und transversum bis etwa zur Flexura coli sinistra (Cannon-Böhm-Punkt), sie sind kontraktionsfördernd. Weitere parasympathische Fasern laufen im **sakraler Nervenplexus** distal der Flexura coli sinistra.

Sympathische Fasern wirken **kontraktionshemmend** und innervieren das Kolon über den Grenzstrang.

21.1.2 Physiologie

Regulation des Wasser- und Elektrolytgehaltes
Die Hauptaufgabe des Kolons besteht in der Regulation des Wasser- und Elektrolytgehaltes des Stuhls. **Natrium, Chlorid und Wasser** (2–5 l/d) werden aus dem Stuhl **resorbiert, Kalium und Bikarbonat** dagegen **sezerniert,** wobei die Intensität vom proximalen zum distalen Kolon abnimmt. Daneben erfolgt die **Resorption kurzkettiger Fettsäuren,** die im Dünndarm noch nicht aufgenommen wurden.

Kolonflora
Das Kolon ist physiologischerweise von verschiedenen Bakterienspezies, insbesondere von **Anaerobiern** der Bacteroides-Gruppe, besiedelt, die durch ihre Stoffwechselaktivität einige vom menschlichen Organismus benötigte Substanzen wie Vitamin K, Vitamin B_{12}, Thiamin und Riboflavin produzieren. Zuvor nicht resorbierte Kohlenhydrate werden außerdem durch die Kolonflora abgebaut.

21.2 Diagnostik

21.2.1 Anamnese und körperliche Untersuchung

Anamnese
- **Stuhlbeschaffenheit** → Obstipation, Diarrhöe, Wechsel zwischen Obstipation und Diarrhö (paradoxe Diarrhö bei Stenose), Abgang von Blut und Schleim.
- **Schmerzen** → Lokalisation, Charakter, zeitliche Beziehung zur Defäkation.

- **Persönliche Krankheitsanamnese.**
- **Familienanamnese** → Dickdarmkarzinom?

> **Merke**
> Bei subtotalen Stenosen wird der prästenotische Stuhl durch Bakterien zersetzt und durch Wassereinstrom verflüssigt. Dadurch ist zu erklären, dass trotz Stenosierung auch Durchfall entstehen kann.

Körperliche Untersuchung
- **Inspektion** und **Palpation:**
  - **Haut** → Hautturgor, Hautfarbe, Narben, Ernährungszustand, aufgetriebener Bauch;
  - **Schmerzlokalisation** → Abwehrspannung, Loslassschmerz, Resistenzen.
- **Perkussion** und **Auskultation:**
  - **tympanitischer** Klopfschall → **Meteorismus;**
  - **gedämpfter** Klopfschall → **Flüssigkeit** im Abdomen;
  - **vermehrte,** klingende, **hochgestellte** Darmgeräusche → **stenotische** Prozesse;
  - **verminderte** bis fehlende Darmgeräusche → **Darmparalyse;**
  - „**Totenstille**" → **paralytischer Ileus.**

> **Merke**
> Faustregel zur Differenzialdiagnose bei aufgetriebenem Abdomen: Fett, Fetus, Fäzes, Flatus (Luft), Flüssigkeit (Aszites) und Tumor.

21.2.2 Bildgebung

Röntgen-Abdomenübersicht (im Stehen oder in Linksseitenlage)
Sie wird bei akutem Abdomen sowie Verdacht auf einen Ileus durchgeführt. Eine **Luftsichel** unter dem Zwerchfell bzw. über dem Leberrand weist auf eine **Perforation** hin und ist eine absolute **Operationsindikation** (Cave: eine gedeckte Perforation kann oft ohne freie Luft ablaufen). Des Weiteren ermöglichen Ausmaß und Lokalisation von **Spiegelbildungen** eine Differenzierung zwischen **Dick- und Dünndarmileus.** Ein **stuhlgefüllter Kolonrahmen** deutet auf **Obstipation** hin.

Kontrastmitteleinlauf
Ermöglicht die Diagnose von **entzündlichen Darmerkrankungen** und wird bei **Tumorverdacht** durchgeführt. Bei Verdacht auf **Perforation** oder **Darmverschluss** muss anstelle von Barium ein **wasserlösliches Kontrastmittel** (z. B. Gastrografin®) verwendet werden.

Sonographie
Die Sonographie ist insbesondere zum **Nachweis freier Flüssigkeit** in der Bauchhöhle (Aszites, Eiter, Blut, Darminhalt, entzündliches Exsudat) sowie zur Beurteilung der **Darmmotilität** geeignet. Auch Organveränderungen wie eine Cholezystitis, eine Appendizitis, ein Ileus, ein Tumor oder ein Harnstau können sonographisch dargestellt werden.

Abdomen-CT, MRT, PET (Positronenemissionstomographie)

Diese Verfahren werden **zur Lokalisation von Abszessen und Tumoren** und zur Darstellung von **Lymphknoten- und Lebermetastasen** angewandt. Das MRT wird insbesondere zur Erkennung von Tumorinfiltrationen in Knochen und bei Fisteln eingesetzt. Durch die PET kann ein Tumorrezidiv von inaktivem Narbengewebe unterschieden werden.

21.2.3 Endoskopie

Koloskopie

Mit der Koloskopie kann der komplette Dickdarm **bis in das terminale Ileum** beurteilt werden. Gleichzeitig ist auch die **Abtragung von Polypen** und **Biopsieentnahme** möglich. Indiziert ist die Koloskopie bei Verdacht oder zum Ausschluss von **Divertikeln, Kolonkarzinom, Morbus Crohn, Colitis ulcerosa** und **Polypen.**

Sigmoidoskopie

Die endoskopische Beurteilung ist **bis ca. 45 cm ab ano** möglich.

Rektale Endosonographie

Damit ist die **Infiltrationstiefe** von Tumoren bis ca. 12 cm Höhe ab ano zu ermitteln; sie ermöglicht dadurch ein genaues **Staging** bei Karzinomen.

21.2.4 Spezielle Diagnostik

Haemoccult®-Test

Nachweis von **makroskopisch nicht sichtbarem Blut** mit Teststreifen. Durchführung an 3 aufeinander folgenden Tagen. Keine Diät notwendig!

Bakteriologische Stuhluntersuchungen

Nachweis von Parasiten, Shigellen, Yersinien, Clostridium difficile als Krankheitserreger.

21.3 Chirurgische Grundbegriffe

Vor diagnostischen oder operativen Eingriffen wird eine **orthograde Darmspülung** mit **schwer resorbierbarer Flüssigkeit,** z. B. Golytely® oder Clean-Prep®, zur Darmreinigung durchgeführt. Die Flüssigkeit ist zur **Verhinderung einer Hypervolämie** mit konsekutivem Lungenödem schwer resorbierbar.

Dickdarmoperationen können ein- oder zweizeitig durchgeführt werden. **Einzeitiges** Vorgehen bedeutet Resektion des erkrankten Abschnittes und primäre Anlage einer Anastomose. Beim **zweizeitigen** Vorgehen wird im Ersteingriff eine Resektion des Darmabschnittes mit Ableitung des proximalen Darmendes über ein Stoma vorgenommen, und der distale Abschnitt wird blind verschlossen. In der Folgeoperation werden das Stoma rückverlegt und die Passage durch eine Anastomose wieder hergestellt.

Bei **Kolonkarzinomoperationen** wird die sog. **No-Touch-Technik** angewandt, bei welcher die maligne Wucherung während der Operation nicht eröffnet und möglichst wenig tangiert wird. Dazu erfolgt die Resektion des tumortragenden Darmabschnittes **„en bloc"** zusammen mit den drainierenden Lymphknoten.

Bis zu ⅔ **des Kolons** können ohne Folgen **reseziert** werden, da nach kompletter Entfernung die Resorption von Elektrolyten und Wasser zumindest teilweise **vom Dünndarm übernommen** wird.

21.3.1 Operative Eingriffe am Kolon

Die wichtigsten chirurgischen Eingriffe am Kolon sind in Tabelle 21-2 aufgeführt.

21.3.2 Operative Eingriffe am Rektum

Da das kolorektale Karzinom als einheitlicher Begriff behandelt wird, werden in diesem Kapitel auch schon operative Verfahren am Rektum beschrieben (s. Tab. 21-3).

21.3.3 Anus praeternaturalis

Syn.: Stoma (griechisch) = Öffnung, künstlicher Darmausgang, Kotfistel

Indikationen

- **Definitive Kotableitung** → bei fortgeschrittenem inoperablen Tumorleiden.
- **Vorübergehende Kotableitung** → im Ileuszustand bis zur definitiven Versorgung.
- **Protektiv** → zum Schutz einer gefährdeten Anastomose oder zur Ruhigstellung des nachfolgenden Darmes bei Entzündungen.

Es gibt verschiedene Möglichkeiten, ein Stoma anzulegen (s. Abb. 21-1). Ein **endständiger Anus praeter** wird nur als zuführender Schenkel angelegt, der aborale Schenkel wird blind verschlossen. Diese Anlage wird meist als definitiver Anus praeter benutzt.

Bei der Anlage eines **doppelläufigen Anus praeter** werden der zuführende und der abführende Schenkel im Hautniveau durch Nähte fixiert. Meist wird der Anus praeter im Bereich der rechten Flexur oder des Sigmas als vorübergehender Anus praeter angelegt, in Einzelfällen als palliativer definitiver Anus praeter.

21.4 Fehlbildungen

Megacolon congenitum (Morbus Hirschsprung)

Syn.: Aganglionose

Definition

Es handelt sich um eine **Motilitätsstörung des Dickdarms,** die sich in dem angeborenen **Fehlen von Ganglienzellen** des Auerbach- und Meißner-Plexus begründet (Plexus myentericus und Plexus submucosus).

Ätiologie/Pathogenese

Die Erkrankung findet sich bei Jungen viermal häufiger als bei Mädchen und hat eine Inzidenz von

Tab. 21-2   Koloneingriffe

Operation	Indikation	Durchführung
Hemikolektomie rechts	Karzinome von Zäkum und Colon ascendens (s. Kap. 21.6)	Resektion von terminalem Ileum, Zäkum und Colon ascendens bis zur rechten Flexur. Anastomose zwischen Ileum und Colon transversum (**Ileotransversostomie**). Lymphadenektomie entlang den Arterien, radikuläres Absetzen der A. colica dextra und A. ileocolica
Erweiterte Hemikolektomie rechts	Karzinome der rechten Flexur (s. Kap. 21.6)	Resektion wie Hemikolektomie rechts mit zusätzlicher Resektion des **Colon transversum.** Lymphadenektomie. Anastomose zwischen Ileum und Colon descendens (**Ileodeszendostomie**), zusätzliche zentrale Ligatur der A. colica media
Transversumresektion	Karzinome des Colon transversum (s. Kap. 21.6)	**Resektion von Colon transversum, linker und rechter Flexur sowie des Omentum majus. Entfernung aller drainierenden LK. End-zu-End-Anastomose zwischen Colon ascendens und Colon descendens (Aszendodeszendostomie), radikuläres Absetzen der A. und V. colica media**
Hemikolektomie links	Karzinome der linken Flexur und des Colon descendens (s. Kap. 21.6)	**Resektion der linken Hälfte des Colon transversum, der linken Flexur, des Colon descendens und des proximalen Sigmas mit Lymphadenektomie. End-zu-End-Anastomose zwischen Colon transversum und Sigmoid (Transversosigmoideostomie), radikuläre Ligatur der A. mesenterica inferior**
Totale Kolektomie mit Proktomukosektomie und Pouch	Ausgedehnte Colitis ulcerosa (s. Kap. 21.5), familiäre adenomatöse Polyposis FAP (s. Kap. 21.6)	**Resektion des gesamten Kolons und Entfernung der Mukosa im verbliebenen Rektumschlauch zur Vermeidung einer malignen Entartung. Anastomose zwischen Ileum und Rektumstumpf und Schaffung eines beutelförmigen Ersatzreservoirs (Pouch) aus einer Seit-zu-Seit-verbundenen Ileumschlinge, um die Kontinenz zu erhalten (J-Pouch mit einer Schenkellänge von ca. 15 cm)**
Rektosigmoidresektion	Karzinome des Sigmas (s. Kap. 21.6)	Resektion des Colon sigmoideum und oberen Rektums mit LK. End-zu End-Anastomose zwischen Colon descendens und Rektum, hohe Ligatur der A. mesenterica inferior

Tab. 21-3   Rektumeingriffe

Operation	Indikation	Durchführung
Anteriore Rektumresektion (nach Dixon)	Rektumkarzinome > 10 cm ab ano (s. Kap. 21.6)	Resektion von Colon sigmoideum und Rektum bis dicht an den Analkanal mit einem Sicherheitsabstand von 5 cm, am distalen mesofreien Rektum 2 cm Entfernung des Mesorektums ebenfalls 5 cm nach aboral; systematische Lymphadenektomie. End-zu-End-Anastomose zwischen Colon desdendens und Rektum (**Deszendorektostomie**) unter **Kontinenzerhaltung,** hohe Ligatur der A. mesenterica inferior
Tiefe anteriore Rektumresektion (nach Dixon)	Rektumkarzinome zwischen 6 und 10 cm ab ano (s. Kap. 21.6)	**Resektion wie anteriore Rektumresektion und zusätzliche Resektion des gesamten Mesorektums bis zur Puborektalisschlinge. Ein Sicherheitsabstand von 2 cm in situ ist ausreichend**
Abdomino-perineale Rektumexstirpation (nach Miles)	Rektumkarzinome < 6 cm ab ano (s. Kap. 21.6)	Resektion von Analkanal, Rektum und Sigma. Systematische Lymphadenektomie. Anlegen eines Sigmakolostomas als definitiven **Anus praeternaturalis**
Diskontinuitätsresektion (nach Hartmann)	Notfalloperation: Tumorstenosen, Perforationen, Sepsis (s. Kap. 21.6)	Abdominale Resektion von Sigma und oberem Rektum. Der Rektumstumpf wird blind verschlossen und ein endständiger Sigma-Anus-praeter angelegt. Gegebenenfalls kann in einer **2. Sitzung** eine **erneute Kontinuität der Darmpassage** geschaffen werden. Cave: Verwachsungen
Transanale endoskopische Mikrochirurgie (TEM)	Kleine maligne Tumoren (T1 N0 mit Grading 1–2) (s. Kap. 21.6), Polypen und Adenome (s. Kap. 21.6)	**Lokale Entfernung mit einem speziellen Rektoskop**

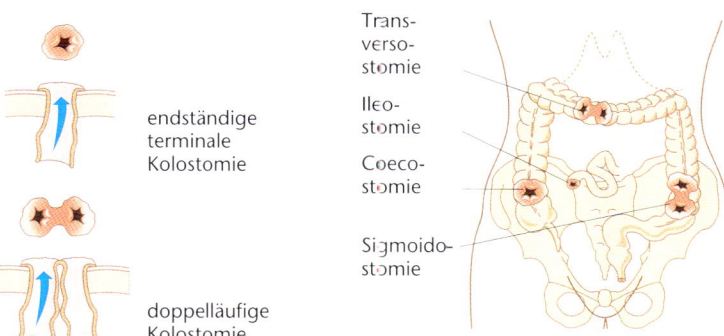

endständige
terminale
Kolostomie

Trans-
verso-
stomie

Ileo-
stomie

Coeco-
stomie

Sigmoido-
stomie

Abb. 21-1 Formen des Anus praeternaturalis.

doppelläufige
Kolostomie

1 : 2 000–5 000 Geburten. Meist sind Darmabschnitte des **Rektums und Sigmas** betroffen, in manchen Fällen können aber auch höher gelegene Darmabschnitte befallen sein. Die Aganglionose kann kurz- oder langstreckig sein und führt zu einer **Engstellung (funktionelle Stenose)** des betroffenen Darmsegments. In der Folge kommt es zu einem **Aufstau** im davor liegenden gesunden Darmabschnitt, der zu einer **Erweiterung** des Dickdarmes und schließlich zu einem **Megakolon** führt.

Symptomatik

Schwere **Obstipationszustände** schon im frühen Säuglingsalter sind typisch, die beim Neugeborenen zum **Mekoniumverhalt** führen können. Klinisch imponieren ein stark **aufgetriebenes Abdomen** und eine sichtbare **Peristaltik** des proximalen Darmabschnitts.

Komplikationen

In **70 %** der Fälle resultiert aus der Motilitätsstörung ein **Ileus,** in **30 %** entsteht eine **Enterokolitis,** die über bakterielle Fehlbesiedlung zu einer **Durchwanderungsperitonitis** führen kann.

Diagnostik

- **Rektale** Untersuchung → **leere Ampulle.**
- **Abdomenleeraufnahme** (im Hängen) → **Flüssigkeitsspiegel** mit stark **erweiteren Darmschlingen.**
- **Abdomen-Sonographie, Kolon-KE** → **Dilatation** des proximalen Segmentes und **trichterförmiger** Übergang in das verengte Segment.
- **Elektromanometrie** → fehlende Propulsivperistaltik im verengten Abschnitt, fehlende Relaxation des M. sphincter internus.
- **Saugbiopsie mit histologischer Untersuchung** → zur Diagnosesicherung, histochemischer Nachweis von gesteigerter **Acetylcholinesteraseaktivität.** Dabei werden Stufenbiopsien entnommen, d.h. Biopsien in ansteigender Höhe, damit geklärt werden kann, bis wie weit die Fehlbildung des Darms reicht.

Therapie

Meist wird ein **zweizeitiger** chirurgischer Eingriff vorgenommen. Zunächst wird ein vorübergehendes **Kolostoma** zur Entlastung und Rückbildung des erweiterten Darms angelegt. Nach mehreren Monaten erfolgen dann in einem zweiten Eingriff die **Resektion des aganglionären sowie des dilatierten Darmabschnitts** und eine tiefe End-zu-End-Anastomose von Kolon und Rektum (Operation nach Rehbein), wobei das Ausmaß der Operation vom histologischen Befund der Studienbiopsien abhängig gemacht wird.

21.5 Entzündungen

Appendizitis

Definition

Als Appendizitis wird die akute oder chronische **Entzündung der Appendix vermiformis** (Wurmfortsatz) des Zäkums bezeichnet.

Epidemiologie

Obwohl die Inzidenz abnimmt, ist die Appendizitis immer noch die **häufigste Abdominalerkrankung.** Sie betrifft jede Alterstufe, bevorzugt jedoch die 3 ersten Lebensdekaden. Etwa **10 %** der Bevölkerung in Deutschland werden im Laufe ihres Lebens wegen einer akuten Appendizitis operiert.

Ätiologie/Pathogenese

Als **Ursachen** kommen eine **Verlegung des Lumens** durch Kotsteine, Fremdkörper oder Würmer, eine Abknickung oder **Adhäsionen** (nach Voroperationen: Briden) und **intestinale Infekte,** z.B. durch Enterokokken, in Betracht. Selten sind **hämatogene** Infekte (Tonsillitis, Scharlach, Masern) die Ursache.

Es sind verschiedene **Phasen** der akuten Appendizitis bekannt:
- Appendicitis **catarrhalis** → wenig ausgeprägte Symptomatik, spontan abklingend;
- Appendicitis **purulenta** → eitrige Entzündung (ca. 6 h);
- Appendicitis **ulcerophlegmonosa** (empyematosa) → weiter fortschreitender Entzündungsvorgang (12–24 h);
- Appendicitis **gangraenosa** → nekrotisierende Entzündung mit Perforation (ca. 72 h).

Symptomatik

Die „klassische" Entwicklung einer Appendizitis beginnt mit einer kurzen **Initialphase** mit Appetitlosigkeit, Übelkeit, Erbrechen. Auch ein **periumbilikaler oder epigastrischer Schmerz,** der im Verlauf in den **rechten Unterbauch wandert,** ist typisch. Der Schmerz ist zunächst kolikartig, später wird er zum **Dauerschmerz.** Man findet einen sog. Erschütterungsschmerz (Kinder hüpfen lassen).

Die Patienten zeigen eine **Abwehrspannung** im rechten Unterbauch, wenn eine generalisierte Abwehrspannung vorliegt, sollte man an eine Peritonitis denken!

Weitere Symptome sind **Fieber** um 38,5–39 °C und eine **Temperaturdifferenz rektal-axillär** von mehr als 1 °C, es kann zu Wind- und Stuhlverhaltung, aber auch zu Durchfall kommen.

> **Merke**
> Eine **spontane Schmerzentlastung** ist ein Zeichen der **Perforation;** der Allgemeinzustand verschlechtert sich zusehends, und es entwickeln sich die typischen peritonitischen Zeichen wie diffuse Abwehrspannung, trockene, belegte Zunge, anhaltendes Erbrechen mit Singultus.

Klinik: Ursachen einer atypischen Appendizitis

- **Schwangerschaft** → Ab dem 2. Trimenon verlagert sich die **Appendix nach kranial** bis 5 cm über die Bauchnabelhorizontale; so kann eine Cholezystitis oder akute Pyelonephritis vorgetäuscht werden.
- **Alter** → Schmerzen sind häufig **nicht sehr ausgeprägt,** genauso wie Temperaturerhöhung und Leukozytose.
- **Immunsuppression** → Sowohl bei AIDS als auch medikamentöser Immunsuppression können

Schmerzen, Fieber und Leukozytose fehlen und die typische Symptomatik so verschleiert werden.

- **Kleinkinder** → Da Kinder bis zum 5. Lebensjahr meist nur wenige anamnestische Angaben machen können und sich häufig gegen Untersuchungen wehren, ist die Diagnostik erschwert. Trotzdem ist auch beim Kleinkind die **rektale Untersuchung** (mit dem Kleinfinger) unerlässlich!

Komplikationen

Häufig ist eine **Perforation** mit nachfolgender **Peritonitis** (ca. 10 % der Fälle), vor allem bei Kleinkindern und Patienten über 60 Jahren. Eine gedeckte Perforation mit nachfolgender **Abszessbildung** (mögliche Formen sind perityphlitischer Abszess, Douglas-Abszess, Lumbalabszess, subphrenischer Abszess und parakolischer Abszess, s. Abb. 21-2) oder eine **Pylephlebitis** (septische Thrombophlebitis im portalvenösen System) mit hohem Fieber und Schüttelfrost sowie Ikterus können auch vorkommen. Möglich ist auch die Entwicklung eines **Ileus.**

Diagnostik

- Bei der **klinischen Untersuchung** weisen die folgenden Druckpunkte auf eine Appendizitis hin:
  - **McBurney** → Druck- und Loslassschmerz an der Mitte der Verbindungslinie zwischen Spina iliaca anterior superior und Nabel (Monro-Linie);
  - **Blumberg** → Loslassschmerz im Bereich der Appendix bei Palpation und plötzlichem Loslassen im linken Unterbauch;
  - **Lanz** → Druckschmerz zwischen äußerem und mittlerem Drittel rechts auf der Verbindungslinie zwischen den beiden Spinae iliacae anteriores superiores;
  - **Rovsing-Zeichen** → retrogrades Ausstreichen des Colon descendens führt zu Schmerzen im Bereich des Colon ascendens und Zäkums;
  - **Psoaszeichen** → insbesondere bei retrozäkaler Lage der Appendix treten Schmerzen beim Beugen des rechten Beines in der Hüfte gegen Widerstand auf;
  - **Douglas-Schmerz** → bei rektaler Untersuchung Schmerzen im rechtsseitigen Douglas-Raum.

> **Merke**
> Aufgrund der **variablen Lage** der Appendix ist die Aussagekräftigkeit der Druckpunkte eingeschränkt!

- **Temperaturmessung** → **rektal-axilläre Differenz** > 1 °C (kein sicherer Parameter!).
- **Labor** → **Leukozytose** (> 10 000/µl) mit Linksverschiebung, **CRP** ↑.
- **Abdomen-Sonographie** → Die Appendix kann als sog. **Kokarde** am unteren Zäkalpol nachgewiesen werden (s. Abb. 21-3).
- Bei Frauen: β-**HCG-Bestimmung,** evtl. gynäkologisches Konsil.

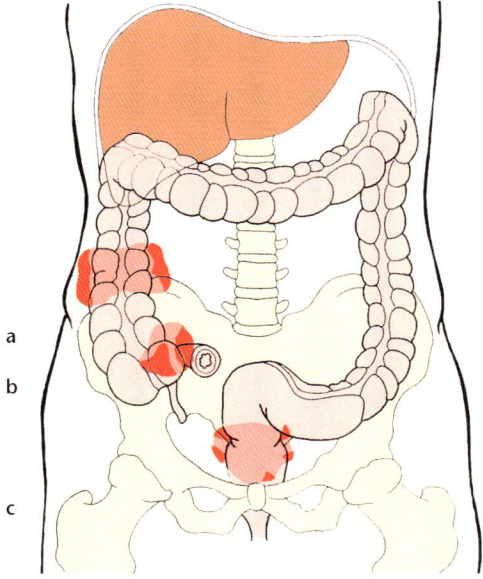

Abb. 21-2 Abszesse als Komplikationen bei Appendicitis acuta. a) parakolischer Abszess, b) periappendizitischer Abszess, c) Douglas-Abszeß.

Merke

Bei **retrozäkaler** Lage der Appendix und Mitentzündung des Ureters können auch eine **Erythrozyturie** und **Leukozyturie** auftreten. Obwohl diese Befunde auch auf eine **Uretersteinkolik** hindeuten können, darf der Verdacht auf akute Appendizitis nicht vorschnell fallen gelassen werden.

Differenzialdiagnose

Fast jede andere akute Erkrankung in der Bauchhöhle kann einer Appendizitis ähneln (s. Tab. 21-4). Vergleiche Kapitel 23, Akutes Abdomen.

Therapie/Prognose

Bei einer **akuten Appendizitis** ist die Therapie der Wahl die offene oder laparoskopische **Appendektomie** (s. Abb. **3-5b**) möglichst im Frühstadium (innerhalb der ersten 48 h). Der routinemäßige Einsatz der Laparoskopie ist noch umstritten, in Deutschland werden weniger als 10 % aller Patienten laparoskopisch appendektomiert.

Sollte ein **perityphlitischer Abszess** vorliegen, sind bei Erwachsenen meist eine Abszessdrainage und Appendektomie in gleichem Eingriff nötig. Bei Kindern wird erst drainiert und zu einem späteren Zeitpunkt appendektomiert.

Bei Kontraindikationen zur Laparotomie wird zunächst eine Abszessdrainage unter Sonographiekontrolle und nach zeitlichem Intervall die Appendektomie durchgeführt.

Klinik: Appendektomie

- **Wechselschnitt** → Eröffnung der Gewebeschichten in wechselnden Schnittrichtungen jeweils entlang den Hautspalten und dem Muskelfaserverlauf;
- Eröffnen des Peritoneums, **Aufsuchen** des Zäkalpols und **der Appendix** entlang der Taenia libera;

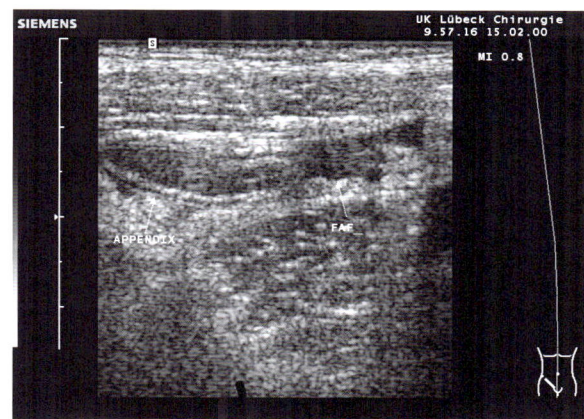

Abb. 21-3 Sonographie Appendix mit Kokardenphänomenen.

- **Skelettierung** der Appendix vom Mesenteriolum mit Gefäßligatur;
- Voranlage der **Tabaksbeutelnaht, Ligatur der Appendixbasis** und Abtragen der Appendix;
- Versenkung des Appendixstumpfs mit Zuziehen der Tabaksbeutelnaht, Sicherung durch **Z-Naht;**
- Aufsuchen und evtl. Abtragung des **Meckel-Divertikels;**
- schichtweiser **Bauchdeckenverschluss.**

Kann eine Appendizitis nicht mit Sicherheit ausgeschlossen werden, ist die Indikation zur Operation gegeben. Die möglicherweise resultierenden Komplikationen bei Unterlassen der Operation sind schwerwiegender als das Operationsrisiko!

Operative Komplikationen Nach 5–10 Tagen kann es zu einem **Frühileus** kommen, die Entwicklung eines **Bridenileus** durch Verwachsungen ist auch

Tab. 21-4 Differenzialdiagnose der akuten Appendizitis

Fachgebiet	Erkrankung	Kommentar
Internistisch/ chirurgisch	Enteritis	Stuhlkultur, Serologie
	Morbus Crohn	Anamnese, Sonographie, Fisteln, Resistenz im Abdomen
	Divertikulitis bei nach rechts geschlagenem Sigma	meist nicht zu unterscheiden, Laparotomie bei Blutung, Szintigraphie, oft erst bei Laparotomie zu unterscheiden
	Meckel-Divertikel	Amylase und Lipase erhöht, Ca++ ↓
	Pankreatitis	Heftiger rechtsseitiger Oberbauchschmerz, Gallensteine
	Cholezystitis	sonographisch erkennbar
Gynäkologisch	Adnexitis	Gynäkologischer Befund, Sonographie
	Extrauteringravidität	Anamnese, Schwangerschaftstest
	Stielgedrehte Ovarialzyste	Sehr plötzlich einsetzender Schmerz, Sonographie
Urologisch	Uretersteine	Kolikartige Schmerzen, Blut im Urin
	Zystitis	Meist kein Fieber
	Pyelonephritis	Nierenlagerklopfschmerz, Fieber > 39 °C
Pädiatrisch	Rechtsseitige basale Pneumonie	Auskultation

nach Jahren noch möglich. Bei 10–30 % der Patienten entwickelt sich ein **Bauchdeckenabszess,** ein **Douglas-Abszess** kündigt sich durch anhaltendes Fieber, den Abgang von schleimigem Stuhl und Schmerzen an.

Die Letalität im Fall einer Perforation beträgt auch heute noch 6 %, ohne Perforation liegt sie bei 1 %.

Kasuistik

Eine 23-jährige Frau klagt seit 10 h über Bauchschmerzen, Übelkeit und Erbrechen. Die letzte Menstruation liegt 1 Woche zurück. Der Schmerz sei zunächst diffus im Oberbauch aufgetreten, habe sich dann im rechten Unterbauch lokalisiert. Bei der Palpation finden sich als Hauptbefund ein Druckschmerz am McBurney-Punkt und Loslassschmerz bei Druck im linken Unterbauch; die Bauchdecke im rechten Unterbauch ist gespannt, die Darmgeräusche sind abgeschwächt. Bei der rektalen Untersuchung ist der Douglas-Raum rechts druckschmerzhaft. Axillär werden 37,8 °C Fieber, rektal 38,7 °C gemessen. Im Blutbild findet sich eine Leukozytose von 10.500 mit einer mäßigen Linksverschiebung. Die Sonographie bekräftigt ebenfalls die klinische Diagnose: akute Appendizitis. β-HCG ist negativ. Wegen des Verdachts auf Appendizitis wird eine Laparoskopie vorgenommen, bei der sich eine entzündete Appendix findet, die durch laparoskopische Appendektomie entfernt wird.

Colitis ulcerosa

Definition

Die Colitis ulcerosa ist eine mit **Ulzerationen** einhergehende **unspezifische Entzündung** der **Dickdarmmukosa,** die sich, im Rektum beginnend, nach proximal ausbreitet.

Ätiologie/Pathogenese

Der Altersgipfel der Erkrankung liegt zwischen dem **20. und 40. Lebensjahr;** die Inzidenz beträgt 3–7/100 000 Einwohner.

Die Ätiologie der Colitis ulcerosa ist unbekannt. Es wird eine **genetische Prädisposition** angenommen, daneben werden aber auch **autoimmunologische Mechanismen** diskutiert, da eine Koinzidenz mit anderen Autoimmunerkrankungen besteht. Auch psychosomatische Faktoren kommen in Betracht.

Die Entzündung beginnt meist im **Rektum** und breitet sich weiter nach **proximal** aus, wobei die entzündliche Infiltration hauptsächlich die Mukosa, seltener die Submukosa betrifft und mit kleinen **Kryptenabszessen** oder **oberflächlichen Ulzerationen** einhergeht. Inseln gesunder Schleimhaut zwischen den erkrankten Flächen heißen **Pseudopolypen.**

Lokalisation

In **40–50 %** sind ausschließlich **Rektum** und **Sigmoid** befallen, bei 30–40 % der Patienten reicht der Befall bis zum Colon descendens, in 20 % ist das gesamte Kolon betroffen.

Merke

Die Colitis ulcerosa zeigt ein erhöhtes **Entartungsrisiko;** 35 Jahre nach Erkrankungsbeginn beträgt das absolute Risiko, ein Dickdarmkarzinom zu entwickeln, 35 %.

Symptomatik

Leitsymptom ist der blutig-schleimige Durchfall bis zu 20-mal pro Tag. Tenesmen vor oder unmittelbar nach dem Stuhlgang sind wie Anämie und Hypoproteinämie wichtige Begleitsymptome. Durch den Durchfall kommt es zu einem Gewichtsverlust bis zur Kachexie.

Neben den intestinalen Symptomen kommen in seltenen Fällen auch **extraintestinale Symptome** hinzu wie Erythema nodosum, Arthritis, Uveitis und Episkleritis sowie eine Fettleber. Auch eine ankylosierende Spondylitis oder eine primär sklerosierende Cholangitis kann auftreten.

Bei der Colitis ulcerosa sind verschiedene **Verlaufsformen** bekannt (s. Tab. 21-5).

Komplikationen

In 3 % der Fällen kommt es zu **massiven Blutungen,** die meist mit **Transfusionen** beherrscht werden können. Ist das nicht möglich, muss operiert werden.

Auch eine **Perforation** mit nachfolgender **Peritonitis** kann vorkommen, dann ist in der Abdomenleeraufnahme **freie Luft** nachzuweisen.

Gefürchtet ist auch die Entstehung eines **toxischen Megakolons.** Bei 5–10 % der Patienten werden die intramuralen Nervenplexus durch die perakut verlaufende Entzündung zerstört. Es entstehen eine extreme Dilatation und eine Minderdurchblutung des betrof-

Tab. 21-5	Verlaufsformen der Colitis ulcerosa	
Verlauf	**Häufigkeit**	**Kennzeichen**
Chronisch rezidivierend	85 %	Rezidivierende Exazerbationen abwechselnd mit kompletter Remission
Chronisch kontinuierlich fortschreitend	10 %	Nie komplette Remission
Akut fulminant	5 %	Plötzlicher Krankheitsbeginn, Dehydratation, Schock → Letalität 30 %

fenen Dickdarmbereichs. Bakterien und Toxine gelangen ungehindert in die Lymph- und Blutbahn, wodurch es zu **hohem Fieber** und **Erbrechen** kommt. Wenn die Bakterien die Darmwand durchwandern, entwickelt sich eine **Durchwanderungsperitonitis,** und schließlich besteht auch die Gefahr eines **septischen Schocks** und der **Perforation**. Bessert sich der Zustand des Patienten nicht innerhalb von 48–72 h, muss eine **notfallmäßige Kolektomie** durchgeführt werden. Bei perforiertem toxischen Megakolon muss mit einer Letalität bis zu 50 % gerechnet werden.

Das Risiko der **malignen Entartung** steigt, je länger der Krankheitsverlauf und je ausgedehnter der Befall sind.

Diagnostik

- **Koloskopie**, evtl. mit Stufenbiopsien → diffuse **Rötung** der Schleimhaut, flächenhafte **Ulzerationen;** charakteristisch sind **Kontaktblutungen** bei geringster Berührung, sichtbare **Pseudopolypen** (Inseln gesunder Schleimhaut inmitten der defekten Schleimhaut).
- **Abdomenleeraufnahme** → Entzündeter Darm ist **stuhlfrei,** bei Befall des gesamten Kolons ist der Kolonrahmen daher leer.
- **Kolonkontrasteinlauf** → fehlende Haustrierung (**„Fahrradschlauch"**), Pseudopolypen.

Merke
Bei der Komplikation „toxisches Megakolon" darf wegen der Gefahr der Perforation weder eine Koloskopie noch ein Kontrasteinlauf durchgeführt werden.

- **Labor** → BSG ↑, Leukozyten ↑, CRP ↑, Anämie, Hypoproteinämie.
- **Bakteriologische Stuhluntersuchung** → zum Ausschluss infektiöser Darmerkrankungen.

Differenzialdiagnose

Die wichtigste Differenzialdiagnose ist zweifellos der **Morbus Crohn** (s. Tab. 20-2), aber auch virale, bakterielle und parasitäre **Kolitiden** (Salmonellen, Shigellen, Amöben), eine **antibiotikaassoziierte Kolitis** oder eine **ischämische** Kolitis und **Strahlenkolitis** müssen ausgeschlossen werden. An ein **Kolonkarzinom** oder eine **Divertikulitis** sollte man ebenfalls denken.

Therapie

Konservative Therapie

Die konservative Therapie beinhaltet je nach Schweregrad und Ausdehnung bei einer **unkomplizierten Colitis ulcerosa** 5-ASA (Mesalazin), Sulfasalazin (Salofalk®, Claversal®) und eine ballaststoffarme Diät.

Im **schweren Schub** werden außer 5-ASA auch Glukokortikoide (Budenosid) gegeben, eine Immunsuppression mit Ciclosporin (Sandimmun®) versucht und eine parenterale Ernährung und Humanalbumingabe eingeleitet. Als Antibiose kann Metronidazol gegeben werden.

Als **Rezidivprophylaxe** kann 5-ASA oral oder als Klysma bei Proktosigmoiditis oder Sulfasalazin verabreicht werden. Auch Klysmen mit Glukokortikoiden werden verwendet.

Ohne Prophylaxe kommt es in über 80 % zu Rezidiven.

Therapieresistente Verläufe behandelt man mit Azathioprin (Imurek®).

Operative Therapie

Kommt es trotz konsequenter medikamentöser Therapie zu schweren rezidivierenden Schüben ist die operative Therapie indiziert. Eine relative OP-Indikation besteht ebenfalls aufgrund des Entartungsrisikos bei ausgedehntem Kolonbefall.

- Bei **Pankolitis** → **kontinenzerhaltende Proktokolektomie mit J-Pouch** (Methode s. Kap. 21.3) oder endständiges Ileostoma (z. B. bei schwerer Sphinkterinsuffizienz, perianalem Fistelleiden, Alter > 60 Jahre).
- Bei **weniger ausgeprägtem Befall** → **subtotale Kolonresektion,** bei der jedoch die Gefahr eines Rezidivs oder der malignen Entartung gegeben ist.
- **Notfall-OP** (bei massiven Blutungen oder der gefürchteten Komplikation „toxisches Megakolon") → keine Anlage einer Anastomose, sondern zunächst endständige Ileumausleitung und erst sekundäre Anastomose.

Postoperative Komplikationen

- **Pouchitis** (in 10–20 %) → Entzündung des Pouches mit Diarrhö und Fieber, die mit Metronidazol (Clont®), ggf. kombiniert mit 5-ASA-Einläufen, geheilt werden kann. Rezidive sind jedoch möglich.
- **Anastomosenstrikturen** sind durch Dilatationen behandelbar.
- **Anastomoseninsuffizienz, Nachblutung, postoperativer Ileus, Infektion.**

Prognose/Verlauf

Die Letalität einer Notfall-OP liegt bei 10–30 %. Aus diesem Grund sollte bei Colitis ulcerosa **frühzeitig operiert** werden. Die Colitis ulcerosa neigt zu Rezidiven, nach Abklingen eines akuten Schubes sollte deshalb eine **Rezidivprophylaxe** durchgeführt werden. Ab dem 5.–10. Krankheitsjahr sollte eine jährliche Koloskopie zum Karzinomausschluss durchgeführt werden.

Kolitis bei Morbus Crohn

Siehe auch Kapitel 20.5.

Definition

Die Enteritis regionalis Crohn ist eine **chronische,** die **gesamte Darmwand** durchsetzende Entzündung des Darms, die sich bevorzugt im **terminalen Ileum und Kolon** manifestiert, aber auch den gesamten Gastrointestinaltrakt befallen kann. **In 20 % der Fälle beschränkt sich die Entzündung auf das Kolon.**

Ätiologie/Pathogenese

Bis heute ist die Ätiologie noch unklar. Wahrscheinlich spielen neben **Ernährungsfaktoren** auch **immu-**

nologische und **infektiöse** Prozesse eine Rolle. **Nikotinabusus** erhöht vor allem bei Frauen das Risiko um das fünffache. Charakteristisch für den Morbus Crohn ist die **diskontinuierliche transmurale** Entzündung.

Symptomatik

Krampfartige Schmerzen, deren Lokalisation vom befallenen Darmabschnitt abhängt, die jedoch meist im rechten Unterbauch auftreten, bestimmen das klinische Bild. Dazu kommen **Durchfälle** (3–6/d), meist mit geringen Blut- oder Schleimbeimengungen. Fieber und Gewichtsverlust treten ebenfalls auf.

Merke
Blut- und Schleimbeimengungen bei Morbus Crohn sprechen für eine Kolonmanifestation.

Komplikationen

Es kann zu Stenosen, einem Subileus oder Ileus kommen. Häufig treten auch Fisteln auf (zwischen den Darmschlingen, dem Kolon und der Harnblase, zur Haut); auch perianale Fisteln kommen vor und können zur Zerstörung des Schließmuskels und Inkontinenz führen. Abszesse im anorektalen Bereich werden ebenfalls beobachtet.

An extraintestinale Manifestationen sind u. a. Episkleritis, Arthritis und Erythema nodosum bekannt.

Bei einem perakuten Verlauf ist ein toxisches Megakolon möglich. Bei längerer Krankheitsdauer ist auch eine Entartungstendenz gegeben (Dünndarmkarzinome, Fistelkarzinom der Analregion).

Klinik: Diagnostik des Morbus Crohn
- **Klinische Untersuchung → Konglomerattumor** aus entzündlich verbackenen Dünn- und Dickdarmschlingen **tastbar.**
- **Koloskopie** mit Mehrfachbiopsien → **diskontinuierlicher** Befall, scharf begrenzte **Ulzera, Fissuren** und Strikturen, Histologie der PE: **Riesenzellgranulome.**
- **Kolonkontrasteinlauf** → segmentale Stenosen, Wandverdickungen (**„Pflastersteinrelief"**).
- **MDP** nach Sellink → zur Abklärung des **oberen Gastrointestinaltraktes** (hohe Strahlenbelastung). Alternative: **Hydro-MRT-Untersuchung.** Vorteile sind fehlende Strahlenbelastung, gleichzeitige Möglichkeit der extraluminalen Bildgebung (Abszesse, Fisteln etc.), Beurteilung der Darmwanddicke und Kontrastmittelaufnahme (Floridität).
- **Sonographie.**
- **Labor** → Entzündungsparameter (BSG, Leukozytose, CRP).
- **Bakteriologische Stuhldiagnostik.**

Differenzialdiagnose

Siehe Kapitel 20.5. Eine akute Appendizitis, eine Divertikulitis und eine Colitis ulcerosa müssen ausgeschlossen werden.

Therapie

Die Crohn-Kolitis wird in der Regel **konservativ** behandelt. Diät und Substitution bei Malabsorption sind selbstverständlich. Im schweren Schub kann auch eine ballaststofffreie Flüssignahrung oder parenterale Ernährung notwendig werden. **Medikamentös** werden 5-ASA, Kortikosteroide und Azathioprin verabreicht. Infliximab ist ein Medikament zur Crohn-Fisteltherapie.

Die **Indikation zur Operation** besteht nur bei Komplikationen wie Stenose mit chronisch rezidivierendem Ileus, Perforation, toxisches Megakolon. Auch therapierefraktäre Fisteln und Abszesse werden operativ versorgt. Dabei gilt das Prinzip der möglichst sparsamen Resektion (**„minimal surgery"**), da eine Heilung durch die Operation nicht zu erwarten ist. Ein ausgedehnter Fistelbefall im Anorektalbereich zwingt in manchen Fällen zur Anlage eines Anus praeter.

Prognose

Der Verlauf ist meist chronisch rezidivierend und schubweise. Typisch ist ein phasischer Verlauf mit Perioden geringer und hoher Aktivität, selten sind langfristig asymptomatische Verläufe.

Merke
Nach 10 Jahren Krankheitsdauer besteht bei fast 90 % der Patienten die Notwendigkeit einer Operation.

Divertikulose und Divertikulitis

Definition

Als Divertikel werden **Ausstülpungen der Darmwand** bezeichnet. Dabei wird unterschieden zwischen echten Divertikeln (kongenitale Ausstülpung aller Wandschichten) und Pseudodivertikeln (erworbene Ausstülpung von Mukosa und Submukosa durch Muskularislücken).

Unter **Divertikulose** versteht man das Auftreten multipler Divertikel oder Pseudodivertikel im Bereich des Darms, unter **Divertikulitis** die **Entzündung** dieser Divertikel.

Ätiologie

Mit 95 % treten Divertikel bevorzugt im **Sigmabereich** auf. Ätiologisch spielen eine Rolle:
- **verminderte Resistenz** der Darmwand mit zunehmendem Alter,
- **fettreiche, ballaststoffarme Ernährung,**
- **Obstipation,**
- **Übergewicht.**

Die Inzidenz der Divertikulose beträgt 5 % nach dem 50. Lebensjahr und steigt bis zum 85. Lebensjahr auf 75 % an. Bei 15–25 % der Divertikelträger tritt eine Divertikulitis auf.

Symptomatik

Die **Divertikulose** ist häufig nur ein **Zufallsbefund** und verläuft meist **asymptomatisch.** Sie kann aber auch **Stuhlunregelmäßigkeiten, Schmerzen** und **Blutungen** verursachen.

Die **Divertikulitis** äußert sich durch einen **akuten** Schmerzbeginn im linken Unterbauch (**„Linksseitenappendizitis"**), allgemeine **Entzündungszeichen** wie subfebrile Temperaturen, mäßige Leukozytose, **Übelkeit** und gelegentlich auch **Erbrechen.**

Zunächst tritt meist eine **Obstipation** auf, gelegentlich kommt es auch zu **Diarrhöen.**

Bei fortschreitender Entzündung treten Meteorismus, **Stuhlverhalt, hohes Fieber** und starke Leukozytose auf.

Neben dieser akuten Verlaufsform der Divertikulitis ist auch ein **chronischer Verlauf** möglich, bei dem die **Lumeneinengung** durch spastische Stenose im Vordergrund steht.

Diagnostik

Da die Divertikulose meist einen Zufallsbefund darstellt, ergibt sich nur bei der **Divertikulitis** der Bedarf nach Diagnostik:

- **klinische Untersuchung** → Druckschmerz und Abwehrspannung im linken Unterbauch, evtl. tastbarer Tumor durch Peridivertikulitis, „druckschmerzhafte Walze";
- **Abdomenübersichtsaufnahme** → intestinale Obstruktion, intra- oder retroperitoneale freie Luft;
- **Kolonkontrasteinlauf** → Nachweis der Divertikel und Stenosen (s. Abb. 21-4);

> **Merke**
> Bei Verdacht auf Perforation ist für den Kontrasteinlauf statt Barium ein wasserlösliches Kontrastmittel (Gastrografin® oder Peritrast®) zu verwenden, um eine Bariumperitonitis zu vermeiden. Eine Koloskopie mit Biopsie ist im akuten Stadium wegen der Perforationsgefahr kontraindiziert.

- **CT** → Divertikelnachweis, Abszesse, Beteiligung von Nachbarorganen.

Differenzialdiagnose

Ein Kolonkarzinom ist immer bei der Diagnose „Divertikulose" auszuschließen, auch an ein Reizdarmsyndrom (Colon irritabile) muss man denken.

Therapie

Eine konservative Therapie ist indiziert bei akuter Divertikulitis **ohne Komplikationen. Nahrungskarenz** und eine parenterale Ernährung für 7–14 Tage sind die ersten Maßnahmen. Bei schwerem Verlauf mit Fieber und Schüttelfrost kommen **Antibiotika** dazu. Der **Kostaufbau** wird dann mit ballaststoffreicher, nicht blähender Kost begonnen.

Zur **Rezidivprophylaxe** ist auf Stuhlregulation, ballaststoffreiche Kost und reichliche Flüssigkeitszufuhr zu achten. Bei Adipositas sollte eine Gewichtsreduktion erfolgen.

Falls es zu einer Perforation kommt, muss operiert werden. Bei **freier Perforation** wird der Darm reseziert und eine ausgiebige **Bauchhöhlenlavage** vor-

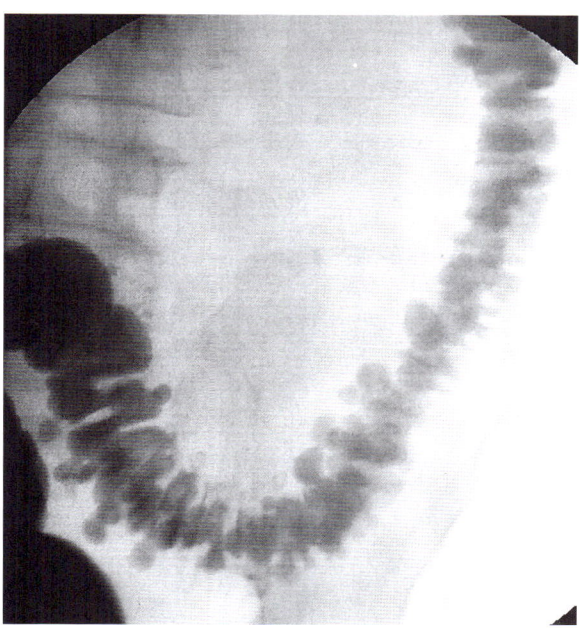

Abb. 21-4 Kolonkontrasteinlauf mit Darstellung multipler Divertikel.

genommen. Dann erfolgt eine Hartmann-Diskontinuitätsoperation (s. Kap. 21.3.2).

Bei einer **gedeckten Perforation** erfolgen eine **Resektion** und End-zu-End-Anastomose, alternativ zunächst eine perkutane Drainage.

Stenosen werden je nach Ausmaß mit Adhäsiolyse und/oder Darmresektion behandelt.

Komplikationen (s. Tab. 21-6)

Bei einer **Blasenfistel** finden sich Luft und Stuhl im Urin, gehäuft Harnwegsinfekte. Selten bilden sich auch Fisteln zu Dünndarm und Vagina.

Prognose

Während Elektivoperationen nur eine Letalität von 1–2 % haben, steigt die Letalität bei Notfalloperationen auf bis zu 35 % an.

> **Merke**
> Unter der Bezeichnung der Saint-Trias wird die Koinzidenz von Divertikulose, Cholezystolithiasis und Hiatushernie zusammengefasst.

Kasuistik

Eine 69-jährige Frau wird wegen akut einsetzender starker Schmerzen im linken Unterbauch in die Ambulanz eingeliefert. Sie gibt an, die Schmerzen hätten 4 h zuvor begonnen und sich permanent gesteigert, die Wochen zuvor habe sie auch schon gelegentlich Unterbauchschmerzen links verspürt. Bei der Untersuchung ist das gesamte Abdomen druckdolent, Darmgeräusche fehlen. Bei der Abdomenleeraufnahme in linker Seitenlage zeigt sich eine

Tab. 21-6   Divertikulitiskomplikationen und ihre Behandlung

Komplikation	Häufigkeit	Therapeutische Maßnahmen
Blutung	8 %	Blutungen sistieren meist von selbst, sonst **Segmentresektion**
Freie Perforation mit kotiger Peritonitis	36 %	Sofortige Operation: **Diskontinuitätsresektion nach Hartmann,** Abdominallavage, Wiederherstellung der Kontinuität nach 6–12 Wochen
Gedeckte Perforation		Resektion und Anastomose; bei schlechtem Allgemeinzustand zunächst perkutane Drainage
Abszess	39 %	Sofortige Operation: Segmentresektion und Anastomose
Darmverschluss	14 %	Sofortige Operation: Resektion des Darmabschnitts, Anastomose
Blasen- oder Scheidenfistel	3 %	Elektivoperation und Anastomose

Luftsichel rechts subphrenisch. Die Verdachtsdiagnose „perforierte Sigmadivertikulitis" bestätigt sich bei der unverzüglich vorgenommenen Laparotomie. Es wird eine Diskontinuitätsresektion nach Hartmann durchgeführt. 6 Wochen nach der OP befindet sich die Patientin in gutem Allgemeinzustand, und die Kontinuität kann wieder hergestellt werden.

Ischämische Kolitis

Definition

Als ischämische Kolitis bezeichnet man eine **Entzündung** der Kolonschleimhaut, die **durch Mangeldurchblutung** hervorgerufen wird.

Ätiologie

Eine ischämische Kolitis kann durch **Okklusion** eines Gefäßes (Arteriosklerose, Thromboembolie, iatrogen) oder **nonokklusiv durch Minderperfusion** (bei „Low-Flow-Zuständen", z.B. Hypovolämie, kardiale Dekompensation) entstehen.

Durch Auflockerung der Mukosa gelangen pathogene Keime in die Darmwand, wo sie entzündliche Ulzerationen verursachen. Ist die Minderperfusion nur **kurzfristig,** sind diese Veränderungen **reversibel,** bleibt die Minderdurchblutung bestehen, entsteht eine **Fibrose** der Darmwand mit Ausbildung von Strikturen. In eher seltenen Fällen kommt es zur Ausbildung von Nekrosen **(Enterocolitis necroticans).**

Das **Colon descendens** ist aufgrund der anatomischen Verhältnisse die prädestinierte Lokalisation für ischämische Ereignisse. Im Bereich der linken Kolonflexur treffen die Versorgungsgebiete der Aa. mesentericae superior und inferior über die **Riolan-Anastomose** zusammen, die manchmal nur **schwach** entwickelt und somit **insuffizient** ist. In diesen Fällen hat eine **Minderperfusion** in einer der zuführenden Arterien besonders gravierende Auswirkungen.

Symptomatik

Auch bei der Symptomatik weisen okklusive Form und nichtokklusive Form einige Unterschiede auf:

- **okklusiv** → Leitsymptom sind **himbeergeleeartige Durchfälle:**
  akute Embolie der Mesenterialarterien → akut einsetzender Vernichtungsschmerz;
  chronische Okklusion → zunächst **postprandiale,** später Dauerschmerzen.
- **Nonokklusiv** → Unspezifische Bauchschmerzen, übel riechende Diarrhö mit Blutbeimengungen, Fieber und evtl. rascher Übergang in septischen Zustand lassen bei Patienten mit niedrigem Herzminutenvolumen an eine nonokklusive ischämische Kolitis denken.

Komplikationen

Eine ausgedehnte Ischämie führt zu Stenosen, einer Gangrän oder einer Perforation.

Diagnostik

- **Abdomenübersichtsaufnahme/Kolonkontrasteinlauf** → Charakteristisch sind eindruckartige Aussparungen an der Schleimhaut (**„thumb prints"**), die sich etwa ab dem 3. Tag nach Beginn der Ischämie nachweisen lassen und Zeichen des **submukösen Ödems** sind.
- **Koloskopie** → Ulzerationen und evtl. Schleimhautnekrosen.
- **Labor** → Leukozytose, Laktatazidose, LDH ↑, CK-BB ↑.
- **Angiographie** → erlaubt die Unterscheidung zwischen okklusiver und nonokklusiver Ischämie.

Differenzialdiagnose (s. Tab. 21-7)

Therapie

Unter konservativer Therapie mit parenteraler Ernährung, Flüssigkeitssubstitution und Antibiotika ist eine Restitution ad integrum möglich.

Bei ausgedehnter Ischämie und Komplikationen muss eine **Resektion** des betroffenen Darmabschnittes vorgenommen werden (s. Abb. 21-5).

Pseudomembranöse Kolitis

Definition/Ätiologie

Die pseudomembranöse Kolitis entsteht **nach Antibiotikabehandlung** durch Veränderung der normalen Darmflora und ist durch zahlreiche **Ulzerationen** der Kolonschleimhaut gekennzeichnet. Grundsätzlich kann die Kolitis durch sämtliche Antibiotika wie z.B. **Ampicillin, Tetrazykline, Cephalosporine** sowie **Clindamycin, Chloramphenicol** und **Lincomycin** ausgelöst werden.

Die Zerstörung der physiologischen Darmflora durch das Antibiotikum begünstigt ein überschießendes Wachstum **hochpathogener Keime,** insbesondere bei Patienten mit geschwächter **Abwehrlage.** Bei der Entstehung der pseudomembranösen Kolitis spielen in 90 % der Fälle **Clostridium difficile** und die durch diesen Keim gebildeten **Enterotoxine** eine wichtige Rolle.

Symptomatik/Komplikationen

Typisch sind wässrig-blutige **Durchfälle, Koliken, Fieber** und eine **Leukozytose**.

Fulminante Verläufe mit Entwicklung eines **toxischen Megakolons** und **Perforation** sind möglich.

Diagnostik

Ein **Toxinnachweis** von Clostridium difficile im Stuhl ist beweisend, bei einer **Koloskopie** mit Biopsie sind entzündliche Plaques und weißliche, nicht abstreifbare Pseudomembranen zwischen normaler Dickdarmmukosa nachweisbar.

Therapie

- **Absetzen** aller Antibiotika;
- Flüssigkeits- und **Elektrolytsubstitution;**
- Gabe von **Vancomycin** oder **Metronidazol;**
- zusätzliche Verabreichung von **apathogenen Darmbakterien** (Perenterol®, Mutaflor®) → Wiederherstellung der physiologischen Darmflora;
- bei toxischem Megakolon oder Perforation → Notfallresektion.

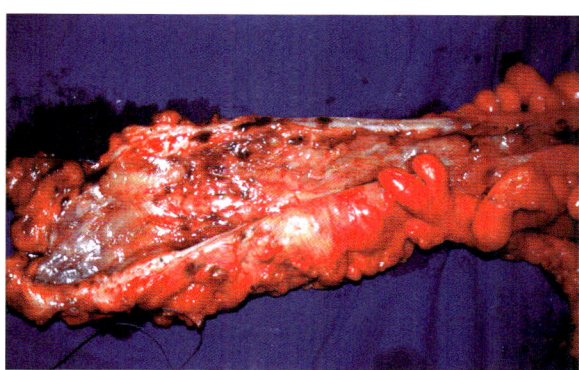

Abb. 21-5   Ischämische Kolitis im Resektat.

Merke
Wegen der hohen Ansteckungsfähigkeit der Patienten ist eine isolierte Behandlung notwendig

Strahlenkolitis

Besonders **nach Bestrahlung** gynäkologischer Tumoren kommt es hauptsächlich im Bereich des unteren Sigmas oder Rektums zu strahlenbedingter **Fibrosierung** der Darmwand mit **Ulzerationen,** Wandverdickung, **Stenosen** und/oder **Fistelbildung** (z.B. zur Vagina).

Symptome der Strahlenkolitis sind **Durchfälle** mit Schleim- und Blutabgang oder chronisch rezidivierende **Subileus- bis Ileuszustände** werden beobachtet. Komplizierend können sich **Perforationen** und ausgeprägte **Stenosen** entwickeln.

Bei **unkompliziertem** Verlauf hilft eine lokale **Cortisontherapie** mit Klysmen, evtl. kann der Darm durch **parenterale Ernährung** oder Formeldiät entlastet werden.

Kommt es zur Perforation oder Stenose, sind die **Resektion** des befallenen Segmentes und eine **End-zu-End-Anastomose** indiziert. Wegen der Gefahr der

Tab. 21-7   DD Morbus Crohn, Colitis ulcerosa, ischämische Kolitis, Divertikulitis

	Morbus Crohn	Colitis ulcerosa	Ischämische Kolitis	Divertikulitis
Beginn	Allmählich	Allmählich, selten akut	Meist sehr akut, aber auch chronischer Verlauf möglich	Akut
Lebensalter	20–30 Jahre	Meist 20–30 Jahre, auch über 50 Jahre	Meist über 50 Jahre	Meist über 50 Jahre
Durchfall	Häufig	Häufig	Kurzfristig	Gelegentlich
Rektale Blutung	Diskret; in 20–30 %	Regelmäßig, gering bis massiv	Einmalig, deutlich	Episodisch, massiv
Analfisteln	Häufig	Selten	Keine	Gelegentlich
Rektosigmoidoskopie	Segmental verändert	Kontinuierlich verändert	Linke Flexur, Colon descendens	Sigmoidal

Anastomoseninsuffizienz wird manchmal die Anlage eines **Anus praeter** notwendig.

21.6 Tumoren

21.6.1 Benigne Tumoren und Präkanzerosen

Adenome

Definition/Einteilung

Es handelt sich um **polypöse Schleimhautwucherungen,** die bevorzugt in Rektum und Sigma gelegen sind. Grundsätzlich lassen sie sich in zwei Gruppen einteilen. **Nichtneoplastische Polypen** sind z. B. hyperplastische, entzündliche und lymphoide Polypen sowie juvenile Polypen und Polypen bei Peutz-Jeghers-Syndrom und Cronkhite-Canada-Syndrom. Bei diesen Formen besteht keine oder nur eine sehr geringe Entartungstendenz.

Bei **neoplastischen Polypen** findet sich aufgrund des Auftretens von Zelldysplasien eine **hohe Entartungsrate** zu kolorektalen Karzinomen (Tab. 21-8).

Das Vorliegen von mehr als 100 Polypen wird als **Polypose** bezeichnet.

> **Merke**
> Das Entartungsrisiko der neoplastischen Polypen steigt mit ihrer **Größe** (> 1 cm), flachem Wachstum und dem Adenomtyp (villös > tubulovillös > tubulär).

Symptomatik

- $\frac{2}{3}$ der Patienten sind **asymptomatisch.**
- **Blut im Stuhl** → bei größeren Adenomen.
- **Prolaps** anal gelegener tubulärer Adenome → Fremdkörpergefühl.
- **Schleimabsonderung** und **Diarrhöen** → bei villösen Adenomen, kann in manchen Fällen bis zum Eiweiß- und Kaliumverlustsyndrom mit Dehydratation führen.

Diagnostik/Differenzialdiagnose

Die **Koloskopie** liefert die Diagnose, evtl. auch der Kolonkontrasteinlauf.

> **Merke**
> Bei Adenomen wird keine Biopsie vorgenommen, sondern immer eine Abtragung in toto.

Differenzialdiagnostisch ist an ein Peutz-Jeghers-Syndrom, juvenile Polypen und die Colitis ulcerosa zu denken.

Therapie

Nach jeder Adenomentfernung oder – wenn möglich – schon während des Eingriffes durch Schnellschnitt muss **histologisch** ein Karzinom ausgeschlossen werden.

Kleine tubuläre Adenome < 3 cm Durchmesser werden **endoskopisch** mit einer Diathermieschlinge abgetragen. **Größere** Adenome > 3 cm Durchmesser bedeuten **Darmresektion.**

Villösen Adenomen bis ca. 10–12 cm ab ano wird mit der **TEM** (transanale endoskopische Mikrochirurgie) mit speziellen Hochfrequenzmessern und Nahtinstrumenten begegnet. Bei **Polypose** oder nicht sicherer radikaler Entfernung muss eine **Segmentresektion** durchgeführt werden.

Ergibt die histologische Untersuchung einen Hinweis, dass bereits eine Entartung des Adenoms stattgefunden hat, muss sich eine OP mit Resektion des betroffenen Abschnitts anschließen.

Klinik: Adenom-Sonderformen

- **Familiäre adenomatöse Polyposis (FAP):** Bei dieser **autosomal-dominant** vererbten Erkrankung ist das defekte Gen APC am Chromosom 5q21 als Krankheitsursache ausgemacht worden. In Erscheinung tritt sie mit hunderten bis tausenden von Kolonpolypen, die ab dem Jugendalter **maligne entarten** können. Sie stellt somit eine **obligate Präkanzerose** dar und sollte daher bei familiärer Anamnese die Indikation zur **totalen Proktokolektomie** bereits im Jugendalter darstellen. Symptomatisch wird die Erkrankung mit **Blut- und Schleimbeimengungen,** unspezifischen Abdominalschmerzen sowie auch **Durchfällen.**
- **Familiäre hamartomatöse Polyposis (Syn.: Peutz-Jeghers-Syndrom,** s. Kap. 20.8): Nur 50 % werden vererbt (autosomal-dominant), die anderen 50 % der Fälle entstehen durch **Neumutationen.** Die Polypen finden sich bevorzugt im Jejunum und z.T. auch im Kolon. Ihnen liegt eine Überschussbildung (hamartomatöse Fehlbildung) glatter Muskulatur zugrunde. Das mittlere Erkrankungsalter liegt bei 35 Jahren. Zum Krankheitsbild gehört auch die typische **Hyperpigmentierung** der Lippen- und Wangenschleimhaut (Melanin). Es kann zu **Stieldrehungen** der Poly-

Tab. 21-8	Einteilung der neoplastischen Polypen		
	Häufigkeit	**Morphologie**	**Entartungsrisiko**
Tubuläre Adenome	75 %	Gestielt	Ca. 5 %
Villöse Adenome	10 %	Breitbasig aufsitzend	Bis zu 40 % (Präkanzerose)
Tubulovillöse Adenome	15 %	Mischform	Ca. 25 %

Tab. 21-9   Chirurgie des Appendixkarzinoids

Tumorgröße	Metastasen	Operation
< 1 cm		Appendektomie
1,0–2 cm	Ohne Nachweis von Metastasen im Mesenteriolum und LK	**Appendektomie**
	Mit Nachweis von Metastasen im Mesenteriolum und LK	Hemikolektomie rechts
≥ 2 cm		Hemikolektomie rechts

pen mit Invagination und Ileussymptomatik kommen. Die Polypen selbst **entarten selten,** das Syndrom ist aber häufig mit anderen (nicht nur gastrointestinalen) Tumoren assoziiert. Aufgrund des leicht erhöhten Entartungsrisikos sollten **Kontrollkoloskopien** in regelmäßigen Abständen durchgeführt werden.

- **Gardner-Syndrom:** Bei dieser ebenfalls autosomal-dominant vererblichen Erkrankung (APC-Gen) treten außer der Polyposis im Kolon auch extraintestinale Manifestationen wie **Osteome** im Unterkiefer und in den langen Röhrenknochen, **Exostosen, Epidermoidzysten, Fibrome** oder **Lipome** auf. Die Entartungstendenz ist gleichfalls sehr hoch, und es werden auch Karzinome in anderen Organen (Schilddrüse, Nebennieren, Gallengänge) häufiger gefunden.

21.6.2 Maligne Tumoren

Neuroendokriner Tumor (NET-Karzinoid der Appendix)

Definition

Karzinoide der Appendix gehören wie die anderen Karzinoide zu den **neurokrinen Tumoren** (NET) des Magen-Darm-Traktes, die von den **enterochromaffinen Zellen** ausgehen und **vasoaktive Sekretionsprodukte** bilden (Serotonin, Histamin, Kallikrein).

Ätiologie

45 % aller Karzinoide wachsen in der Appendix; sie ist somit der häufigste Lokalisationsort. Das Haupterkrankungsalter liegt zwischen dem 40. und 70. Lebensjahr.

Symptomatik/Diagnostik

Siehe Kapitel 20.8.
Für die chirurgische Behandlung ist die Tumorgröße ausschlaggebend (s. Tab. 21-9).

Prognose

Die Prognose ist abhängig von der intraoperativ vorgefundenen Tumorausbreitung. Liegen noch keine Metastasen vor, kann man von einer **5-Jahres-Überlebensrate von 99** % ausgehen. Auch bei größeren Tumoren und vorhandener Lymphknotenmetastasie-

rung lässt sich noch eine 5-Jahres-Überlebensrate von 75 % erreichen.

Kolorektales Karzinom

Definition/Lokalisation

Unter dem Begriff kolorektales Karzinom werden die **Karzinome des Kolons und Rektums** zusammengefasst. Als **Kolonkarzinome** gelten Tumoren, deren aboraler Rand bei der Messung mit dem starren Rektoskop **> 16 cm** von der Anokutanlinie entfernt ist. Als **Rektumkarzinome** gelten Tumoren, deren aboraler Rand bei der Messung mit dem starren Rektoskop **< 16 cm** von der Anokutanlinie entfernt liegt (s. Tab. 21-10).

> **Merke**
> Etwa 5 % der kolorektalen Karzinome treten synchron auf. Daher ist nach der Diagnosestellung immer die Suche nach einem weiteren Karzinom im Kolonrahmen indiziert!

Epidemiologie/Ätiologie/Pathogenese

Das **Prädispositionsalter** liegt im Durchschnitt bei 65 Jahren, in Deutschland sterben jährlich 24 000 Patienten am kolorektalen Karzinom.

Die **Ätiologie** des kolorektalen Karzinoms ist letztlich noch **unklar,** es sind aber sowohl exogene als auch endogene Faktoren bekannt, die seine Entstehung begünstigen. Zu den **exogenen** Faktoren zählt **fettreiche Nahrung,** denn ein hoher Fettgehalt löst eine vermehrte **Gallensäurebildung** in der Leber aus. Die Gallensäuren üben vermutlich in Kombination mit anderen Metaboliten eine **epithelschädigende** und **proliferationsfördernde** Wirkung aus.

Tab. 21-10   Lokalisation des kolorektalen Karzinoms

15 %	Zäkum und Colon ascendens
15 %	Colon transversum
10 %	Colon dencendens
60 %	**Rektum und Sigmoid**

Auf der anderen Seite ist auch **ballaststoffarme Nahrung** ein Faktor, denn eine an Ballaststoffen arme Nahrung führt zu einer längeren Verweildauer im Kolon und Rektum und dadurch zu hohen Konzentrationen karzinogener Stoffe (u.a. Alkohol, Nitrit-Pökelsalz).

Auch Patienten mit Ureterosigmoideostomie haben ein höheres Risiko.

Zu den **endogenen** Faktoren zählen:

- **Entartung eines präexistenten Adenoms** → Dieser Vorgang dauert ca. **5–10 Jahre** und wird als **Adenom-Karzinom-Sequenz** bezeichnet. Über 90 % aller kolorektalen Karzinome entwickeln sich auf dem Boden vorbestehender Adenome (villös > tubulovillös > tubulös).

Außerdem gibt es **De-novo-Karzinome,** die direkt ohne Adenomvorstufe und unter Umgehung der Adenom-Karzinom-Sequenz entstehen.

- Entzündliche Darmerkrankungen (**Colitis ulcerosa, Morbus Crohn**) → Das Karzinomrisiko bei Colitis ulcerosa ist bereits nach 10-jähriger Krankheitsdauer deutlich erhöht, nach 30 Jahren beträgt es ca. 30 %. Das Karzinomrisiko bei Morbus Crohn ist demgegenüber niedriger, es ist im Vergleich zur Normalbevölkerung um das Siebenfache erhöht.
- **Polyposis-Syndrome** (FAP, Gardner-Syndrom, Peutz-Jegher-Syndrom) → siehe oben.
- **Hereditäres nichtpolypöses Kolonkarzinom (HNPCC I und II = Lynch-Syndrom)** → Diese genetische Variante wird autosomal-dominant vererbt und zeigt eine 100%ige Penetranz. Bei **Lynch I** finden sich vorwiegend im proximalen Kolon Adenome, die in ca. 40 % der Fälle nach 10 Jahren entarten. Bei **Lynch II** treten die Kolonkarzinome häufig in Kombination mit Magen- und Uteruskarzinomen oder anderen malignen Tumoren auf. Das Karzinomrisiko liegt bei Betroffenen mit Lynch-Syndroms bei 70–80 %.

Merke

Die Diagnose eines Lynch-Syndroms stützt sich ausschließlich auf die Familienanamnese: Wenn drei Familienmitglieder an kolorektalem Karzinom erkrankt sind, ein Familienmitglied erstgradig verwandt mit den beiden anderen ist und mindestens zwei aufeinander folgende Generationen betroffen sind, kann ein Lynch-Syndrom angenommen werden.

Morphologie

Histologisch handelt es sich in über 80 % um Adenokarzinome, in 20 % um verschleimende Karzinome (Siegelringkarzinome mit intrazellulärer Schleimbildung oder Gallertkarzinome mit extrazellulärer Schleimbildung), in 10 % um undifferenzierte Karzinome und selten auch um Plattenepithelkarzinome.

Nach der **makroskopischen** Morphologie unterscheidet man **ulzerös** wachsende (55–60 %) von **polypös** (25 %) und **plattenartig** (15–20 %) wachsenden Karzinomen.

Klassifikation

Für kolorektale Karzinome existieren verschiedene Klassifikationen (s. Tab. 21-11 und 21-12).

Die früher gebräuchliche Klassifikation nach **Dukes** ist heute durch die differenziertere UICC-Klassifikation weitgehend abgelöst, soll aber der Vollständigkeit halber hier aufgeführt sein: **Dukes A:** Karzinom auf die Darmwand beschränkt; **Dukes B:** Überschreiten der Darmwand, Infiltration der benachbarten Region; **Dukes C1:** ein bis drei Lymphknotenmetastasen in der benachbarten Region; **Dukes C2:** mehr als drei Lymphknotenmetastasen in der Umgebung oder entlang größeren Gefäßen; **Dukes D:** Fernmetastasen.

Klinik: Tumor-Grading

Die Einteilung nach dem **histopathologischen Grading** gilt für alle Tumoren des Verdauungstrakts (ausgenommen Lebertumoren):

Tab. 21-11 Stadieneinteilung Kolonkarzinom, Rektumkarzinom; (p)TNM-Klassifikation

T (pT) Primärtumor		
T	TX	Primärtumor kann nicht beurteilt werden
	T0	Kein Anhalt für Primärtumor
	Tis	Carcinoma in situ
	T1	Tumor infiltriert Submukosa
	T2	Tumor infiltriert Muscularis propria
	T3	Tumor infiltriert die Subserosa oder nicht peritonealisiertes, perikolitisches oder perirektales Gewebe
	T4	Tumor infiltriert das viszerale Peritoneum oder breitet sich direkt in andere Organe oder Strukturen aus

N (pN) regionäre Lymphknoten		
N	NX	Regionäre LK können nicht beurteilt werden
	N0	Keine regionären LK-Metastasen
	N1	Metastasen in 1–3 perikolitischen bzw. perirektalen LK
	N2	Metastasen in 4 oder mehr perikolitischen bzw. perirektalen LK
	N3	Metastasen in LK entlang einem größeren Blutgefäß (Aa. ileocolica, colica dextra, colica media, colica sinistra, mesenterica inferior, rectalis superior)

M (pM) Fernmetastasen		
M	MX	Vorhandensein von Fernmetastasen kann nicht beurteilt werden
	M0	Keine Fernmetastasen
	M1	Fernmetastasen

GX → Differenzierungsgrad kann nicht bestimmt werden, **G1** → gut differenziert, **G2** → mäßig differenziert und **G3** → undifferenziert.

Ausbreitung/Metastasierung

- Per **continuitatem** → kontinuierlich **in oraler Richtung**.
- **Lymphogen** → **früh** in **regionäre** und **mesenteriale Lymphknoten** entlang den arteriellen Gefäßen (s. Abb. 21-6). Die Wachstumsgeschwindigkeit der Metastasen ist fünf- bis sechsmal höher als die des Primärtumors. Bedeutsam ist die Lokalisation des Tumors im mittleren Bereich des Colon transversum, da wegen der **Riolan-Anastomose** der Lymphabfluss entlang den Aa. mesentericae superior und inferior erfolgt und somit Metastasie-

Tab. 21-12 Kolonkarzinom, Rektumkarzinom, Stadieneinteilung nach UICC 2002			
Stadium 0	Tis	N0	M0
Stadium I	T1, T2	N0	M0
Stadium IIA	T3	N0	M0
Stadium IIB	T4	N0	M0
Stadium IIIA	T1, T2	N1	M0
Stadium IIIB	T3, T4	N1	M0
Stadium IIIC	Jedes T	N2	M0
Stadium IV	Jedes T	Jedes N	M1

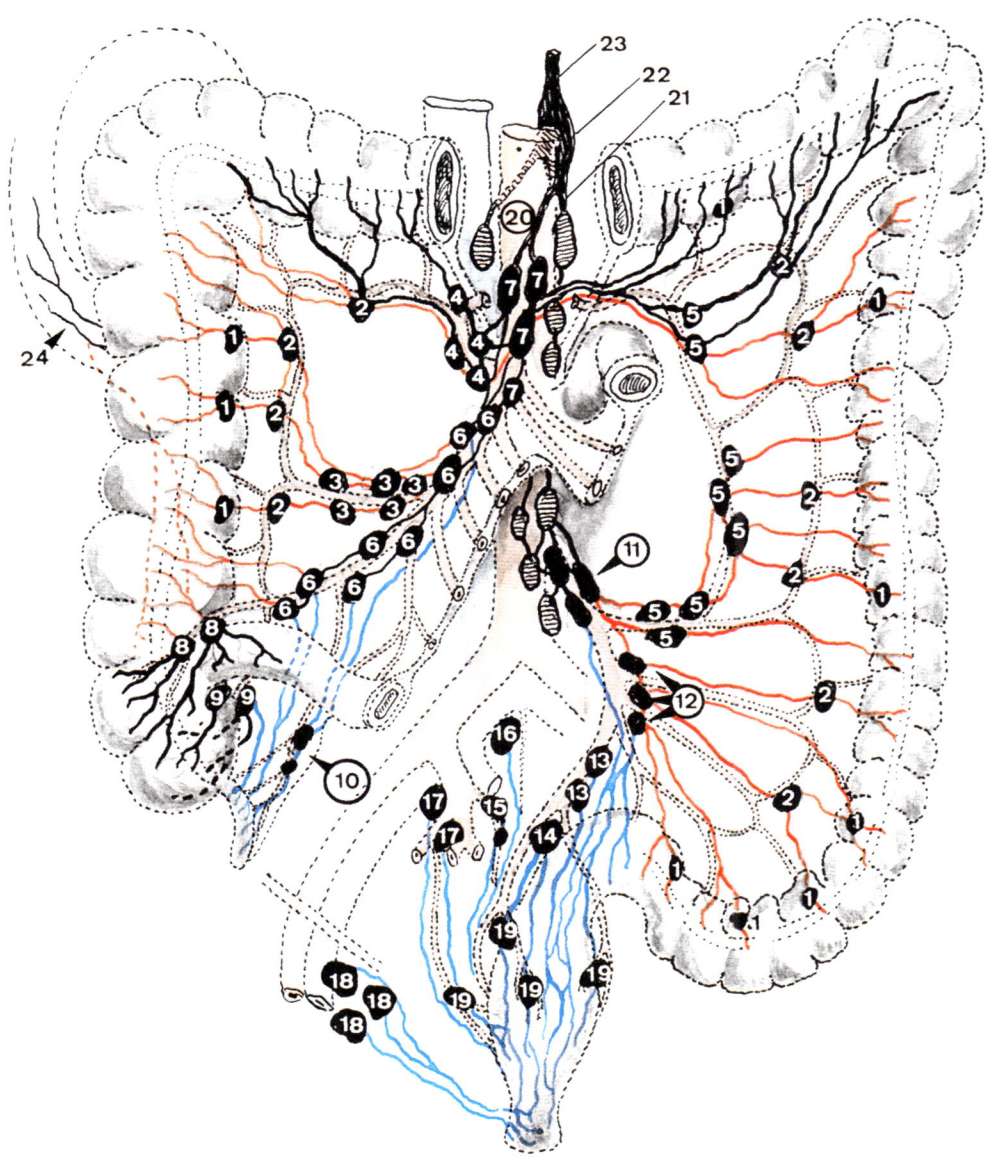

Abb. 21-6 Lymphabfluss aus dem Kolon.

Tab. 21-13 Lymphogene Metastasierung des Rektumkarzinoms		
Tumorlokalisation	**Entfernung zur Anokutanlinie**	**Metastasierungsweg**
Oberes Rektumdrittel	8–16 cm	Nach kranial
Mittleres Rektumdrittel	4–8 cm	Nach kranial und lateral in die Becken-LK
Unteres Rektumdrittel	0–4 cm	Nach kranial, lateral und inguinal

rung entlang beiden Gefäßen möglich ist (s. Tab. 21-13).

- **Hämatogen** → **spät** über die **V. portae** in die **Leber** und das Peritoneum in die Lunge. Beim **tief sitzenden** Rektumkarzinom kann eine Metastasierung über die **V. cava** direkt in die **Lunge** erfolgen; relativ häufig kommen auch **Hirnmetastasen** vor.

Merke
Tiefe Rektumkarzinome haben von allen kolorektalen Karzinomen die schlechteste Prognose.

Symptomatik

Verdächtige Symptome sind **Blut** und **Schleim** im Stuhl, dabei tritt oft auch nur **okkultes** Blut auf. **Stuhlunregelmäßigkeiten** wie Obstipation oder Diarrhöen kommen vor, eine neu auftretende **Anämie,** die sich durch Müdigkeit oder einen Leistungsknick zeigt, ist ebenfalls möglich. **Gewichtsverlust, Tenesmen** sowie **Meteorismus** und Flatulenz mit Schleimentleerung (Symptom des „falschen Freundes") gehören auch zur typischen Symptomatik. Bei schon bestehender schwerer Stenose können **Bleistiftstühle (Spätsymptom)** auftreten, manchmal kommt der Patient auch erst mit einem **Ileus.**

Merke
Insbesondere bei Blut- und Schleimbeimengungen im Stuhl und länger anhaltenden Stuhlunregelmäßigkeiten sollte stets an ein kolorektales Karzinom gedacht werden und bis zum definitiven Ausschluss weiteruntersucht werden.

Diagnostik

- **Anamnese** und **klinische Untersuchung** mit rektaler digitaler Untersuchung → Bis zu 8 cm ab Anokutanlinie sind Karzinome tastbar (30 % der Fälle).
- **Haemoccult®-Test.**
- **Koloskopie,** evtl. mit multiplen Biopsien und endoskopischer Adenomabtragung (s. Abb. 21-7).
- **Kolonkontrasteinlauf** (wenn keine Koloskopie des gesamten Kolonrahmens möglich ist) → Zum Ausschluss eines Zweitkarzinoms wird immer der gesamte Kolonrahmen dargestellt.

Klinik: präoperatives Staging bei Kolon- oder Rektumkarzinom

- **Endosonographie** → Abklärung der Tiefeninfiltration (beim Rektumkarzinom hat die Endo-

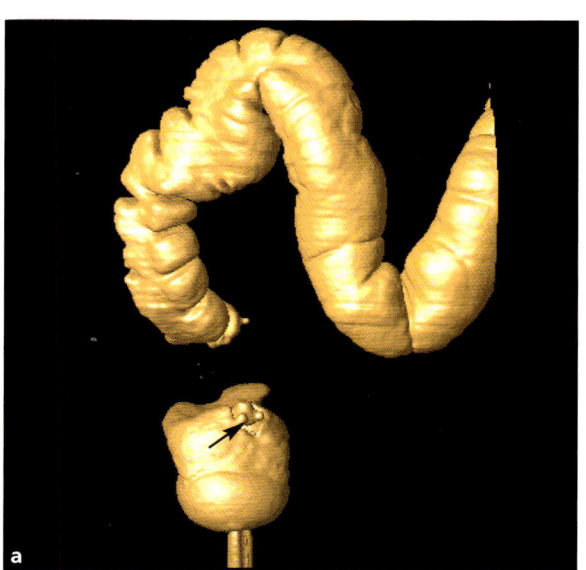
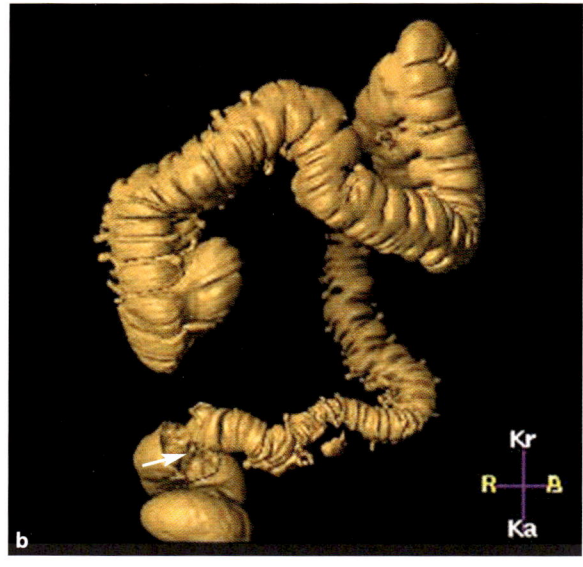

Abb. 21-7 Virtuelle Koloskopie:
a) kleines polypöses Karzinom an der ventro-lateralen Rektumwand im mittleren Drittel des Rektums
b) großes, wachsendes Rektumkarzinom am retroperitonealen Übergang.

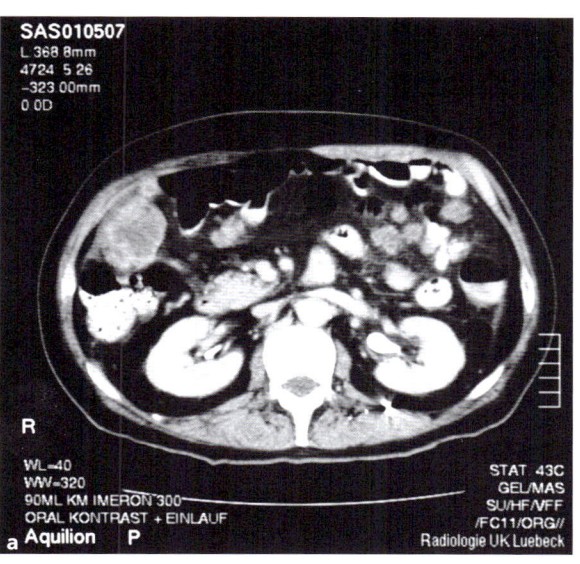
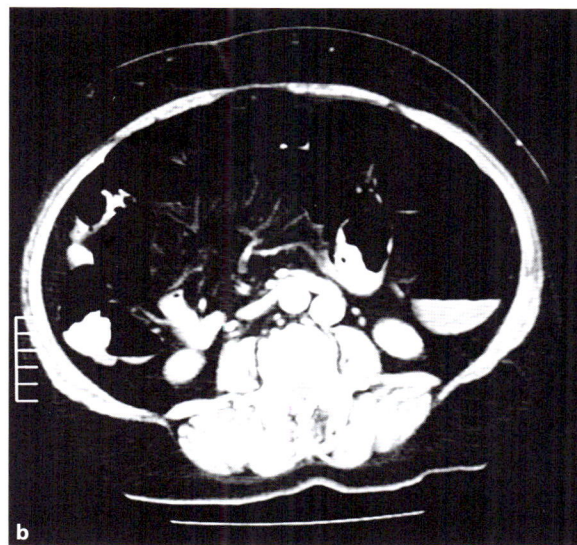

Abb. 21-8 Tumorlage in rechter Flexur, Colon ascendens, relativ groß, intraluminal gelegen.

sonographie einen hohen Stellenwert, beim dosono limitiert und ohne therapeutische Konsequenz);
- **Abdomen-Sonographie/CT** (s. Abb. 21-8) → Metastasensuche (Leber), Aszitesabklärung;
- **Röntgen-Thorax** in zwei Ebenen → Abklärung von Lungenmetastasen;
- **Tumormarker** → CEA, CA 19-9, CA 50, CA 125, keine Screeningmethode, nur zur Verlaufskontrolle;
- **gynäkologisches** Konsil → Abklärung von Scheideninfiltration bei Rektum-/Sigmakarzinom;
- **urologisches** Konsil mit Zystoskopie → Abklärung einer Blaseninfiltration.

> **Merke**
> 98 % der kolorektalen Karzinome werden mit der Koloskopie erkannt, der Kolonkontrasteinlauf ist in 90–95 % positiv.

Differenzialdiagnose

Hämorrhoiden sind eine wichtige Differenzialdiagnose, da die Symptomatik ähnlich sein kann. Aber nur jeder sechste Patient mit Kolon- oder Rektumkarzinom hat auch Hämorrhoiden!

Außerdem müssen eine Divertikulitis, ein Morbus Crohn, eine Colitis ulcerosa sowie Analfisteln und -abszesse ausgeschlossen werden.

> **Merke**
> Bei peranalem Blutabgang darf man sich niemals mit der alleinigen Diagnose Hämorrhoiden zufrieden geben, immer ist ein kolorektales Karzinom auszuschließen!

Therapie

Operative Therapie

Für die meisten kolorektalen Karzinome (90 %) ist die operative Behandlung das Verfahren der Wahl. Kurative Standard-OP-Verfahren bei Kolon- und Rektumkarzinomen sind in Tabelle 21-14 aufgeführt.

Eine bildliche Darstellung der Resektionsverfahren am Kolon gibt Abbildung 21-9.
- **Vorgehen am Kolon** → Die chirurgische Therapie des Kolonkarzinoms unter kurativer Zielsetzung besteht in der **Resektion des tumortragenden Kolons mit dem regionalen Lymphabflussgebiet,** ggf. unter Mitentfernung adhärenter Organe. Das Ausmaß der Darmresektion wird weniger durch die Tumorausbreitung in der Darmwand als durch das nach zentraler Gefäßligatur zu entfernende Lymphabflussgebiet bestimmt. Zur Vermeidung einer Tumoraussaat darf am Tumor selbst nicht geschnitten werden **(No-Touch-Isolation-Technik).** Der Tumor wird **en bloc** reseziert. Es wird ein **Sicherheitsabstand** von 7 cm nach oral und 2 cm nach aboral eingehalten. Nach radikaler Tumorresektion sind für die weitere Therapieplanung Aussagen über die lokoregionäre Vollständigkeit der Tumorentfernung (R-Klassifikation), die Invasionstiefe des Tumors (pT-Klassifikation), das Grading und den Lymphknotenstatus (pN-Klassifikation) notwendig, da sich hieraus die Indikation zur Nachbehandlung ergibt. Erforderlich ist eine Aussage über die Anzahl der untersuchten und befallenen Lymphknoten. Mindestens zwölf Lymphknoten müssen ausgewertet werden!
- **Vorgehen am Rektum** → Nach der präoperativen histologischen Untersuchung wird eine Tumorklassifikation vorgenommen und je nach Tumorstadium (T3/T4, ventral gelegen, extraperitoneal mit minimalen distalen Rändern) eine **neoadjuvante** (präoperative) Radiotherapie durchgeführt, die eine

Tab. 21-14	Standard-OP-Verfahren bei Kolon- und Rektumkarzinom	
	Lokalisation	Operationsmethode
Kolon-karzinom	Zäkum und Colon ascendens	Hemikolektomie rechts
	Rechte Flexur	Erweiterte Hemikolektomie rechts
	Colon transversum	Erweiterte Hemikolektomie rechts, Transversumresektion
	Linke Flexur und Colon descendens	Hemikolektomie links
	Sigma	Rektosigmoidresektion
Rektum-karzinom	Unterer Tumorrand ab ano > 10 cm	Anteriore Rektumresektion (Dixon) mit PME (partielle mesorektale Exzision)
	Unterer Tumorrand ab ano zwischen 6 und 10 cm	Tiefe anteriore Rektumresektion (Dixon) mit TME (totale mesorektale Exzision)
	Unterer Tumorrand ab ano < 6 cm	Abdominoperineale Rektumexstirpation (Miles) bzw. bei kleineren Tumoren Sphinktererhalt und intersphinktäre Resektion mit koloanaler Anastomose mit vorgeschaltetem Kolonpouch Bei T1N0-Ca oder Hochrisikopatienten evtl. Entfernung durch lokale Verfahren (TEM, transanale Resektion)

(aus Hasse/Nürnberger, Klinikleitfaden Chirurgie, 3. Aufl., 2002)

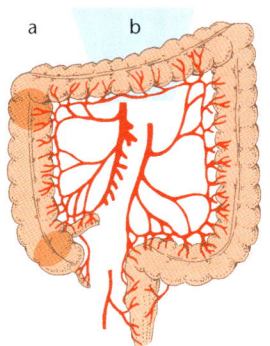
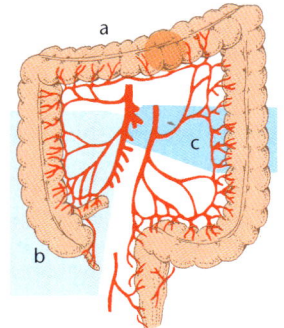

a	Hemikolektomie re	a	Querkolonresektion
a + b	erweiterte Hemikolektomie re	a + b/c	erweitert rechts/links
		a + b + c	subtotale Kolektomie

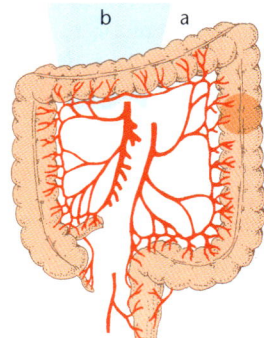
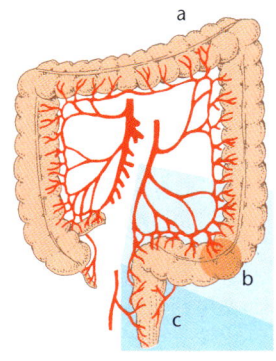

a	Hemikolektomie li	a	Sigmaresektion
a + b	erweiterte Hemikolektomie li	a + b	erweitert Sigmaresektion
		b + c	Rektumresektion

Abb. 21-9   Resektionsverfahren am Kolon.

Tumorverkleinerung und Operabilität (**Down-Staging**) herbeiführen und die Anzahl der lokalen Rezidive reduzieren kann.
Die Operation in kurativer Absicht beinhaltet:
– die Absetzung der **A. mesenterica inferior** stammnah an der Aorta oder unmittelbar distal des Abgangs der A. colica sinistra,
– die **komplette Entfernung des Mesorektums** bei Karzinomen der unteren zwei Rektumdrittel (Abb. 21-10),
– die Einhaltung eines angemessenen **distalen (aboralen) Sicherheitsabstandes** (bei Rektum nur 2 cm),
– möglichst die **Erhaltung der autonomen Nervenstränge.**
Je nach Höhe des Karzinoms ist eine **kontinenzerhaltende anteriore Rektumresektion (Dixon)** oder **tiefe anteriore Rektumresektion** nach Dixon möglich. Ist der Sicherheitsabstand nicht gewährleistet bzw. der Sphinkterapparat infiltriert, muss eine **abdominoperineale Rektumresektion (Miles)** vorgenommen werden. Bei Karzinomen mit geringer Differenzierung (G3) empfiehlt sich ein größerer Sicherheitsabstand bzw. die Überlegung, eine adjuvante Therapie auch bei T2-Karzinomen zu ergänzen. Glücklicherweise ist heute in 85 % der Fälle eine Operation mit Sphinktererhalt möglich.

Adjuvante Therapie
● **Chemotherapie** → Postoperativ wird bei **Kolonkarzinomen** im Stadium UICC III mit Fluorouracil und Folinsäure für 6 Monate, zunehmend in Kombination mit Irinotecan (Campto®), nachbehandelt. Dadurch sollen noch zirkulierende Tumorzellen eliminiert werden. Bei Kolonkarzinomen wird kei-

ne **Bestrahlung** durchgeführt. Die Chemotherapie reduziert die Rezidivrate um ca. 40 %.

- **Radiotherapie/ Radiochemotherapie** → Postoperativ wird bei **Rektumkarzinomen** im Stadium UICC II und III adjuvant eine **Strahlentherapie,** evtl. in Kombination mit Chemotherapie, durchgeführt.

Palliative Therapie

Kann der Tumor aufgrund seines fortgeschrittenen Wachstums nicht vollständig entfernt werden, ist ein palliativer Eingriff notwendig, um Komplikationen, wie z. B. Stenosen, drohenden Ileus, Blutung aus dem Tumor, zu verhindern oder zu beseitigen. Palliative Maßnahmen sind:

- **chirurgische Resektion** oder **Überbrückung** eines tumortragenden Darmabschnittes, evtl. kombiniert mit Anlage eines **Anus praeternaturalis.** Bei einem lokal inoperablen Karzinom des Colon ascendens wird auf die Hemikolektomie rechts verzichtet und lediglich eine **Seit-zu Seit-Ileotransversostomie** zwischen prä- und poststenotischem Darmabschnitt angelegt. Bei einem inoperablen Karzinom der linken Flexur bzw. Colon descendens wird ebenso als Überbrückung eine **Seit-zu-Seit-Transversosigmoidostomie** angelegt.
- **Laser-** oder **kryochirurgische** Tumordestruktion (Vereisung);
- **Bestrahlung** mittels „Afterload-Technik";
- **palliative Chemotherapie** → bei diffusen, nicht resektablen Metastasen (5-Fluorouracil, Folinsäure).

Komplikationen

Ein Ileus oder eine Invagination durch Obstruktion sind häufige Komplikationen, aber auch Fisteln zu Nachbarorganen (Einbruch in Blase, Uterus), eine Perforation oder eine Ureterstenose durch Kompression können auftreten.

Nach der Operation kann es zu einer **Nahtinsuffizienz** der Anastomose kommen (5–10 %), auch **sexuelle Dysfunktionen und eine Blasenlähmung** durch Beschädigung des Plexus pelvinus sind beschrieben (15–40 %).

20–40 % der Patienten entwickeln in den ersten 2 Jahren postoperativ ein **Rezidiv.**

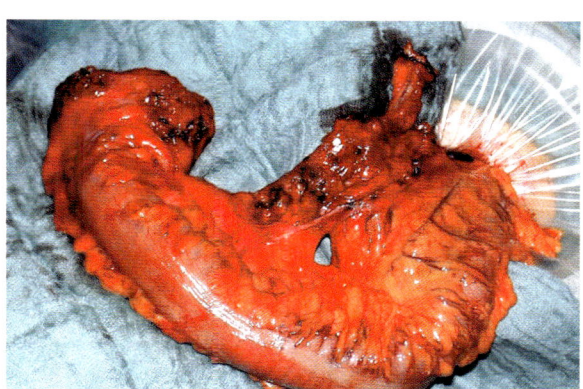

Abb. 21-10 OP-Präparat Mesorektumpräparat.

Nachsorge

Die Durchführung regelmäßiger standardisierter **Nachsorgeuntersuchungen** dient der **Früherkennung** von Rezidiven und Metastasen (s. Tab. 21-15). Dazu wird der Patient in ein Tumorregister aufgenommen, und ein Nachsorgepass wird ausgestellt. Trotz kritischer Stimmen ist eine regelmäßige Nachsorge von Tumorpatienten als sinnvoll zu erachten.

Vor allem bei den Tumorstadien UICC II und III ist eine regelmäßige Nachsorge zur Früherkennung von Rezidiven angezeigt. Risikopatienten (FAP und HNPCC) müssen lebenslang engmaschig kontrolliert werden, um Zweittumoren oder extrakolische Tumoren zu erkennen.

Bei **Metastasen** handelt es sich oft um einzelne Lebermetastasen, die nach kurativer Operation im Rahmen der Nachsorge festgestellt werden. Sie können kurativ entfernt werden. Multiple Lebermetastasen werden mit Chemotherapie, Thermo- oder Laserablation behandelt.

Prognose

Für die Prognose sind **Stadium** der Erkrankung, **Differenzierungsgrad** des Tumors und **Lokalisation** sowie **Metastasierungswege** ausschlaggebend.

Nach radikalen R0–Operationen (d. h. kein Resttumorgewebe mehr nachweisbar) konnte die **5-Jah-**

Tab. 21-15 Nachsorgeuntersuchungen zur Früherkennung von Rezidiven		
Untersuchung	**0–2 postoperative Jahre**	**2.–5. postoperatives Jahr**
Anamnese und körperliche Untersuchung	Vierteljährlich	Halbjährlich
Oberbauchsonographie	Vierteljährlich	Halbjährlich
CEA-Kontrolle	Vierteljährlich	Halbjährlich
Röntgen-Thorax	Jährlich	Jährlich
Koloskopie nach Kolon-Ca	Halbjährlich	Jährlich
Koloskopie nach Rektum-/Sigma-Ca Rektoskopie	Jährlich Vierteljährlich	Jährlich Jährlich
CT Becken	Halbjährlich	Alle 2 Jahre

res-Überlebensrate im Durchschnitt bis auf **50–70 %** verbessert werden. Mit Rezidiven ist hauptsächlich in den ersten 18 Monaten nach dem Ersteingriff zu rechnen. Die **schlechteste** Prognose aller kolorektalen Karzinome hat das **tiefe Rektumkarzinom.**

Klinik: Prophylaxe (in Deutschland gemäß § 25 SGB V)

Beim kolorektalen Karzinom spielt die Prophylaxe eine bedeutende Rolle, da sich 90 % der Karzinome auf dem Boden vorbestehender Adenome entwickeln. Können diese rechtzeitig entfernt werden, wird die Erkrankung im Ansatz verhindert. Die gesetzlichen Krankenkassen übernehmen folgende Untersuchungen:

- Ab dem 35. Lebensjahr → alle 2 Jahre Anamnese und körperliche Untersuchung, einschließlich rektaler Untersuchung und Haemoccult®-Test.
- Ab dem 50. Lebensjahr → alle 5 Jahre eine Sigmoidoskopie.
- Ab dem 55. Lebensjahr → alle 10 Jahre eine Koloskopie.
- Patienten mit gesicherter FAP wird geraten, schon vor dem 20. Lebensjahr eine Kolektomie vornehmen zu lassen.

Kasuistik

Ein 72-jähriger Mann wird wegen diffuser abdomineller Schmerzen in die chirurgische Ambulanz eingewiesen. Er gibt an, während der letzten 4 Wochen zunehmend obstipiert gewesen zu sein. In dieser Zeit habe er einen Gewichtsverlust von 5 kg bemerkt und sei schlapp und müde geworden. Bei der klinischen Untersuchung ist der Patient blass, das Abdomen meteoristisch. Bei der Auskultation der Bauchhöhle hört man spärliche Darmgeräusche. Außer einer Exsikkose, die sich durch stehende Hautfalten klinisch bemerkbar macht, sind die Laborresultate unauffällig.

Zur weiteren Diagnostik wird eine Koloskopie vorgenommen, bei der ein polypöser Tumor im Bereich des Sigmas festgestellt wird und multiple Biopsien entnommen werden. Die histologische Untersuchung ergibt, dass es sich um ein Sigmakarzinom handelt. Zum präoperativen Staging werden Endosonographie, CT, Röntgen-Thorax durchgeführt, die ein T3N2M0-Stadium ergeben. Nach Sigmaresektion mit einer End-zu-End-Anastomose wird eine adjuvante Chemotherapie eingeleitet.

21.7 Verletzungen

Definition

Verletzungen des Kolons geschehen am häufigsten **iatrogen** durch **endoskopische** Eingriffe, können aber auch durch **Fremdkörper** sowie **Schuss- und Stichverletzungen** verursacht werden. In seltenen Fällen wird das Kolon auch im Rahmen eines stumpfen Bauchtraumas verletzt.

Symptomatik

Schmerzen und allgemeine Zeichen des akuten Abdomens bei Perforation oder einer Blutung sind typisch.

Diagnostik

Kolonkontrasteinlauf mit Gastrografin®.

Therapie

- **Nicht perforierende Verletzungen** → keine weitere Therapie.
- **Perforation** → Laparotomie oder Laparoskopie je nach Lokalisation und Ausdehnung, **Übernähung** oder **Resektion** mit oder ohne protektiven Anus praeter.
- **Fremdkörper** werden in der Regel **transanal extrahiert.**

22 Rektum und Anus

Gerlind Souza-Offtermatt

22.1 Grundlagen

22.1.1 Anatomie

Das Rektum bildet mit dem Muskelapparat des Anus eine funktionelle Einheit, die für die Kontinenz des Verdauungstraktes notwendig ist. Der GK versteht den Analkanal als Teil des Rektums. In der Nomenklatur wird er als eigenständiger Darmabschnitt behandelt.

Lage und Aufbau
Das **Rektum** liegt im Anfangsabschnitt **retroperitoneal,** die Ampulla recti und der **Analkanal** liegen **extraperitoneal.** Das ca. 15 cm lange, S-förmige Rektum wird in zwei Abschnitte gegliedert:
- **Ampulla recti** → dient als Reservoirorgan, in dem sich der Stuhl sammelt und weist drei charakteristische Querfalten auf.

Klinik
Beim Vorschieben starrer Geräte bei der Rektoskopie sind die Querfalten in der Ampulla recti zu beachten, damit sich das Instrument nicht in ihnen verfängt und der Darm verletzt wird.

- **Analkanal** → Der 4–5 cm lange Analkanal weist von außen nach innen drei Zonen auf:
  - **Zona cutanea** (Analrand) → stärker pigmentierte Epidermis **(verhornendes Plattenepithel)** mit Haaren, Talgdrüsen und apokrinen Schweißdrüsen;
  - **Zona anocutanea** (Syn.: Anokutanlinie, Zona alba, Pecten analis, Hilton-Linie) → sehr sensibler Bereich aus **unverhornendem Plattenepithel**

ohne Hautanhangsgebilde. In ihrer Lamina propria finden sich zahlreiche **Venengeflechte.** Nach oral folgt die **Linea dentata,** die den Übergang zum Zylinderepithel des Rektums darstellt;
  - **Zona columnaris** → die **8–10 Längsfalten** enthalten einen Gefäßplexus, der für die Kontinenz eine wesentliche Rolle spielt. Dieses **Corpus cavernosum recti** füllt sich bei Kontraktion des **M. sphincter ani internus** über direkte Zuflüsse aus der **A. rectalis superior.** Wenn der Sphincter internus im Rahmen der Defäkation erschlafft, entleert sich das Corpus cavernosum und ermöglicht die Stuhlentleerung.

Merke
Hämorrhoiden sind Hyperplasien des Corpus cavernosum recti **(Plexus haemorrhoidalis)** und meist an den Eintrittsstellen der Äste der A. rectalis superior im Bereich der Linea dentata lokalisiert.

Muskelapparat (s. Abb. 22-1)
Der **M. sphincter ani internus** wird autonom innerviert und erhält die Feinkontinenz durch seinen Dauertonus, der **M. sphincter ani externus** wird willkürlich innerviert (→ Grobabdichtung). Der **M. puborectalis** umschließt das Rektum (Puborektalisschlinge) und zieht es nach vorn oben (anorektaler Winkel).

Blutversorgung
Die arterielle Blutversorgung läuft hauptsächlich über die **A. rectalis superior** (Ast der A. mesenterica inferior), die den Plexus haemorrhoidalis bildet. Die **Aa. rectales mediae** kommen nicht regelhaft vor und bilden, wenn vorhanden, mit den Gefäßästen der

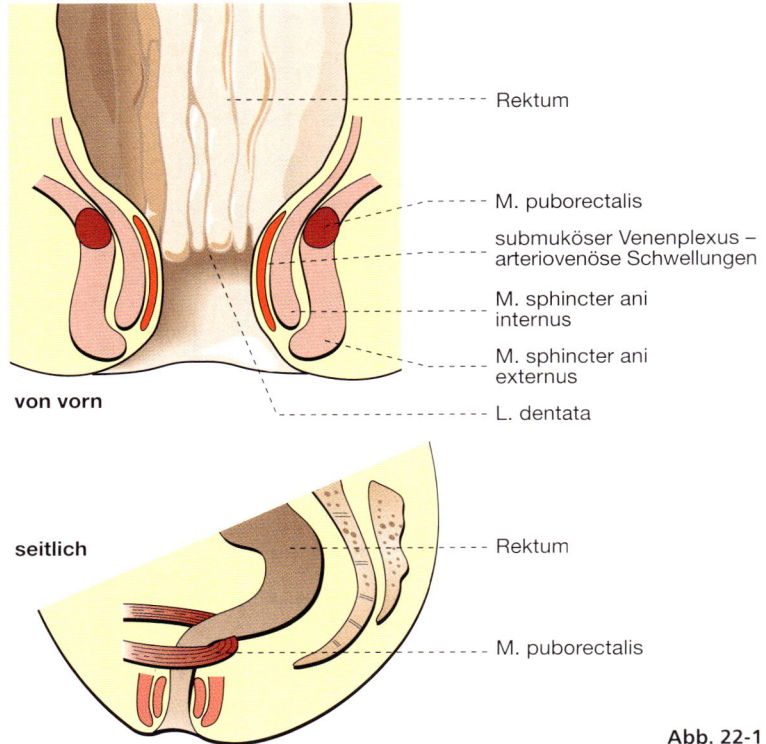

von vorn

- Rektum
- M. puborectalis
- submuköser Venenplexus – arteriovenöse Schwellungen
- M. sphincter ani internus
- M. sphincter ani externus
- L. dentata

seitlich

- Rektum
- M. puborectalis

Abb. 22-1   Anatomie des Analkanals.

A. rectalis superior Anastomosen. Die **Aa. rectales inferiores** aus der A. pudenda versorgen den Analkanal.

Der **venöse Abfluss** geht über die V. rectalis in die V. portae und über die nicht immer vorhandenen Vv. rectales mediae und inferiores in die V. iliaca interna (portokavale Anastomose).

Lymphabfluss
Die Lymphgefäße verlaufen parallel zu den Arterien. Damit ist klar, dass die **Hauptlymphbahn entlang der A. rectalis superior** verläuft. Nur in seltenen Fällen kommt es zu einem Lymphabstrom über die Lymphknoten entlang der A. und V. iliaca interna oder über die inguinalen Lymphknoten.

Innervation (s. Tab. 22-1)

22.1.2 Physiologie

Die **Defäkation** wird durch die **Dehnung der Rektumampulle** eingeleitet. Mit zunehmender Dehnung **erschlafft** reflektorisch der **M. sphincter ani internus,** das **Corpus cavernosum entleert** sich, wodurch der obere Teil des Analkanals sich öffnet und den Darminhalt bis zu der sensiblen Zone vordringen lässt.

Durch **Kontraktion** des M. sphincter externus lässt sich die Defäkation **willkürlich** verhindern, bei Erschlaffung des Muskels wird sie fortgesetzt. Der Sphinktertonus beträgt in Ruhe 40–80 mmHg, bei Anspannung bis max. 220 mmHg.

22.2   Diagnostik

22.2.1 Anamnese und körperliche Untersuchung

Anamnese
Bei der **Anamnese** sollen insbesondere folgende Bereiche erfragt werden:
- **Stuhlgangsgewohnheiten** → Obstipation, Diarrhö, „**Bleistiftstühle**" (distale Stenose);
- **Schmerzen** im Analbereich, Bezug zur Defäkation;
- **Blutabgang** → Blutbeimengungen oder -auflagerungen auf dem Stuhlgang, Blutfarbe;
- **Schleimabgang;**

Tab. 22-1 Innervation des Schließmuskels		
	Nerven	**Funktion**
Motorisch	N. pudendus	M. sphincter ani externus
Parasympathisch	Fasern aus dem Plexus aorticus abdominalis	Hemmt die Sphinktermotorik
Sympathisch	Über den Plexus hypogastricus und das Ganglion mesentericum inferius	Bahnt die Sphinktermotorik

- **Prolapserscheinungen;**
- **anale Schmerzen:**
  - Schmerzen **bei oder direkt nach** der Defäkation → **Analfissuren,**
  - starke Schmerzen **vor** der Defäkation, danach abnehmend → **Proktitiden,**
  - **stuhlgangunabhängige** Dauerschmerzen → Analfisteln und -abszesse, infizierter Sinus pilonidalis, Perianalthrombose, inkarzerierter Hämorrhoidalprolaps;
- **Pruritus ani** → tritt bei **lokalisierten** anorektalen Erkrankungen (Hämorrhoiden, Analfisteln, Analfissuren, Analkarzinomen, Condylomata lata und acuminata oder Anal- und Rektumprolapsen) auf. Differenzialdiagnostisch kann er aber auch im Rahmen folgender **Allgemeinerkrankungen** auftreten:
  - **systemische Erkrankungen** → Parasitosen (Oxyuren), Tuberkulose, Diabetes mellitus, Ikterus, Gicht, Leukämie;
  - **Dermatosen** → Mykosen, Hyperhidrosis, Psoriasis, lang dauernde lokale Kortikoidtherapie;
  - **Allergien** → Nahrungsmittel (Gewürze, Süßigkeiten), Medikamente (Laxanzien) und Parfumstoffe;
  - **psychogene Erkrankungen** → Analneurose, Depressionen.

Körperliche Untersuchung
Diese lässt sich in **Knie-Ellenbogen-Lage, Linksseitenlage** oder **Steinschnittlage** durchführen.

Klinik
Für die **Steinschnittlagerung** wird der Patient auf den Rücken mit leicht nach oben gegrätschten Beinen gelagert. Die Kniekehlen und die Unterschenkel werden unterpolstert, um den N. peroneus, der subkutan hinter dem Fibulaköpfchen liegt, nicht zu gefährden. Die Lokalisation am Anus wird im Uhrzeigersinn beschrieben, wobei 12 Uhr oben und 6 Uhr unten, d.h. in Richtung Os sacrum liegen.

- **Inspektion** → Hautveränderungen, äußere Fistelöffnungen, Prolapserscheinungen (auch unter Provokation durch Pressen), tumoröse Veränderungen.
- **Digitale Untersuchung** → **6–10 cm** des Rektums ertastbar. Bei sehr schmerzhaften Erkrankungen kann die Untersuchung auch in lokaler Infiltrationsanästhesie vorgenommen werden. Der in das Rektum eingeführte Zeigefinger kann:
  - ventral → Größe und Konsistenz der **Prostata** beurteilen;
  - seitlich → Veränderungen im **pararektalen Bindegewebe** tasten;
  - dorsal → **Kreuzbein und Steißbein** ertasten.
  - Bei der Frau können **Gebärmutterhals** und die Größe des **Muttermundes** beurteilt werden.

Merke
Etwa 30 % der kolorektalen Karzinome können bei der rektalen Untersuchung ertastet werden. Daraus lässt sich die Ursache der Bezeichnung „Auge des Proktologen" für den Finger ersehen.

22.2.2 Bildgebung
Siehe auch Kapitel 21.2.2.

Rektale Endosonographie
Die transrektale Sonographie dient zur Karzinom-Staging, d.h. zur Ermittlung der **Infiltrationstiefe,** und zur Darstellung der **Beckenbodenmuskulatur** (Lagediagnostik von Fisteln, Abszessen und Traumata).

Defäkographie
Für die Defäkographie wird vor der Defäkation **Kontrastmittel** in die Ampulla recti eingebracht. Sie dient als **Funktionstest** der Ampulla recti und des Sphinkterapparats.

Indikationen sind der Verdacht auf **Rektumprolaps, Descensus perinei** oder Schwäche der **Beckenbodenmuskulatur.**

22.2.3 Endoskopie
Rektoskopie mit Biopsie
Bei der Rektoskopie handelt es sich um eine Endoskopie mit einem **starrem Rohr;** eine Beurteilung bis ca. **30 cm** ab ano ist damit möglich. In diesem Bereich liegen **Hämorrhoiden, Rektum- und Analkarzinom** (Höhenbestimmung und Probeexzision) und **Polypen** (Probeexzision und Entfernung).

Proktoskopie mit Biopsie
Das **starre** Proktoskop ist mit einer Seit- oder Geradeausoptik sowie mit **spreizbaren Spekula** ausgestattet, eine Beurteilung ist bis ca. **10 cm** ab ano möglich. Erreicht werden können **Hämorrhoiden** (Befunderhebung und Therapie) und **Polypen** (Probeexzision und Entfernung).

Merke
Liegt eine peranale Blutungsquelle vor, muss selbst bei eindeutiger Blutungsquelle eine totale Koloskopie durchgeführt werden, um eine weitere Blutungsquelle auszuschließen.

22.2.4 Spezielle Diagnostik
Manometrie
Messsonden in Rektumampulle und Analkanal dienen der **Druckmessung,** die Auskunft über die Funktionsfähigkeit von innerem und äußerem **Sphinkter, Sphinkterlänge** und **Elastizität** der Rektumampulle geben kann. Die Manometrie wird bei V. a. **Inkontinenz,** chronische **Obstipation** oder auf **Morbus Hirschsprung** durchgeführt.

22.3 Chirurgische Grundbegriffe
Laterale submuköse Sphinkterotomie
Bei **Hämorrhoiden** (s. Kap. 22.5, nicht generell akzeptiert; Hauptkomplikation: 25 % der Patienten haben Kontinenzstörungen) und **chronischen Anal-**

fissuren (s. Kap. 22.8, akute Fissuren haben ausreichende Spontanheilungstendenz).

Durchführung: Die **partielle Durchtrennung des M. sphincter ani internus** wird bis 0,5 cm oberhalb der Linea dentata vorgenommen.

Fistulektomie (nach Parks)

Bei **inter-** und **transsphinktären Analfisteln** (s. Kap. 22.8).

Durchführung: Exzision der inneren **Fistelöffnung** mit dem unterhalb der Fistel gelegenen Sphinkter sowie Exzision der äußeren Fistelöffnung und **offene** (sekundäre) **Wundheilung.**

Hämorrhoidektomie (nach Milligan-Morgan und Parks)

Bei **Hämorrhoiden** im Stadium **III und IV** (s. Kap. 22.5), bei **Analprolaps** (s. Kap. 22.7).

Durchführung: In **Steinschnittlage** werden die Hämorrhoidalknoten freipräpariert, zuführende **Arterien ligiert** und anschließend die **Hämorrhoidalknoten exzidiert,** Einlegen eines Salbenstreifens. Bei hohem Sphinktertonus wird **zusätzlich** eine **Sphinkterotomie** durchgeführt.

Stapler-Hämorrhoidektomie (nach Longo)

Bei **Hämorrhoiden** im Stadium **III und IV** (s. Kap. 22.5), bei **Analprolaps** (s. Kap. 22.7).

Durchführung: In **Steinschnittlage** werden die Hämorrhoidalknoten freipräpariert, zuführende **Arterien ligiert** und anschließend die **Hämorrhoidalknoten exzidiert,** Einlegen eines Salbenstreifens. Bei hohem Sphinktertonus wird **zusätzlich** eine **Sphinkterotomie** durchgeführt.

Klinik:

Stapler (Klammernahtgerät)
Apparat für maschinelles Nähen unter aseptischen Bedingungen (vor allem Hohlräume). Zwei an- bzw. ineinander passende Branchen, deren eine mit U-förmigen Metallklammern beschickt ist, werden aneinander gedrückt.

Stapler-Hämorrhoidektomie in Allgemeinnarkose
In den After wird nach Schließmuskeldehnung ein Analspreizer eingeführt. Ein Circular-Stapler knüpft eine Tabaksbeutelnaht 4 cm oberhalb der Linea dentata (Grenze zwischen hoch empfindlicher Analhaut und Darmschleimhaut) und stanzt danach eine Schleimhautmanschette (Hämorrhoiden) oberhalb des Anoderms aus (Schleimhautraffung). Vorteil: OP-Dauer nur wenige Minuten, keine Kontinenzgefährdung durch Erhalt des sensiblen Anoderms und von Anteilen des Corpus cavernosum recti.

Rektopexie und Sigmoidresektion (nach Frykman und Goldberg)

Bei **Rektumprolaps** (s. Kap. 22.7).

Durchführung: Entweder laparoskopisch oder in Laparotomie wird das **Rektum intraabdominell fixiert,** und eine **Resektion** des **Sigmas** durchgeführt.

Alternativ ist auch der Zugang von perineal möglich (OP nach Altemeier).

22.4 Fehlbildungen

Rektum- und Analatresie

Definition

Hypoplasie der Kontinenzmuskulatur von Rektum und Anus, die je nach der Höhe in eine hohe **supralevatorische,** eine **intermediäre** und eine tiefe **translevatorische** Form eingeteilt wird.

Ätiologie

Beide Geschlechter sind **gleich häufig** betroffen; die Fehlbildung kommt häufiger als andere Darmatresien vor. Die Inzidenz liegt bei **1 : 3000 Geburten** und ist oft mit anderen Fehlbildungen wie Herzvitien oder Nierenfehlbildungen kombiniert. Die Fehlbildung entsteht in der **4.–8. Embryonalwoche,** wenn embryonalgeschichtlich die Aufteilung der Kloake stattfindet. Je nach Auftreten der Entwicklungsstörung ist eine **Fistelbildung** zu Blase und Urethra bei Jungen und zu Vagina oder Vestibulum bei Mädchen zu finden.

Symptomatik/Diagnostik

Die Fehlbildung fällt bei der **Inspektion** kurz nach der Geburt auf; es geht **kein Mekonium** ab. Bei Fistelbildung kann evtl. Stuhlabgang aus Harnröhre oder Vagina festzustellen sein. Die **seitliche Abdomenaufnahme in Kopftieflage** (nach Wangensteen) dokumentiert durch die **Luft im Rektumblindsack** den Abstand zum Perineum. Ist eine Fistel vorhanden, kann diese mit wasserlöslichem Kontrastmittel dargestellt werden. Zusätzlich sollte bei Jungen auch ein **Miktionszystourethrogramm** durchgeführt werden.

Therapie

Liegt eine **hohe oder intermediäre Atresie** vor, wird zunächst eine **Kolostomie** angelegt und nach 3–6 Monaten die **Anorektalplastik** durchgeführt.

Bei einer **tiefen Atresie** wird die **Sphinktermuskulatur elektrisch stimuliert,** anschließend werden die **Analmembran** im Zentrum der Muskulatur **eröffnet** und die Schleimhaut in die Epidermis eingenäht.

Prognose

- **tiefe translevatorische** Form → in **90 %** der Fälle vollständige Kontinenz;
- **intermediäre** Form → in **50 %** der Fälle vollständige Kontinenz;
- **supralevatorische** Form → gute Kontinenz nur in **25–30 %.**

Sinus pilonidalis

Syn.: Pilonidalsinus, Haarnestgrübchen, Steißbeinfistel, Sakraldermoid, „jeep disease"

Definition

Subkutaner, über der Steißbeinspitze in der Rima ani lokalisierter **Epitheleinschluss.** Ist dieser abgekapselt, handelt es sich um eine **Pilonidalzyste,** bei Verbindung nach außen um eine **Pilonidalfistel.**

Ätiologie

Meist liegt ein persistierender **Neuroporus** (Primäröffnung) zugrunde, wodurch besonders bei jungen Patienten, **bevorzugt Männern** mit **starkem Behaarungstyp** und mangelnder Analhygiene, an dieser Stelle Haare und Oberflächenepithel in die Haut eindringen. Es entwickeln sich leicht **Infektionen,** die akut **abszedieren** oder chronisch werden und zu **Fisteln** führen.

Symptomatik/Diagnostik/Differenzialdiagnose

Schmerz, Rötung, evtl. Nässen aus Fistelöffnungen.

Die Diagnose wird durch die **klinische Untersuchung** gestellt (s. Abb. 22-2). **Differenzialdiagnostisch** müssen eine Analfistel sowie ein Steißbeinteratom ausgeschlossen werden.

Therapie

- Bei **asymptomatischem,** nicht infiziertem Sinus sind eine gute **Analhygiene** und eine **Rasur** der Behaarung angezeigt, um einer Infektion vorzubeugen.
- Im **akut entzündlichen** Stadium wird die **radikale Exzision** vorgenommen. Für die weitere Wundversorgung gibt es mehrere Möglichkeiten:
  - **sekundäre Wundheilung** mit offener Wundversorgung (Sitzbäder) → Es bildet sich eine haarfreie Narbenplatte, und ein Rezidiv wird vermieden. Bei großem Defekt ist auch Deckung durch einen Schwenklappen möglich.
  - **primäre Naht** → Diese ist nur bei **kleinen Steißbeinfisteln** ohne Begleitentzündung zulässig.

22.5 Hämorrhoidalleiden

Definition/Stadieneinteilung

Hämorrhoiden existieren **physiologisch** als oberhalb der Linea dentata gelegener **Plexus haemorrhoidalis superior;** ihre Aufgabe besteht in der **Feinabstimmung** der Kontinenz. Diese Hämorrhoiden wurden früher **innere Hämorrhoiden** genannt, im Gegensatz

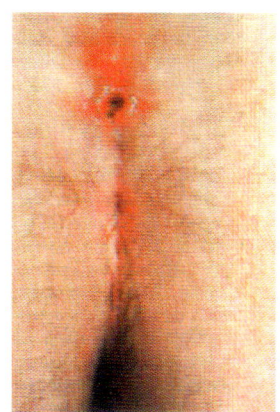

Abb. 22-2 Sinus piloridalis.

zu den fälschlicherweise als **äußere Hämorrhoiden** bezeichneten perianalen Thrombosen. Unter **Hämorrhoidalleiden** versteht man eine Erweiterung dieses arteriovenösen Plexus, welche Symptome hervorruft, die in vier Stadien eingeteilt werden können (s. Tab. 22-2).

Ätiologie/Pathogenese

Chronische Obstipation mit verstärktem Pressen bei der Defäkation ist die Hauptursache für ein Hämorrhoidalleiden. Faktoren wie konstitutionelle Disposition, eine sitzende Lebensweise und Adipositas tragen dazu bei, dass eine chronische Obstipation entsteht. In der **Schwangerschaft** ist der transsphinktäre Blutabfluss behindert. Auch bei portaler Hypertonie kann die venöse Druckerhöhung zu einem Hämorrhoidalleiden führen.

Lokalisation: Hämorrhoiden finden sich in der Zona haemorrhoidalis kurz oberhalb der Linea dentata. Es existieren drei **Hauptlokalisationen,** in Steinschnittlage bei **3, 7 und 11 Uhr.**

Symptomatik

- **Hellrote Blutungen** → am Toilettenpapier oder als Blutauflagerungen auf dem Stuhl.
- **Pruritus.**
- Schleimige Sekretion.
- Sichtbare, bläuliche weiche bis derbe **Vorwölbung** nach außen (Abb. 22-3).

Tab. 22-2	Gradeinteilung der Hämorrhoiden		
Stadium	**Befund**	**Symptomatik**	**Komplikation**
I	Äußerlich **nicht sichtbare Knoten** oberhalb der Linea dentata, **nicht tastbar, reversibel,** prolabieren in das Proktoskop	Oft **Blutungen,** evtl. Pruritus, keine Schmerzen	Massive **Blutung**
II	Beginnende Fibrose, **beim Pressen Prolaps** nach außen, **spontane Reposition**	Selten Blutung, oft **Schmerzen,** Pruritus, Brennen	Thrombose
III	Prolaps nach Defäkation, **Reposition nicht spontan,** manuelle Reposition **möglich**	Selten Blutung, oft **Schmerz,** Pruritus	Thrombose, **Inkarzeration**
IV	Reposition unmöglich	Starke **Schmerzen,** Pruritus, selten Blutung, schleimige Sekretion	Thrombose, **Inkarzeration**

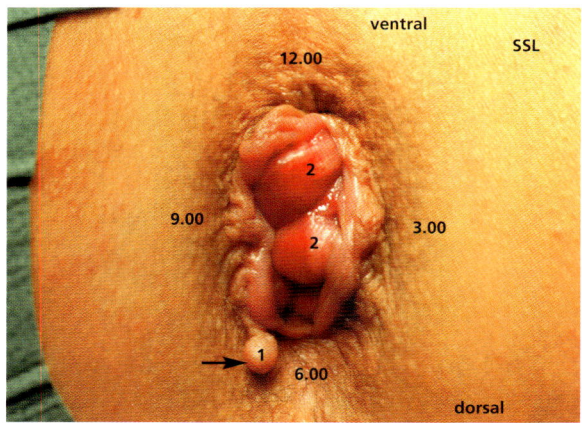

Abb. 22-3 Hämorrhoiden: 1. Marisken bei 7 Uhr in SSL; 2. 2–3-gradige Hämorrhoiden bei 11 Uhr und 3 Uhr in SSL.

- **Perianales Ekzem.**
- **Schmerzen.**

Diagnostik

Anamnese, Palpation, Proktoskopie → Gradeinteilung,. Rektoskopie und Kolonkontrasteinlauf → Tumorausschluss.

> **Merke**
> Bei Analblutungen muss immer ein Tumor ausgeschlossen werden.

Differenzialdiagnose

Eine Perianalthrombose (äußerst schmerzhafter livider Knoten am äußeren Analrand, s. Abb. 22-4) kann ähnliche Symptome verursachen. Auch **Marisken** und ein Anal- oder Rektumkarzinom sowie andere Erkrankungen mit gleicher Lokalisation wie Rektumpolyp, Analabszess, -fistel oder Analfissur müssen ausgeschlossen werden.

Therapie

Als **Voraussetzung** für jede effektive Therapie und Rezidivprophylaxe ist für die Regulation des Stuhlganges mit **ballaststoffreicher Ernährung,** ausreichender **Flüssigkeitszufuhr** und evtl. milden **Laxanzien** (Bifiteral®, Agiolax®) zu sorgen. Bei Adipositas steht die Reduktion des Körpergewichts im Vordergrund.

Konservative Therapie

- **Stadium I:** Steroidfreie Zäpfchen oder Salben (z. B. Faktu®), gründliche **Analhygiene, steroidhaltige** oder lokalanästhetische **Salben** → nur als Überbrückung und nicht als Dauertherapie; **Sklerosierung** durch Unterspritzung (z. B. Aethoxysklerol®), Kauterisierung oder Infrarotkoagulation.
- **Stadium II–III: Sklerosierung** durch Kauterisierung oder Infrarotkoagulation; **Gummibandligatur** (Baron-Ligatur) → Cave: bei zu tiefem Sitz des Gummirings besteht die Gefahr einer Nachblutung durch Eröffnung der zuführenden Arterie.

Operative Therapie

Stadium III–IV: Hämorrhoidektomie nach **Milligan-Morgan** oder nach **Parks.** Durchführung s. Kap. 22.3.

In der Nachbehandlung kann am 1. postoperativen Tag die Tamponade entfernt werden, dann folgen zweimal täglich und nach jedem Stuhlgang Kamillesitzbäder; zur Stuhlregulierung → orale Laxanzien (z. B. Bifiteral®).

Operative Komplikation kann eine meist vorübergehend, aber auch permanente Inkontinenz sein, es kann zur Nachblutung oder, selten, zur Stenose des Analkanals kommen.

22.6   Perianalvenenthrombose

Definition

Es handelt sich dabei um die Thrombose einer perianal gelegenen Vene.

Ätiologie/Symptomatik

Die Thrombose wird meist durch einen **starken Pressakt** ausgelöst (**Geburtsvorgang** oder **Defäkation**) oder nach Exposition in feuchter Kälte (Segler!):
- **plötzlich auftretender Schmerz** (im Bereich der sensiblen Zona anocutanea gelegen),
- livider, prall gespannter subkutaner **Knoten.**

Diagnostik/Differenzialdiagnose

Bei der **Inspektion** zeigt sich ein vorgewölbter, **blaulivider Knoten** am äußeren Analrand. Die **digitale** Untersuchung ist **schmerzbedingt** oft kaum möglich. **Differenzialdiagnostisch** müssen **Hämorrhoiden** ausgeschlossen werden. Früher wurde die Perianalvenenthrombose auch fälschlicherweise als äußere Hämorrhoiden bezeichnet.

Therapie

- **Operativ** im akuten Stadium → **Inzision** und **Exprimieren** des thrombotischen Materials in **Lokalanästhesie,** postoperative Sitzbäder und Stuhlregulierung.
- **Konservativ** bei geringerem Leidensdruck → Auftragen analgesierender und abschwellender **Salben**

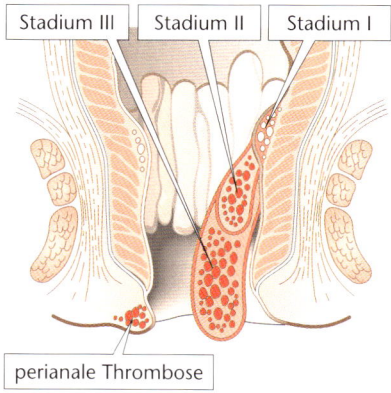

Abb. 22-4   Hämorrhoiden und perianale Thrombose.

(z. B. Anaesthesin®-Salbe), **Stuhlregulierung** und **spontane Abheilung** (in 2–3 Wochen Übergang in Mariske) abwarten.

Marisken

Definition/Ätiologie

Als Marisken werden schlaffe, 0,5–2 cm lange perianale **Hautfalten** bezeichnet, die in der Regel nach Perianalthrombose entstehen.

Symptomatik

Marisken verursachen selbst **keine Beschwerden,** sie können jedoch die Grundlage für **perianale Dermatitiden** mit Pruritus und Brennen darstellen.

Diagnostik/Differenzialdiagnose

Diagnostiziert werden Marisken durch **Inspektion** und **Palpation.** Die **Differenzierung** gegenüber prolabierten **Hämorrhoidalknoten** gelingt durch Aufforderung zum **Pressen:** Marisken füllen sich beim Pressen nicht, prolabierte Hämorrhoidalknoten schwellen dabei an. Des Weiteren müssen Condylomata lata oder acuminata abgegrenzt werden.

Therapie

Bei Auftreten von Beschwerden wird eine **elektrochirurgische Abtragung** in Lokalanästhesie durchgeführt.

22.7 Rektum- und Analprolaps

Rektumprolaps

Definition

Den Vorfall **aller Wandschichten** des Rektums vor die Sphinkterebene bezeichnet man als Rektumprolaps (s. Abb. 22-5 u. 22-6).

Ätiologie/Pathogenese

Prädisponierende Faktoren sind eine allgemeine Bindegewebsschwäche, eine muskuläre Beckenbodeninsuffizienz und chronische Obstipation.

Durch das prolabierende Rektum werden der Sphinkter auseinander gedrängt und die Kontinenzleistung beeinträchtigt.

Symptomatik

Die Patienten berichten über **Stuhlentleerungsstörungen,** Fremdkörpergefühl und perianalen **Pruritus.** Es kann zu rezidivierendem **Vorfall** während der Defäkation, zu **Inkontinenz** sowie zu **Blut- und Schleimabgang** kommen.

Komplikationen

Inkarzeration und Nekrose, **Ulcus** recti simplex → Ulkus mit schlechter Heilungstendenz.

Diagnostik/Differenzialdiagnose

- **Pressversuch** → zirkulär gefältelte, dunkelrote Schleimhaut.
- **Rektal-digitale Untersuchung** → **harte** Rektumschleimhaut tastbar.

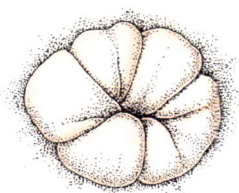 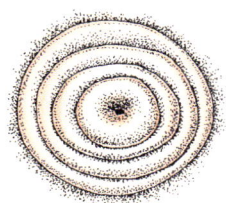

Abb. 22-5 Anal- und Rektumprolaps.

- **Koloskopie** → zum Karzinomausschluss.
- **Sphinktermanometrie** und **Defäkographie**.

Differenzialdiagnostisch ist der Rektum- vom Analprolaps abzugrenzen. Dies gelingt in der genauen Beurteilung der prolabierten Schleimhaut; **Rektumschleimhaut ist zirkulär, Analschleimhaut radiär gefältelt.**

Therapie/Prognose

Im akuten Stadium wird eine **manuelle Reposition** zur Nekroseverhinderung unternommen. Weiter erfolgt eine **Rektopexie und Sigmoidresektion** (OP nach Frykmann und Goldberg); mit einer Rezidivrate von ca. **4 %** ist zu rechnen. Resektion des Invaginats von perineal mit oder ohne Beckenbodennaht.

Sonderfall: kindlicher Rektumprolaps

Hier ist das Rektum noch nicht ausreichend fixiert und wird beim Pressen durch die intakte Beckenboden- und Schließmuskulatur hindurchgepresst. Die Therapie ist primär konservativ mit Reposition, redressierenden Verbänden und Stuhlregulation. Nur bei großen, rezidivierenden Vorfällen ist eine Operation indiziert.

Analprolaps

Definition/Ätiologie

Als Analprolaps wird die **Ausstülpung der Analschleimhaut** aufgrund einer **mangelnden Fixation** der Analhaut auf dem Schließmuskel bezeichnet. Meist tritt er bei Hämorrhoiden III. oder IV. Grades auf.

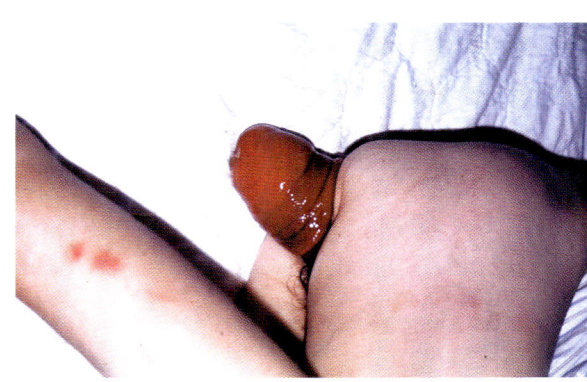

Abb. 22-6 Rektumprolaps.

Tab. 22-3	Synopsis zur Differenzialdiagnose Analprolaps – Rektumprolaps	
	Analprolaps	**Rektumprolaps**
Ätiologie	Meist Hämorrhoiden IV. Grades, Sphinkterapparat meist intakt	Beckenbodenschwäche, vor allem bei älteren Frauen und Multipara vorkommend, Sphinkterapparat geschädigt
Symptomatik	Schmierinkontinenz, rezidivierende Blutungen, Reposition nicht immer möglich	Inkontinenz, Blut- und Schleimabgang, Reposition möglich
Diagnose	**Radiäre** Schleimhautfältelung, beim Pressen→ Vortreten der Analhaut	**Zirkuläre** Schleimhautfältelung, beim Pressen → Austreten von Rektumschleimhaut
DD	Rektumprolaps, Analkarzinom	Analprolaps, Analkarzinom

(modifiziert nach Hasse/Nürnberger: Klinikleitfaden Chirurgie, 3.Aufl.; Urban & Fischer, München, 2002)

Symptomatik

Pruritus ani, Störung der Feinkontinenz, keine spontane Reposition.

Diagnostik

- **Inspektion** → Typisch ist die **radiäre** Fältelung auf rosa bis weißlicher Analkanalhaut.
- **Rektal-digitale Untersuchung** → **weiches** Gewebe tastbar.
- **Proktoskopie** mit Biopsie → Ausschluss der Differenzialdiagnosen.

Differenzialdiagnose

Ausschließen muss man ein Analkarzinom, prolabierende Polypen, einen Rektumprolaps (s. Tab. 22-3) oder einen Mukosaprolaps.

Therapie

Akut zunächst **Kühlung** und damit Abschwellung der Hämorrhoidalpolster sowie analgesierende Salben. Anschließend erfolgt eine Therapie entsprechend derjenigen bei Hämorrhoiden III./IV. Grades (**Hämorrhoidektomie** nach Milligan-Morgan oder mit zirkulärem Stapler nach Longo).

22.8 Entzündungen

Proktitis

Syn.: Mastdarmentzündung

Die Entzündung des unteren Rektums (Proktons) wird als Proktitis bezeichnet. Sehr unterschiedliche Ursachen können Grund einer Proktitis sein. So können sowohl **Morbus Crohn** als auch **Colitis ulcerosa** isoliert den unteren Rektumbereich befallen. Speziell atypisch verlaufende Fisteln (alle Fisteln in Steinschnittlage oberhalb 9 und 3 Uhr) lassen an eine Proktitis mit Crohn-Genese denken. Die Therapie entspricht der Therapie der übrigen Lokalisationen von Morbus Crohn und Colitis ulcerosa (s. Kap. 21.5). Daneben kann es nach Strahlentherapie anorektaler Tumoren zu einer **radiogenen Proktitis** kommen, die durch peranalen Blut- und Schleimabgang mit oder auch ohne Tenesmen symptomatisch wird.

Die **Diagnose** ergibt sich aus der Anamnese in Verbindung mit der Proktoskopie, bei der sich hämorrhagisch-ulzerierende Schleimhautveränderungen zeigen. In vielen Fällen reicht die Spülung mit entzündungshemmenden Substanzen, bei schwereren Entzündungen wird mit Cortison therapiert. Nur bei schwersten Verläufen kann in Ausnahmefällen auch ein vorübergehender Anus praeter erforderlich werden. Die im Rahmen venerischer Infekte (**Geschlechtskrankheiten**) auftretenden Proktitiden haben je nach Erkrankung ein unterschiedliches Erscheinungsbild:

- **Lues:** Lues I → druckdolente Ulzera (**Ulcus durum**); Lues II → **Condylomata lata**; Lues III → derbe, kaum schmerzhafte Granulome (**Gummen**);
- **Gonorrhoe** → eitrige Proktitis, die zur Abszedierung neigt;
- **Ulcus molle** → extrem schmerzhafte, weiche Ulzera;
- **AIDS** → verzögert oder nicht abheilende **Ulzerationen.**

Die **Therapie** ist systemisch und hat sich nach der jeweiligen Erkrankung zu richten.

Analfissur

Syn.: Darmriss, Afterriss, Analulkus

Definition/Ätiologie

Es handelt sich um einen sehr schmerzhaften **Längsriss der Analkanalhaut** zwischen Linea anocutanea und Linea dentata, der meist bei 6 Uhr, seltener bei 12 Uhr in Steinschnittlage zu finden ist. Ursächlich kommen in Frage:

- chronisch **erhöhter Tonus des M. sphincter ani internus,**
- **Skybala** (harte Kotballen) und chronische **Obstipation,** sexuelle Praktiken,
- spontan rupturierte Kryptitiden (Entzündung der Morgagni-Krypten im Bereich der Linea dentata),
- Morbus Crohn.

> **Merke**
> Bei Analfissuren, die nicht bei 6 oder 12 Uhr lokalisiert sind, besteht der Verdacht auf eine andere Erkrankung, wie z.B. Morbus Crohn oder ein Analkarzinom.

Symptomatik

Typisch ist ein **stechender, heftiger Schmerz bei oder direkt nach der Defäkation** (Sphinkterkrampf), manchmal kommt es zu einer hellroten Blutung, zu einem Pruritus ani und Schleimsekretion. Die Patienten sind oft chronisch obstipiert → wegen des Schmerzes wird die Defäkation unterdrückt.

Komplikation

Durch Minderperfusion und schmerzbedingten Sphinkterspasmus, der mit unwillkürlicher schmerzbedingter Obstipation einhergeht, heilt die akute Fissur u. U. nicht ab und geht in eine **chronische Fissur** über. Diese ist charakterisiert durch eine Hautverdickung distal der Fissur, die sog. **Vorpostenfalte.** Die Fibrosierung des Schließmuskels führt über einen Circulus vitiosus zu weiteren Fissuren. Bei der chronischen Fissur tritt der Schmerz in den Hintergrund, **anale Enge** und **Blutauflagerungen** stehen im Vordergrund.

Diagnostik/Differenzialdiagnose

- **Inspektion** → Läsion im unteren Analkanal.
- **Rektal-digitale Untersuchung** → sehr schmerzhaft, daher in Lokalanästhesie.
- **Rektoskopie** → schmerzbedingt ebenfalls in Narkose.

Differenzialdiagnostisch sind Rhagaden (oberflächliche kleine Hauteinrisse), ein Analkarzinom, Analfisteln und Hämorrhoiden abzugrenzen.

Therapie

Die akute Fissur wird **konservativ** mit lokal analgesierenden abschwellenden Salben (z. B. Hamamelis) oder Suppositorien (Anaesthesin®, Faktu®) behandelt. Außerdem gibt man Laxanzien zur Stuhlregulation, Kamillesitzbäder erleichtern das Abheilen, auch ein Analdehner kann eingesetzt werden.

Wird die **Fissur chronisch** oder kommt es zu einem **Rezidiv,** muss operiert werden. Als Operation wird die geschlossene **laterale submuköse Sphinkterotomie** (OP nach Parks) bei 3 Uhr in SSL durchgeführt. Zum Tumorausschluss erfolgt die **histologische** Untersuchung des Exzisates.

Operative Komplikation Inkontinenz bei zu großzügiger Spaltung des M. sphincter ani internus oder Verwechslung mit dem M. sphincter ani externus (25 % der Patienten).

Analabszesse

Definition

Hierunter versteht man eine **Entzündung der Proktodealdrüsen,** die proximal der Linea dentata zwischen den beiden Sphinkteren lokalisiert sind und Schleim absondern.

Ätiologie/Einteilung

- **Abflussstörung der Proktodealdrüsen (häufigste Ursache)** → nachfolgende infektiöse Vergrößerung der Drüsen, dann Eiteransammlung, Durchbruch und Entleerung des Eiters.
- **Fortleitung** intraabdomineller Organeiterungen (Appendizitis).
- **Ulzerationen** der Rektumschleimhaut bei Morbus Crohn oder Colitis ulcerosa.

Analabszesse werden nach ihrer Lokalisation eingeteilt (s. Tab. 22-4).

Erreicht der Abszess ischiorektal die Grube der Gegenseite, wird er als **Hufeisenabszess** bezeichnet.

Symptomatik

Heftige Schmerzen beim Sitzen und bei der Defäkation, **fluktuierender** prall-elastischer **Tumor,** Rötung, **Fieber,** Schüttelfrost.

Diagnostik

- **Inspektion/Palpation** → einfache Lokalisation **tiefer gelegener Abszesse,** hoch gelegene Abszesse bedürfen oft weiterer Diagnostik.
- **Proktoskopie/Rektoskopie** → aufgrund der Schmerzen in **Narkose.**
- **Endosonographie** → zur Lokalisation bei **hoch gelegenen Abszessen.**
- **Koloskopie** → zum Ausschluss anderer Erkrankungen (Malignome!).

Therapie

Unterhalb der Levatormuskulatur lokalisierte Abszesse werden mit einer perianalen **Inzision** und stumpfer **Erweiterung** unter Beachtung des M. sphincter ani externus behandelt. Es wird ein Wundabstrich gewonnen, danach die Wunde tamponiert. Die Wunde wird mehrfach täglich gespült. Nach einigen

Tab. 22-4   Einteilung der Analabszesse

	Lokalisation	Häufigkeit
Submuköser Abszess	Oberhalb der Linea dentata unterhalb der Rektumschleimhaut	Selten
Subkutaner Abszess	Unter dem Anoderm des Analkanals	4 %
Perianaler Abszess	Zwischen M. sphincter ani int. und M. sphincter ani ext. gelegen	80 %
Pelvirektaler Abszess	Oberhalb des M. levator ani	1 %
Ischiorektaler Abszess	Unterhalb des M. levator ani	15 %

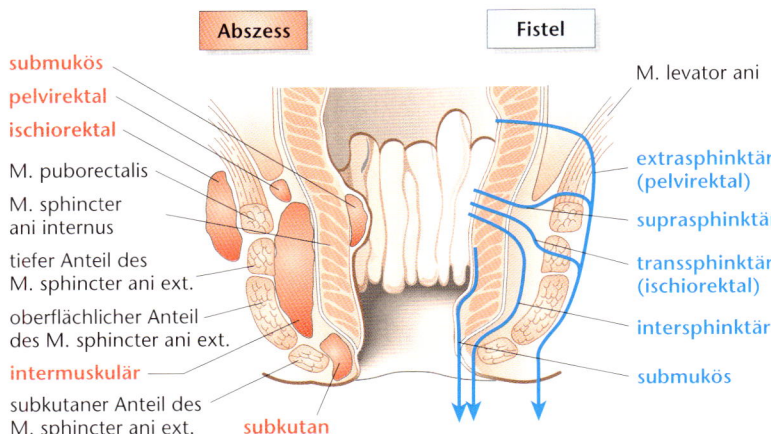

Abb. 22-7 Periproktitische Abszesse und Fisteln.

Tagen wird in Narkose eine Fistelsuche durchgeführt. Bei ausgedehnten Befunden kann die Anlage eines vorübergehenden Anus praeter notwendig werden.

Oberhalb der Levatormuskulatur lokalisierte Abszesse (intrapelvin) werden mit einer **Drainagebehandlung** von perineal versehen.

> **Merke**
> Für den Erhalt der Kontinenz ist vor allem die Unversehrtheit der Puborektalisschlinge von großer Bedeutung. Der Sphinkerapparat selbst kann bis weit in die Tiefe gespalten werden (je nach Literatur zwischen $\frac{1}{3}$ und $\frac{4}{5}$ des Sphinkerapparates).

Analfisteln

Definition/Ätiologie

Als Analfistel wird die **chronische Form einer Proktodealdrüseninfektion** bezeichnet. Die Ätiologie entspricht derjenigen der Analabszesse. Sie nehmen ihren Ursprung **stets an der Linea dentata** (s. Abb. 22-7).

> **Merke**
> Bei Fisteln, deren inneres Ostium **oberhalb** der Linea dentata gelegen ist, besteht der dringende Verdacht auf einen Morbus Crohn.

Einteilung

- **Komplette Fisteln** → weisen ein **inneres und** ein **äußeres Ostium** auf, stellen somit eine Verbindung zwischen Analkanal und Haut dar.
- **Inkomplette Fistel** → haben **nur ein Ostium,** das entweder
  - vom Darm ausgehend blind endet → **innere** Fistel;
  - von der Haut ausgehend blind endet → **äußere** Fistel.

Die Einteilung nach Parks orientiert sich am Fistelverlauf (s. Tab. 22-5).

Da die Proktodealdrüsen sich insbesondere an der hinteren Kommissur befinden, sind Fisteln meist bei **6 Uhr in SSL** gelegen.

Symptomatik

Pruritus, putride Sekretion → Ekzeme, selten Defäkationsbeschwerden.

Diagnostik/Differenzialdiagnose

- **Inspektion und Palpation** → Meist kann das äußere Ostium bei der Inspektion erkannt werden, bei der Palpation ist das innere Ostium induriert tastbar.
- **Sondierung** → evtl. mit vorsichtiger **Farbstoffinjektion** (z. B. Methylenblau).

> **Merke**
> Eine Fistelsondierung darf nur ein erfahrener Untersucher vornehmen, da die Gefahr besteht, neue Gänge zu bohren und so die Erkrankung zu komplizieren.

- **Proktoskopie/Rektoskopie** → zum Ausschluss von Begleiterkrankungen.
- **Fistulographie** → Einspritzen von Kontrastmittel in den Fistelgang, Darstellung von komplizierten Fistelverläufen.
- **Endosonographie** → wertvolles diagnostisches Mittel zum Nachweis des Fistelgangs.

Differenzialdiagnostisch ist an eine Analfissur, einen Pilonidalsinus, ein Analekzem sowie entzündliche Darmerkrankungen (**Morbus Crohn,** s. Abb. 22-8) zu denken.

Komplikationen

Beim Verschluss eines Ostiums kommt es zur **Abszessbildung,** auch die Entstehung eines **Karzinoms** nach langem Bestehen einer Fistel (Fistelkarzinom) ist möglich.

Therapie

Der Fistelnachweis bedeutet die **Operationsindikation.** Das OP-Prinzip besteht in der **Spaltung der gesamten Fistel unter Erhaltung der Kontinenz.** Dabei wird je nach Lokalisation der Fistel unterschiedlich vorgegangen:

- **inter-/transsphinktäre** Fisteln → **Fistulektomie nach Parks** (s. Kap. 22.3);

Tab. 22-5	Einteilung der Analfisteln nach Parks	
	Verlauf	Häufigkeit
Intersphinktäre Fistel	Zwischen dem inneren und äußeren Sphinkter	50 %
Transsphinktäre Fistel	Durchbohrt den inneren und äußeren Sphinkter	30–40 %
Suprasphinktäre Fistel	Oberhalb der Sphinkteren durch den M. levator ani zum Perineum	5 %
Extrasphinktäre Fistel	Inneres Ostium im Rektum oder Sigma, durchbohrt den M. levator ani und mündet am Perineum	Selten

- **supra-/extrasphinkäre Fisteln** → **mehrzeitige** Behandlung: Zunächst wird eine breite Spaltung der Fistel von außen bis zum Sphinkter angelegt, dann kann eine Naht der inneren Öffnung erfolgen. Bei komplizierten Fistelverläufen kann ein temporärer Anus praeter zur besseren Heilung angelegt werden;
- **subkutane/submuköse** Fisteln → ovalär ausgeschnitten und mit Primärnaht verschlossen;
- **Fadendrainage.**

Operative Komplikationen Bei nicht ausreichender Radikalität der OP kommt es zur **Rezidivfistel,** auch eine **Inkontinenz** bei zu ausgedehnter Spaltung der Sphinktermuskulatur ist möglich.

Pyodermia fistulans sinifica

Syn.: Akne inversa

Tiefe Epidermisfalten im Bereich der Analregion und des Perineums führen zur Bildung von **Retentionstaschen,** die sich im Rahmen einer bakteriellen Infektion entzünden und zu schmerzhafter, subkutaner Abszess- und Fistelbildung führen. Es handelt sich um die **perianale Manifestation einer Dermatose,** die auch in der Axilla, den Kinn-, Bauch- und Brustfalten vorkommt. Zwar besteht **keine Verbindung zum Anus,** aber eine enge Verbindung der einzelnen subkutanen Fisteln untereinander. Die Behandlung besteht in **radikaler Exzision** der Hautareale zusammen mit den Gangsystemen.

Fournier-Gangrän

Es handelt sich um eine seltene, **perakut verlaufende bakterielle perianale Sepsis.** Kleinste Hautläsionen im Analbereich, z. B. nach Hämorrhoidensklerosierung, kommen als bakterielle Eintrittspforte in Betracht. Meist findet sich eine **bakterielle Mischflora,** u. a. mit Anaerobiern. Innerhalb von Stunden entstehen aus zunächst phlegmonös veränderten Hautarealen **massive Nekrosen,** und es kann zu **septisch-toxischem Schock** (hohe Letalität!) kommen. Die Therapie besteht in **radikaler Abtragung der Nekrosen** mit hoch dosierter **Antibiotikagabe.**

Condylomata acuminata

Syn.: Feigwarzen

Die Erreger der gutartigen Epitheliome mit fast ausschließlicher anogenitaler Lokalisation sind **Papillomaviren Typ VI und IX,** die durch Geschlechtsver-

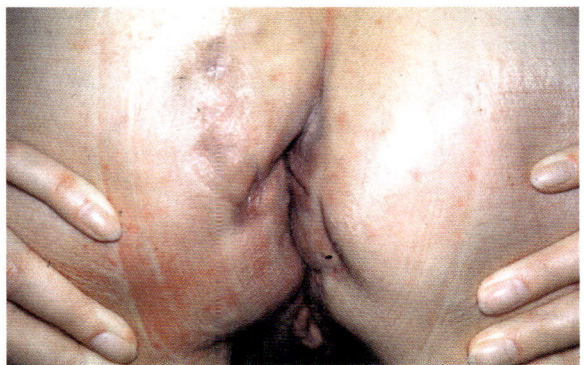

Abb. 22-8 Crohn-Fistel.

kehr übertragen werden. **Cave:** Ein Großteil der Patienten ist HIV-positiv. Nach einer Inkubationszeit von 4 Wochen bis zu mehreren Monaten entstehen aus stecknadelkopfgroßen Knötchen blumenkohl- oder hahnenkammartige papilläre Wucherungen, die im Analbereich sowohl intra- als auch perianal lokalisiert sein können.

Da sie stark zu Rezidiven neigen, bedarf die Therapie einiger Ausdauer. **Perianale** Condyloma acuminata können lokal mit Podophyllin behandelt werden, wobei die gesunde Haut um die Kondylome gut geschützt werden muss. Proktoskopisch sollten gleichzeitig vorhandene intraanale Herde ausgeschlossen werden, da diese zu Rezidiven führen könnten. **Intraanale Kondylome** werden exzidiert oder kryochirurgisch, alternativ laserchirurgisch entfernt.

22.9 Tumoren

22.9.1 Benigne Tumoren

Siehe Kapitel 21.6.1.

22.9.2 Maligne Tumoren

NET (Neuroendokriner Tumor, Karzinoid des Rektums, s. Kap. 20.8.2)

Definition

Karzinoide des Rektums gehören den **neuroendokrinen Tumoren** des Gastrointestinaltraktes (NET) an,

Tab. 22-6 Einteilung der Analkarzinome

	Häufigkeit	Entstehungsbereich
Analkanalkarzinome	75 % der Analkarzinome	In der Zona anocutanea, der Linea dentata oder oberhalb davon bis zum Rektum
Analrandkarzinome	25 % der Analkarzinome	In der Zona cutanea, der haartragenden Haut

sie machen ca. **15 % aller Karzinoide** aus. Sie bilden sich meist in einem Bereich zwischen 4 und 13 cm **oberhalb der Linea dentata.** Karzinoide unter 1 cm Größe metastasieren fast nie, Tumoren über 2 cm je-

Tab. 22-7 TNM-Stadieneinteilung des Analkarzinoms

T Primärtumor

T	TX	Primärtumor kann nicht beurteilt werden
	T0	Kein Anhalt für Primärtumor
	Tis	Carcinoma in situ
	T1	Tumor 2 cm oder weniger in größter Ausdehnung
	T2	Tumor mehr als 2 cm, aber nicht mehr als 5 cm in größter Ausdehnung
	T3	Tumor mehr als 5 cm in größter Ausdehnung
	T4	Tumor jeder Größe mit Infiltration benachbarter Organe, wie Vagina, Urethra oder Harnblase

N regionäre Lymphknoten

N	NX	Regionäre Lymphknoten können nicht beurteilt werden
	N0	Keine regionären Lymphknotenmetastasen
	N1	Metastasen mit perirektalen Lymphknoten
	N2	Metastasen in inguinalen Lymphknoten einer Seite und/oder in Lymphknoten an der A. iliaca interna einer Seite
	N3	Metastasen in perirektalen und inguinalen Lymphknoten und/oder in Lymphknoten an der A. iliaca interna beidseits und/oder in bilateralen Leistenlymphknoten

M Fernmetastasen

M	MX	Vorliegen von Fernmetastasen kann nicht beurteilt werden
	M0	Keine Fernmetastasen
	M1	Fernmetastasen

doch immer, hauptsächlich in die Leber. Im Unterschied zu den Dünndarmkarzinoiden bilden Karzinoide des Dickdarms **kein 5-HTA (5-Hydroxytryptamin),** sodass trotz Lebermetastasen **kein Karzinoidsyndrom** entstehen kann. Die Therapie besteht in der großzügigen **Exzision.**

Rektumkarzinom (s. Kap. 21.6)

Analkarzinom

Definition

Am Anus werden **Analrandkarzinome** von **Analkanalkarzinomen** unterschieden (s. Tab. 22-6).

Ätiologie/Pathogenese

Das Analkarzinom ist insgesamt gesehen **selten,** nur 5 % der kolorektalen Karzinome sind am Anus lokalisiert. Das Prädispositionsalter liegt bei über 50 Jahren, betroffen sind vor allem **Frauen.** Die Ätiologie ist unklar. Es wird allerdings ein ätiologischer Zusammenhang zu Herpes- (HSV) und humanen Papillomavirosen (HPV) diskutiert. Chronisch-entzündliche Prozesse in der Region stellen eine Prädisposition dar.

Histologisch werden die am häufigsten auftretenden **Plattenepithelkarzinome** von den **kloakogenen Karzinomen** im Übergangsepithel und von den **Adenokarzinomen,** die von den Proktodealdrüsen ausgehen, unterschieden. Die **Metastasierung** erfolgt **früh lymphogen** in perirektale, inguinale und iliakale Lymphknoten, **hämatogen** in Lunge und Leber und **lokal fortschreitend** in die umgebenden Gewebe (z. B. Prostata und Vagina).

TNM-Stadien der Analkanalkarzinome (s. Tab. 22-7)

Die TNM-Einteilung der **Analrandkarzinome** erfolgt gemäß der Klassifikation der **Hauttumoren.**

Symptomatik

Bei 50 % der Patienten kommt es zu einem peranalen **Blutabgang,** auch perianale **Schmerzen, Pruritus** und ein Fremdkörpergefühl treten auf. **Inkontinenz** ist ein Symptom, das bei Infiltration der Muskulatur auftritt, auch vergrößerte **Leistenlymphknoten** können möglicherweise getastet werden.

Häufig liegen gleichzeitig andere Erkrankungen wie Hämorrhoiden, Fissuren oder Kondylome vor, und ein Analkarzinom wird zufällig bei der operativen Entfernung von Hämorrhoiden nachgewiesen.

Diagnostik

Diagnosesicherung

- **Anamnese** und **klinische Untersuchung** (einschließlich Leistenlymphknoten).
- **Digital-rektale Untersuchung.**
- Untersuchung des Analkanals mit analem **Spreizspekulum.**
- **Proktoskopie/Rektoskopie** mit Probebiopsie oder Totalexzision bei Läsionen < 1 cm.

Staging

- **Röntgen-Abdomenübersicht, Kolon-KE** zum Ausschluss eines Zweittumors.
- **CT/MRT** von Abdomen, Becken, Thorax.
- **Endosonographie.**

> **Merke**
> Voraussetzungen für eine Frühdiagnose sind: Bei chronischem Ekzem, therapieresistenter Analfissur, knotigen Veränderungen und jedem nicht völlig typischen Analbefund muss eine Biopsie erfolgen.

Differenzialdiagnose

Ein Morbus Bowen, ein Morbus Paget, eine Analfissur oder Hämorrhoiden und Kondylome müssen ausgeschlossen werden.

Komplikationen

Inkontinenz, rektovaginale Fistel, Analstenose.

Therapie/Prognose

- **Plattenepithelkarzinom, kloakogenes Karzinom** → **Exzision, Radiotherapie,** evtl. in **Afterload**-Technik. In fortgeschrittenen Stadien Kombination mit **adjuvanter Chemotherapie** (5-Fluorouracil und Mitomycin C).
- **Adenokarzinome** → **primäre Rektumamputation** mit Anlage eines Anus praeter.

- **Analrandkarzinome** → **lokale Resektion**, wenn ein Sicherheitsabstand von 1–2 cm eingehalten werden kann, ansonsten Radiochemotherapie (wie Analkanalkarzinom).

Die 5-Jahres-Überlebensrate beträgt ca. **80 %.**

22.10 Verletzungen

Rektumverletzungen

Definition

Rektumverletzungen werden meist durch ein **penetrierendes Trauma** oder durch Pfählung hervorgerufen.

Symptomatik

Handelt es sich um eine perforierende Verletzung, entwickelt sich nachfolgend eine lokale **Peritonitis** mit Abwehrspannung und Allgemeinsymptomen, wenn die Verletzung oberhalb der peritonealen Umschlagfalte lokalisiert ist. Sonst kommt es zu einer extra- oder retroperitonealen Abszedierung.

Diagnostik

- **Rektoskopie.**
- **Kolonkontrasteinlauf** mit wasserlöslichem Kontrastmittel.

Therapie

Sind die Verletzungen **nicht perforierend,** ist auch **keine operative Therapie** indiziert. **Perforierende** Verletzungen bedürfen jedoch in jedem Fall einer operativen Revision. Prinzipiell gilt dabei, dass im Fall einer **Peritonitis** eine primäre Naht nur in Verbindung mit protektivem **Anus praeter** oder **Resektion nach Hartmann** mit späterer Rekonstruktion zulässig ist. **Pfählungsverletzungen** des Rektums führen häufig zur Zerstörung des **Schließmuskels.** In solchen Fällen wird ein Anus praeter angelegt, gefolgt von einer **Rekonstruktion des Schließmuskels.** In einem weiteren Schritt kann der Anus praeter zurückverlegt werden.

23 Akutes Abdomen und seine Differenzialdiagnosen

Gerlind Souza-Offtermatt

23.1 Grundlagen

Der Begriff **akutes Abdomen** ist eine **Sammelbezeichnung** für akut einsetzende Krankheitsbilder unterschiedlicher Ursache, die durch heftige **Bauchschmerzen** gekennzeichnet sind und einer **sofortigen Diagnostik** sowie in den meisten Fällen einer **chirurgischen Therapie** bedürfen.

Auch die **Peritonitis** (Bauchfellentzündung) und der **Ileus** (Darmverschluss) präsentieren sich dem Untersucher zunächst als akutes Abdomen. Die Aufgabe des Arztes besteht darin, aus einer Vielzahl von Erkrankungen, die dem Symptomenkomplex akutes Abdomen angehören, möglichst zügig und akkurat die differenzierte Diagnose zu stellen, um unnötige Zeitverzögerungen zu vermeiden und rasch die entsprechende Therapie einleiten zu können.

Anatomie der Bauchhöhle

Die Bauchhöhle lässt sich in **Peritonealhöhle** und **Retroperitoneum** unterteilen.

Der **Retroperitonealraum** liegt zwischen **hinterer Bauchwand** und **dorsalem Peritoneum parietale** und reicht von der Zwerchfellunterseite bis zum Promontorium. Er setzt sich nach kaudal in den subperitonealen Bindegewebsraum des Beckens fort.

Retroperitoneale Organe sind das Duodenum (Pars descendens, Pars horizontalis und Pars ascendens), Zäkum, Colon ascendens und descendens sowie ein Teil des Rectums, Pankreas, Nieren und Nebennieren.

Die **Peritonealhöhle** enthält die intraperitonealen Organe Magen, Leber und Milz, Pars superior des Duodenums, Dünndarm, Colon transversum und Colon sigmoideum.

Topographisch wird das Abdomen in **vier Quadranten** und einen zusätzlichen mittleren periumbilikalen Bereich eingeteilt (s. Tab. 23-1).

Peritoneum

Das Peritoneum besteht aus einem **parietalen Blatt,** welches die Innenseite der Bauchwand bedeckt, und einem **viszeralen Blatt,** das die Oberfläche der meisten Bauchorgane überzieht. Die Gesamtoberfläche beträgt ca. 2 m².

Tab. 23-1 Topographie des Abdomens	
Rechter Oberbauch → Erkrankungen des Duodenums, der Gallenblase und Gallenwege, der Leber, Pfortader oder der rechten Niere	**Linker Oberbauch** → Milzerkrankungen oder Erkrankungen der linken Niere
Periumbilikal (Mittelbauch) → Pankreaserkrankungen oder Veränderungen der intra- und retroperitonealen Gefäße	
Rechter Unterbauch → Appendizitis, Adnexitis rechts und Leistenhernien rechts	**Linker Unterbauch** → Erkrankungen des Sigmas, der linken Adnexe und Leistenhernien links

Peritonealduplikaturen

- **Omentum majus:** hat seinen Ursprung an der großen Kurvatur des Magens und besteht aus drei Anteilen, dem Lig. gastrosplenicum, Lig. gastrocolicum und Lig. gestrophrenicum.
- **Omentum minus:** zieht von der kleinen Kurvatur des Magens zur Leber. Es lässt sich in zwei Anteile untergliedern, Lig. hepatogastricum und Lig. hepatoduodenale.
- **Bursa omentalis:** ein spaltförmiger Nebenraum der Bauchhöhle, Zugang durch das Formaen omentale.

Mesenterien

Bandartige Strukturen, die als Aufhängeband dienen und Blut- und Lymphgefäße, sowie Nerven führen, z. B. Mesogastrium, Mesokolon und das Mesenterium des Dünndarms.

Wandaufbau

Die Petitonealwand besteht außen aus **Mesothelzellen** (Serosazellen), an deren Oberfläche sich mit Flüssigkeit überzogene Mikrovilli befinden, die das Peritoneum spiegelnd erscheinen lassen. Innen befindet sich eine **Bindegewebsschicht** mit einem dichten Lymphgefäßsystem.

Funktion

- **Resorption** → Über die Oberfläche des Bauchfells.
- **Sekretion** → Die Mesothelzellen sezernieren eine **seröse** Flüssigkeit in den Peritonealspalt, welche die **Verschieblichkeit** intraperitoneal gelegener Organe ermöglicht.
- **Immunabwehr** → Das Peritoneum beherbergt eine große Anzahl von Lymphozyten, Granulozyten, Makrophagen und Mastzellen und ist beteiligt an der **unspezifischen Abwehr** des Körpers.

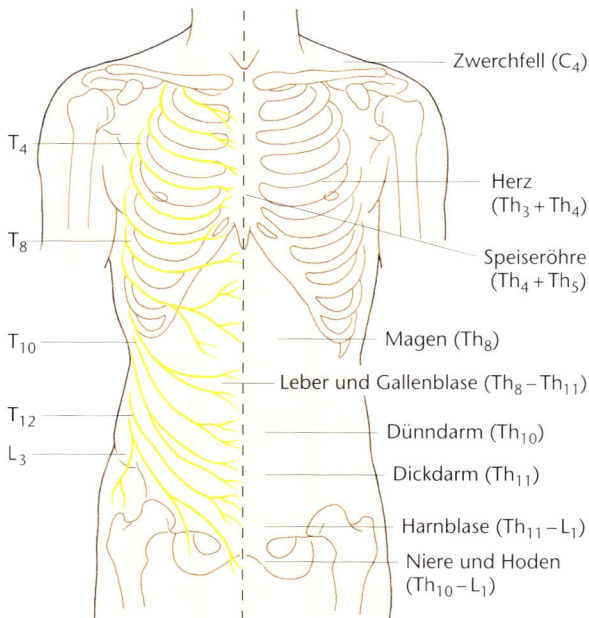

Abb. 23-1 Head-Zonen.

Head-Zonen

Die afferenten Bahnen der inneren Organe verlaufen vor allem über den N. vagus, die Nn. splanchnici und den N. hypogastricus. Durch Stimulation sog. **Nozizeptoren** durch **physikalische Reize** (z. B. Dehnung oder Kontraktion), **chemische Reize** (Gewebsazidose) und **körpereigene Schmerzstoffe** (z. B. Bradykinin, Serotonin, Prostaglandine) wird die Schmerzempfindung ausgelöst. Die viszerosensiblen Fasern können im Rückenmark auf efferente, vizeromotorische Fasern zur Haut umschalten (viszerokutaner Reflex) und dort Hyperämie und Hyperalgesie (gesteigerte Schmerzempfindlichkeit) hervorrufen. Die bestimmten Organen entsprechenden Hautbezirke (Head-Zonen) geben Hinweise auf Erkrankungen der jeweiligen inneren Organe (s. Abb. 23-1).

23.2 Diagnostik

23.2.1 Anamnese und körperliche Untersuchung

Die gezielt erhobene Anamnese und die eingehende körperliche Untersuchung haben einen sehr hohen Stellenwert für die Diagnose eines akuten Abdomens und ermöglichen eine rasche Eingrenzung der Differenzialdiagnosen und den gezielten Einsatz weiterer Untersuchungen.

Anamnese
- **Schmerzanamnese:**
  - **Schmerzlokalisation** und -ausstrahlung?
  - **Schmerzcharakter**?
  - **Zeitpunkt** des Schmerzbeginns? Zusammenhang mit Nahrungsaufnahme?
  - **Entwicklung** der Schmerzen?
  - **Besserung** der Schmerzen wodurch?

Aus den Angaben über Schmerzcharakter und -verlauf können wichtige differenzialdiagnostische Hinweise gewonnen werden:

> **Klinik: Schmerzcharakter und -verlauf (nach Häring)**
> - **Kontinuierlich zunehmender Schmerz** bei **Entzündung:** Appendizitis, Cholezystitis, Pankreatitis, Divertikulitis, Ulkuspenetration, Peritonitis.
> - **Kolikartiger Schmerz** mit schmerzfreien Intervallen: z. B. Gallensteinkolik, Uretersteinkolik, mechanischer Ileus.
> - **Perforationsschmerz:** perakuter Beginn, später zusätzlich Peritonitiszeichen.
> - **Darmischämieschmerz:** perakuter Beginn, dann für Stunden relative Schmerzbesserung („fauler Friede"), später zusätzlich Peritonitis; Strangulation einer Dünndarmschlinge, Torsion/Volvulus, Mesenterialinfarkt.
> - **Schmerzausstrahlung:** in die rechte Schulter bei Cholezystitis und Extrauteringravidität; in Penis, Skrotum oder Labien bei Ureterstein; in den Rücken bei Pankreatitis und perforiertem Bauchaortenaneurysma.

- **Weitere Symptome:** Inappetenz, Übelkeit, Erbrechen? Durchfall? Fieber? Zeitpunkt und Art der letzten Nahrungsaufnahme? Stuhl oder Windverhalt? letzter Stuhlgang? Schmerzen bei Miktion? zusätzliche körperliche Beschwerden, seit wann?
- **Anamnestische Angaben** zu Vorerkrankungen und **Operationen?** Gewichtsabnahme? Änderung der Ess- und Stuhlgewohnheiten? **Verletzungen? Medikamenten-** und Drogenanamnese? **Reiseanamnese!** Erkrankungen im Umfeld (Familie, Arbeitsplatz)? bei Frauen: letzte **Menstruation?** Möglichkeit einer Gravidität?.

Körperliche Untersuchung (s. Tab. 23-2)

23.2.2 Bildgebung

Röntgen-Thorax
Aufnahmen möglichst im **Stehen** oder Sitzen in **zwei Ebenen.**

Nachweis von **Pneumonie, Pleuraerguss, Zwerchfellhochstand** (bei subphrenischem Abszess) und **subphrenischer Luftsichel** (freie intraabdominelle Luft).

Abdomenübersicht
Aufnahmen möglichst im Stehen oder in **Linksseitenlage.** Nachweis von **subphrenischer Luftsichel, Steinschatten,** Dünn- und Dickdarm**spiegel** (Ileus), Luft in den Gallenwegen **(Aerobilie).** Hinweise auf mögliche Läsionen liefern verschiedene radiologische Befunde (s. Tab. 23-3).

In den letzten Jahren hat sich die bildgebende Diagnostik beim akuten Abdomen jedoch zunehmend zugunsten der Sonographie und vor allem auch der CT verschoben, da diese Untersuchungen aussagekräftiger als die Abdomenleeraufnahme sind.

Sonographie
Vorteile: Die Sonographie bedarf keiner Vorbereitung, die Untersuchung ist nicht invasiv und kann be-

Tab. 23-2	Körperliche Untersuchung bei akutem Abdomen
Inspektion	**Hautkolorit** → blass oder zyanotisch, evtl. Ikterus.
	Typische Facies abdominalis → eingefallenes Gesicht mit schmaler, spitzer Nase und perioraler Blässe
	Zunge → trocken, evtl. belegt
	Vorwölbung der Flanken → bei Pankreatitis = **Grey-Turner-Zeichen**
	Periumbilikale Blaufärbung → bei abdomineller Blutung und (seltener) Pankreasnekrose = **Cullen-Zeichen**
	Ruhedyspnoe, Kaltschweißigkeit, abdominelle Narben, Prellmarken, Hautveränderungen (z.B. Spider-Nävi), Aszites?
Palpation (es wird vorsichtig zum Schmerzzentrum vorgetastet)	**Zeichen peritonealer Reizung** → muskuläre **Abwehrspannung,** (kontra ateraler) **Loslassschmerz,** Klopfschmerz und Schmerzintensivierung durch Husten; **brettartes Abdomen** (typisch bei Magen- und Duodenalperforation)
	Untersuchung der **Bruchpforten**
	Abtasten der Harnblase → akuter Harnverhalt?
	Aszites?
Perkussion	Meteorismus? Intraabdominelle Flüssigkeit (Blut, Aszites)?
Auskultation	Metallisch klingende, plätschernde, „hoch gestellte" Darmgeräusche bei mechanischem Ileus
	„**Totenstille**" bei paralytischem Ileus
	Gefäßgeräusche → Aortenaneurysma, Gefäßstenosen
	Pulmonale Auskultation → Rasselgeräusche, abgeschwächtes Atemgeräusch
Rektal-digitale Untersuchung	**Druckschmerz** im Douglas-Raum → Hinweis auf einen entzündlichen Prozess im kleinen Becken
	Fluktuation → Douglas-Abszess
	Blut am Fingerling → Kolitis, Invagination oder Mesenterialinfarkt, blutendes kolorektales Karzinom
	Resistenzen

Bei der **rektalen und axillären Temperaturmessung** weist eine Temperaturdifferenz > 1 °C auf eine im Peritonealraum lokalisierte Entzündung hin. **Puls- und Blutdruckmessung**

Tab. 23-3 Radiologische Hinweise auf Läsionen

Röntgenbefund	Läsion
Basale Rippenfraktur links, Verlagerung der Magenblase nach rechts medial, Verdrängung der linken Kolonflexur	Milzruptur
Basale Rippenfraktur rechts	Leberruptur
Zwerchfellhochstand Verlagerung der Magenblase nach links oben	Zwerchfellruptur
Retroperitoneale Luft	Duodenum- oder Rektumruptur
Verwaschener Psoasschatten links	Pankreasschwanz- oder Nierenruptur
Freie abdominelle Luft	Perforation im Gastrointestinaltrakt

liebig oft wiederholt werden; keine Strahlenbelastung

Wichtige sonographische Befunde beim akuten Abdomen sind:
- freie Flüssigkeit → Blut, Exsudat, Aszites;
- Cholezystitis → verdickte Wand, Schichtung, Steine;
- Pankreatitis → Organvergrößerung, Exsudationen;
- Appendizitis → Wandverdickung;
- Sigmadivertikulitis → Wandverdickung, Abszess;
- Organverletzungen → Leber-, Milzruptur;

Tab. 23-4 Röntgendiagnostik beim akuten Abdomen

Untersuchung	Fragestellung
Obligat	
Thorax in zwei Ebenen	Freie Luft, Pneumonie, Pleuraerguss
Abdomen im Stehen oder in Linksseitenlage	Freie Luft, Spiegel, Aerobilie
Fakultativ	
Computertomographie	Organverletzung, Abszesse, Pankreatitis, Aortenaneurysma
Magen-Darm-Passage	Passagehindernis
Kontrasteinlauf	Stenose, Perforation, Divertikulitis
Angiographie	Aortenaneurysma, -dissektion, Viszeralarterienverschlüsse, Blutung

(aus: Berchtold, Chirurgie, 2. Aufl., Urban & Fischer Verlag, 2001)

- Ileus → dilatierte Schlingen, Pendelperistaltik;
- Aortenaneurysma → Ruptur, Dissektion;
- Tumoren;
- Abszesse.

CT
Die Computertomographie wird heute in der Diagnostik des akuten Abdomens ganz besonders geschätzt, da sie **ungehindert von Darmgasüberlagerung und Adipositas** auch bei unklaren Sonographiebefunden die wesentlichen Informationen liefert. Sie dient insbesondere auch zum **Nachweis retroperitonealer Prozesse, wie** paranephritischer Abszess, retroperitoneale Phlegmone/Abszess oder akute nekrotisierende Pankreatitis.

Kontrastmitteluntersuchungen (MDP, Kolon-KE)
Eine Röntgenuntersuchung mit Kontrastmittel ist indiziert bei klinischem Verdacht auf eine Stenose, allerdings nur unter Anwendung von **wasserlöslichem Kontrastmittel** (s. Tab. 23-4).

Merke
Zur Abklärung unklarer abdomineller Beschwerden verbietet sich der Einsatz von bariumhaltigem Kontrastmittel. Durch eine mögliche Perforation kann Barium in die Bauchhöhle austreten und zu einer Bariumperitonitis führen.

23.2.3 Spezielle Diagnostik

Labor (s. Tab. 23.5)

Endoskopie
Die Endoskopie hat sowohl für die Diagnostik als auch für die Therapie des akuten Abdomens eine große Bedeutung erlangt. **Ösophagogastroduodenoskopie** → indiziert bei Magen-/Duodenalulkus, Gastritis, oberer Gastrointestinalblutung oder Fremdkörperentfernung.

Tab. 23-5 Laboruntersuchungen bei akutem Abdomen

Basislabor	• CRP, BSG, Leukozyten (Entzündung?) • Hb, Hämatokrit (Blutung?) • α-Amylase, Lipase (Pankreatitis?) • Blutzucker • CK (Herzinfarkt?) • Urinstatus
Erweitertes Labor	• Leberwerte (GOT, GPT, Bilirubin, AP, γ-GT) • Laktat • Harnstoff, Kreatinin • Blutkulturen (bei Fieber > 39 °C, Schüttelfrost)
Labor zur Operations- und Narkosevorbereitung	• Elektrolyte (Na, K, Ca) • Gerinnungsstatus • Blutgasanalyse • Blutgruppe, Kreuzprobe

Laparoskopie

Indikation: bei stumpfem Bauchtrauma zur gezielten Inspektion der Abdominalhöhle, z.B., um bei Stichverletzungen festzustellen, ob die Abdominalhöhle erreicht wurde.

Peritoneallavage

Sie wird nur noch selten als Ergänzung bei unklaren sonographischen Befunden in der Diagnostik einer intraabdominellen Blutung eingesetzt.

Kontraindikationen: fortgeschrittene Gravidität, Verwachsungen, Koagulopathie.

Konsiliaruntersuchungen

Gynäkologie, Urologie, Innere Medizin.

23.3 Chirurgische Grundbegriffe

Laparotomie

Die Eröffnung der Bauchhöhle wird beim akuten Abdomen zur Klärung unklarer Befunde oder Sicherung der Diagnose auch als **diagnostische** oder **explorative Laparotomie** vorgenommen. Die **mediane Schnittführung** lässt sich bei Bedarf am besten nach kranial oder kaudal erweitern, für Operationen der Milz ist der **linke Rippenbogenrandschnitt** geeigneter, für Operationen der Gallenblase der **rechte Rippenbogenrandschnitt.**

Übernähung und Umstechung

Siehe Kapitel 19.3.1

23.4 Akutes Abdomen

Definition

Der Begriff akutes Abdomen umfasst eine Vielzahl von Erkrankungen, die mit plötzlich einsetzenden starken **Bauchschmerzen** einhergehen und wegen der zunehmend **lebensbedrohlichen** Situation eine **zügige, akkurate Differenzialdiagnostik** und **entschlossenes therapeutisches Handeln** erfordern.

Ätiologie

- **Intraperitoneale Erkrankungen:**
  - **Entzündungen** mit eingetretener oder drohender Perforation (Appendizitis, Pankreatitis, Cholezystitis, Divertikulitis), Leberabszess, Morbus Crohn;
  - **Hohlorganperforationen** (Ulkusperforationen, Perforationen bei stumpfem oder penetrierendem Bauchtrauma) mit nachfolgender Peritonitis;
  - Ileus → **mechanisch** durch Briden, Volvulus, Invagination, Tumorstenosen oder **paralytisch;**
  - **vaskuläre** Erkrankungen → Mesenterialinfarkt, Aortenaneurysma, schwere Blutungen in den Bauchraum oder Gastrointestinaltrakt.
- **Retroperitoneale Erkrankungen** wie Niereninfarkt, Nierenkolik, paranephritischer Abszess, Pankreatitis oder Wirbelfrakturen.
- **Extraperitoneale Erkrankungen** (s. Differenzialdiagnose).

Betrachtet man die Häufigkeit der einzelnen Ursachen, so steht die **akute Appendizitis** mit **35–50 %** aller Patienten, die wegen akuter Bauchschmerzen operiert werden, an erster Stelle, gefolgt von **mechanischem Ileus** mit **10–25 %** und der **akuten Cholezystitis** mit **10 %,** Magen- und Duodenalulkusperforation 7%, akute Pankreatitis 5 %, Mesenterialinfarkt und Dünndarmläsionen 4%. Bezogen auf das Alter und das Geschlecht ergibt sich eine typische Verteilung bei mehreren Krankheitsbildern. Beim **Kind** muss man eher an eine Appendizitis oder Invagination denken, im **höheren Alter** an Divertikulitis oder Tumoren, bei **Frauen** auch an eine gynäkologische Ursache (Extrauteringravidität, Adnexitis, stielgedrehte Ovarialzyste).

Symptomatik

Zwei **Leitsymptome** bestimmen alle Krankheitsbilder, die unter dem Begriff akutes Abdomen zusammengefasst werden: **Schmerzen** und **gastrointestinale Motilitätsstörungen.** Weitere Symptome kommen je nach Ursache des Krankheitsbildes hinzu.

Die Patienten zeigen darüber hinaus eine **Störung des Allgemeinbefindens** bis hin zur Schocksymptomatik mit Fieber, Exsikkose, oberflächlicher Atmung, Kaltschweißigkeit und Tachykardie.

Eine **Schonhaltung** des Patienten gilt als Hinweis auf ein **peritoneale Reizung bzw. Peritonitis.** Da alle Erschütterungen durch peritoneale Reizung Schmerzen verursachen, vermeiden die Patienten Bewegungen, typisch ist die Haltung mit angezogenen Beinen.

Schmerzen

- **Somatischer** Schmerz → Schmerzreize, die vom Peritoneum parietale, der Bauchwand und vom Retroperitoneum ausgehen, werden über N. phrenicus und Nn. intercostales dem ZNS zugeleitet. Der Schmerzcharakter ist **stark, scharf, stechend, brennend;** die Schmerzen sind **genau lokalisierbar** und **kontinuierlich zunehmend.**
- **Viszeraler** Schmerz → Die afferente Innervation geschieht über N. vagus, Nn. splanchnici und N. hypogastricus Schmerzen, die von parenchymatösen Organen ausgehen, werden als dumpf, weniger stark und schlecht lokalisierbar angegeben. Von Hohlorganen ausgehende Schmerzen hingegen werden heftig, wellenförmig, krampfartig und rhythmisch bis hin zur Kolik beschrieben.

Die Schmerzen entstehen innerhalb von Stunden und sind begleitet von **Abwehrspannung** des Abdomens.

Motilitätsstörung

- **Hypoperistaltik** → Jede **Peritonealreizung** kommt als Auslöser in Betracht (Blut, Luft/Gas, Magen-Darm-Inhalt, entzündliches Exsudat), eine **reflektorische** Hypoperistaltik wird aber auch durch retroperitoneale Prozesse ausgelöst. **Befund: meteoristisch** geblähtes **Abdomen,** auskultatorisch vereinzelte leise Darmgeräusche bis hin zu „**Totenstille",** Schwappen des Darminhalts bei Kompression der Bauchdecken und anschließendem Loslassen.

Tab. 23-6 Diagnostik bei akutem Abdomen	
Obligat	**Fakultativ** bei speziellem Verdacht
• Anamnese • Klinische Untersuchung • Sonographie • Röntgen-Thorax und -Abdomen • Notfalllabor	• Endoskopie (ÖGD, Rektoskopie, Koloskopie) • Rö.-Kontrastdarstellungen (MDP, Kontrasteinlauf mit wasserlöslichem Kontrastmittel) • CT • Angiographie • Laparoskopie • Peritoneallavage • EKG • Konsiliaruntersuchungen

• **Hyperperistaltik** → kann als Folge einer mechanischen Darmobstruktion oder im Rahmen infektiöser, bakteriell oder viral ausgelöster Magen-Darm-Infekte auftreten. **Befund:** auskultatorisch kräftige, wellenförmig auftretende, klingende oder plätschernde Darmgeräusche. Bei mechanischen Stenosen mit geringem Restlumen werden spritzende Darmgeräusche auskultiert.

• **Erbrechen**

1. **reflektorisches Erbrechen** → vegetative Begleitsymptomatik; infolge eingeschränkter Motilität werden die Sekrete nicht propulsiv, sondern retropulsiv geleitet; ausgelöst auch durch Reizung des sensorischen Brechzentrums in der Medulla oblongata;

2. **„Überlauferbrechen"** → als Folge einer Obstruktion oder Paralyse des Verdauungstraktes.
Farbe, Konsistenz und **Geruch** des Erbrochenen liefern wichtige Hinweise: Eine Stenose im Bereich des Pylorus führt zu klarem, sauer riechendem Erbrochenen, bei hoher Dünndarmobstruktion tritt **galliges Erbrechen** und bei tief gelegenem mechanischem Hindernis **fäkulentes Erbrechen** (Miserere) auf.

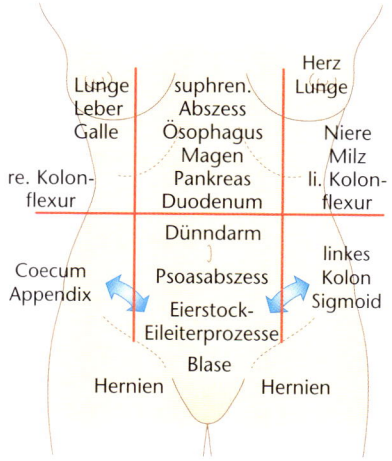

Abb. 23-2 Schmerzlokalisation bei akutem Abdomen.

Diagnostik

Siehe Tabelle 23-6, auch Kapitel 23.2.

Differenzialdiagnose

Für die Differenzialdiagnose ist die Kenntnis der topographischen Schmerzlokalisation von Bedeutung (s. Abb. 23-2 und Tab. 23-7).

Zu den **extraperitonealen** Erkrankungen, die in die Differenzialdiagnose mit einbezogen werden müssen da sie das Bild eines „pseudoakuten Abdomens" hervorrufen können, gehören folgende Erkrankungen:

• **Thorax** → Herzinfarkt, Pneumonie, Pleuritis, Lungenembolie, Pneumothorax;
• **Skelett/ZNS** → Frakturen (Wirbelsäule, Becken), Bandscheibenprolaps, Tabes dorsalis (Lues);

Tab. 23-7 Differenzialdiagnose des akuten Abdomens nach Schmerzlokalisation	
Rechter Oberbauch	Cholezystitis, Cholelithiasis, Choledocholithiasis, Papillenstenose Stauungsleber, Pfortaderthrombose, Leberabszess Subphrenischer Abszess Ulcus duodeni Nephrolithiasis, Niereninfarkt, Pyelonephritis Pankreaskopftumor, Kolontumor Basale Pleuritis, Pneumonie Atypische Appendizitis
Epigastrium	Magenulkus, Magentumor Hiatushernie Ösophagitis, Ösophagustumor Kardial: Infarkt, Angina pectoris
Linker Oberbauch	Pankreatitis, Milzinfarkt, Milzruptur Magenulkus Nephrolithiasis, Niereninfarkt, akute Pyelitis, Pyelonephritis Subphrenischer Abszess Basale Pleuritis, Pneumonie
Periumbilikal	Pankreatitis, Pankreasnekrose Nabelhernie Meckel-Divertikel-Komplikation Rupturiertes Aortenaneurysma
Rechter Unterbauch	**Appendizitis,** perithyphlitischer Abszess Ileitis (Morbus Crohn) Kolontumor **Adnexitis,** Ovarialzysten, Torsionsovar Extrauteringravidität Inkarzerierte Leistenhernien Hodentorsion
Linker Unterbauch	**Divertikulitis** Kolontumor Kolitiskomplikationen **Adnexitis, Ovarialzysten,** Torsionsovar Extrauteringravidität Leistenhernien Hodentorsion

- **systemische Erkrankungen** → diabetische Ketoazidose (Oberbauchkrämpfe, Erbrechen, Azetongeruch), Urämie, akute intermittierende Porphyrie (abdominelle Koliken, manchmal Polyneuropathie), Sichelzellanämie.

> **Merke**
> Vor einer diagnostischen Laparoskopie müssen folgende Erkrankungen, die ebenfalls Abdominalkoliken verursachen, sicher ausgeschlossen werden: Myokardinfarkt, Pneumonie, Lungenembolie, akute Rechtsherzinsuffizienz, akute intermittierende Porphyrie.

Therapie

Erstmaßnahmen

Bei **Bewusstseinsstörungen** sollte der Patient in Seitenlagerung gebracht werden, wenn nötig, erfolgt eine Intubation. Es wird eine Magensonde gelegt, um eine Aspiration zu verhindern.

Bei **Erbrechen** gibt man Metoclopramid i.v. (Paspertin®), bei **Schmerzen** Butylscopolamin i.v. (Buscopan®).

> **Merke**
> Um die Symptomatik nicht zu verschleiern und wegen der Gefahr von Sphinkterspasmen dürfen in der Erstversorgung bei der Schmerzbekämpfung keine Morphine verabreicht werden!

Basismaßnahmen im Krankenhaus

- **Venöser Zugang:** als peripherer Zugang oder als ZVK (zentraler Venenkatheter), der gleichzeitig zur Messung des zentralen Venendrucks dient.
- **Infusionstherapie:** Beheben eines Volumenmangels und Zufuhr von Elektrolyten.

- **Nasogastrale Sonde:** Ableitung des Mageninhalts und Aspirationsprophylaxe.
- **Harnblasenkatheter:** Kontrolle der Nierenfunktion und Bilanzierung der Volumensubstitution.
- **Herz-Kreislauf-Kontrolle:** EKG, Puls, Blutdruck, O_2-Sättigung.

Eventuell erforderliche zusätzliche Maßnahmen:
- **O_2-Sonde:** zur Behandlung oder Prophylaxe einer Hypoxie, evtl. auch Intubation.
- **Medikamentöse Therapie:** Antibiotika, Diuretika.

Operative Therapie

Die spezifische chirurgische Therapie richtet sich nach dem **jeweiligen Krankheitsbild** und dem **Allgemeinzustand** des Patienten. **90 %** der Fälle mit einem manifesten akuten Abdomen müssen einer **operativen Therapie** zugeführt werden. Bei präoperativ unklarer Diagnose stellt die **Laparoskopie** oder **mediane Laparotomie** den günstigsten Zugang dar, da sie sich je nach intraoperativem Befund am besten nach kranial oder kaudal erweitern lässt (s. Tab. 23-8).

23.5 Peritonitis

Definition

Eine Peritonitis bezeichnet eine generalisierte oder lokalisierte **Bauchfellentzündung.**

Klassifikation/Ätiologie

Bauchfellentzündungen lassen sich nach verschiedenen Kriterien einteilen. Man kann die Peritonitis bezüglich ihrer **Ausdehnung** (diffus oder lokal), nach ihrem **zeitlichen Verlauf** (akut, subakut oder chronisch), nach der **Art** (serös, fibrinös, eitrig) oder der **Herkunft** (erregerbedingt oder nicht erregerbedingt) des entzündlichen **Exsudats** sowie der **Pathogenese** unterscheiden. Allgemein gebräuchlich ist die Einteilung in primäre und sekundäre Peritonitis:

Tab. 23-8 Dringlichkeit einer Laparotomie/Laparoskopie bei akutem Abdomen

Dringlichkeit	Indikation	Begründung einer Verzögerung
Sofortoperation	Massivblutung Rupturiertes Aortenaneurysma	Keine
Notfalloperation **(Zeitintervall < 2 h)**	Hohlorganperforation (Magen, Duodenum, Kolon) Mesenterialinfarkt Diffuse Peritonitis	Kreislaufstabilisierung Bilanzierung von Wasser- und Elektrolythaushalt
Dringliche Operation **(Zeitintervall < 8 h)**	Akute Appendizitis Mechanischer Ileus Toxisches Megakolon	Befundkontrolle zur Diagnosesicherung
Frühelektive Operation **(Zeitintervall < 48 h)**	Akute Cholezystitis Inkomplette Tumorstenose Intraabdominaler Abszess	Vorbehandlung (Antibiose) Röntgendiagnostik
Elektive Operation **(Zeitintervall > 72 h)**	Sigmadivertikulitis	Konservativer Therapieversuch

(aus: Berchold, Chirurgie, 4. Aufl., Urban & Fischer, 2001)

- **primäre** Peritonitis (20 %) entsteht hämatogen oder lymphogen:
  - **Kinder** → Peritonitis durch Strepto- oder Pneumokokken,
  - Eine **spontan bakterielle Peritonitis** kann bei Lebererkrankungen mit Aszites vorkommend, hier wird keine Eintrittspforte der Keime gefunden.
  - **Allgemeinerkrankungen** → Peritonitis bei Immunsuppression, Leberzirrhose, nephrotischem Syndrom, Diabetes mellitus, Lupus erythematodes,
  - **Frauen** → aszendierende Pelveoperitonitis,
  - Infektion mit **Tuberkelbakterien**;
- **sekundäre Peritonitis (80 %),** ihr geht eine peritoneale Schädigung mit nachfolgender **Keimbesiedelung** voraus, diese kann folgendermaßen entstehen:
  - **Perforation eines Hohlorgans.** Einschwemmung von Erregern aus dem Magen-Darm-Trakt bei Ulkus, Appendizitis oder Sigmadivertikulitis,
  - **Perforation von außen** bei einem Bauchtrauma,
  - **Durchwanderung:** Im Rahmen eines entzündlichen Prozesses oder einer Durchblutungsstörung Übertritt der Keime durch das Gewebe in die Bauchhöhle bei Gallenblasenempyem, Appendizitis, Mesenterialinfarkt, Strangulationsileus, Morbus Crohn,
  - **postoperativ** bei Nahtinsuffizienz, Fisteln, intraoperative Keimverschleppung,
  - **Fremdmaterial** wie z. B. chirurgischer Handschuhpuder (Talkum), Bauchtücher und Tupfer,
  - **iatrogen** nach endoskopischer Perforation, nach Punktionen, bei Bauchfelldialyse,

Die **chemisch-toxische Peritonitis** entsteht durch lokale Einwirkung von sterilen Substanzen wie Galle (gallige Peritonitis), Chylus, Pankreassekret oder bariumhaltige Kontrastmittel, die eine Entzündung verursachen können.

Pathogenese

Auf die **Keimbesiedlung** des Peritoneums mit aeroben (Escherichia coli, Enterokokken, Klebsiellen, Pseudomonas) und anaeroben (Bacteroides, Clostridien) Keimen der Darmflora folgt eine **Entzündungsreaktion** mit Ausbildung eines **Exsudats**, das zuerst **serös**, später **fibrinös** ist, aber auch von neutrophilen Granulozyten (**eitrige** Peritonitis) durchsetzt sein kann. Durch **Gefäßschädigung** mit Blutaustritt kann das Exsudat auch hämorrhagisch werden (**hämorrhagische** Peritonitis). Im späteren Verlauf entsteht schließlich Narbengewebe (**Fibrose),** das durch strangförmige Adhäsionen zu einem mechanischen **Ileus** führen kann.

Stadieneinteilung

Dem Schweregrad nach wird die Peritonitis in folgende Stadien eingeteilt (Stadieneinteilung nach Feifel):
- **Stadium I:** diffuse eitrige Peritonitis **ohne** Beteiligung weiterer Organsysteme;
- **Stadium II:** eitrige Peritonitis **mit** sekundärer Beteiligung **eines** weiteren Organs;
- **Stadium III:** Peritonitis **mit** sekundärer Beteiligung von **zwei oder mehreren** Organsystemen (z. B. Nierenversagen, respiratorische Insuffizienz).

> **Merke**
> Am häufigsten kommt eine Peritonitis infolge Appendizitis (70 %) vor. Die Rate der postoperativen Peritonitiden liegt bei 15 %.

Symptomatik

Typisch sind heftige, bewegungsabhängige **Schmerzen** mit typischem Loslassschmerz, eine **Schonhaltung** und eine **Abwehrspannung.** Dabei unterscheidet man eine lokalisierte, willentlich durchbrechbare Abwehrspannung **(Defense)** von brettharten Bauchdecken je nach Ausmaß der Peritonitis. Allgemeine Anzeichen der **AZ-Verschlechterung** treten ebenfalls auf. Übelkeit und Erbrechen (vasovagaler Reflex), Fieber, Kreislaufversagen mit Blutdruckabfall und Pulsanstieg und eine Exsikkose (es können sich mehrere Liter Flüssigkeit im ödematös aufgequollenen Peritoneum befinden) sind in diesem Zusammenhang zu nennen.

Endstadium ist der **septische Schock** mit Zentralisation, Somnolenz, Koma und Nierenversagen.

Diagnostik/Differenzialdiagnose

Die Diagnose „Peritonitis" wird aufgrund der **klinischen Symptomatik** gestellt. Hinsichtlich der weiteren diagnostischen Maßnahmen wird auf Kapitel 23.2 verwiesen.

Differenzialdiagnostisch kommen alle Krankheitsbilder des **akuten Abdomens** in Betracht, außerdem auch Krankheitsbilder, die mit sog. Pseudoperitonitis in Erscheinung treten können, wie z. B. Porphyrie, Diabetes mellitus, Urämie oder Meningitis (s. o.).

Therapie

Konservative Therapie

Diese ist ausschließlich bei **primären Peritonitiden** indiziert! In diesen Fällen wird die Krankheitsursache durch eine spezifische **Antibiose** behandelt.

Operative Therapie

Alle **sekundären Peritonitiden** stellen eine **Operationsindikation** dar, wobei der **Zeitpunkt** möglichst **früh** gewählt werden sollte (s- Tab. 23-8).

> **Merke**
> Das Risiko einer unnötigen Laparotomie/Laparoskopie ist geringer als das einer unterlassenen oder zu spät durchgeführten Operation!

- **Beseitigung der Peritonitisursache,** z. B. Appendektomie, Cholezystektomie, Sigmaresektion→ Übernähung einer Perforation, Drainage eines Abszesses.
- **Reinigung der Bauchhöhle** → durch großzügiges **Débridement** und **Ausspülen** mit Kochsalz, antiseptischen oder antibiotikahaltigen Lösungen (z. B. Taurolin®), anschließend **Drainageanlage.** Ziele sind die **Keimreduktion** sowie die Entfernung von Nekrosen und Fibrin. Da eine Spülung in der Regel nicht ausreicht, muss meist eine **fortgesetzte Spül-**

behandlung vorgenommen werden, für die es verschiedene Möglichkeiten gibt:
– offene Bauchbehandlung;
– kontinuierliche geschlossene Peritonealspülung;
– **Etappenlavage** (s. Klinikkasten).

Klinik: Durchführung der Etappenlavage

Zur Etappenlavage werden eine programmierte Relaparotomie und Lavage alle 24 h über einen Schienengleitverband (der wie eine Art Reißverschluss funktioniert), durchgeführt. Nach Rückgang des peritonealen Ödems und bei negativem Keimbefund kann wieder ein definitiver Bauchdeckenverschluss vorgenommen werden.

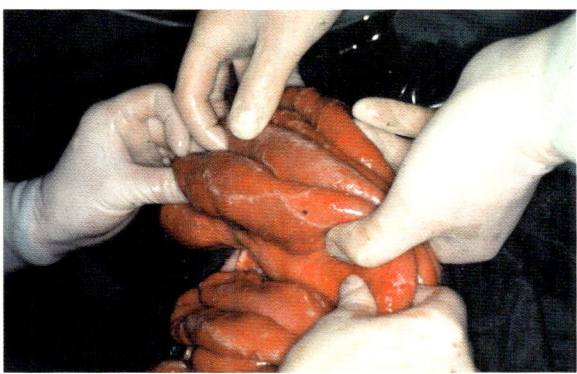

Abb. 23-3   Peritonitis intraoperativ.

- **Intensivmedizinische Überwachung und Behandlung** → Flüssigkeitsbilanz, parenterale Ernährung und Ulkusprophylaxe.
- **Antibiotikatherapie:** Beginn einer **Breitbandantibiose** bereits vor der Laparotomie, z.B. mit **Cephalosporinen** (Cefotaxim, Claforan®) in Kombination mit **Metronidazol** (Clont®), da bei der sekundären infektiösen Peritonitis fast immer eine **Mischinfektion** vorliegt. Nach Vorliegen eines **Antibiogramms** muss die blind begonnene antibiotische Therapie evtl. noch angepasst werden.

Komplikationen

Ein lebensbedrohlicher **septischer Schock** mit renaler und pulmonaler Dekompensation ist die schwerwiegendste Komplikation. Auch **intraabdominelle Abszesse** können entstehen. Nach längerer Etappenlavage kann eine **Pilzinfektion** auftreten, und als Spätkomplikation kann es zu einem mechanischen Ileus durch **Adhäsionen** kommen.

Prognose

Bei Peritonitis liegt die **Gesamtletalität** zwischen **5 und 30 %.** Für die Prognose ist entscheidend, welches **Zeitintervall** zwischen Kontamination und Beginn der Therapie liegt und über welche **Abwehrlage** der Patient verfügt. Eine besonders lebensbedrohliche Situation ist bei der postoperativen Peritonitis gegeben.

23.6   Intraabdominelle Abszesse

Definition

Intraabdominelle Abszesse sind abgekapselte **Empyeme,** die sich an typischen Lokalisationen innerhalb der Bauchhöhle bilden.

Ätiologie

Intraabdominelle Abszesse entwickeln sich in der Folge gedeckter **Perforationen,** im Verlauf einer lokalen **Peritonitis** oder als Komplikation nach **Operationen** im Bauchraum, selten ist die Genese **hämatogen.**

> **Merke**
> Bei einer gedeckten Perforation wird die (kleine) Perforationsstelle sofort durch die Nachbarorgane, insbesondere durch das Netz abgedeckt. Die Infektion des Peritoneums bleibt so lokal begrenzt.

Einteilung

Abszesse finden sich bevorzugt an mehreren Lokalisationen (s. Tab. 23-9 und Abb. 23-4).

> **Merke**
> Da der Douglas-Raum den tiefsten Punkt der Bauchhöhle darstellt, sammelt sich Eiter bevorzugt dort an.

Symptomatik

Der Verlauf ist weniger rasant als bei diffuser Peritonitis. Die Patienten zeigen neben einem **reduziertem Allgemeinzustand** mit kontinuierlichem oder steigen-

Tab. 23-9   Abszesslokalisationen

Subhepatisch (am häufigsten)	Postoperativ nach Eingriffen an Magen, Pankreas, Leber oder Gallenblase Bei gedeckter Duodenalulkusperforation Cholezystitis
Subphrenisch	Postoperativ nach Eingriffen an Magen, Pankreas, Leber oder Ösophagus Bei Splenektomien
Perityphlitisch	Komplikation einer Appendizitis
Im Douglas-Raum	Nach gynäkologischen Eingriffen Bei Infektionen im kleinen Becken (gynäkologische Infektionen, Sigmadivertikulitis u.a.)
Interenterisch (Schlingenabszess)	Bei generalisierter Peritonitis Morbus Crohn Anastomoseninsuffizienz

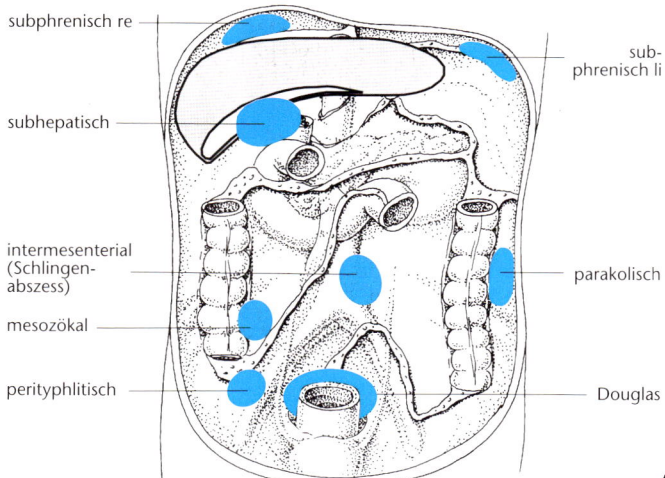

subphrenisch re

sub-
phrenisch li

subhepatisch

intermesenterial
(Schlingen-
abszess)

parakolisch

mesozökal

perityphlitisch

Douglas

Abb. 23-4   Intraabdominelle Abszesse.

dem **Fieber** mit Schüttelfrost meist mäßige lokalisierte **Schmerzen** im Bauch, in den Rücken oder die Schulter **ausstrahlend.**

Diagnostik

- **Anamnese:** Vorerkrankungen und **Voroperationen?**
- Klinische Untersuchung:
  - **Palpation** → tastbarer **Tumor;**
  - **rektal-digitale** Untersuchung → tastbare **druckschmerzhafte Vorwölbung** in das Rektum bei Douglas-Abszess.
- **Labor** → Leukozytose, BSG- und CRP-Erhöhung.
- **Sonographie** und/oder **CT** → Methode der Wahl zum Nachweis intraabdomineller Abszesse: Es zeigt sich eine **flüssigkeitsgefüllte Raumforderung.**

Therapie

Zunächst werden, abhängig von den Gegebenheiten (Lage der Darmschlingen etc.), eine **perkutane Abszessdrainage** und **Spülbehandlung** mit Kochsalzlösung unter sonographischer oder computertomographischer Kontrolle durchgeführt. Alternativ kann bei schwieriger anatomischer Lage oder mangelndem Erfolg eine **Laparoskopie/Laparotomie** mit Abszessspaltung sowie Spülung und Drainage erfolgen, wobei die auslösende Ursache beseitigt wird. Ein Douglas-Abszess wird durch Punktion und Drainage von **transrektal/transvaginal** behandelt. Zusätzlich ist die **antibiotische** Behandlung nach Antibiogramm indiziert.

Eine Ausheilung erfolgt durch die perkutane Drainage unter begleitender Antibiotikatherapie.

Komplikationen

Bei **Abszessperforation** kann es zu einer diffusen Peritonitis kommen, auch **Blutungen** durch Arrosion von Gefäßen sind möglich.

Eine typische Spätkomplikation ist das vermehrte Auftreten von **Adhäsionen** und **Briden.**

23.7 Ileus

Definition

Der Begriff **Ileus** bezeichnet generell eine **Unterbrechung der Darmpassage.** Diese kann entweder durch einen **Verschluss** (→ **mechanischer Ileus**) oder funktionell durch Darmlähmung (→ **paralytischer oder funktioneller Ileus**) bedingt sein. Unter einem **Subileus** versteht man einen unvollständigen Darmverschluss. Der Ileus kann sowohl im Dünndarm **(hoher Ileus)** als auch im Dickdarm **(tiefer Ileus)** lokalisiert sein.

Ätiologie/Einteilung

- **Mechanischer Ileus:** Am häufigsten wird ein mechanischer Ileus durch **Briden** und **Adhäsionen** verursacht, dann folgen Hernien und **Tumoren.** Seltene Ursachen sind Invagination und Volvulus.
  - **Strangulation** → Abschnürung eines Darmabschnitts mit dem dazugehörigen Mesenterium, in welchem die Blutgefäße verlaufen; dies führt zu **Durchblutungsstörungen** des Darmes.
  - **Obstruktion** → Verlegung des Darmes durch Kompression von außen oder Verschluss von innen **ohne Durchblutungsstörung.**
- **Paralytischer Ileus:**
  - **vaskulär** → Mesenterialverschluss (Embolie oder Thrombose; s.a. Kap. 13 Gefäße);
  - **entzündlich** → diffuse bakterielle Peritonitis, intraabdominelle Abszesse, generalisierte Sepsis;
  - **metabolisch** → Urämie, Hypokaliämie, diabetische Azidose, Alkaloidvergiftung;
  - **reflektorisch** → postoperativ nach Baucheingriffen, Harnverhalt mit Blasenüberdehnung, Hodentorsion, Gallen- und Nierensteinkolik, Stieldrehung des Ovars, retroperitoneale Hämatome (z.B. Frakturen);
  - **medikamentös** → Opiate, Antidepressiva, Parkinson-Medikamente;
  - **toxisch** → im Endstadium eines mechanischen Ileus erfolgt der Übergang in einen paralytischen Ileus.

Pathogenese

Die Entstehung eines Ileus verläuft in mehreren **Stadien.** Pathogenetisch stehen am Anfang der Ileuskrankheit **Stase des Darminhaltes** mit intraluminaler Druckerhöhung und folglich einer **Dehnung der Darmwand** (Distension). Zum einen kommt es durch den **Einstrom großer Flüssigkeitsmengen** in das Darmlumen und das **Darmwandödem** zur **Hypovolämie,** Hypalbuminämie, Elektrolytstörungen und **Hämokonzentration,** nachfolgend zu einem **reduzierten Herzminutenvolumen.** Zum anderen resultiert daraus eine **Störung der Mikrozirkulation** in der Darmwand, die mit einer **Hypoxie** einhergeht.

Die dadurch bedingte **Mukosaschädigung** begünstigt die **Durchwanderung** von enteralen Keimen, daneben löst sie auch eine **Endotoxinämie** aus. Beide Mechanismen führen zur Entstehung einer **Peritonitis.**

Im **Endstadium** resultiert eine Störung aller Organsysteme **(Multiorganversagen)** mit Kreislaufschock, Zentralisation, Lungenfunktionsstörung, Nieren- und Leberversagen.

> **Merke**
> Da der Ileus zu den gefährlichsten Abdominalerkrankungen zählt, ist es von eminenter Wichtigkeit, unverzüglich zu eruieren, **welcher Art** der Ileus ist, **wo** er lokalisiert ist und ob eine **Gefäßbeteiligung** vorhanden ist.

Symptomatik

Die Symptomatik des mechanischen und paralytischen Ileus unterscheidet sich wie folgt:

Die des **mechanischen Ileus** ist geprägt von der **Lokalisation** (s. Tab. 23-10) und der **Art** des Verschlusses (s. Tab. 23-11), die des **paralytischen Ileus** von der zugrunde liegenden **Ursache,** der Abdominalbefund wird erst im Verlauf deutlicher.

Generelle Leitsymptome der Ileuskrankheit sind **abdominelle Schmerzen, Erbrechen, Meteorismus, Stuhl- und Windverhalt.** Dazu kommen im Verlauf eine AZ-Verschlechterung, Pulsbeschleunigung sowie evtl. Fieber.

> **Merke**
> Je **höher** der Ileus lokalisiert ist, umso **eher** und heftiger setzt das Erbrechen ein.

> **Merke**
> Jede Form des mechanischen Ileus geht unbehandelt in einen paralytischen Ileus über!

Beim **paralytischen Ileus** treten oft **diffuse** Bauchschmerzen auf; dabei kommt es **nicht zu kolikartigen Schmerzen** (im Gegensatz zum mechanischen Ileus!). Die Bauchdecke kann in der Palpation entweder bretthart (bei peritonitischer Reizung) oder weich sein.

Zunächst berichtet der Patient über Übelkeit, später kommt es zu schwallartigem Erbrechen. Auch Singultus und ein geblähtes Abdomen können auftreten.

Fehlende Darmgeräusche („Totenstille"), ein Plätschern und oft auch ein auskultierbarer Aortenpuls – die „**Totenuhr**" – führen zur Diagnose.

Diagnostik

Die Diagnostik beim mechanischen und beim paralytischen Ileus ist dieselbe. In erster Linie ist jedoch das **klinische Bild** ausschlaggebend.

- **Anamnese:** Voroperationen, chronisch-entzündlichen Darmerkrankungen (Morbus Crohn, Colitis ulcerosa), Hinweise auf maligne Erkrankung, Stoffwechselerkrankung, Medikamenteneinnahme.
- **Klinische Untersuchung:**
  - **Inspektion** → Narben, Meteorismus, Darmsteifungen, Exsikkose;
  - **Palpation** → Bruchpforten, lokale oder diffuse Abwehrspannung, Resistenzen, Schmerzlokalisation;
  - **rektal-digitale Untersuchung:**
  - **Perkussion** → Meteorismus, evtl. Rahmentympanie bei Kolonileus;

Tab. 23-10 Symptomatik des mechanischen Ileus nach der Lokalisation

Lokalisation	Symptomatik
Hoher Dünndarmileus	**Rasch** auftretende kolikartige Schmerzen Klares oder galliges Erbrechen Wenig Meteorismus
Tiefer Dünndarmileus	Erheblicher Meteorismus und evtl. sichtbare Darmsteifungen Das Erbrochene ist grünlich braun und übel riechend (Miserere)
Dickdarmileus	Schmerzen fehlen zunächst oder sind gering ausgeprägt Starker Meteorismus Sehr spätes Erbrechen mit Miserere

Tab. 23-11 Symptomatik des mechanischen Ileus nach der Art des Verschlusses

Verschlussart	Symptomatik
Strangulation	Initiales reflektorisches Erbrechen Heftiger Anfangsschmerz und ausgeprägte Koliken Zu Beginn Hyperperistaltik, später fehlend Blutdruckabfall, Pulsanstieg, kalter Schweiß Leukozytose über 12 000
Obstruktion/ Kompression	Überlauferbrechen Bauchschmerzen kontinuierlich zunehmend Nur spärliche Kreislaufzeichen Normaler Leukozytenwert

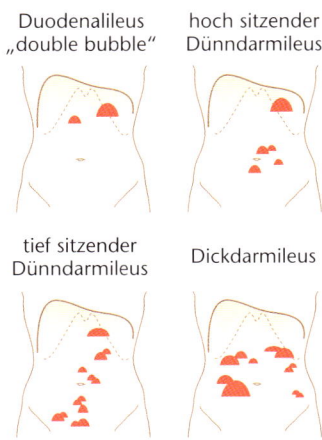

Duodenalileus „double bubble" — hoch sitzender Dünndarmileus

tief sitzender Dünndarmileus — Dickdarmileus

Abb. 23-5 Röntgenbefunde beim Ileus.

– **Auskultation:**
mechanischer Ileus → **hoch gestellte** oder **klingende** Darmgeräusche, bei Stenosen auch spritzende Darmgeräusche;
paralytischer Ileus → keinerlei Peristaltik, „Totenstille".
- **Bildgebende Diagnostik:**
  – **Sonographie:** Meist ist die Unterscheidung zwischen mechanischem und paralytischem Ileus durch Feststellung von Hyperperistaltik („Pendelperistaltik") beim mechanischen Ileus möglich.
  – **Röntgen-Abdomenübersicht** im Stehen oder Linksseitenlage: Aus der **Lokalisation** und dem Ausmaß von geblähten Darmschlingen und **Spiegelbildungen** können Rückschlüsse auf die Lokalisation des Ileus gezogen werden (s. Abb. 23-5): **hoher** Dünndarmverschluss: wenig Spiegel; **tiefer** Dünndarmverschluss: multiple Spiegel; **Dickdarmverschluss:** auf den Kolonrahmen verteilte Spiegel.
  – **CT-Abdomen** → Tumoren, Abszesse.

- **Endoskopie:** Endoskopische Verfahren haben eher eine untergeordnete Rolle. Besteht der V. a. einen mechanischen Dickdarmileus, kann eine **Koloskopie** oder **Rektoskopie** durchgeführt werden, um den Verschluss zu lokalisieren bzw. eine Dekompression vorzunehmen.
- **Labor:** metabolische Alkalose und Hypokaliämie bei Erbrechen, Elektrolyt- und Volumenverlust, erhöhter Hämatokrit, Oligurie und Leukozytose (bei Strangulationsileus), geringe Bedeutung für die Diagnostik, eher für die Therapie.

Differenzialdiagnose (s. Tab. 23-12)

Therapie

> **Merke**
> „Über einem Ileus sollte die Sonne weder auf- noch untergehen."

Indikationsstellung Wichtig ist die Entscheidung, ob eine Operation notfallmäßig durchgeführt werden muss oder im Sinne der „aufgeschobenen Dringlichkeit" behandelt werden kann. Dazu ist die Unterscheidung zwischen Strangulations- und Obstruktionsileus notwendig (s. Tab. 23-12, Tab. 23-13).

Beim **paralytischen Ileus** steht die Beseitigung der auslösenden Ursache an erster Stelle. Daneben ist meist nur eine konservative Therapie erforderlich.

Chirurgische Therapie (s. Abb. 23-6)
- Beseitigung des mechanischen Hindernisses
  – durch **Lösung von Briden** und Adhäsionen, Entfernen von Fremdkörpern;
  – Entlastung durch Anlage eines **Anus praeter** oral des Hindernisses.
- Eventuell **Resektion** irreversibel durchblutungsgestörter Darmsegmente und End-zu-End-Anastomose.

Tab. 23-12 Klinische Differenzialdiagnosen der unterschiedlichen Ileusformen

	Anamnesedauer	Erbrechen	Schmerz	Stuhlverhalten	Peristaltik
Paralytischer Ileus	Mittel	Übelkeit, später Erbrechen im Schwall (Überlaufmagen)	Diffus	Stuhlverhalt, wenig Stuhl nach Einlauf	Keine Darmgeräusche, „Totenstille", Plätschern
Mechanischer Ileus					
Hoher Dünndarmileus	Kurz	Frühzeitig	Intermittierend paraumbilikal	Stuhlgang	Anfangs Hyperperistaltik
Tiefer Dünndarmileus	Mittel	Später	Diffus krampfartig	Zunächst noch Stuhl	Hyperperistaltik
Dickdarmileus	Lang, bis zu mehreren Tagen	Im Spätstadium	Eher mäßiger Bauchschmerz	Wenig bis kein Stuhl	Länger Hyperperistaltik
Strangulationsileus	Sehr kurz, praktisch sofort	Frühzeitig reflektorisch	Dauerschmerz mit heftigen Koliken	Erst Stuhl, dann Stuhlverhalt	Zu Beginn Hyperperistaltik

- Ausstreichen des Darms nach oral beim Dünndarm und aboral beim Dickdarm.
- **Darmdekompression** über Eröffnen des Darmes (Enterotomie) und sog. Sumpfsaugung oder intraoperative orthograde Darmspülung.

Merke

Eine postoperative Darmatonie für 24–72 h ist normal.

Konservative Therapie

- Intensivmedizinische Überwachung.
- ZVK-Anlage.
- Flüssigkeits- und Elektolytsubstitution mit Bilanzierung.
- Anlage einer Magensonde.
- Sympathikolyse mit α- und β-Blockern (z. B. Dihydroergotamin) oder mit Spinal- oder Periduralanästhesie.
- **Peristaltika** (erst wenn Darmgeräusche hörbar) z. B. Ceruletid (Takus®) i.v.
- **Cholinesterasehemmer,** z. B. Pyridostigmin (Mestinon®), Pantothensäure (Bepanthen®).
- Rektaler Einlauf, Darmrohr zur Ableitung von Darminhalt.
- **Nahrungskarenz,** parenterale Ernährung.

Merke

Beim mechanischen Ileus ist die Therapie mit peristaltikanregenden Medikamenten (z. B. Neostigmin) kontraindiziert, solange keine Darmgeräusche hörbar sind!

Komplikationen

Aus dem mechanischen Ileus kann ein paralytischer werden, und der Patient kann einen **Schock** entwickeln.

Prognose

Die **Letalität** ist variabel und schwankt in Abhängigkeit von der Grunderkrankung, der Verschlussdauer und dem Lebensalter zwischen **10 und 25 %.**

Kasuistik

Ein 75-jähriger Patient kommt mit akuten kolikartigen Bauchschmerzen zur Aufnahme. Er gibt an, dass die Schmerzen etwa 4 h zuvor begonnen hätten. Er habe mehrmals gallig erbrochen, letztmals habe er vor 3 Tagen Stuhlgang gehabt. Vor 50 Jahren sei er an einer Appendizitis operiert worden. Bei der körperlichen Untersuchung bestehen eine massive Abwehrspannung und diffuser Druckschmerz über dem gesamten Abdomen. Im rechten Unterbauch ist eine walzenförmige Resistenz tastbar. Der Klopfschall ist tympanitisch. Im Epigastrium ist die Peristaltik hoch gestellt und klingend, im übrigen Abdomen herrscht jedoch Totenstille. Auf die Verdachtsdiagnose „mechanischer Ileus" hin wird eine Laparotomie vorgenommen, bei der sich eine durch Briden verursachte Obstruktion im Be-

Tab. 23-13   OP-Indikationen bei Ileus nach Dringlichkeit

Indikation	Erkrankung
Notfallindikation → sofortige OP	Strangulationsileus Mesenterialinfarkt (vaskulärer Ileus) Inkarzeration bei innerer oder äußerer Hernie
Absolute OP-Indikation → Verzögerung um wenige Stunden zur Vorbereitung	Obstruktion durch Stenosen, Tumoren, Fremdkörper Peritonitis mit begleitendem paralytischen Ileus Konservativ nicht beherrschbarer paralytischer Ileus Paralytischer Ileus, der aus einem mechanischem Ileus hervorgeht
Relative OP-Indikation → elektive Operation	Rezidivierender Subileus Chronisch rezidivierender Ileus bei Verwachsungsbauch Peritonealkarzinose Ileus bei M. Crohn und Colitis ulcerosa Ileus nach Bestrahlung
Keine OP-Indikation	**Paralytisch-reflektorischer Ileus** bei Nierenstein, Wirbelkörperfraktur, Beckenfraktur **Paralytisch-metabolischer Ileus** bei Coma diabeticum, Urämie, Elektrolytentgleisung **Paralytischer Ileus** ohne Peritonitis

reich des Ileums findet, die den Ileus auslöste. Nach Lösen der Briden und eingehender Inspektion des Darmes nach eventuellen durchblutungsgestörten Bereichen kann das Abdomen wieder verschlossen werden.

Kasuistik

Eine 49-jährige Frau mit einer schon seit längerer Zeit bekannten Nabelhernie wird mit plötzlich einsetzenden heftigen kolikartigen Bauchschmerzen

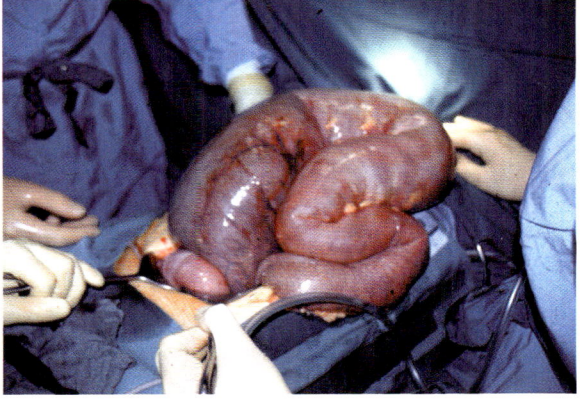

Abb. 23-6   Ileus intraoperativ.

und Erbrechen in die Klinik eingeliefert. Bei der Aufnahmeuntersuchung ist eine Abwehrspannung im Nabelbereich und auskultatorisch eine Hyperperistaltik festzustellen. Die Abdomenübersichtsaufnahme zeigt multiple Spiegel im Sinne eines tiefen Dünndarmileus; die Laboruntersuchung ergibt eine Leukozytose von 12 900/µl. Da sowohl die klinischen Befunde als auch die Röntgen- und Labordiagnostik für einen Strangulationsileus sprechen, der durch eine inkarzerierte Nabelhernie hervorgerufen wurde, wird als Notfallindikation eine sofortige Laparotomie durchgeführt, bei der eine Strangulation im Bereich des Ileums sichtbar wird. Da durch die Durchblutungsstörung ein Darmabschnitt irreversibel geschädigt ist, muss eine Resektion mit End-zu-End-Anastomose vorgenommen werden. Gleichzeitig wird die Nabelhernie operativ beseitigt. Postoperativ wird die Frau zunächst intensivmedizinisch versorgt, nach einigen Tagen kann sie wieder auf die Normalstation verlegt werden.

23.8 Gastrointestinale Blutung

23.8.1 Obere gastrointestinale Blutung

Definition

Der Begriff obere gastrointestinale Blutung umfasst alle Blutungen **proximal des Treitz-Bands** an der Flexura dudenojejunalis.

Ätiologie/Pathogenese

80 % der gastrointestinalen Blutungen stammen aus dem oberen Teil des Magen-Darm-Traktes. Verschiedene Ursachen kommen in Betracht (s. Tab. 23-14).

Zu den selteneren Ursachen gehören das Magenkarzinom, Angiodysplasien, das Ulcus pepticum jejuni, das Barrett-Ulkus sowie die Ösophagitis.

> **Merke**
>
> 30 % der Patienten bluten aus zwei oder mehr Läsionen.
>
> Ösophagusvarizenblutungen sind die gefährlichsten Blutungen des oberen Gastrointestinaltraktes: die Blutungsletalität beträgt 50 % !

Symptomatik

- **Hämatemesis (Bluterbrechen):** Magensäure bewirkt die typische **kaffeesatzartige** Färbung des Blutes; bei massiver Blutung und Anazidität ist auch rotes Bluterbrechen möglich. **Differenzialdiagnostisch** muss das aus den Luftwegen (**Hämoptyse**) stammende Blut, das hellrot und schaumig aussieht, ausgeschlossen werden.
- **Meläna (Teerstuhl): schwarzer, glänzender, klebriger Stuhl,** schon bei relativ geringen Mengen (60–70 ml) Blut, 5–10 h nach der Blutung auftretend. Die schwarze Farbe des Stuhlgangs entsteht durch **Hämatin,** welches durch eine Reaktion des Hämoglobins mit saurem Magensaft entsteht. Bei sehr massiver Blutung oder schneller Darmpassage sind auch rote Blutstühle möglich (**Hämatochezie**). **Differenzialdiagnose:** schwarzer Stuhl bei oraler Eisentherapie, Kohletabletten, Wismut, Blaubeeren und Spinat.
- **Anämie:** Blässe, Schwindel, Schwäche, Dyspnoe.

Die akute massive Blutung führt zum **hämorrhagischen Schock,** der sich durch kühle, blasse, evtl. zyanotische Haut, Kaltschweißigkeit, eine Tachykardie und evtl. eine Hypotonie sowie Unruhe und Angst ankündigt.

Diagnostik

- **Anamnese:** Alkohol, Leberzirrhose, Ulkuskrankheit, Gastritis, vorausgegangenes heftiges Erbrechen, Medikamente.
- **Klinische Untersuchung:** Inspektion, Palpation und Auskultation des Abdomens, rektal-digitale Untersuchung.
- **Blutnachweis im Magen:** durch Magensonde und -spülung.
- **Endoskopische Abklärung durch ÖGD:** möglichst frühzeitig (Ösophagusvarizen? Ulkusblutung? Gastritis etc.?).

Die endoskopische Beurteilung der oberen GI-Blutung wird nach der **Klassifizierung von Forrest** vorgenommen (s. Tab. 23-15).

- **Labor:** Blutbild, Gerinnungsstatus, Leberenzyme, Nierenwerte, Kreuzprobe, Blutgruppe.
- **Sonographie:** Nachweis freier Flüssigkeit in der Bauchhöhle, zur differenzialdiagnostischen Abgrenzung gegenüber intraabdomineller Blutung.

Tab. 23-14	Ätiologie der oberen gastrointestinalen Blutung	
Ursachen	**Häufigkeit**	**Ätiologie**
Peptische Ulzera	40 %	Meist Duodenalulzera bei bekannter Ulkusanamnese
Erosive Gastritis (stressbedingt)	20 %	Nach starkem Alkoholgenuss, Operationen, Traumata oder bei schwerer Krankheit
Gastroösophageale Varizen	15 %	Leberzirrhose mit portaler Stauung verursacht Umgehungskreisläufe, u.a. auch über Fundus- und Ösophagusvenen, die sich varizenartig verändern und akut bluten können
Mallory-Weiss-Syndrom	5–10 %	Nach starkem Erbrechen Blutung (Hämatemesis) aus longitudinalen Mukosaeinrissen am ösophagokardialen Übergang

Tab. 23-15 Klassifizierung der Blutungsquelle nach Forrest

Stadium	Typ	Kriterien	Rezidivrisiko
Zeichen der akuten Blutung	Ia	Spritzende arterielle Blutung	90 %
	Ib	Sickerblutung	30 %
Zeichen einer stattgehabten Blutung	IIa	Sichtbarer Gefäßstumpf	75 %
	IIb	Koagelbedeckte Läsion	20 %
	IIc	Hämatinbedeckte Läsion	< 5 %
Läsion ohne Blutungsquelle	III	Sichtbare Läsion ohne o.g. Kriterien	< 5 %

Differenzialdiagnose

Differenzialdiagnostisch ist die **obere** von der **unteren gastrointestinalen Blutung** zu unterscheiden (s. Tab. 23-16).

Ferner muss eine **intraabdominelle Blutung** (Milz- oder Leberruptur, rupturiertes Aortenaneurysma, Mesenterialblutung, Tubarruptur bei Tubargravidität) abgegrenzt werden. Dies gelingt am besten mit der Sonographie. Weiterführende Untersuchungen wie CT oder Angiographie sind nur beim kreislaufstabilen Patienten indiziert.

Therapie

Basismaßnahmen

Aufnahme auf die **Intensivstation, Kreislaufstabilisierung** → venöser Zugang (ZVK), Volumenersatz, Blutkonserven anfordern, **Magensonde und -spülung** und **Lokalisationsdiagnostik** mittels Endoskopie.

Blutung aus gastroösophagealen Varizen

- **Endoskopie** (Endo-Clips, Gummibandligatur, Gewebekleber). Nach erfolgreicher Blutstillung zur Rezidivprophylaxe Ligatur oder Sklerosierung.
- **Zusätzlich medikamentöse Reduktion der Varizendurchblutung** → Durch die Gabe von Somatostatin, Vasopressin oder Vasopressinanaloga wird eine Vasokonstriktion der Mesenterialarterien herbeigeführt. So werden der Zufluss in die Pfortader reduziert, der Pfortaderdruck gesenkt und damit die Durchblutung der Varizen herabgesetzt.

Ist die endoskopische Blutstillung nicht anwendbar oder erfolgreich, bestehen folgende Alternativen:

- **Kompression mit Ballontamponade** mit Sengstaken-Blakemore-Sonde für Ösophagusvarizen und Linton-Sonde für Fundusvarizen. Zur Vermeidung von Schleimhautnekrosen müssen die Ballons nach spätestens 12–24 h vorübergehend entblockt werden. Nach Entfernung der Ballonsonde sind oft Rezidivblutungen zu verzeichnen.
- **Operative Maßnahmen,** die jedoch eine Letalität von bis zu 50 % aufweisen und nur als Notfalltherapie der konservativ nicht beherrschbaren Blutung oder bei mehreren Rezidivblutungen innerhalb von 5 Tagen durchgeführt werden.

Nicht varizenbedingte Blutung

Die **Wahl der Therapie** richtet sich vor allem nach der **Einteilung nach Forrest.**

Blutungen nach **Typ I** erfordern immer eine akute Therapie.

Blutungen vom **Typ IIa** nach Forrest besitzen ein hohes Rezidivrisiko, sodass zumindest eine regelmäßige Kontrolle des verdächtigen Bereichs erforderlich ist.

Beim **Typ III** ist kein akutes Blutungsrisiko vorhanden.

- **Endoskopie** (ggf. in Intubationsnarkose):
  - **Injektion von Adrenalin** (1 : 20 000 verdünnt) und anschließende Sklerosierung mit Aethoxysklerol® 1 %; sehr gute Blutstillungsrate;
  - **Unterspritzung mit Fibrinkleber** → bei Gerinnungsstörungen oder sehr tiefen Ulzera;
  - **Laser- oder Elektrokoagulation;**
  - **Haemoclips** → Abklemmen zuführender Gefäße. Häufig ist auch eine Kombination unterschiedlicher Methoden sinnvoll.
- **Chirurgische Maßnahmen** → indiziert bei starker arterieller Blutung und Erfolglosigkeit endoskopischer Methoden (15 % aller nicht varizenbedingten Blutungen): lokale **Umstechung** bzw. **Übernähung** des Defektes, ggf. auch **Resektion.**

Komplikationen

Blutverlust > 1 000 ml → Gefahr der Schockentwicklung mit nachfolgendem Nierenversagen und Verbrauchskoagulopathie, Rezidivblutung, Aspirationspneumonie.

Prognose

Bei etwa 80–90 % der Blutungen reicht die konservative Therapie aus, häufig sistieren sie auch spontan. Im Durchschnitt ist eine **Letalität** von **5 %** zu ver-

Tab. 23-16 Differenzialdiagnose zwischen oberer und unterer Gastrointestinalblutung

	Obere GI-Blutung	Untere GI-Blutung
Symptome	Meläna (obligat), Hämatemesis (fakultativ)	Hämatochezie
Darmgeräusche	Lebhaft	Normal
Inhalt aus Magensonde	Blutig	Klar

zeichnen, bei Ösophagusvarizenblutung sogar bis 30 %.

23.8.2 Untere gastrointestinale Blutung

Definition

Die untere gastrointestinale Blutung umfasst alle Blutungen distal der Flexura duodenojejunalis (Treitz-Band).

Ätiologie

Etwa 20 % der Blutungen des Magen-Darm-Trakts treten im unteren Gastrointestinaltrakt auf. Die Ursachen sind vielfältig:

- **Hämorrhoidalblutung** sind die häufigste Ursache (**80 %**);
- **Divertikel:** Singuläre Divertikel finden sich meist im rechten Hemikolon, multiple Divertikel meist im Sigma;
- **Colitis ulcerosa,** seltener Morbus Crohn;
- **Meckel-Divertikel** mit ektoper Magenschleimhaut;
- **Angiodysplasien,** meist multipel oder im rechten Kolon, neben Divertikeln die häufigste Ursache der akuten unteren gastrointestinalen Blutung über 65 Jahren;
- **Tumoren** des Kolons, Sigmas oder Rektums.

Seltener kommen vor: Invagination, ischämische Kolitis, aortointestinale Fisteln.

Häufig treten Blutungen des unteren Gastrointestinaltraktes auch als **okkulte Blutung** auf und verlaufen oft über Monate unbemerkt (vor allem bei Tumoren, Adenomen, Polyposis).

> **Merke**
> Die **Altersverteilung** der Blutungen im unteren GI-Trakt ist besonders charakteristisch:
> - Kindesalter: Invagination, Meckel-Divertikel;
> - junges Erwachsenenalter: Hämorrhoiden, Colitis ulcerosa, Morbus Crohn;
> - höheres Alter (ab 60 Jahren): Angiodysplasien, Hämorrhoiden, Divertikulose, Karzinome, Polypen.

Symptomatik/Komplikationen

Die Blutung tritt meist **intermittierend** auf. Entsprechend der Intensität erscheint sie als **okkulte Blutung** (Folge: hypochrome Anämie), **Teerstuhl** (wenn die Blutung aus einem oberen Darmteil stammt) oder **Hämatochezie** (**hellrote** Blutung) → massiver peranaler Blutabgang. Schwere Blutungen können einen **hämorrhagischen Schock** auslösen.

Diagnostik

Bei der unteren gastrointestinalen Blutung besteht die Schwierigkeit in der Bestimmung der Blutungslokalisation:

- **Anamnese:** Vorerkrankungen, Operationen, Medikamente.
- **Digital-rektale Untersuchung:** evtl. Blutauflagerungen, Teerstuhl, Hämorrhoiden.
- **Ösophagogastroduodenoskopie** zum Ausschluss einer Blutung des oberen Gastrointestinaltraktes.
- **Koloskopie:** Eingrenzung der Blutungsquelle, meist gelingt jedoch keine genaue Lokalisierung.
- **Angiographie:** selektive Kontrastmittelgabe in die Aa. mesentericae superior und inferior, nur bei starken Blutungen (> 1 ml/min) ist eine Lokalisierung der Blutungsquelle möglich. Häufig entsteht auch ein falsch negatives Ergebnis (Blutungen intermittierend).
- **Blood-Pool-Szintigraphie** mit markierten Erythrozyten; sehr empfindliche Methode, aber ungenaue Lokalisierung.
- **Explorative Laparotomie:** Ultima Ratio bei massiver, unklarer unterer gastrointestinaler Blutung.

Therapie

Basismaßnahmen Bei massiver, akuter Blutung entsprechen diese denjenigen bei oberer gastrointestinaler Blutung (s. o.).

Weiterführende Maßnahmen Wenn die Blutungsquelle lokalisiert werden konnte, kann eine **endoskopische Blutstillung** versucht werden. Eine gezielte **Blutstillung** ist mittels **selektiver Angiographie** (Vasopressin, Embolisation) möglich.

Eine **operative** Intervention bedeutet **Resektion** des betroffenen Darmsegments oder **Umstechung** des Gefäßes bei Hämorrhoiden.

Komplikationen

Ein Blutverlust von über 1 000 ml bedingt die Gefahr des **hämorrhagischen Schocks.**

23.9 Verletzungen

Bauchtraumen werden in Kapitel 34 abgehandelt.

24 Leber

Gerlind Souza-Offtermatt

24.1 Grundlagen

24.1.1 Anatomie

Lage und Aufbau

Die Leber liegt bis auf einen kleinen Bezirk auf der Oberseite (Pars affixa) **intraperitoneal** direkt unter dem Zwerchfell, und zwar zu zwei Dritteln unter der rechten und zu einem Drittel unter der linken Zwerchfellkuppel. Die Leber reicht – von ventral betrachtet – kranial bis zur 5. Rippe, kaudal rechts bis zur 10. Rippe und links bis zur 7. Rippe. Die Leber wird in ihrer Lage fixiert durch die **Ligg. triangulare dexter** und **sinister,** das **Lig. falciforme** sowie durch die **Ligg. teres hepatis**, **hepatogastricum** und **hepatoduodenale,** die auch die zu- und abgehenden Gefäße führen (s. Tab. 24-1).

Die Einteilung in **acht Segmente** (nach Couinaud, s. Tab. 24-1) erfolgt **entsprechend** der segmentalen Versorgung durch je einen **Gallengang, Pfortader-** und **Arterienast.**

Aus **chirurgischer** Sicht wird die Leber entlang der Orientierungslinie zwischen Gallenblase und V. cava inferior **(Cantlie-Linie)** in eine linke und rechte Hälfte geteilt, die folglich nicht den anatomischen Lappen entspricht. Die Segmente **I–IV** werden so der **linken** Leberhälfte, die Segmente **V–VIII** der **rechten** Leberhälfte zugeordnet (s. Abb. 24-1).

Das morphologische Bauelement ist das **Leberläppchen,** in dessen Zentrum die **Zentralvene** liegt. An der Berührungsfläche mehrerer Läppchen verdichtet sich das Bindegewebe zum **periportalen Feld,** in dem die **zuführenden Blutgefäße** (Aa. und Vv. interlobulares) und die **Gallengänge** verlaufen **(Glisson-Trias).** Hinsichtlich der Blutversorgung lassen sich zwei Kreisläufe unterscheiden:

- **Arbeitskreislauf** → Aus der **V. portae** gelangt das venöse Blut des Magen-Darm-Traktes in die Vv. interlobares. Diese gehen am Läppchenrand in die **Lebersinusoide** über, in denen der **Stoffaustausch** zwischen dem nährstoffreichen Blut und den Leberzellen stattfindet, und münden schließlich in die

Tab. 24-1 Anatomische Einteilung der Leber

Lappen	Topographie	Segmentzuordnung
Rechter Leberlappen	Voneinander getrennt durch die Ligg. falciforme und teres hepatis	Segment IV–VIII
Linken Leberlappen		Segment II und III
Lobus caudatus	Dorsokranial der Leberpforte zwischen rechtem und linkem Lappen	Segment I
Lobus quadratus	Bezeichnet den kaudalen Teil des rechten Lappens, liegt kaudal der Leberpforte und medial der Gallenblase zwischen rechtem und linkem Lappen	Segment IV

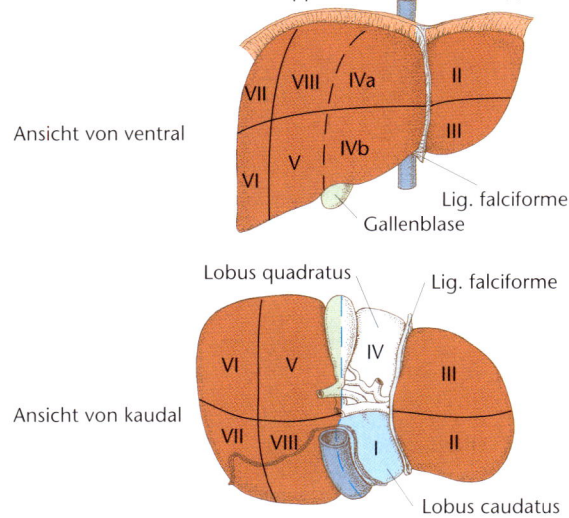

rechter Lappen   linker Lappen

Ansicht von ventral

VII VIII IVa II
V IVb III
VI
Lig. falciforme
Gallenblase

Lobus quadratus   Lig. falciforme

VI V IV III
Ansicht von kaudal
VII VIII I II
Lobus caudatus

Abb. 24-1   Segmenteinteilung der Leber.

Zentralvene. Von dort erfolgt der Abfluss über die Vv. hepaticae in die **V. cava inferior.**
- **Ernährungskreislauf** → Arterielles Blut wird über die Aa. interlobulares aus der **A. hepatica propria** zugeführt.

Blutversorgung

Die **zuführenden Gefäße** werden unterteilt in **Vasa privata** = Aa. interlobulares (Äste der A. hepatica) → Gefäße zur Versorgung der Leber selbst und **Vasa publica** = Vv. interlobulares (Äste der V. portae) → nährstoffreiches Blut aus der V. lienalis, Vv. mesentericae sup. und inf. sowie V. coronaria ventriculi zur Verstoffwechselung in der Leber.

> **Merke**
> **60 %** der O_2-Versorgung der Leber werden über die **V. portae** gedeckt, ca. **40 %** über die **A. hepatica.** Die gesunde Leber toleriert die Unterbindung der A. hepatica, sodass für die O_2-Versorgung die V. portae allein ausreicht.

Der **Blutabfluss** erfolgt von den **Zentralvenen** über die Vv. segmentales und lobulares in die **Vv. hepaticae.** Die Vv. hepaticae dextra, sinistra und intermedia münden unmittelbar unter dem Zwerchfell in die **V. cava inferior.**

Im **Lig. hepatoduodenale** verlaufen der Ductus choledochus ventral, die A. hepatica propria in der Mitte und die V. portae dorsal.

Lymphabfluss

Die Lymphgefäße folgen den Ästen der großen Lebergefäße. Typische Lymphknotenfilter liegen an der A. hepatica propria, der V. portae und im Choledochus-Duodenum-Winkel.

Innervation

Sensibel (Leberkapsel) → Äste des N. phrenicus; **vegetativ** → Fasern aus dem Plexus coeliacus.

24.1.2 Physiologie

Funktionen

Die Leber ist das wichtigste Stoffwechselorgan des Körpers und hat zahlreiche lebensnotwendige Funktionen zu erfüllen:
- **Speicherfunktion:** Glykogen- und Fettspeicherung.
- **Synthesefunktion:** Proteine (Albumin, Cholinesterase, die Gerinnungsfaktoren des Prothrombinkomplexes II, VII, IX und X, Transferrin), Cholesterin.
- **Metabolische Stoffwechselleistung:** Proteolyse und Lipolyse.
- **Galleproduktion:** pro Tag etwa 1 l, bestehend aus Gallensäuren, Gallenfarbstoff (Bilirubin als Abbauprodukt des Hämoglobins), Cholesterin, Salzen, Schleim und anderen Abfallprodukten.
- **Entgiftungsfunktion:** Die Leber entgiftet den Körper von Ammoniak, das im Darm durch bakteriellen Abbau von Proteinen frei wird, über den Pfortaderkreislauf in die Leber gelangt und dort zu Harnstoff umgebaut wird. Ein pathologisch erhöhtes Ammoniak im Serum zeigt eine stark eingeschränkte Leberfunktion an. Die Leber bewirkt außerdem den Abbau von Medikamenten, Drogen etc.
- **Immunabwehr:** Phagozytose mittels Kupffer-Zellen.

Ein Defizit der Leberfunktion kann von keinem anderen Organ kompensiert werden. Der vollständige **Funktionsausfall** führt deshalb unbehandelt zum **Tod.** Der drohende **Leberausfall** kündigt sich an durch Hypoglykämie, Absinken des Harnstoffspiegels und der Cholinesterase, Anstieg des Bilirubins und Ammoniaks sowie durch progrediente Blutgerinnungsstörungen.

Bilirubinstoffwechsel

Bilirubin entsteht im Metabolismus von Hämoglobin, Myoglobin und Zytochrom im **RES.** Das **unkonjugierte (= indirekte) Bilirubin** wird im Blut **an Albumin** gebunden transportiert. In der **Leber** entsteht durch **Konjugation** wasserlösliches, **direktes Bilirubin,** das mit der **Galle** in den Darm ausgeschieden wird. Dort erfolgt die Umwandlung in Urobilinogen, das zu 80 % im Stuhl ausgeschieden, zu 20 % über den **enterohepatischen Kreislauf** wieder zur Leber zurückgelangt.

> **Merke**
> Die Leber besitzt eine erstaunliche **Regenerationsfähigkeit.** Selbst **Resektionen** von bis zu **80 %** einer gesunden Leber sind möglich, ohne dass die Funktion eingeschränkt wird. Nach einem Jahr erreicht die Restleber wieder 75 % ihres Ausgangsvolumens. Dies gilt allerdings nicht, wenn bereits ein zirrhotischer Umbau des Lebergewebes vorliegt.

24.2 Diagnostik

24.2.1 Anamnese und körperliche Untersuchung

Anamnese

Bei Verdacht auf eine Lebererkrankung sollte die Anamnese folgende Bereiche erfassen:
- **Verfärbung** von Stuhl (hell) und Urin (dunkel);
- **Juckreiz;**
- **Ikterus;**
- Schmerzen;
- **Müdigkeit** und Leistungsknick;
- **Alkoholkonsum,** Drogen und **Medikamente;**
- Eigenanamnese: vorausgegangene **Hepatitis, Operationen** oder Traumen;
- **Auslandreisen,** Freizeitverhalten, Tierkontakt, **Berufsanamnese;**
- Familienanamnese: familiäre **Erbkrankheiten,** z. B. Morbus Wilson, Speicherkrankheiten.

Inspektion
- Farbe von Haut und Skleren → **Ikterus.**
- **Kratzspuren** an den Extremitäten durch Juckreiz bei Ikterus.
- **Leberhautzeichen:**
  - **Spider-Nävi** → arterielle **Gefäßneubildungen** mit zentralem stecknadelkopfgroßem Gefäßknötchen und davon ausstrahlenden radiären feinen Gefäßreisern, treten gehäuft bei chronischen Lebererkrankungen auf.
  - **Palmarerythem** → Rötung der Handinnenfläche, besonders am Daumen- und Kleinfingerballen auftretend, gehört ebenfalls zu den Leberhautzeichen.
  - **Lacklippen,** -zunge.
  - **Weißnägel.**
- **Foetor hepaticus.**
- Dupuytren-Kontraktur.
- **Aszites** → Flüssigkeitsansammlung in der freien Bauchhöhle als Symptom einer fortgeschrittenen Lebererkrankung.
- **Caput medusae** → **Paraumbilikale Venenerweiterung** in der Bauchdecke mit deutlicher Venenzeichnung ist ein Zeichen für die Ausbildung eines Umgehungskreislaufs von der Pfortader zur Vena cava inferior bei portaler Hypertonie.
- Femininer **Behaarungstyp, Gynäkomastie.**
- **Muskelatrophie.**

Palpation
- **Normalbefund** → Der untere Leberrand entspricht dem **Rippenbogen,** nur bei tiefer Inspiration wird der Leberrand glatt und scharfkantig tastbar.
- **Pathologischer** Befund → eine **vergrößerte,** evtl. fein- oder grobknotig tastbare Leber mit **Verplumpung** des Randes.

Perkussion

Durch die Perkussion können die **Lungen-Leber-Grenze** und der **untere Leberrand** bestimmt werden, wodurch eine ungefähre **Größenbestimmung** möglich wird.

24.2.2 Bildgebung

Sonographie

Schonende, nichtinvasive, preiswerte Untersuchung. Gestattet die Beurteilung von **Lebergröße** und -form, Blutgefäßen, **Echostruktur, Raumforderungen, Gallenwegen** und **-blase, Aszites,** Splenomegalie, freier intraabdomineller Flüssigkeit (Ruptur).

CT, MRT

Die Spiralcomputertomographie wird **nativ oder** mit **Kontrastmittel** in drei Phasen durchgeführt. Sie ermöglicht die Darstellung von Läsionen > 1 cm Durchmesser.

Die Magnetresonanztomographie nach **intravenöser** Gabe eines leberspezifischen **Kontrastmittels** (Endorem®) ist besonders sensitiv. Das Kontrastmittel wird nur von den Von-Kupffer-Sternzellen des normalen Lebergewebes aufgenommen. Somit eignet sie sich besonders gut zur Bestimmung von **Lokalisation und Ausdehnung von Tumoren.**

Angiographie

Indikationen: vor Anwendung einer regionalen Chemotherapie, zur Darstellung der Lage eines Leberherdes zum Gefäßsystem und als Vorbereitung auf eine Shunt-OP.

Man unterscheidet die Darstellung der **arteriellen** Strombahn (**Hepatikographie,** Darstellung der Leberarterien) von der Darstellung der **portalen** Strombahn (**indirekte Splenoporto-** oder **Mesenterikographie**).

Leberszintigraphie

Auch die Leberszintigraphie wurde durch Sonographie, CT und MRT weitgehend abgelöst. Indiziert ist sie heute noch in der Spezialdiagnostik der **fokal nodulären Hyperplasie** und des **Leberhämangioms.**

24.2.3 Spezielle Diagnostik

Labor
- **Enzymdiagnostik:** Leberzellenzyme sind ein Parameter für die Intaktheit der Leberzelle
  - **GOT** und **GPT** → „Transaminasen" ↑ bei Leberschädigung;
  - γ-**GT** → ↑ vor allem bei toxischer Leberschädigung (Alkoholabusus!);
  - **GLDH** → mitochondrales Enzym, ↑ bei Leberzellnekrosen;
- **Syntheseleistung:**
  - **Cholinesterase** → ↓ bei Hepatitis oder Leberzirrhose;
  - **Gerinnungsfaktoren** → Vitamin-K-abhängige Faktoren (II, VII, IX und X sowie Protein C und S) ↓ bei Leberschaden oder Vitamin-K-Mangel, auch die anderen Gerinnungsfaktoren (u. a. Antithrombin III und Fibrinogen) ↓ bei schwerem Leberschaden;
  - **Albumin** → ↓ bei Leberinsuffizienz.
- **Ammoniak** (NH_3) → ↑ bei fortgeschrittener Leberinsuffizienz.

- **Cholestaseanzeigende** Enzyme:
  - **alkalische Phosphatase** (AP) → ↑ bei Cholestase;
  - **γ-GT** → ↑ bei Cholestase.
- **Virusserologie.**
- **ELISA-Test** → Echinokokkosen.
- **Tumormarker** → **AFP (Alphafetoprotein)** ↑ ist charakteristisch bei primärem Leberzellkarziom und wird für die Verlaufskontrolle genutzt.

Leberbiopsie

Die **perkutane** Leberbiopsie wird meist sonographisch oder CT-gesteuert durchgeführt. Sie wird entweder als **Feinnadelaspirationszytologie (FNAC)** oder als **Feinnadelbiopsie (FNB)** vorgenommen. Die FNAC hat eine extrem geringe Komplikationsrate und ist bei positivem Tumorbefund sehr aussagekräftig, ein negativer Befund schließt eine maligne Erkrankung jedoch nicht hinreichend aus. Bei der FNB wird mit dickerer Nadel ein Gewebezylinder zur histologischen Untersuchung gewonnen. Sie hat eine höhere Komplikationsrate (Blutung, Galleleck, Infektion). Für beide Untersuchungen gelten ein Quick-Wert unter 50 %, Echinococcus-Zysten, Thrombozytopenie und Peritonitis als **Kontraindikationen.**

24.3 Chirurgische Grundbegriffe

Leberresektion

Bei **Leberzelladenomen, Leberkarzinomen** (s. Kap. 24.7), bei manchen **Leberabszessen** (s. Kap. 24.6).

Durchführung: Entsprechend dem erforderlichen Umfang der Resektion wird eine **Hemihepatektomie** (Resektion nach der Cantlie-Linie), eine **Lobektomie** (Resektion entlang dem Ligamentum falciforme) oder eine **Segmentresektion** vorgenommen (s. Abb. 24-2).

Transjugulärer intrahepatischer portosystemischer Stentshunt (TIPS)

Bei **portaler Hypertonie** (s. Kap. 24.5) als **Prophylaxe** bei rezidivierenden Varizenblutungen trotz Therapie oder **notfallmäßig** bei akuten Varizenblutungen, wenn trotz anderer therapeutischer Maßnahmen > 4 Blutkonserven/24 h verbraucht werden.

Durchführung: Über eine V. jugularis wird unter radiologischer Kontrolle mittels Spezialkatheter ein Stent zur Leber vorgeschoben und zwischen Lebervenen und Pfortadersystem intrahepatisch platziert. Der **Vorteil** liegt im schonenden Verfahren, allerdings können folgende **Komplikationen** auftreten: Stenosierung und Verschluss des Stents, Perforation von Leberkapsel oder extrahepatischer Pfortader.

Portosystemische Shuntoperationen

Bei **portaler Hypertonie mit Ösophagusvarizenblutungen** (s. Kap. 24.5).

Durchführung:

Selektive Shuntoperation Hierbei **Erhalt eines portalvenösen Durchflusses** der Leber:
- **distaler splenorenaler Shunt (Warren-Shunt):** Verbindung der Milzvene mit der V. renalis. Dabei wird die Milzvene kurz vor ihrer Einmündung in die V. portae durchtrennt und über eine End-zu-Seit-Anastomose in die Nierenvene eingenäht.
- **mesokavaler Shunt (H-Shunt):** Die Verbindung zwischen der V. mesenterica superior und der V. cava wird mit einer autologen Vene oder mit synthetischem Material hergestellt.

Totaler Shunt Mit **völliger Umgehung** der Leber (portokavale Anastomose). Der Vorteil liegt in der optimalen Reduzierung des portalen Hochdrucks, der Nachteil jedoch im hohen Enzephalopathierisiko durch Ausschaltung der Entgiftungsfunktion der Leber.

24.4 Leberzysten

Die Tabelle 24-2 zeigt die Einteilung der Leberzysten.

Solitäre Leberzysten

Definition

Solitäre Leberzysten sind einzelne, gelegentlich auch mehrere isolierte, **flüssigkeitsgefüllte** und **mit Epithel** ausgekleidete **Hohlräume** in der Leber.

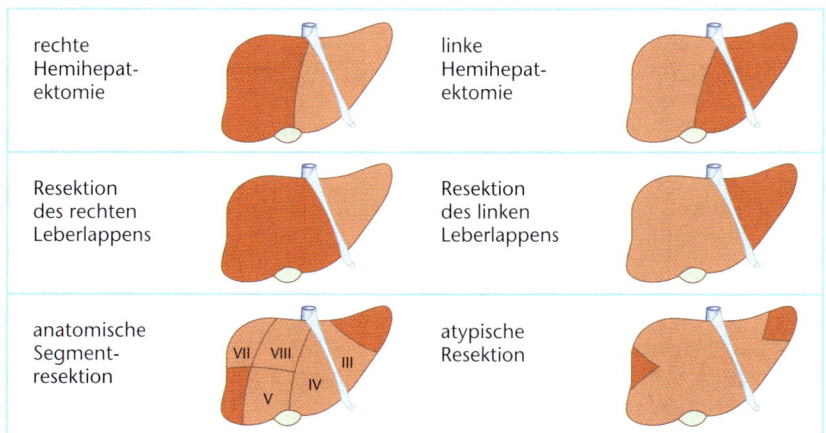

rechte Hemihepatektomie		linke Hemihepatektomie	
Resektion des rechten Leberlappens		Resektion des linken Leberlappens	
anatomische Segmentresektion	VII VIII III V IV	atypische Resektion	

Abb. 24-2 Operative Therapiemöglichkeiten des Leberkarzinoms.

Tab. 24-2	Einteilung der Leberzysten
Nicht parasitäre Zysten	**Parasitäre Zysten**
Solitäre Zysten, Zystenleber	Echinokokkose

Ätiologie

Ätiologisch geht man von einer **kongenitalen Fehlbildung** des Gallengangssystems aus. Der Zysteninhalt besteht in der Regel aus **seröser** Flüssigkeit. Die Prävalenz liegt bei 1 %, das Geschlechterverhältnis männlich zu weiblich beträgt 1 : 9.

Symptomatik

Solitäre Leberzysten verursachen in der Regel **keine Beschwerden.** Gelegentlich können sie durch **verdrängendes Wachstum** in Erscheinung treten und Druck- oder Völlegefühl verursachen.

Diagnostik/Differenzialdiagnose

- Oftmals werden solitäre Leberzysten als **sonographischer Zufallsbefund** (echofreie Raumforderung mit distaler Schallverstärkung, s. Abb. 24-3) entdeckt. **Differenzialdiagnostisch** auszuschließen sind parasitäre Zysten und Leberabszesse.

Therapie

Meist ist **keine Behandlung** notwendig, sondern lediglich regelmäßige **Sonographiekontrollen.** Eine Indikation zur Operation besteht bei **großen solitären Zysten** (> 5 cm), die Beschwerden verursachen. Die **Resektion** der **Zystenwand** (Unroofing) wird meist **laparoskopisch** vorgenommen. Zur besseren Vernarbung werden Anteile des Omentums in die Zystenhöhle eingebracht (**Netzplombe**).

Zystenleber

Definition

Bei der Zystenleber ist das gesamte Organ von **multiplen Zysten** durchsetzt.

Ätiologie

Es handelt sich um ein autosomal-dominant vererbbares Leiden. Differenziert wird die seltenere **isolierte** Zystenleber vom **generalisierten Zystenleiden,** bei dem auch andere Organe wie Milz, Niere und Pankreas von Zysten durchsetzt sind.

Symptomatik

Die Anzahl der multiplen Zysten führt in der Regel zu **Druckgefühl und Schmerzen im rechten Oberbauch,** manchmal ist auch ein **Tumor** im rechten Oberbauch sicht- und tastbar.

Diagnostik/Differenzialdiagnose

Sonographisch und im CT sind die multiplen Zysten gut darstellbar (s. Abb. 24-4). **Differenzialdiagnostisch** muss eine **Metastasenleber** ausgeschlossen werden.

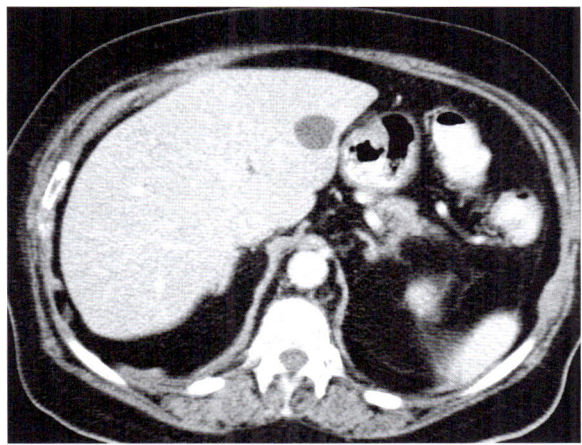

Abb. 24-3 CT: solitäre Leberzyste im linken Leberlappen.

Therapie

Nach vielen frustranen Versuchen, die Zysten durch **Punktion, Absaugen** und Instillation eines **Sklerosierungsmittels** zu reduzieren, kann eine **Resektion** eines Teils der Zysten als **Dekompressionstherapie** sinnvoll sein, da das verbleibende, entlastete Parenchym hypertrophieren kann. Im **Spätstadium** mit beginnender Leberinsuffizienz kann eine **Lebertransplantation** indiziert sein.

Echinokokkose (s. Kap. 11.6.2)

Definition

Parasitäre Infektion mit Echinococcus **granulosus** = cysticus (**Hundebandwurm**) oder Echinococcus **multilocularis** = alveolaris (**Fuchsbandwurm**).

Ätiologie/Pathogenese

Hauptwirte der Echinokokken sind Hunde und Füchse, der Mensch infiziert sich als **Zwischenwirt**

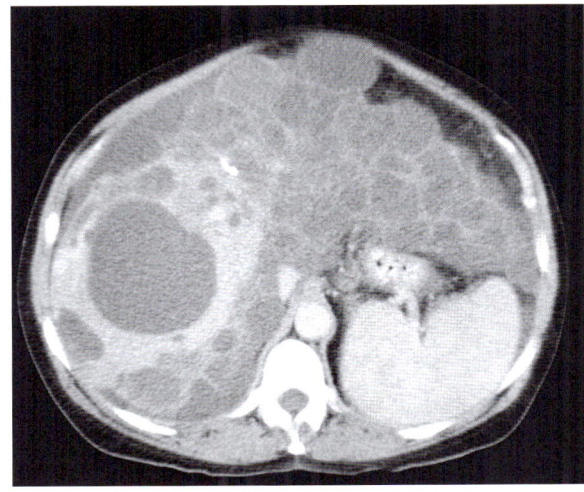

Abb. 24-4 CT: multiple, die Leber durchsetzende, Zysten = Zystenleber.

durch Aufnahme von **Echinococcus-Eiern,** die z.B. in Waldbeeren oder Pilzen (E. multilocularis), Hundespeichel oder Hundefell (E. granulosus) enthalten sind. Die Eier reifen im menschlichen Darm zu **Larven,** die über Darmgefäße in die **Pfortader** und damit in die **Leber** eindringen sowie über den großen Kreislauf dann auch in **andere Organe** wie Lunge, Pankreas, in die Muskulatur oder das Gehirn gelangen können. Dort entwickeln sich dann die **Hydatiden (Finnen),** die das typische Zystenbild ergeben.

> **Merke**
> **E. granulosus** verursacht **abgekapselte** Zysten, die in etwa 30 % auch extrahepatisch gefunden werden. **E. multilocularis** wächst **infiltrierend** und destruierend, verbreitet sich oft bei Einbruch in die Gefäße in andere Organe und ist deshalb noch gefährlicher.

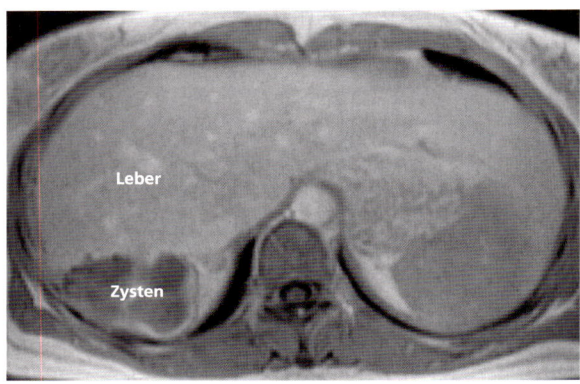

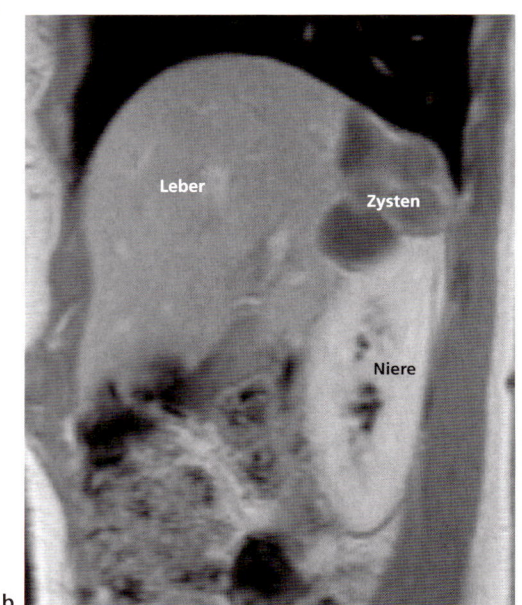

Abb. 24-5 Echinokokkuszysten im CT:
a) dorsal im rechten Leberlappen gelegene Echinokokkuszyste
b) die Echinokokkuszysten liegen der rechten Niere auf.

E. granulosus ist **weltweit** verbreitet, während **E. multilocularis** nur in **Endemiegebieten** (Süddeutschland, Österreich, Schweiz und andere Gebiete, z.B. Südamerika) vorkommt.

Symptomatik

Echinococcus-Zysten sind meist lange Zeit stumm, dann manifestieren sie sich eher unspezifisch und je nach Lokalisation:
- **Leberbefall** → Oberbauchschmerzen, Ikterus;
- **Lungenbefall** → Dyspnoe, Hämoptoe;
- **Gehirnbefall** → Epilepsie, Lähmungen.

In 10 % der Fälle verursachen sie eine akute **Notfallsituation** (anaphylaktoide Reaktion, Kollaps, Zystenruptur).

Komplikationen

Akutes Abdomen → bei Ruptur und Aussaat in die Bauchhöhle; Ruptur in benachbarte Organe; **allergische Reaktionen** bis hin zum Schock bei Ruptur.

Diagnostik

- **Sonographie** → typische Zysten.
- **CT** → Zysten mit Verkalkungen (s. Abb. 24-5).
- Zur Differenzierung zwischen beiden Echinococcusformen → **ELISA-Test** (98 % Treffsicherheit), indirekte Immunfluoreszenz (IFT).

> **Merke**
> Eine Punktion der Zysten ist wegen der Gefahr der intraabdominalen Erregerverschleppung und anaphylaktischer Reaktionen kontraindiziert.

Therapie

Echinococcus granulosus

Die Therapie der Wahl ist eine **radikale operative Entfernung** unter **Vermeidung der Aussaat** infektiösen Materials. Dazu muss das Operationsgebiet komplett gegen die Bauchhöhle abgeschottet werden, bevor die **Zystektomie** oder Perizystektomie durchgeführt wird. Vier Wochen vor der Operation sollte eine **Vorbehandlung** mit **Albendazol oder Mebendazol** beginnen, welche noch 4–8 Wochen postoperativ fortgesetzt wird. Gelingt die komplette Resektion nicht, muss die medikamentöse Behandlung bis zu 2 Jahre fortgesetzt werden.

Echinococcus multilocularis

Aufgrund des **infiltrativen** Wachstums wird **wie beim Lebermalignom** mit Sicherheitsabstand **reseziert.** Dies gelingt jedoch nur in ca. 20–30 % der Fälle, in der Regel ist keine Operation möglich. **Albendazol** wird meist als **Dauertherapie** eingesetzt.

Prognose

Unbehandelt führt ein Befall mit **E. multilocularis** innerhalb weniger Jahre zum Tod; auch unter Therapie ist die Prognose eher **unsicher.** Bei **E. granulosus** ist in seltenen Fällen Spontanheilung möglich, unter Behandlung ist die Prognose sogar recht **gut.** Trotz Fortschritten in der operativen Technik kommt es in bis zu 25 % der Fälle zu **Rezidiven.**

24.5 Portale Hypertonie und Folgeerkrankungen

Portale Hypertonie

Definition

Unter portaler Hypertonie versteht man eine **Erhöhung des Pfortaderdruckes über 10–12 mmHg.** Der physiologische portale Druck beträgt 5–10 mmHg.

Ätiologie

Die Ursachen für die Drucksteigerungen können **prä-, intra-** oder **posthepatisch** liegen.

Prähepatischer Block
- **Milzvenenthrombose** → Folge einer akuten oder chronischen Pankreatitis, eines Pankreaskarzinoms oder einer Pankreaspseudozyste.
- **Pfortaderthrombose** → Folge einer Thromboseneigung, einer Kompression durch Pankreaskarzinom oder Lebertumor oder Verschleppung thrombotischen Materials in die Pfortader bei Infektionen im Bauchraum (Morbus Crohn, Colitis ulcerosa, Sepsis).

Intrahepatischer Block Ein intrahepatischer Block wird hauptsächlich verursacht durch:
- **Leberzirrhose** → Folge von chronischem Alkoholabusus, Hepatitis B oder C oder cholestatischen Lebererkrankungen (primär-biliäre Zirrhose, primär sklerosierende Cholangitis) sowie Morbus Wilson;
- **Schistosomiasis** → parasitäre Erkrankung, die weltweit die häufigste Ursache für portale Hypertonie darstellt;
- **hepatozelluläre Karzinome** → durch Verlegung von Sinusoiden, Pfortaderästen und Lebervenen.

Posthepatischer Block
- **Obstruktionen der Lebervenen** → durch Thrombose (Budd-Chiari-Syndrom).
- **Perikarditis und Herzklappenerkrankung** → Druckerhöhung vor dem rechten Herzen führt zu Rückstau zum Pfortaderstromgebiet.

Pathogenese

Die Widerstandserhöhung im Stromgebiet der V. portae hat folgenschwere Auswirkungen. Bedingt durch den Rückstau in den zuführenden Gefäßen, bilden sich **Kollateralkreisläufe,** die den Blutabfluss unter Umgehung des Leberdurchflusses gewährleisten. So entstehen Kurzschlüsse zwische V. portae und V. cava **(portokavale Anastomosen).** Die V. gastrica sucht sich ihren Abfluss über die **Vv. oesophageae,** von dort in die V. azygos, die in die V. cava superior fließt. Folge: **Ösophagusvarizen.** Ein Stau des Blutes in der **Milzvene** bewirkt eine Druckzunahme in den **Vv. gastricae breves.** Folge: **Magenfundusvarizen.**

Die **obliterierte Nabelvene** wird **refundiert,** und es entsteht ein sichtbares Venengeflecht am Bauch, das **Caput medusae** genannt wird.

Durch den fortgeleiteten erhöhten Druck in der V. mesenterica inferior kommt es auch zu einer Zunahme des Drucks in der zuführenden Venen, also auch dem **Plexus rectalis,** der vermehrt über die V. iliaca interna abgeleitet wird. Folge: **hämorrhoidenartige Gefäßerweiterung.**

> **Merke**
> Definitionsgemäß entstehen Hämorrhoiden arteriell (s. Kap. 22.5). Daher resultieren bei portaler Hypertonie durch die Druckerhöhung im venösen System von Rektum und Anus per definitionem keine Hämorrhoiden.

Auch der **Aszites,** eine Flüssigkeitsansammlung in der freien Bauchhöhle, entsteht durch Druckerhöhung, die eine **Transsudation** von Flüssigkeit aus den Kapillaren des Darms bewirkt. Dieser Vorgang wird durch eine **verminderte Albuminproduktion** der Leber mit **Abnahme des kolloidosmotischen Druckes** noch verstärkt. Zusammen mit dem prähepatischen Blutaufstau resultiert eine **Hypovolämie,** auf welche die Niere mit einer Aktivierung des Renin-Angiotensin-Aldosteron-Systems reagiert. Es kommt zum **sekundären Hyperaldosteronismus** mit vermehrter Natrium- und Wasserretention in der Niere. Dieser Mechanismus verstärkt noch die Aszitesbildung.

Durch den Stau im Pfortaderstromgebiet entsteht eine **Splenomegalie,** die nachfolgend zu **Anämie** und **Thrombozytopenie** führt, da die Blutzellen länger im Gefäßsystem des Organs verweilen und stärker eliminiert werden (Hypersplenismus).

Die Umgehungskreisläufe führen auch zu einer verminderten venösen Durchblutung der Leber. Dadurch kann die Leber nur einen Teil des Blutes von Ammoniak entgiften, es kommt zu erhöhten peripheren Ammoniakkonzentrationen und damit zur **Enzephalopathie.**

> **Merke**
> Eine Splenomegalie kann bei allen Formen der portalen Hypertonie vorliegen; **Aszites** und **Leberfunktionsstörung** fehlen bei prähepatischer portaler Hypertonie.

Symptomatik
- Zeichen der **ätiologischen Grundkrankheit,** meist **Leberzirrhose** mit Leberhautzeichen (Spider-Nävi, Palmarerythem) und einem leichten Ikterus.
- Anzeichen der **Kollateralkreisläufe:** Caput medusae, „Hämorrhoiden", Ösophagus- oder Fundusvarizen(-blutung).
- **Splenomegalie** mit **Hypersplenismus:** Anämie, Leukozytopenie und Thrombopenie.
- **Aszites** und **Ödeme.**
- **Enzephalopathie** (s. Tab. 24-3).

Diagnostik

Anamnese und **klinische Untersuchung,** Überprüfung der Enzephalopathie durch psychometrische Tests.

Tab. 24-3	Stadien der Enzephalopathie nach Tray, Burns und Saunders
Stadium 1	Leichte Konfusion, langsames Denken, Schlafstörungen, Stimmungsschwankungen, leichter Tremor, normales EEG
Stadium 2	Inadäquates Verhalten, stärkere Schläfrigkeit, Flapping-Tremor, allgemeine Verlangsamung im EEG (Thetawellen 4–7/s)
Stadium 3	Patient schläft meist, ist noch erweckbar, massive Konfusion, Flapping-Tremor noch vorhanden, abnormales EEG (Theta- oder Zwischenwellen 4–7/s)
Stadium 4	Koma, Foetor hepaticus, Tremor nicht mehr vorhanden, EEG immer verlangsamt (Deltawellen 0,5–3/s)

Klinik: Untersuchung auf Enzephalopathie

- **Zahlenverbindungstest:** Der Patient muss 25 nach dem Zufallsprinzip auf einem Blatt verteilte Zahlen der Reihenfolge nach durch Striche verbinden. Normal: Zeit < 40 s, pathologisch: > 1 min.
- **Flapping-Tremor:** Der Patient wird aufgefordert, die Arme auszustrecken und bei dorsalflektierten Händen die Finger zu spreizen. Flapping-Tremor: ein grobschlägiger flatternder Tremor der Hände und Finger (ca. 1/s), der verursacht wird durch einen jeweils plötzlich einsetzenden Tonusverlust.

- **Labor:** γ-GT, Transaminasen, Bilirubin ↑, Albumin ↓, Quick ↓.
- **Abdomensonographie:** Zirrhosezeichen (höckrige Leberoberfläche, fehlende Kapsellinie), **dilatierte V. portae > 15 mm, Aszites** (ab > 300 ml), **Splenomegalie.**
- **Duplexsonographie:** portale Durchblutung und Flussrichtung, **portokavale Anastomosen.**
- **Ösophagogastroskopie:** Ösophagus- oder Magenfundusvarizen.
- **Angiographie** (indirekte Splenoportographie): besonders als OP-Vorbereitung.
- **Leberbiopsie.**

Zur Diagnostik gehört auch die Beurteilung der **Leberfunktion** und des Schweregrades der **Leberzirrhose,** die nach Child-Pugh eingeteilt wird (s. Tab. 24-4).

Komplikationen

Massive Blutung aus **ösophagogastralen** Varizen (s. Ösophagusvarizenblutung), **Leberausfallkoma** durch NH_3-Intoxikation.

Therapie

Die Behandlung von Ösophagusvarizenblutung und Aszites wird gesondert behandelt (s. Ösophagusvarizenblutung und Aszites).

Symptomatische Therapie

Absetzen von Noxen, Alkohol und lebertoxischen Medikamenten; **Diätberatung** → kalorienreiche, eiweißarme Kost (NH_3-Belastung ↓).

Operative/interventionelle Therapie

Das Ziel der Therapie besteht in der **Senkung des portalen Hochdrucks,** um die Gefahr der Varizenblutung zu vermindern. Dies stellt jedoch nur eine **palliative** Maßnahme dar, da das Grundleiden – meist Leberzirrhose – unverändert bestehen bleibt. Ohne vorausgegangene Varizenblutung sind die Shuntoperationen nicht indiziert, da die OP-Letalität bei 10 % liegt und die Enzephalopathierate bei 30 %.

- **Transjugulärer intrahepatischer portosystemischer Shunt (TIPS)** → siehe Kapitel 24.3.
- **Operativer portosystemischer Shunt** (totaler oder selektiver Shunt) → siehe Kapitel 24.3.

Als definitive Therapiemöglichkeit steht nur die **Lebertransplantation** zur Verfügung. Patienten mit einer chronischen Lebererkrankung sollten deshalb frühzeitig in einem hepatologischen Zentrum vorgestellt werden.

Ösophagusvarizenblutung

Die Varizenblutung stellt eine **häufige** und äußerst **gefährliche Komplikation** der portalen Hypertonie dar. Bei etwa $\frac{2}{3}$ der Patienten mit Leberzirrhose bilden

Tab. 24-4	Schweregradeinteilung der Leberzirrhose nach Child-Pugh				
Punkte	Bilirubin	Albumin	Quick	Neurolog. Symptome	Aszites
1	< 2 mg/dl	> 3,5 g/dl	> 70 %	Nein	Nein
2	2–3 mg/dl	3–3,5 g/dl	40–70 %	Gering	Therapierbar
3	> 3 mg/dl	< 3 g/dl	< 40 %	Schwer	Therapierefraktär
Bewertung	Grad A Grad B Grad C	5–7 Punkte 8–10 Punkte 11–15 Punkte			

sich Varizen im Ösophagus, aber auch im Fundusbereich; ⅓ davon erleidet eine Blutung.
Ausführlichere Informationen zum Thema obere gastrointestinale Blutung siehe Kapitel 23.7.

Symptomatik

- **Hämatemesis** → schwallartig mit abruptem Beginn.
- **Meläna** (Teerstuhl), bei schneller Darmpassage und massiver Blutung manchmal auch **Blutstuhl** (Hämatochezie).
- **Anämie**.
- **Hämorrhagischer Schock**.

Merke
Die häufigste Todesursache bei Varizenblutungen ist die Aspiration, nicht die Blutung!

Diagnostik

- **Anamnese:** Alkohol, Leberzirrhose, vorausgegangenes heftiges Erbrechen, Medikamente.
- **Klinische Untersuchung:** Inspektion, Palpation und Auskultation (Abdomen und Lunge), rektal-digitale Untersuchung.
- **Blutnachweis im Magen:** durch Magensonde und -spülung.
- **Frühzeitige Ösophagogastroduodenoskopie** (s. Abb. 24-6).

Differenzialdiagnose

Blutendes Ulkus, hämorrhagische Gastritis, Mallory-Weiss-Syndrom.

Therapie

Sofortmaßnahmen

Der Patient gehört sofort auf die **Intensivstation.** Er wird zur Aspirationsprophylaxe intubiert, sein Kreislauf wird mit einem venöser Zugang (ZVK), Volumenersatz und Blutkonserven stabilisiert. Er erhält ein Sympathomimetikum (z. B. Dobutrex® i.v.) eine Magensonde und -spülung, danach erfolgt die Lokalisationsdiagnostik mittels Endoskopie.

Therapeutische Maßnahmen

- **Endoskopie:** Gummibandligatur, Gewebekleber, Sklerosierung mit Polidocanol (Aethoxysklerol®). In 90 % der Fälle ist dadurch Blutstillung möglich.
- **Medikamentöse Reduktion der Varizendurchblutung** → **Somatostatin,** Vasopressin oder **Vasopressinanaloga.**
Ist die endoskopische Blutstillung nicht anwendbar oder erfolgreich, bestehen folgende **Alternativen:**
- **Kompression mit Ballontamponade:** Sengstaken-Blakemore-Sonde (Ösophagusvarizen), Linton-Sonde (Fundusvarizen), Entblockung nach 12 h zur Vermeidung von **Schleimhautnekrosen,** häufige **Rezidivblutungen.**
- **Operative Maßnahmen (distale Ösophagusresektion/Manschettenresektion ösophagogastraler Übergang, selektive Gefäßligatur):** Letalität von bis zu 50 %, nur als **Notfalltherapie** bei konservativ

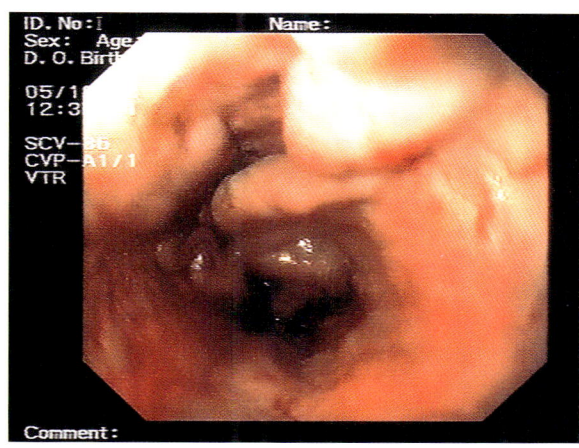

Abb. 24-6 Ösophagusvarizen ohne Blutung in der Endoskopie.

nicht beherrschbaren Blutung oder bei mehreren Rezidivblutungen innerhalb von 5 Tagen indiziert.

Leberkomaprophylaxe

Einlegen einer **Magensonde** unter radiologischer Kontrolle in den proximalen Ösophagus → Blutableitung und Durchführung von **Magenspülungen,** um die Resorption des ammoniak- und toxinhaltigen Blutes zu verhindern. 3× täglich werden hohe **Dickdarmeinläufe** zur **Kolonentleerung** vorgenommen. Gabe von **Laktulose** (Bifiteral®) → **Ammoniakproduktion** ↓ und von **Neomycin** (Bykomycin®), bzw. Paromycin (Humatin®) → bakterielle Besiedlung des Darms ↓ und damit **bakterieller Abbau** von Proteinen ↓.

Rezidivblutungsprophylaxe

Da etwa ⅔ der Patienten eine oder mehrere **Rezidivblutungen** erleiden, die sich durch eine geeignete Rezidivprophylaxe signifikant reduzieren lassen, ist eine **endoskopische Sklerosierung der Varizen** oder die Gabe von β-**Rezeptoren-Blockern** indiziert. Auch die endoskopische **Ligatur** der Varizen mit einem Gummiband ist alternativ möglich und zeitigt ebenfalls sehr gute Erfolge.

Prognose

Ösophagusvarizenblutungen haben eine **Letalitätsrate** von **30–50 %,** die Letalität der ersten Blutung ist mit 50 % außerordentlich hoch. Das Risiko für eine Rezidivblutung beträgt ca. 30 % in den ersten 6 Wochen und ca. 70 % im ersten Jahr nach der ersten Blutung.

Zunächst sollte bei der Behandlung die **Sklerosierungstherapie** als wenig invasives und sicheres Verfahren angewandt werden. Führt diese nicht zu einem befriedigenden Erfolg, sollte bei **Child-A-Patienten** ein **TIPS** oder ein **chirurgischer Shunt** in Betracht gezogen werden. Bei **Child-C-Patienten** kommt eine Shuntoperation kaum in Frage, da die Leberfunktion bereits so stark reduziert ist, dass das Risiko einer Komplikation zu hoch ist. Für diese Patienten ist die **Lebertransplantation** die einzig lebensrettende Maßnahme.

Aszites

Definition

Flüssigkeitsansammlung in der freien Bauchhöhle.

Ätiologie

Man unterscheidet den **Stauungsaszites,** der durch portale Stauung → **Transsudat** bei Leberzirrhose, Budd-Chiari-Syndrom, Pfortaderthrombose oder durch kardiale Stauung bei Rechtsherzinsuffizienz und Perikarditis entsteht, vom **entzündlichen** Aszites → **Exsudat** bei Tbc, Pankreatitis, vom **malignen** Aszites bei Peritonealkarzinose oder Metastasenleber und vom **chylösen** Aszites bei Lymphabflussstörungen im Bereich des Ductus thoracicus.

Diagnostik

Messung des Bauchumfangs.
- **Perkussion:**
  - **periumbilikale Dämpfung** bei Knie-Ellenbogen-Lage des Patienten.
- **Sonographie:** verlässlichste Methode, ab ca. 300 ml ist Aszites nachweisbar.
- **Aszitespunktion** → Bakteriologie und Zytologie.

Klinik: Aszitespunktion
- **Punktionsort** ist am Übergang vom äußeren zum mittleren Drittel der Linie Nabel-Spina iliaca anterior superior links. Epigastrische Gefäße werden so sicher geschont. Blase entleeren lassen, Lokalanästhesie.
- Zur **diagnostischen Untersuchung** der Aszitesflüssigkeit möglichst unter Ultraschallkontrolle die Peritonealhöhle punktieren und Flüssigkeit aspirieren, Nadel zurückziehen.
- Zur **Entlastungspunktion** wird eine kleine Inzision mit dem Skalpell vorgenommen, ein Trokar wird nach unten und lateral vorgeschoben, wobei der Patient die Bauchdecken anspannen soll. Nach Entfernung des Trokars wird der Schlauch an einen Beutel angeschlossen, und die Aszitesflüssigkeit kann abgelassen werden.

Untersuchung von Aszites
- **Laborchemisch** → Eiweiß, LDH.
- **Zellzahl und Differenzierung:** > 500 Granulozyten/mm³ gilt als beweisend für eine Infektion.
- **Zytologisch:** Malignität? Einen Hinweis auf einen malignen Prozess liefert auch die Bestimmung von CEA.
- **Bakteriologisch** auf aerobe und anaerobe Keime.

Therapie

Zur Therapie des Aszites wird folgender Stufenplan empfohlen:
- **Stufe 1 (Basistherapie):** Bettruhe, Flüssigkeitsbeschränkung, NaCl-Reduktion auf 3–5 g/d.
- **Stufe 2 (Diuretikatherapie): Schleifendiuretikum,** z. B. Torasemid 10–20 mg/d, Spironolacton in ansteigender Dosierung bis max. ca. 400 mg/d und tägliche **Kontrolle** von Gewicht, Elektrolyten, Kreatininclearance.
  Es sollte nicht mehr als 1 l/d ausgeschwemmt werden. Auf die Nierenfunktion muss besonders geachtet werden. Bei Verschlechterung der Nierenfunktion muss die diuretische Therapie abgebrochen werden.
  Unter dieser Therapie bessert sich der Aszites bei 80–85 % der Patienten; die restlichen ca. 15 % der Fälle sind als therapierefraktär einzustufen.
- **Stufe 3: Aszitespunktion (2–6 l)** und gleichzeitiger Volumenersatz mit Albumin oder HAES i.v., transjugulärer intrahepatischer portosystemischer Stentshunt **(TIPS)** oder **Lebertransplantation.**

24.6 Leberabszess

Definition

Eitrige Einschmelzung und Abkapselung des Lebergewebes.

Ätiologie/Pathogenese

Ein Leberabszess wird durch E. coli (30–40 %), durch Klebsiellen (20–30 %), Enterokokken (22 %) und durch Mischinfektionen hervorgerufen, kann aber auch durch Amöben verursacht werden. Die Einschleppung der Keime geschieht über verschiedene Wege:
- **aszendierend über die Gallenwege:** aszendierende Cholangitis (häufigste Ursache);
- **hämatogen aus dem Pfortaderstromgebiet:** bei perforierter Appendizitis, Divertikulitis, Colitis ulcerosa oder Morbus Crohn, Darmulzera, Amöbiasis;
- **hämatogene Verschleppung:** u. a. durch Tonsillitis, Osteomyelitis, Furunkulose;
- sekundäre Infektion von Leberzysten;
- posttraumatisch (selten; z. B. durch Pferdetritt).

Leberabszesse stellen sich häufig erst mit einem deutlichen **Intervall** zur Primärerkrankung ein. Die meisten Leberabszesse sind in der **rechten** Leber lokalisiert.

Symptomatik

Häufig treten hohes, septisches **Fieber** und ein **Druckschmerz** im rechten Oberbauch auf. Auch Übelkeit und Erbrechen kommen vor, in einigen Fällen hat der Patient einen **Ikterus.**

Der durch hämatogene Verschleppung von Entamoeba histolytica verursachte **Amöbenabszess der Leber** zeigt eine heftigere Symptomatik als der pyogene Abszess und führt häufiger zur **Perforation** in das Subphrenium.

Diagnostik/Differenzialdiagnose
- **Anamnese** → Gallensteine, **Tropenaufenthalt,** Trauma.
- Klinische Untersuchung → Hepatomegalie, Druckschmerz.
- **Sonographie** und CT → Lokalisation des Abszesses (s. Abb. 24-7).
- Röntgen-Thorax → **Zwerchfellhochstand** rechts.

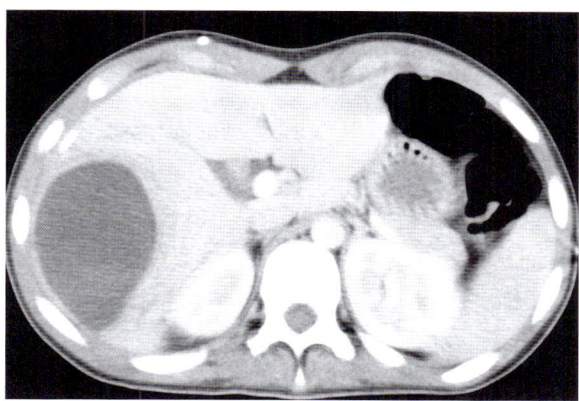

Abb. 24-7 CT: großer Leberabszess rechts.

- **Feinnadelpunktion** unter sonographischer Kontrolle und bakteriologische Untersuchung mit Antibiogramm.
- bei V. a. **Amöben: Hämagglutinationstest.**

Differenzialdiagnostisch kommen **Echinococcus-Zysten,** extrahepatische Abszesse und sekundär infizierte nekrotische Lebermetastasen in Betracht.

Therapie

Pyogener Abszess Ein **Spüldrainagekatheter** ist bei **nicht gekammerten** Abszessen indiziert, dabei erfolgt die Einlage des Spüldrainagekatheters unter CT- oder Sonographiekontrolle, kombiniert mit **Antibiotikatherapie** nach Antibiogramm.

Eine **Operation** ist bei **gekammerten,** ausgedehnten oder **multiplen** Abszessen sowie bei Versagen der konservativen Therapie angezeigt.

Der Abszess wird **chirurgisch ausgeräumt** und anschließend **drainiert,** selten wird eine **Leberteilresektion** notwendig.

Amöbenabszess In den meisten Fällen reicht eine **medikamentöse** Behandlung mit Metronidazol und Chloroquin (Resochin®) aus, eine **Drainage** wird nur nach Einschmelzung durchgeführt.

Komplikationen

Pyogener Abszess: **Ruptur,** Peritonitis, septische Ausbreitung; **Amöbenabszess:** hämatogene Aussaat.

24.7 Tumoren

24.7.1 Benigne Tumoren

Hämangiom

Definition

Ein Hämangiom der Leber ist eine **gutartige Gefäßneubildung,** die meist solitär und subkapsulär lokalisiert ist. Es zählt zu den häufigsten Lebertumoren.

Ätiologie/Pathogenese

Hämangiome bestehen aus großen, mit **Endothel** ausgekleideten **Hohlräumen,** die **blutgefüllt** bzw. schon thrombosiert und organisiert sein können. Hämangiome sind oft bereits als **Fehlbildungen** angelegt und wachsen erst mit zunehmendem **Alter,** in der **Schwangerschaft** oder unter **Östrogeneinfluss.** Frauen sind daher sechsmal häufiger betroffen als Männer. Entartungsgefahr besteht nicht. Nach der Größe können zwei Arten unterschieden werden. **Kapillare** Hämangiome mit < 4 cm Durchmesser finden sich sehr häufig; **kavernöse** Hämangiome mit > 4 cm Durchmesser sind eher selten.

Symptomatik

- Überwiegend **asymptomatisch.**
- **Größere** Hämangiome können durch **Kapselspannung** Druckgefühl und Schmerzen hervorrufen.
- Sehr selten **Ruptur.**

Diagnose

Oberbauchsonographie/CT→ Diagnosestellung (s. Abb. 24-8), **Blutpoolszintigraphie** in Kombination mit CT: Diagnosesicherung.

> **Merke**
> Eine Biopsie ist wegen der Blutungsgefahr kontraindiziert.

Therapie

Asymptomatische Hämangiome bedürfen keiner Therapie; sie sollten nur **kontrolliert** werden. **Symptomatische** oder große kavernöse Hämangiome können entweder **embolisiert** oder **reseziert** werden.

Fokale noduläre Hyperplasie (FNH)

Definition

Der Begriff kennzeichnet eine **gutartige,** tumorartige **Hyperplasie** der Leber, die wie eine lokalisierte Zirrhose imponiert.

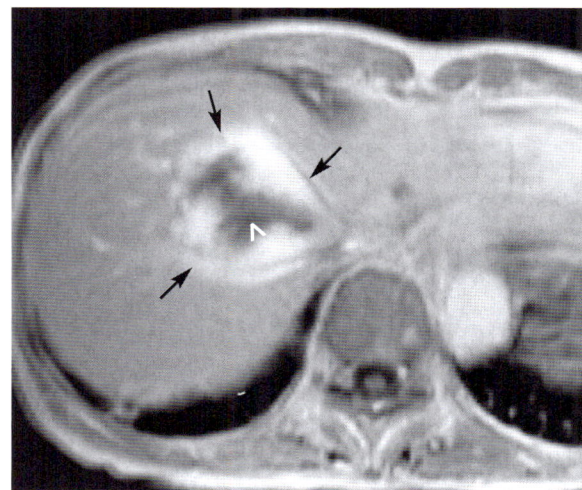

Abb. 24-8 Leberhämangiom. MRT mit intravenösem Kontrastmittel (Gd-DTPA) zeigt eine „irisblendenförmige" Kontrastierung einer Raumforderung in der Leber (→). Das Zentrum, die „Pupille" (>) ist fibrosiert und nimmt kein Kontrastmittel auf.

Ätiologie/Pathogenese

Die fokal-noduläre Hyperplasie ist eine **Proliferation** von Hepatozyten, Kupffer-Zellen, Gallengangskapillaren und wandverdickten Blutgefäßen; ihre Größe erreicht zwischen 5 und 15 cm. Wahrscheinlich ist sie Folge einer **arteriovenösen Fehlbildung.** Maligne Entartung wurde nicht beobachtet. **Kontrazeptiva** scheinen das Wachstum zu fördern, ein direkter Zusammenhang wurde aber bisher nie bewiesen. Von der FNH sind überwiegend Frauen betroffen.

Symptomatik

In 90 % der Fälle bestehen **keine Symptome.** Bei Herden über 15 cm Durchmesser können ein **Druckgefühl** im rechten Oberbauch und Appetitlosigkeit auftreten. Rupturgefahr besteht selten.

Diagnostik/Differenzialdiagnose (s. Abb. 24-9)

- **Oberbauchsonographie** → Typisch ist die Darstellung des „Mercedessterns": zentrale Narbe mit radiären Septen.
- **Leberszintigraphie** → Nachweis von **Kupffer-Zellen** ist praktisch beweisend, die Abgrenzung zum Leberzellkarzinom und -adenom kann jedoch Schwierigkeiten bereiten.

Therapie

Absetzen von **Kontrazeptiva.** Ansonsten wird der Befund durch häufige Untersuchungen unter **Kontrolle** gehalten. Eine **Operation** ist indiziert, wenn große Knoten und unklare Untersuchungsbefunde vorliegen.

Leberzelladenom (HCA)

Definition

Das Leberzelladenom ist eine primär **gutartige,** von den **Hepatozyten** ausgehende Neubildung.

Ätiologie/Pathogenese

Es besteht ein Zusammenhang zwischen Einnahme **oraler Kontrazeptiva** und dem Auftreten von Leber-

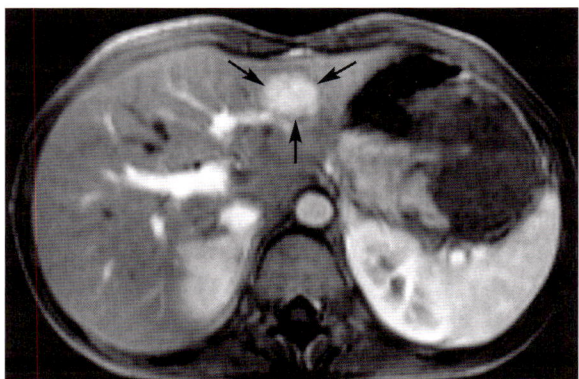

Abb. 24-9 Fokale noduläre Hyperplasie (FNH). MRT mit intravenösem Kontrastmittel (Gd-DTPA) zeigt in der arteriellen Phase eine kräftige Kontrastierung der Läsion im linken Leberlappen (→).

zelladenomen, daneben wird eine zunehmende Inzidenz beobachtet. Leberzelladenome können eine Größe von bis zu 40 cm und ein Gewicht von 3 kg erreichen. Histologisch zeigen sich in Abgrenzung zur FNH eine **leberähnliche Konsistenz** und **fehlende Septierungen.**

> **Merke**
> Im Gegensatz zu Hämangiom und FNH ist beim Leberzelladenom die Gefahr der malignen Entartung gegeben.

Symptomatik/Komplikationen

Bei ⅔ der Patienten **Druckgefühl** im rechten Oberbauch und **Übelkeit.**

Die **Rupturgefahr** ist groß; 40 % der Adenome rupturieren und bluten in die freie Bauchhöhle, was lebensbedrohlich sein kann. Daneben kommt es gehäuft zu Einblutungen in das Adenom, woraus starke Schmerzen im rechten Oberbauch resultieren.

Diagnostik/Differenzialdiagnose (s. Tab. 24-5)

Sonographie: solitäre Raumforderung.

Therapie

Wegen der großen **Rupturgefahr,** des **Entartungsrisikos** und der **unsicheren Abgrenzung** zum hochdifferenzierten HCC ist **die Indikation zur Resektion immer** gegeben. Kontrazeptiva sollen abgesetzt werden.

24.7.2 Maligne Tumoren

Bei den malignen Lebertumoren unterscheidet man **primäre** Lebermalignome wie das **hepatozelluläre** Karzinom (80–90 %) und das **cholangiozelluläre** Karzinom (10 %) von den **sekundären** Lebermalignomen **(Metastasen).**

Hepatozelluläres Karzinom (HCC)

Definition

Das hepatozelluläre Karzinom stellt eine **maligne Entartung** der **Hepatozyten** dar.

Ätiologie/Pathogenese

Das HCC gehört zu den weltweit häufigsten Tumoren und findet sich besonders in China, Japan, Südostasien und dem südlichen Afrika, während es in **Europa eher selten** ist. Betroffen sind hauptsächlich **Männer über 50 Jahren.**

Als prädisponierende Faktoren sind bekannt:
- **Leberzirrhose: 70 %** der HCC entstehen auf dem Boden einer Leberzirrhose, die durch Alkoholabusus, chronische Verläufe einer **Hepatitis** B oder C sowie durch **Hämochromatose** entstanden ist. Die Viren scheinen Protoonkogene zu aktivieren und/oder Tumorsuppressorgene zu inaktivieren.
- **Aflatoxine** (Schimmelgifte).
- **Chemikalien** (z. B. Arsen).
- **Medikamente** (z. B. Anabolika).

Tab. 24-5 Differenzialdiagnose des Leberzelladenoms

Untersuchung	FNH	Adenom	Karzinom
Leberszintigraphie	Vorliegen von Kupffer-Zellen	Keine Kupffer-Zellen → Karzinom kann nicht ausgeschlossen werden	
α-Fetoprotein	Normal	Normal	Erhöht
Ultraschallgesteuerte Feinnadelpunktion	„Lokalisierte Zirrhose"	Von Hepatozyten ausgehende Neubildungen, auch ein gutartiger Befund schließt einen malignen Prozess nicht sicher aus!	

Ausbreitung/Metastasierung

Das HCC wächst überwiegend solitär und diffus infiltrierend. Die Ausbreitung erfolgt **frühzeitig** und **überwiegend hämatogen** in Lunge (30–50 %), Zwerchfell (10–15 %), Skelett (5–20 %), Nebenniere, ZNS und Peritoneum. In seltenen Fällen verbreitet sich das HCC auch lymphogen; befallen sind dann die Lymphknoten im Leberhilus und am Ligamentum hepatoduodenale sowie die paraaortalen, perigastrischen und peripankreatischen Lymphknoten.

Klassifikation

Nach der TNM-Klassifikation wird folgende Einteilung vorgenommen (s. Tab. 24-6).

Von der WHO wird ein dreistufiges **Grading**system empfohlen: G1 → hoch differenziert, G2 → mäßig differenziert, G3 → gering differenziert.

Symptomatik

- **Uncharakteristische Beschwerden,** wie Druck im rechten Oberbauch.
- **B-Symptomatik:** Appetitlosigkeit, Gewichtsverlust, Abgeschlagenheit.
- Tastbarer **Tumor, Aszites.**
- **Ikterus** bei Kompression der Gallenwege.
- **Fieber** bei Tumorzerfall.
- **Dekompensation** einer vorbestehenden Leberzirrhose.

In den meisten Fällen erfahren die Patienten erst spät eine diagnostische Abklärung, wenn sie nicht wegen einer bekannten Leberzirrhose fortlaufend betreut werden. Etwa 60 % der hepatozellulären Karzinome weisen bei Diagnosestellung bereits Metastasen auf.

Diagnose

Diagnosestellung

- **Anamnese** → Leberzirrhose, Hepatitis, Hämochromatose, Noxen.
- **Klinische Untersuchung** mit Festlegung des Child-Pugh-Status (s. Kap. 24.5).
- **Abdomensonographie** → Befundlokalisation.
- **Spiral-CT** mit i.v. Kontrastmittelbolus → genaue Befundlokalisation.
- **MRT** mit i.v. Gabe des leberspezifischen Kontrastmittels Endorem®: → Nachweis der Tumorausdehnung.
- **Labor:** Bestimmung von α-**Fetoprotein (= AFP)** als Tumormarker, das bei **30** % der Leberzellkarzinome

Tab. 24-6 TNM-Klassifikation der primären hepatozellulären und Cholangiokarzinome

T	Primärtumor
T0	Kein Anhalt für Primärtumor
T1	Solitärer Tumor ohne Gefäßinvasion
T2	Solitärer Tumor mit Gefäßinvasion *oder* multiple Tumoren, keiner mehr als 5 cm in größter Ausdehnung
T3	Multiple Tumoren mehr als 5 cm in größter Ausdehnung *oder* Tumoren mit Befall eines größeren Astes der V. portae oder der Vv. hepaticae
T4	Tumor(en) mit direkter Invasion von angrenzenden Organen ausgenommen der Gallenblase *oder* Tumor(en) mit Perforation des viszeralen Peritoneums
N	**Regionäre Lymphknoten**
NX	Regionäre Lymphknoten können nicht festgestellt werden
N0	Keine regionären Lymphknotenmetastasen
N1	Regionäre Lymphknotenmetastasen
M	**Metastasen**
MX	Fernmetastasen können nicht beurteilt werden
M0	Keine Fernmetastasen
M1	Fernmetastasen

erhöht ist. **CEA** ist ebenfalls ein Tumormarker bei HCC, allerdings weniger spezifisch.
- Eventuell. **Angiographie** bei unklarer Differenzialdiagnose.

Staging **Röntgen** oder **CT** des Thorax zur Metastasensuche.

Merke
Bei potenziell kurablem Tumorbefund sollte aufgrund der Möglichkeit von Implantationsmetastasen (2 %) keine Feinnadelbiopsie durchgeführt werden!

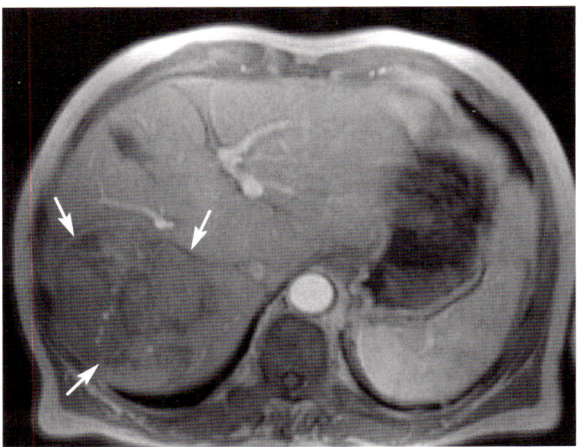

Abb. 24-10 Hepatozelluläres Karzinom (HCC). MRT mit intravenösem Kontrastmittel (Gd-DTPA) zeigt eine Raumforderung im dorsalen rechten Leberlappen (→).

Differenzialdiagnose

Differenzialdiagnostisch sind benigne Lebertumoren wie Hämangiom, FNH oder Leberzelladenom auszuschließen.

Therapie

Zur **Indikationsstellung** einer Resektion muss die **funktionelle Reserve der Leber,** insbesondere bei gleichzeitig bestehender Zirrhose, anhand bestimmter Parameter wie Aszites, Serum-Albumin, Serum-Cholesterin, Serum-Bilirubin und Quick-Wert abgeschätzt werden.

Kurative Therapie

Das operative Verfahren hängt davon ab, ob ein **zirrhotischer Umbau** vorliegt oder nicht.

Ohne Zirrhose wird eine Leberteilresektion mit 1 cm Sicherheitsabstand vorgenommen, **mit Zirrhose** wird bei **kleinen** (< 5 cm) **Tumoren** und fortgeschrittener Zirrhose die Indikation zur **Lebertransplantation** gestellt. Ansonsten richtet sich das Ausmaß der Resektion nach der Lage und Größe des Tumors sowie der Leberparenchymreserve (Leberfunktion). Dazu bestehen folgende operative Therapiemöglichkeiten: Hemihepatektomie, Lobektomie oder anatomische Segmentresektionen.

Da die Tumoren bei Diagnosestellung oft schon weit fortgeschritten sind, sind nur **20 %** der Patienten **operabel.**

Kontraindikationen für eine Resektion sind Infiltration der Pfortader, ein multilokulärer Tumor, die Infiltration des venösen Hilus und eine Child-C-Leberzirrhose.

Palliative Therapie

- **Tumoren < 5 cm** → lokal **nekroseinduzierende Verfahren** wie Alkoholinjektion, Mikrowellenapplikation, Kryo- oder Lasertherapie.
- **Tumoren > 5 cm** → **Chemoembolisation** der den Tumor versorgenden Gefäße.

Die Wirksamkeit von systemischer oder lokaler Chemotherapie und Hormontherapie mit Tamoxifen wird kontrovers bewertet.

Prognose

Ohne Behandlung muss innerhalb 4–6 Monaten mit dem Tod gerechnet werden, postoperativ beträgt die mittlere Überlebenszeit 12 Monate. OP-Letalität: 10%.

Cholangiozelluläres Karzinom (CCC)

Definition

Das cholangiozelluläre Karzinom ist ein vom **Gallengangsepithel** ausgehendes **Adenokarzinom.** Aufgrund des unterschiedlichen Wachstumsverhaltens wird es von Karzinomen der Gallenblase, der Gallengänge und der Gabelung des Ductus hepaticus **(Klatskin-Tumor)** abgegrenzt.

Ätiologie/Pathogenese

Das cholangiozelluläre Karzinom macht nur etwa **10 % der primären Leberkarzinome** aus. Am häufigsten tritt es bei **Männern nach dem 60. Lebensjahr** auf. In den Tropen ist eine Parasitenbesiedlung (u. a. Schistosomen) der Gallenwege als Auslöser anzusehen. In Europa kommen **primär sklerosierende Cholangitis,** kongenitale **Leberfibrose** und **Gallengangszysten** als Riskofaktoren eher in Betracht. Das CCC **metastasiert** in Lymphknoten, Lunge und Skelett.

Symptomatik

- **Pruritus.**
- **Druckgefühl** oder Schmerzen (Spätsymptome).
- **Ikterus** und Aszites (oft präterminal).
- **B-Symptomatik.**

Bei Diagnosestellung ist das cholangiozelluläre Karzinom meist schon weit fortgeschritten.

Diagnostik/Differenzialdiagnose

ERCP kombiniert mit endoskopischer **Biopsie** → Diagnosestellung; **Sonographie** und **CT** → Festlegung der Ausdehnung und der Operabilität.

Unter Umständen kann die Abgrenzung zu **Lebermetastasen** Schwierigkeiten bereiten.

Therapie

Wenn möglich, sollte der Tumor **reseziert** werden, was jedoch nur noch in ca. 10 % durchführbar ist. Eine **Lebertransplantation** bringt aufgrund einer hohen Rezidivrate keinen therapeutischen Vorteil und ist heute **obsolet.**

Prognose

Die durchschnittliche Überlebenszeit nach Radikaloperation beträgt 12 Monate, ohne Behandlung etwa 4–6 Monate.

Lebermetastasen

Definition

Lebermetastasen sind **sekundäre Lebertumoren,** die von anderen primären Malignomen ausgehend in der Leber abgesiedelt werden.

Ätiologie/Pathogenese

Lebermetastasen sind die **häufigsten malignen Leber-neubildungen;** in den meisten Fällen gehen sie von kolorektalen Karzinomen oder Pankreaskarzinomen aus. Die Metastasierung zur Leber erfolgt sowohl über die **Pfortader** als auch über die **A. hepatica, lymphogen** und **per continuitatem.**

Symptomatik

Bei großen Metastasen können **Schmerzen** im rechten Oberbauch auftreten, selten erfolgt eine **Ruptur.**

Diagnostik

Die meisten Lebermetastasen werden beim **Staging** oder im Rahmen einer **Nachsorgeuntersuchung** einer Karzinomerkrankung entdeckt:
- **Sonographie** → typischer echoarmer Randsaum (Halo), aber auch echoreich oder in Kokardenformen.
- **CT** und **MRT** mit **Kontrastmittelgabe** → Unterstützung der Diagnose und Bestimmung der Ausdehnung und Resektabilität (s. Abb. 244-11).
- **Ultraschallgesteuerte Feinnadelpunktion** mit Biopsie.

Therapie

Die Indikation zur Operation besteht, wenn alle erkennbaren Metastasen mit einem Sicherheitsabstand von 1 cm im Gesunden reseziert werden können. Als prognostisch ungünstig gilt es, wenn Lymphknotenmetastasen im Ligamentum hepatoduodenale vorliegen oder extrahepatisches Tumorwachstum nachgewiesen wird.

Chirurgisch wird die **Resektion** des/der betroffenen Lebersegmentes oder -hälfte angestrebt. Bei **multiplem** Befall bietet sich die systemische oder lokale Chemotherapie **(Chemoperfusion)** an.

Bei multiplen Metastasen (fünf bis zehn) oder beidseitigem Befall wird die MRT-/CT- oder sonographiegesteuerte Lasertherapie oder Thermoablation eingesetzt.

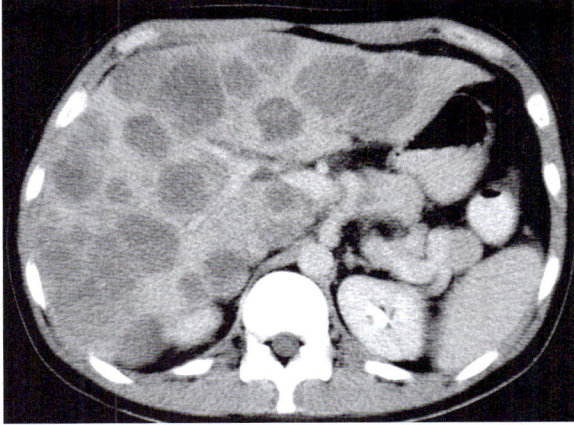

Abb. 24-11   CT: von Metastasen vollständig durchsetzte Leber.

Prognose

Bisher liegen lediglich Untersuchungen zur Heilungsrate nach der Resektion von Lebermetastasen kolorektaler Metastasen vor: Sie beträgt 40 %, sofern die Metastase komplett (R0-Resektion) entfernt werden konnte.

24.8 Verletzungen der Leber

Stumpfes und perforierendes Lebertrauma

Der verursachenden Gewalteinwirkung entsprechend werden Leberverletzungen in stumpfe und perforierende Verletzungen gegliedert. Um eine Standarisierung der verschiedenen Verletzungsmuster zu erreichen, wird die **Schwere** von Leberverletzungen in verschiedene **Grade** eingeteilt (s. Tab. 24-7).

Stumpfes Lebertrauma (90 %)

Ein stumpfes Lebertrauma wird durch **Einwirkung stumpfer Gewalt** auf die Leber hervorgerufen und kann **Parenchymprellungen und -zerreißungen** oder einen **Ausriss** der Leber aus dem Halteapparat bewirken.

Etwa **20 %** der stumpfen Bauchtraumen zeigen eine **Leberbeteiligung.** Ein stumpfes Lebertrauma kann beispielsweise durch einen Lenkradanprall, eine Kompression durch einen Sicherheitsgurt, einen Sprung aus großer Höhe oder auch im Rahmen von Polytraumen entstehen.

Perforierendes Lebertrauma (10 %)

Für ein perforierendes Lebertrauma kommen **Stich- und Schussverletzungen,** aber auch **iatrogene** Verlet-

Tab. 24-7   Klassifikation von Leberverletzungen

Grad	Art der Verletzung
I	Kapselriss oder Abledrung Oberflächliche Parenchymverletzung (< 1 cm)
II	Oberflächliche Parenchymverletzung (1–3 cm tief) Subkapsuläre Hämatome (≤ 10 cm) Periphere penetrierende Verletzung
III	Tiefe Parenchymverletzung (> 3 cm) Subkapsuläre Hämatome (> 10 cm) Zentral penetrierende Verletzungen Intrahepatische Hämatome Hilusverletzung (Pfortaderast, Leberarterienast)
IV	Massive Verletzung eines Lappens Devitalisierung von mehr als einem Segment Intrahepatische Hämatome (> 3 cm) Verletzung der Pfortader, der Leberarterie oder größerer Äste
V	Ausgedehnte Leberverletzung beider Lappen Blutung aus Lebervenen oder der V. cava Retrohepatische Vena-cava-Verletzung

(aus: Berchtold, Chirurgie, 3. Aufl., Urban & Fischer, 2001).

zungen bei Leberblindpunktionen ursächlich in Frage. Bei Schussverletzungen ist der Grad der Parenchymzerreißung von der Größe und Geschwindigkeit des Geschosses abhängig.

Symptomatik

Typisch ist ein **Druckschmerz** im rechten Oberbauch mit Ausstrahlung in die rechte Schulter (Phrenikusreizung), auch ein hämorrhagischer Schock kann auftreten.

Gefährlich ist die **zweizeitige Leberruptur:** Nach zunächst subkapsulärer Einblutung mit freiem Intervall von mehreren Tagen tritt plötzlich ein hämorrhagischer Schock ein.

Komplikationen

- **Blutung.**
- **Abszess** (subphrenischer, sub- oder intrahepatischer Lage).
- Extrahepatische **Gallenwegsverletzung.**
- **Leberinsuffizienz.**
- **Hämobilie** (Blutung aus der Papilla Vateri) durch Verbindung vom Gefäß- zum Gallengangssystem: **Symptomentrias: Kolik, Meläna, Ikterus.**
- **Bilhämie** durch Verbindung vom Gallengangssystem zu den Lebervenen. Bewirkt exzessive Bilirubinerhöhung bis 60 mg/dl.
- **Gallefistel** → Austritt von Galle in das Abdomen mit galliger Peritonitis.

Diagnostik

- **Klinische Untersuchung** → Prellmarken, Flankendämpfung und Resistenz im rechten Oberbauch.
- **Abdomen-Sonographie**→ freie intraabdominelle Flüssigkeit.
- **Röntgen-Abdomenübersicht** → Zwerchfellhochstand rechts.
- **Labor** → Zeichen des hämorrhagischen Schocks (Blutbild).
- **CT** mit Kontrastmittel.
- **ERC**.

Therapie

Welches Verfahren für die Behandlung einer Leberverletzung gewählt wird, richtet sich nach der Art und dem Schweregrad der Verletzung. Allein der Nachweis freier Flüssigkeit in der Bauchhöhle stellt noch keine absolute OP-Indikation dar. Entscheidend für das Vorgehen ist die **Kreislaufsituation,** die fortlaufend kontrolliert wird. Besteht ein Schockzustand trotz Volumensubstitution weiter, ist eine sofortige operative Revision indiziert.

> **Merke**
> Bei einem stumpfen Bauchtrauma mit Leberbeteiligung sind immer auch alle anderen intraabdominellen Organe zu kontrollieren, da häufig mehrere Verletzungen vorliegen.

Konservative Therapie Blutungen aus **oberflächlichen Kapseleinrissen** können **spontan sistieren** und benötigen keine spezifische Therapie. Unter engmaschiger **sonographischer** und **intensivmedizinischer Kontrolle** kann abgewartet werden.

Operative Therapie (s. Abb. 24-12)
- Mediane **Laparotomie.**
- Lokale Blutstillung durch **Gefäßumstechung** und **Teilresektion.**
- **Tamponade der Leber mit Tüchern** (sog. **Packing**).

Bei schwerer Blutung kann ein **Pringle-Manöver** angewandt werden: Abklemmen des Lig. hepatoduodenale mit V. portae, A. hepatica und Ductus choledochus. Das ermöglicht eine kontrollierte Revision z.B. eines tiefen Parenchymrisses und Naht zerrissener Gefäße. Dies ist schadlos bis zu 1 h möglich.

> **Merke**
> Eine Milzverletzung muss zuerst versorgt sein, da sie bei einem Pringle-Manöver aufgrund der portalen Stauung heftig bluten würde.

- **Vaskuläre Exklusion** → Abklemmen der V. cava ober und unter der Leber notwendig (Zeitfenster von 30 min).
- Verschluss des Parenchyms mit **Fibrinkleber** oder **Infrarotkoagulation, Kapselnaht,** evtl. zusätzlich sog. **Netzplombe** (Aufnähen eines Teils des Omentum majus).
- **Intraoperative Cholangiographie** → Ausschluss einer Gallenwegsverletzung.
- Einlegen einer **Drainage.**
- Ultima Ratio bei vollständiger Leberzerstörung: **Hepatektomie** und Anlegen eines **portokavalen Shunts.** Eine **Lebertransplantation** ist innerhalb von 24 bis maximal 48 h notwendig. Die Prognose ist in diesem Fall sehr schlecht.

Prognose

Die Prognose hängt davon ab, ob es sich um eine isolierte Leberverletzung handelt (selten), zudem von der Schwere der Verletzungen und der Begleitverletzungen. Die durchschnittliche Letalität liegt heute bei 10 %.

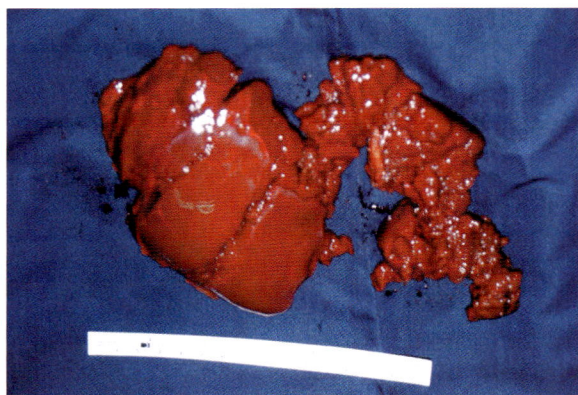

Abb. 24-12 OP-Präparat und Leberteilresektion bei multiplen Parenchymverletzungen.

Kasuistik

Bei einem 18-jährigen Motorradfahrer wurde vor 1 Woche eine zentrale Leberruptur mit durchgreifenden Kollagenbandnähten versorgt. Nun klagt er über starke kolikartige Schmerzen im rechten Oberbauch und hat einen Hb-Abfall auf 9,5 g/dl. Anamnestisch wird als letzter Stuhl ein Teerstuhl beschrieben. In der Notfall-Abdomensonographie findet sich vermehrte freie Flüssigkeit, eine zweizeitige Milzruptur (mögliche Ursache für die neu aufgetretene Blutung) kann ausgeschlossen werden. Wegen der kolikartigen Schmerzen in Verbindung mit Meläna besteht der Verdacht auf Hämobilie. Es wird eine sofortige operative Revision vorgenommen, bei der sich ein Blutungsrezidiv der Leber bestätigt. Die intraoperative Cholangiographie zeigt eine Verletzung des rechten Gallenganges. Dieser wird intrahepatisch in der Tiefe der Wunde genäht. Ein blutendes Gefäß wird nochmals mit Umstechungsnaht versorgt, eine Teilresektion kann noch vermieden werden.

24.9 Lebertransplantation

Seit der ersten Lebertransplantation im Jahre **1963** hat sich dieses Verfahren durch stetige Verbesserung der Operationstechniken und Einführung neuer Immunsuppressiva (Ciclosporin A und Tacrolimus) zu einem Standardverfahren entwickelt, das vielen Patienten ein deutlich längeres Überleben ermöglicht. Während in früheren Jahren die Indikation zu einer Lebertransplantation nur als Ultima Ratio gestellt wurde, geht der Trend heute zur **frühzeitigen Transplantationsabklärung** und **Indikationsstellung.**

Im Jahr 2002 wurden in Deutschland 760 Lebertransplantationen vorgenommen.

Der jährliche Bedarf von über 1 100 Lebertransplantationen kann jedoch aufgrund des Mangels an Spenderorganen nicht erfüllt werden.

Indikationen

Für eine Lebertransplantation gibt es vier große **Indikationsgruppen:**

- **akutes fulminantes Leberversagen** → durch Virushepatitis, Pilzvergiftungen, Medikamentenintoxikation;
- **chronische Lebererkrankungen im Endstadium** → alkoholbedingte Leberzirrhose bei gesicherter Abstinenz für mindestens 6 Monate, primär-biliäre Zirrhose oder sklerosierende Cholangitis;
- **metabolische Lebererkrankungen** → Speicherkrankheiten, Morbus Wilson, Hämochromatose;
- **Tumorerkrankungen** → bis 3 cm große singuläre primäre Leberzellkarzinome und benigne, nicht resezierbare Tumoren.

Der Indikationszeitpunkt ist gegeben, wenn das Stadium der **Dekompensation** erreicht ist und ohne Transplantation die **Lebenserwartung unter 1 Jahr** liegt. Die Transplantation sollte durchgeführt werden, bevor der Bilirubinwert dauerhaft > 7 mg/dl und der Albuminwert < 1,8 g/dl liegen.

Kontraindikationen

Verschiedene Kontraindikationen sind bei den Erwägungen, ob eine Lebertransplantation möglich ist oder nicht, zu berücksichtigen (s. Tab. 24-8).

Operationstechnik

In der Regel wird die **orthotope** (d. h. mit örtlicher Übereinstimmung) **Transplantation** der ganzen Leber mit **Ersatz** der erkrankten Leber durch das Transplantat durchgeführt. Bei **Kindern** wird wegen der Größeninkompatibilität zumeist eine **Lebersegmenttransplantation** vorgenommen, bei der meist der linke Lappen transplantiert wird.

Bei **Konservierung** mit kalter **UW-Lösung** (University of **W**isconsin) besteht für das Spenderorgan zwischen Explantation und Implantation eine tolerable **Ischämiedauer** von **10–12 h.**

Da während der OP die **V. cava ausgeschaltet** ist, ist der Einsatz einer **Biopumpe** notwendig, die das Blut aus dem unteren Teil des Körpers und aus dem portalen Kreislauf zum Herzen befördert.

Postoperative Therapie

Zur Nachbehandlung ist zur **Verhinderung von Abstoßungsreaktionen** folgende Medikation üblich:

- **lebenslange Immunsuppression** mit Ciclosporin A (z. B. Sandimmun®) + Methylprednisolon + Azathioprin (Imurek®);
- **Antibiotikaprophylaxe** und antivirale Prophylaxe (Aciclovir [Zovirax®]).
- Zur Verhinderung einer Reinfektion des Transplantates bei **chronischer Hepatitis B** wird für 6 Monate **Hyperimmunglobulin** gegeben, evtl. auch lebenslang, wenn der Patient HBV-DNA-positiv ist.

Treten **Abstoßungsreaktionen** auf, wird die zusätzliche Gabe von **polyklonalen** (ATG) und **monoklona-**

Tab. 24-8 Kontraindikationen für die Lebertransplantation	
Absolute Kontraindikationen	**Relative Kontraindikationen**
Schwere kardiopulmonale Begleiterkrankung	Fortgeschrittener Muskelschwund
Floride Sepsis	Intrapulmonale Shunts
Metastasen bei maligner Grunderkrankung	Pfortaderthrombose
Maligne Zweiterkrankung	Terminale Niereninsuffizienz
Aktiver Alkohol/Drogenkonsum	HIV-Infektion
Schwere psychiatrische Erkrankung	Instabiles soziales Umfeld

(aus: Berchtold, Chirurgie, 3. Aufl., Urban & Fischer, 2001)

len **Antikörpern** wie OKT$_3$ gegen T-Lymphozyten notwendig.

Komplikationen

- Postoperatives **Transplantatversagen**, sodass eine Retransplantation als Notfallindikation erforderlich wird.
- Akute oder chronische **Abstoßungsreaktion.**
- **Reinfektion** des Transplantates mit Hepatitisviren (bei HCV fast immer).

- Entwicklung einer **Sepsis** durch Infektionen unter Immunsuppression.
- **Anastomoseninsuffizienz.**

Prognose

Die Überlebensrate der Patienten beträgt 1 Jahr nach Lebertransplantation zwischen 60 und 90 %. Die **5-Jahres-Überlebensrate** liegt bei **66 %,** die 10-Jahres-Überlebensrate bei 58 %. Die perioperative Letalität beträgt 10 %.

25 Gallenblase und Gallenwege

Gerlind Souza-Offtermatt

25.1 Grundlagen

25.1.1 Anatomie

Lage und Aufbau

Die Gallenblase befindet sich in einer Grube an der Leberunterfläche und liegt **intraperitoneal** dem rechten Leberlappen an. Man unterscheidet drei Bereiche; Fundus, Corpus und Collum.

Das in den Leberzellen gebildete Gallensekret gelangt über die intrahepatischen Gallengänge in den rechten und linken Ductus hepaticus, die sich im Bereich der Leberpforte zum **Ductus hepaticus communis** (Hepatikusgabel) vereinigen. Distal davon mündet der von der Gallenblase kommende **Ductus cysticus** in den Ductus hepaticus communis, der von da ab **Ductus choledochus** genannt wird. Dieser verläuft entlang dem freien Rand des Ligamentum hepatoduodenale, unterkreuzt das Duodenum und mündet in 95 % der Fälle gemeinsam mit dem **Ductus pancreaticus** an der Papilla duodeni major (**Papilla Vateri**) in die Pars descendens duodeni (bei 5 % der Bevölkerung getrennte Mündung). Der **M. sphincter ductus choledochi** verschließt den Ductus choledochus oberhalb der Verbindung mit dem Ductus pancreaticus; der **M. sphincter Oddi** verschließt den Gallengang unmittelbar vor der Mündung in das Duodenum (s. Abb. 25-1).

Die **Füllung der Gallenblase** erfolgt über eine Kontraktion beider Sphinkteren mit resultierender Abflussblockade in das Duodenum, die **Entleerung der Gallenblase** durch eine Erschlaffung beider Sphinkteren.

> **Merke**
> Neben der beschriebenen Anatomie existieren jedoch zahlreiche Varianten, die insbesondere für den Chirurgen von großer Bedeutung sind.

Blutversorgung und Innervation

A. cystica → in 80 % aus der A. hepatica dextra, in 20 % aus anderen Gefäßästen.

Vv. cysticae → münden im Lig. hepatoduodenale in die V. portae.

> **Merke**
> Auch die A. cystica weist in etwa 50 % der Fälle Ursprungs- und Verlaufsvarianten auf, die chirurgisch relevant sind. Sie wird bei der Operation im **Calot-Dreieck** aufgesucht, das von Leberrand, Ductus hepaticus communis und Ductus cysticus gebildet wird.

Die **vegetative Innervation** erfolgt über den **Plexus coeliacus**, die **sensible** über den **N. phrenicus**.

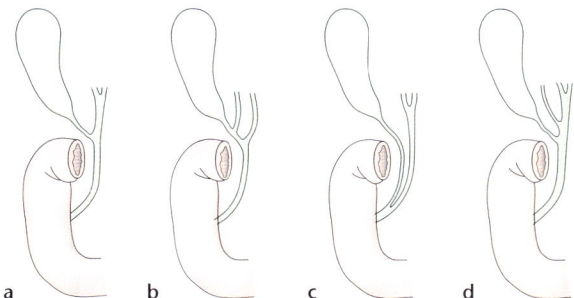

Abb. 25-1   Varianten der Gallenwegsanatomie.
a) Normalfall: Einmündung des D. cysticus unterhalb der Hepatikusgabel;
b) Einmündung des D. cysticus in den rechten D. hepaticus oberhalb der Hepatikusgabel;
c) tiefe Einmündung des D. cysticus präpapillär;
d) akzessorischer rechter D. hepaticus.

25.1.2 Physiologie und Pathophysiologie

Funktion

Die Aufgabe der Gallenblase besteht in der **Speicherung** des Gallesekretes. Täglich wird eine Menge von etwa 1 l produziert und auf $^1/_5$ des Volumens konzentriert. Das Gallesekret besteht aus Wasser, Elektrolyten, Gallensäuren, Cholesterin, Biliverdin und Bilirubin. Gallensäuren und Gallenfarbstoffe unterliegen dem **enterohepatischen Kreislauf,** dabei werden sie zu 80–90 % vor allem im terminalen Ileum rückresorbiert und in die Leber zurücktransportiert.

Die **Funktion der Gallensäuren** besteht in der **Fettemulgierung;** sie bilden mit Monoglyzeriden, Fettsäuren und den fettlöslichen Vitaminen A, D, E und K wasserlösliche Komplexe, sog. **Mizellen,** und ermöglichen so die Resorption der Fette.

Bilirubin ist das Stoffwechselendprodukt von Hämoglobin, Myoglobin und Zytochrom.

- Das **unkonjugierte (indirekte) Bilirubin** wird im Blut an **Albumin** gebunden transportiert.
- In der **Leberzelle** entsteht durch **Konjugation wasserlösliches, direktes Bilirubin,** das mit der **Galle** in den Darm ausgeschieden wird. Dort erfolgt die Umwandlung in Urobilinogen, das zu 80 % im Stuhl ausgeschieden wird und zu 20 % über den enterohepatischen Kreislauf wieder zur Leber zurückgelangt.
- Bei **Verschluss der ableitenden Gallenwege** wird das direkte konjugierte Bilirubin über die **Nieren** ausgeschieden, dies ist an der **tiefbraunen** Färbung des **Urins** erkennbar. Gelangt kein Bilirubin mehr in den Darm, können im Darm Urobilinogen, Urobilin und Sterkobilin nicht gebildet werden, der **Stuhl** ist deshalb **entfärbt.**

Die **Regulation** der Gallesekretion erfolgt über die im Duodenum gebildeten Peptidhormone **Sekretin** (Gallefluss ↑) und **Cholezystokinin** (Kontraktion der Gallenblase, Erschlaffung des M. sphincter Oddi) sowie durch weitere gastrointestinale Hormone und den Einfluss des N. vagus.

Bildung von Gallensteinen

Die Entstehung von Gallensteinen hängt vom **Löslichkeitsgleichgewicht** der verschiedenen Komponenten in der Galle ab. Gehen Gallensäuren nach Resektion des terminalen Ileums vermehrt verloren oder werden weniger Gallensäuren gebildet, wird das **Löslichkeitsprodukt** des Cholesterins unterschritten, und es kristallisiert aus. Im Verlauf bilden sich daraus Gallensteine, die im Bereich der abführenden Gallenwege **Passagehindernisse** darstellen. Die glatte Muskulatur der Gallenblase arbeitet mit verstärkten Kontraktionen dagegen an, daraus entsteht die typische **Gallenkolik.**

> **Merke**
> Kolikartige Beschwerden sind ein Hinweis auf eine kontraktionsfähige Gallenblase. Eine pathologisch veränderte Gallenblase (Schrumpfgallenblase, Karzinom) hingegen kontrahiert sich nicht mehr und kann völlig beschwerdefrei sein.

25.2 Diagnostik

25.2.1 Anamnese und körperliche Untersuchung

Anamnese

- **Familienanamnese:** Gallensteinleiden in der Familie?
- **Eigenanamnese:** vorausgegangene Operationen? Gewicht?
- **Beschwerdetyp:** Beschwerden in Bezug auf die Nahrungsaufnahme? Unverträglichkeit fetter Speisen?
- **Schmerzcharakter?**
- **Ikterus:** passager? **Pruritus?**
- **Stuhl-** und **Urinverfärbung:** acholischer Stuhl, bierbrauner Urin? Fettstühle?
- **Medikamente?**

Körperliche Untersuchung

Inspektion

Beurteilung der Farbe von Haut und Skleren → **Ikterus?**

Palpation

- **Druckschmerz** oder Abwehrspannung im rechten Oberbauch oder Epigastrium?
- Tastbare **Resistenz?**
- **Courvoisier-Zeichen:** schmerzlos vergrößert tastbare **Gallenblase** bei gleichzeitigem **Ikterus** → Hinweis auf ein Malignom (Tumorkompression).
- Palpation unter dem rechten Rippenbogen in tiefer **Inspiration** → **Gallenblasenhydrops.**

25.2.2 Bildgebung

Sonographie

Die Sonographie ist das routinemäßige **Standardverfahren** zum Nachweis von Cholezysto- oder Choledocholithiasis; **Steine** stellen sich dabei als echodichte Reflexe mit dorsalem Schallschatten dar. Die **Cholezystitis** zeigt sich mit Wandverdickungen und einem entzündlichen Flüssigkeitssaum um die Gallenblase. Daneben lassen sich auch Raumforderungen (Polyp, Karzinom) erkennen.

Endoskopisch-retrograde Cholangiopankreatikographie (ERCP)

Bei unklarer Cholestase oder Verdacht auf Choledochuskonkrement. **Therapeutisch** sind damit auch Steinextraktionen, Papillotomien oder Steinzertrümmerungen möglich.

Durchführung: Mithilfe eines flexiblen **Mother-Baby-Endoskops** wird die Papilla Vateri sondiert, und die Gallenwege werden unter Durchleuchtung retrograd mit wasserlöslichem Kontrastmittel gefüllt. Dabei wird das Baby-Endoskop über das Mother-Endoskop in die extrahepatischen Gallengänge vorgeschoben.

Komplikationen: Blutung, aufsteigende Cholangitis oder Pankreatitis, Perforation des Duodenums.

Perkutane transhepatische Cholangiographie (PTC)

Bei Erfolglosigkeit der ERCP oder **therapeutisch** als PTCD mit Drainage zur Galleableitung.

Durchführung: Unter Sonographiekontrolle wird von perkutan ein intrahepatischer Gallengang punktiert und unter Durchleuchtung Kontrastmittel injiziert.

Komplikationen: Leberverletzung, Nachblutung, Gallenfistel.

CT, MRT

Die **Computertomographie** wird hauptsächlich bei **Tumorverdacht** im Bereich der Leberpforte oder **intrahepatischen Prozessen** (Metastasen, Abszesse, Zysten) eingesetzt. Für die Diagnostik von Gallensteinen hat sie keine Bedeutung.

Die **Cholangio-MRT** ist ein spezielles, teures Verfahren, das dann zur Diagnostik von **Gallenwegsveränderungen** durchgeführt wird, wenn durch die ERCP nicht oder trotz weiterführender Diagnostik keine eindeutige Klärung vorgenommen werden kann.

Cholangiographie

Die früher häufig durchgeführte Darstellung der Gallenwege mit **intravenös** oder **oral** verabreichtem **Kontrastmittel** wurde durch die ERCP zurückgedrängt und wird heute nur noch selten angewandt. Sie ist kontraindiziert bei einem Bilirubin > 2 mg/dl.

Abdomenübersicht

Nur bei Vorliegen **röntgendichter Gallensteine** (15 % der Fälle) oder bei **Aerobilie** (Luft in den Gallenwegen) von Nutzen.

25.2.3 Labor

- **Blutbild** → Leukozytose bei akuter Cholezystitis.
- **Transaminasen** (GOT, GPT) → ↑↑ bei Hepatitis, ↑ bei Gallenwegsobstruktion.
- **Cholestaseanzeigende** Enzyme → γ-GT, AP ↑↑.
- **Direktes Bilirubin** → normal < 0,3 mg/dl, ↑ bei Cholestase.
- **Pankreasenzyme** → α-Amylase und Lipase.

25.3 Chirurgische Grundbegriffe

Endoskopische Papillotomie (EPT)

Syn.: Endoskopische Sphinkterotomie
Bei **Choledocholithiasis** (s. Kap. 25.6).

Durchführung: Die Spaltung der Papille wird unter endoskopischer Sicht mit einem speziellen Schneideinstrument (Papillotom) vorgenommen. Auf die EPT kann dann die Steinextraktion folgen.

Endoskopische Steinextraktion

Bei **Choledocholithiasis** (s. Kap. 25.6).

Durchführung: Nach der EPT wird mithilfe eines kleinen Auffangkörbchens (**Dormia-Körbchen**) der Stein aus dem Gallengang extrahiert.

Laparoskopische Cholezystektomie (s. Kap. 3.5)

Bei **Cholezystolithiasis** im Intervall (s. Kap. 25.6), bei **Cholezystitis** (s. Kap. 25.7 1).

Durchführung: Laparoskopischer Zugang über **vier Inzisionen**, Darstellung der Gallenblase und Freipräparation der A. cystica sowie des Ductus cysticus, Clipligatur. Extraktion der Gallenblase in einem Bergebeutel, wenn die Gefahr eines Wundinfekts (Trokareinstichstelle) durch die Gallenblase besteht.

Konventionelle Cholezystektomie

Bei **Cholezystolithiasis, Gallenblasenempyem, -perforation** (s. Kap. 25.6) und **Cholezystitis** (s. Kap. 25.7.1).

Durchführung: Die Gallenblase wird meist **retrograd** aus dem Leberbett abpräpariert, aber auch **antegrades** Vorgehen vom Fundus zum Hilus ist möglich. Bei gleichzeitig bestehender Choledocholithiasis werden der Choledochus längs inzidiert (**Choledochotomie**), Konkremente entfernt und revidiert (**Choledochusrevision**). Anschließend werden eine **T-Drainage** in den Choledochus und eine zusätzliche Drainage in das Operationsgebiet eingelegt.

Heute wird nach Möglichkeit mittels präoperativer ERCP versucht, den Stein zu entfernen, dann folgt die elektive Cholezystektomie („therapeutisches Splitting").

Biliodigestive Anastomose

Bei **Gallenwegskarzinomen**, die nicht mehr kurativ therapiert werden können (s. Kap. 25.8), bei iatrogener Verletzung des Ductus choledochus und bei **sklerosierender Cholangitis** (s. Kap. 25.7.2).

Durchführung: Meist wird eine **Hepatiko(choledocho)jejunostomie** mit einer Y-Roux-Jejunumschlinge vorgenommen, bei welcher der **Ductus hepaticus End-zu-Seit** mit einer ausgeschalteten Jejunumschlinge anastomosiert wird (s. Abb. 25.2). Auch eine Choledochoduodenostomie ist möglich. IMPP: Dieser

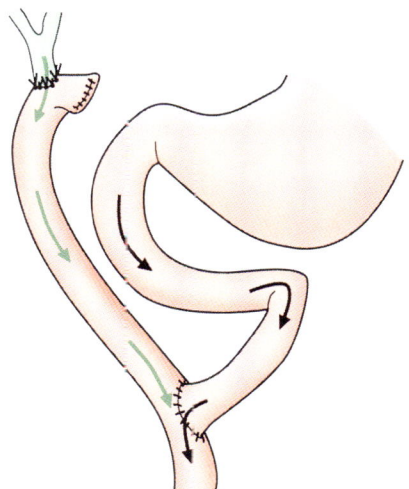

Abb. 25-2 Choledochojejunostomie: Mit einer Y-förmig ausgeschalteten Jejunumschlinge fließt kein Speisebrei in die Gallenwege zurück.

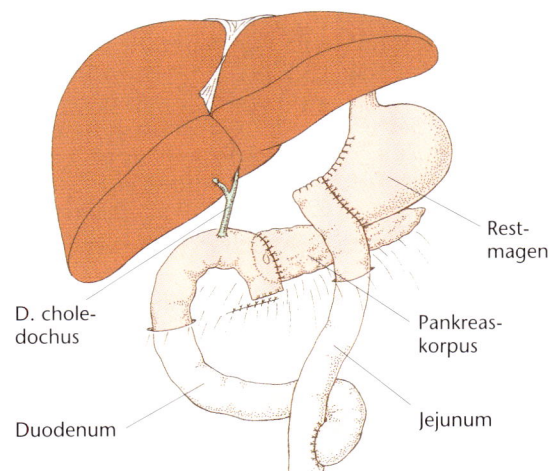

Abb. 25-3 Whipple-OP.

Eingriff kann postoperativ zur Aerobilie (perlschnurartige Luftansammlung in den Gallenwegen) führen.

Operation nach Kausch-Whipple (partielle Duodeno-pankreatektomie)
Bei **Gallenwegskarzinomen** des distalen Drittels (s. Kap. 25.8).
Durchführung: Entfernung der distalen **Gallenwege,** der **Gallenblase,** des **Duodenums,** des **Pankreaskopfes** und eines Teils des Pankreaskörpers sowie des distalen **Magenanteils.** Die Rekonstruktion erfolgt mit zwei Jejunalschlingen, von denen eine zum Abfluss des Mageninhalts und die andere zum Abfluss des Galle- und Pankreassekretes dienen. Die beiden Schlingen werden mit einer End-zu-Seit-Jejunojejuno-stomie miteinander verbunden (s. Abb. 25-3).

25.4 Fehlbildungen

Gallengangsatresie

Definition/Ätiologie

Bei der angeborenen Gallengangsatresie fehlen intra- und/oder extrahepatische Gallengänge, wodurch eine generelle **Gallesekretabflussstörung** verursacht wird. Die Prävalenz liegt bei 1 : 10 000 Geburten, die Ätiologie ist unbekannt.

Symptomatik

Ein Teil der Neugeborenen zeigt bereits unmittelbar **postnatal** einen **Ikterus,** der andere Teil weist einen verlängerten **Icterus neonatorum** auf. Das Mekonium ist zunächst von normaler Farbe, nach wenigen Wochen fallen jedoch **acholische Stühle** und **dunkelbrauner Urin** auf. Die **Leber** ist **vergrößert** und nimmt zunehmend derbe Konsistenz an (Zeichen der beginnenden **biliären Zirrhose).**

Diagnostik

Wegen der Gefahr der sich entwickelnden Zirrhose ist eine **frühzeitige Diagnosestellung** von großer Wichtigkeit. Aus diesem Grund ist ein Icterus neonatorum, der länger als 2 Wochen hinaus andauert, unbedingt abzuklären. Die Diagnostik wird mit **Sonographie, Cholangio-MRT, Leberbiopsie** und ggf. **Probelaparotomie** durchgeführt.

Therapie

Bei der **extrahepatischen Atresieform** besteht die Möglichkeit, durch eine **biliodigestive Anastomose** mit Y-Roux-Jejunumschlinge einen Galleabfluss zu schaffen. Die **intrahepatische Form** ist dagegen langfristig ohne **Lebertransplantation** nicht überlebensfähig, weshalb die Transplantation möglichst frühzeitig vorgenommen werden sollte.

Kongenitale Erweiterungen der Gallenwege/ Gallengangszysten (s. Tab. 25.1)

25.5 Ikterus

Syn: Gelbsucht

Definition

Unter Ikterus versteht man die **Gelbfärbung** von Skleren und Haut, die durch die Ablagerung von Bilirubin im Gewebe verursacht wird. Er stellt ein wichtiges **Leitsymptom** bei Erkrankungen der Gallenblase dar. Die Gelbfärbung tritt ab einem Bilirubinwert von 1,2 mg/dl zunächst an den **Skleren** und ab > 2 mg/dl an der **Haut** auf.

Einteilung

Ein Ikterus lässt sich nach **Lokalisation** der auslösenden Ursache einteilen (s. Tab. 25.2).
Der **cholestatische oder Verschlussikterus** lässt sich weiter nach der Lokalisation der Störung in intra- und extrahepatische Cholestase trennen (s. Abb. 25-4).
Eine **intrahepatische Cholestase** entsteht infolge behinderter Gallensekretion in der Leber, deren Ursache in den Leberzellen oder Gallenkapillaren (z.B.

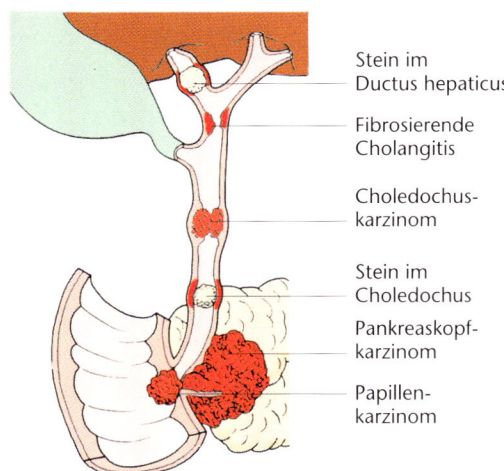

Abb. 25-4 Häufige Ursachen eines Verschlussikterus.

Tab. 25-1 Gallengangszysten

	Caroli-Syndrom	Choledochuszysten
Definition	Intrahepatische Gallenwegserweiterungen	Extrahepatische Gallenwegserweiterungen
Ätiologie/ Pathogenese	**Multiple** zystische Erweiterungen der intrahepatischen Gallenwege, die **perlschnurartiges** Aussehen haben, wahrscheinlich **autosomal-rezessive** Vererbung	**Häufiger** als die intrahepatischen Zysten, Einteilung in **Typ I–V** nach Form und Lokalisation, am häufigsten ist **Typ I**, bei dem der **gesamte Choledochus** zystisch erweitert ist. Die Ätiologie ist unklar. Manifestationsalter: **1.–10. Lebensjahr**
Symptomatik	Abhängig vom Ausmaß und von der biliären Abflussbehinderung: • Hepatomegalie • Abdominelle Beschwerden • Häufig rezidivierende Cholangitiden mit Fieber und Ikterus	• Rezidivierender cholestatischer Ikterus (80 % der Fälle) • Acholische Stühle • Meist Hepatomegalie
Diagnose	Sonographie ERCP CT	
Therapie	• Befall nur eines Leberlappens → Leberteilresektion • Ausgedehnter Befall → Lebertransplantation • Spätkomplikation: sekundär-biliäre Zirrhose	**Absolute OP-Indikation: Entfernung der Zysten, Rekonstruktion des extrahepatischen Gangsystems** **Da ein erhöhtes Risiko für die Entwicklung eines Karzinoms besteht, wird auch bei asymptomatischen Zysten reseziert**

bei Hepatitis) sowie in den größeren intrahepatischen Gallengängen liegen kann.

Die **extrahepatische Cholestase** kann sowohl durch eine Obstruktion von innen (Gallensteine, Tumoren) als auch von außen (Tumorkompression) verursacht werden. Ein Quotient direktes Bilirubin/Gesamtbilirubin > 0,5 spricht für eine posthepatische Cholestase.

Ein Sonderfall des Verschlussikterus liegt beim sog. **Mirizzi-Syndrom** vor (s. Kap. 25.6).

Symptomatik/Diagnostik

• **Gelbfärbung** der Skleren und Haut.
• **Entfärbter** (acholischer) **Stuhl** und **bierbrauner Urin.**
• Meist vergrößerte und **druckdolente Leber.**

Tab. 25-2 Ikteruseinteilung

Lokalisation	Prähepatisch = hämolytisch	Hepatisch = parenchymatös	Cholestatisch
Ätiologie	Erhöhter Hämabbau bei Hämolyse durch Anämien, Resorption ausgedehnter Hämatome	Störung in der Leberzelle: • Erworbene hepatozelluläre Störung (Hepatitis, fortgeschrittenen Leberzirrhose) • Morbus-Gilbert-Meulengracht → angeborene Verminderung des intrazellulären Transportproteins • Crigler-Najjar-Syndrom → unzureichende Konjugation mit Glucuronsäure • Dubin-Johnson-Syndrom → reduzierte Sekretion von Bilirubin aus der Leberzelle	Abflussbehinderung der ableitenden Gallenwege, z.B. durch Steine oder Tumoren
Farbe	**Flavinikterus** → strohgelb	**Rubinikterus** → rötlich	Zunächst **Verdinikterus** → grünlich im Verlauf **Melasikterus** → schmutzig dunkelgrün
Labor	Unkonjugiertes **indirektes** Bilirubin ↑↑, LDH ↑, Hb ↓	Direktes Bilirubin ↑, indirektes Bilirubin ↑ SGOT, SGPT ↑↑ Eisen ↑↑	**direktes** Bilirubin ↑↑, AP ↑, γ-GT ↑ Gesamtcholesterin ↑↑
Stuhl	Dunkel	Hell	

Tab. 25-3   Differenzialdiagnostische Anhaltspunkte bei Ikterus

Symptom	Hinweis auf
Juckreiz Dunkler Urin Heller Stuhl	Cholestase
Übelkeit, Fieber, Abgeschlagenheit (einige Tage vor Ikterus)	Hepatitis
Hohes Fieber, Schüttelfrost	Cholangitis, Leberabszess, Leptospirose
Kolikartiger Schmerz	Choledocholithiasis
Schmerzloser Ikterus	Karzinom
Schmerz im Oberbauch, ggf. Ausstrahlung in rechte Schulter	Leber, Galle

- **Juckreiz** durch Einlagerung von Gallensäuren in die Haut.
- **Gestörte Fettverdauung** evtl. mit Steatorrhö (Fettstühlen).
- **Gestörte Resorption** fettlöslicher Vitamine.
- Bei längerer Dauer Absinken der Vitamin-K-abhängigen **Gerinnungsfaktoren** (II, VII, IX und X) mit **Quick-Wert** ↓.
- **Labor:** Anstieg des direkten bzw. indirekten Bilirubins, der cholestaseanzeigenden Enzyme (AP, γ-GT, LAP = Leucinaminopeptidase) sowie der Transaminasen.

Differenzialdiagnose

Ein Verschlussikterus kann auch durch Parasiten im Choledochus (Echinococcus, Lamblien), Strikturen oder Tumoren verursacht werden. Weitere Differenzialdiagnosen siehe Tabelle 25-3.

Merke
Bei der Differentialdiagnose eines Verschlussikterus ist immer auch an Tumoren zu denken. Diese können an der Papille, im Gallengang, im Pankreaskopf oder im Duodenum lokalisiert sein. Auch zentrale Lebertumoren können durch Kompression Ursache eines Verschlussikterus werden.

Merke
Ein Verschlussikterus muss sobald als möglich, ein hepatischer Ikterus darf unter keinen Umständen operiert werden!

25.6   Gallensteine

Cholezystolithiasis

Definition
Cholezystolithiasis bezeichnet das Vorliegen von **Konkrementen** in der Gallenblase.

Ätiologie/Pathogenese
Mit 200/100 000 Einwohner und Jahr stellt die Cholezystolithiasis nach der Appendizitis die zweithäufigste Indikation für eine Abdominaloperation dar. Das Verhältnis Frauen : Männer beträgt 3 : 1. Jenseits des 40. Lebensjahres sind **32 % der Frauen** und **16 % der Männer Steinträger.** Der Häufigkeitsgipfel liegt bei Frauen zwischen **50 und 60 Jahren,** bei Männern zwischen 65 und 70 Jahren.

Folgende Ursachen sind in der Entstehung einer Cholezystolithiasis bekannt:
- **familiäre** Disposition,
- **Adipositas,**
- **fettreiche** Ernährung,
- höheres **Lebensalter,**
- hormonelle Faktoren (Ovulationshemmer, **Schwangerschaft**),
- Morbus Crohn,
- chronische **Obstipation**.

Merke
Die Prädisposition zu Cholezystolithiasis kann man sich leichter durch die „6 F" merken: fat, female, fertile (> 2 Kinder), forty, fair, family.

Pathogenese der Steinbildung   Man unterscheidet verschiedene Gallensteine nach ihrer Zusammensetzung (s. Tab. 25.4).

Tab. 25-4   Gallensteine

	Häufigkeit	Zusammensetzung	Farbe	Röntgenschatten
Cholesterin-Pigment-Kalkstein	70 %	Cholesterinkern, Bilirubin, äußere Kalkschicht	Schwarzbraun	Ja
Reiner Cholesterinstein	20 %	Zu 99 % aus Cholesterin	Gelblich	**Nein**
Reiner Pigmentstein	10 %	Bilirubin und wenig Kalksalze	Schwarz	Nein
Pigmentkalkstein	Selten	Bilirubin und Kalk	Schwarzbraun	Je nach Mineralgehalt

Pathogenetisch beruht die Bildung von **Cholesterinsteinen** auf einem Missverhältnis zwischen Gallensäuren-, Cholesterin- und Lezithinanteil in der Galle, wobei eine **Verminderung** von **Gallensäuren** und **Lezithin** oder eine **Vermehrung** von **Cholesterin** zur Steinbildung führt: Nach Resektion des terminalen Ileums erklärt sich durch den Ausfall des enterohepatischen Kreislaufs die Zunahme der Cholelithiasis. Auch tritt eine Erhöhung des Cholesterinanteils bei cholesterinreicher Ernährung, Hyperlipidämie sowie gesteigerter Ausscheidung über die Leber auf. Meist besteht gleichzeitig eine **verminderte Kontraktionsfähigkeit** der Gallenblase, was einen zusätzlichen begünstigenden Faktor darstellt.

Bilirubin-Pigmentsteine bilden sich im Rahmen **hämolytischer Erkrankungen,** bei Leberzirrhose, bei Cholestase und Infektionen.

> **Merke**
> Cholelithiasis gilt als Ursache fast aller Erkrankungen der Gallenwege. Auch Entzündungen entstehen bevorzugt auf dem Boden von Steinleiden.

Symptomatik

Symptome treten nur bei ca. $\frac{1}{4}$ der Steinträger auf: Typisch ist ein **Druckschmerz** im rechten Oberbauch, vor allem nach fettreicher Mahlzeit, auch **Allgemeinsymptome** wie Völlegefühl, Blähungen, Übelkeit und Schweißausbrüche oder **Brechreiz** treten auf.

Bei **Verschluss der ableitenden Gallenwege** durch das Konkrement ist ein **Kolikschmerz** im rechten Oberbauch typisch, der in Rücken oder rechte Schulter ausstrahlt. Die Gallenkolik entsteht durch die **Kontraktion** der Gallenblase zur **Steinaustreibung** in den Ductus cysticus bzw. aus dem Ductus choledochus in das Duodenum. Dabei besteht kein Zusammenhang zwischen Steingröße und Schmerzintensität. Der Schmerz lässt nach, sobald der Galleabfluss nicht mehr behindert ist (s. Abb. 25.5).

Bei totalem Verschluss kommt es zu einem **Ikterus** (auch nur kurzfristig), zu einer **Temperaturerhöhung** bis ca. 38 °C, einer BSG-Erhöhung und Leukozytose.

Komplikationen

- **Steineinklemmung:**
  - bei Zystikusverschluss → **Gallenblasenhydrops** und **-empyem;**
  - bei Verkalkung → **Porzellangallenblase;**
  - **Mirizzi-Syndrom** (Trias: Zystikusstein, Cholezystitis, Hepatikusstenose) → wird verursacht durch **Stauung des Ductus hepaticus** von außen durch den Stein im Ductus cysticus. Charakteristisch: **schmerzloser Ikterus** (DD: maligner Tumor!);
  - Papillenstein → **Pankreatitis.**
- **Entzündungen:** Cholezystitis und Cholangitis, sklerosierende Cholangitis, biliäre Zirrhose, Schrumpfgallenblase, Leberabszesse.
- **Perforationen:**
  - lokale und generalisierte Peritonitis mit **Cholaskos** = Austritt von Gallenblasenflüssigkeit in die freie Bauchhöhle;
  - innere Fistel;
  - Gallensteinileus → Gallenstein gelangt in das Darmlumen und verlegt es (Dünndarmileus > Dickdarmileus), radiologisches Zeichen → Aerobilie (s. Abb. 25-6).
- **Tumoren:** Gallenblasen- und Gallenwegskarzinom.

Diagnostik

- **Anamnese:** familiäre Belastung? Schmerzanamnese? entfärbter Stuhl? Braunfärbung des Urin?
- **Klinische Untersuchung: Murphy-Zeichen,** bei tiefer Inspiration unter dem rechten Rippenbogen tastbarer Gallenblasenhydrops.

> **Klinik: Murphy-Zeichen**
> Bei Palpation der Gallenblasenregion druckschmerzbedingtes Sistieren der Atmung bei tiefer Inspiration.

- **Sono** → Methode der Wahl; weist mit 95 % **Treffsicherheit** Steine nach und gibt Aufschluss, ob es sich um eine Cholezystolithiasis oder Choledocholithiasis handelt (s. Abb. 25-7).

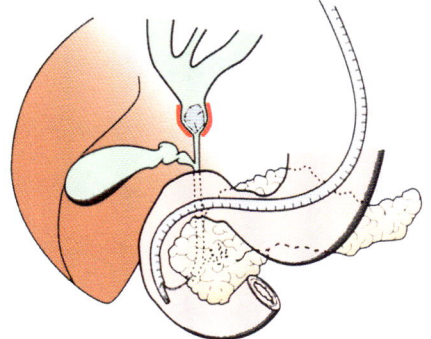 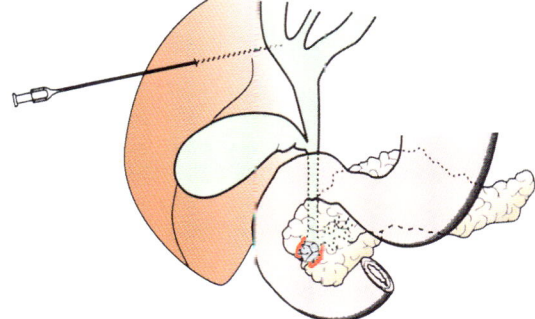

Abb. 25-5 Symptomatik bei mechanischem Ikterus je nach Lokalisation des Hindernisses. Bei Verschluss oberhalb der Zystikuseinmündung ist die Gallenblase unverändert. Bei papillennahem Verschluss Aufstau und starke Vergrößerung der Gallenblase. Diagnostik bei Verschlussikterus entweder durch ERPC oder PTC, nicht mittels Kontrastmittelausscheidung durch die Leber.

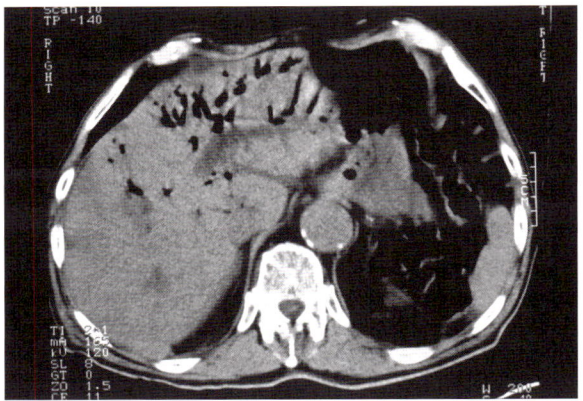

Abb. 25-6   Aerobilie im CT.

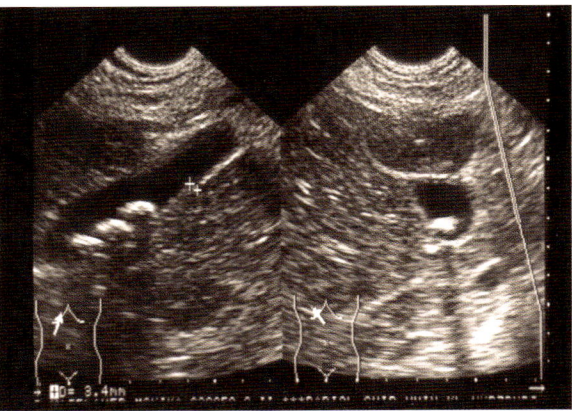

Abb. 25-7   Sono Gallensteine sonographisch in 2 Ebenen.

- **ERCP** oder **PTC** → bei Verdacht auf **Choledochusstein** (s. Abb. 25-8).
- **Abdomenleeraufnahme** → Nachweis von **verkalkten Steinen** (ca. 25 %) möglich.
- **intravenöse Cholangiographie** → Steinnachweis durch Kontrastmittelaussparung, wird heute seltener durchgeführt. Kontraindiziert bei Bilirubinwerten > 2 mg/dl.
- **Labor** → Blutbild, Transaminasen, γ-GT, Bilirubin, AP, Lipase.

Differenzialdiagnose (s. Tab. 25-5)

Therapie
Akutmaßnahmen sind **Bettruhe**, feuchte Wärme, **Nahrungskarenz** und **Spasmolytika** (z. B. Buscopan® i.v.).

> **Merke**
> Bei einer Gallenkolik ist die Gabe von Morphinen kontraindiziert (Sphinkterspasmus)!

Operative Therapie
Die Indikationen zur operativen Therapie gehen aus Tabelle 25-6 hervor.

Die Operation kann entweder laparoskopisch oder durch Laparotomie durchgeführt werden:
- **Laparoskopisch** (sog. **Lap-Galle**, s. Abb. **3-5c**): Methode der ersten Wahl und in **90 %** der Fälle bei **elektiver Cholezystektomie** möglich. Der Vorteil liegt in der schnelleren postoperativen Mobilisation, dem geringen Wundschmerz und dem günstigen kosmetischen Ergebnis. Kontraindikationen sind eine gangränöse Cholezystitis, ein Empyem, eine Gallenblasenperforation, Malignitätsverdacht, ein Verwachsungsbauch oder ein kardiopulmonales Risiko (Einschränkung des Thoraxvolumens durch die intrabdominelle Gasinsufflation!).
  Bei **Komplikationen** (nicht beherrschbare Blutung, Anomalien, massive Verwachsungen) ist in ca. 3–7 % intraoperativ ein Umstieg auf die konventionelle Operation (sog. **Konversion**) notwendig.

- **Konventionelle Cholezystektomie:** Zurzeit werden nur noch ca. **10 % der Cholezystektomien** per Laparotomie durchgeführt. Bei nicht eindeutigen anatomischen Verhältnissen oder Verdacht auf Choledocholithiasis wird die Cholezystektotmie mit einer intraoperativen i.v. Cholangiographie kombiniert.

Operative Komplikationen: Bei unklaren anatomischen Verhältnissen besteht die Gefahr, dass der **Ductus choledochus** statt des Ductus cysticus unterbunden wird (→ Gallenstauung in der Leber), auch eine **Choledochusverletzung** kann auftreten, ist jedoch häufiger bei der laparoskopischen Cholezystektomie.

Bei atypischem Verlauf der A. hepatica besteht auch die Gefahr einer **Ligatur** → Nekrosegefahr der Leber.

Konservative Therapie
Sie wird **nur bei erheblichen Kontraindikationen für die Operation** angewandt:

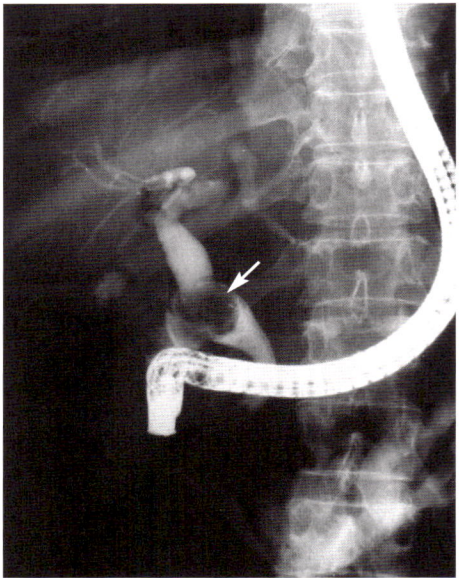

Abb. 25-8   Choledochusstein im ERCP (Pfeil).

Tab. 25-5 Differenzialdiagnose der Gallenkolik

Erkrankung	Symptome	Diagnostik
Akute Appendizitis	Starke Schmerzen, die sich im Verlauf in den rechten Unterbauch verlagern	Abwehrspannung, Leukozytose, Sonographie
Akute Pankreatitis	Druckschmerz vor allem im Epigastrium bei tiefer Inspiration	Lipase und α-Amylase ↑, Sono, CT Abdomen
Nierenkolik	Von der Flanke in die Leiste ziehender Schmerz	Eventuell Hämaturie
Ulcera ventriculi und duodeni	Bei Perforation bretthartes Abdomen und Schocksymptomatik	ÖGD, Röntgen-Abdomenübersicht
Myokardinfarkt	Epigastrischer Schmerz	EKG und CK, Troponin, CK-MB
Pleuritis	Atmungsabhängiger Schmerz	Auskultation und Röntgen-Thorax

Tab. 25-6 Indikationen zur operativen Therapie bei Cholezystolithiasis

Absolute Indikation	Relative Indikation
• Akute Cholezystitis • Gallenblasenempyem • Freie Gallenblasenperforation • Gallensteinileus • Erfolglose endoskopische Therapie bei Gallengangssteinverschluss	• Symptomatische Cholelithiasis (möglichst im Intervall) • Asymptomatische Cholelithiasis bei multiplen kleinen Steinen (Gefahr der Steineinklemmung!) oder großem Solitärstein wegen Gefahr der Perforation • Gallenblasenpolypen • Typhusdauerausscheider

- **Medikamentöse Litholyse** → Auflösung **reiner Cholesterinsteine** (max. drei bis fünf) durch orale Zufuhr von Gallensäuren (Chenodesoxycholsäure oder Ursodesoxycholsäure) in einem Zeitraum von 6 Monaten bis 1 Jahr. Der Vorteil liegt im **nichtinvasiven** Verfahren, die Erfolgsrate beträgt 60–70 %. Allerdings ist die **Rezidivrate** mit 50 % in 5 Jahren recht **hoch.** An **Nebenwirkungen** treten auf: Diarrhöen sowie Erhöhungen von Transaminasen und LDL-Cholesterin. **Kontraindiziert** ist diese Methode bei akuter oder chronischer Cholezystitis, Ulkus sowie Gravidität.
- **MTBE-Lyse** → perkutane transhepatische oder ERCP-Punktion der Gallenblase und Verabreichung von **MTBE** (**M**ethy**t**ert**b**utyl**e**ther) über eine 1–3 Tage verbleibende **Sonde.** Indiziert ist dieses Verfahren bei **nicht verkalkten Cholesterinsteinen** insbesondere bei **alten Patienten,** die schlecht operabel sind. Komplikation: Auftreten eines Gallelecks.
- **Cholelithotripsie** (**ESWL** = extrakorporale Stoßwellenlithotripsie) → **Verkleinerung** der Steine, sodass sie von selbst abgehen oder für eine medikamentöse Lyse bzw. Entfernung durch ERCP besser geeignet sind. Indiziert bei **kalkfreiem Solitärstein** mit max. 3 cm Durchmesser. **Voraussetzung** ist die **Kontraktionsfähigkeit** der Gallenblase.

Prognose

Die **Letalität** einer elektiven **laparoskopischen** Operation liegt bei **0,1–0,2 %,** die Letalität der konventionellen OP elektiv bei 0,2 %, bei akuten Fällen bei 2,5 %.

In ca. 10–25 % bleiben im Anschluss an die Cholezystektomie unklare Beschwerden im rechten Oberbauch bestehen, die als **Postcholezystektomiesyndrom** bezeichnet werden. Die Ursache kann in einem zu langen Zystikusstumpf mit Steinneubildung, chronischer Cholangitis oder in einer Papillenstenose liegen, oder die präoperativen Beschwerden waren anderer Genese.

Kasuistik

Eine 40-jährige Frau gibt an, seit ca. 6 h unter starken rechtsseitigen Oberbauchschmerzen zu leiden. Außerdem bestehen Übelkeit und Erbrechen. Bei der klinischen Untersuchung ist eine Abwehrspannung im rechten Oberbauch festzustellen. Fieber und Leukozytose sind nicht vorhanden. Bei der Sonographie wird ein Gallenblasenhydrops bei Zystikusstein diagnostiziert. Die Patientin wird für die laparoskopische Cholezystektomie vorbereitet.

Choledocholithiasis

Definition

Als Choledocholithiasis wird die Existenz von **Konkrementen in den ableitenden Gallenwegen** bezeichnet, welche intrahepatisch, im Ductus hepaticus, Ductus choledochus oder präpapillär lokalisiert sein können.

Ätiologie/Pathogenese

Primäre Gallengangsteine **entstehen im Gallengang,** entweder als Rezidivsteine nach Cholezystektomie, in den meisten Fällen jedoch vor dem Hintergrund eines **Abflusshindernisses** unterschiedlicher Genese (Caroli-Syndrom, Choledochus- oder Papillenstenose, sklerosierende Cholangitis).

Die meisten Gallengangsteine gelangen jedoch **sekundär aus der Gallenblase** in den Gallengang.

Symptomatik/Komplikationen

Häufig ist eine Choledocholithiasis asymptomatisch (stumm). Symptomatisch wird sie erst, wenn ein Stein den Galleabfluss behindert. Dann treten Koliken oder ein Verschlussikterus auf → bei allmählicher Entwicklung meist ein schmerzloser Ikterus, der mit Pruritus verbunden ist. An Komplikationen können eine Cholangitis mit nachfolgenden Leberabszessen, eine biliäre Pankreatitis oder eine Papillenstenose vorkommen.

> **Merke**
>
> Ein Steinverschluss im **Ductus cysticus** kann im Gegensatz dazu folgende Komplikationen verursachen: Gallenblasenhydrops, Gallenblasenempyem, Perforation mit galliger Peritonitis und bei chronisch-entzündlichem Verlauf eine Porzellangallenblase.

Diagnostik

- **Sonographie** → Steinnachweis in ca. 50 %.
- **Abdomenübersicht** → röntgendichte Steine.
- **ERCP** → **wichtigstes diagnostisches und therapeutisches** (EPT = endoskopische Papillotomie) **Mittel** (s. Abb. 25-9).
- **PTC** → indiziert, wenn die Sondierung der Papille mit ERCP nicht gelingt oder diese aus anderen Gründen nicht durchgeführt werden kann.
- **MRCP**/MR-Cholangiographie → Steinnachweis (s. Abb. 25-10).
- **Labor** → typischerweise γ-GT ↑, AP ↑ und konjugiertes Bilirubin ↑. Die Erhöhung der Transaminasen gibt einen Hinweis auf Cholangitis und die Erhöhung der Serumlipase und Amylase auf eine begleitende Pankreatitis.

Klinik

Die Gallenblase ist bei steinbedingtem flüchtigen Verschluss meist klein.

Bei tumor- oder strikturbedingtem konstanten Ikterus hingegen ist sie groß, prall gefüllt und schmerzlos **(Courvoisier-Zeichen).**

Therapie

Die Behandlung der Wahl ist die **endoskopische Steinextraktion,** die nach **Papillotomie** (EPT) mit einem **Dormia-Körbchen** oder Ballonkatheter vorgenommen wird. Steine, die aufgrund ihrer Größe mit dieser Methode nicht gefasst werden können oder im Gallengang eingeklemmt sind, können durch Laserlithotripsie oder elektrohydraulische Lithotripsie zerkleinert werden. Im Anschluss an die Steinentfernung folgt meist die **laparoskopische Cholezystektomie,** sofern die Gallenblase noch vorhanden ist. Immer seltener wird im Rahmen der konventionellen Cholezystektomie eine sog. **Choledochusrevision** durchge-

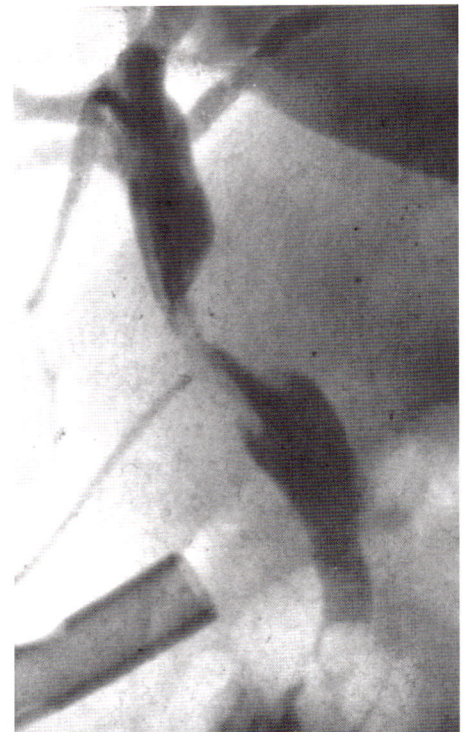

Abb. 25-9   ERCP bei Choledocholithiasis.

führt, bei der die Steinentfernung mithilfe einer Fasszange oder eines Fogarty-Katheters geschieht und anschließend eine **T-Drainage** in den Ductus choledochus und eine Sekretdrainage in das Wundbett eingelegt werden. Erst wenn nach einigen Tagen durch Röntgenkontrolle der freie Galleabfluss gesichert ist, können die Drainagen nacheinander entfernt werden.

Operative Komplikationen Choledochusverletzung mit anschließender Striktur, Darm- oder Gefäßverletzung.

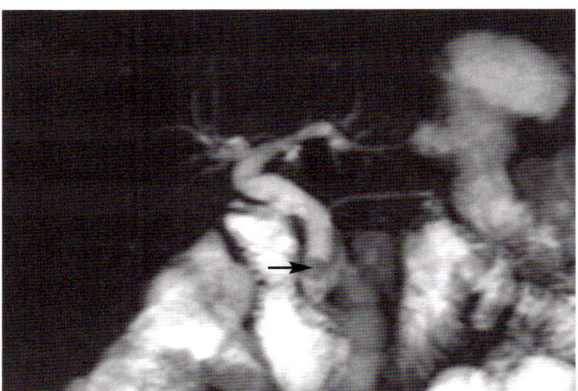

Abb. 25-10   Präpapilläres Konkrement mit geringgradigem Aufstau des D. choledochus.

25.7 Entzündungen

25.7.1 Cholezystitis

Akute Cholezystitis

Definition

Bei der akuten Cholezystitis handelt es sich um eine **Entzündung der Gallenblasenwand,** die bevorzugt auf dem Boden einer Cholezystolithiasis auftritt.

Ätiologie/Pathogenese

Prädisponierende Faktoren:
- **Cholelithiasis** → Etwa 20 % der Gallensteinträger entwickeln irgendwann eine Entzündung der Gallenblase bzw. Gallenwege.
- **Obstruktion** durch Abknickung oder Torsion des Ductus cysticus.
- **Parasiten** (z. B. Askariden).
- **Kompression** (Tumoren).
- Übergreifen entzündlicher Prozesse benachbarter Organe (Ulcus duodeni, Pankreatitis).
- Posttraumatische oder postoperative **Minderdurchblutung.**

Die Cholezystitis entwickelt sich aus einer **abakteriellen Entzündung** der **stasebedingt überdehnten Gallenblase,** der dann in der Regel eine **bakterielle Infektion** durch **Keimaszension** aus dem Duodenum folgt. Bevorzugte Keime sind: **E. coli, Enterokokken, Klebsiellen, Enterobacter und Salmonellen.** Das Spektrum der Entzündungstypen reicht von der **blande** verlaufenden Cholezystitis über eine **phlegmonöse,** eine **gangränöse** Form bis zum **Gallenblasenempyem,** bei dem die Gallenblase mit Eiter gefüllt ist.

Symptomatik

Die „klassische" Symptomatik besteht aus:
- **Dauerschmerz,** bisweilen auch **kolikartigem** Schmerz im rechten Oberbauch mit **Schmerzausstrahlung** in den Rücken oder die rechte Schulter **(Head-Zone);**
- **Abwehrspannung;**
- evtl. **Murphy**-Zeichen;
- Übelkeit, Erbrechen;
- Fieber:
- **Leukozytose;**
- evtl. **Ikterus** durch eine entzündliche Mitbeteiligung der Leber (nur in ca. 40 % der Fälle).

Merke
Fieberanstieg über 39 °C, Schüttelfrost und Leukozytose über 15 000/mm³ weisen auf ein Gallenblasenempyem hin.

Komplikationen

Gallenblasenempyem→ Durchwanderungsperitonitis mit septischem Schock, **Gallenblasenperforation,** chronisch **rezidivierende Cholezystitis** → Schrumpfgallenblase, **Cholangitis** oder **Begleitpankreatitis.**

Merke
Es besteht der Verdacht auf eine Gallenblasenperforation, wenn bei stark schmerzhaftem Abdomen der Schmerz plötzlich nachlässt.

Diagnostik/Differenzialdiagnose
- **Sonographie** Konkremente, typische **Wandverdickung** > 4 mm mit Dreischichtung durch **pericholezystitischen Flüssigkeitssaum** (s. Abb. 25-11), **Gasbildung** in der Gallenblase wird durch gasbildende Bakterien hervorgerufen und ist ein Hinweis auf Perforationsgefahr.
- **Labor:** BSG ↑, Leukos ↑ (bei Empyem 15 000– 20 000/mm³), evtl. Bilirubin ↑.
- **ERCP** → bei unklarem Ikterus.
- **Röntgen-Abdomenübersicht** → Ausschluss einer Perforation.

Differenzialdiagnostisch auszuschließen sind vor allem andere Krankheitsbilder, die ein **akutes Abdomen** verursachen (s. Tab. 25-7).

Therapie/Prognose

Als Initialtherapie werden **Bettruhe, Nahrungskarenz, Antiphlogistika, Spasmolytika** sowie **Antibiotika** (Cephalosporine) verordnet. Dann besteht die Indikation zur **Cholezystektomie,** wobei sich der Trend zur **frühzeitigen** Operation durchgesetzt hat, da dadurch die Rate an Komplikationen deutlich niedriger als bei der früher häufigen Operation im Intervall ist. Außer bei sehr ausgedehnten Entzündungen kann die Operation mehrheitlich auf **laparoskopischem** Wege durchgeführt werden, und zwar möglichst innerhalb von 4 Tagen nach Beginn der Symptomatik. Besteht gleichzeitig eine **Choledocholithiasis,** wird meist das sog. **therapeutische Splitting** vorgenommen, bei dem prä- oder postoperativ eine **ERCP** mit Papillotomie und Steinextraktion und getrennt davon die Cholezystektomie durchgeführt werden.

Die **Letalität** bei der **gangränösen** Form und dem **Empyem** liegt bei ca. **15 %,** die Letalität bei **Gallenblasenperforation** bei 20 %.

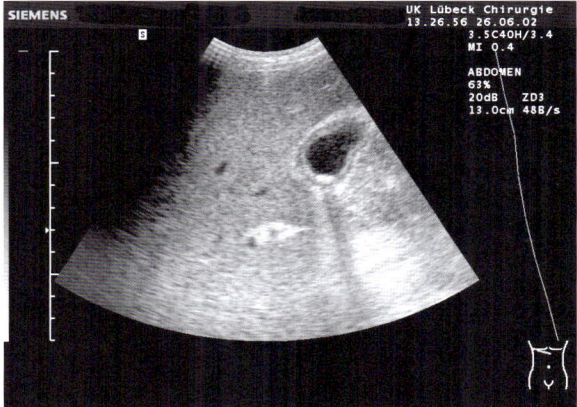

Abb. 25-11 Sonographische Darstellung der Dreischichtung bei Cholezystitis.

Tab. 25-7   Differenzialdiagnose der Cholezystitis

Differenzialdiagnose	Diagnostik
Akute Appendizitis	Anfangs epigastrische Schmerzen, Verlagerung in den rechten Unterbauch, Abwehrspannung, höheres Fieber
Akute Pankreatitis	α-Amylase und Lipase ↑, ERCP und CT
Ulcera ventriculi und duodeni	ÖGD
Pyelonephritis	Urinbefund
Herzinfarkt	Epigastrischer Schmerz möglich, EKG- und CK-Kontrollen
Leberabszess	CT und Sono

Chronische Cholezystitis

Definition

Die chronische Cholezystitis kann als **entzündlicher Folgezustand** einer rezidivierenden akuten Cholezystitis auf dem Boden einer **Cholezystolithiasis** betrachtet werden.

Ätiologie/Pathogenese

Die durch den chronischen Reizzustand **verschwielte** Gallenblasenwand **verliert** ihre **Motilität,** was die Steinbildung wiederum begünstigt. Als Endzustand bildet sich die **„Schrumpfgallenblase",** die sich bei **Verkalkung** der Wand als **„Porzellangallenblase"** darstellt. Daneben kommt aber auch eine chronische Cholezystitis ohne vorhergehende Cholelithiasis vor; dabei kommen Parasiten (Lamblien, Askariden), aber auch aszendierende Infektionen sowie allergische und toxische Faktoren als Ursache in Betracht.

Symptomatik

Die Symptomatik ist insgesamt eher uncharakteristisch:
- **Druckschmerz** im rechten Oberbauch und Epigastrium;
- rezidivierende stärkere **Schmerzattacken** mit kürzeren oder längeren Intervallen;
- **Unverträglichkeit** fetter Speisen;
- Übelkeit und Meteorismus.

Diagnostik

Die Diagnostik entspricht derjenigen bei akuter Cholezystitis. Die Diagnose „chronische Cholezystitis" wird aus dem Befund der **Sonographie** (Dreischichtung der Gallenblasenwand, Steinnachweis), der **Abdomenübersicht** („Porzellangallenblase") und evtl. des **CT** gestellt.

Therapie

Die Therapie besteht in der meist **laparoskopisch** durchgeführten **Cholezystektomie** (s. Abb. **3-5c**).

25.7.2 Cholangitis

Akute Cholangitis

Definition

Als akute Cholangitis wird die durch **bakterielle Infektion** hervorgerufene **Entzündung der intra- und extrahepatischen Gallenwege** bezeichnet.

Ätiologie/Pathogenese

Auch bei diesem Krankheitsbild spielt die **Stase des Galleflusses** die entscheidende Rolle; somit stellen cholestaseverursachende Faktoren die Prädisposition dar:
- **Choledochlithiasis** mit Obstruktion der Gallenwege;
- **Strikturen** oder Atresien;
- **Papillenstenose;**
- **Tumoren** im Bereich der Gallenwege;
- **iatrogen** → durch aszendierende Darmkeime nach Untersuchungen oder Operationen an der Papille.

Das Keimspektrum umfasst vorwiegend **gramnegative** Keime wie E. coli, Enterokokken, Klebsiellen und Proteus.

Symptomatik/Komplikationen

> **Merke**
> Charakteristisch für die **akute Cholangitis** ist die sog. **Charcot-Trias,** die **rechtsseitige Oberbauchschmerzen,** einen **Ikterus** und intermittierenden Schüttelfrost **(Fieber)** umfasst.

Persistiert das Abflusshindernis, so kann die Cholangitis schwere Komplikationen wie **Sepsis,** die Bildung multipler **Leberabszesse** oder eine schwere Schädigung des Leberparenchyms (sekundär-biliäre **Zirrhose**) nach sich ziehen.

Diagnostik

- **Klinische Untersuchung** → vergrößerte und druckdolente Leber.
- **Labor** → cholestaseanzeigende Enzyme (AP, LAP und γ-GT) ↑, Bilirubin ↑, Transaminasen ↑, BSG und CRP ↑, Leukozytose.
- **Sonographie** → gestaute Gallenwege und meist Konkrement nachweisbar oder Verdacht auf Raumforderung.
- **ERC** oder **ERCP** → Diagnosesicherung.
- **CT** → Abklärung einer Raumforderung.

Differenzialdiagnose

Cholezystitis → Sono und ERC, Hepatitis → deutlichere Transaminasenerhöhung, **keine Sepsis!** Hepatitisserologie, Leberabszess → Sono/CT.

Therapie

Akutmaßnahmen
- Zunächst **Nahrungskarenz** und parenterale Ernährung mit **Elektrolytsubstitution, Blutkultur** und **Antibiose.**

- Bei **Choledocholithiasis** → **ERCP** mit endoskopischer Papillotomie (EPT) und **Steinextraktion** (oder konventionelle **Cholezystektomie** mit **Choledochusrevision** und T-Drainage).
- Bei **Cholezystolithiasis** → laparoskopische oder konventionelle **Cholezystektomie.**

Prognose

Die Cholangitis klingt rasch ab und heilt aus, wenn es gelingt, die Ursache zu beseitigen. Kommt es zu den aufgeführten Komplikationen und wird eine notfallmäßige Operation erforderlich, so liegt die Letalität zwischen 20 und 60 %.

Kasuistik

Eine 58-jährige Frau, der vor 8 Jahren wegen Cholelithiasis die Gallenblase entfernt wurde, klagt über Schmerzen im rechten Oberbauch. Sie gibt an, dass sie unter immer wiederkehrenden Fieberschüben leide. Bei der klinischen Untersuchung und Laboruntersuchung fallen ein leichter Ikterus mit Bilirubinwerten von 2,5 mg/dl und eine Erhöhung der AP auf. Mit der Verdachtsdiagnose „Cholangitis" wird bei der Sonographie ein Konkrement im Ductus choledochus festgestellt. Daraufhin wird eine ERCP durchgeführt, die den Befund ebenfalls dokumentiert. In gleicher Sitzung wird die endoskopische Papillotomie vorgenommen, und das Konkrement wird entfernt.

Primär sklerosierende Cholangitis

Definition

Die primär sklerosierende Cholangitis ist eine selten auftretende **chronisch progressive Entzündung der Gallenwege,** die durch diffuse Entzündung über **Fibrosierung** zu **Strikturen** führt.

Ätiologie/Pathogenese

Die Erkrankung befällt Patienten **unter 45 Jahren;** das Verhältnis Männer : Frauen liegt bei 3 : 2. Die **Ätiologie** ist bislang noch **unklar.** Der Verdacht auf eine **autoimmune Entstehung** liegt nahe, da die primär sklerosierende Cholangitis gehäuft kombiniert mit anderen Autoimmunerkrankungen (z.B. Lupus erythematodes) auftritt. In zwei Drittel der Fälle liegt gleichzeitig auch eine **Colitis ulcerosa** vor.

Symptomatik

Die Symptomatik wird mit zunehmendem Krankheitsverlauf stärker und ähnelt der akuten Cholangitis:
- rechtsseitige **Oberbauchschmerzen,**
- intermittierende **Fieberschübe,**
- intermittierender **Ikterus** mit Pruritus,
- **Hepatomegalie,** später auch Splenomegalie.

Der weitere Verlauf ist geprägt durch die zunehmenden **Stauungserscheinungen,** durch welche eine **biliäre Zirrhose** mit **portaler Hypertonie** entsteht. Schließlich führt das Krankheitsbild zum **Leberversagen.**

Diagnostik

Die **ERCP** ist das diagnostische Verfahren der ersten Wahl. Die segmentalen Strikturen lassen sich dabei als sog. **Perlschnurphänomen** erkennen. Durch **Biopsien** lässt sich die Diagnose gegenüber einem **Gallengangskarzinom** abgrenzen.

Therapie/Prognose

Kausal kann die Erkrankung nicht behandelt werden. Der chronisch-entzündliche Verlauf ist mit **Steroiden** lediglich günstig zu **beeinflussen.** Außerdem wird medikamentös **Ursodesoxycholsäure** eingesetzt. Im Übrigen muss sich die Therapie auf die **Verhinderung eines septischen Verlaufs** beschränken. Durch **Dilatationen** und **Drainage** der Gallenwege wird versucht, Stauungen zu beseitigen. Chirurgisch können **biliodigestive Anastomosen** in manchen Fällen, insbesondere wenn nur eine Stenose des Ductus choledochus vorliegt, eine Besserung bringen. Hierbei wird eine Anastomose zwischen Ductus hepaticus und Jejunum hergestellt. Vor allem bei intrahepatischen Strikturen ist eine frühzeitige Vorstellung in einem Leberzentrum empfehlenswert, da die **Lebertransplantation** die **einzige kurative** Behandlungsmethode darstellt.

Wegen der nicht aufhaltbaren Progredienz hat das Krankheitsbild eine schlechte Prognose. Daneben gilt die primär sklerosierende Cholangitis als **Präkanzerose für ein Cholangiokarzinom.**

25.8 Tumoren

25.8.1 Benigne Tumoren

Bei den sehr seltenen gutartigen Tumoren der Gallenblase und Gallenwege sind insbesondere **Adenome (Papillome), Fibrome, Neurinome, Myome** und **Lipome** zu nennen. Symptomatisch werden sie nur, wenn durch das Wachstum eine **Obstruktion** der Gallenwege verursacht wird und ein **Ikterus** auftritt. So findet die Diagnose auch eher im Rahmen einer Oberbauchsonographie als **Zufallsbefund** statt. Die weitere Abklärung der Ausdehnung geschieht mit der **ERCP** und ggf. mit **CT,** und die Therapie besteht bei benignen Tumoren der Gallenblase in einer **Cholezystektomie,** insbesondere wenn bei mehrmonatiger Kontrolle die Größe zugenommen hat. Gutartige Tumoren der Gallenwege werden ebenfalls vollständig entfernt, da bei unvollständiger Entfernung Rezidive auftreten oder die **Gefahr der malignen Entartung** besteht.

25.8.2 Maligne Tumoren

Gallenblasenkarzinom

Definition

Maligne Neubildungen der Gallenblase sind histologisch in **> 90 % Adenokarzinome,** nur selten Plattenepithelkarzinome. Sie machen 2 % der malignen Tumoren beim Menschen aus.

Tab. 25-8 Klassifikation des Gallenblasenkarzinoms

T	Primärtumor
TX	Primärtumor kann nicht beurteilt werden
T0	Kein Anhalt für Primärtumor
Tis	Carcinoma in situ
T1	Tumor infiltriert Schleimhaut (T1a) oder Muskularis (T1b)
T2	Tumor infiltriert perimuskuläres Bindegewebe, jedoch keine Ausbreitung jenseits der Serosa oder in der Leber
T3	Tumor perforiert Serosa (viszerales Peritoneum) und/oder infiltriert direkt in die Leber und/oder ein(e) Nachbarorgan/-struktur, z.B. Magen, Duodenum, Kolon, Pankreas, Netz, extrahepatische Gallengänge
T4	Tumor infiltriert Stamm der V. portae oder A. hepatica oder infiltriert zwei oder mehr Nachbarorgane/-strukturen
N	Regionäre Lymphknoten
NX	Regionäre Lymphknoten können nicht beurteilt werden
N0	Keine regionären Lymphknotenmetastasen
N1	Metastasen in Lymphknoten am Ductus cysticus, um den Ductus choledochus und/oder am Leberhilus (Lymphknoten des Lig. hepatoduodenale)
N2	Metastasen in Lymphknoten um den Pankreaskopf, in periduodenalen, periportalen, zöliakalen und/oder oberen mesenterialen Lymphknoten
M	Metastasen
MX	Fernmetastasen können nicht beurteilt werden
M0	Keine Fernmetastasen
M1	Fernmetastasen

Tab. 25-9 Stadieneinteilung des Gallenblasenkarzinoms

Stadium 0	Tis	N0	M0
Stadium IA	T1	N0	M0
Stadium IB	T2	N0	M0
Stadium IIA	T3	N0	M0
Stadium IIB	T1, T2, T3	N1	M0
Stadium III	T4	Jedes N	M0
Stadium IV	Jedes T	Jedes N	M1

Ätiologie

Das **Prädispositionsalter** des Gallenblasenkarzinoms liegt zwischen dem **6. und 8. Lebensjahrzehnt,** es befällt bevorzugt Frauen. Da 70–90 % der Gallenblasenkarzinome kombiniert mit **Cholezystolithiasis** auftreten, liegt ein **ätiologischer Zusammenhang** nahe, konnte aber bisher noch nicht bewiesen werden. Steinträger haben jedoch ein **vier- bis fünfmal höheres Risiko**, an einem Karzinom zu erkranken, als die Normalbevölkerung. Bei **Porzellangallenblase** besteht sogar ein noch höheres Risiko.

Wachstum/Metastasierung

Fundus und **Korpus** sind die bevorzugten Lokalisationen bei Gallenblasenkarzinomen. Es existieren drei morphologische Wachstumsformen: polypös-exophytisch, plane Wandverdickung und infiltrierend. Die Metastasierung erfolgt:

- **per continuitatem** → in die **Leber;**
- **früh lymphogen** → LK des Ligamentum hepatoduodenale und peripankreatische LK bis zu den paraaortalen LK;
- **hämatogen** → über **V. portae** in die Leber, auch in Lunge, Skelett, Niere, Nebenniere, Haut, Ovarien;
- Peritonealkarzinose → bei 25 % der operierten Patienten.

Klassifikation

Die Klassifikation erfolgt nach dem **TNM-System** der UICC (s. Tab. 25-8).

Entsprechend wird auch die **Stadieneinteilung** vorgenommen (s. Tab. 25-9).

Symptomatik

Gallenblasenkarzinome werden erst **spät symptomatisch** und bieten **uncharakteristische Krankheitszeichen** wie rechtsseitige Oberbauchbeschwerden, einen Ikterus oder eine B-Symptomatik.

Merke

Etwas 80 % der Gallenblasenkarzinome sind bei der Diagnose nicht mehr kurativ zu behandeln.

Diagnostik

- **Sonographie** → verdickte Gallenblasenwand.
- **CT** und **MRCP** → Ausdehnung, Klärung der Gallengangsverhältnisse.
- **ERC** → Ausschluss einer Gallengangsbeteiligung.
- **Labor** → BSG ↑, Leberenzyme ↑.
- **Tumormarker** → CEA ↑.

In frühen Tumorstadien wird die Diagnose häufig **zufällig** bei der histologischen Untersuchung nach einer Cholezystektomie gestellt.

Therapie

Kurative Therapie

- **Carcinoma in situ, T1a und T1b** → **Resektion** der Gallenblase ist ausreichend (Zufallsbefund bei Cholezystektomie, Nachresektion ist nicht notwendig).

- **T2-Tumoren** → **Cholezystektomie** und **Resektion** des **Gallenblasenbettes** mit einem 3 cm breiten Saum des benachbarten Lebergewebes oder Segmentresektion der Segmente IV und V mit Lymphadenektomie entlang dem Ligamentum hepatoduodenale.

Eine adjuvante Chemo- oder Radiotherapie wird beim Gallenblasenkarzinom bisher nicht durchgeführt, da sie keinen gesicherten Erfolg verspricht.

Palliative Therapie   Die fortgeschrittenen Tumorstadien **T3 und T4** sind meist nicht mehr kurativ zu behandeln. In diesen Fällen wird als **palliative Therapie** eine **Galleableitung** auf **endoskopischem** Weg über **Drainagen** vorgenommen. Diese konservativen Maßnahmen haben hinsichtlich der Überlebenszeit denselben Erfolg wie palliative operative Verfahren.

Prognose

Das Gallenblasenkarzinom hat insgesamt mit einer **5-Jahres-Überlebensrate von unter 10 %** eine schlechte Prognose. Lediglich die als Zufallsbefunde nach Cholezystektomie entdeckten Tis und T1-Tumoren haben eine 5-JÜR von immerhin 50 %.

Gallenwegskarzinom

Definition

Karzinome der extrahepatischen Gallenwege sind wie die Gallenblasenkarzinome **zu 90 % Adenokarzinome.**

Ätiologie/Klassifikation

Im Gegensatz zu den Gallenblasenkarzinomen kommen Gallengangskarzinome bei **Männern** häufiger vor als bei Frauen. Die **Ätiologie** ist **unklar,** aber bei sklerosierender Cholangitis wird ein häufigeres Vorkommen beobachtet. Gallengangskarzinome werden nach ihrer Lokalisation eingeteilt in:

- Tumoren des **oberen Drittels** → kranial des Ductus cysticus einschließlich Hepatikusgabel = **Klatskin-Tumoren** (50 % der extrahepatischen Gallengangskarzinome),
- Tumoren des **mittleren Drittels** → Hauptteil des Ductus choledochus,
- Tumoren des **unteren Drittels** → bis zur Papille.

Die Klassifikation wird auch nach dem **TNM-System** der UICC vorgenommen (s. Tab. 25-10), genauso wie die Stadieneinteilung (s. Tab. 25-11).

Symptomatik/Komplikationen

Schmerzloser Verschlussikterus mit tastbarem Gallenblasenhydrops (Courvoisier-Zeichen) und/oder B-Symptomatik.

> **Merke**
> Ein Verschlussikterus ohne Koliken ist stets verdächtig auf ein Malignom.

Fieber und Schüttelfrost sind Hinweise auf eine begleitende **Cholangitis.** Bei Tumoren des unteren Drittels kann durch Kompression des Duodenums ein

Dünndarmileus entstehen. Eine **Pfortaderthrombose** geht häufig mit Aszites einher.

Diagnostik

- **Klinische Untersuchung** → tastbarer, schmerzloser Tumor im rechten Oberbauch.

Tab. 25-10   Klassifikation des Gallenwegskarzinoms

T	Primärtumor
TX	Primärtumor kann nicht beurteilt werden
T0	Kein Anhalt für Primärtumor
Tis	Carcinoma in situ
T1	Tumor auf Gallengang beschränkt
T2	Tumor infiltriert jenseits des Gallengangs
T3	Tumor infiltriert Leber, Gallenblase, Pankreas und/oder unilaterale Äste der V. portae (rechts oder links) oder der A. hepatica propria (rechts oder links)
T4	Tumor infiltriert eine oder mehr Nachbarstruktur(en): Hauptstamm der V. portae oder ihrer Äste bilateral, A. hepatica communis oder Nachbarorgane/-strukturen wie Kolon, Magen, Duodenum, Abdominalwand
N	Regionäre Lymphknoten
NX	Regionäre Lymphknoten können nicht beurteilt werden
N0	Keine regionären Lymphknotenmetastasen
N1	Regionäre Lymphknotenmetastasen
M	Metastasen
MX	Fernmetastasen können nicht beurteilt werden
M0	Keine Fernmetastasen
M1	Fernmetastasen

Tab. 25-11   Stadieneinteilung des Gallenwegskarzinoms

Stadium 0	Tis	N0	M0
Stadium IA	T1	N0	M0
Stadium IB	T2	N0	M0
Stadium IIA	T3	N0	M0
Stadium IIB	T1, T2, T3	N1	M0
Stadium III	T4	Jedes N	M0
Stadium IVB	Jedes T	Jedes N	M1

- **ERC oder PTC** (bei vollständigem Verschluss der Gallenwege) → Bestimmung der **Höhenlokalisation** und der **Tumorausdehnung**, evtl. gleichzeitige therapeutische Einlage eines **Pigtail-Katheters** in den Gallengang zur Gewährleistung des **Galleabflusses**.
- **MRC,** wenn ERC nicht möglich (s. Abb. 25-12).
- **Sonographie** und **CT** → **Metastasenausschluss.**
- **Labor** → Bilirubin ↑, AP ↑, γ-GT ↑, Urin: Bilirubin ↑, Urobilinogen ↓; Tumormarker **CEA**.

Therapie

Kurative Therapie

- **Proximales und mittleres Drittel: Cholezystektomie** und Resektion der extrahepatischen Gallenwege mit **Lymphadenektomie** des Ligamentum hepatoduodenale. Ist die Leber bereits infiltriert, wird auch eine **Hemihepatektomie** notwendig. Die Rekonstruktion des Gallenwegstumpfes erfolgt über eine **Jejunumschlinge.** Tumoren des proximalen Drittels (Klatskin-Tumoren) können nur in 25 % der Fälle kurativ chirurgisch versorgt werden.
- **Distales Drittel:** Operation der Wahl ist die **Kausch-Whipple-OP.** Bei Tumoren des distalen Drittels ist die Resektabiliät etwas höher als bei den proximalen Tumoren.

Palliative Therapie

Ist eine kurative Therapie nicht mehr möglich, ist das vordringliche Ziel die Sicherung des Galleabflusses, um die aufgestauten Gallenwege zu entlasten und den für die Patienten quälenden Juckreiz zu lindern. So wird endoskopisch über eine **Pigtail-Drainage** (regelmäßiger Wechsel nötig) oder selbstexpandierende **Metallprothesen** (Wallstents) ein Galleabfluss gewährleistet. Auch eine **perkutan-transhepatische Gallenwegsdrainage (PTCD)** kann alternativ angelegt werden. Wegen der hohen Erfolgsrate von bis zu

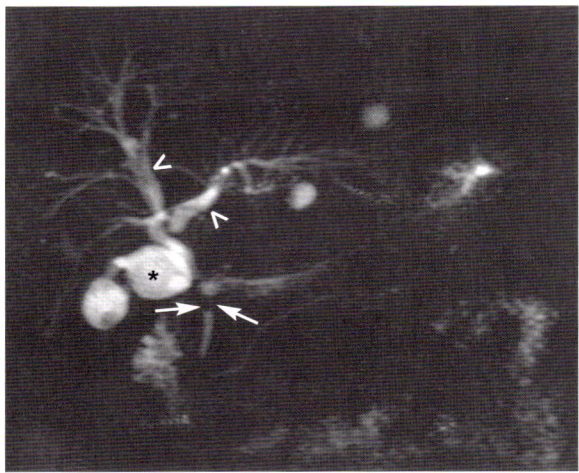

Abb. 25-12 **Cholangioläres Karzinom. MRCP (Magnet-Resonanz-Cholangio-Pankreatikographie) zeigt eine Tumorstenose des D. choledochus (→) und eine konsekutive Erweiterung der intrahepatischen Gallengänge (>) und der Gallenblase (*).**

90 % werden diese Verfahren heute gegenüber palliativen operativen Eingriffen bevorzugt. Diese werden nur noch bei hilusnahen Tumoren und bei Versagen der endoskopischen Methoden angewandt. Die palliative Operation besteht in einer **biliodigestiven Anastomose** mit **Y-Roux-Jejunumschlinge.**

Prognose

Die Prognose hängt von der Lokalisation des Tumors ab: Die **5-Jahres-Überlebensrate** bei Karzinomen des **proximalen** Drittels liegt bei **10–20 %,** bei den restlichen um **30–45 %.**

Papillenkarzinom (s. Kap. 26.6).

26 Pankreas

Gerlind Souza-Offtermatt

26.1 Grundlagen

26.1.1 Anatomie

Topographie

Das Pankreas liegt **sekundär retroperitoneal** (nur ventral von Peritoneum überzogen) in Höhe des 1.–2. LWK. Es ist ca. 15–20 cm lang, zwischen 70 und 100 g schwer und gliedert sich in:

- Kopf **(Caput):** rechts paravertebral gebettet in die C-Konkavität des Duodenums;
- Körper **(Corpus):** prävertebral vor der Aorta und der V. cava inferior gelegen;
- Schwanz **(Cauda):** zwischen Aorta und Milz gelegen.

Ausführungsgänge

Der **Ductus pancreaticus** (Wirsungianus) durchzieht das gesamte Pankreas und mündet in ca. 70 % gemeinsam mit dem **Ductus choledochus,** der im Endteil den Pankreaskopf durchläuft, an der **Papilla duodeni major (Vateri)** in die Pars descendens des Duodenums. Ist ein zweiter Gang **(Ductus accessorius)** vorhanden, mündet er getrennt auf der Papilla duodeni minor (Santorini), die proximal der Papilla Vateri liegt.

Blutversorgung

Das Caput wird über die Aa. pancreaticoduodenales superior und inferior, das Corpus über die A. colica dextra und die Cauda über die Aa. lienalis und colica sinistra versorgt.

Der venöse Blutabstrom erfolgt über die V. pancreaticoduodenalis und V. mesenterica superior in die V. portae.

Lymphabfluss

Die Lymphgefäße des Pankreas drainieren in die peripankreatischen Lymphknoten, die oberhalb und unterhalb des Pankreas, zwischen Pankreas und Duodenum (Nodi pancreaticoduodenales) und zwischen Pankreas und Milz (Nodi splenici) gelegen sind. Der weitere Abfluss verläuft über Sammellymphknoten an der Leberpforte, der Aorta und am Truncus coeliacus.

Innervation

Die parasympathische, exokrin stimulierende Funktion übernimmt der rechte N. vagus, die sympathische, exokrin hemmende Wirkung entstammt den Nn. splanchnici aus dem Plexus coeliacus.

26.1.2 Physiologie

Das Pankreas besitzt sowohl eine exokrine als auch eine endokrine Drüsenfunktion.

Exokrine Funktion

Der exokrine Drüsenanteil (80 %) produziert ca. 1,5 l **alkalisches Sekret** (pH: 8,3) pro Tag, bestehend aus Wasser, Bikarbonat, den Pankreasenzymen Lipase, Amylase und verschiedenen Proteasen (Trypsin, Chymotrypsin, Elastase, Phospholipase A und Carboxypeptidase). Diese liegen im Pankreas als inaktive Vorstufen vor und werden zum Schutz vor Autodigestion erst durch die Enteropeptidase im Dünndarm aktiviert. Bei Erkrankungen des Pankreas treten die Enzyme Amylase und Lipase in das Blut über und liefern dadurch diagnostische Hinweise.

Die **Regulation** der exokrinen Sekretion fasst Tabelle 26-1 zusammen.

Tab. 26-1 Hemmende und fördernde Einflüsse auf die Pankreassekretion	
Förderung der Sekretion	**N. vagus** → Sekretion von Enzymen Sekretin → Sekretion von Wasser und Bikarbonat Cholezystokinin (Pankreozymin) → Sekretion von Enzymen
Hemmung der Sekretion	**Nn. splanchnici** Glukagon Somatostatin

Endokrine Funktion

Der endokrine Drüsenanteil (2 %) ist vorwiegend im Caudabereich gelegen und besteht aus den **Langer-hans-Inseln,** in denen verschiedene Hormone produziert werden: A-Zellen → Glucagon, B-Zellen→ Insulin, D-Zellen→ Somatostatin, G-Zellen → Gastrin, PP-Zellen → pankreatisches Polypeptid.

26.2 Diagnostik

26.2.1 Anamnese und körperliche Untersuchung

Anamnese
Bei Erkrankungen der Bauchspeicheldrüse sollte die Anamnese folgende Bereiche erfragen:
- Schmerzlokalisation und -charakter: diffus oder lokalisiert, in den Rücken ausstrahlend? dumpf, stechend, kolikartig?
- Nahrungsunverträglichkeiten?
- Stuhl: **Fettstühle,** Diarrhö?
- Eigenanamnese: früher ähnliche Beschwerden? **Gallensteinleiden?**
- **Alkoholabusus?**
- B-Symptomatik: Gewichtsabnahme (in welchem Zeitraum?), Leistungsknick?

Körperliche Untersuchung
Die Palpation liefert aufgrund der tiefen abdominellen Lage des Pankreas nur uncharakteristische Ergebnisse. Hinweise kann auch die Inspektion ergeben: eine blaurote bis bräunliche Hautverfärbung mit Ödem, besonders an der rechten Flanke, findet sich bei schwerer, akuter Pankreatitis **(Grey-Turner-Zeichen).** Auch das **Cullen-Phänomen** (braunrote Verfärbung der Bauchwand im Bereich des Nabels) ist gelegentlich bei akuter Pankreatitis zu sehen.

26.2.2 Bildgebung

Sonographie
Häufig sind wegen Meteorismus schlechte Schallbedingungen gegeben. Bei schlanken Patienten ist das Pankreas hinsichtlich **Pankreatitis** oder **Pseudozysten** beurteilbar, eine hohe Treffsicherheit findet sich beim **Pankreaskarzinom.**

Endoskopisch-retrograde Cholangiopankreatikographie (ERCP)
Findet Anwendung bei Verdacht auf **Choledochuskonkrement,** auf **biliäre Pankreatitis** oder **Pankreaskarzinom.** In Verbindung mit endoskopischer Papillotomie und Steinextraktion auch **therapeutisch** anwendbar.

Abdomen-CT
Stellt die wichtigste Untersuchung beim präoperativen **Staging von Pankreaskarzinomen** dar. Durch i.v. Gabe von **Kontrastmittel** kann bei akuter Pankreatitis zwischen ödematöser (günstigere Prognose) und nekrotisierender Form (ungünstigere Prognose) sowie chronischer Pankreatitis differenziert werden.

MR-Cholangiopankreatikographie (MRCP)
Die MRT der ableitenden Gallenwege und des Ductus pancreaticus stellt eine nichtinvasive Untersuchungsmethode (ohne KM) dar und wird bevorzugt beim **Staging** eingesetzt.

26.2.3 Labor

Das sog. **Pankreaslabor** umfasst folgende Untersuchungen:
- α-**Amylase i.S.:** Normwert: < 120 IE/l (stark methodenabhängig), unspezifische Erhöhung bei akuter Pankreatitis, eine Erhöhung um das zwei- bis dreifache des Normwertes gilt als fast eindeutig.
- **Lipase i.S.:** Normwert: < 240 IE/l (methodenabhängig) ist spezifischer als die α-Amylase und bei Pankreatitis länger erhöht.

> **Merke**
> Die Höhe des Anstiegs von Amylase und Lipase im Serum sagt nichts über den Schweregrad einer akuten Pankreatitis aus!

- **Elastase.**
- **Tumormarker: CA 19-9.**

26.3 Chirurgische Grundbegriffe

Chirurgischer Zugang
Der Zugang zum Pankreas gelingt über die eröffnete **Bursa omentalis,** deren dorsale Begrenzung es darstellt:
- **von vorn** → Durchtrennung des **Omentum majus** (Ligg. gastrocolicum und duodenocolicum);
- **von oben** → Durchtrennung des **Omentum minus** (Ligg. hepatogastricum und gastroduodenale);
- **von unten** → Durchtrennung des **Mesocolon transversum.**

26.3.1 Nicht-resezierende Verfahren

Nekrosektomie
Bei **akuter Pankreatitis** (s. Kap. 26.5).
Durchführung: Nach Abtragung von nekrotischem Material erfolgen Spülungen mittels Spülkathetern, bis saubere Wundverhältnisse geschaffen sind. Beim **geschlossenen Verfahren** wird die Abdominalhöhle

nach Einbringen der Spülkatheter und Drainagen wieder verschlossen, beim **offenen Verfahren** (beatmeter und relaxierter Patient) wird das Abdomen zwischen den einzelnen Spülungen nur mit sterilem Material abgedeckt.

Longitudinale Pankreatikojejunostomie (nach Puestow)

Bei **chronischer Pankreatitis** (s. Kap. 26.5) mit längerstreckiger Stenose des Pankreasganges im Pankreaskopfbereich und deutlicher Dilatation des Ductus pancreaticus (8 mm) im Corpus- und Caudabereich.

Durchführung: Der Pankreasgang wird im erweiterten Bereich längs eröffnet und der Abfluss über eine Y-Roux-Jejunumschlinge hergestellt.

Zystojejunostomie

Bei **Pankreaspseudozysten** im Rahmen einer chronischen Pankreatitis (s. Kap. 26.5).

Durchführung: Die Pseudozyste wird am tiefsten Punkt eröffnet und über eine Jejunumschlinge nach Y-Roux-Technik drainiert.

26.3.2 Resezierende Verfahren

Duodenumerhaltende Pankreaskopfresektion (nach Beyer)

Bei **chronischer Pankreatitis** (s. Kap. 26.5), vorwiegend im Pankreaskopfbereich.

Durchführung: Resektion des Pankreaskopfbereichs. Der verbleibende Teil des Corpus und die Cauda werden über eine Y-Roux-Jejunumschlinge drainiert.

Partielle Duodenopankreatektomie (nach Kausch-Whipple)

Bei **chronischer Pankreatitis** (s. Kap. 26.5) und **Pankreaskarzinom** (s. Kap. 26.6).

Durchführung: Entfernt werden das Duodenum mit den distalen Gallenwegen und der Gallenblase, Pankreaskopf und Teil des Corpus sowie der distale Magen (s. Abb. 26-1). Die **Rekonstruktion** erfolgt durch zwei Jejunumschlingen, von denen eine den Magen und die andere den Pankreasschwanz und die Gallenwege drainiert. Der distale Magen wird bei diesem Verfahren mit reseziert, um durch eine Säurereduktion die Entstehung peptischer Ulzera zu verhindern. Beim Pankreaskarzinom wird in manchen Fällen sogar eine totale Pankreatektomie mit Splenektomie vorgenommen.

Pyloruserhaltende Duodenopankreatektomie (nach Traveso-Languire)

Bei **chronischer Pankreatitis** (s. Kap. 26.5) und **Pankreaskarzinom** (s. Kap. 26.6).

Durchführung: Entspricht der partiellen Duodenopankreatektomie, aber unter Erhalt des Magens. Der Speisebrei wird erst distal der Anastomose des Pankreas und der Gallenwege eingeleitet.

Operation nach Frey

Bei **chronischer Pankreatitis** (s. Kap. 26.5) mit Sekretstau bei Gangsteinen oder -strikturen.

Durchführung: Pankreaskopfteilresektion, danach Eröffnung des Pankreasganges und longitudinale Pankreatikojejunostomie.

Pankreaslinksresektion mit Splenektomie

Bei **Pankreasschwanzkarzinomen** (s. Kap. 26.6.3).

Durchführung: Resektion des Pankreasschwanzes und Splenektomie.

26.4 Fehlbildungen

Pancreas anulare

Definition

Es handelt sich um eine Anomalie, bei der das Pankreas zirkulär die Pars descendens des Duodenums umschließt.

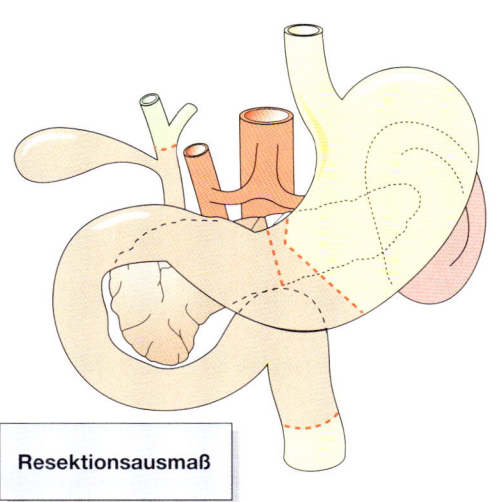
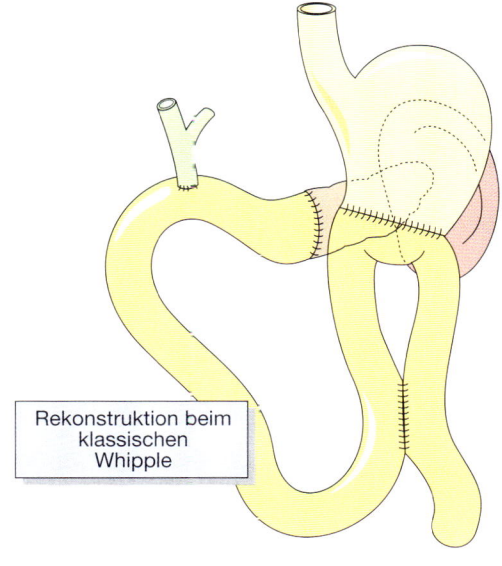

Abb. 26-1 Klassische Whipple-Operation.

Symptomatik

Je nach Ausprägung der Umklammerung entsteht eine mehr oder weniger starke Obstruktion des Duodenums. Entsprechend kann die Symptomatik bereits im frühen Säuglingsalter mit postprandialem Erbrechen bei totalem Duodenalverschluss einsetzen, ebenso gibt es beschwerdefreie Verläufe, uncharakteristische Symptome, wie Völlegefühl und epigastrische Schmerzen, oder wiederholte Pankreatitiden.

Diagnostik

Typisch im Säuglingsalter ist in der Röntgen-Abdomenübersicht das Bild des „double bubble" als Zeichen der Luftansammlung im links paravertebral gelegenen Magen und rechts paravertebral gelegenen Bulbus duodeni. Daneben finden auch ÖGD, MDP und ERCP Anwendung.

Therapie

Eine Durchtrennung des Pankreasringes verbietet sich aufgrund der Gefahr einer Fistelbildung oder der Verletzung eines Pankreasganges. Bei ausgeprägter Passagestörung besteht die Therapie daher in der Anlage einer **Umgehungsanastomose:** Dabei wird eine Duodenoduodenostomie oder eine Duodenojejunostomie mit Y-Roux-Schlinge vorgenommen.

Pancreas divisum

Es stellt die **häufigste** Fehlanlage des Pankreas dar und gründet auf fehlender Verschmelzung der Ductus pancreatici minor und major, sodass das Pankreas über zwei getrennte Ausführungsgänge drainiert wird. Der kurze Gang der ventralen Anlage mündet gemeinsam mit dem Gallengang in der Papilla duodeni major, der lange, schmale Gang der dorsalen Anlage mündet isoliert in das Duodenum (Papilla duodeni minor). Meist treten keine Symptome auf. Durch eine relative Enge der Papilla duodeni minor (Drainagekapazität ↓) kann es zu einer chronischen Pankreatitis kommen. Therapie der Wahl ist in diesen Fällen die **duodenumerhaltende Pankreaskopfresektion** (s. Kap. 26.3).

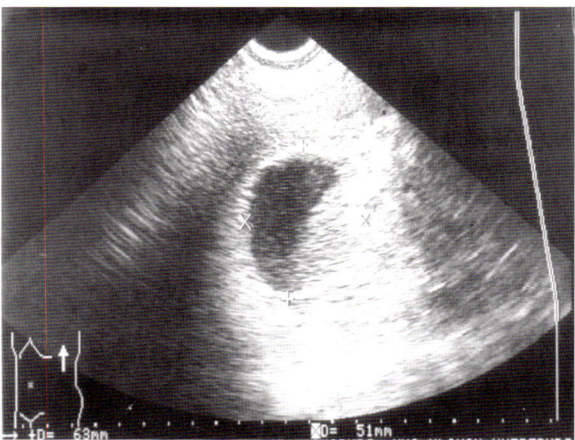

Abb. 26-2   Pankreaszyste in Sono.

Pankreaszysten

Echte Pankreaszysten stellen von Epithel ausgekleidete Hohlräume dar, die eine Flüssigkeit ohne Pankreasenzyme enthalten (s. Abb. 26-2). Sie treten im Rahmen polyzystischer Erkrankungen auf, von denen hauptsächlich Leber und Nieren betroffen sind. Dabei hängen Prognose und Therapie vom Befall dieser Organe ab.

Pseudozysten weisen im Gegensatz dazu kein Epithel auf und enthalten häufig Blut und enzymhaltiges Sekret (s. Kap. 26.5). Sie treten als Komplikation einer akuten oder häufiger einer chronischen Pankreatitis auf, selten findet man sie auch kongenital. Gelegentlich entstehen sie auch als Retentionszysten infolge eines Traumas. Die Behandlung besteht meist in einer Zystojejunostomie (s. Kap. 26.3).

26.5   Entzündungen

Akute Pankreatitis

Definition

Dabei handelt es sich um eine autodigestiv induzierte Entzündung des exokrinen Pankreas, die als ödematöse, milde oder als hämorrhagisch-nekrotisierende, schwere Form vorkommt.

Ätiologie/Pathogenese

Die Inzidenz liegt bei 50–100/100 000 Personen. Ätiologisch kommen für die Entstehung verschiedene Ursachen in Frage:

- **Gallensteinleiden** (60 %) → die durch Gallensteine ausgelöste akute Pankreatitis bezeichnet man als **biliäre Pankreatitis,** dementsprechend sind insbesondere Frauen zwischen 40 und 60 Jahren betroffen.
- **Alkoholabusus** (20 %) → vor allem jüngere Männer zwischen 20 und 40 Jahren.
- **Alimentäre Exzesse.**
- Posttraumatisch, postoperativ, **iatrogen endoskopisch** (nach ERCP).
- **Infektionen** → Mumps, Coxsackie-Viren, Hepatitis-B-Virus, Adenoviren, Mykoplasmen.
- **Stoffwechselerkrankungen** → Hyperparathyreoidismus, Hyperlipoproteinämie Typ I und V, Hyperkalzämie, Gravidität.
- **Systemerkrankungen** → Lupus erythematodes, Panarteriitis nodosa, Arteriosklerose.
- **Medikamente** → Azathioprin, Furosemid, Chlorothiazid, Glukokortikoide, Östrogene, Tetrazykline.
- **Idiopathisch** → in 5 % keine erkennbare Ursache.

Trotz der vielen unterschiedlichen Ätiologien liegt pathogenetisch immer eine **Autodigestion** zugrunde. Im Fall der **alkoholinduzierten** Entzündung kommt es zu einer direkten Azinuszellschädigung, wodurch die Enzymvorstufen bereits in der Zelle aktiviert werden und das Pankreas beginnt, sich selbst zu verdauen. Derselbe Mechanismus findet sich bei der **biliär induzierten** Entzündung; die durch einen Gallenstein hervorgerufene passagere Abflussbehinderung im Bereich der Papille führt zu einer intraduktalen Druckerhöhung, die wiederum in einer Enzymaktivierung resultiert. Die Enzymaktvierung läuft wie folgt ab:

- Trypsinogen und Chymotrypsinogen → Trypsin und Chymotrypsin → Ödem, Nekrose.
- Lipasen + Gallensäuren → Fettgewebsnekrosen.
- Phospholipase A setzt aus Lezithin das toxische Lysolezithin frei.
- Elastase greift die Gefäßwände an und bewirkt dadurch Blutungen.
- Kallikrein setzt gefäßaktives Bradykinin frei → Vasodilatation mit Schocksymptomatik.

Verlaufsformen

Klinisch wird eine akute Pankreatitis der Verlaufsform nach eingeteilt in **akut ödematös** (klinisch milder Verlauf, 80 %, mäßige Schmerzen, gutes Ansprechen auf konservative Therapie, günstige Prognose) und **nekrotisierend** (schwerer Verlauf, 20 %, starke Schmerzen, Pankreasnekrosen, Subileus, Leukozytose, Abfall des Serum-Kalziums, diffuse Fettgewebsnekrosen Multiorganversagen, Schock, Tod).

> **Merke**
> Eine Hypokalzämie bei Pankreatitis spricht immer für einen schweren Verlauf.

Symptomatik

Innerhalb weniger Stunden entwickeln sich heftige Schmerzen im Epigastrium und linken Oberbauch, die häufig **gürtelförmig** in den Rücken ausstrahlen → akutes Abdomen.

Übelkeit, Fieber und Erbrechen sind häufige Begleitsymptome, in deren Folge eine metabolische Alkalose auftritt.

Charakteristisch ist der sog. **Gummibauch,** bei dem ein prall-elastisches Abdomen mit verminderten Darmgeräuschen vorliegt, seltener eine Abwehrspannung.

In 1–3 % der Fällen kommt es zu einem **Cullen-Phänomen** oder **Grey-Turner-Zeichen** (s. Kap. 26.2).

Im Verlauf entstehen Tachykardie und Kreislaufinstabilität durch den Flüssigkeitsverlust → Volumenmangelschock mit renaler und pulmonaler Insuffizienz (schwerer Verlauf).

Komplikationen

Die Komplikationen sind vielfältig und immer gefährlich. Neben einer Infektion der Nekrosen (→ **Sepsis**) können **Blutungen** durch eine Arrosion großer Gefäße auftreten, selbst bei nicht lebensgefährlichem Verlauf ist eine **Fistelbildung,** ein **Pankreasabszess** oder ein **Pleuraerguss** möglich. Auch eine **Milzvenen-** und **Pfortaderthrombose** treten auf. Wenn viel Pankreasgewebe zerstört ist, kann ein **Diabetes mellitus** entstehen. Nach durchgemachter Pankreatitis bilden sich oft **Pseudozysten,** die akute wird zur **chronischen Pankreatitis** (mit all ihren Komplikationen). Eine akute Pankreatitis muss immer als lebensgefährlich eingestuft werden, da sie zum **Multiorganversagen** mit Nierenversagen, Schocklunge und paralytischem Ileus führen kann.

Diagnostik

- **Anamnese**: Cholelithiasis? Koliken? acholischer Stuhl und dunkler Urin? Alkohol? Fieber?
- **Labor:**
  - **Pankreasisoamylase** und **Lipase i.S.** ↑, später auch im Urin ↑, wobei die Lipase länger im Serum nachweisbar ist als die Amylase, Erhöhung um das vierfache spricht für die Diagnose „akute Pankreatitis";
  - **CRP:** Abschätzung des Schweregrades: CRP > 120 mg/l spricht für die Entwicklung einer nekrotisierenden Verlaufsform, auch Phospholipase A, LDH, Elastase können eine Nekrose anzeigen;
  - **Leukozytose;**
  - **Kalzium** ↓ bei Nekrosebildung durch Einlagerung;
  - **biliäre Ursache:** cholestaseanzeigende Enzyme ↑ (AP, γ-GT, LAP und Bilirubin).

Klinik: Prognostisch ungünstige Laborkriterien

Glucose > 200 mg/dl; Leukozyten > 16 000/mm³; CRP > 120 mg/l; GOT > 120 U/l; Hypokalzämie < 2 mmol/l; Absinken des HKT um 10 %; pO_2 < 60 mmHg; Basenüberschuss > 4 mval; Met-Hb > 5 %.

> **Merke**
> Die Höhe der Enzyme Amylase und Lipase im Serum stellt keinen Anhalt für die Schwere des Krankheitsbildes dar.
> Ein Anstieg der Nekroseindikatoren wie CRP zeigt eine Ausbreitung über die Organgrenzen hinweg an.

- **Sonographie** (s. Abb. 26-3): Pankreas vergrößert mit peripankreatischem Flüssigkeitssaum (in ca.

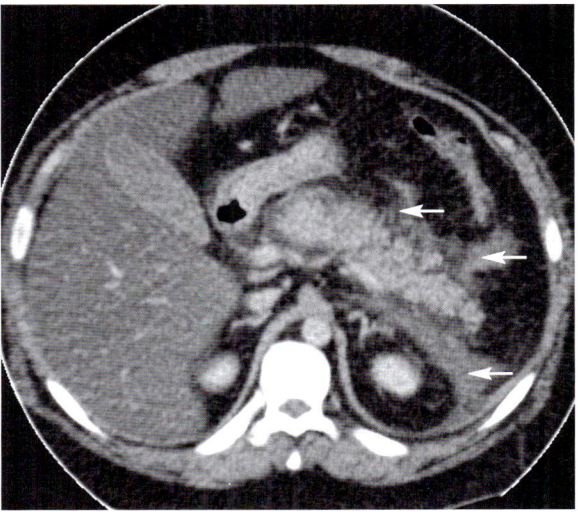

Abb. 26-3   CT: ödematös-exsudative Pankreatitis mit Exsudatstraßen (→).

70 % diagnostizierbar), Nekrosestraßen, Nachweis von Choledocholithiasis und Dilatation des Ductus choledochus, Aszites, Pleuraerguss.

- **Abdomenübersicht:** Pankreasverkalkungen, Spiegelbildungen als Anzeichen eines paralytischen Ileus; verkalkte Gallensteine.
- **Abdomen-CT mit Kontrastmittel:** Methode der Wahl zur Beurteilung der Lokalisation und des Ausmaßes von Nekrosen (s. Abb. 26-3).
- **ERCP** bei Anzeichen der Cholestase.
- **Röntgen-Thorax:** Plattenatelektasen, Pleuraerguss, basale Pneumonie.
- **Feinnadelpunktion** nekroseverdächtiger Pankreasareale (sonographiegesteuert) mit Zytologie und Bakteriologie.

Differenzialdiagnose

Differenzialdiagnostisch kommen alle Krankheitsbilder des akuten Abdomens in Betracht (s. Tab. 26-2 und Kap. 23).

Therapie

Konservative Therapie
- Abhängig vom Schweregrad **Normal- oder Intensivstation.**
- Bettruhe, **absolute Nahrungs- und Flüssigkeitskarenz** (Nulldiät), parenterale Ernährung.
- **Blasenkatheter, ZVK, Magensonde** zur Ableitung des Magensekrets.
- Parenterale **Volumen- und Elektrolytsubstitution.**

> **Merke**
> Der Flüssigkeitsbedarf bei der akuten Pankreatitis ist sehr hoch und kann bei der nekrotisierenden Verlaufsform 12–15 l/24 h betragen!

Tab. 26-2 Differenzialdiagnose der akuten Pankreatitis

Perforiertes Ulkus	Bretthartes Abdomen, subphrenische Luftsichel
Herzinfarkt	EKG-Veränderungen, Transaminasen ↑, CK-MB, Troponin I und T
Cholezystitis	Schmerzen im rechten Oberbauch (Murphy-Zeichen) Sonographie
Gallenkolik	Sonographisch Stein nachweisbar, Zeichen der Cholestase
Mesenterialinfarkt	Angina abdominalis postprandial, blutiger Durchfall, Laktaterhöhung
Milzinfarkt	Sonographie
Lungenembolie	Akuter atmungsabhängiger Schmerz
Nierenkolik	Schmerzausstrahlung in die Leiste
Aneurysma dissecans	Strömungsgeräusch, Sonographie

- Kontinuierliche **Kontrolle** von: Blutdruck, Puls, Urinausscheidung, Blutglucose, Elektrolyten und arteriellen Blutgasen.
- **Schmerztherapie** → Procain und NSAR, Cave: Papillenspasmus bei Morphinen! Bei starken Schmerzen **Pethidin** (Dolantin®), da dieses den Sphinktertonus am wenigsten beeinflusst.
- **Insulin:** bei persistierender Hyperglykämie von > 250 mg/dl.
- **Stressulkusprophylaxe** mit H_2-Blockern.
- **Antibiose.**
- **Low-dose-Heparinisierung.**
- **ERCP** mit Steinextraktion bei biliärer Genese.
- **Nahrungsaufbau:** Nach Normalisierung der Pankreasenzyme im Serum zunächst protein- und fettfreie Nahrung, dann vorsichtig mit Proteinen ergänzt, zuletzt auch mit Fetten. Alkohol und Kaffee sind zu meiden. Bei alkoholinduzierter Pankreatitis ist eine dauerhafte Alkoholkarenz unbedingt erforderlich.

Operative Therapie Eine **Indikation** zur Operation ist gegeben, wenn eine bakterielle Infektion von Pankreasnekrosen nicht mehr auszuschließen ist, wenn Nekrosen zu abszedieren drohen oder sich der Zustand des Patienten trotz maximaler Therapie immer weiter verschlechtert.

Selbst wenn die akute Phase konservativ zu beherrschen war, können Komplikationen wie Fisteln, Abszesse, eingeblutete Pseudozysten oder Nekrosen im Spätstadium sekundär zur OP führen.

Ist ein Papillenkonkrement Ursache für die Pankreatitis, kann man dieses endoskopisch nicht entfernen, muss ebenfalls operiert werden.

Durchführung: Nekrosektomie (s. Kap. 26.3) mit wiederholten Spülungen, Konkrementenfernung, Beseitigung von Fisteln, Abszessen, Pseudozysten (s. Kap. 26.3).

Prognose

Die Prognose der akuten Pankreatitis hängt von der Verlaufsform ab (s. Abb. 26-4).Bleiben die Veränderungen wie bei der **ödematösen Form** auf das Pankreas beschränkt, ist eine völlige Ausheilung möglich, die Letalität liegt bei 1–3 %. Bei der **nekrotisierenden Form** ist die Prognose abhängig vom Ausmaß der Nekrosen; die Letalität liegt bei ca 15 %, tritt Multiorganversagen ein, muss mit einer Letalität von > 50 % gerechnet werden.

Kasuistik
Ein 42-jähriger Patient wird nachts mit heftigen, in den Rücken ausstrahlenden Oberbauchschmerzen und Übelkeit in die Ambulanz gebracht. Die Schmerzen haben plötzlich am späten Abend nach einer Familienfeier mit fettreicher Mahlzeit und reichlich Alkoholkonsum eingesetzt. Er sei an Alkohol gewöhnt, da er regelmäßig täglich 2–3 Flaschen Bier trinke. Er habe am Abend schon zweimal erbrochen.

Bei der Untersuchung finden sich ein prall-elastisches Abdomen ohne Anzeichen für Peritonitis,

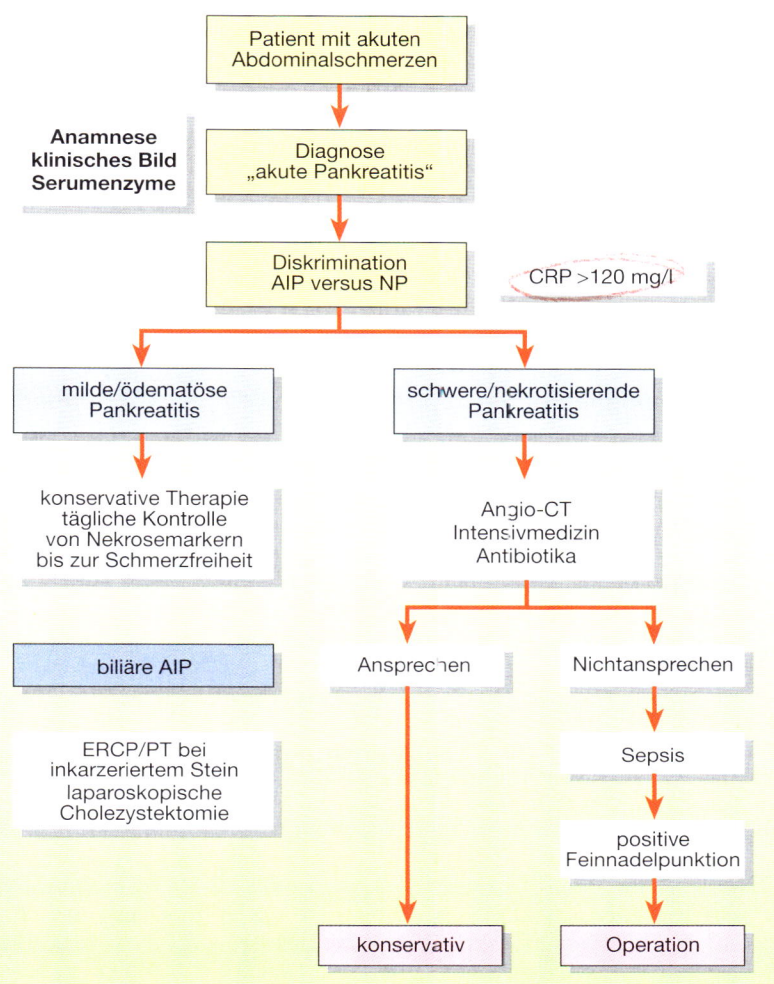

Abb. 26-4 Verlauf und Vorgehen bei akuter Pankreatitis
AIP: akute ödematöse Pankreatitis
NP: akute nekrotisierende Pankreatitis.

spärliche Darmgeräusche, Meteorismus, eine Tachykardie von 95/min bei RR 140/90.

Bei der laborchemischen Untersuchung werden eine Leukozytose von 14 000, ein CRP vom 245 mg/l und eine massive Amylaseerhöhung von 2 005 U/l festgestellt; GPT und GOT sowie Bilirubin liegen im Normbereich; γ-GT bei 94 U/l und AP bei 89 U/l. Aufgrund des Krankheitsbildes und der Laborwerte kann die Diagnose „akute Pankreatitis" gestellt werden. Der hohe CRP-Wert deutet auf eine schwere nekrotisierende Verlaufsform hin. Zur weiteren Absicherung wird ein CT mit KM-Gabe veranlasst.

Chronische Pankreatitis

Definition

Die chronische Entzündung des exokrinen Pankreas ist durch einen chronisch fibrosierenden Prozess gekennzeichnet, bei dem Pankreasgewebe schließlich durch Narbengewebe ersetzt wird und die Funktion des exokrinen und schließlich auch des endokrinen Drüsenanteils eingeschränkt ist.

Ätiologie/Pathogenese

Betroffen sind vorwiegend **Männer** zwischen dem 30. und 50. Lebensjahr.

Chronischer Alkoholabusus ist der ätiologische Hauptfaktor (70 %), **idiopathisch** ist eine chronische Pankreatitis in ca. 15 %, **andere** Ursachen wie Hyperparathyreoidismus, Hyperlipoproteinämie, Autoimmunprozesse oder ein Pancreas divisum sind eher selten.

> **Merke**
> Als kritischer Wert hinsichtlich der alkoholischen Genese chronischer Pankreatiden gilt für Frauen 40 g Alkohol/Tag und für Männer 80 g/Tag über einen Zeitraum von 5–15 Jahren.

Obwohl die Pathogenese letztlich noch nicht ganz geklärt ist, wird folgender Vorgang für die **alkohol-induzierte chronische Pankreatitis** diskutiert: Chronischer Alkoholkonsum bewirkt eine geänderte Zusammensetzung des Pankreassekretes (Protein ↑, Ca ↑, Bikarbonat und H_2O ↓), die zu Präzipitation von

Kalziumkarbonat und Protein und nachfolgend zu Sekreteindickung und Konkrementbildung mit Stase und Autodigestion führt. Die chronische Entzündung bedingt die zunehmende Fibrosierung und fortschreitende Funktionseinschränkung zunächst des exo-, dann des endokrinen Drüsenanteils.

Einteilung

Gemäß der **Marseille-Klassifikation** kann die chronische Pankreatitis entsprechend den morphologischen Veränderungen eingeteilt werden in:
- chronische Pankreatitis mit fokaler Nekrose,
- chronische Pankreatitis mit diffuser Fibrose,
- chronische Pankreatitis mit Kalzifizierungen,
- chronische obstruktive Pankreatitis (durch Tumor oder Narben).

Symptomatik

Rezidivierende Schmerzen (dumpf bohrend, meist Dauerschmerz) im Epigastrium sind häufig und strahlen oft in den Rücken aus. Von den Patienten wird häufig angegeben, dass eine Schmerzerleichterung in vorgebeugt sitzender Position eintritt.

Uncharakteristische Beschwerden wie Übelkeit, Völlegefühl, Meteorismus kommen dazu, eine Gewichtsabnahme wird ebenfalls beobachtet. Eine **Steatorrhö** als Zeichen der exokrinen Pankreasinsuffizienz ist ein Spätsymptom, genau wie ein **Diabetes mellitus** als Zeichen der endokrinen Pankreasinsuffizienz. Im Endstadium fehlen diese schubweisen Schmerz oft.

Komplikationen

- **Pankreaspseudozysten:** bilden sich nach einem akuten Schub durch Einschmelzung von Drüsengewebe; im Gegensatz zu echten Zysten sind Pseudozysten nicht von Epithel ausgekleidet. Sie können bis zu 30 cm groß werden und sich sowohl solitär als auch multipel entwickeln. Symptomatisch werden sie hauptsächlich durch Kompression, die sich durch Druckbeschwerden im Oberbauch bemerkbar macht. Auch eine durch Kompression bedingte Thrombose der V. splenica mit Pfortaderhochdruck kommt vor. Gelegentlich kann eine Pseudozyste durch Ruptur in die freie Bauchhöhle eine Peritonitis verursachen, in Nachbarorgane penetrieren, oder durch Arrosion großer Gefäße eine Blutung des oberen GI-Traktes hervorrufen. Durch Infektion einer solchen Pseudozyste entsteht ein Abszess und nachfolgend evtl. eine Sepsis.
- **Peptische Ulzera:** Assoziiert kommen bei ca. 6–20 % der chronischen Pankreatitiden peptische Ulzera des Duodenums vor, die möglicherweise durch den erniedrigten Bikarbonatgehalt des Pankreassekrets zu erklären sind.
- **Milz-** oder **Pfortaderthrombose**.
- **Magenausgangsstenose:** Kompression des Duodenums bewirkt Magenentleerungsstörungen, die zu Magenausgangsstenose führen.
- **Stenose der intrapankreatischen Gallenwege** mit Ikterus.

- **Aszites:** aus dem Leck einer Pankreaspseudozyste oder aufgrund von Eiweißmangel.
- **Pankreaskarzinom (5 % der Fälle).**

Diagnostik

Zur diagnostischen Abklärung einer chronischen Pankreatitis gehören:
- **Labor:** erhöhte **Pankreasenzyme** im Schub, pathologische **Glucosewerte**; evtl. erhöhte **cholestaseanzeigende Enzyme** bei Obstruktion des Ductus choledochus.

> **Merke**
> Normale Pankreasenzyme schließen eine chronische Pankreatitis nicht aus!

- **Sonographie** (Treffsicherheit 80 %) → Beurteilung von Kalkablagerungen, Entwicklung oder Rückbildung von Pseudozysten.
- **Röntgen-Abdomenübersicht:** Nachweis von **Verkalkungen** im Drüsenparenchym; wird ein CT angefertigt, kann auf die Abdomenübersicht verzichtet werden.
- **Abdomen-CT:** Pankreasvergrößerung, Pseudozysten und Verkalkungen.
- **ÖGD** → Auswirkungen auf Nachbarorgane (peptische Ulzera, Magenausgangs- oder Duodenalstenose, Magenfundusvarizen bei Milzhypertonie).
- **ERCP** mit Biopsien: Nachweis von Veränderungen des Ductus pancreaticus und Ductus choledochus, die in manchen Fällen **perlschnurartige Erweiterungen** und **Verengungen** aufweisen.
- **Funktionsdiagnostik:** Sie weist erst eine fortgeschrittene Pankreasinsuffizienz nach. Die Tests haben heute abnehmende klinische Bedeutung.
  - Pankreolauryltest: Die lipolytische Funktion des Sekretes kann bestimmt werden, indem das Spaltprodukt einer eingenommenen Testsubstanz im Sammelurin gemessen wird.
  - Chymotrypsin und Elastase-1 im Stuhl.

Differenzialdiagnose

Pankreaskarzinom, chronisches Gallensteinleiden, Colon irritabile, Magen- oder Duodenalulkus.

Therapie

> **Merke**
> Durch frühzeitige Alkoholkarenz kann der chronisch fortschreitende Prozess gestoppt werden, in fortgeschrittenem Stadium nicht mehr.

Konservative Therapie

- **Alkoholkarenz,** Vermeiden koffeinhaltiger Getränke und fetthaltiger Kost.
- Therapie **entzündlicher** Schübe (s. akute Pankreatitis).
- Einnehmen **häufiger, kleiner, kohlenhydratreicher Mahlzeiten.** Mittelkettige Triglyzeride können auch ohne Pankreaslipase resorbiert werden.

- **Substitution von Pankreasenzymen** (z. B. Kreon®): Ausgleich der Pankreasinsuffizienz, Schmerzbekämpfung.
- **Parenterale Substitution fettlöslicher Vitamine** (A, D, E, K).
- Falls erforderlich, zusätzliche **Analgesie.**
- **Evtl. Insulinsubstitution:** Der Diabetes mellitus ist schlecht einstellbar, da auch kein Glukagon produziert wird und es dadurch häufiger zu Hypoglykämien kommen kann.

Endoskopische Therapie

Endoskopische Extraktion von Pankreasgangsteinen zur Schmerzreduktion, **Ballondilatation** von Pankreasgangstenosen, **Drainage** von Pankreaspseudozysten oder Abszessen.

Operative Therapie (s. Tab. 26-3)

Postoperative Komplikationen Die perioperative Letalität bei Drainageverfahren liegt bei ca. 2 %, bei den resezierenden Verfahren bei 3–5 %.

Prognose

Die Prognose ist im Wesentlichen abhängig davon, ob die **absolute Alkoholkarenz,** die nach einer Pankreatitis lebenslang notwendig ist, eingehalten wird oder nicht. Statistisch betrachtet, liegt die Letalität nach 5 Jahren bei 20 %, nach 25 Jahren sind 100 % der Patienten verstorben. Die Lebenserwartung reduziert sich bei weiter fortbestehendem Alkoholabusus um mehr als 8 Jahre.

26.6 Tumoren

26.6.1 Benigne Tumoren

Pankreaszystadenom/Pankreasadenom

Definition

Pankreasadenome und Pankreaszystadenome sind benigne Neubildungen des exokrinen Drüsenapparats.

Ätiologie/Pathogenese

Während Pankreasadenome solide Tumoren darstellen, sind bei Pankreaszystadenomen Zysten verschiedener Größe zu finden, wobei man zwischen den häufigeren muzinösen (makrozystischen) und den selteneren serösen (mikrozystischen) Zystadenomen unterscheidet. Eine maligne Entartung ist bei der serösen Form unwahrscheinlich, bei der muzinösen Form ist ein Übergang in ein Zystadenokarzinom eher gegeben.

Symptomatik

Zystadenome und Adenome verursachen uncharakteristische **Oberbauchschmerzen,** die mit **Übelkeit** und **Erbrechen** einhergehen, was letztendlich auch mit **Gewichtsverlust** verbunden ist.

Diagnostik

Bei der klinischen Untersuchung kann evtl. ein Tumor im Oberbauch tastbar sein. Die Beurteilung hinsichtlich Tumorlokalisation und -ausdehung gelingt durch **Sonographie, CT, MRT** und evtl. **Angiographie.** Nicht selten wird ein Zystadenom auch als **Zufallsbefund** diagnostiziert.

Therapie

Da die Malignität präoperativ meist nicht mit Sicherheit ausgeschlossen werden kann, wird der Tumor mit dem **betroffene Pankreasteil radikal entfernt,** wobei zwischen einer subtotalen Pankreatektomie oder einer partiellen Duodenopankreatektomie gewählt werden kann.

> **Merke**
> Mit der Diagnose „benigner Pankreastumor" sollte sehr zurückhaltend umgegangen werden, da ein Low-Grade-Karzinom oft nicht sicher auszuschließen ist.

26.6.2 Endokrine Tumoren

Hormonaktive Tumoren des Pankreas gehen von Zellen der **Langerhans-Inseln** aus und kommen sowohl in **benigner** als auch in **maligner** Form vor. Sie gehören zu den **neuroendokrinen Tumoren des gastroenteropankreatischen Systems (NET).** An dieser Stelle sind die beiden häufigsten Vertreter der insgesamt seltenen Tumoren, das Insulinom und das Gastrinom, beschrieben.

Tab. 26-3 Operative Therapie der chronischen Pankreatitis		
Indikationen	**Drainageoperation**	**Resezierende Operation**
Isolierte Obstruktion des Pankreasganges	Pankreatikojejunostomie	
Isolierte Choledochusstenose	Choledochojejunostomie	
Große Pseudozyste > 5 cm	Zystojejunostomie	
Chronische Schmerzsymptomatik, Stenosekomplikationen, Pfortader- und Milzvenenthrombose, Fistelbildung, Karzinomverdacht		Duodenumerhaltende Pankreaskopfresektion, alternativ Whipple-OP

Insulinom

Definition

Ein Insulinom ist ein hormonaktiver Tumor, der von den B-Zellen der Langerhans-Inseln ausgeht und meist autonom Insulin produziert.

Ätiologie

Mit 75 % ist das Insulinom der **häufigste endokrine** Pankreastumor. Meist ist es im **Pankreaskorpus** lokalisiert. In einigen Fällen findet sich auch eine extrapankreatische Lokalisation. In ca. **10 %** kommt es zu einer **malignen Entartung.** Der Altersgipfel liegt zwischen dem 40. und 60. Lebensjahr; Frauen sind häufiger als Männer betroffen. Im Rahmen eines hereditären **MEN-1-Syndroms** (multiple endokrine Neoplasie) kommt es auch in Verbindung mit anderen endokrinen Tumoren der Nebenschilddrüse und Hypophyse vor.

Symptomatik

> **Merke: „Whipple-Trias"**
> 1. Spontanhypoglykämie am Morgen oder nach Nahrungskarenz mit Blutzuckerwerten unter 30 mg/dl bzw. 1,65 mmol/l.
> 2. Hypoglykämiesymptomatik: vegetativ → Schwitzen, Tachykardie, Zittern, Heißhunger; neuroglucopenisch → Sehstörungen, Schwindel, Koma.
> 3. Prompte Besserung nach i.v. Glucosegabe.

Diagnostik

- **Labor:** Blutzucker, Insulin, C-Peptid (Maß für die endogene Insulinproduktion) und Fastentest = „Hungerversuch".
- **Lokalisationsdiagnostik:** Sonographie, Endosonographie, CT, MRT, Angiographie.

Klinik: Fastentest unter stationärer Überwachung
Während einer **Nahrungskarenz** von **36 h** werden 6-stündlich BZ, Plasma-Insulin sowie C-Peptid bestimmt. Aus dem Abfall des Insulin/Glucose-Quotienten, der normalerweise zwischen 0,2 und 0,6, beim Insulinom jedoch > 0,6 liegt, ergibt sich ein wichtiger diagnostischer Hinweis. Zur Vermeidung von neurologischen Schäden muss im hypoglykämischen Anfall sofort Glucose i.v. verabreicht werden.

Differenzialdiagnose

Hypoglykämien anderer Ätiologie (bei Leberfunktionsstörung, Hypothyreose, Nebenniereninsuffizienz), Überdosierung von Insulin, Epilepsie.

Therapie

Die Therapie besteht in **Enukleation** des Tumors unter möglichst parenchymsparendem Vorgehen. Durch intraoperative Schnellschnittdiagnostik werden maligne Insulinome festgestellt, und ggf. muss die Operation zu einer partiellen Duodenopankreatektomie (Tumor im Kopfbereich) oder Pankreaslinksresektion (Tumor im Corpus oder Schwanz) mit Lymphadenektomie erweitert werden. **Präoperativ** und bei **Inoperabilität** wird eine **medikamentöse Hemmung der Insulinsekretion** durch Diazoxid oder Octreotid durchgeführt.

Prognose

Die Prognose eines Insulinoms ist aufgrund der überwiegenden Benignität (in 90 % der Fälle) meist gut.

Gastrinom (Zollinger-Ellison-Syndom)

Definition

Ein Gastrinom ist ein hormonaktiver Gastrin produzierender Tumor, der wie das Insulinom zu den NET gehört.

Ätiologie/Pathogenese

80 % der Gastrinome entstehen **im Pankreas,** andere Lokalisationen sind Duodenum, Magen oder Ligamentum hepatoduodenale. In 25 % findet sich das Gastrinom im Rahmen eines MEN-1-Syndroms (s.o.). Das Gastrinom setzt unkontrolliert Gastrin frei, nachfolgend kommt es zur Hypersekretion von Magensäure (bis zu 10 l/Tag).

Gastrinome treten bei Männern etwa doppelt so häufig wie bei Frauen auf. Im Gegensatz zu Insulinomen handelt es sich meist um **maligne Tumoren (65 %).**

Symptomatik

Rezidivierende, **therapieresistente,** multiple, oft **atypisch lokalisierte Ulzera des Magens,** Duodenums oder Jejunums (im Duodenum nicht Bulbusbereich, im Magen die große Kurvatur, oberes Jejunum), **Diarrhö** und **Steatorrhö** (durch Lipaseinaktivierung).

Komplikationen

Meist Ulkuskomplikationen: Perforation, Blutung, Striktur.

Diagnostik

- **Labor:**
  - Bestimmung des **basalen Gastrinspiegels** i.S. morgens an 3 Tagen. Beweisend sind ein Wert > 240 pmol/l und ein weiterer Anstieg nach Stimulation mit Sekretin (normal ↓);
  - Bestimmung der **basalen Säuresekretion** (BAO). BAO liegt bei > 15 mmol/h (Normalwert Männer: 2–3 mmol/h, Frauen 1–2 mmol/h). Nach Pentagastrinstimulation kein weiterer Anstieg der Sekretion, da schon maximal stimuliert.
- **Lokalisationsdiagnostik: ÖGD** mit mehreren Biopsien; **Sono** und Endosono (Metastasennachweis), **CT,** selektive Angiographie, Ocreotidszintigraphie zum Nachweis der Somatostatinrezeptoren des Tumors.

> **Merke**
> Bei der Diagnosestellung sind bei > 50 % der Gastrinome bereits Metastasen in Leber, Milz oder Lymphknoten zu finden.

Therapie

Konservative Therapie Indiziert bei multiplen, nicht lokalisierbaren Tumoren: **Protonenpumpenhemmer** (Omeprazol) und **H₂-Blocker** in hoher Dosierung; **Ocreotid** (Somatostatinanalogon).

Operative Therapie Die Therapie der Wahl bei einem lokalisierbaren solitären Tumor ist die **Enukleation des Tumors** oder die **Pankreasteilresektion.** Ist der Tumor schon weit fortgeschritten oder liegen bereits Metastasen vor, sind eine Tumorverkleinerung und **Chemotherapie** mit **5-FU** sowie symptomatische Behandlung mit **Omeprazol** (Antra®) und **Somatostatin** oder Ocreotid indiziert.

Prognose

Die kurative Tumorentfernung ist bei 30–40 % der Patienten möglich. Gastrinome wachsen langsam, sodass auch bei Tumoren, die schon metastasiert haben, noch lange Überlebenszeiten zu erwarten sind.

26.6.3 Maligne Tumoren

Pankreaskarzinom

Definition

Pankreaskarzinome gehen meist vom **exokrinen** Pankreasanteil aus. In **95 %** der Fälle handelt es sich um von den kleinen Pankreasgängen ausgehende **Adenokarzinome** (**duktale** Karzinome), nur selten entstehen sie im Azinusepithel.

Ätiologie/Pathogenese

Die Inzidenz der Pankreaskarzinome nimmt zu und liegt bei 10/100 000 Einwohner. In der Häufigkeitsskala der malignen Tumoren des Magen-Darm-Traktes steht es an 3. Stelle hinter dem kolorektalen und dem Magenkarzinom. Der Häufigkeitsgipfel liegt zwischen dem 60. und 80. Lebensjahr; das Verhältnis Männer : Frauen beträgt 3 : 2.
In der Entstehung gelten als **Risikofaktoren:**

- **Nikotinabusus** → erhöht das Risiko für ein Pankreaskarzinom in Abhängigkeit von der Anzahl der konsumierten Zigaretten um das zwei- bis fünffache;
- **Alkoholabusus;**
- **fettreiche Mahlzeiten;**
- **chronische Pankreatitis;**
- **chemische Noxen;**
- **familiäre Disposition** → gehäuft bei BRCA-2-Gendefekt.

Wachstum/Metastasierung

Etwa **70 %** der Karzinome sind in **Pankreaskopf** oder Papille lokalisiert, dann folgt der Korpus, im Schwanz finden sich am seltensten Pankreastumoren. Histologisch ist eine überschießende Faserreaktion im umgebenden Stroma festzustellen, die durch die Tumorzellen ausgelöst wird (sog. **desmoplastische Stromareaktion**) und die auch die makroskopisch erkennbare weiße Farbe des Tumors bedingt.

Das Pankreaskarzinom **metastasiert sehr früh, hauptsächlich lymphogen;** allerdings finden sich auch hämatogene Metastasen meist in Leber und Lunge, seltener in Nebennieren, Nieren, Skelett oder Peritoneum. Darüber hinaus wächst es auch invasiv in die Umgebung und arrodiert Blutgefäße und Nerven.

Klassifikation

Nach der TNM-Klassifikation existiert für das Pankreaskarzinom folgende Einteilung (s. Tab. 26-4).

Symptomatik

Insgesamt verursacht das Pankreaskarzinom **wenig Frühsymptome.** Die Symptomatik hängt jedoch wesentlich von der **Lokalisation** des Tumors ab: Da Karzinome des Pankreaskopfbereichs durch die Obstruktion der Gallenwege häufig früher symptomatisch werden als Karzinome im Korpus oder Schwanz, werden sie meist auch früher diagnostiziert (s. Tab. 26-5).

> **Merke**
> Bei rezidivierenden Thrombosen sollte auch an Karzinome des Pankreas gedacht werden.

Tab. 26-4 TNM-Klassifikation des Pankreaskarzinoms

T	**Primärtumor**
TX	Primärtumor kann nicht beurteilt werden
T0	Kein Anhalt für Primärtumor
T1	Tumor auf Pankreas begrenzt, 2 cm oder weniger in größter Ausdehnung
T2	Tumor auf Pankreas begrenzt, mehr als 2 cm in größter Ausdehnung
T3	Tumor breitet sich jenseits des Pankreas aus, jedoch ohne Infiltration des Truncus coeliacus und der A. mes. sup.
T4	Tumor infiltriert Truncus coeliacus und A. mes. sup
N	**Regionäre Lymphknoten**
NX	Regionäre Lymphknoten können nicht beurteilt werden
N0	Keine regionären Lymphknotenmetastasen
N1	Regionäre Lymphknotenmetastasen
M	**Metastasen**
MX	Fernmetastasen können nicht beurteilt werden
M0	Keine Fernmetastasen
M1	Fernmetastasen

Tab. 26-5 Symptomatik des Pankreaskarzinoms entsprechend der Lokalisation	
Karzinom im Pankreaskopf	**Karzinom im Korpus oder Schwanz**
Oberbauchschmerzen, initial postprandial, dann als Dauerschmerz	Rückenschmerz, in die Flanken ausstrahlend
Völlegefühl, Übelkeit mit Erbrechen	
Gewichtsverlust	Gewichtsverlust
Ikterus, evtl. mit Courvoisier-Zeichen (50 %)	
Spätsymptome: Diabetes mellitus (30 %), Verdauungsstörungen, Fernthrombosen (16–52 %)	

- **Endosonographie** zur Beurteilung der lokalen Tumorausbreitung über die Magenhinterwand oder das Duodenum, auch Infiltrationen der Pfortader oder V. lienalis.
- **ERCP (aussagekräftigste diagnostische Methode):** Kontrastmitteldarstellung der Ductus pancreaticus und choledochus weist typische Zeichen auf („double-duct sign") bei Stenosen und Erweiterungen, auch therapeutisch (palliativ) zur Stenteinsetzung (s. Abb. 26-5).
- **CT und Angio-CT:** Gefäßinfiltrationen, Frage der Operabilität (s. Abb. 26-5).
- **MR-Cholangiographie:** Falls verfügbar, kann dieses Verfahren die anderen bildgebenden Verfahren ersetzen.
- **Röntgen-Thorax:** Fernmetastasen.
- Ultima Ratio ist die explorative Laparotomie/Laparoskopie mit intraoperativer Sonographie und Schnellschnitt.

Diagnostik

- **Klinische Untersuchung: Courvoisier-Zeichen,** evtl. Splenomegalie, evtl. Hepatomegalie.
- **Labor:** evtl. **Cholestaseparameter** (Bilirubin, AP, γ-GT ↑), Tumormarker CA 50, **CA 19-9** (zur Verlaufskontrolle, keine Frühdiagnostik).
- **Sonographie** zeigt echoarme Raumforderung; peripankreatische Metastasen.

Klinik

Die **Feinnadelpunktion** verdächtiger Bezirke wird wegen der Gefahr der Tumorzellverschleppung kontrovers beurteilt. Zudem schließt auch ein negativer Befund ein Karzinom nicht definitiv aus. Sie wird jedoch bei inoperablen Tumoren sonographie- oder CT-gesteuert durchgeführt, um den histologischen Befund zu sichern.

Differenzialdiagnose

Chronische Pankreatitis, benigne Pankreastumoren (Pankreaszystadenom), s. Tab. 26-6.

Therapie

Nur bei ca. 10–20 % der Karzinome ist zum Zeitpunkt der Diagnose noch eine Resektion möglich. Diese ist kontraindiziert bei Fernmetastasen (auch Metastasen in nicht regionären LK), großflächiger retroperitonealer Infiltration oder Infiltration der Mesenterialwurzel.

Kurative Therapie (s. Tab. 26-7)

Palliative Therapie

Als palliative Operationen werden **biliodigestive Anastomosen** (Hepatikojejunostomie mit Roux-Y-Schlinge) durchgeführt. Liegt eine Magenausgangs-

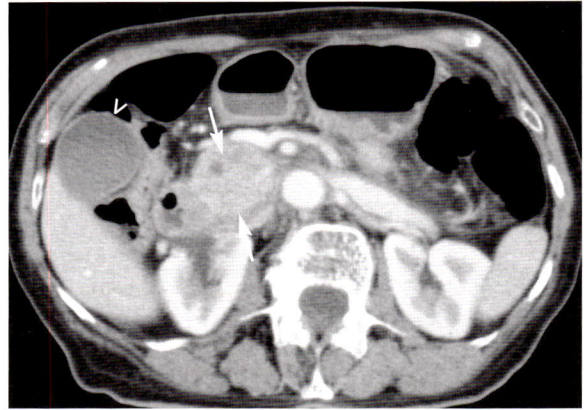

Abb. 26-5 Pankreaskopfkarzinom. CT zeigt eine Raumforderung im Pankreaskopf (→). Die Gallenblase ist gestaut (>).

Tab. 26-6 DD Pankreaskarzinom und chronische Pankreatitis		
	Pankreaskarzinom	**Chronische Pankreatitis**
Schmerzcharakter	Zunächst postprandial, dann als Dauerschmerz	Intermittierend
Körpergewicht	Rasche Abnahme	Langsame Abnahme
Pankreasinsuffizienz	Selten	Häufig
Ikterus	Bei Pankreaskopfkarzinom häufig	Selten
Anämie	Häufig	Selten

Tab. 26-7   Kurative Therapie des Pankreaskarzinoms

Pankreaskopfkarzinom	Pankreaskörper- und -schwanzkarzinom
Pyloruserhaltende partielle Duodenopankreatektomie: • Vorteil: kürzere OP-Zeit, bessere Lebensqualität und geringere operative Letalität • Nachteil: geringere Radikalität **Partielle Duodenopankreatektomie** (Kausch-Whipple-Operation), seltener angewandt, möglicherweise lebenslange Substitution von Pankreasenzymen und Insulin Beide Verfahren werden mit **Lymphadenektomie** durchgeführt. Insgesamt ist die OP-Letalität mit 5 –15 % hoch	Das Verfahren der Wahl ist die **Pankreaslinksresektion mit Splenektomie;** in den meisten Fällen ist jedoch bei dieser Lokalisation eine Resektabilität nicht mehr gegeben

stenose vor, ist eine **Gastrojejunostomie** indiziert. In manchen Fällen müssen beide Operationen auch miteinander kombiniert vorgenommen werden. **Metallstents** zur Verbesserung des Galleabflusses können endoskopisch oder über PTCD eingesetzt werden. Pankreaskarzinome sprechen auf Chemotherapie nicht gut an. Es werden aber Versuche unternommen, mithilfe von adjuvanter Chemo- und Radiotherapie die Überlebenszeit zu verlängern. Von großer Bedeutung ist eine gute **Schmerztherapie,** die in fortgeschrittenen Fällen über Implantation eines Periduralkatheters oder Blockade des Ganglion coeliacum erfolgen kann.

Prognose

Das Pankreaskarzinom hat wegen seines schnellen Wachstums und der meist späten Diagnosestellung eine sehr schlechte Prognose: Unbehandelt überleben Patienten mit Pankreaskarzinom ca. 3–6 Monate. Im Durchschnitt liegt die 5-Jahres-Überlebensrate bei 5–10 %, und die mittlere Überlebenszeit bei operierten Patienten beträgt 15–18 Monate.

> **Merke**
> Ein Pankreaskarzinom bedeutet späte Diagnostik, schwierige Therapie und schlechte Prognose!

Papillenkarzinom

Definition/Ätiologie

Das Karzinom der Papille kann entweder intraampullär **(ampullärer Typ)** oder an der Oberfläche der Papille und an der angrenzenden Duodenalschleimhaut gelegen sein **(duodenaler Typ).** Daneben kommen auch Mischtypen vor. Histologisch sind **Adenokarzinome** am häufigsten vertreten.

Symptomatik

Aufgrund der Lokalisation kommt es schon früh zum **Verschlussikterus** (evtl. mit **Courvoisier-Zeichen**), der das Leitsymptom darstellt. Die Diagnose kann deshalb meist schon früher als beim Pankreaskarzinom gestellt werden.

Diagnostik

• Klinische Untersuchung: evtl. Courvoisier-Zeichen.
• Abdomensonographie und -CT→ Erweiterung des Ductus choledochus.

• ERCP und Biopsie sowie evtl. therapeutische Einlage eines Pigtail-Katheters, um den Galleabfluss zu gewährleisten.
• Endosonographie zur Beurteilung der lokalen Tumorausdehnung.
• Röntgen-Thorax → Metastasensuche.
• Tumormarker besitzen keine diagnostische Bedeutung!

Therapie

Das kurative Operationsverfahren der Wahl ist die partielle Duodenopankreatektomie (Operation nach Whipple) mit radikaler Lymphadenektomie (s. Kap. 26.3). Als palliative Maßnahmen kann eine biliodigestive Anastomose (s. Kap. 25.3) angelegt werden.

Prognose

Erfreulicherweise hat das Papillenkarzinom wegen der früheren Symptomatik und der späteren Metastasenbildung eine deutlich bessere Prognose als das Pankreaskarzinom. Die 5- Jahres-Überlebensrate nach Whipple-OP beträgt etwa 35–40 %.

Kasuistik

Eine 53-jährige Patientin mit gutem AZ und EZ wird wegen eines plötzlich aufgetretenen schmerzlosen Ikterus in die Klinik eingewiesen. Gleichzeitig sei es zu Entfärbung des Stuhlgangs sowie Dunkelfärbung des Urins gekommen. Keine ernsthaften Vorerkrankungen und kein Alkoholkonsum in der Anamnese.

Bei der Untersuchung findet sich ein deutlicher Sklerenikterus, das Abdomen ist weich, keine tastbare Resistenz, unauffällige Darmgeräusche. Anhand der Laborwerte sind eine Anämie mit Hb von 10,0 und eine Leukozytose von 9,5 festzustellen. GPT: 75 U/l; GOT: 53 U/l; CRP und Amylase liegen im Normbereich: Bilirubin: 290 µmol/l; AP: 798 U/l und γ-GT: 349 U/l. Zur weiteren Abklärung des Verschlussikterus werden Sonographie und ERCP durchgeführt. Die vermutete Diagnose „Papillenkarzinom" lässt sich dadurch verifizieren.

26.7 Verletzungen

Definition/Schweregrade

Eine Pankreasverletzung kommt aufgrund der geschützten Lage des Organs nur **selten** (in ca. 1–3 %)

im Rahmen einer Verletzung des Oberbauches vor und wird hauptsächlich bei stumpfen Bauchtraumen (z. B. Aufprall auf Fahrradlenker oder Lenkrad) diagnostiziert. Aufgrund seiner Lage vor der Wirbelsäule ist das Korpus die prädestinierte Lokalisationsstelle. Da die Diagnose wegen anderer Begleitverletzungen oft erst spät gestellt wird, ist die Letalität hoch; sie liegt zwischen 20 und 50 %.

Nach dem Ausmaß der Verletzung erfolgt die Einteilung der Läsion (s. Tab. 26-8).

Symptomatik

Nach einem symptomfreien Intervall entwickelt sich die Symptomatik eines akuten Abdomens mit Schmerzausstrahlung in Rücken und Schulter und nachfolgendem paralytischem Ileus.

Komplikationen

Pankreasfisteln, Pankreaspseudozysten, Abszesse.

Diagnostik

- Anamnese: Unfallhergang.
- Klinische Untersuchung: Abwehrspannung.
- Abdomensonographie.
- CT, MRT.
- ERCP → Gangschädigung.
- Labor: Serumamylase ↑.
- Peritoneallavage mit Bestimmung von Amylase und Lipase.
- Penetrierende Verletzung → sofortige explorative Laparotomie.

Therapie

Diese richtet sich nach dem Schweregrad der Verletzung: Eine Übernähung der Läsion und Drainage recht bei einer Verletzung Grad I aus. Ab Grad-II-Verletzungen ist meist eine Pankreasteilresektion mit Gangdrainagen und -rekonstruktion erforderlich. Wegen der hohen Letalitätsrate nicht diagnostizierter Pankreasverletzungen sollte die Indikation zur explorativen Laparotomie großzügig gestellt werden.

26.6 Pankreastransplantation

Indikation

Der **insulinpflichtige Diabetes mellitus Typ I** mit bereits **dialysepflichtiger Niereninsuffizienz** stellt die Hauptindikation für eine Transplantation dar. Weitere Indikationen sind ausgeprägte diabetesbedingte Komplikationen wie **Mikro- oder Makroangiopathie, Retinopathie, Neuropathie,** die bei einer frühzeitigen Transplantation teilweise reversibel sind. Transplantiert wird in der Regel das **gesamte Pankreas** mit dem die Papille drainierenden **Duodenalabschnitt.** Eine isolierte **Inselzelltransplantation** ist alternativ möglich, wird aber bisher nicht standardmäßig durchgeführt.

Kontraindikationen

Man unterscheidet zwischen absoluten und relativen Kontraindikationen:

Absolute Kontraindikationen:
- Maligne Tumor- und Systemerkrankungen.
- Chronische Infektionen (Tbc, Sarkoidose, HIV, CMV).
- Chronische Lebererkrankungen.
- Suchtkrankheiten.
- Psychiatrische Erkrankungen.

Relative Kontraindikationen:
- Kardiopulmonale Grunderkrankungen.
- Andere Stoffwechselstörungen.

Operationstechnik

Die Pankreastransplantation wird meist mit einer **Nierentransplantation kombiniert,** wobei die Organe in **heterotoper Position** eingesetzt werden.

Die arterielle Verbindung des Pankreastransplantats erfolgt über die Iliakalgefäße oder ein Mesenterialgefäß des Empfängers, der venöse Abfluss über die V. iliaca oder V. portae. Zur Drainage des **exokrinen Pankreasanteils** wird ein Abfluss über eine ausgeschaltete Jejunumschlinge geschaffen.

Komplikationen

Pankreatitis, Anastomoseninsuffizienzen, Abszesse, Zystitiden (bei Drainage des exokrinen Sekrets über die Harnblase).

Nachbehandlung

Wie bei allen Transplantationen muss eine lebenslange Immunsuppression durchgeführt werden, die meist aus einer Kombination aus Ciclosporin A, Azathioprin und Glukokortikoiden besteht. In regelmäßigen Abständen werden Laborparameter wie Serum-Glukose und -Amylase, HbA_{1c} bestimmt und die Durchblutung duplexsonographisch kontrolliert.

Prognose

Die 1-Jahres-Überlebensrate nach kombinierter Pankreas-Nieren-Transplantation beträgt 80–90 %.

Tab. 26-8 Klassifikation der Pankreasverletzung nach AAST*	
Schweregrad	**Verletzung**
Grad I	Geringgradige Kontusion oder oberflächliche Parenchymverletzung ohne Gangbeteiligung
Grad II	Ausgedehnte Kontusion oder Parenchymverletzung ohne Gangbeteiligung oder Gewebsverlust
Grad III	Distale Ruptur oder Parenchymverletzung mit Gangbeteiligung
Grad IV	Proximale Ruptur oder Parenchymverletzung mit Beteiligung der Ampulle
Grad V	Massive Zertrümmerung des Pankreaskopfes

*AAST: American Association for the Surgery of Trauma

27 Niere und ableitende Harnwege

Gerlind Souza-Offtermatt

27.1 Grundlagen

27.1.1 Anatomie

Niere

Topographie

Beide Nieren liegen vollständig **retroperitoneal** in Höhe des 12. BWK bis 3. LWK, wegen der Leber ist die rechte Niere etwas tiefer gelegen (s. Tab. 27-1). Die Nieren sind von der schützenden Capsula fibrosa umgeben, zusammen mit den kranial aufsitzenden Nebennieren werden sie zusätzlich von der Capsula adiposa und der stützenden Fascia renalis (Gerota-Faszie) umschlossen.

Aufbau

Die Niere ist aus Parenchym (Rinde und Mark) sowie dem Nierenbecken aufgebaut:

In der **Rinde** finden sich die Glomeruli und gewundene Tubuli, das **Mark** enthält die geraden Anteile des Tubulussystems. Die Parenchymdicke sollte beim Erwachsenen mindestens 1,3 cm betragen.

> **Merke**
> Die Funktionseinheit Glomerulus + Bowman-Kapsel + Tubulussystem wird als **Nephron** bezeichnet.

Das **Nierenbecken** nimmt den Harn über die Nierenkelche aus den Markpyramiden auf und verjüngt sich zum Ureter.

Am **Nierenhilus** treten die Blutgefäße und der Ureter in die Nierenkapsel ein bzw. aus.

Blutversorgung/Lymphabfluss

Arteriell wird die Niere über die **A. renalis** versorgt, die direkt aus der Aorta abzweigt. Der venöse Abfluss erfolgt über die **V. renalis,** die in die V. cava mündet. In die linke V. renalis fließt noch zusätzlich die linke V. testicularis.

Der renale Lymphabfluss erfolgt über die vor Aorta und V. cava inferior gelegenen **Nodi lymphatici lumbales.**

Innervation

Die parasympathische und sympathische Innervation erfolgt über den **Plexus renalis** (aus dem Plexus coeliacus), die sensible über die **Nn. splanchnici.**

Ableitende Harnwege

Topographie und Aufbau

Ureter Der Ureter wird auf seiner Länge von etwa 30–35 cm in zwei Abschnitte gegliedert. In der **Pars**

Tab. 27-1 Nachbarorgane der Nieren		
Rechte Niere	Ventral	Leber, Kolon
	Medial	V. cava
	Kranial	Pars descendens duodeni
Linke Niere	Ventral	Magen, Pankreasschwanz
	Medial	Aorta
	Kaudal	Kolon

abdominalis überkreuzt der linke Ureter die A. iliaca communis, der rechte die A. iliaca externa, in der **Pars pelvina** (ab Linea terminalis) unterkreuzen beide Ureteren jeweils den Ductus deferens bzw. die A. uterina.

Merke: Physiologische Engstellen im Verlauf des Ureters:
- am Übergang Nierenbecken-Ureter,
- bei der Überquerung der Vasa iliaca,
- bei der Einmündung in die Harnblase.
- Diese Engstellen sind Prädilektionsstellen für Steinobstruktionen!

Harnblase   Die Harnblase liegt **retroperitoneal** im kleinen Becken, an der oberen und hinteren Blasenwand ist sie von Peritoneum überzogen. Untergliedert wird sie in vier Anteile: Apex (Scheitel), Korpus, Fundus (Blasengrund) mit den Uretermündungen und Zervix mit dem Ostium urethrae.

Weibliche Urethra   Die 3–5 cm lange weibliche Harnröhre wird in mehrere Abschnitte unterteilt. Als **Pars intramuralis** wird der in der Harnblasenwand verlaufende Teil der Urethra bezeichnet, die **Pars cavernosa** zieht unter der Symphyse zum Vestibulum vaginae und endet am **Ostium urethrae externum,** dem engsten Teil der weiblichen Harnröhre.

Männliche Urethra   Auf einer Länge von 20–25 cm gliedert sie sich in folgende Abschnitte:
- **Pars intramuralis:** der in der Harnblasenwand verlaufende Teil der Urethra;
- **Pars prostatica:** durchzieht die Prostata; enthält Samenhügel und die Mündungen der Ductuli ejaculatorii;
- **Pars membranacea:** durchbricht die Beckenbodenmuskulatur, Länge 2 cm;
- **Pars spongiosa:** ca. 15 cm lang, endet mit dem Ostium urethrae externum, verläuft im Corpus spongiosum.

Merke: Physiologische Engen im Verlauf der männlichen Urethra
- **Ostium urethrae internum:** Abgang aus der Harnblase mit M. sphincter vesicae;
- **Pars membranacea** mit M. sphincter urethrae;
- **Ostium urethrae externum:** Mündung an der Glans penis.

Aufgrund des gekrümmten Verlaufs und dieser Engen ist die Katheterisierung der männlichen Urethra schwieriger als die der weiblichen.

Wandaufbau

Die Wand der ableitenden Harnwege ist aus folgenden Schichten aufgebaut:
- **Tunica mucosa,** bestehend aus Urothel und Lamina propria. Das Urothel ist für die ableitenden Harnwege spezifisch: Abhängig vom Füllungszustand erscheint es mehrschichtig oder mehrreihig, es reicht

vom Nierenbecken bis zu $\frac{2}{3}$ der Harnröhre und geht dann über in hoch prismatisches und schließlich in unverhorntes Plattenepithel
- **Tunica muscularis:** innen und außen längs gerichtete, in der Mitte ringförmige Muskulatur.
- **Tunica adventitia:** Bindegewebsschicht am Ureter mit Nerven und Gefäßen.
- **Tunica serosa:** Peritonealüberzug an der oberen und hinteren Blasenwand.

Blutversorgung

Ureteren   Arteriell werden die Harnleiter von proximal über ein Geflecht aus Ästen der A. renalis, von distal über die A. testicularis/ovarica und A. pudenda interna versorgt, der venöse Blutabstrom erfolgt in gleichnamige Venen.

Harnblase   Blasenoberfläche und laterale Blasenwand werden arteriell durch A. vesicalis superior versorgt, der Blasengrund durch die A. vesicalis inferior. Der venöse Blutabstrom führt über den Plexus venosus vesicalis zu den Vv. iliacae internae.

Weibliche Harnröhre   Die arterielle Versorgung erfolgt über Äste der A. vesicalis inferior, A. vaginalis und A. pudenda interna, der venöse Abstrom verläuft über Vv. pudendae externae.

Männliche Harnröhre   Arteriell über Äste der A. vesicalis inferior und A. pudenda interna, der venöse Blutabstrom verläuft über den Plexus venosus vesicoprostaticus.

Lymphabfluss

Der Lymphabfluss des Ureters erfolgt in die Nodi lumbales. Die Lymphe der Harnblase fließt zu den Nodi lymphatici iliaci interni, zu Lymphknoten vor der Blase und zu Lymphknoten längs des N. obturatorius.

Innervation

Der Ureter wird über Fasern des vegetativen Nervensystems in der Ureterwand innerviert; die Harnblase wird parasympathisch aus S_{2-4} ($\rightarrow$ Kontraktion des M. detrusor vesicae), sympathisch aus L_{1-3} ($\rightarrow$ Erschlaffung des M. detrusor vesicae) versorgt.

27.1.2 Physiologie

Nierenfunktion

Die Niere reguliert den Wasser- und Elektrolythaushalt, sie ist für die Ausscheidung von Stoffwechselprodukten, Fremdstoffen und Wasser zuständig und kontrolliert den Säure-Basen-Haushalt.

Außerdem produziert sie im juxtaglomerulären Apparat Hormone: In der Macula densa erfolgen die Messung der Konzentration von Na^+-Ionen im distalen Tubulus sowie die Stimulation der Mesangiumzellen im Vas afferens, um Renin zu produzieren.

Die einzelnen Nierenabschnitte übernehmen mehrere Funktionen (s. Tab. 27-2).

Messgrößen der Nierenfunktion

Glomeruläre Filtrationsrate (GFR): Sie bezeichnet das pro Zeiteinheit gebildete Filtratvolumen. Sie wird in der Klinik über die Kreatininclearance bestimmt und beträgt bei Männern im Mittel 125, bei Frauen 110 ml/min. Daraus errechnet sich ein Filtratvolumen von ca. 180 l pro Tag, sodass ein Plasmavolumen von 3 l ca. 60-mal am Tag durch die Niere gereinigt wird.

Renaler Blutfluss (RBF): Der renale Blutfluss beträgt 20 % des HMV, somit ca. 1 200 ml/min. Bei systolischen Blutdruckwerten zwischen 90 und 180 mmHg wird er mithilfe des Bayliss-Effekts konstant gehalten. Dadurch bleibt die glomeruläre Filtrationsrate (GFR) unabhängig von kurzzeitigen Blutdruckschwankungen. Fällt der systolische Blutdruck jedoch auf Werte um 60 mmHg, resultiert eine deutliche Reduktion der GFR, die sich klinisch als akutes Nierenversagen äußert.

27.2 Diagnostik

27.2.1 Anamnese und körperliche Untersuchung

Anamnese

Die Anamnese sollte folgende Bereiche erfassen:
- **Familienanamnese** → z. B. Zystennieren.
- **Persönliche** Anamnese → Nierenoperation, Nierensteine, Harnwegsinfektionen.
- **Schmerz** → Lokalisation, Ausstrahlung, Charakteristik (s. Tab. 27-3).
- **Übelkeit und Erbrechen.**
- **Medikamentenanamnese.**
- **Hämaturie:**
  - **initiale** Hämaturie → Ursache in der distalen Harnröhre;
  - **terminale** Hämaturie → Ursache am Blasenhals oder an der prostatischen Urethra;
  - **totale** Hämaturie → Erkrankung der Blase oder der oberen Harnwege.
    Eine schmerzhafte Hämaturie spricht für eine Zystitis, eine schmerzlose für einen Tumor.
- **Störungen der Blasenentleerung** (s. Tab. 27-4).

Körperliche Untersuchung

Bei der Inspektion sollte auf blasses Hautkolorit und Vorwölbungen der Flankenregion (Hinweis auf renale

Tab. 27-2	Nierenfunktionen und ihre anatomische Zuordnung
Glomeruli	Filtration des Blutes
Proximaler Tubulus	Rückresorption großer Mengen an Wasser, Elektrolyten, Glucose, Aminosäuren
Henle-Schleife	Harnkonzentration über Gegenstrommechanismus
Distale Tubuli und Sammelrohre	Nochmalige Rückresorption von Wasser und Elektrolyten (Feinregulation)

Raumforderung) geachtet werden. Palpiert werden sollten Abdomen und Flanken (Klopfschmerz im Nierenlager); daneben wird nach Lymphknotenvergrößerungen supraklavikulär (Lymphome bei urogenitalen Tumoren) und inguinal sowie Bruchpforten gesucht.

27.2.2 Bildgebung

Sonographie

Die **Niere** kann sonographisch hinsichtlich Größe, Form und Parenchym sowie Ektasie des Nierenbeckenkelchsystems oder Steinbildung beurteilt werden. Daneben gelingen die Differenzierung zwischen soliden und zystischen Raumforderungen und die Diagnostik retroperitonealer Abszesse oder paraaortaler Lymphome.

Die **Blase** kann hinsichtlich Form, Größe, Restharn sowie Raumforderungen beurteilt werden.

> **Merke**
>
> Mit Ausnahme der Ureteren lassen sich Niere und ableitende Harnwege sonographisch gut darstellen. Somit stellt die Sonographie das wichtigste diagnostische Verfahren dar!

Abdomenleeraufnahme

Diese ergibt Hinweise auf Lage und Größe der Nieren, kalkdichte Verschattungen sowie Fehlen des Psoasrandschattens bei Abszessen oder Tumoren.

Tab. 27-3	Differenzialdiagnose Schmerzen Niere und Harnwege
Nierenschmerz	Dumpfer Schmerz unterhalb der 12. Rippe in der Lendenregion, evtl. mit Ausstrahlung in den Unterbauch
Stein im oberen Anteil des Ureters	Flankenschmerz, in den Unterbauch ausstrahlend
Stein im mittleren Segment	Schmerz in Skrotum oder Labien ausstrahlend
Stein im prävesikalen Ureterabschnitt	Schmerzausstrahlung in Penisspitze und Klitoris
Akuter Harnverhalt	Starker Blasenschmerz
Zystitis	Blasenschmerz mit Ausstrahlung in die Harnröhre, Schmerzen bei Miktion mit starkem Harndrang und evtl. Blutbeimengung

Tab. 27-4	Störungen der Blasenentleerung
Pollakisurie	Mehr als 5 Blasenentleerungen/Tag → z.B. bei Zystitis mit kleinen Portionen oder Restharnbildung
Nykturie	Nächtliche Blasenentleerungen
Überlaufblase	Ständiger tropfenweiser Harnabgang → bei chronischer subvesikaler Obstruktion
Harnverhalt	Starker Harndrang verbunden mit starkem Schmerz
Dysurie	Erschwerte Blasenentleerung
Strangurie	Schmerzhafte krampfartige Miktion → bei Zystitis
Algurie	Brennen während der Miktion → bei Zystitis
Polyurie	Erhöhte Harnausscheidung im Verhältnis zur Flüssigkeitsaufnahme
Pneumaturie	Ausscheidung von Gasen mit dem Urin → bei Harnwegsinfektion mit gasbildenden Bakterien oder bei Fisteln der ableitenden Harnwege zum Verdauungstrakt

Merke
Die Abdomenleeraufnahme ist Voraussetzung für alle weiteren Röntgenaufnahmen mit Kontrastmittel der Niere und der ableitenden Harnwege.

Ausscheidungsurographie

Die i.v. Gabe eines nierengängigen Kontrastmittels ermöglicht eine **Aussage über die** Konfiguration des Nierenhohlraumsystems, den Abfluss über die Ureteren in die Blase und über den in der Blase verbleibenden Restharn. In der Regel werden 5, 10 und 20 min nach Injektionsbeginn Aufnahmen angefertigt. Die Intensität der KM-Ausscheidung liefert Hinweise zur Funktion der Niere.

Als **stumme Niere** wird eine funktionslose Niere in der Ausscheidungsurographie bezeichnet. Die Ursachen hierfür finden sich in einer Harnabflussbehinderung durch Trauma, Schrumpfniere (entzündlich oder vaskulär bedingt), Nierenembolie oder Tumor.

Merke
Bei stark eingeschränkter oder fehlender Nierenfunktion ist keine Darstellung der ableitenden Harnwege über eine Ausscheidungsurographie möglich. Bei einem Serum-Kreatinin > 1,8 mg/dl ist sie sogar kontraindiziert, da sie sich nachteilig auf die Organfunktion auswirkt.

Retrograde Ureterpyelographie/Miktionszysturethrographie und Urethrographie

Die **retrograde Ureterpyelographie** wird in Verbindung mit einer Zystoskopie über Einspritzung von KM in einen vorgeschobenen Ureterkatheter durchgeführt, wenn die i.v. Ausscheidungsurographie bei schwacher oder fehlender Darstellung keine eindeutige Aussage zulässt. Die Methode ermöglicht eine Aussage zur Struktur, jedoch nicht zur Funktion des Harntraktes.

Die **Miktionszysturethrographie** dient der Darstellung eines **vesikourethralen Refluxes.** Sie wird im An-

schluss an die retrograde Ureterpyelographie vorgenommen und dokumentiert die Entleerung der kontrastmittelgefüllten Blase während der Miktion.

Die **retrograde Urethrographie** ermöglicht die Darstellung von **Harnröhrenstrikturen** und -divertikeln und wird auch bei **Urethraverletzungen** durchgeführt. Die Röntgenaufnahme wird vorgenommen, während vorsichtig über den Meatus urethrae externus wasserlösliches Kontrastmittel instilliert wird.

CT/MRT

Die Computertomographie dient der Diagnostik von Raumforderungen im Bereich der Nieren und des Retroperitoneums. Die MRT gilt nur als zusätzliche weiterführende Diagnostik.

Nierenszintigraphie

Diese erfolgt unter Verwendung von ^{99m}Tc-DMSA und ist indiziert zur Bestimmung und Lokalisation von funktionierender Organmasse, z.B. zum Nachweis von Hypoplasien und Nierenfehlbildungen.

Zystoskopie

Die Blasenspiegelung wird unter Verwendung eines starren oder flexiblen Zystoskops mit der Möglichkeit der Biopsie in der Diagnostik von Erkrankungen der Harnblase durchgeführt. Dabei dient sie der Lokalisation entzündlicher Veränderungen, Blasentumoren und zur Seitenlokalisation bei Blutungen aus dem oberen Harntrakt. Daneben findet die Zystoskopie therapeutische Anwendung bei der Lithotripsie von Blasensteinen sowie der transurethralen Resektion von Blasen- und Prostatatumoren.

27.2.3 Spezielle Diagnostik

Labor
- **Urinuntersuchung:**
  - **Teststreifen** zur orientierenden Bestimmung von Eiweiß, Nitrit, Zucker und pH-Wert;
  - **mikroskopische Untersuchung** des Urinsediments hinsichtlich Erythrozyten (Hämaturie),

Leukozyturie (physiologisch < 4 Leukos/Gesichtsfeld) und Keimzahl (> 100 000 Keime → behandlungsbedürftige Infektion).
- **Blutuntersuchung:** BB, BSG, Harnstoff, Harnsäure, Kreatinin, Elektrolyte.

Funktionsdiagnostik

Zur Bestimmung der Nierenfunktion dienen verschiedene Clearance-Untersuchungen. In der klinischen Routine wird meist die Kreatininclearance durchgeführt.

- **Kreatininclearance** zur Bestimmung der GFR (glomeruläre Filltrationsrate): gleichzeitige Bestimmung von Kreatinin im Plasma und Urin mit Messung des Harnvolumens in 24 h. Voraussetzung ist eine gleich bleibende Kreatininkonzentration während der Sammelperiode, weshalb die Methode bei progredientem Nierenversagen nicht anwendbar ist. Die GFR wird über folgende Formel ermittelt:

Klinik

Kreatininclearance (ml/min) = U × V / P
U = Urinkonzentration von Kreatinin (mg/dl); V = Harnvolumen (ml/min); P = Plasmakonzentration von Kreatinin (mg/dl).

- **Radionuklidclearance:** Clearance-Bestimmung mit radioaktiv markierten Substanzen ergibt bessere Resultate als die Kreatininclearance.

27.3 Chirurgische Grundbegriffe

Transurethrale Resektion (TUR)
Bei **Harnblasenkarzinomen** zu diagnostischen und therapeutischen Zwecken (s. Kap. 27.7.3).
Durchführung: Elektroresektion mittels einer durch die Urethra eingeführten elektrischen Schlinge.

Nierensegmentresektion
Bei **Nierenzellkarzinomen** (kleine T_1-Tumoren; s. Kap. 27.7.3).
Durchführung: Resektion eines Nierensegmentes unter Erhalt der Niere und Nebenniere.

Radikale Tumornephrektomie mit Lymphadenektomie
Bei **Nierenzellkarzinomen** (T_1-/T_3-Tumoren), die noch regional begrenzt sind (s. Kap. 27.7.3).
Durchführung: Über einen abdominellen, lumbalen oder thorakoabdominellen Zugang werden die Niere mit perirenaler Fettkapsel und Fascia renalis (Gerota-Faszie), die Nebenniere und die regionären Lymphknoten entfernt.

Nephroureterektomie
Bei **Karzinomen des Nierenbeckens und Harnleiters** (s. Kap. 27.7.3).
Durchführung: Entfernung der Niere, des Harnleiters und einer Blasenmanschette.

Radikale Zystektomie mit pelviner Lymphadenektomie
Bei **invasivem Harnblasenkarzinom** (s. Kap. 27.7.3).
Durchführung: Entfernung der Harnblase und der pelvinen Lymphknoten. Eine Ersatzblase wird möglichst aus distalem Ileum konstruiert. Die Kontinenz bleibt erhalten, wenn die verbleibende Harnröhre einen intakten äußeren Spinkter hat.

27.4 Fehlbildungen

27.4.1 Fehlbildungen der Niere

Die Fehlbildungen der Niere sind in Tabelle 27-5 zusammengestellt.

27.4.2 Fehlbildungen des Harnleiters

Ureterdoppelungen

Ureter duplex: vollständig gedoppelter Ureter mit zwei Ostien in der Harnblase, kann Ursache eines vesikourethralen Refluxes sein.
Ureter fissus: Ureterdoppelung nur im oberen Teil, ein Ostium in der Harnblase; meist asymptomatisch.

Ureterektopie

Diese Fehlanlage bedeutet eine Fehlmündung des Ureters mit zahlreichen Varianten. Beim Mann kann der fehlangelegte Ureter in die hintere Harnröhre, die Samenbläschen oder Ductus deferens münden, bei der Frau in Urethra, Vagina oder Introitus. Dies hat häufig eine andauernde Harninkontinenz zur Folge.

Megaureter

Der Megaureter bezeichnet eine ein- oder beidseitig auftretende erhebliche Erweiterung des Ureters mit kompensatorischer Wandhypertrophie infolge von Harnstauung. Ätiologisch unterschieden wird der **primäre** Megaureter (refluxiv bei vesikourethralem Reflux oder obstruktiv bei Stenose) vom **sekundären** Megaureter (bei infravesikaler Obstruktion).

27.4.3 Fehlbildungen der Harnblase

Kongenitale Blasendivertikel

Kongenitale Blasendivertikel sind **echte Divertikel** mit Ausstülpung aller Wandschichten, die meist keine Symptome verursachen. Eine operative Entfernung der Divertikel ist nur bei Harnabflussstörung erforderlich.

Blasenekstrophie

Es handelt sich um einen Defekt der ventralen Blasenwand und der darüber liegenden Bauchwand, bei dem die Blase offen liegt. Die Therapie besteht in plastischem Verschluss der Blase oder in einer supravesikalen Harnableitung. Inzidenz: 1 : 200 000 Geburten.

Doppelblase

Bei dieser Fehlbildung liegt eine Harnblase mit kompletter oder inkompletter Scheidewand vor. Sympto-

Tab. 27-5   Fehlbildungen der Niere

Fehlbildung		Definition/Ätiologie	Symptomatik	Therapie
Agenesie		Nur die einseitige Agenesie ist mit dem Leben vereinbar; Häufigkeit 1/500 Geburten. Kombination mit Hypertrophie der Gegenseite	Asymptomatisch oder Zeichen der Niereninsuffizienz, abhängig von Funktion der verbleibenden Niere	
Hypoplasie		Ein- oder beidseitig verkleinerte Niere von normaler Struktur	Je nach Ausdehnung Zeichen der Niereninsuffizienz	
Hufeisenniere		Die kaudalen Pole beider Nierenanlagen sind miteinander verbunden; Häufigkeit 1/500 Geburten	Bei Ureterkompression Hydronephrose, häufig Urolithiasis, Harnwegsinfekte	
Solitäre Nierenzyste		Auftreten meist unilateral, kann einen Durchmesser von 5 cm erreichen	Meist asymptomatisch, bei Größenzunahme Druck im Nierenlager; auch Blutungen in Zyste mit späterer Verkalkung	Meist keine Therapie nötig; bei großen Zysten → Ausschälung
Zystenniere (s. Abb. 27-1)	Multizystisch	Kongenital, nicht erblich, unilaterale multiple Zysten unterschiedlicher Größe	Palpabler Tumor	Bei Verdrängungssymptomatik Nephrektomie
	Polyzystisch	Entweder autosomal-rezessive oder autosomal-dominante Form; häufig mit Zysten in anderen Organen kombiniert	Niereninsuffizienz	Dialyse und Transplantation
Markschwammniere		Nicht erblich; kongenitale zystische Fehlbildung; Häufigkeit 1/10 000 Geburten; in 75 % beidseits	Diagnose meist zufällig; 30–50 % der Patienten haben eine Hyperkalzurie mit rezidivierender Urolithiasis	

matisch wird sie durch Pendelurin und rezidivierende Infekte. Therapeutisch erfolgt eine Blasenteilresektion oder eine endoskopische Fensterung.

27.4.4 Fehlbildungen der Harnröhre

Fehlbildungen der Harnröhre treten meist im Rahmen komplexer urogenitaler Fehlbildungssyndrome auf.

Hypospadie/Epispadie

Durch Hemmungsfehlbildung entsteht bei der Hypospadie eine Spaltbildung der Harnröhre auf der Ventralseite des Penis. Die Epispadie bezeichnet eine Spaltbildung der Harnröhre auf der Dorsalseite des Penis. Eine operative Korrektur ist bei beiden Fehlbildungen erforderlich.

Urethralklappen

Die **ausschließlich beim männlichen Geschlecht** auftretenden obstruktiven Urethralklappen führen zu einem schon pränatal sonographisch sichtbaren Harnaufstau, bei dem sich eine Riesenharnblase mit maximaler Überdehnung der fetalen Bauchdecken herausbildet. Um eine sekundäre Schädigung der Niere zu verhindern, ist u.U. eine Entlastungspunktion notwendig, bevor als definitive Therapie die transurethrale Klappenresektion durchgeführt wird.

27.5   Urolithiasis

Definition

Unter Urolithiasis versteht man eine **Konkrementbildung** unterschiedlicher Lokalisation, in den **Nieren-**

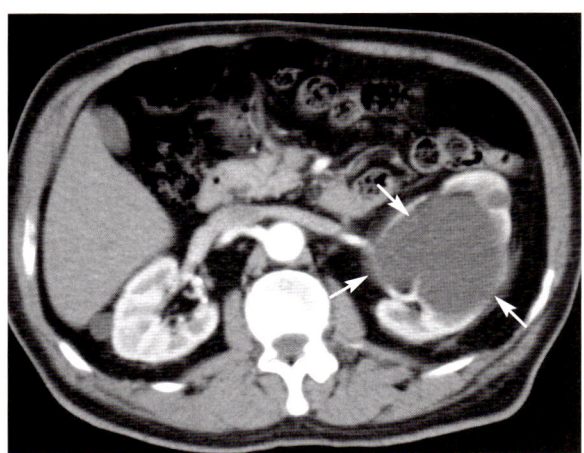

Abb. 27-1   Nierenzyste. CT zeigt eine große, homogene Raumforderung im Zentrum der linken Niere (→). Das Nierenparenchym ist verdrängt.

tubuli, dem **Nierenbecken** oder den ableitenden **Harnwegen** (Blasenstein, Ureterstein), wobei die Konkrementgröße von Reiskorngröße bis zum Beckenausgussstein, der das ganze Nierenbecken ausfüllt, reichen kann.

Ätiologie/Pathogenese

Etwa **5 %** der Bevölkerung leiden unter Urolithiasis, Männer sind doppelt so häufig betroffen wie Frauen. Der Häufigkeitsgipfel liegt zwischen dem 30. und 60. Lebensjahr.

Voraus geht eine Übersättigung des Urins an steinbildenden Substanzen (Kalzium, Oxalat, Phosphat, Harnsäure, Zystin), ein Urin-pH < 5,5 oder > 7,0 oder eine Reduzierung der Harnmenge mit zu hoher Harnkonzentration. Die Harnsteine bilden sich durch Ausfällen der steinbildenden gelösten Substanzen an einer zentralen proteinhaltigen Matrix. Dabei wirken folgende Faktoren begünstigend:

- **metabolische Störungen** wie Störungen des Kalziumstoffwechsels (Hyperkalzämie, Hyperkalzurie), Störungen des Harnsäurestoffwechsels (Hyperurikämie), die Hyperoxalurie, die Zystinurie, die Hypomagnesiurie und die Hypozitraturie;
- **Harnwegsinfektionen;**
- **eiweißreiche, flüssigkeitsarme Ernährung;**
- **Immobilisation;**
- **Klima** → häufiger in den Sommermonaten.

Merke
Urolithiasis wird durch Harnwegsinfektionen begünstigt, dieser Zusammenhang gilt allerdings auch umgekehrt!

Steinarten (s. Tab. 27-6)

Symptomatik

Die typische **Nierenkolik** wird durch einen durch die Harnwege wandernden Stein verursacht. Charakteristisch dafür sind heftigste, Minuten bis Stunden andauernde, kolikartige Schmerzen, die bei hohem Steinsitz in der Lendengegend lokalisiert sind, bei tiefem Steinsitz im Ureter in die Symphyse, Oberschenkelinnenseite, Schamlippen bzw. das Skrotum aus-

strahlen. Häufig finden sich daneben **Übelkeit** und Erbrechen, Stuhl- und Windverhaltung (**reflektorischer Subileus**) sowie Harndrang bei verminderter Harnmenge und **Hämaturie.**

Merke
Typischerweise sind Patienten mit einer Nierenkolik sehr unruhig und versuchen, durch Umhergehen den Schmerz zu lindern (DD: Abdominalschmerzen!).

Ein Stein, der aufgrund seiner Größe nicht mehr wandern und somit keine Einklemmung auslösen kann (Nierenbeckenausgussstein), macht sich durch einen unbestimmten Druck in der Nierengegend sowie rezidivierende Pyelonephritiden bemerkbar.

Komplikationen

Harnwegsinfekt bis zur Urosepsis, Hydronephrose, Niereninsuffizienz.

Diagnostik

- **Labor:**
  - Urin: pH, Erythrozyten, Leukozyten, evtl. Bakteriurie;
  - Blut: Harnstoff, Kreatinin, Kalzium.
- Analyse abgegangener Steine.
- **Röntgen-Abdomenübersicht** → röntgendichte Steine.
- **Sono** → guter Nachweis von Konkrementen in der Niere.
- **Ausscheidungsurographie.**
- **Retrograde Ureterpyelographie** bei Kontrastmittelallergie.

Differenzialdiagnose

Tumoren der Nieren oder ableitenden Harnwege müssen ausgeschlossen werden, ebenso ein **Niereninfarkt,** eine Papillennekrose oder Nierenvenenthrombose.

Daneben kommen alle weiteren Ursachen für Abdominalschmerzen (Gallenkolik, stielgedrehte Ovarialzyste, Tubargravidität, Appendizitis oder Divertikulitis, dissezierendes Aortenaneurysma etc.) in Frage.

Tab. 27-6 Steinarten bei Urolithiasis

Steinart	Steinbildende Substanz	Metabolische Störung	Häufigkeit	Röntgendichte
Kalziumsteine	Kalziumoxalat, Kalziumphosphat	Hyperkalzurie, Hyperoxalurie	70 %	Ja
Harnsäure (Uratsteine)	Harnsäure	Gicht niedriger Urin-pH	15 %	Nein
Infektsteine (Struvite)	Magnesiumammoniumphosphat	Bei Infektionen mit Harnstoff spaltenden Bakterien (z.B. Proteus), bei alkalischem Urin-pH	< 5 %	Ja
Zystinsteine	Zystin	Bei Zystinurie, einer autosomal-rezessiv vererbbaren Krankheit	< 1 %	Ja

Therapie

Therapie der Nierenkolik siehe Kapitel 27.8.

Konservative Therapie

Bei **Harnleitersteinen** ist zunächst ein konservativer Versuch des Steinabgangs mit Wärmeapplikation, viel Flüssigkeit und Bewegung sowie Spasmolytika indiziert.

Extrakorporale Stoßwellenlithotripsie (ESWL)

Bei **Nierenbeckensteinen** und **hohen Harnleitersteinen** stellt die **ESWL** heute das Verfahren der Wahl dar und ist in 95 % der Fälle erfolgreich bei der Behandlung der Urolithiasis. Dabei erfolgt nach sonographischer Ortung die mehrfache Applikation von Stoßwellen (ca. 500–2 500 pro Behandlung), die außerhalb des Körpers erzeugt und auf das Konkrement fokussiert werden. Voraussetzung dafür ist die einwandfreie Harnleiterpassage; dazu wird in manchen Fällen vorher eine **Harnleiterschiene** eingesetzt. Kontraindiziert ist diese Methode bei Gravidität, aktiver Tbc, Gerinnungsstörungen sowie Pyelonephritis.

Schlingenextraktion

Indiziert ist diese Methode nach **erfolgloser ESWL bei Harnleitersteinen.** Dabei wird endoskopisch eine Schlinge in den Ureter vorgeschoben, um den Stein platziert und dieser extrahiert. Dabei kann der Ureter verletzt oder perforiert werden, zudem ist die **Infektionsgefahr** erhöht. Kontraindiziert ist dieses Verfahren bei Gerinnungsstörungen und unbehandelten Harnwegsinfektionen.

Perkutane Nephrolithotomie (Nephrolitholapaxie)

Hier wird sonographisch gesteuert eine **perkutane Punktion** des **Nierenbeckens** vorgenommen, der Stein **endoskopisch entfernt** oder **zertrümmert.**

Urolitholyse

Reine Urat- oder Zystinsteine lassen sich medikamentös in 5–12 Wochen auflösen.

Operative Therapie

Aufgrund der vorgenannten therapeutischen Möglichkeiten müssen heute nur noch ca. 1 % der Fälle operativ behandelt werden. Indiziert ist dieses Verfahren bei großen **Nierenbeckenausgusssteinen** sowie Steinen in dystopen Nieren.

Prophylaxe

- Ausreichende **Flüssigkeitszufuhr** (> 2 l/d).
- Vermeiden starker Flüssigkeitsdefizite (Sauna, lange Sonnenbäder).
- Alkalisierung des Urin-pH, purinarme Kost und Allopurinol zur **Uratsteinprophylaxe.**
- Einstellung des Urin-pH-Wertes schwach alkalisch bis neutral sowie Vermeiden oxalatreicher Kost (Spinat, Rhabarber, Kakao, Tee) zur **Oxalatsteinprophylaxe.**
- Harnsäuerung mit Methionin zur **Infektsteinprophylaxe.**

27.6 Entzündungen

Da die chirurgische Therapie auf dem Sektor der Entzündungen der Niere und ableitenden Harnwege kaum Bedeutung hat, werden sie hier nur in einer Übersicht dargestellt (s. Tab. 27-7).

27.7 Tumoren

27.7.1 Benigne Tumoren

Benigne Nierentumoren treten selten auf und verursachen kaum Symptome. Die häufigsten Tumoren sind: **Adenome, Onkozytome,** die einen Durchmesser von mehreren Zentimetern erreichen können, **Hamartome** und **Fibrome.** Das **Angiomyolipom** kann mit Hämaturie und Flankenschmerzen symptomatisch werden.

27.7.2 Maligne Tumoren

Nierenzellkarzinom

Syn.: Nierenkarzinom, **Hypernephrom,** Grawitz-Tumor

Definition

Maligner epithelialer Tumor, der vom Nierenparenchym, zumeist vom **proximalen Tubulusepithel,** ausgeht, und 85 % der Nierentumoren ausmacht.

Ätiologie/Pathogenese

Männer sind zwei- bis dreimal häufiger als Frauen betroffen. Der Häufigkeitsgipfel liegt im **6. Lebensjahrzehnt.**

Bekannte **Risikofaktoren** sind chronische **Niereninsuffizienz, Hippel-Lindau-Erkrankung** (angeborene, autosomal-dominant erbliche Angiomatose der Netzhaut des Auges, häufig auch weiterer Anteile des Zentralnervensystems [vor allem des Kleinhirns und Rückenmarks]; oft kombiniert mit Angiomen [Naevus flammeus], Zysten in Nieren, Pankreas und Leber) und **tuberöse Sklerose** (Morbus Bourneville-Pringle, meist im 1. Lebensjahr beginnende, fortschreitende Krankheit des Gehirns mit gliöser Dysplasie, kortikalen und subependymalen Knoten von heterotopen Ganglienzellansammlungen. Es kommt zu epileptischen Anfällen und spätestens ab dem Schulalter zu auffälliger motorischer und geistiger Retardierung).

Beim einseitigen Nierenzellkarzinom ist das Risiko der Entstehung eines Karzinoms auf der kontralateralen Seite achtfach erhöht. Des Weiteren vermutet man, dass Nikotinabusus, fettreiche Kost sowie hormonelle Faktoren ebenfalls das Risiko für ein Nierenzellkarzinom erhöhen.

Klassifikation (s. Tab. 27-8)

Lokalisation/Metastasierung

Der Primärtumor ist in den meisten Fällen im **Nierenpol** lokalisiert. 25–30 % der Tumoren haben bei der Diagnose bereits metastasiert. Die Ausbreitung erfolgt:

Tab. 27-7 Entzündungen der Niere und ableitenden Harnwege

Erkrankung	Definiton/Ätiologie	Symptomatik	Diagnostik	Therapie
Akute Pyelonephritis	Aufsteigende **bakterielle Infektion** (Proteus, E. coli, Klebsiellen, Enterokokken) des Niereninterstitiums und Kelchsystems	**Fieber** mit Schüttelfrost **Flankenschmerz** Ausgeprägtes Krankheitsgefühl **Komplikation:** abszedierende Pyelonephritis	**Leukozyturie** und **Bakteriurie** Erregernachweis und Resistenzbestimmung **Sonographisch Organvergrößerung** in der Akutphase Ausscheidungsurographie nach der Akutphase	**Bettruhe** Reichlich **Flüssigkeit** **Antibiose** nach Resistenzbestimmung **Abszedierende PN:** perkutane Punktion unter Sonokontrolle oder offene Drainage
Chronische Pyelonephritis	Durch vesikourethralen **Reflux, Steine,** Diabetes mellitus begünstigt Folge: **Schrumpfniere**	Symptomarm Krankheitsgefühl Kopfschmerzen Blässe Polyurie **Komplikation:** Niereninsuffizienz	Röntgenologische Hinweise: **Reduktion des Nierenparenchyms,** Clearance-Untersuchungen	**Antibiose** nach Resistenzbestimmung Beheben eines vesikourethralen Refluxes Steinentfernung
Zystitis	Entzündung der Harnblase durch Bakterien, Viren, Parasiten, Zytostatika	Pollakisurie Dysurie Strangurie Eventuelle Hämaturie	Erregernachweis mit Resistenzbestimmung	**Antibiose** nach Resistenzbestimmung
Urethritis	Entzündung der Harnröhre durch Infektion, Allergie Auch im Rahmen des rheumatischen Formenkreises	Urethraler Fluor Dysurie **Komplikation:** posturethritische Harnröhrenstrikturen	Mikrobiologische Untersuchung des Fluors	**Antibiose** nach Resistenzbestimmung

- **per continuitatem** in Nierenbecken, V. renalis, V. cava und Fettkapsel;
- **lymphogen** in hiläre, paraaortale und parakavale LK;
- **hämatogen** hauptsächlich in Lunge, Skelett und Gehirn.

Symptomatik/Komplikationen

Frühsymptome sind kaum vorhanden, sodass ca. die Hälfte der Nierenzellkarzinome als **Zufallsbefund** diagnostiziert wird. Neben dem **Leitsymptom** der **schmerzlosen Hämaturie** (Einbruch in das Nierenbecken!) finden sich ein **Flankenschmerz** und evtl. ein palpabler **Bauchtumor.** Zudem treten eine **B-Symptomatik** (Gewichtsabnahme, Fieber, Nachtschweiß, Anämie) sowie **paraneoplastische Symptome** (Hypertonie, Polyglobulie, Hyperkalzämie) auf. Bei Befall der linken V. renalis, in die die V. testicularis drainiert, kann es zu einer **Varikozele** links kommen, die sich auch im Liegen nicht entleert.

Merke
Die schmerzlose Hämaturie ist stets malignomverdächtig!

Als Komplikation kann es bei Einbruch des Tumors in die V. cava zu einer **V.-cava-Thrombose** kommen.

Diagnostik

- **Sonographie:** Differenzierung zwischen soliden Tumoren und Zysten, wobei sich Tumoren echoreich und inhomogen darstellen.

- **Ausscheidungsurographie.**
- **CT** (s. Abb. 27-2).
- **Angio-CT/-MRT Abdomen** → Darstellung von Vaskularisation und Gefäßinfiltrationen.

Tab. 27-8 TNM-Klassifikation des Nierenzellkarzinoms

T1	Tumor ≤ 7,0 cm, begrenzt auf die Niere **a** Tumor ≤ 4 cm, **b** Tumor 4– ≤ 7 cm
T2	Tumor > 7 cm, begrenzt auf die Niere
T3	Tumor infiltriert Nebenniere oder perirenales Gewebe und breitet sich in größere Venen aus, aber nicht jenseits der Gerota-Faszie **a** Infiltration der Nebenniere oder perirenalen Nierengewebes, nicht über die Gerota-Faszie, **b** Tumor mit makroskopischer Ausbreitung in Nierenvene(n) oder V. cava (einschließlich Wandbefall) unterhalb des Zwerchfells **c** Tumor mit makroskopischer Ausbreitung in V. cava (einschließlich Wandbefall) oberhalb des Zwerchfells
T4	Tumor infiltriert über die Gerota-Faszie hinaus
N1	Metastase in einem regionären LK (hiläre, paraaortale, parakavale LK)
N2	Metastase in mehr als einem regionären LK
M1	Fernmetastasen

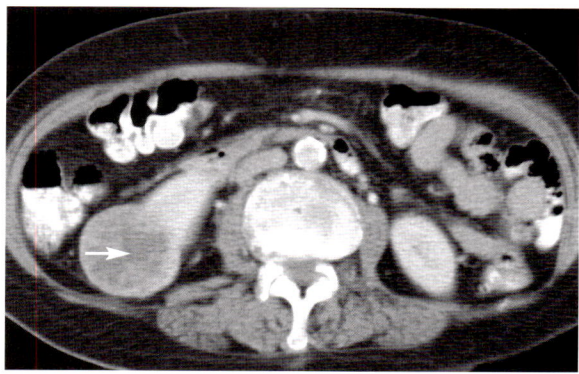

Abb. 27-2   CT: Nierenzellkarzinom der rechten Niere.

- **Labor:** Erythrozyturie, Anämie.
- **Röntgen-Thorax, Skelettszintigraphie, CCT →** Nachweis von Fernmetastasen (Staging).

Differenzialdiagnose

Differenzialdiagnostisch werden **andere Ursachen einer Hämaturie** ausgeschlossen, dazu zählt insbesondere die **Nephrolithiasis** mit Hydronephrose. Sonographisch lässt sich meist eine **Nierenzyste** abklären. **Benigne Nierentumoren** können in der Regel erst histologisch differenziert werden.

Therapie

Operative Therapie   Bei den regional begrenzten T_1- bis T_3-Tumoren ist die **radikale Tumornephrektomie mit Lymphadenektomie** über einen abdominellen, lumbalen oder thorakoabdominellen Zugang indiziert. Dabei werden die **Niere** mit perirenaler Fettkapsel und Fascia renalis **(Gerota-Faszie),** die **Nebenniere,** der **Ureter,** die **Vasa testikularia** bzw. **ovarica** sowie die regionären **Lymphknoten** entfernt. Beim Vorliegen von Metastasen ist ggf. die chirurgische Entfernung solitärer (Leber- oder Lungen-)Metastasen sinnvoll.

Nur bei kleinen T_1-Tumoren ist eine **Segmentresektion** mit Erhalt der Nebenniere möglich.

Adjuvante Therapie   Chemo-, Strahlen- sowie Hormontherapie sind kaum wirksam. Eine **Immuntherapie** mit nicht mehr teilungsfähigen autologen Tumorzellen befindet sich noch in der Studienphase.

Prognose

T_1- bis T_3-Tumoren haben eine **5-Jahres-Überlebensrate von 70 %,** bei Einbruch in die V. renalis allerdings nur noch 40 %, bei T_4 liegt sie bei 15 %. Die Überlebenszeit bei Vorliegen von Metastasen beträgt durchschnittlich 10–12 Monate.

Nierenbecken- und Harnleiterkarzinome

Definition

Meist handelt es sich um langsam wachsende **Karzinome des Urothels** (Übergangsepithel), seltener um Platten- oder Adenokarzinome.

Ätiologie/Pathogenese

Männer erkranken doppelt so häufig wie Frauen, ein Häufigkeitsgipfel findet sich um das **65. Lebensjahr.** Als **Risikofaktoren** gelten der **Nikotinabusus,** die **Nephrolithiasis,** der **Phenacetinabusus** mit Analgetikanephropathie sowie die Exposition gegenüber **chemischen Kanzerogenen** (β-Naphthylamin, Benzidin).

Symptomatik

Das **Kardinalsymptom** ist die **Makrohämaturie,** ferner kann es durch den Abgang von Nekrosepartikeln zu **Ureterkoliken** und **einseitiger Harnstauung** kommen. Da Nierenbeckenkarzinome langsam wachsen, werden sie meist erst spät entdeckt.

Diagnostik

- **Ausscheidungsurographie.**
- **Retrograde Urographie.**
- **CT.**
- **Zystoskopie** und **Renoureteroskopie,** bei der über die Spülflüssigkeit Material für die zytologische Untersuchung gewonnen werden kann.

Merke
Bei diagnostiziertem Harnleiterkarzinom muss immer zystoskopisch ein Zweittumor in der Harnblase ausgeschlossen werden.

Therapie

Operative Therapie   Methode der Wahl beim nicht metastasierten Karzinom des Nierenbeckens und Harnleiters ist die **Nephroureterektomie,** bei der neben der Niere und dem Ureter auch eine Blasenmanschette mit entfernt wird. Bei lokal begrenztem Befund ist in manchen Fällen eine organerhaltende Operation möglich.

Adjuvante Therapie   Bei fortgeschrittenen und metastasierten Tumoren lässt sich mit einer **Chemotherapie mit Methotrexat** und **Platin** in manchen Fällen eine Regression des Tumors erreichen.

Harnblasenkarzinom

Definition

90 % der Harnblasenkarzinome sind **Urothelkarzinome,** Plattenepithelkarzinome sind weitaus seltener. Auffallend ist, dass die Tumoren vielfach **multifokal** auftreten, d.h., neben mehreren Tumoren in der Harnblase entstehen auch Tumoren in den Ureteren oder im Nierenbecken.

Ätiologie/Pathogenese

Pro Jahr werden in Deutschland etwa 16 000 Neuerkrankungen diagnostiziert, wobei Männer dreimal häufiger erkranken als Frauen. Als **Risikofaktoren** gelten **Nikotinabusus** (vierfach erhöhtes Risiko), **aromatische Amine** (Benzidin, Anilin, β-Naphthylamin aus der Farbstoffindustrie) und chronische **Entzündungen** (Urolithiasis, Divertikulitis, **Bilharziose**).

Das invasive Harnblasenkarzinom kann sich entweder aus einem **nichtinvasiven Papillom** oder aus einem flachem **Carcinoma in situ** entwickeln.

Klassifikation/Metastasierung (s. Tab. 27-9)

Per continuitatem breitet sich das Karzinom über die Muskelschichten der Blase in das **perivesikale Fettgewebe** aus. Die **lymphogene** Metastasierung erfolgt **frühzeitig**, sie kann bereits nach Invasion der Lamina propria eintreten. **Hämatogene** Metastasen werden vorzugsweise in **Lunge, Leber und Skelett** abgesetzt.

Symptomatik

Auch hier ist das Leitsymptom die meist schmerzlose **Hämaturie**. Daneben klagen die Patienten über **Pollakisurie** und **Dysurie**.

Diagnostik

- Die **Zystoskopie** mit gleichzeitiger **Biopsie** stellt die wichtigste Untersuchung zum Tumornachweis dar (s. Abb. 27-3).
- **Zytologische** Urinuntersuchung zur Diagnostik des Carcinoma in situ.
- **Ausscheidungsurographie.**
- Abdomensonographie, Röntgen-Thorax und Knochenszintigraphie → **Staging.**

Für **die Primärtumordiagnose** und zum **prätherapeutischen Staging** wird eine **transurethrale Elektroresektion (TUR)** vorgenommen, bei der Biopsien aus dem Tumorgrund und den Tumorrändern entnommen werden. Die Therapie richtet sich nach dem histologischen Befund dieser Untersuchung.

Therapie

Therapie oberflächlicher Harnblasenkarzinome

Beim **Carcinoma in situ** ist außer der **TUR** auch eine intravesikale Chemotherapie oder Immuntherapie indiziert, da es durch transurethrale Resektion allein nicht vollständig entfernt werden kann. Bei etwa **70 %** der Patienten wird dadurch eine **Vollremission** erreicht.

Für das **Stadium T1** hat die **TUR** diagnostische und therapeutische Bedeutung. Nach 6 Wochen wird eine **Nachresektion** vorgenommen. Einmalige Instillation eines Zytostatikums (innerhalb von 24 h) verhindert die Implantation flottierender Tumorzellen und reduziert die Gefahr von Rezidiven.

Therapie des invasiven Harnblasenkarzinoms ≥ T2

Therapie der Wahl ist die **radikale Zystektomie** mit **pelviner Lymphadenektomie.** Als Ersatz der Harnblase wird meist eine Ersatzblase aus distalem Ileum gebildet **(Ileumpouch),** mit der sich auch Kontinenz erreichen lässt, da sie an die Harnröhre bei intaktem äußerem Sphinkter anastomosiert werden kann. Ist das nicht möglich, kann der Harn auch über ein **Harnleiterhautstoma** abgeleitet werden.

Metastasierte Harnblasenkarzinome werden mit einer **Polychemotherapie** (Methotrexat, Vincristin, Cisplatin und Adriamycin = Doxorubicin) therapiert.

Tab. 27-9	TNM-Klassifikation des Harnblasenkarzinoms
Tis	Carcinoma in situ
T1	Infiltration des subepithelialen Bindegewebes
T2	Infiltration der Muskulatur
T3	Infiltration über perivesikales Fettgewebe
T4a	Infiltration von Prostata, Uterus, Vagina
T4b	Infiltration von Becken- und Abdominalwand
N1	Einzelner LK ≤ 2 cm
N2	Einzelne oder multiple LK bis 5 cm
M1	Fernmetastasen

Prognose

Beim lokal invasiven Harnblasenkarzinom ohne Metastasierung liegt die **5-Jahres-Überlebensrate** bei **50–80 %.**

Kasuistik

Eine 61-jährige Frau kommt in Ihre Praxis und berichtet, dass ihr seit einigen Tagen ein stark röt-

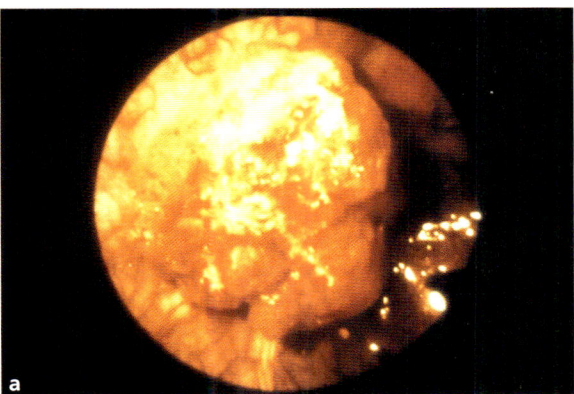

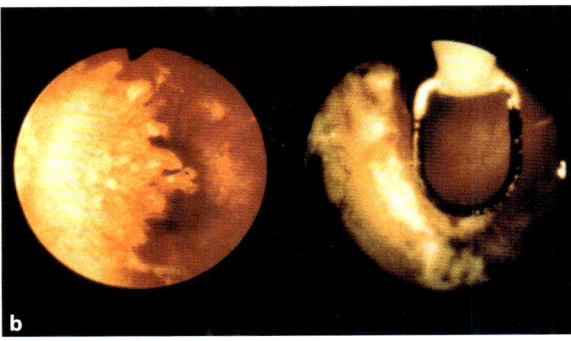

Abb. 27-3 a) Zystoskopie: Harnblasenkarzinom. b) Zystoskopie vor (li., exophytischer Tumor in der Harnblase) bzw. (re.) nach Abtragung mittels Elektrokauter.

licher Urin aufgefallen sei. Schmerzen habe sie dabei nicht gespürt, lediglich ein leichter Druckschmerz im Bereich der linken Flanke bestehe seit einiger Zeit. Die Urinuntersuchung ergibt eine massive Erythrozyturie. Zur Abklärung wird zunächst eine Sonographie der Niere durchgeführt, die einen inhomogenen, echoreichen Bereich im kaudalen Teil der linken Niere zeigt, der bis zum Nierenbecken reicht. Um die Diagnose „Nierenzellkarzinom" weiter abzuklären, wird noch eine Ausscheidungsurographie vorgenommen, die den Verdacht erhärtet. Das MRT zeigt keinen Anhalt auf einen Gefäßeinbruch, und bei der Skelettszintigraphie und dem Röntgen-Thorax finden sich keine Metastasen. Daraufhin wird eine radikale Tumornephrektomie mit Lymphadenektomie der linken Niere durchgeführt, bei der sich ein ca. 8 cm großer Tumor, der in das Nierenbecken vorgedrungen war, zeigt. Bei der histologischen Untersuchung wird ein Nierenzellkarzinom diagnostiziert.

27.8 Urologische Notfälle

Harnleiter- und Nierenkolik

Nieren- und Harnleiterkoliken werden durch eine akute Obstruktion des Harnabflusses ausgelöst, die Ursache findet sich in wandernden **Steinen, Blutkoageln** oder **nekrotischen Nierenpapillen.** Der Schmerz ist sehr heftig, dauert Minuten bis Stunden an und ist je nach Ort des Abflusshindernisses lokalisiert (s. Abb. 27-4):

- **Nierenbecken** → Schmerzen in der **Lendengegend;**
- kranialer Ureter → Schmerzen etwa in Höhe der Spina iliaca;
- mittlerer Ureter → Schmerzen in den Unterbauch ausstrahlend;
- kaudaler Ureter → Schmerzen in das Skrotum bzw. die Labien ausstrahlend.

Als vegetative Begleitsymptomatik kommen häufig **Schweißausbrüche, Übelkeit** und **Erbrechen** hinzu, des Weiteren in manchen Fällen sogar ein **reflektorischer Subileus.**

Im Vordergrund der Behandlung im akuten Stadium stehen Spasmolytika (z. B. **Butylscopol-**

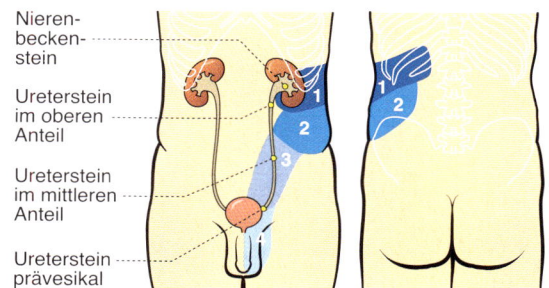

Abb. 27-4 Ausstrahlung der Schmerzen bei Nierenkolik (1) und Ureterstein im kranialen (2), mittleren (3) und tiefen (4) Ureterabschnitt.

Nieren-
becken-
stein

Ureterstein
im oberen
Anteil

Ureterstein
im mittleren
Anteil

Ureterstein
prävesikal

amin i.v.) kombiniert mit Analgetika (z. B. **Pethidin** i.v.).

Urosepsis

Eine Urosepsis entsteht aus **Harnabflussbehinderungen** (Steine, Abszesse, Raumforderungen) oder Infektionen des Genitales mit sekundärer **aufsteigender Keimbesiedelung** des Nierenparenchyms **(Pyelonephritis),** die sich bis hin zur **abszedierenden Pyelonephritis (Pyonephrose)** entwickeln können. Symptomatisch wird eine Urosepsis mit dem typischen septischen **Fieber, klopfschmerzhaftem Nierenlager** und **Pollakisurie.** Des Weiteren finden sich Symptome je nach Ursache; beim **Prostataabszess** imponiert eine druckschmerzhafte, fluktuierende Prostata; bei der **Skrotalgangrän** eine schmerzhafte Schwellung der betroffenen Skrotalhälfte.

Bei durch die Urosepsis ausgelöstem **Schock** steht zunächst die **Stabilisierung** der Herz-Kreislauf-Parameter unter **intensivmedizinischen** Bedingungen im Vordergrund. Ist eine **Harnabflussbehinderung** die auslösende Ursache, so ist therapeutisch in erster Linie ihre Beseitigung anzustreben. Dazu wird je nach Lokalisation ein **Urethral-** oder **Ureterkatheter** eingelegt, ggf. ist eine **perkutane Nephrostomie** indiziert. Bei intra- oder perirenaler **Abszedierung** wird eine **perkutane Drainage** unter Ultraschallkontrolle vorgenommen. Daneben ist immer eine hoch dosierte **antibiotische Therapie** mit einem Breitspektrumantibiotikum vorzunehmen.

Akuter Harnverhalt

Ein akuter Harnverhalt kann verursacht werden durch
- eine benigne **Prostatahyperplasie,**
- ein **Prostatakarzinom,**
- **Harnröhrenstrikturen,**
- Verletzungen der Harnröhre,
- Entzündungen und **Fremdkörper.**

Im Vordergrund der Symptomatik stehen **heftiger Harndrang** und starke **Unterbauchschmerzen.** Bei der klinischen Untersuchung fällt ein **prall-elastischer Tumor** in der Blasenregion auf. Sofortige vorsichtige **Katheterisierung** führt zu rascher Entlastung, wobei die Urinmenge **fraktioniert** abgelassen werden sollte, da es bei zu schneller Entlastung zu infravesikalen Blutungen kommen kann. Zunächst sollten maximal 700 ml, dann in 2-stündigen Abständen jeweils 500 ml abgelassen werden, bis die Blase vollständig entleert ist. Bei Strikturen der Harnröhre, Harnröhrentrauma oder akuter bakterieller Prostatitis kann alternativ auch die Anlage eines **suprapubischen Dauerkatheters** indiziert sein. Im Anschluss hat die Behandlung der zugrunde liegenden Erkrankung zu erfolgen.

Klinik: Anlegen eines suprapubischen Blasenkatheters

Die Blase wird zunächst perkutiert und der Füllungszustand überprüft. Ist sie nicht ausreichend gefüllt, erhält der Patient 1 000 ml Tee, oder es wird über einen bereits liegenden transurethralen Katheter Flüssigkeit instilliert. Bei nun prall gefüllter Blase wird zunächst 2–3 cm über der Symphyse eine Infiltrationsanästhesie durchgeführt und eine Stichinzision der Haut mit einem Einmalskalpell vorgenommen. Nun wird das Punktionsbesteck senkrecht zur Haut in die Blase eingeführt, der Katheter vorgeschoben, danach die Punktionskanüle zurückgezogen und entfernt (Kanüle aufklappbar). Anschließend wird der Katheter mit Naht oder Folienverband fixiert (s. Abb. 27-5). Ein suprapubischer Katheter sollte alle 6–8 Wochen gewechselt werden.

Hodentorsion

Die Drehung von Hoden und Samenstrang um die Längsachse wird als Hodentorsion bezeichnet. Hierbei sind zwei Formen zu unterscheiden:

- **intravaginale Form**→ Verdrehung des Hodens innerhalb des Skrotums (ca. 90 %), meist Jugendliche;
- **extravaginale Form**→ Verdrehung des gesamten Samenstrangs am äußeren Leistenring, meist bei Säuglingen auftretend.

Die Hodentorsion kommt besonders häufig beim nicht vollständig deszendierten Hoden (Leistenhoden) vor.

> **Merke**
> Die Gefahr der Hodentorsion besteht in einer hämorrhagischen Infarzierung mit irreparabler Schädigung des Hodens, wenn sie nicht innerhalb von 6 h behoben wird, weshalb die Hodentorsion einen dringlichen Notfall darstellt.

Die **Symptomatik** besteht in plötzlich auftretendem heftigen Hodenschmerz, der in den Unterbauch ausstrahlt, verbunden mit Schwellung und Rötung des Skrotums.

Der Hoden ist bei der Untersuchung stark druckempfindlich, was sich bei Anheben des Hodens noch verstärkt **(Prehn-Zeichen negativ)**. Das kann als Unterscheidungsmerkmal gegenüber einer Epididymitis gewertet werden, bei der der Schmerz bei Anheben nachlässt. Auch das Fehlen des Kremasterreflexes ist ein diagnostischer Anhaltspunkt.

Neben der Epididymitis kommen **differenzialdiagnostisch** die Orchitis, das Trauma und die Hydatidentorsion in Frage. Letztere ist klinisch nicht zu unterscheiden.

Die **operative Detorsion** des Hodens ist schnellstmöglich vorzunehmen, wobei auch der Hoden der anderen Seite prophylaktisch fixiert wird. Bei eingetretener Hodennekrose muss eine Semikastration durchgeführt werden. Da aber oft auch bei schlecht durchblutetem Aussehen noch eine erstaunliche Erholung des Gewebes zu verzeichnen ist, sollte die Indikation zurückhaltend gestellt werden.

Paraphimose

Durch eine **Einklemmung** einer zu **engen phimotischen Vorhaut** des Penis hinter dem Sulcus coronarius entstehen eine **ödematöse Schwellung** und **Durchblutungsstörung,** die bei längerer Dauer zu Nekrose der Glans penis führen können. Die **Behandlung** besteht nach Umspritzen der Peniswurzel zur Analgesie in einer **Kompression der geschwollenen Glans penis** und des Präputiums für ca. 5 min. Danach gelingt in den meisten Fällen die **Reposition.** Ist das nicht möglich, wird eine dorsale Inzision des Schnürrings vorgenommen. Zu einem späteren Zeitpunkt ist eine **Zirkumzision** indiziert.

Priapismus

Priapismus bedeutet eine **schmerzhafte Dauererektion** des Penis ohne sexuelle Erregung mit anhaltender Blutfüllung der Corpora cavernosa, die unbehandelt zu Fibrose und erektiler Impotenz führt. Ein **primärer** oder **idiopathischer Priapismus** entsteht ohne erkennbare Ursache, ein **sekundärer Priapismus** kann

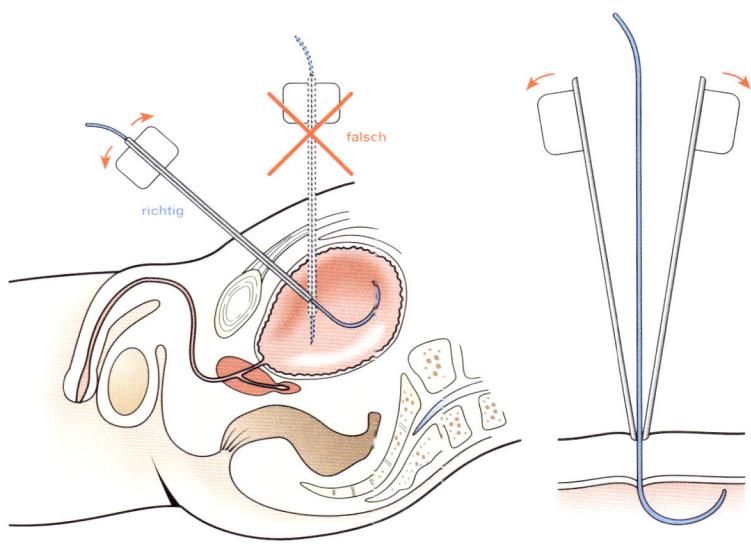

Abb. 27-5 Technik der suprapubischen Blasenpunktion.

verursacht werden durch Psychopharmaka, Schwell-
körperautoinjektion zur Therapie der funktionellen
Dysfunktion oder durch Erkrankungen des Blut
bildenden Systems (Leukämie, Sichelzellenanämie,
Polyzythämie). **Therapeutisch** erfolgen als Akutmaßnahmen die Verabreichung von **Analgetika** und **Sedierung,** dann die **Punktion und Aspiration der
Schwellkörper.** Führt dies nicht zum Erfolg, wird eine
intrakavernöse Injektion von α-Sympathomimetika
unter strenger Kreislaufkontrolle durchgeführt.

27.9 Verletzungen

Nierenverletzungen

Definition/Ätiologie

Nierenverletzungen kommen vor nach **perforieren-
dem** (offenem) Nierentrauma infolge Stich-, Schuss-
oder Pfählungsverletzung oder nach **stumpfem Nierentrauma** als Berstungsruptur bei Schlag, Kompression oder Stoß. Des Weiteren kann ein **Dezelerationstrauma** (z. B. Sturz aus großer Höhe) eine
Nierenverletzung verursachen.

> **Merke**
> Bei Polytraumen liegt in ca. 15 % der Fälle eine
> Nierenverletzung vor.

Einteilung

Nierenverletzungen lassen sich in drei Schweregrade
einteilen (s. Tab. 27-10).

Symptomatik

- **Flankenschmerz.**
- Prellmarke, tastbares **perirenales Hämatom** bzw.
  Tumor.
- **Makrohämaturie.**
- Reaktiver paralytischer Ileus mit Übelkeit und Er-
  brechen.
- Oligo- bis Anurie.
- Bei starker Blutung → **Schocksymptomatik.**

> **Merke**
> Das Fehlen einer Makrohämaturie kann nicht als
> Gradmesser für die Schwere der Verletzung verwer-
> tet werden, da bei Nierengefäßstielabriss keine Ma-
> krohämaturie besteht.

Komplikationen

Frühkomplikationen Bei Nierenbecken- oder Harnleiterverletzung kann es zu einem **Urinaustritt** in das
Retroperitoneum kommen, ein Intimariss der A. renalis (vor allem bei Nierenschleudertrauma) führt zu
einer Obstruktion der Strombahn mit nachfolgender
Infarzierung der Niere. Eine **Einblutung** in das Retroperitoneum, möglicherweise auch eine intraabdominelle Blutung bei Eröffnung des Peritoneums, ist
ebenfalls möglich.

Spätkomplikationen Nach Abklingen des Akutsta-
diums kann in ca. 20 % der Fälle als Spätkomplikationen der Nierenschädigung eine arterielle **Hypertonie,** eine **Schrumpfniere** oder eine **Hydronephrose**
auftreten.

Diagnostik

- Klinische Untersuchung: Prellmarken, Nierenlager-
  klopfschmerz, Schocksymptomatik.
- Urinstatus: **Hämaturie.**
- **Sonographie:** Nierenparenchymdefekt, Nachweis
  retro- oder intraperitonealer Flüssigkeit.
- **Röntgen-Abdomenübersicht:** Rippenfraktur, Ver-
  schattung der Nierengegend, Verdrängung von
  Zwerchfell, Leber oder Kolon.
- **Ausscheidungsurographie:**
  - **Ruptur** → **Austritt des KM** aus dem Nierenparen-
    chym;
  - **Gefäßstielabriss** → keine Darstellung der betrof-
    fenen Niere („stumme Niere").
- **Nierenarterienangiographie** bei „stummer Niere"
  in der Urographie.

Therapie

Konservative Therapie Diese ist bei einer **leichten
Nierenverletzung** indiziert und umfasst strenge Bettruhe, antibiotische Therapie sowie engmaschige Kontrolle der klinischen Befunde.

Operative Therapie Bei **schwerer und kritischer
Nierenverletzung** erfolgt die Laparotomie meist über
einen medianen Zugang; je nach Verletzungsart erfolgt eine Parenchymnaht, eine Nierenbeckennaht,
eine Nierenteilresektion, eine Gefäßrekonstruktion
oder als Ultima Ratio eine Nephrektomie.

Prognose

Bei ca. 15 % der Fälle ist eine Nephrektomie unumgänglich, bei 5–20 % treten Spätkomplikationen auf.

Tab. 27-10 Nierenverletzungen – Schweregrade		
Schweregrad	**Häufigkeit**	**Ausprägung**
Leichte Nierenverletzung	60–80 %	Kleine Parenchymeinrisse, Kontusionen, subkapsuläre Hämatome
Schwere Nierenverletzung	10–30 %	Inkomplette oder komplette Nierenruptur mit perirenalem oder retroperitonealem Extravasat
Kritische Nierenverletzung	< 5 %	Multiple Rupturen, Nierengefäßstielabrisse

Harnleiterverletzungen

Ätiologie

Viele Harnleiterverletzungen werden **iatrogen** bei **Katheterisierung** oder **Operationen** verursacht, daneben treten jedoch auch **perforierende** Verletzungen oder Quetschung am Querfortsatz eines LWK als **Traumafolge** auf.

Symptomatik

Da häufig **keine Hämaturie** auftritt, wird die Diagnose oft **verspätet** gestellt. Eine reine Harnleiterverletzung zeigt sich häufig erst durch eine **Peritonitis** oder **Sepsis** sowie den **Funktionsverlust** der betroffenen Niere mit zunehmendem Druckschmerz oder palpabler Raumforderung (**Urinom** = abgekapselte Urinansammlung).

Diagnostik

Neben der Sonographie und der Ausscheidungsurographie umfasst die Diagnostik auch die retrograde Ureteropyelographie.

Therapie

Zunächst erfolgt die Ableitung des Harns über eine sonographisch kontrollierte perkutane Punktion des Nierenbeckens **(Nephrostomie).** Das weitere Vorgehen richtet sich nach der Höhe der Verletzung. Ist keine **Reanastomosierung** des Ureters möglich, kann die Läsion über ein **Darminterponat** korrigiert werden.

Harnblasenverletzungen

Ätiologie/Einteilung

Eine Harnblasenverletzung findet sich entweder **iatrogen** durch Operationen ausgelöst oder tritt in Folge einer **Beckenringfraktur** auf. Aufgrund ihrer Lage unterscheidet man eine **extraperitoneale** Verletzung (bei Beckenringfrakturen, iatrogen ausgelöst) von einer **intraperitonealen** Verletzung, die meist am Blasenscheitel lokalisiert ist und bei plötzlicher Druckerhöhung, Dezeleration bei voller Blase oder iatrogen ausgelöst werden kann.

Symptomatik/Diagnostik

Leitsymptome stellen auch hier Makrohämaturie sowie Anurie dar. Dazu kommen bei intraperitonealer Verletzung Anzeichen einer Peritonitis durch die Urinextravasation in den Peritonealraum. Bei stumpfer Verletzung findet sich daneben evtl. auch ein suprapubisches Hämatom.

Diagnostisch wird neben der **Sonographie** auch die **retrograde Urethrozystographie** angewandt.

Therapie

Bei **intraperitonealer Blasenruptur** oder **großen extraperitonealen Verletzungen** ist immer eine **operative Übernähung** der Läsion erforderlich, eine kleine **extraperitoneale Verletzung** heilt bei temporärer **transurethraler** oder **suprapubischer Dauerkatheterableitung** oft von allein aus.

Harnröhrenverletzungen

Ätiologie/Einteilung

Meist treten Verletzungen der Harnröhre bei unsachgemäßem **Katheterismus** oder instrumentellen **Eingriffen** sowie **Eigenmanipulation** auf, daneben findet man sie in der Folge von **Beckenringfrakturen** oder perinealen **Traumen** (z. B. Fahrradunfall). Nach der Lokalisation unterscheidet man **supradiaphragmale** Rupturen (oberhalb des Diaphragma urogenitale) von **infradiaphragmalen** Rupturen (unterhalb des Diaphragma urogenitale).

Symptomatik/Diagnostik

Neben starken **Schmerzen** finden sich meist eine **Blutung** aus der Urethra und eine gefüllte Blase.

Diagnostisch hat neben Anamnese und klinischer Untersuchung die **Sonographie** orientierende Bedeutung. Durch die **retrograde Urethrozystographie** zeigt sich der Austritt des Kontrastmittels aus der verletzten Urethra.

Therapie

Zunächst wird ein **suprapubischer Katheter** angelegt. Bei **partiellen Harnröhrenrupturen,** bei denen die Kontinuität erhalten ist, reicht diese Maßnahme zur Abheilung aus. **Komplette supra- und infrapubische Harnröhrenabrisse** müssen operativ rekonstruiert werden.

Kasuistik

Ein 35-jähriger Mann wird nach einem Motorradunfall in die Ambulanz eingeliefert. Außer einigen Hämatomen im Bereich der rechten Flanke zeigt er keine Symptome. Er wird aber dennoch zur Überwachung stationär aufgenommen. Nach einigen Stunden klagt der Patient über zunehmenden Druckschmerz im rechten Unterbauch, bei der Palpation ist eine taubeneigroße, weiche Resistenz im rechten Unterbauch tastbar bei leichter Abwehrspannung, außerdem besteht eine Oligurie. Wegen des Verdachts einer Verletzung im Bereich der abführenden Harnwege wird eine Ausscheidungsurographie veranlasst, die einen Abbruch des Kontrastmittelabflusses in der Mitte des rechten Ureters und ein Urinom, das sich an dieser Stelle gebildet hat, zeigt. Unter Sonographiekontrolle wird eine Nephrostomie des rechten Nierenbeckens zur Harnableitung durchgeführt und der Patient in die Urologie verlegt, wo eine Rekonstruktion des rechten Ureters vorgenommen werden soll.

27.10 Nierentransplantation

Indikationen

Die Indikation zur Nierentransplantation besteht grundsätzlich bei jedem **chronisch-terminalen Nierenversagen** mit **Dialysepflicht.** Daneben kommen zunächst Patienten mit **Dialyseproblemen** (z. B.

Shuntkomplikationen, renale Anämie, Polyneuropathie, sekundärer Hyperparathyreoidismus) in Frage. Bei **Kindern** besteht besondere Priorität, da sich in Bezug auf die somatische und psychische Entwicklung eine frühzeitige Transplantation, nach Möglichkeit in der Prädialysephase, günstig auswirkt.

Die häufigsten Indikationen für eine Nierentransplantation sind neben der **Glomerulonephritis** (am häufigsten) Zystennieren, Diabetes mellitus **(diabetische Nephropathie),** arterielle **Hypertonie** und die chronische **Pyelonephritis.**

Bei der Transplantation einer Niere kommt auch eine Lebendspende in Betracht (s. Klinikkasten)

Klinik: Lebendspende

- Die Organentnahme von einer lebenden Person ist nur zulässig, wenn es sich um eine volljährige Person handelt, die in die Entnahme eingewilligt hat. Der Organspender ist zuvor über die Art des Eingriffs und mögliche mittelbare Folgen und Spätfolgen für seine Gesundheit durch den Arzt aufzuklären. Sein Leben darf über das Operationsrisiko hinaus nicht gefährdet sein.
- Der Eingriff ist durch einen Arzt vorzunehmen und nur erlaubt, wenn zum Zeitpunkt der Organentnahme kein geeignetes Organ eines toten Spenders zur Verfügung steht.
- Die Lebendspende ist nur zulässig zur Übertragung auf Verwandte ersten oder zweiten Grades, Ehegatten, Verlobte oder Personen, die in besonderer persönlicher Beziehung stehen. Eine Organentnahme darf erst durchgeführt werden, wenn Organspender und -empfänger sich zu einer ärztlichen Nachbetreuung bereit erklärt haben. Eine Kommission hat zu begutachten, ob die Einwilligung in die Organspende freiwillig erfolgt und nicht Gegenstand von Organhandel ist.

Kontraindikationen

Eine Nierentransplantation ist bei metastasierenden **Malignomen** kontraindiziert, auch bei nicht sanierbaren chronischen **Infektionen** (z.B. AIDS) wird sie nicht durchgeführt. Alle akuten Infektionen, eine floride Ulkuskrankheit, eine schwere **kardiale** oder **pulmonale Insuffizienz** und eine schwere psychiatrische Erkrankung stellen ebenfalls Kontraindikationen dar. Der Patient darf außerdem keine periphere arterielle Verschlusskrankheit haben oder älter als 70 Jahre sein. Weitere Kontraindikationen sind Alkohol-, Drogen- oder Tablettenabusus, eine Leberinsuffizienz (Child B oder C), Adipositas (BMI > 35 kg/m^2) und Noncompliance.

Vorbereitung

- **Labor:** Blutgruppe, **HLA-Typisierung,** Immunologie und Virusserologie.
- Urologischer Status, HNO-Status, Zahnstatus.
- Röntgenuntersuchungen, EKG, angiologischer Status.
- Ausschluss akuter und chronischer Infektionsherde.

Merke

Voraussetzungen für die Nierentransplantation sind die **Kompatibilität im AB0-Blutgruppensystem** und bestmögliche **Übereinstimmung in den HLA-Antigenen** zwischen Spender und Empfänger. Außerdem wird vor der Transplantation ein sog. Crossmatch, ein Kreuztest zwischen Empfängerserum und Spenderlymphozyten, zum Ausschluss zytotoxischer Antikörper durchgeführt. **Positiver Crossmatch-Test bedeutet absolute Kontraindikation für die Transplantation!**

Operationstechnik

Zunächst erfolgt die **Explantation** der Spenderniere **en bloc** mit **Aorta, V. cava** und **Ureteren.** Das Präparat wird bei 0–4 °C in **Collins-Lösung** (kaliumreich, natriumarm) konserviert und transportiert. Die maximale Zeitspanne bis zur Implantation beträgt 40 h. Diese erfolgt dann als **heterotope Implantation** in die Fossa iliaca, bei der die A. renalis mit der A. iliaca und die V. renalis mit der V. iliaca anastomosiert werden und der Ureter dorsal am Blasendach mittels Antirefluxplastik implantiert wird.

Nachbehandlung

Perioperativ hat die **antibiotische Infektprophylaxe** große Bedeutung, daneben erfolgen eine streng **bilanzierte Infusionstherapie** und sorgfältige **Überwachung** der Nierenfunktion. Bei primärer Nichtfunktion des Transplantats wird eine zusätzliche **Dialysebehandlung** notwendig. Ziel ist eine rasche **Mobilisierung** ab dem 1. postoperativen Tag, die **Nahrungsaufnahme** ist in der Regel nach 24 h möglich, da es sich um eine extraperitoneale Operation handelt. Ab dem Operationstag wird eine **medikamentöse** Nachbehandlung notwendig, die lebenslang fortgeführt werden muss:

- **Immunsuppressive Induktionstherapie** direkt nach Transplantation mit **Ciclosporin A** (Sandimmun®, 4–10 mg/kg KG/Tag, bewirkt die Blockade der Interleukin-II-Synthese in aktivierten T-Lymphozyten), **Azathioprin** (Imurek®, 1–3 mg/kg KG/Tag, vermindert die antigeninduzierte Proliferation von B- und T-Lymphozyten) oder **Sirolimus** (Rapamune®) als Lymphozytenproliferationshemmer sowie **Glukokortikoide** (in der Induktionsphase in Dosierung von 2–4 mg/kg KG, dann reduziert bis zur Erhaltungsdosis 4 Wochen nach der Transplantation).
- **Immunsuppressive Erhaltungstherapie** ab etwa 6–12 Monaten nach der Transplantation mit **Ciclosporin A** oder **Tacrolimus** als Monotherapie; alternativ besteht die Möglichkeit einer Dualtherapie mit Ciclosporin oder Tacrolimus in Kombination mit Steroiden.

Die Nebenwirkungen der Medikamente sind allerdings beträchtlich (Tab. 27-11).

Komplikationen

Besonders achten muss man auf Abstoßungsreaktionen: Man unterscheidet zwischen einer **hyperakuten Abstoßungsreaktion,** die sich noch während der Ope-

Tab. 27-11	Nebenwirkungen der Immunsuppressiva
Ciclosporin A	Nierenfunktionsstörung, arterielle Hypertonie, Gingivahyperplasie, Hypertrichose
Azathioprin	Myelosuppression
Tacrolimus	Pruritus, diabetogene Wirkung, sonst ähnlich wie Ciclosporin, aber keine Gingivahyperplasie und Hirsutismus

ration wegen zytotoxischer Antikörper entwickelt, einer **akzelerierten Abstoßungsreaktion,** die zwischen dem 2. und 5. postoperativen Tag als zelluläre Abstoßungsreaktion auftritt, und einer **chronischen Abstoßungsreaktion** innerhalb der ersten 3 Monate. Diese chronische Abstoßung ist ebenfalls zellulär bedingt.

- Zeichen der hyperakuten Abstoßungsreaktion: Organverfärbung, Anschwellung, Funktionsverlust.
- Zeichen der chronischen Abstoßungsreaktion: Fieber, Organschwellung, Abnahme des Urinvolumens, Gewichtszunahme, Blutdruckanstieg.

Im Fall einer drohenden oder bei akuter Abstoßungsreaktion wird mit einer Glukokortikoid-Stoßtherapie, dem Antilymphozytenglobulin ATG oder monoklonalen AK gegen T-Lymphozyten (OKT3) therapiert.

Vaskuläre Komplikationen wie **arterielle Stenose** oder **Thrombosen** im Bereich der renalen oder iliakalen Gefäße können auftreten. **Lymphozelen** im Bereich der Harnblase können zu Harnstau führen. Der

Patient ist besonders **infektanfällig,** vor allem für CMV-Infektionen. Auch die **Grundkrankheit** kann erneut im Transplantat auftreten.

Nachkontrollen

Bei den regelmäßigen Nachkontrollen werden der Ciclosporin- bzw. Tacrolimusspiegel im Blut, die Nierenretentionswerte, der Urinstatus, der Blutdruck, der sonographische Befund und das Körpergewicht überprüft.

Prognose

Mit über **90 %** zeigen sich sehr gute Überlebensraten Nierentransplantatierter **nach 1 Jahr,** nach 5 Jahren leben noch etwa 70 % der Transplantierten. Ohne Abstoßungsreaktion wird durchschnittlich von einer **20-jährigen Funktionsfähigkeit** einer transplantierten Niere ausgegangen. Zweit- und Mehrfachtransplantationen, die aufgrund von Abstoßungsreaktionen vorgenommen werden müssen, weisen eine schlechtere Transplantatüberlebenszeit auf. Die **perioperative Letalität** liegt bei ca. 1–3 %.

28 Nebenniere

Gerlind Souza-Offtermatt

28.1 Grundlagen

28.1.1 Anatomie

Topographie
Die paarigen Nebennieren sitzen im **Retroperitonealraum** kranial den **Nieren** auf und sind mit ihnen gemeinsam von Fettgewebe und der stützenden Faszienkapsel **(Gerota-Faszie)** umgeben (s. Tab. 28-1).

Funktionelle Anatomie
Die Nebenniere gliedert sich in die gelbe **Nebennierenrinde (NNR)** und das graubraune **Nebennierenmark (NNM)**.

An der **NNR** lassen sich von außen nach innen histologisch drei Schichten unterscheiden:
- Zona **glomerulosa** → Produktion von **Mineralokortikoiden** (Aldosteron);
- Zona **fasciculata** → Produktion von **Glukokortikoiden** (Cortisol und Cortison);
- Zona **reticularis** → Produktion der **Sexualsteroide** (Androgene, Progesteron, Östrogen).

Das **NNM** besteht aus chromaffinen Zellen, die spezifische Hormone produzieren: **A-Zellen** (80 %) → Adrenalin, **N-Zellen** (20 %) → Noradrenalin.

Während die **NNR** sich embryologisch vom **Mesoderm** ableitet, hat das **NNM ektodermalen** Ursprung.

> **Merke**
> Die chromaffinen Zellen des NNM entstammen ebenso wie die **sympathischen Ganglien** der Neuralleiste. Dies erklärt, warum Tumoren des NNM ebenso in sympathischen Ganglien entstehen können.

Blutversorgung/Lymphabfluss/Innervation
Arteriell werden die Nebennieren über die jeweils paarig angelegten **A. suprarenalis superior** (aus der A. phrenica inferior), **A. suprarenalis media** (aus der Aorta abdominalis) und **A. suprarenalis inferior** (aus der A. renalis) versorgt.

Der venöse Blutabstrom verläuft über die **V. suprarenalis** rechts direkt in die V. cava inferior, links in die V. renalis.

Die Lymphe fließt über die Lymphknoten entlang der Aorta abdominalis, V. cava inferior und Truncus coeliacus ab.

Innerviert werden die Nebennieren von Fasern aus dem **Plexus coeliacus.**

28.1.2 Physiologie

> **Merke**
> Ein kompletter Ausfall der NNR-Funktion ist mit dem Leben nicht vereinbar!

Nebennierenrinde (NNR, s. Tab. 28-2)

> **Merke**
> Der Cortisolspiegel im Blut unterliegt physiologischerweise einer **zirkadianen Rhythmik:** Sein **Maximum** (60–150 ng/ml) liegt in den **frühen Morgenstunden,** sein **Minimum** (< 50 ng/ml) in den **späten Abendstunden.**

Renin-Angiotensin-Aldosteron-System (RAAS)

Die Produktion von Aldosteron wird im Wesentlichen durch das Renin-Angiotensin-Aldosteron-

Tab. 28-1	Topographie der Nebennieren (NN)			
	Ventral	**Dorsal**	**Kaudal**	**Medial**
Rechte NN	Facies visceralis der Leber	Zwerchfell	Rechte Niere	V. cava inf., Plexus aorticus, BWK 11/12
Linke NN	Bursa omentalis → Magen	Zwerchfell	Linke Niere	Aorta abdominalis, Plexus aorticus, BWK 11/12

Tab. 28-2   Wirkung der Nebennierenrindenhormone

	Mineralokortikoide	Glukokortikoide	Androgene
Funktion	Rückresorption von Natrium aus Tubuli Sekretion von Kalium	Gluconeogenese ↑ Glykogenspeicherung ↑ Lipolyse ↑ Hemmung von Lymphozyten Verstärkung der Katecholaminwirkung	Physiologisch nur bei der Frau von Bedeutung, da beim Mann die Androgene des Hodens bei weitem überwiegen
Wirkung	Blutdrucksteigerung durch Natrium- und Wasserretention	Katabol Blutzuckersteigerung Blutdrucksteigerung	Scham- und Achselbehaarung
Regulierung	Renin-Angiotensin-Aldosteron-System Kalium ↑ ACTH*	ACTH* CRH*	ACTH*
Unterfunktion	Hyponatriämie Hypovolämie Hyperkaliämie	Müdigkeit Hypotonie Dehydratation	Spärliche Schambehaarung, verminderte Libido und Potenz
Überfunktion	Hypernatriämie Hypervolämie Hypertonie	Muskelschwäche Osteoporose Blutdrucksteigerung	Amenorrhö Männlicher Behaarungstyp

ACTH: adrenokortikotropes Hormon; CRH: Kortikotropin-Releasing-Hormon

Systems und durch die Plasmakonzentration von Kaliumionen reguliert.

Natriummangel, Hypovolämie oder **verminderte Nierendurchblutung** fördern die Freisetzung von **Renin** aus dem juxtaglomerulären Apparat der Niere. Das Renin wandelt das von der Leber produzierte **Angiotensinogen** in **Angiotensin I** um, welches wiederum durch das in der Lunge synthetisierte **ACE** (Angiotensin-Converting-Enzym) in **Angiotensin II** umgesetzt wird. Dieses bewirkt in der **NNR** die Freisetzung von **Aldosteron.**

Daneben steigert eine Erhöhung der Kaliumkonzentration die Aldosteronproduktion, während eine Erniedrigung diese senkt.

Nebennierenmark (NNM)

Die **Ausgangssubstanz** der NNM-Hormone (Adrenalin und Noradrenalin) ist **Tyrosin,** das durch die Tyrosinhydroxylase zunächst in **DOPA** und über **Dopamin** als weiterer Zwischenschritt in **Noradrenalin** umgewandelt wird. Dieses wird z.T. enzymatisch in **Adrenalin** überführt.

Dies von den Zellen des NNM produzierten Hormone Adrenalin und Noradrenalin wirken analog dem Noradrenalin, das von den postganglionären sympathischen Fasern sezerniert wird, haben aber eine fünf- bis zehnfach längere Wirkdauer, da der Abtransport mit dem Blut nur langsam vonstatten geht.

Merke
Beide Hormone wirken in erster Linie auf das Herz-Kreislauf-System: Während **Adrenalin** (Epinephrin) jedoch vor allem bei der Regulation der

Blutverteilung und als Förderer des **Herzzeitvolumens** wirkt, verursacht **Noradrenalin** (Suprarenin) eine Erhöhung des peripheren Widerstandes und somit einen **Anstieg** des arteriellen **Blutdrucks.**

28.2 Diagnostik

Labor (s. Tab. 28-3)

Apparative Diagnostik
- **Sonographie:** bei V.a. NN-Tumor als **Suchmethode,** Nachweis von Adenomen > 2 cm mit 60- bis 80%iger Sicherheit.
- **CT Schädel/Abdomen:** Tumornachweis von Hypophysentumoren und NN-Tumoren.
- **MRT** als ergänzende Untersuchung.
- **Selektive Blutentnahme:** Hormonbestimmung aus verschiedenen Abschnitten der V. cava und aus den NN-Venen dient der Seitendiagnostik bei Tumoren.
- **Arteriographie:** zur präoperativen Abklärung Diagnostik des Nebennierenmarks.
- **[131]J-MIBG-Szintigraphie:** Nachweis eines **Phäochromozytoms.**

28.3 Erkrankungen der Nebennierenrinde

Tabelle 28-4 führt die Erkrankungen der Nebennierenrinde auf.

Tab. 28-3   Labordiagnostik bei Erkrankungen der Nebenniere

	Parameter	Normwerte
NNR	**Freies Aldosteron im Serum**	Liegend in Ruhe: 10–160 pg/ml Nach 2 h Orthostase: physiologisch zwei- bis sechsfacher Anstieg
	ACTH	Normal morgens < 18 pmol/l Bei zentralem Morbus Cushing ↑, bei NNR-Adenom ↓
	Freies Cortisol im 24-h-Sammelurin	Normal 50–280 mmol/24 h Bei Cushing-Syndrom ↑, bei Morbus Addison ↓
	Kurzzeit-Dexamethason-hemmtest (Screeningtest bei erhöhtem Cortisol)	Um 8 Uhr Cortisolbestimmung im Plasma, um 23 Uhr Gabe von 1–2 mg Dexamethason oral, um 8 Uhr erneute Bestimmung des Plasma-Cortisols Normal: Suppression des Plasma-Cortisols unter 80 nmol/l → Ausschluss eines Cushing-Syndroms
	Langzeit-Dexamethason-hemmtest	Zur Unterscheidung zwischen zentralem und adrenalem Cushing-Syndrom, Dauer 7 Tage
NNM	**Plasma-Katecholamine**	Normwert Adrenalin: 150–1 500 ng/l Bei Phäochromozytom ↑
	Katecholamine im angesäuerten 24-h-Urin	Bei Phäochromozytom ↑
	Clonidintest	Bei grenzwertigen Plasma-Katecholaminwerten zur Diagnostik eines Phäochromozytoms Bestimmung der Plasma-Katecholamine vor und 3 h nach Einnahme von 300 µg Clonidin (Catapresan®) Normal: Noradrenalin ↓↓, Adrenalin ↓ Beim Phäochromozytom kein Abfall, evtl. sogar Anstieg der Katecholamine

Cushing-Syndrom

Definition

Das Cushing-Syndrom bezeichnet ein durch erhöhte Konzentration von **Cortisol** im Plasma (→ **Zona fasciculata**) gekennzeichnetes Krankheitsbild.

Ätiologie

Ätiologisch lassen sich verschiedene Formen unterscheiden:
- **exogen** bedingt durch **Steroidmedikation** oberhalb der sog. Cushing-Schwellen-Dosis (= 7,5 mg Prednisolonäquivalent/Tag);

- **endogen** bedingt als
  - **adrenales** Cushing-Syndrom **(15 %):** bei NNR-Adenomen, -Karzinomen oder Hyperplasie;
  - **ACTH-induziertes** Cushing-Syndrom **(85 %):** ausgelöst durch eine hypothalamisch-**hypophysäre Dysfunktion, HVL-Adenome** mit Überproduktion von ACTH (**Morbus Cushing**) oder durch **paraneoplastische** ACTH-Produktion (z. B. bei Bronchial- oder Pankreaskarzinomen).

> **Merke**
> Nur das zentrale Cushing-Syndrom, welches durch Adenome des Hypophysenvorderlappens ausgelöst wird, heißt Morbus Cushing.

Das Verhältnis Männer zu Frauen liegt bei 1 : 4, der Altersgipfel im 30.– 40. Lebensjahr.

Symptomatik

Das Cushing-Syndrom ist ein sich **langsam** über mehrere Jahre entwickelndes Krankheitsbild. In 95 % der Fälle tritt eine **Gewichtszunahme** mit dem typischen **Cushing-Habitus** (Stammfettsucht, Vollmondgesicht, Stiernacken, Striae rubrae) auf, daneben findet sich in ca. 90 % der Fälle eine **Hypertonie.** Zusätzlich zeigt sich die **diabetische Stoffwechsellage** in Form von gestörter Glucosetoleranz oder gar Diabetes mellitus. Der Fettstoffwechsel ist in Form einer **Hypercholes-**

Tab. 28-4   Übersicht über Erkrankungen der Nebennierenrinde

Erkrankung	Definition
Cushing-Syndrom	Hyperkortisolismus
Conn-Syndrom	Primärer Hyperaldosteronismus
Morbus Addison	Primärer Hypoaldosteronismus und Hypokortisolismus
Adrenogenitales Syndrom	Angeborene Form des Hypokortisolismus

terinämie beeinträchtigt, ebenso der Eiweißstoffwechsel (**Osteoporose, Myopathien**). Auch das hämatopoetische System ist betroffen; es findet sich eine **Leuko-, Thrombo- und Erythrozytose.** Daneben zeigen sich eine Neigung zu Akne, Ulzera und **Wundheilungsstörungen** sowie eine **sexuelle Dysfunktion** (Libido- und Potenzverlust), **Adynamie,** psychische Störungen, **Depressionen.** Bei Frauen treten zudem Symptome der **Virilisierung** mit Hirsutismus, Zyklusstörungen und Amenorrhö auf.

Diagnostik

Zunächst wird der **Hyperkortisolismus** festgestellt:
- **klinischer** Untersuchungsbefund;
- **Plasma-Cortisol-Tagesprofil:** Cortisol ↑ ohne mitternächtlichen Abfall, Treffsicherheit 92 bis 95 %;
- freies Cortisol im **24-h-Urin** ↑;
- **niedrig dosierter Dexamethasonhemmtest:** mangelnde Suppression des Plasma-Cortisols trotz Einnahme von Dexamethason;
- BZ-Tagesprofil.

Dann erfolgt die **ätiologische** Zuordnung:
- **Plasma-ACTH** vor und nach **CRH-Gabe:** bei adrenalem Cushing-Syndrom ↓; bei zentralem Cushing-Syndrom (Morbus Cushing) ↑;
- **hoch dosierter Dexamethasonhemmtest:** Bei Gabe einer Hochdosis Dexamethason lässt sich das Serum-Cortisol bei Morbus Cushing supprimieren, bei adrenalen Cushing-Syndrom bleibt die Suppression jedoch aus;
- Sella: CT, Röntgen-Schädel (mit Sella-Spezialaufnahme);
- NNR: Sonographie, CT, MRT, Iodocholesterol-Szintigraphie, Angiographie.

Differenzialdiagnose

Adipositas und Hypertonie anderer Genese, Einnahme von Kontrazeptiva.

Therapie (s. Tab. 28-5)

Merke
Nach beidseitiger Adrenalektomie ist eine **lebenslange** Substitution von Glukokortikoiden (Erhaltungsdosis 25–30 mg/Tag) und Mineralokortikoiden erforderlich. Bei Infekten oder Stresssituationen, z. B. Operationen, muss die Kortikoiddosis erhöht werden.

Prognose

Unbehandelt nimmt das Cushing-Syndrom einen **letalen Verlauf.** Bei beidseitigen Adrenalektomien entwickelt sich in etwa 20 % ein Hypophysenvorderlappenadenom, das durch Hyperpigmentierung der Haut und Schleimhäutem symptomatisch wird (**Nelson-Syndrom**). Röntgenologisch ist eine Selladestruktion erkennbar, laborchemisch eine Erhöhung des ACTH-Plasmaspiegels.

Conn-Syndrom (= primärer Hyperaldosteronismus)

Definition

Das Conn-Syndrom stellt ein durch eine pathologisch gesteigerte autonome **Aldosteronüberproduktion** geprägtes Krankheitsbild dar.

Ätiologie/Pathogenese

Der **primäre Hyperaldosteronismus** begründet sich in ca. 80 % der Fälle auf einem solitären oder multiplen **NNR-Adenom** der **Zona glomerulosa,** in ca. 20 % auf einer **bilateralen NNR-Hyperplasie** und in < 1 % auf einem **NNR-Karzinom.** Frauen erkranken doppelt so häufig wie Männer, der Altersgipfel liegt zwischen dem 30. und 50. Lebensjahr.

Abzugrenzen davon ist der **sekundäre Hyperaldosteronismus,** der als Folge permanenter **Überstimulation der Aldosteronproduktion** durch extraadrenale Faktoren wie z. B. bei Herzinsuffizienz, Nierenarterienstenose sowie bei Leberzirrhose auftritt. Infolge einer Stimulierung des Angiotensin-Renin-Systems resultiert dabei eine Erhöhung von Aldosteron und Renin im Plasma.

Symptomatik

Die Symptomatik ist aus den pathophysiologischen Folgen der chronischen **Aldosteronüberproduktion** zu erklären: Als Leitsymptome finden sich eine **arterielle Hypertonie** mit entsprechenden **Organschäden** und **Kopfschmerzen** sowie eine **Hypokaliämie** mit **EKG-Veränderungen,** metabolischer **Alkalose,** Muskelschwäche, Parästhesien, Obstipation und **Diabetes insipidus renalis** mit Polyurie und Polydipsie.

Diagnostik

- **Labor:**
  - Hypokaliämie (immer), in 50 % der Fälle Hypernatriämie;

Tab. 28-5 Operative Therapie in Abhängigkeit von der Ätiologie des Cushing-Syndroms

Hypophysentumor (Morbus Cushing)	Neurochirurgische transsphenoidale Tumorexstirpation, selten partielle oder totale Hypophysenresektion, nur wenn erfolglos → beidseitig totale Adrenalektomie
Adrenales Cushing-Syndrom	Bei NNR-Adenom oder -Karzinom → unilaterale Adrenalektomie Bei beidseitiger Hyperplasie oder Adenomen → bilaterale Adrenalektomie
Ektoper ACTH produzierender Tumor	Tumorexstirpation, wenn nicht möglich → bilaterale Adrenalektomie Alternativ: adrenostatische Substanzen (z. B. Octreotid)

– **Plasma-Aldosteron** ↑ und **Plasma-Renin** ↓, Verhältnis Aldosteron : Plasma-Renin > 400 → primärer Hyperaldosteronismus;
– **Plasma-Aldosteron** ↑ und **Plasma-Renin** ↑ → sekundärer Hyperaldosteronismus.

Klinik

Cave: Um eine korrekte Aussage hinsichtlich der Natrium- und Kaliumspiegel im Serum machen zu können, müssen Diuretika und ACE-Hemmer eigentlich 3 Wochen vor der Untersuchung abgesetzt werden, Spironolacton schon 6 Wochen zuvor!

- Sono, CT, **NMR,** Nebennierenszintigraphie zur Lokalisation und evtl. **selektive Nebennierenvenenblutentnahme,** um festzustellen, ob die Aldosteronproduktion ein- oder beidseitig erhöht ist.
- **Orthostasetest:** Nach mindestens 4 h Bettruhe und anschließendem 4-stündigem Umhergehen ergibt Aldosteronbestimmung i.S. bei bilateraler Hyperplasie einen Anstieg, bei NNR-Adenom einen Abfall des Aldosterons.

Differenzialdiagnose

- **Hypertonie** anderer Genese (essenzielle, renale, sonstige hormonell bedingte Hypertonie).

Therapie

Konservative Therapie Zur Behandlung der **beidseitigen NNR-Hyperplasie** wird eine Dauerbehandlung mit hohen Spironolactondosen sowie Antihypertensiva durchgeführt.

Operative Therapie Beim **NNR-Adenom** erfolgt eine einseitige **Adrenalaktomie,** die auch endoskopisch über einen retro- oder transperitonealen Zugang möglich ist. Um einen postoperativen Hypoaldosteronismus zu vermeiden, der sich aufgrund der lang andauernden Suppression und dadurch Funktionsuntüchtigkeit der übrigen Zona glomerulosa entwickelt, werden die Patienten während zwei Monaten mit **Spironolacton** vorbehandelt.

Prognose

In ca. 70–80 % der Fälle lässt sich die Hypertonie durch die Operation langfristig beseitigen, bei den übrigen Patienten muss antihypertensiv auf Dauer therapiert werden.

Adrenogenitales Syndrom (AGS)

Definition

Beim AGS liegt ein angeborener **Enzymdefekt** der **Glukokortikoid-** und/oder der **Mineralokortikoidsynthese** vor, der durch Stimulierung der NNR zu **Androgenüberschuss** führt.

Ätiologie/Pathogenese

In 90 % der Fälle mit angeborenem AGS liegt ein Defekt der **21-Hydroxylase** zugrunde.

Unterschieden wird dabei das **unkomplizierte** vom **komplizierten AGS:**

Der **niedrige Plasma-Kortikoidspiegel** bedingt eine **gesteigerte ACTH-Produktion,** die zu Stimulation der NNR mit vermehrter **Androgenproduktion,** Vergrößerung der Nebenniere um das zehn- bis 20fache und somit zum unkomplizierten AGS führt.

Ist gleichzeitig die **Mineralokortikoidsynthese** gestört, resultiert das **komplizierte AGS** mit **Salzverlust:** Es kann zu addisonartigen Krisen mit Na^+-Verlust sowie K^+-Retention kommen.

Sehr selten tritt der Androgenüberschuss durch einen Tumor (Adenom oder Karzinom) auf und bewirkt so ein **erworbenes** AGS.

Symptomatik

Mädchen: Klitorishypertrophie, Hirsutismus, Kopfhaarausfall, Amenorrhö, männlicher Körperbau, beschleunigtes Längenwachstum.

Jungen: Pseudopubertas praecox, Hodenatrophie wegen Suppression der Gonadotropine, Infertilität, Impotenz und Gynäkomastie durch Überproduktion von Östrogenen, beschleunigtes Längenwachstum.

Zu den vorgenannten genitalen Veränderungen kommen noch weitere Symptome durch **Elektrolytstörungen** (Hyperkaliämie, Hyponatriämie), die sich beim Neugeborenen durch Trinkschwäche, Erbrechen und Exsikkose äußern.

Diagnostik

- Bestimmung der **17-Ketosteroide** (Androgenmetaboliten) im 24-h-Urin.
- Bei Mädchen **Testosteron** im Plasma ↑.
- Bei Jungen zusätzlich Bestimmung von **FSH** und **LH.**
- Bei V. a. Tumor → **Lokalisationsdiagnostik.**

Therapie

Bei angeborenem AGS ist möglichst frühzeitig eine dauerhafte **Cortisolsubstitution** indiziert; bei kompliziertem AGS müssen gleichzeitig auch die **Mineralokortikoide** ersetzt werden. **Tumoren** mit Androgenproduktion werden **exstirpiert.** Zusätzlich können **Genitalfehlbildungen** plastisch korrigiert werden.

Hypoaldosteronismus und Nebennierenrindeninsuffizienz

Ein Hypoaldosteronismus kommt meist im Rahmen einer generalisierten NNR-Insuffizienz als **primäre (= Morbus Addison)** oder als **sekundäre NNR-Insuffizienz** infolge einer Suppression der NNR vor.

Während die primäre NNR ein seltenes Krankheitsbild darstellt, welches gelegentlich in Verbindung mit Autoimmunerkrankungen auftritt, begegnet dem Chirurgen die sekundäre Form nach Adrenalektomie oder chronischer Steroidtherapie häufiger.

Insbesondere die akute Exazerbation einer NNR-Insuffizienz **(= Addison-Krise)** ist eine lebensbedrohliche Situation und bedarf einer sofortigen Therapieeinleitung.

Zu den Symptomen der NNR-Insuffizienz wie Adynamie, Hyperkaliämie mit muskulärer Erregbarkeit, Schwindel und Übelkeit kommen Blutdruckabfall, Exsikkose, Oligurie und Durchfälle hinzu. Es entwickelt sich eine zunehmende Schocksymptomatik bis hin zu Delirium und Koma.

Lebensrettend wirken sofortige Volumensubstitution sowie Hydrocortisongabe, zunächst als Bolus, später als Dauerinfusion bis zur klinischen Besserung.

28.4 Erkrankungen des Nebennierenmarks

Phäochromozytom

Definition

Dem Krankheitsbild liegt ein **Tumor** des **NNM** mit **autonomer Produktion** großer Mengen von **Adrenalin** und/oder **Noradrenalin** zugrunde.

Ätiologie/Pathogenese

Die Inzidenz unter **Hypertoniepatienten** beträgt **0,1–1 %**, es handelt sich also um ein selten auftretendes Krankheitsbild. Das Prädilektionsalter liegt zwischen dem 30. und 50. Lebensjahr.

> **Merke**
> Das Phäochromozytom wird auch **10 %-Tumor** genannt. Das bedeutet, dass es in jeweils 10 % der Fälle
> - bilateral auftritt,
> - maligne entartet,
> - extraadrenal liegt,
> - multipel vorkommt,
> - familiär zu beobachten ist (MEN-II-Syndrom, von-Hippel-Lindau-Syndrom),
> - bei Kindern vorkommt.

Etwa 90 % der Phäochromozytome entstehen im **NNM,** daneben können sie aber auch im **sympathischen Grenzstrang (extraadrenal)** auftreten. Bevorzugte Lokalisationen sind entlang der Aorta und den Aa. iliacae und in der Nähe der Aortenbifurkation; sie wachsen aber auch in der Schädelbasis, dem hinteren Mediastinum sowie in Blase, Herz und Testes.

> **Merke**
> Extraadrenale Phäochromozytome zeigen eine größere Tendenz zur malignen Entartung (25–40 %). Sie produzieren nur Noradrenalin, kein Adrenalin.

Symptomatik/Komplikation

Leitsymptom ist die **arterielle Hypertonie,** die permanent bestehen kann und kaum mit üblichen Medikamenten beeinflussbar ist. Daneben kann sie jedoch auch in Form einer **hypertensiven Entgleisung** mit systolischen Werten bis 300 mmHg auftreten, die typischerweise mit **Kopfschmerz, Tachykardie** und **Schweißausbruch** einhergeht. Solche Anfälle sind durch intraabdominelle Druckerhöhung z. B. bei Defäkation oder Palpation auslösbar. Weitere Symptome sind **Übelkeit,** Erbrechen, **Abdominal- oder Flanken-**

schmerzen, Gewichtsverlust durch Fettabbau sowie Hyperglykämie.

Eine maligen Entartung zum **Phäochromoblastom** ist möglich.

Diagnostik

- **24-h-Urin:** Katecholamine und Metanephrine ↑; auch Messung der Vanillinmandelsäure (VMS) möglich.
- **Plasma-Katecholamine** ↑↑.
- **Clonidintest:** Bestimmung der Katecholamine im Plasma vor und 3 h nach der Verabreichung des α-Blockers Clonidin (Catapresan®). Bei Phäochromozytom steigt der Katecholaminspiegel an oder bleibt gleich, bei anderen Hypertonieformen sinkt er.

Ist das Phäochromozytom biochemisch gesichert, folgt die **Lokalisationsdiagnostik** mittels **CT** (s. Abb. 28-1), **MRT** oder alternativ durch eine **Szintigraphie** (s. Abb. 28-1) mit ^{131}J-MIBG, wobei das Jod im NNM angereichert wird und in 85–90 % ein Phäochromozytom nachweist.

> **Merke**
> Der manuelle Provokationstest wird heute als obsolet angesehen (Versuch der direkten Katecholaminausschüttung durch Druck auf die betroffene Niere).

Da das Phäochromozytom im Rahmen eines **MEN-2-Syndroms** mit einem **medullären Schilddrüsenkarzinom** und einem **Adenom der Nebenschilddrüse** vergesellschaftet sein kann, wird bei Nachweis eines Phäochromozytoms auch **Kalzitonin** als Tumormarker für das medulläre Schilddrüsenkarzinom bestimmt.

> **Merke**
> **MEN 1:** Parathyreoideaadenom + Hypophysenvorderlappenadenom + endokrines Pankreasadenom.
> **MEN 2:** Parathreoideaadenom + Phäochromozytom + medulläres Schilddrüsenkarzinom.

Differenzialdiagnose

Essenzielle, renale oder durch andere Hormonentgleisungen ausgelöste Hypertonie (Cushing-Syndrom, primärer Hyperaldosteronismus, Hyperthyreose, Karzinoid).

Therapie

Beim Phäochromozytom besteht die Indikation zur Operation; diese darf erst nach einer obligaten **Vorbereitung** des Patienten durchgeführt werden:

Vorbereitung 2–3 Wochen vor der OP wird mit einer α-**Blockade** mit Phenoxybenzamin (Dibenzyran®) in steigender Dosierung begonnen und fortgeführt, bis der Patient **normoton** ist und orthostatische Symptome zeigt. Daneben wird bei tachykarder Herzfrequenz in manchen Fällen auch eine β-**Blockade** notwendig.

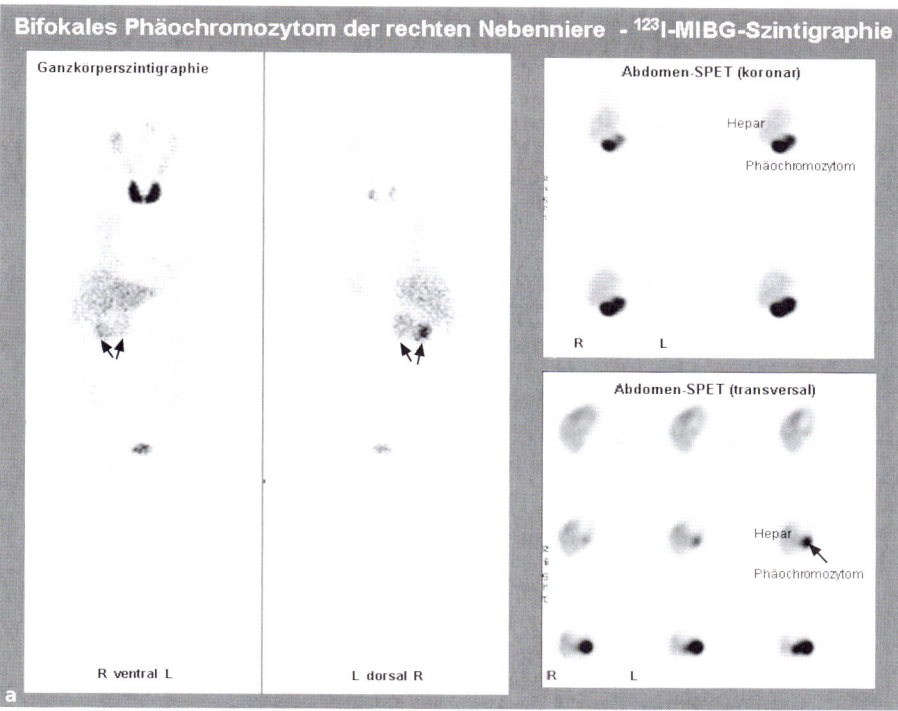

Abb. 28-1   Phäochromo-
zytom
a) Szintigraphie und b) CT.

Operatives Vorgehen   Bei der OP wird die **Neben-
nierenvene** vor der Manipulation am Phäochromozytom **unterbunden,** um einen exzessiven Anstieg der
Katecholamine zu vermeiden („**No-Touch-Technik**").
Dann erfolgt eine unilaterale **Adrenalektomie,** beim
MEN-2-Syndrom eine bilaterale subtotale Adrenalektomie (zur Vermeidung einer lebenslangen Kortikoid-
substitution!).

Intraoperativ gefundene **Gefäßinvasionen** deuten
auf ein malignes **Phäochromoblastom** hin, das aber
histologisch nicht eindeutig differenziert werden
kann. Strahlen- und Chemotherapie sind bei diesem
Tumor kaum wirksam, sodass Metastasen oder Lo-
kalrezidive reseziert werden müssen.

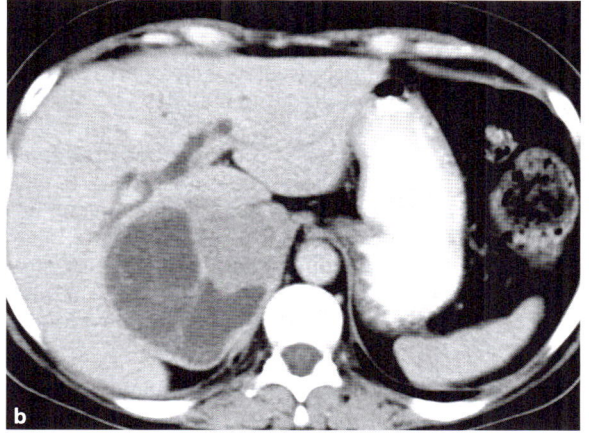

Prognose

Nach einer Operation werden ca. **90 %** der Patienten
normoton. Die OP-Letalität beträgt ca. 5 %. Bei der
malignen Form ist mit einer Überlebenszeit von 1–5
Jahren zu rechnen.

Kasuistik

Ein 42-jähriger Mann klagt bei einem Hausarzt-
besuch über plötzlich einsetzende anfallsartige
Schweißausbrüche, die mit heftigen Kopfschmerzen und Herzrasen einhergingen. Der in der Praxis
gemessene RR beträgt 160/90 mmHg, Puls 80/min,
das EKG ist unauffällig. Bei der Palpation des Abdomens tritt während der Untersuchung wieder ein
derartiger Zustand auf, und der Patient klagt zusätzlich über Übelkeit. Der abermals gemessene RR
beträgt nun 250/110 mmHg, der Puls ist auf

105/min angestiegen. Zur weiteren Abklärung erfolgt die stationäre Einweisung, wo neben anderen
Untersuchungen auch ein 24-h-Sammelurin zur
Bestimmung der Katecholamine veranlasst wird,
der eine deutliche Erhöhung ergibt. Auch die Plasma-Katecholamine und der Clonidintest sprechen
für die Existenz eines Phäochromozytoms. Aus diesem Grund wird noch ein MRT durchgeführt, welches einen Tumor im rechten NNM ergibt. Nach
entsprechender Vorbereitung mit Phenoxybenzamin über 2 Wochen kann eine Operation (Exstirpation) vorgenommen werden. Der Patient erholt sich
gut und wird mit normalen Blutdruckwerten entlassen.

Tab. 29-1 Funktioneller Aufbau der Milz

Weiße Pulpa (ca. 15 %)	Marginalzone	Rote Pulpa (ca. 80–85 %)
Die weiße Pulpa ist der **lymphatische Milzanteil** und besteht aus: • **lymphatischen** Scheiden → umgeben die Pulpaarterien, enthalten typischerweise **T-Lymphozyten** • eingestreuten **Milzfollikeln** → **B-Lymphozyten-Region**	Diese wird aus einem weitmaschigen Netz von **Sinusoiden** gebildet, das vor allem eine wichtige Rolle bei der **Lymphozytenzirkulation** spielt. Die wichtige **immunologische Funktion** wird durch das Vorhandensein zahlreicher **Makrophagen** noch verstärkt	Die **rote Pulpa** dient der **Blutmauserung** und besteht aus einem Maschenwerk von Retikulumzellen und retikulären Fasern, durch welches die **Erythrozyten** hindurchgeschleust werden

– Entfernung **pathologischer Zellen** aus dem Blutstrom (**Clearance**funktion);
– Entfernung von **intrazellulären Einschlusskörpern** (z. B. Howell-Jolly-Körperchen) oder Infektionserregern (z. B. Plasmodien) aus Erythrozyten (**Pitting**-Funktion).
• **Immunologische Funktion** → **Makrophagen** und Retikulumzellen der Milz entfernen in die Blutbahn gelangte **Antigene.** Die antigene Struktur des Keimes wird aufgeschlüsselt und an die ortsständigen **B-Lymphozyten** weitergeleitet, welche die Produktion spezifischer **humoraler Antikörper** aufnehmen. Vor allem die Produktion von **IgM**-Globulinen, welche die Oberfläche des Antigens besetzen und es als körperfremd kennzeichnen, ist Voraussetzung für die weitere Phagozytose der eingedrungenen Antigene. Durch die speziellen Flussbedingungen in der Milz gelingt jedoch auch die Phagozytose von Partikeln, die sich einer Opsonierung durch Antikörper entziehen können, z. B. **Pneumokokken.**

Ausfall der Milzfunktion

Nach Splenektomie ist die Anzahl **abnormer Erythrozyten** im peripheren Blut stark **erhöht,** da die Blutmauserung wegfällt. Gleichzeitig hat der Milzverlust eine **passagere Thrombozytose** zur Folge, die in Extremfällen zu Werten von bis zu **1,5 Mio.** Thrombozyten/mm³ führen kann und eine **Thromboseprophylaxe** erfordert, bis die Werte mindestens unter 500 000/mm³ absinken. Außerdem führt der Milzverlust zu anhaltender **Leukozytose** durch Vermehrung der Lympho- und Monozyten. Nach Verlust der Milz besteht eine **erhöhte Infektanfälligkeit,** da die Funktion der Milz als Organ des RES entfällt.

Merke
Splenektomierte Patienten müssen über das erhöhte Infektionsrisiko sowie über die nur bedingte Tropentauglichkeit aufgeklärt werden.

29.2 Diagnostik

29.2.1 Anamnese und körperliche Untersuchung

Anamnese
Da eine Splenomegalie (Milzvergrößerung) in der Regel eine **sekundäre Beteiligung** der Milz im Rahmen einer Allgemeinerkrankung darstellt, sollten die Fragen folgende Bereiche erfassen:
• **Familienanamnese** → hämolytische Anämie, Speicherkrankheiten;
• **Auslandsaufenthalt** → z. B. Malaria;
• chronische **Entzündung** → rheumatoide Arthritis, Hepatitis, Osteomyelitis;
• **myeloproliferative Erkrankungen, Leukosen, Lymphome;**
• **Alkoholabusus** → Leberzirrhose;
• **kardiale** Erkrankung.

Körperliche Untersuchung
Palpation und Perkussion: Beim normalgewichtigen Erwachsenen ist die Milz **nicht** palpabel, mit Ausnahme kachektischer oder asthenischer Personen (s. Tab. 29-2).

Klinik
Die **Milzpalpation** wird am besten in Halbrechtsseitenlage durchgeführt. Zusätzlich lässt man den Patienten tief einatmen, bei Inspiration stößt die Milz gegen die palpierende Hand. Um eine Splenomegalie nicht zu übersehen wird mit der Palpation im Unterbauch begonnen!

29.2.2 Bildgebung

Sonographie
Methode der ersten Wahl zur Beurteilung von **Größe** sowie Veränderungen der **Struktur** (Zysten, Hämatome, Tumoren), auch als **Notfalluntersuchung** bei Verdacht auf **Milzruptur.**

Abdomenübersicht
Zeichen einer **Splenomegalie** → Zwerchfellhochstand, Verdrängung des Magens und der linken Kolonflexur.

Tab.29-2 Palpation bei Splenomegalie

Weiche Konsistenz	Akute Entzündungen (z. B. Sepsis)
Mittelharte Konsistenz	Portaler Stau und Hämolyse
Harte Konsistenz	Maligne Erkrankung

CT/MRT

Als **Ergänzung** zur Sonographie werden CT mit Kontrastmittel und MRT angewandt.

Szintigraphie

Die Milz lässt sich szintigraphisch selektiv durch hitzegeschädigte und radioaktiv **markierte Erythrozyten** darstellen. Auch der **pathologische Abbau** von Erythrozyten und Thrombozyten kann durch die Milzszintigraphie dokumentiert werden. Damit spielt sie vor allem für die Diagnose **hämatologischer Erkrankungen** eine Rolle.

29.3 Chirurgische Grundbegriffe

Milznaht
Bei **Verletzungen III. Grades** (s. Kap. 29.5).
Durchführung: durchgreifende Nähte oder Kompression mit resorbierbarem Netz.

Milzresektion
Bei **Milzverletzungen** (s. Kap. 29.5), **Milzzysten, Hamartomen** oder **Milzabszessen.**
Durchführung: Segmentgefäße werden am Hilus frei präpariert und ligiert. Das dem Gefäß entsprechende Segment wird reseziert und die Restmilz mit durchgreifenden Nähten, Kollagenvlies und Fibrinkleber versorgt.

Splenektomie
Bei **Milzrupturen** (s. Kap. 29.5), **Hypersplenismus** (s. Kap. 29.4) und **Tumoren.**
Durchführung: Rippenbogenrandschnitt oder mediane Laparotomie; Ligatur der A. und V. splenica am Milzhilus, Mobilisation der Milz aus dem Milzbett und Durchtrennung der Ligamente; Entnahme der Milz (s. Abb. 29-1).

29.4 Splenomegalie

Definition

Als Splenomegalie wird eine **akute oder chronische Vergrößerung** der Milz bezeichnet. Diese ist durch die Tatsache, dass man die **Milz tasten** kann, und durch ihren sonographisch bestimmten Längsdurchmesser von **> 11 cm** definiert. Man unterscheidet eine **mäßige Splenomegalie** (500–1 000 g) von einer **extremen Splenomegalie** (> 1 000 g oder > 5 cm unter dem Rippenbogen tastbar).

Ätiologie

Zahlreiche Erkrankungen verschiedener Genese gehen mit einer Splenomegalie unterschiedlichen Ausmaßes einher (s. Tab. 29-3).

Symptomatik

Meist stehen die Symptome der **Grunderkrankung** wie Fieber, Ikterus, Blutungsneigung oder Lymphknotenschwellungen im Vordergrund. Die Splenomegalie selbst verursacht meist keine Beschwerden.

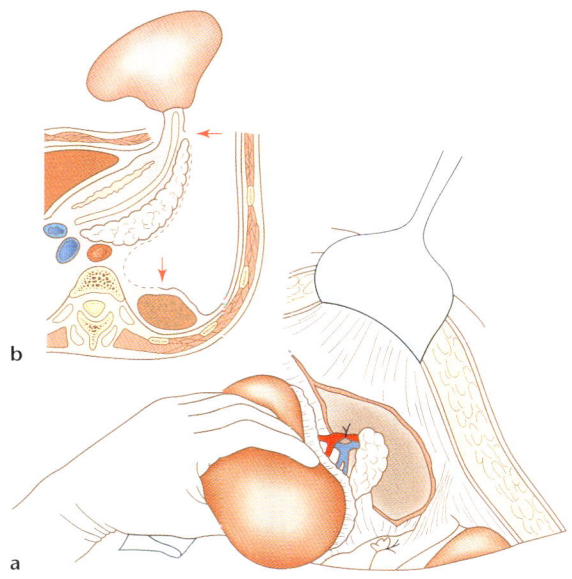

Abb. 29-1   Technik der Splenektomie.
a) Die Milz ist nach Durchtrennung der Aufhängebänder mobilisiert. Ligatur und Durchtrennung der Hilusgefäße. Jedes Gefäß wird einzeln unterbunden (Ansicht von ventral).
b) Topographie nach Mobilisation der Milz. Die Pfeile markieren den Schnittrand des Peritoneum parietale (Ansicht von kaudal).

Komplikationen

Eine häufige Komplikation ist der **Hypersplenismus,** d. h. ein Mangel aller Blutzellen (Panzytopenie) oder einzelner Zelllinien, der durch die Zerstörung der Blutzellen aufgrund der langen Verweildauer in der vergrößerten Milz bedingt ist. Reaktiv kann das **Knochenmark hyperplastisch** werden oder eine **spontane Milzruptur** (→ bei starker Splenomegalie kommt es zur Schädigung der Kapsel- und Trabekelstrukturen, z. B. bei der infektiösen Mononukleose) auftreten.

Diagnostik

- **Labor:**
  - Bilirubin i.S., Retikulozyten, direkter Coombs-Test → Ausschluss Hämolyse;
  - Quick, GOT, GPT, γ-GT → Leber;
  - α-Amylase, Lipase → Pankreas;
  - Blutbild und Differenzialblutbild, alkalische Leukozytenphosphatase → myeloproliferative Erkrankung;
  - Malariadiagnostik, Blutkultur, Virologie;
  - Autoantikörper → Autoimmunerkrankung.
- **Sonographie** → Milzgröße; Nachweis von Veränderungen wie Tumoren, Zysten, Hämatomen und Infarkten.
- **CT** mit Kontrastmittel → Methode der Wahl, wenn durch Sonographie keine eindeutige Diagnose möglich ist.
- **Szintigraphie** → bei Verdacht auf hämatologisch bedingte Splenomegalie, präoperativ wichtig zur Erfassung aller Nebenmilzen.

Tab. 29-3 Ätiologie der Splenomegalie

Mäßige Splenomegalie	Infektionen	Sepsis, Pneumonie oder Endokarditis, Typhus, Hepatitis, Malaria und infektiöse Mononukleose (Pfeiffer'sches Drüsenfieber). Es besteht die Gefahr einer Milzruptur!
	Vaskulär	Pfortaderstau bei Leberzirrhose, Pfortader- oder Milzvenen-thrombose, kardiale Stauung bei Rechtherzinsuffizienz
	Autoimmunerkrankungen	Lupus erythematodes, rheumatoide Arthritis, Morbus Felty. Dieser ist gekennzeichnet durch die Trias Arthritis, Splenomegalie und Leukopenie
	Zysten	Angeborene Milzzysten, Echinococcus-Zysten
	Blutkrankheiten	Hämolytische Anämie, idiopathische thrombozytopenische Purpura (ITP), Sichelzellanämie, Thalassämie
Starke Splenomegalie	Neoplasien	Primäre Milztumoren (Hämangiome, Hämangiosarkome), Lymphome (Hodgkin- und Non-Hodgkin-Lymphome), Leukämien, myeloproliferative Erkrankungen (z.B. Osteomyelo-sklerose, Polycythaemia vera)
	Speicherkrankheiten	Morbus Gaucher

- **Knochenmarkspunktion** → bei V.a. Leukosen.
- **Feinnadelbiopsie** → sonographiegesteuert bei Verdacht auf Tumor oder Speicherkrankheit.

Differenzialdiagnose

Das Ausmaß der Milzvergrößerung kann einen ersten differenzialdiagnostischen Anhalt auf die zugrunde liegende Erkrankung geben (s. Tab. 29-3).
Bei der Differenzialdiagnose eines **tastbaren Tumors im linken Oberbauch** kommen neben der Splenomegalie auch in Betracht:
- **Kolontumor** → Abdomenübersicht, Koloskopie;
- **Pankreastumor** → Sonographie, CT, ERCP;
- **Nieren-** oder **Nebennierentumor** → Sonographie;
- **Magentumor** → ÖGD;
- vergrößerter linker **Leberlappen** → Sonographie.

Therapie
Konservative Therapie: Die Indikation wie auch die Durchführung einer konservativen Therapie hängen von der Art der **Grunderkrankung** ab.

Tab. 29-4 Operationsindikationen

Splenektomie	Milzresektion
- Primärer Milztumor: Hämangiom, Lymphangiom etc. - Sekundärer Milztumor: Morbus Hodgkin, Metastasen - Idiopathische thrombozytope-nische Purpura (Morbus Werlhof) - Hämolytische Anämien (hereditäre Sphärozytose, Thalassämie) bei Versagen der konservativen Therapie - Hypersplenismus	- Milzzysten - Solitärer Milzabszess - Hamartom

Indikationen zur Operation (s. Tab. 29-4)

Klinik
Bei Erwachsenen und Kindern wird 4 Wochen vor einer geplanten Splenektomie eine Impfung gegen **Pneumokokken** vorgenommen, bei einer Notfall-operation 14 Tage postoperativ. Für Kinder und hämatologische Patienten wird zusätzlich eine **Haemophilus-influenzae-B-Impfung** empfohlen. Kinder vor dem 6. Lebensjahr sollten möglichst noch nicht splenektomiert werden. Ist dies jedoch nicht vermeidbar, sollte eine Infektionsprophylaxe mit **Penicillin** für die Dauer von mindestens 2 Jahren durchgeführt werden.

OP-Technik (s. Kap. 29.3)

Die **Splenektomie** wird durch **Laparotomie** oder zunehmend auch **laparoskopisch** durchgeführt. Für den Therapieerfolg ist ausschlaggebend, dass auch alle Nebenmilzen mitentfernt werden. **Segmentresektionen** werden vor allem bei Kindern und Jugendlichen durchgeführt.

Komplikationen

Während der Operation kann es zu einem starken Blutverlust durch eine Blutung aus dem Milzbett kommen, Verletzungen der Nachbarorgane (Magen, Pankreas, Kolon) mit Perforationen oder Fistel-bildungen sind möglich, auch ein subphrenischer Abszess oder eine Lungenatelektase tritt auf.
Postoperative Komplikationen sind:
- **Infektanfälligkeit** → Neigung zu Furunkulose, rezidivierende Pyelonephritis, Infektionen des Nasen-Rachen-Raumes, Pneumonie. Hepatitis, Zytomegalie und Malaria treten häufiger auf und verlaufen schwerer als bei Milzgesunden.

- **Postsplenektomiesepsis** (**OPSI-Syndrom** = „overwhelming **p**ost **s**plenectomy **i**nfection") → foudroyant verlaufende Sepsis, die hauptsächlich durch Pneumokokken, Haemophilus influenzae oder auch Streptokokken hervorgerufen wird, wobei das Krankheitsbild am häufigsten in den ersten 3 Jahren nach der Operation auftritt und alle Altersstufen betrifft. Die Inzidenz beträgt 1 %, die Letalität über 50 %. Es wird angenommen, dass die Ursache im Verlust einer gesunden Population lienaler Makrophagen liegt, die als einzige phagozytierende Zellen des Körpers befähigt sind, mit einer Polysaccharidhülle versehene Keime zu phagozytieren.
- Passagere **Thrombozytose** → im Extremfall bis 1,5 Mio Thrombozyten/mm^3, **Leukozytose** (Lympho- und Monozytose) und vermehrt **überalterte Erythrozyten,** erkennbar an Chromatineinschlüssen (Howell-Jolly-Körperchen) und pathologischer Deformierung (Target-Zellen). Auch die Zahl der Siderozyten (Erythro- und Retikulozyten mit vier bis acht kleinen Eisengranula) ist erhöht. Die Thrombozyten erreichen innerhalb einiger Wochen wieder normale Werte. Bis die Thrombozytenzahl unter 500 000/mm^3 gesunken ist, sollte eine Thromboseprophylaxe mit Heparin oder oral mit ASS erfolgen.

Weitere Komplikationen sind eine allgemeine **Adynamie, orthostatische** Störungen, **Verdauungsstörungen** und Alkoholintoleranz sowie **Nervosität** und vermehrtes Schwitzen.

Prognose

Für die **elektive** Splenektomie wird eine Letalität von **1–3** % angegeben, eine **notfallmäßige** Splenektomie hat eine Letalität von bis **15** %.

29.5 Verletzungen

Milzruptur

Definition/Schweregrade

Milzrupturen ereignen sich am häufigsten als Folge **stumpfer** Gewalteinwirkung im Rahmen von Thorax- oder Abdominalverletzungen, seltener werden Milzverletzungen durch ein **penetrierendes** Bauchtrauma (Schuss- oder Messerstichverletzung) verursacht. Ein sehr seltenes Ereignis ist die **spontane Ruptur** bei Infektionen, z.B. bei Mononukleose oder Malaria. Schweregrade von Milzverletzungen sind in Tabelle 29-5 dargestellt.

Pathogenese

Die Milz stellt das Bauchorgan dar, welches am häufigsten durch **stumpfe Gewalt** verletzt wird. Grund dafür ist die **straffe Fixation** durch umgebende Organe und Aufhängebänder, die bei plötzlichem starken Druckanstieg ein Ausweichen verhindern. Die Milzoberfläche wird extrem konvex abgebogen und und reißt in querer Richtung. Eine **direkte** Milzverletzung entsteht häufig durch **Rippenfrakturen,** deren Fragmente die Milz anspießen können.

> **Merke**
> Bei linksseitiger Rippenfraktur muss immer eine Milzruptur ausgeschlossen werden.

Neben der **einzeitigen Ruptur (gleichzeitiger Kapsel- und Parenchymriss)** kann auch eine **zweizeitige Ruptur** auftreten. Dabei kommt es **zunächst** zu einem **Parenchymriss** ohne Verletzung der Kapsel, aber mit Entwicklung eines **subkapsulären Hämatoms.** Nach einem symptomlosen Intervall von Tagen oder auch Wochen kann ein verzögerter **Kapselriss** eintreten, der schnell zum **hämorrhagischen Schock** führen kann. 50 % der zweizeitigen Milzrupturen ereignen sich innerhalb der 1. Woche nach dem Trauma.

Symptomatik

- Spontan- und **Druckschmerz** im linken Oberbauch mit **Abwehrspannung.**
- **Schmerzausstrahlung** in die linke Schulter (**Kehr-Zeichen**).
- **Hämorrhagischer Schock.**

Klinik
Das **Kehr-Zeichen** (Schmerzausstrahlung in die linke Schulter durch Phrenikusreizung) kann ein Hinweis auf eine intraabdominelle Blutung sein. Beim liegenden Patienten wird es durch Kopftieflagerung ausgelöst.

Tab.29-5	Schweregrade von Milzverletzungen	
Grad	**Verletzung**	**Therapie**
I	Kapselrisse, subkapsuläres nicht expandierendes Hämatom	Engmaschige Überwachung (Sonographie)
II	Kapsel- und Parenchymeinrisse ohne Verletzung von Segmentarterien	Operation, lokale Blutstillung durch Koagulation, Fibrinkleber
III	Kapsel- und Parenchymeinrisse mit Einbeziehung von Segmentarterien	Milznaht, Fibrinkleber
IV	Verletzung mit Einbeziehung von Segment- oder Hilusgefäßen, Gefäßstielabriss	Milzteilresektion
V	Organabriss im Milzhilus, Devaskularisation	Splenektomie

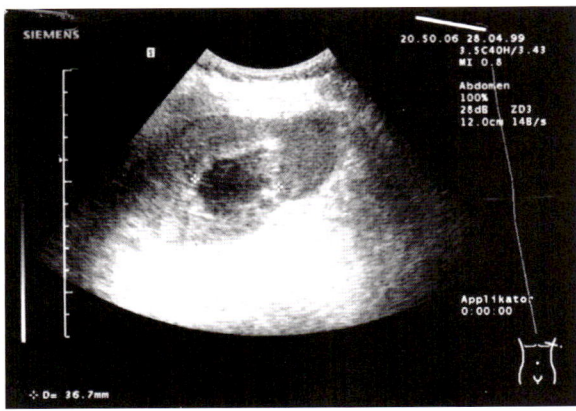

Abb. 29-2   Milzruptur mit zentralem Hämatom.

Komplikationen

Hohe Blutverluste, Mitverletzung anderer Organe.

Diagnostik

- Anamnese: **Unfallhergang?**
- **Klinische** Untersuchung: **Prellmarke** (Hämatom, s. Abb. 29-2) im Bereich des linken Rippenbogens, linksseitige Flankendämpfung (Ballance-Zeichen), palpabler **Tumor** im linken Oberbauch? **Douglas-Vorwölbung.**
- **Sonographie:** Nachweis freier intraabdomineller Flüssigkeitsansammlung; **schnelle und sichere Diagnostik!**
- Röntgen-**Abdomenübersicht: Milzschatten** unscharf, **Zwerchfellhochstand, Rippenfraktur.**
- **Labor:** Hb-Abfall; Leukozytose (ca. 30 000/mm³, unsicherer Parameter!).
- **CT:** wenn durch Sonographie kein eindeutiger Befund erhebbar.

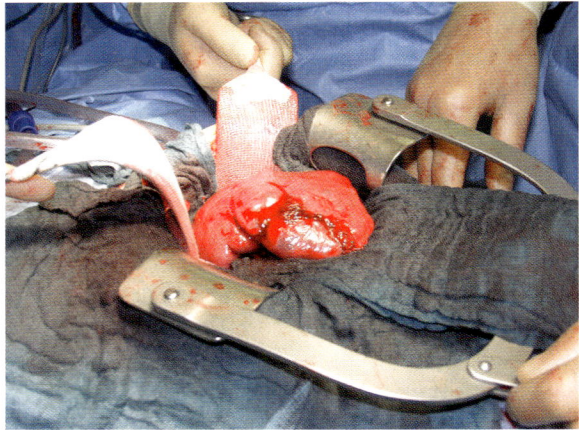

Abb. 29-3   Ruptur: intraoperatives Bild.

- **Peritoneallavage:** selten indiziert.
- Explorative **Laparotomie/diagnostische Laparoskopie.**

Therapie

Konservative Therapie **Subkapsuläre Hämatome** können unter engmaschiger **Sonographiekontrolle** beobachtet werden; absolute **Bettruhe.** Es sollten nicht mehr als zwei Erythrozytenkonzentrate zur Substitution verwendet werden.

Operative Therapie **Periphere Rupturen** (s. Abb. 29-3) → **Milzerhalt** durch **Milznaht,** Infrarot-/Kontaktkoagulation, Fibrinklebung, Heißluftkoagulation oder Kollagenvlies, ggf. Segment- oder Polresektion.
    Hilusverletzungen → **Splenektomie.**

Autologe heterotope Reimplantation Durch **Verpflanzung** kleinerer Milzfragmente in das **Omentum majus** (Netzummantelung) kann besonders bei **Kindern** versucht werden, die **Organfunktion** zu erhalten. Die kritische Masse zur Wiederherstellung der Funktion ist ein Drittel der Milz. Der Erfolg ist aber nicht eindeutig geklärt, weshalb das Verfahren **nicht routinemäßig** angewandt wird.

Operative Komplikationen Nahtinsuffizienz, Splenosis → Versprengung von Milzgewebe in den Bauchraum, Folgen der Splenektomie: siehe Kapitel 29.4.

Prognose

Die Letalität traumatischer Milzrupturen beträgt zwischen 5 und 15 %. Sie ist abhängig vom **Alter** des Patienten, vom **Ausmaß** der Blutung und vom **Zeitintervall** zwischen Unfall und definitiver Blutstillung.

Kasuistik
Ein etwa 12-jähriger Junge ist beim Überqueren der Straße an seiner linken Seite von einem Bus erfasst worden, er liegt noch auf der Straße. Äußere Verletzungen oder Frakturen sind nicht erkennbar. Auffällig ist jedoch eine Prellmarke im Bereich des linken Rippenbogens. Der Junge ist ansprechbar, wird aber zunehmend blasser, tachykard und kaltschweißig. Man kann einen Tumor im linken Oberbauch palpieren. Bei einer sofort durchgeführten Sonographie wird freie Flüssigkeit im Bauchraum nachgewiesen. Die Verdachtsdiagnose der Milzruptur bestätigt sich bei der Laparotomie.

30 Hernien und Hydrozelen

Gerlind Souza-Offtermatt

30.1 Allgemeine Hernienlehre

Definition

Als **echte Hernie** bezeichnet man den Vorfall von Eingeweideanteilen **(Bruchinhalt)** in eine Vorwölbung des parietalen Peritoneums **(Bruchsack)** durch eine Bauchwandlücke **(Bruchpforte)** hindurch (s. Abb. 30-1).

Als **falsche Hernie** (= Prolaps) hingegen bezeichnet man den Vorfall von Eingeweiden durch eine Lücke des Peritoneums; hier findet sich also **kein Bruchsack.**

Am Bruchsack unterscheidet man den in der Bruchpforte liegenden **Hals** vom **Fundus,** der die vorgefallenen Eingeweideteile enthält.

Eine **Gleithernie** stellt eine Sonderform einer Hernie dar. Dabei treten retroperitoneal gelegene Organe (z. B. Zäkum, Sigma, Blase) in den Bruch ein, der Bruchsack wird somit teilweise oder komplett durch das retroperitoneale Organ gebildet.

Ätiologie/Pathogenese

Hernien zählen zu den häufigsten chirurgischen Krankheitsbildern. 2 % der Männer und 0,3 % der Frauen in der Gesamtbevölkerung sind davon betroffen.

75 % aller Hernien sind Leistenhernien.

Am Beginn der Entstehung steht meist eine lang andauernde **Erhöhung des intraabdominellen Druckes oder Volumens:**

- in der Schwangerschaft;
- bei chronischer Obstipation (Bauchpresse);
- bei erschwerter Miktion (Prostataadenom);
- bei Husten;
- durch Aszites bei portaler Hypertonie;
- bei intraabdominellen Tumoren.

Begünstigende Faktoren, die zu einer Hernie führen können, sind zudem eine angeborene Bindegewebsschwäche und Adipositas, Laparotomienarben oder Bauchwandtraumata oder körperliche Arbeit mit Heben und Tragen schwerer Lasten.

Einteilung

Echte Hernien lassen sich nach bestimmten Kriterien einteilen (Tab. 30-1).

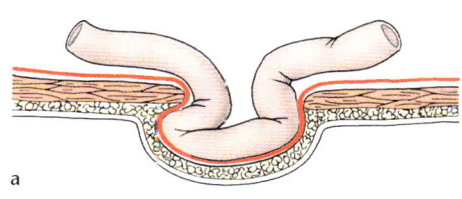

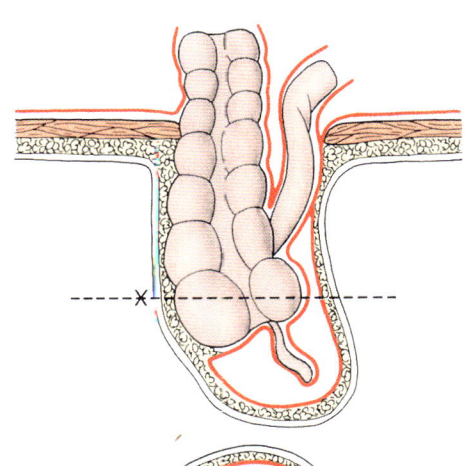

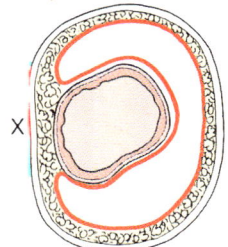

a

b

Abb. 30-1 Bestandteile einer Hernie
a) **Bruchsack mit Bruchinhalt und Bruchpforte**
b) **Gleitbruch mit retroperitonealen Bruchanteilen (rot = Peritoneum, x = Ebene der Querschnittdarstellung).**

477

Tab. 30-1	Einteilung echter Hernien
Angeborene Hernie (Hernia congenita)	Entstehung in einer nicht zurückgebildeten kongenitalen Peritonealausstülpung; z.B. Nabelhernie, indirekte Leistenhernie bei offenem Processus vaginalis
Erworbene Hernie (Hernia acquisita)	Entsteht an Regionen verminderter Festigkeit, z.B. an Muskel- und Faszienlücken oder Durchtrittsstellen von Samenstrang, Gefäßen und Nerven
Äußere Hernie	Vorwölbungen durch die Bauchwand über das Körperoberflächenniveau
Innere Hernie	Bildet sich in persistierenden oder ausgeweiteten Bauchfelltaschen, z.B. Treitz-Hernie, Zwerchfellhernie
Komplette Hernie	Echte Hernie, Gleithernie
Inkomplette Hernie	Darmwandhernie (Richter/Littré): Einklemmung ausschließlich eines Darmwandanteiles im Bruchsack
Symptomatische Hernie	Hernie als Symptom einer Erkrankung im Bauchraum (z.B. Tumor, Aszites)

Symptomatik

Unkomplizierte, nicht eingeklemmte Hernien verursachen **ziehende Schmerzen** an der Bruchpforte bei körperlicher Belastung, Husten oder Defäkation und eine **Vorwölbung** in diesem Bereich.

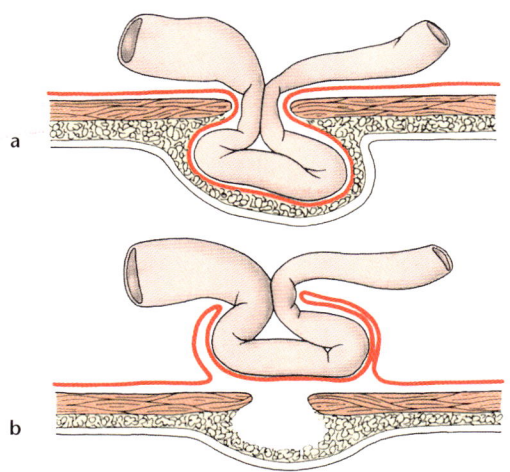

Abb. 30-2 Brucheinklemmung (Inkarzeration)
a) Einklemmung der Darmschlinge mit Störung der Zirkulation und Passage
b) Zustand nach Reposition eines eingeklemmten Bruchs ohne Beseitigung der Einklemmung, Reposition en bloc (rot = Peritoneum).

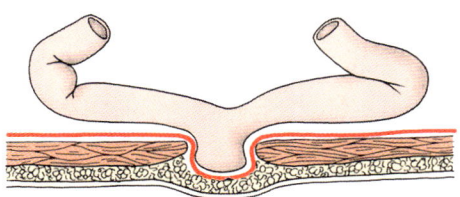

Abb. 30-3 Darmwandeinklemmung.

Ist die Hernie reponibel, verschwindet sie spontan nach Druckentlastung (passive Reposition) oder lässt sich von außen wieder völlig zurückschieben (aktive Reposition).

Bei einer **irreponiblen** Hernie lässt sich der Bruchinhalt aufgrund von Verwachsungen nicht in den Bauchraum zurückverlagern; dies allein verursacht aber noch keine akuten Symptome.

Komplikationen

Auf folgendem Weg können sich Komplikationen einer Hernie entwickeln: Durch Einsatz der Bauchpresse erweitert sich der Bruchring, eine Darmschlinge schiebt sich in den Bruchsack; mit nachlassendem Druck verengt sich der Bruchring wieder und schnürt die Darmschlinge ab, ein spontanes Zurückgleiten ist nicht mehr möglich. Durch die entstehende **Strangulation** kommt es zu einer **Durchblutungsstörung** des Bruchinhalts; diesen Vorgang nennt man **Inkarzeration** (Einklemmung).

Der weitere Verlauf der Einklemmung ist abhängig vom **Bruchinhalt:**
- **Inkarzeration des Omentum majus:** Bei Nekrose des eingeklemmten Netzanteils kann es zu einer **Peritonitis** kommen.
- **Inkarzeration von Darmschlingen:** Folge einer Inkarzeration ist eine **Stase** des Darminhaltes mit **Ileussymptomatik;** bei längerem Bestehen kommt es durch die **venöse Stauung** zu einem **Darmwandödem,** welches die **arterielle** Durchblutung beeinträchtigt und bis hin zur **Darmgangrän** mit **Perforation** und **Peritonitis** führen kann (s. Abb. 30-2).
- **Darmwandhernie** (= Richter-Hernie): Inkarzeration nur eines Teiles der Darmwand, die Passage bleibt jedoch erhalten. Es entstehen lokale Darmwandnekrosen, die über Darmgangrän zur Peritonitis führen kann (s. Abb. 30-3). Da sie anfangs symptomarm ist, besteht die Gefahr der verspäteten Diagnose. Als **Littré-Hernie** wird die Einklemmung eines Meckel-Divertikels bezeichnet.

- **Koteinklemmung:** Eine bereits prolabierte Darmschlinge inkarzeriert durch Zunahme des Darminhaltes mit Gasentwicklung.
- **Pseudoeinklemmung:** Vortäuschung einer Inkarzeration bei einer bestehenden Hernie durch andere abdominelle Erkrankungen (z. B. Appendizitis, Ulkusperforation).

Diagnostik

Äußere Hernien werden klinisch diagnostiziert; innere Hernien sind schwerer diagnostizierbar und lassen sich häufig erst durch radiologische Verfahren oder bei diagnostischer Laparotomie lokalisieren.

Klinische Untersuchung

- **Inspektion:** Stets ist auf asymmetrische Veränderungen zu achten (Abb. 30-4), jedoch tritt bei ca. $\frac{1}{3}$ der Fälle eine doppelseitige Hernie auf. OP-Narben vorhanden?

> **Merke**
> Im Liegen nicht sichtbare Hernien treten häufig erst durch Anspannen der Bauchdecke (z. B. bei Aufforderung zum Aufrichten oder zum Husten) hervor.

- **Palpation:** Austastung der Bruchpforte, des Bruchkanals und des Bruchinhaltes mit dem Zeige- oder Kleinfinger; Überprüfung von Größe, Inhalt und Reponierbarkeit des Bruchinhalts.
- **Auskultation:** Darmgeräusche im Bruchsack hörbar und abdominelle Auskultation zur Überprüfung der Peristaltik.
- **Diaphanoskopie:** dient der Unterscheidung zwischen Leistenhernie und Hydrozele.

Klinik

Bei der **Diaphanoskopie** wird das Skrotum von dorsal durchleuchtet. Ist der Bereich neben den Hoden durchsichtig, handelt es sich um eine Hydrozele. Ist die Raumforderung wenig transparent, ist von einer Hernie auszugehen.

> **Merke**
> Beim Erwachsenen wird bei jeder Hernie eine obligate rektal-digitale Untersuchung zum Ausschluss eines Rektumkarzinoms durchgeführt.

Apparative Diagnostik

- **Sonographisch** sind auch kleine Hernien nachweisbar; zudem ist eine Unterscheidung zwischen flüssigen und soliden Strukturen möglich (s. Abb. 30-5)
- **MDP/Kolon-KE** → Nachweis gefüllter Darmschlingen im Bruchsack, Tumorausschluss.
- **Endoskopie** → Tumorausschluss.

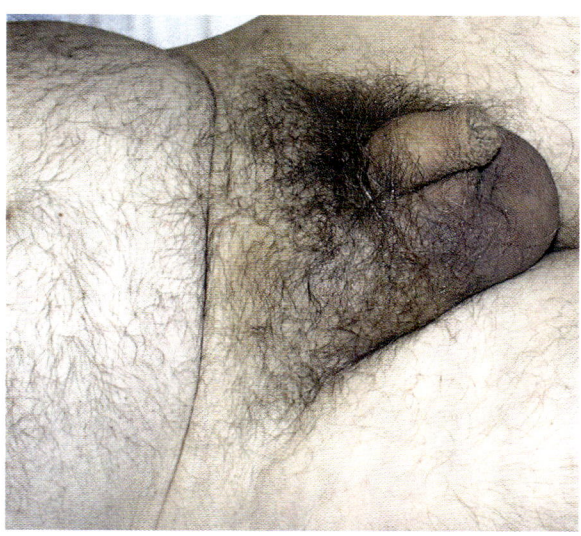

Abb. 30-4   Klinisches Bild einer Hernie.

Therapie

> **Merke**
> Bei reponiblen oder reponierten Hernien besteht die Indikation zur elektiven Operation, inkarzerierte Hernien unterliegen einer dringenden Operationsindikation.

Konservative Therapie

Bei inkarzerierten Hernien kann zunächst eine **Reposition (Taxis)** versucht werden, allerdings nur im Zeitraum < 6 h nach Einklemmung. Sie muss sehr vorsichtig und bei entspannten Bauchdecken ausgeführt werden, um den Bruchinhalt nicht zu schädigen und um eine **Reposition en bloc** zu vermeiden. Darunter versteht man eine nur scheinbare Behebung der Inkarzeration; dabei ist die Bruchgeschwulst von außen zwar nicht mehr sichtbar, die

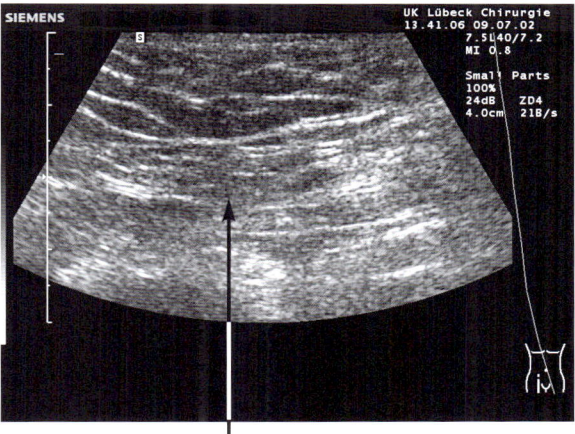

Abb. 30-5   Ovaläre Raumforderung im distalen Bereich der rechten Leiste mit reflexreichem Muster.

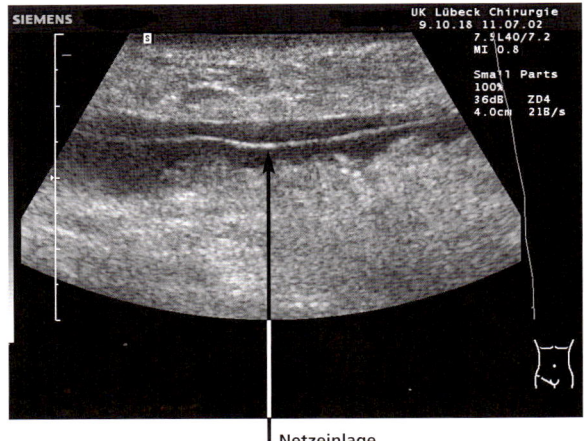

Abb. 30-6 Postoperativ. Verschlossene Bruchplatte mit Netzeinlage.

Darmschlinge bleibt im Bruchring jedoch inkarzeriert (s. Abb. 30-3).

Klinik: Manuelle Reposition

Nach Entleerung von Blase und Darm wird unter Analgesie (z. B. Dolantin® i.m./i.v.) bei entspannter Bauchdecke (Beine angewinkelt) der Bruchsackinhalt mit beiden Händen in Richtung auf den Bruchring zurück gedrängt und mit der einen Hand der Bruchsackhals umfasst, mit der anderen Hand mit massierenden Bewegungen der Bruchsackinhalt vorsichtig durch den Bruchring gedrückt. Wenn eine Reposition innerhalb von 5 min nicht möglich ist, muss operiert werden.

Nach geglückter Taxis sollte der Patient stationär überwacht werden, um eine En-bloc-Reposition frühzeitig zu erkennen. In den nächsten Tagen nach Reposition ist die endgültige Operation indiziert.

Merke
Chirurgischer Merksatz: „Über einer inkarzerierten Hernie darf die Sonne weder auf- noch untergehen!"

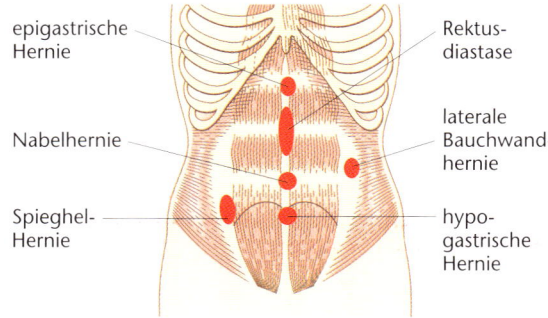

Abb. 30-7 Lokalisationen der Bauchwandhernien.

Operative Therapie

Grundsätzlich gibt es zwei Möglichkeiten, eine Hernie zu operieren: der **Verschluss unter Spannung, z. B. OP nach Bassini, Shouldice,** bzw. McVay, oder der **spannungsfreie Verschluss** mit einer **Kunststoffnetzverstärkung** bei der **OP nach Lichtenstein.** Der Verschluss unter Spannung wird bei jungen Patienten (< 35 Jahre) und bei erstmalig aufgetretenem Leistenbruch durchgeführt. Der spannungsfreie Verschluss erfolgt bei älteren Patienten, Rezidivhernien und bei Patienten mit starker körperlicher Belastung (Schwerarbeiter, Bodybuilder) und bei beidseitigem Leistenbruch.

Die Operation erfolgt in fünf Schritten:
1. Darstellung der Bruchhüllen, des Bruchsackes und der Bruchpforte.
2. Reposition des Bruchinhaltes; bei Inkarzeration wird die Einklemmung beseitigt und beobachtet, ob sich die Durchblutung des Bruchinhaltes erholt; dann ist eine Rückverlagerung in den Bauchraum möglich; bei nekrotischen Anteilen wird Darm oder Netz reseziert.
3. Beseitigung des Bruchsackes.
4. Verschluss der Bruchlücke evtl. mit Verstärkung durch Fasziendoppelung oder implantierbare Netze (s. Abb. 30-6).
5. Wundverschluss.

Die Operation kann bei einigen Hernienarten (Leisten-, Schenkel-, Narbenhernien) heute alternativ auch **laparoskopisch** durchgeführt werden (TAPP und TEPP, s. Kap. 30.3).

Postoperativ sind leichte körperliche Arbeiten nach 4–6 Wochen erlaubt, schwerere Arbeiten erst nach Ablauf von 3–6 Monaten.

Bei Elektivoperationen liegt die Operationsletalität unter 1 %, steigt jedoch bei Inkarzerationen auf ca. 10 % an.

30.2 Hernien der vorderen Bauchwand

Abbildung 30-7 gibt einen Überblick über die Lokalisationen der Bauchwandhernien.

Nabelschnurbruch (Omphalozele)

Bei der Omphalozele liegt eine **Hemmungsfehlbildung der Bauchdecke** vor, die mit Vorfall von Baucheingeweiden durch den Nabelring in den Nabelschnuransatz einhergeht. Der Bruchinhalt kann aus Magen, Duodenum, Milz, Leber, Dünn- oder Dickdarm bestehen. Wurde die Fehlbildung bereits durch die **Sonographie** im Rahmen der Vorsorgeuntersuchungen in der Schwangerschaft pränatal diagnostiziert, wird die Entbindung durch **Sectio** vorgenommen, und die Eingeweide werden steril abgedeckt. Im Anschluss können der Bruchinhalt **operativ reponiert** und die Bruchpforte durch Naht verschlossen werden. Je nach Größe des Bruchs erfolgt aber auch alternativ zunächst eine operative **Deckung mit Haut,** der Verschluss der Bauchdecken wird bei einer späteren Operation vorgenommen.

Nabelbruch

Definition

Es handelt sich um eine **durch den Anulus umbilicalis** (= zirkuläre Fasern der Bauchwandaponeurose) als Bruchpforte hindurchtretende Hernie. Sie unterscheidet sich von der Omphalozele durch die **Überdeckung mit Haut.**

Ätiologie

Die Hernie kann sowohl **angeboren** als auch **erworben** auftreten. Prädestiniert für das Auftreten von Nabelhernien sind **adipöse Frauen** zwischen 40 und 50 Jahren; auch bei **Gravidität, Aszites** oder **starker körperlicher Belastung** kann sich ein Nabelbruch entwickeln. Bei Neugeborenen kann es ebenfalls zu einer erworbenen Nabelhernie noch vor Ausbildung einer festen Nabelnarbe kommen. Am häufigsten findet sie sich bei Frühgeborenen und bei vermehrtem Schreien oder Husten der Säuglinge.

Symptomatik/Komplikation

Schmerzen im Bereich des Nabels, **Rötung** und **Vorwölbung** des Nabels. Ist der Bruchsack klein, enthält er meist nur **Netzanteile,** bei größeren Brüchen sind auch Dünn- oder Dickdarmabschnitte enthalten.

Das Risiko einer **Inkarzeration** beträgt 30 %, es besteht in diesem Fall eine sehr hohe Letalitätrate von 20 %.

Differenzialdiagnose

Differenzialdiagnostisch muss an eine **Paraumbilikalhernie** gedacht werden, bei der die Faszienlücke jedoch außerhalb des Nabelringes liegt.

Therapie

Da bei Säuglingen und Kleinkindern in den meisten Fällen noch mit einer **Spontanheilung** zu rechnen ist, ist innerhalb des 1. Lebensjahres nur bei großen Bruchsäcken eine OP indiziert.

Bei Erwachsenen kommt es nie zu Spontanheilung, sodass mit der Diagnose die **OP-Indikation** gegeben ist, bei Inkarzeration als Notfall-OP. Dabei wird zunächst der Bruchsack vom Nabel abgelöst, der Bruchinhalt reponiert wird und der Bruchsack anschließend abgetragen. Danach erfolgt der Verschluss der Bruchpforte, bei großen Hernien wird eine **Fasziendoppelung** zur Erhöhung der Bauchwandfestigkeit vorgenommen.

Epigastrische Hernie

Definition

Durch eine oder mehrere Faszienlücken in der **Linea alba** zwischen Processus xiphoideus und Nabel stülpt sich **präperitoneales Fettgewebe** vor, dem **Netzanteile** folgen können. Epigastrische Hernien entwickeln sich nicht selten an **multiplen Lokalisationen.**

Symptomatik/Komplikation

Patienten klagen über einen uncharakteristischen, teilweise erheblichen Oberbauchschmerz, der **lageab-** hängig sein kann und sich durch Erhöhung des intraabdominellen Drucks (bei Husten, Aufrichten etc.) evt. verstärkt. Teilweise kommt es zur **Vorwölbung** im Bereich der Linea alba.

Auch bei dieser Hernienart besteht die Gefahr der **Inkarzeration.**

Diagnostik

Bei der klinischen Untersuchung findet sich palpatorisch eine **Faszienlücke** oder auch **Vorwölbung;** häufig ist diese jedoch **schwer diagnostizierbar.** Sonographisch gelingt der Nachweis in ca. $\frac{1}{3}$ der Fälle.

Differenzialdiagnose

Differenzialdiagnostisch sind eine **Rektusdiastase** sowie andere Ursachen für **Oberbauchbeschwerden** (Ulcus duodeni oder ventriculi, Cholelithiasis, Pankreatitis) auszuschließen.

Therapie

Wegen der Gefahr der Inkarzeration soll möglichst zeitig **operiert** werden. Bei kleinen Hernien ist die Reposition des Bruchsacks mit anschließender Fasziennaht ausreichend, bei großen Hernien wird zusätzlich eine **Fasziendoppelung** durchgeführt oder die Bauchwand durch ein Kunststoffnetz verstärkt.

Rektusdiastase

Es handelt sich per definitionem um **keine Hernie,** da kein Bruchring vorhanden ist. Die Linea alba verbreitert sich durch ein **Auseinanderweichen der Rektusmuskulatur** und wölbt sich bei Anspannung der Bauchmuskulatur vor. Selten verursacht sie stärkere Beschwerden, Einklemmungsgefahr ist nicht gegeben, weshalb eine OP kaum erforderlich ist, zumal die Rezidivrate hoch ist. Wird bei ausgeprägten Beschwerden doch eine Operation nötig, erfolgt die **Verstärkung der vorderen Bauchwand durch ein Kunststoffnetz.** Die konservative Therapie beschränkt sich meist auf **Training der Bauchmuskulatur.**

30.3 Hernien der Leistenregion

Zu den Brüchen der Leistenregion zählen **direkte** und **indirekte Leistenhernien** sowie **Schenkelhernien.**

Voraussetzung für die Hernienchirurgie der Leistenregion ist die genaue Kenntnis der anatomischen Verhältnisse dieser Region, weshalb an dieser Stelle eine kurze **Rekapitulation der Topographie** vorgenommen werden soll (s. Abb. 30-8, Tab. 30-2).

> **Merke**
> Der ca. 4–5 cm lange **Leistenkanal** verläuft in der vorderen Bauchwand **von hinten-oben-lateral nach vorn-unten-medial.** Beim Mann ziehen der **Ductus deferens** und die **Vasa testicularia,** bei der Frau das **Lig. teres uteri** (Lig. rotundum) durch den Leistenkanal.

Der Leistenkanal beginnt am **inneren Leistenring (Anulus inguinalis profundus),** der ca. 1,5 cm ober-

Tab. 30-2   Grenzen des Leistenkanals

Kranial	Unterer Rand des M. obliquus int. abdominis und M. transversus
Kaudal	Lig. inguinale
Ventral	Aponeurose des M. obliquus ext. abdominis
Dorsal	Fascia transversalis und Peritoneum

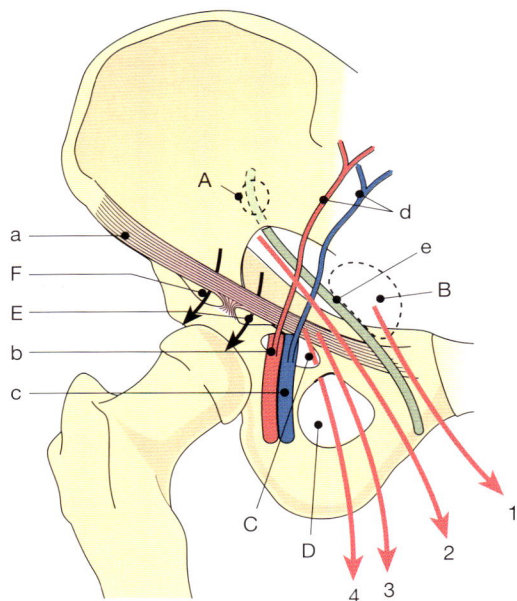

Abb. 30-8   Anatomie der Bruchpforten. 1 direkte Leistenhernie; 2 indirekte Leistenhernie; 3 Schenkelhernie; 4 Hernia obturatoria (a = Lig. inguinale, b = A. femoralis, c = V. femoralis, d = Vasa epigastrica, e = Ductus deferens; A = Anulus inguinalis internus, B = Anulus inguinalis externus, C = Fossa ovalis, D = Foramen obturatum, E = Lacuna vasorum, F = Lacuna musculorum).

halb der Mitte des Leistenbandes liegt, und endet am **äußeren Leistenring (Anulus inguinalis superficialis)** oberhalb des Tuberculum pubicum.

Leistenhernie (Hernia inguinalis)

Ätiologie und Einteilung

Leistenhernien sind die am häufigsten (75 %) auftretenden Hernien, insbesondere Männer sind davon betroffen (90 %).
Sie werden nach ihrer Ätiologie und der Bruchpforte eingeteilt (s. Tab. 30-3).

Klinik: Leistenhernie im Kindesalter

Vor allem bei Kindern treten fast nur indirekte Leistenhernien auf, und zwar bevorzugt auf der rechten Seite. Bei Mädchen bilden häufig Tube und Ovar den Bruchinhalt, bei Jungen der Hoden (= sog. intravaginaler Leistenhoden). Wegen der Gefahr einer Torsion dieser Organe mit nachfolgender Durchblutungsstörung besteht immer eine dringliche OP-Indikation.

Symptomatik

Eine Leistenhernie wird zunächst durch **unspezifische ziehende oder drückende Schmerzen** in der Leiste symptomatisch, die vorzugsweise beim Heben schwerer Lasten oder bei Anstrengung auftreten; daneben findet sich eine leichte **Vorwölbung** vor

Tab. 30-3   Übersicht über indirekte und direkte Leistenhernien

	Häufigkeit	Ätiologie	Bruchpforte und -verlauf	Austrittspforte
Indirekte Hernien (Hernia inguinalis lateralis)	Ca. 65 %, vor allem bei Kindern	• **Angeboren:** fehlende Obliteration des Processus vaginalis • **Erworben:** Erweiterung des inneren Leistenrings	Bruchpforte ist der **Anulus inguinalis profundus** (= innerer Leistenring, oberhalb des Lig. Inguinale, **lateral** der epigastrischen Gefäße), Verlauf **im Leistenkanal**	**Anulus inguinalis superficialis** (äußerer Leistenring), z.T. bis in das Skrotum (Skrotalhernie)
Direkte Hernien (Hernia inguinalis medialis)	Ca. 35 %	**Immer erworben**	Bruchpforte liegt in der Fossa inguinalis medialis (= „Hesselbach-Dreieck", oberhalb des Lig. inguinale, **medial** der epigastrischen Gefäße), Verlauf senkrecht durch die Bauchwand, keine Beziehung zum Samenstrang	**Anulus inguinalis superficialis** (äußerer Leistenring)

allem beim Husten oder Niesen. Je nach Größe und Dauer des Bruches unterscheidet man verschiedene Stadien:

- „weiche Leiste": weiter innerer Leistenring;
- Hernia incipiens: Vorwölbung des peritonealen Bruchsacks in den Leistenkanal; er stößt bei der Untersuchung an die Fingerkuppe an;
- Hernia completa: Bruchsack am äußeren Leistenring;
- Hernia scrotalis/labialis: Bruchsack liegt im Skrotum bzw. in den Labien.

Komplikationen

Auch bei den Leistenhernien besteht die Gefahr der **Inkarzeration** mit Entstehung einer **Darmgangrän,** gefolgt von einer **Peritonitis** und schließlich eines **Schocks.**

Diagnostik

> **Merke**
> Die Leistenhernie wird durch klinische Untersuchung diagnostiziert!

Inspektion: In ausgeprägten Fällen ist eine Vorwölbung des Bruchsacks im Bereich der Leiste sichtbar.

Klinik: Palpatorische Untersuchung einer Leistenhernie

Sie wird am **stehenden Patienten** vorgenommen. Mit dem Zeige- oder Kleinfinger wird die Haut durch den äußeren Bruchring zum Leistenkanal hin eingestülpt. Der Patient wird nun zum **Husten** aufgefordert, wobei der Bruchsack an die Fingerkuppe stößt. Selbst kleinere Brüche lassen sich mit dieser Untersuchungsmethode nachweisen. Die Untersuchung sollte immer **beidseitig** erfolgen, da in bis zu 15 % auch auf der Gegenseite eine Hernie vorliegen kann.

Des Weiteren erleichtert die **Drei-Finger-Regel** die Unterscheidung von Hernien der Leistenregion: Wird der Handteller der rechten bzw. linken Hand von dorsal auf die **Spina iliaca anterior superior** gelegt, so zeigen der Zeigefinger den Verlauf der direkten Hernie, der Mittelfinger den Verlauf der indirekten Hernie und der Ringfinger den Verlauf einer Schenkelhernie an.

Stets gehört zur Untersuchung einer Leistenhernie auch eine **digital-rektale Untersuchung.** Nur in Ausnahmefällen ist eine weiterführende Diagnostik durch **sonographische Untersuchung** erforderlich.

Differenzialdiagnose

Schenkelhernie, Lymphome, Varikozele, Hydrocele funiculi spermatici oder Abszess.

> **Merke**
> In Abgrenzung zur Schenkelhernie treten **Leistenhernien oberhalb** des Leistenbandes, **Schenkelhernien** dagegen **unterhalb** des Leistenbandes auf.

Therapie

Bei Leistenhernien ist in jedem Fall eine **operative Versorgung** indiziert, da sie **lebensbedrohliche Komplikationen** nach sich ziehen können. Die Operation kann bei Risikofaktoren für eine Narkose auch in **Lokal- oder Spinalanästhesie** sehr schonend durchgeführt werden. Wie bei anderen Hernien auch, besteht folgendes Operationsprinzip: erst Beseitigung des Bruchsacks **(Herniotomie),** dann Verschluss der Bruchpforte **(Hernioplastik).**

Operative Verfahren

Es existieren **verschiedene Operationsverfahren,** die jedoch alle folgende Schritte beinhalten: Freilegung und Präparation des Bruchsacks (Abb. 30-9), Reposition des Bruchsackinhalts in den Abdominalraum, Abtragung des Bruchsacks beim indirekten Bruch und Einstülpen beim direkten Bruch (keine Abtragung erforderlich). Hinsichtlich des Verschlusses der Bruchpforte und insbesondere der **Verstärkung der Hinterwand** des Leistenkanals finden sich jedoch Unterschiede (s. Tab. 30-4).

Bei **Kindern** wird oft die Methode nach **Halsted-Ferguson** bevorzugt, bei der der Bruchsack **ohne Verstärkung** der Hinterwand des Leistenkanals abgetragen wird, um den Hoden nicht durch eine Verlagerung des Samenstrangs zu gefährden.

Postoperativ sollte die Mobilisation noch am OP-Tag erfolgen, Arbeitsunfähigkeit besteht für 2–3 Wo-

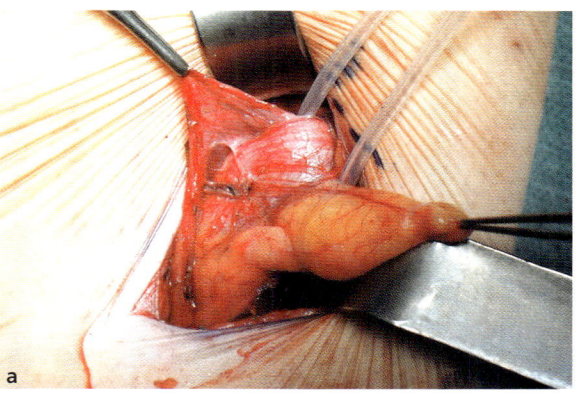

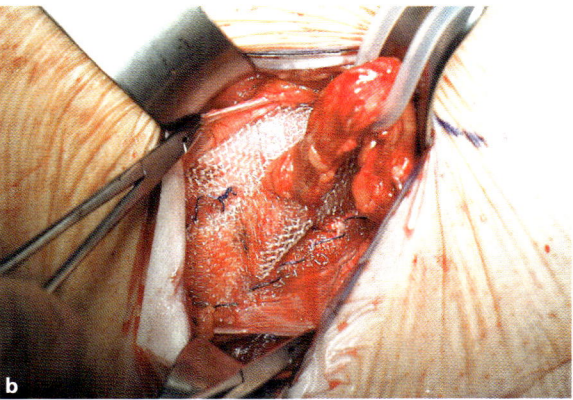

Abb. 30-9 Leistenhernien-OP.
a) Präparation des Bruchsacks. b) Netzeinlage.

Tab. 30-4   Verschiedene Operationsmethoden bei Hernia inguinalis

OP-Verfahren	Durchführung
OP nach **Shouldice**	**Doppelung** der Fascia transversalis und Fixation der Mm. obliquus internus und transversus in zwei Reihen an das Lig. inguinale **Geringste Rezidivrate**
OP nach **Bassini**	**Fixation** des M. obliquus internus, M. transversus und der Fascia transversalis an das Lig. inguinale
OP nach **McVay/Lotheisen**	**Fixation** des M. obliquus internus, M. transversus und der Fascia transversalis an das **Cooper-Ligament** (Fortsetzung des Lig. lacunare zum Pecten ossis pubis)
OP nach **Lichtenstein**	Einlage eines **Polypropylennetzes** zur Verstärkung der Hinterwand des Leistenkanals, Anwendung insbesondere bei großen Primärhernien

chen, die volle Belastbarkeit wird aber erst nach 10 Wochen erreicht.

Laparoskopische Verfahren (TAPP/TEPP)

Die minimal-invasive Technik mit **transabdomineller Prolenenetzplastik (TAPP),** bei der ein PTFE-Netz (Gore-Tex®) über der Bruchpforte implantiert wird, ist bei beidseitiger Leistenhernie, Rezidivleistenhernie und unklarem Leistenschmerz indiziert.

Die **Vorteile** liegen in dem kurzen stationären Aufenthalt und der frühen Belastbarkeit schon nach 1–2 Wochen.

Eine weitere minimal-invasive Methode mit total **extraperitonealer Prolenenetzplastik (TEPP)** über einen Zugang in der Rektusscheide ist heute genauso etabliert.

Das transabdominelle und das extraperitoneale Vorgehen haben dieselben Langzeitergebnisse. Beide Verfahren sind heute Standardmethoden.

Operative Komplikationen

- Verletzung des Ductus deferens→ **Infertilität.**
- Verletzung oder Einengung der Vasa spermatica → Hodenschwellung → ischämische Orchitis → **Hodenatrophie.**
- Verletzung oder Stenosierung der V. femoralis → **Beinvenenstauung.**
- **Nervenschädigung** oder Einklemmung (insbesondere N. ilioinguinalis).
- Hämatom, Serom, Wundinfektion.
- **Rezidiv.**

Prognose

In **3–10 %** der Fälle muss mit **Rezidiven** gerechnet werden. Wird eine Verschlussmethode mit Spannung verwendet, weist die Methode nach Shouldice die geringste Rezidivrate auf. Der spannungsfreie Verschluss mit Netzverstärkung hat nur eine Rezidivhäufigkeit von 1 %.

Schenkelhernie (Hernia femoralis)

Definition

Schenkelhernien sind immer **erworben.** Sie treten **unterhalb des Leistenbandes** medial der V. femoralis durch die **Lacuna vasorum** und gelangen über die Fossa ovalis unter die Haut. Die **Bruchpforte** wird medial durch das Lig. lacunare, lateral durch die V. femoralis und kaudal durch die Fascia pectinea gebildet. Der scharfe Rand des medial begrenzenden Lig. lacunare begünstigt eine Inkarzeration.

Ätiologie

Bevorzugt sind adipöse **Frauen** im 5.–8. Lebensjahrzehnt betroffen, das Verhältnis Männer : Frauen beträgt 1 : 3. Schenkelhernien treten rechts doppelt so häufig wie links auf, in 20 % entstehen sie auch beidseitig.

Symptomatik

Die Symptomatik der Schenkelhernie ist wenig typisch. Häufig bestehen nur ein **unbestimmter Leistenschmerz** und **Schmerzen beim Gehen.** Aus diesem Grund werden die Schenkelhernien häufig erst zum Zeitpunkt der **Einklemmung** bemerkt, die **Dünndarm,** Appendix, Harnblase oder Sigma betreffen kann.

Nicht selten wird die Schenkelhernie deshalb auch mit **Dysurie** oder **Hämaturie** symptomatisch.

Diagnostik

Die Diagnose gestaltet sich aufgrund der nur selten vorliegenden Vorwölbung schwierig, auch der **Palpation** entgeht die Schenkelhernie häufig. In unklaren Fällen kann die **Sonographie** hinzugezogen werden. In vielen Fällen wird die Schenkelhernie erst bei einer **Ileussymptomatik** diagnostiziert.

Differenzialdiagnose

Leistenhernie, Varixknoten, Hüftgelenkserkrankungen, Lipome oder andere Weichteiltumoren, Lymphknotenschwellung.

Therapie

Wegen der **Einklemmungsgefahr** sollte eine Femoralhernie so bald als möglich operiert werden. Es stehen zwei Zugangswege zur Wahl:
- **Zugang von krural (= femoral):** Nach Freilegung des Bruchs unterhalb des Leistenbandes, Reposition des Bruchinhalts und Abtragung des Bruchsacks wird die Bruchpforte verschlossen, indem das Leistenband an das Lig. pubicum (Cooper) fixiert

wird. Bei Verdacht auf **Inkarzeration** wird dieser Zugang gewählt, da sich der Darm dabei inspizieren lässt.

- **Zugang von inguinal:** Der Leistenkanal wird eröffnet, der Bruch nach oben gezogen, der Bruchsack abgetragen und wie beim Leistenbruch verschlossen. Dieses Verfahren wird bei Männern bevorzugt, da in über der Hälfte der Fälle gleichzeitig eine Leistenhernie vorliegt.

Die Operationskomplikationen entsprechen denen der Leistenhernienoperationen (s. o.).

Prognose

In 2–10 % der Fälle ist mit einem Rezidiv zu rechnen.

Kasuistik

Eine 65-jährige adipöse Patientin wird nachts in die chirurgische Ambulanz eingeliefert. Seit mehreren Stunden leide sie unter heftigen, krampfartigen Schmerzen im gesamten Bauchraum und habe auch schon mehrfach erbrochen. Es bestehe schon seit einigen Jahren eine Vorwölbung in der rechten Leiste, die nun aber starke Schmerzen bereite. Bei der klinischen Untersuchung zeigt sich das Abdomen stark gebläht, und bei der Auskultation sind im rechten Unterbauch klingende Darmgeräusche zu hören. Unterhalb des rechten Leistenbandes findet sich eine hühnereigroße, schmerzhafte Schwellung. Wegen des Verdachts auf eine inkarzerierte Schenkelhernie wird eine Abdomenübersichtsaufnahme angefertigt, die Spiegelbildung im Bereich des Dünndarms zeigt. Die Patientin wird sofort unter kruralem Zugang operiert. Intraoperativ zeigt sich, dass der Darm ohne Resektion wieder reponiert werden kann. Die Bruchpforte wird verschlossen.

30.4 Seltene Hernien

Merke

Meist finden sich die in Tabelle 30-5 aufgeführten Hernien an anatomischen Schwachstellen. In vielen Fällen werden sie erst intraoperativ als Ursache eines mechanischen Ileus entdeckt.

30.5 Innere Hernien

Innere Hernien können sich in **Bauchfellduplikaturen und -taschen** bilden, die während der Embryonalentwicklung entstehen. Die häufigsten Lokalisationen sind:

- Bursa omentalis → Hernia bursae omentalis;
- Flexura duodenojejunalis → **Treitz-Hernie;**
- Mesokolon → Hernia duodenomesocolica;
- Zäkum → Hernia recessus ileocaecalis;
- Sigma → Hernia intersigmoidea.

Des Weiteren können sie **iatrogen verursacht,** nach abdominellen Operationen bei nicht vollständig verschlossenen Schlitzungen des Mesenteriums auftreten.

Daneben werden **Zwerchfellhernien** ebenfalls zur Gruppe der inneren Hernien gezählt.

Häufig werden sie erst durch einen **Ileus** symptomatisch, die Diagnose erfolgt dann häufig erst intraoperativ. Bei klinischem Verdacht gelingen der Nachweis und die Diagnosesicherung auch mit **Sono, CT oder MRT.**

30.6 Narbenbrüche

Narbenbrüche treten an Muskelfaszienlücken im Bereich von **Laparotomienarben** auf.

Tab. 30-5	Übersicht seltener Bruchformen			
	Lokalisation	Symptomatik	Differenzialdiagnose	Therapie
Spieghel-Hernie	Zwischen Linea semilunaris und lateraler Rektusscheide	Ziehende **Schmerzen;** selten **Inkarzeration;** Diagnose durch Sono und CT	Intraabdominelle Erkrankungen	Verschluss der Bauchwand
Hernia lumbalis	Kosto- oder iliolumbales Dreieck	Bewegungsabhängiger lumbaler **Schmerz**	Lumbalgie, Myogelosen, Lipome	Verschluss durch Lumbalfaszienlappen
Hernia obturatoria	Foramen obturatorium	**Schmerz** durch Irritation des N. obturatorius an **Oberschenkelinnenseite,** oft Inkarzeration	Lipome, Weichteiltumoren	Transperitonealer (Notfall) oder präperitonealer Zugang: Verschluss der Bruchlücke
Hernia ischiadica	Foramen ischiadicum, ober- oder unterhalb des M. piriformis	**Ischialgiforme Schmerzen**	Diskusprolaps	Verschluss nach transperitonealem Zugang
Hernia perinealis	Vor oder hinter dem M. transversus perinei profundus	**Sitzbeschwerden** durch Schwellung der Labien/des Perineums, Diagnose durch Sono, CT, MRT	Lipome, Abszesse, Zysten	Verschluss von transperitoneal (Notfall) oder perineal (bei kleinen Hernien)

Insbesondere Längsschnitte in muskelschwachen Bauchwandregionen (Median- oder Pararektalschnitte) sind für die Ausbildung einer Narbenhernie gefährdet.

Zu den **prädisponierenden Faktoren** zählen des Weiteren Proteinmangel, Faktor-XIII-Mangel, Adipositas, Wundinfektion, chronische Bauchdeckenbelastung bei pulmonalen Erkrankungen sowie eine Glukokortikoiddauermedikation.

Diagnostisch lässt die klinische Untersuchung in Verbindung mit der Anamnese meist keinen Zweifel. Bei unklaren Befunden kann zur Beurteilung die **Sonographie** hinzugezogen werden.

Eine **operative Versorgung** der Hernie ist aufgrund des **Inkarzerationsrisikos** indiziert, welches gerade bei kleinen Hernien gegeben ist. Es sollten jedoch etwa **6 Monate nach dem Ersteingriff** abgewartet werden, da dann die Stabilität der Faszien- und Wundränder zugenommen hat. Als **Vorbereitung** insbesondere bei großen Narbenhernien sind **Gewichtsreduktion und Atemgymnastik** erforderlich. Zum Verschluss der Bruchpforte wird eine **Fasziendoppelung** nach Mayo vorgenommen, bei sehr großen Defekten wird auch autologes Material (Fascia lata) oder Fremdmaterial (Marlex®, Gore-Tex®) verwendet. In etwa 5–10 % ist mit einem Rezidiv zu rechnen.

30.7 Hydrozelen

Hydrocele funiculi spermatici und Hydrocele testis
Eine Ansammlung seröser Flüssigkeit im Bereich des **Samenleiters** wird als **Hydrocele funiculi spermatici** bezeichnet. Findet sich die Flüssigkeit **in den Hodenhüllen des Skrotums,** liegt eine **Hydrocele testis** vor. Die Ursache liegt in einer inkompletten Obliteration des Processus vaginalis nach dem Descensus testis.

- **Hydrocele funiculi spermatici:** Bei der Palpation findet sich distal des äußeren Leistenrings im Verlauf des Samenstrangs eine umschriebene schmerzlose **flüssigkeitsgefüllte Schwellung,** die nicht ausdrückbar ist.
- **Hydrocele testis:** Sie imponiert als prall-elastische schmerzlose **Skrotalschwellung,** die häufig abends größer ist als in den Morgenstunden, da sich über den kapillar offenen Processus vaginalis tagsüber Peritonealflüssigkeit ansammelt, die über Nacht in die Abdominalhöhle zurückläuft. Diagnostisch dient zur Abgrenzung gegenüber der Leistenhernie die **positive Diaphanoskopie,** die jedoch keine 100%ige Sicherheit bietet.

Etwa ein Drittel der Hydrozelen bildet sich bis zum 3. Lebensjahr spontan zurück. Erst danach ist eine **Operation** indiziert, bei der der Hydrozelensack (äußere Hodenhüllen) operativ gespalten, jedoch nicht reseziert wird. Der meist nur kapillar offene Processus vaginalis wird in Höhe des inneren Leistenrings durch **Naht** verschlossen.

31 Allgemeine Traumatologie

Almut Udolph

31.1 Frakturen

Definition

Eine Fraktur bedeutet die vollständige Durchtrennung des Knochens durch direkte oder indirekte Gewalteinwirkung, die die Elastizität und Festigkeit des Knochens überschreitet.

31.1.1 Frakturentstehung

Folgende Entstehungsmechanismen werden unterschieden:

Bei der **traumatischen Fraktur** führt eine einmalige, plötzliche direkte (Schlag, Stoß) oder indirekte (Biegung, Drehung) Gewalteinwirkung auf einen gesunden Knochen zu einer Fraktur.

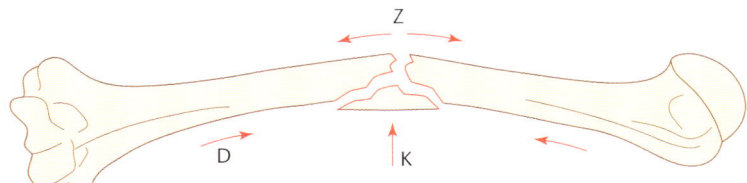

Abb. 31-1 Auf der Seite der einwirken-den Gewalt (Konkavseite = K) kommt es zur Druckspannung (D) mit Aussprengung eines Biegungskeils. Auf der Konvexseite kommt es zur Zugspannung (Z), welche zum Einreißen des Knochens führt.

Kommt es ohne adäquate Gewalteinwirkung zur Kontinuitätsunterbrechung eines pathologisch verän-derten Knochens, spricht man von einer **pathologi-schen Fraktur**. Eine Schwächung des Knochens kann bedingt sein durch ossäre Metastasen (häufigster Grund), primäre Knochentumoren, Osteomyelitiden oder generalisierte Knochenerkrankungen (Osteo-porose, Osteogenesis imperfecta).

Knochenmetastasen sind bei Prostata-, Mamma- und Lungen-Ca sowie bei Nieren-, Schilddrüsenkar-zinom und bei Plasmozytomen häufig.

Die **Ermüdungsfraktur** tritt infolge rezidivierender Mikrotraumen auf, die zu einer chronischen Schwä-chung des gesunden Knochens führen. Anschließend kommt es dann ohne äußere Gewalteinwirkung zur Fraktur. Beispiele für Ermüdungsfrakturen sind die Marschfrakturen der Metatarsalia II–IV oder peripro-thetische Frakturen bei regressiven Knochenverände-rungen oder Stresskonzentrationen am Übergang starrer zementierter Implantatenden zum normalen Knochen.

31.1.2 Einteilung der Frakturen

Einteilung nach Art der Gewalteinwirkung

Die **traumatischen Frakturen** lassen sich aufgrund der unterschiedlichen Art der Gewalteinwirkung ein-teilen in:

- **Biegungsfrakturen** (s. Abb. 31-1): Die direkte oder indirekte Gewalteinwirkung übersteigt das Biege-moment des Knochens, wobei die **Konvexseite** des Knochens durch **Zug** und die **Konkavseite** durch **Druck** belastet werden. Auf der Konvexseite reißt der Knochen dadurch ein, auf der Konkavseite wird ein Biegungskeil ausgesprengt.
  Beispiel: Parierfraktur des Unterarms.
- **Torsionfrakturen (Dreh- oder Spiralfraktur,** s. Abb. 31-2): Sie entstehen durch indirekte Gewaltein-wirkung, wobei zwei gegenläufige Kräfte auf den Knochen einwirken. Der an einem Ende fixierte Knochen wird einer gegenläufigen Drehung aus-gesetzt. Die Frakturlinie ist spiralförmig und umso kürzer, je vehementer die einwirkende Ge-walt ist.
  Beispiel: Verdrehtrauma bei fixiertem Fuß im Rah-men eines Skisturzes.
- **Abscherfraktur („flake fracture"):** Eine direkte Ge-walteinwirkung mit Zug-, Scher- und Schubkräften zwischen abgestütztem und nicht abgestütztem Knochen führt zur Fraktur. Die Frakturlinie ver-läuft senkrecht zur Scherkraft.
  Beispiel: Meißelfraktur des Radiusköpfchens.
- **Abrissfraktur:** Das Knochenfragment reißt infolge von Zugkräften ab, die durch ein Band oder einen Sehnenansatz auf den Knochen übertragen wer-den. Die Frakturlinie verläuft senkrecht zur Zug-spannung. Es besteht eine erhebliche Fragmentdis-lokation durch Zug des Muskel-Sehnen Apparates.
  Beispiel: Patella- und Olekranonfraktur (Zug des M. quadriceps bzw. des M. triceps am proximalen Fragment).
- **Kompressionsfraktur (Stauchungsfraktur,** s. Abb. 31-3): Diese Fraktur entsteht bei Stauchung der Knochenlängsachse. Beim jugendlichen Röhren-knochen kommt es zu Wulstbrüchen, beim spon-giösen Knochen zu Kompressionsfrakturen. Die Folge ist ein irreversibler Substanzverlust.
  Beispiel: Kompressionsfraktur des Wirbelkörpers oder Tibiakopfes.

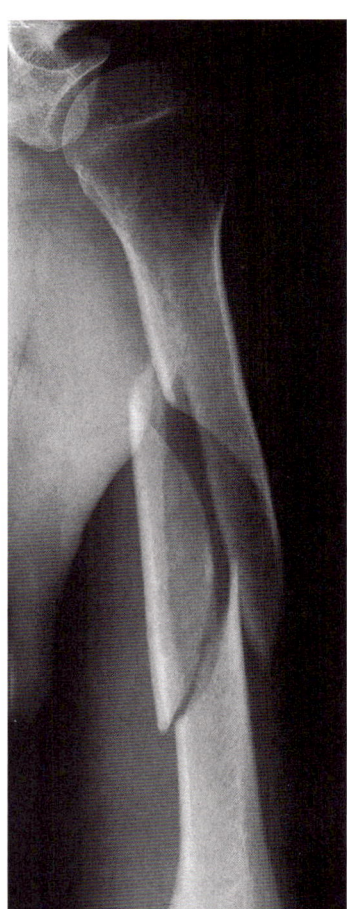

Abb. 31-2 Torsions-fraktur, lange Dreh-keilfraktur am Hume-russchaft.

Einteilung nach Art der Dislokation (s. Abb. 31-4)

- **Dislocatio ad latus:** Seitverschiebung nach medial, lateral, ventral oder dorsal um $\frac{1}{4}$, $\frac{1}{3}$ oder $\frac{1}{2}$ Kortikalis- bzw. Schaftbreite.
- **Dislocatio ad longitudinem:** Längsverschiebung mit Verkürzung (cum contractione), Längsverschiebung mit Verlängerung (cum distractione); Angabe in Zentimeter.
- **Dislocatio ad axim:** Achsenknick. Varus-, Valgus-, Ante- oder Rekurvationfehlstellung; Angabe in Winkelgraden.
- **Dislocatio ad peripheriam:** Verdrehung bzw. Rotation. Drehfehler mit Innen- oder Außenrotation; Angabe in Winkelgraden; Bezugsgröße ist das distale Fragment.

Merke

Ein Rotationsfehler ist eine klinische Diagnose! Er lässt sich radiologisch nur mithilfe des CTs, aber immer klinisch nachweisen.

Einteilung nach Verlauf der Frakturlinie

Man unterscheidet eine **Schrägfraktur** mit kurzem oder langem Verlauf, eine **Querfraktur** und einen **Defektbruch** mit Verlust von Knochensubstanz (z. B. bei einer Schussverletzung).

Einteilung nach Anzahl der Fragmente

Ein **einfacher Bruch** hat 2 Fragmente. Von einem **Mehrfragmentbruch** spricht man bei mehr als 2 und bis zu 6 Fragmenten. Ein Sonderfall der Mehrfragmentfraktur ist die **Stückfraktur** („fracture en deux étages"), bei der zwischen 2 einfachen Quer- oder Schrägfrakturen ein größeres intaktes Fragment liegt.

Beim **Trümmerbruch** liegen mehr als 6 Fragmente vor. Er entsteht infolge erheblicher Gewalteinwirkung mit Berstung und Aufsplitterung des Knochens. Dabei kommt es zur Defektbildung mit einem hohen Risiko begleitender Weichteilverletzungen.

Einteilung nach Begleitverletzungen

Von großer klinischer Bedeutung sind die Art und Ausdehnung von Begleitverletzungen einer Fraktur. Danach richtet sich die Behandlungsstrategie und

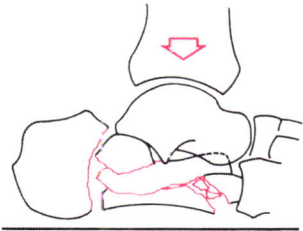

Abb. 31-3 Impressions-Berstungsbruch des Kalkaneus.

letztlich auch die Prognose. Prinzipiell unterscheidet man geschlossene Frakturen mit und ohne Weichteilschaden von offenen Frakturen. **Offene Frakturen** gehen zusätzlich mit einem **größeren Blutverlust** (wegen fehlender Tamponadefunktion der Weichteile; s. Abb. 31-6) einher, **heilen schlechter** und sind **stärker infektgefährdet**.

Geschlossene Frakturen (s. Tab. 31-1)
Bei geschlossenen Frakturen hat der Knochen keinen direkten Kontakt zur Umwelt.

Offene Frakturen (s. Tab. 31-2)
Bei einer offenen Fraktur ist der die Fraktur umgebende Weichteilmantel verletzt, **und** der Knochen hat direkten Kontakt zur Umwelt.

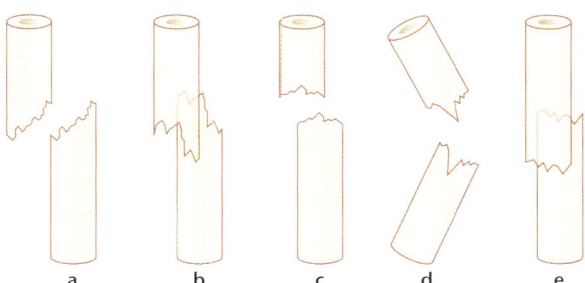

Abb. 31-4 Einteilung nach Art der Dislokation.
a) Dislocatio ad latus mit Seitverschiebung
b) Dislocatio ad peripheriam mit Drehung der Fragmente
c) Dislocatio ad longitudinem mit Distraktion
d) Dislocatio ad axim mit Winkelbildung der Bruchenden
e) Kontraktion.

Tab. 31-1	Einteilung geschlossener Weichteilschäden nach Tscherne und Oestern
Grad 0	Keine bzw. unbedeutende Weichteilverletzung **Beispiel:** Spiralfraktur der Tibia des Skifahrers
Grad I	Oberflächliche Schürfung oder Kontusion durch Fragmentdruck von innen **Beispiel:** Sprunggelenksluxationsfraktur
Grad II	Tiefe, kontaminierte Schürfung, lokalisierte Haut- oder Muskelkontusion, drohendes Kompartmentsyndrom **Beispiel:** Tibiastückbruch durch Stoßstangenanprall
Grad III	Ausgedehnte Hautkontusion, Zerstörung der Muskulatur, subkutanes Décollement, Hauptgefäßverletzung, manifestes Kompartmentsyndrom **Beispiel:** schwerste Trümmerfraktur

Tab. 31-2	Einteilung offener Frakturen nach Gustilo und Anderson
Grad I	Eröffnung des Hautmantels auf max. 1 cm Länge, häufig Durchspießung von innen nach außen, minimale Zerstörung von Muskelgewebe **Beispiel:** Meist einfache Quer- oder Schrägfraktur
Grad II	Eröffnung des Hautmantels > 1 cm. Ausgeprägter Weichteilschaden, Lappenbildung oder Weichteildefekt. Geringe bis mäßige Weichteilquetschung **Beispiel:** Meist einfache Quer- oder Schrägfraktur teils mit kleiner Trümmerzone
Grad III	Ausgedehnter Weichteilschaden einschließlich Haut, Muskulatur und neurovaskulären Strukturen **Beispiel:** Meist Hochenergietraumen (Verkehr, Schussbrüche). Deutliche Weichteilquetschung IIIA: Knochen weitgehend bedeckt IIIB: Knochen liegt großflächig frei IIIC: Therapiebedürftiger Gefäßschaden

> **Merke**
> Eine offene Fraktur II. und III. Grades ist ein **chirurgischer Notfall.** Ziele der Versorgung sind das Vermeiden einer Knocheninfektion sowie rasche Wiederherstellung und Abheilung der Weichteildecke.

Besondere Frakturkonstellationen

Bestimmte Begriffe beschreiben spezielle Verletzungskonstellationen, die mit oder ohne Definition der Bruchform zur Frakturcharakterisierung beitragen.
- **Unvollständiger Knochenbruch:** Die Kontinuitätsunterbrechung ist nicht vollständig. Oft ist der Periostschlauch einseitig erhalten. Hierzu gehören auch Ausrisse und Fissuren.
- **Gelenkfraktur:** Ein gelenkbildender Skelettabschnitt ist von der Fraktur betroffen. Liegt gleichzeitig eine Luxation mit Abscherung Knorpel tragender Gelenkteile vor, spricht man von einer **Luxationsfraktur.** Auch Frakturen mit stattgehabter Luxation, die sich spontan reponiert haben, werden als Luxationsfraktur bezeichnet.
- **Zwei- oder Mehretagenbruch:** Die Frakturen liegen auf verschiedenen Höhen des gleichen langen Röhrenknochens.
- **Stückfraktur:** Eine breitflächig auftreffende Gewalt stanzt ein ganzes Knochensegment aus.
- **Serien- oder Kettenfraktur:** Frakturen mehrerer Knochen einer ipsilateralen Extremität.
- **Defektfraktur:** Bei einer offenen Fraktur geht Substanz nach außen verloren.
- **Komplizierte Fraktur:** Eine schwere Begleitverletzung verkompliziert die Frakturbehandlung oder deren funktionelles Endergebnis.

Klinische Klassifikationen

Praktisch für jeden Knochen gibt es mindestens ein, nicht selten mehrere spezielle Klassifikationssysteme. So gibt es neben der unten beschriebenen AO-Klassifikation meist klinisch-praktische Unterteilungen, die oftmals leichter anzuwenden sind als die Kodierung nach AO. Bei manchen Knochen hat sich eines dieser Systeme als Quasi-Standard durchgesetzt, bei anderen werden je nach Klinik konkurrierende Systeme verwendet.

Klinik: Klassifikationen der proximalen Humerusfraktur

Hierfür existieren drei Klassifikationen, wobei der AO-Klassifikation (aufwändig und schlecht reproduzierbar) und der Neer-Klassifikation (berücksichtigt die Prognose nicht konsequent) keine Bedeutung zukommt. Durchgesetzt hat sich hier die klinisch-praktische Einteilung in isolierte Abrisse des Tuberculum majus oder minus, in Frakturen durch das Collum anatomicum oder chirurgicum, in Fragmentanzahl sowie in reine Frakturen und Luxationsfrakturen.

AO-Klassifikation

Im Lauf der Zeit hat sich das Schema der **Arbeitsgemeinschaft für Osteosynthesefragen (AO)** zur Frakturklassifikation und Kodierung etabliert (s. Abb. 31-5). Das Ziel dieses fünfgliedrigen Schlüssels ist die Einteilung aller Frakturen nach einem einheitlichen Prinzip, wobei die 1. und 2. Stelle die **Lokalisation** und die 3.–5. Stelle die **Morphologie** der Fraktur beschreiben. Je höher eine Fraktur innerhalb dieser Gliederungskategorien angesiedelt ist, desto schwerer und prognostisch ungünstiger ist sie.

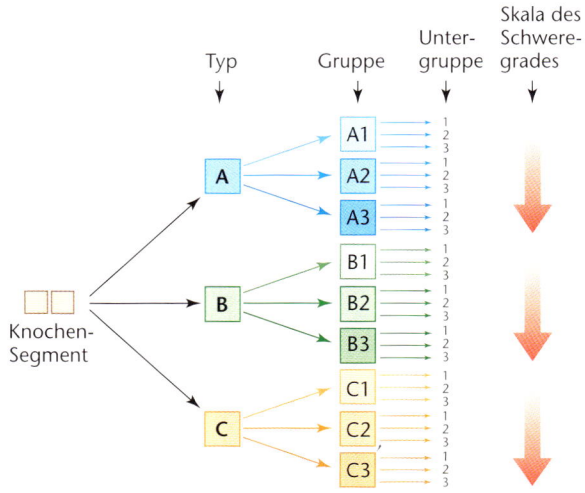

Abb. 31-5   AO-Klassifikation der Frakturen.

- Die **1. Stelle** kodiert für die Körperregion (1 = Oberarm, 2 = Unterarm usw.).
- Die **2. Stelle** gibt die Höhe der Fraktur an (1 = proximal, 2 = diaphysär, 3 = distal). Damit ist die Lokalisation der Fraktur eindeutig beschrieben.
- Die **3. Stelle** unterteilt eine Fraktur in die Typen A–C, wobei A bei langen Röhrenknochen einfache Frakturen beschreibt, B Keilfrakturen und C komplexe Frakturen.
- Die **4. Stelle** sieht eine weitere Unterteilung entsprechend den Ziffern 1, 2 oder 3 nach zunehmendem Schweregrad vor. Bei Schaftfrakturen bezeichnen A1 Spiralfrakturen, A2 Schrägfrakturen und A3 Querfrakturen.
- Die **5. Stelle** unterteilt die Gruppen weiter in Untergruppen 1, 2 oder 3. Diese werden von der 4. Stelle durch einen Punkt abgesetzt. Beim Femur- oder Humerusschaft kodiert die 5. Stelle die Lokalisation der Fraktur innerhalb des Schafts. Bei anderen Knochenabschnitten kann die Untergruppe für andere, dort prognostisch wesentliche Faktoren stehen wie z.B. für die Anzahl der Frakturfragmente oder das Ausmaß der Gelenkbeteiligung.

Klinik: AO-Klassifikation einer einfachen Spiralfraktur des Femurschafts

Das Femur wird durch die Zahl 3 verschlüsselt, der Schaft bzw. die Diaphyse durch die Zahl 2, sodass dieser Knochenabschnitt die Kodierung 32 erhält. Der Typ A der Femurschaftfrakturen bezeichnet die einfachen zweifragmentären Frakturen. Eine Spiralfraktur bekommt als 4. Stelle die Zahl 1. Die 5. Stelle kodiert im Fall des Femurschafts die Lokalisation innerhalb des Schafts, sodass eine einfache Spiralfraktur des Femurschafts in dessen distaler Zone die vollständige Kodierung **32-A1.3** erhalten würde (s. Anhang, AO-Klassifikation).

Neben der Kodierung der ossären Schäden existiert auch eine **AO-Klassifikation der Begleitverletzungen** (s. Tab. 31-3).

31.1.3 Auswirkungen von Frakturen

Jede Fraktur hat sowohl für ihre unmittelbare Umgebung als auch für den Organismus mehr oder weniger schwerwiegende Folgen.

Lokale Auswirkungen

- Schmerzen aufgrund der Instabilität
- Funktionsausfälle im verletzten Bereich
- Schädigung des Weichteilmantels (direkt durch die Gewalteinwirkung oder indirekt durch die Fragmentdislokation)
- Gefäß- und Nervenverletzungen
- Kontaminationsgefahr bei offenen Weichteilverletzungen
- Posttraumatisches Ödem im Frakturbereich und in mit verletzten Muskelgruppen bei intakten Muskellogen → Druckanstieg mit nachfolgender Muskelischämie und Nekrose (s. Kap. 31.7.2).

Systemische Auswirkungen

Bei **Blutverlust mit nachfolgender Schocksymptomatik** besteht Lebensgefahr. Geschlossene Frakturen im Beckenbereich können Blutverluste bis zu 5 l nach sich ziehen, Unterschenkel 1 l, Oberschenkel 2 l, Unterarm 500 ml, Oberarm 1 l (s. Abb. 31-6). Bei offenen Frakturen fehlt die Tamponadefunktion der Weichteile; daher muss auch hier auf Blutverluste geachtet werden.

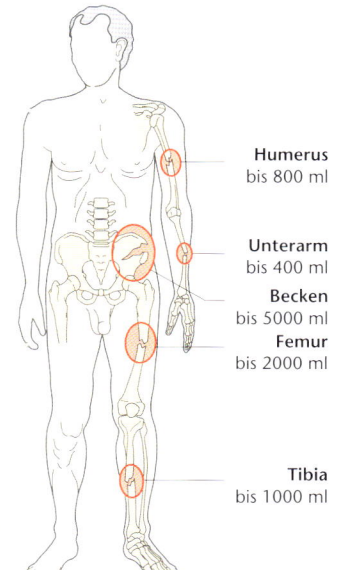

Humerus
bis 800 ml

Unterarm
bis 400 ml

Becken
bis 5000 ml

Femur
bis 2000 ml

Tibia
bis 1000 ml

Abb. 31-6 Blutverlust bei geschlossenen Frakturen.

Tab. 31-3 AO-Klassifikation der Begleitverletzungen	
I. Geschlossene Hautverletzung: IC1–IC5	**I**ntegument **C**losed, Stadium 1–5 = keine Hautverletzung bis Nekrose durch Kontusion
II. Offene Hautverletzung: IO1–IO5	**I**ntegument **O**pen, Stadium 1–5 = Hautdurchspießung von innen bis ausgedehntes Décollement
III. Muskel- und Sehnenverletzung: MT1–MT5	**M**uscle + **T**endon, Stadium 1–5 = keine Verletzung bis Logen- oder Crushsyndrom
IV. Neurovaskuläre Verletzung: NV1–NV5	**N**erves + **V**essels, Stadium 1–5 = keine Verletzung bis subtotale Amputation mit neurovaskulärer Durchtrennung

Die zunächst lokale inflammatorische Akute-Phase-Reaktion des Körpers (Kompartimentalisation) greift auf den gesamten Organismus über (**Systemic-Inflammatory-Response-Syndrom, SIRS**) und kann bei inadäquater Behandlung zu einem septischen Multiorganversagen führen (s. Kap. 31.13.3).

31.1.4 Frakturheilung

Knochendefekte werden durch neu gebildeten Knochen ersetzt. Die Neubildung kann vom Endost, vom Periost und von den Havers-Kanälchen (sog. Blasteme) ausgehen. Die für den Knochenumbau nötigen Zellpopulationen in diesen Blastemen sind die Osteoblasten, die neue Knochensubstanz aufbauen, und die Osteoklasten, die Knochensubstanz abbauen. **Voraussetzungen** für eine komplikationslose Frakturheilung sind die **Ruhigstellung** der Fraktur, ein **enger Kontakt der Fragmente** und eine **ausreichende Durchblutung.**

Primäre Frakturheilung

Bei der primären Frakturheilung wird der Spalt in Längsrichtung direkt, d. h. ohne Kallusbildung, durch vorwachsende Osteone überbrückt (**Kontaktheilung**). Voraussetzungen dafür sind ein enger, direkter Kontakt der Fragmentenden und absolute Ruhigstellung. In der Regel ist dies nur durch eine OP möglich. Verbleiben hier minimale Knochenspalten, werden diese mit Geflechtknochen aufgefüllt. Der Geflechtknochen erfährt später durch Havers-Umbau ein funktionelles Remodeling (**Spaltheilung**). Die definitive, primäre Knochenheilung dauert bis zu 2 Jahre.

Sekundäre Frakturheilung

Die sekundäre Frakturheilung ist die natürliche Form der Knochenheilung und läuft über die Zwischenstufe der **Kallusbildung** ab (Kallus = Schwiele). Sie tritt bei spontaner Bruchheilung, bei funktionell und konservativ behandelten Frakturen und auch bei operativ versorgten Frakturen auf. Die indirekte Frakturheilung verläuft in folgenden Schritten:
- 1.–2. Tag: Auffüllung des Frakturspaltes mit **Frakturhämatom**
- 2.–8. Tag: **Organisation** durch Fibroblasten
- 1.–4. Woche: **Differenzierung zu Geflechtknochen** unter steigender funktioneller Belastung
- 4.–6. Woche: Ausbildung eines **lamellären Knochens.**

> **Merke**
> Die sekundäre Knochenheilung ist die naturgegebene Form der Bruchheilung und keineswegs minderwertig gegenüber der primären Knochenheilung!

Klinik: Kallusdistraktion

Der russische Chirurg Gawril **Ilisarov** entwickelte um 1950 ein Verfahren zur Verlängerung verkürzter Skelettabschnitte und zum Verschluss von Knochen-

defekten. Er half so z. B. Patienten, bei denen nach einem Knochenbruch oder durch einen Geburtsfehler ein Bein kürzer war als das andere. Ilisarov machte sich die Tatsache zunutze, dass frischer Kallus unter rhythmischer oder kontinuierlicher Dehnung erheblich moduliert werden kann und die Knochenneubildung deutlich stimuliert. Die auch heute noch gebräuchliche Methode der **Kallusdistraktion nach Ilisarov** arbeitet mit einem Ringfixateur, der einige Monate getragen werden muss. Er ist mit Metallstangen im Knochen der betroffenen Extremität befestigt. Diese Pineintrittsstellen sind potenzielle Infektionsherde und stellen eine nicht unerhebliche Gefahr dar (Infektionsrate 50 %). Eine elegantere Methode ist der „**elektronische Marknagel**", mit dem die Gliedmaßen von innen verlängert werden. Ein Marknagel mit einem Mikromotor wird in den zu verlängernden Knochen eingebracht. Aus dem Knochen ragt eine etwa zweieurostückgroße Antenne heraus, die im Fettgewebe verstaut wird. Einmal täglich hält der Patient nun von außen ein Steuergerät in die Nähe der Antenne, das über Hochfrequenzwellen dem Mikromotor das Signal gibt, den Nagel um 1 mm zu verlängern. Das wiederholt der Patient so lange, bis die gewünschte Knochenlänge erreicht ist. 1 mm pro Tag kann der Patient auf diese Weise wachsen, insgesamt bis zu ca. 10 cm. Bis zu 2 Jahre dauert es, bis der Knochen mineralisiert ist und der Marknagel, der in dieser Phase nur noch der Stabilisierung dient, wieder entfernt werden kann ($\frac{1}{3}$ Verlängerungszeit, $\frac{2}{3}$ Konsolidierungszeit).

31.1.5 Frakturheilungsstörungen

Störungen der Frakturheilung entstehen durch
- unzureichende Stabilität,
- mangelnde Durchblutung,
- systemische (z.B. Rauchen) und unklare Faktoren,
- schlechten Kontakt der Frakturenden und
- Infektionen.

Man unterscheidet zwischen einer **verzögerten Heilung** und einer **Pseudarthrose.** Vorweg ist zu sagen, dass eine Konsolidierung des kortikalen Knochens für physiologische Belastungen nach 12 Wochen gegeben ist. Geflechtknochen heilt jedoch schneller als der im menschlichen Körper überwiegende Lamellenknochen, sodass der Geflechtknochen schon nach ca. 8 Wochen für physiologische Belastungen geeignet ist (die Klavikula ist z.B. ein Geflechtknochen).

Verzögerte Heilung

Dauert eine Konsolidierung des Knochens **länger als 3 und weniger als 9 Monate**, spricht man von einer verzögerten Heilung („delayed union").

Im Röntgenbild zeigt sich ein wolkiger, unscharf konturierter Reizkallus.

Pseudoarthrose

Ist eine Fraktur nach **mehr als 9 Monaten** nur als fibröse Verbindung ohne knöchernen Durchbau angelegt, wird sie als Pseudoarthrose bezeichnet. Hier kann man unterscheiden zwischen einer hypertrophen (90 % der Fälle) und einer atrophen Pseudarthrose.

Einteilung (s. Abb. 31-7)

- Eine **hypertrophe Pseudoarthrose ("Elefantenfußpseudarthrose")** entsteht bei mechanischer Unruhe und gut durchbluteten Fragmentenden im Frakturgebiet mit überschießendem Kallus.
- Wenn zu der Instabilität noch eine Mangeldurchblutung kommt, entstehen Nekrosen an den Frakturenden. Es resultieren eine fehlende Kallusbildung und gefäßloser Faserknorpel. Dies wird als **atrophe Pseudoarthrose** bezeichnet.
  - Ist die atrophe Pseudarthrose infiziert, spricht man von einer **Infektpseudoarthrose.**
  - Liegen nach einer infizierten Pseudarthrose große Osteolysezonen vor, spricht man von **Defektpseudarthrosen.**

Therapie

Bei einer **hypertrophen Pseudarthrose** genügt es, die Frakturenden durch eine stabile Osteosynthese ruhig zu stellen.

Eine **atrophe Pseudoarthrose** muss zusätzlich noch mit autologer Spongiosa versorgt werden (z.B. Beckenkamm).

Bei einer **Infektpseudoarthrose** erfolgt ein Knochenweichteildébridement und eine Infektsanierung, danach der Knochenaufbau mit Spongiosa, Stabilisierung der Fraktur und ausreichende Weichteildeckung.

31.1.6 Frakturen am wachsenden Skelett

Der kindliche bzw. der noch wachsende Knochen unterscheidet sich deutlich vom Knochen eines erwachsenen Menschen: Eine hohe Elastizität, ein widerstandsfähiges Periost und eine hohe Wachstumspotenz bedingen eine deutlich **schnellere Bruchheilung** und ein **besseres Korrekturvermögen** bezüglich Seitenverschiebungen und Rotationsfehlern. Das Endost und das Periost nehmen Einfluss auf das Dickenwachstum des diaphysären Knochens, das Längenwachstum wird über die Epiphysenfugen gesteuert. Die Korrektur einer Achsenabknickung ist von der Frakturart und der Lokalisation abhängig, wobei die beste Korrektur bei Frakturen des proximalen Humerus und distalen Radius erfolgt. Anzumerken ist noch, dass Knochenverlängerungen spontan nicht ausgeglichen werden können, Verkürzungen mit einer oft erheblichen Seitverschiebung können sich jedoch spontan korrigieren.

Besondere Bruchformen im Schaftbereich bei Kindern (s. Abb. 31-8)

Der **Periostschlauch** des Knochens bleibt beim **Wulstbruch** (durch axiale Stauchungen im metaphysären Bereich hervorgerufen) und beim **Knickbruch** (durch Biegung verursacht) **intakt.**

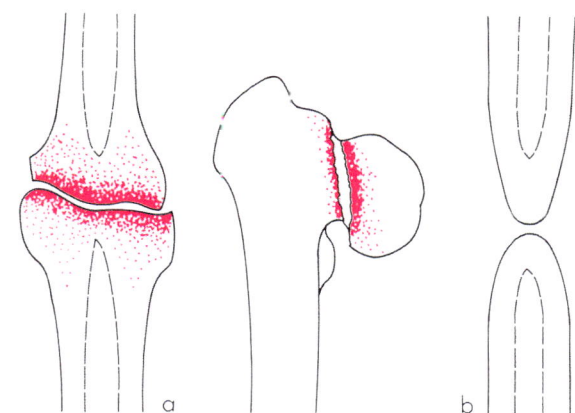

Abb. 31-7   Pseudoarthrose-Formen:
a) hypertrophe, gut vaskularisierte, reaktive "Elefantenfuß"-Pseudarthrose im Schaftbereich und am Schenkelhals;
b) atrophische, reaktionslose, schlecht vaskularisierte Pseudarthrose.

Reißt das Periost im Schaftbereich durch stärkere Biegemomente einseitig auf der Konvexseite ein (auf der Konkavseite bleibt es intakt), spricht man von einer **Grünholzfraktur.**

Frakturen der Wachstumszone

Die Epiphysen- oder auch Wachstumsfuge des kindlichen Knochens ist sehr empfindlich. Wird sie durch eine Fraktur verletzt, können schwere Wachstumsstörungen die Folge sein. Die Klassifikation der Verletzungen der Wachstumszone erfolgt nach **Aitken** (Typ 0–IV) oder nach **Salter und Harris** (Typ I–V), wobei bei Salter und Harris noch die Quetschverletzung der Fuge berücksichtigt wird (s. Abb. 31-9).

Therapie und Nachbehandlung

Bei mehr als 90 % der kindlichen Frakturen ist ein konservatives Vorgehen angezeigt. Eine **operative Behandlung** ist z.B. bei
- dislozierten Epiphysenfrakturen,
- Distraktionsfrakturen,

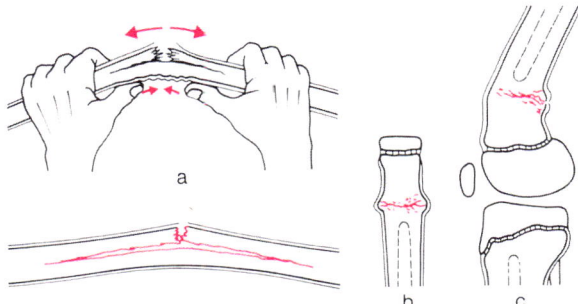

Abb. 31-8   Frakturformen am noch wachsenden Knochen:
a) Grünholz-Fraktur: Es reißt nur der Periostschlauch an der Konvexseite ein;
b) Wulstbruch am distalen Radius;
c) Knickbruch am distalen Femur.

	Epiphysenlösung		Epiphysenfraktur		Epiphysen-stauchung
Salter	I	II	III	IV	V
Aitken	0 (I)	I	II	III	IV

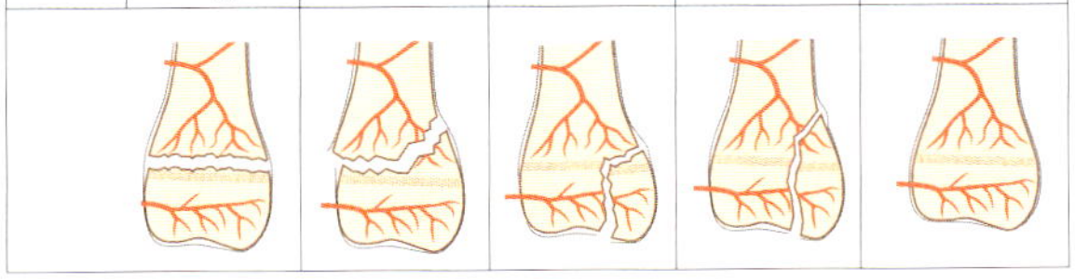

Abb. 31-9 Einteilung der Epiphysenverletzungen nach Aitken und Salter.

- irreponiblen Schaftfrakturen mit nicht tolerabler Fehlstellung usw. angezeigt.

Eine spezielle Nachbehandlung ist bei kindlichen Frakturen nicht notwendig. Frühzeitig muss allerdings das Osteosynthesematerial entfernt werden (Spickdrähte nach 3 Wochen, Schrauben nach 4–8 Wochen, Platten nach 4–6 Monaten). Um jedoch Wachstumsstörungen frühzeitig erkennen zu können, sind alle Verletzungen der Wachstumsfuge, gelenknahe Frakturen und Frakturen der unteren Extremität **mindestens 2 Jahre bzw. bis zum Wachstumsende** zu kontrollieren.

31.1.7 Frakturen des alten Menschen

Eine immobilisierende Fraktur (z. B. Fraktur der unteren Extremität) ist für alte Patienten ein viel größeres Problem als für junge: Eine **längere Immobilisation** stellt oftmals eine **vitale Gefährdung** durch Pneumonie oder thromboembolische Ereignisse dar. Daher müssen solche Brüche schnellstmöglich operativ versorgt werden. Angestrebt wird hierbei eine Osteosynthese, die eine rasche Mobilisation mit Vollbelastung erlaubt.

Kasuistik

Eine 82-jährige Frau zieht sich im Rahmen eines häuslichen Sturzes eine linksseitige Schenkelhalsfraktur zu. Diese wird operativ mit einer Duokopfprothese versorgt. Postoperativ wird die Patientin zur Überwachung auf die unfallchirurgische Intensivstation verbracht. Dort klagt sie nach ca. 6 h über Dyspnoe und leichte retrosternale Beschwerden. Die sofort eingeleitete Diagnostik (EKG, Labor, BGA, Röntgen-Thorax) ergibt den dringenden Verdacht auf einen Myokardinfarkt. Man entscheidet sich daher – auch aufgrund des vorher recht guten Allgemeinzustandes der Patientin – für eine Koronarangiographie. Dort zeigt sich ein akuter Verschluss der rechten Kranzarterie, die jedoch wieder eröffnet und mit einem Stent versorgt werden kann. Nach 3-wöchigem Krankenhausaufenthalt kann die Patientin in gutem Allgemeinzustand in eine Anschlussheilbehandlung entlassen werden.

31.2 Diagnostik bei Frakturverdacht

31.2.1 Traumatologische Anamnese

- Datum, Uhrzeit, Ort
- Tätigkeit zum Unfallzeitpunkt
- Unfallhergang
- Art, Dauer und Richtung der Gewalteinwirkung
- Eigen- oder Fremdverschulden
- Alkohol, Medikamente, andere Drogen
- Beginn und Qualität der Schmerzen
- Bereits durchgeführte Behandlungen (Eigenmaßnahmen, erstbehandelnder Arzt)
- Vorschäden, Behinderungen, Allgemein- bzw. Grunderkrankungen
- Letzte Tetanusimpfung.

Merke
Die erste Anamnese nach dem Unfallereignis hat die höchste Authentizität! Eine Beeinflussung durch Dritte, ein drohender Rechtsstreit oder der Druck durch den Arbeitgeber verändern die Darstellung des Unfalls oft erheblich!

31.2.2 Klinische Untersuchung

Orientierend sollte man bei traumatologischen Patienten auf Fehlstellungen, Frakturzeichen (s. u.), Luxationen, Amputationen, Weichteilschäden **(Cave: Kompartmentsyndrom),** Sehnen-, Nerv- und Gefäßverletzungen achten → **DMS-Kontrolle** (s. u.)!

Zur Durchblutungskontrolle dienen die Prüfung der Pulse, die Hautfarbe und die Temperatur einer Extremität (z. B. Fehlen der Radialispulse und blasse obere Extremität bei Verletzung der A. axillaris), ggf. dopplersonographische Untersuchung. Die Prüfung der Motorik und Sensibilität ist immer im Seitenvergleich durchzuführen!

Bei Wunden ist eine **Wundinspektion** durchzuführen (Fremdkörper, frei liegende Knochen, Sehnen- oder Gefäßstümpfe), ggf. Abstrichnahme.

Bei offenen Frakturen wird der Verband erst im OP entfernt: cave nosokomiale Infektionen!

Anschließend muss eine **Funktionsuntersuchung** peripher der Fraktur durchgeführt und dokumentiert werden. Die Prüfung der Gelenkbeweglichkeit erfolgt nach der **Neutral-0-Methode.**

Merke
Immer Kontrolle von **DMS peripher** der Fraktur: **D**urchblutung, **M**otorik und **S**ensibilität!

Unsichere Frakturzeichen

Schwellung und Hämatom, Schmerz, Functio laesa (Funktionseinschränkung).

Sichere Frakturzeichen

- Fehlstellung
- Sichtbare Knochenfragmente in offenen Wunden

- Krepitationen (= das bei einer Fraktur palpatorisch wahrnehmbare knisternde Gefühl infolge Aneinanderreibens rauer Flächen)
- Abnorme Beweglichkeit.

Klinik: Schmerz als Leitsymptom
Der Schmerz bei Frakturen und Luxationen ist **ein plötzlich aufgetretener, umschriebener Instabilitätsschmerz** von bohrender, einschnürender und/oder dumpfer Qualität. Seine Intensität ist mittelstark bis stark und von wechselndem bzw. bewegungsabhängigem Verlauf.

Prinzip der Neutral-0-Methode

Die aktive und passive Beweglichkeit in einem Extremitätengelenk werden nach der Neutral-0-Methode mit Winkelmesser gemessen und dokumentiert. Alle Gelenke sind in Nullstellung/Neutralstellung, wenn ein gesunder Mensch folgende Postion einnimmt:
- aufrechter Stand,
- hängende Arme mit gestreckten Fingern und nach vorn gerichtetem Daumen,
- parallel gestellte Füße,
- Blick nach vorn.

Bei der Messung von dieser Neutral-0-Stellung aus werden die für jede Bewegung und Gegenbewegung ermittelten Winkel abgelesen. Die Null steht dabei zwischen den beiden Werten. Kann die Null-Stellung nicht erreicht werden, erscheint der Null-Wert vor dem ermittelten Wert. Die Bewegungsausmaße der einzelnen Gelenke sind in den entsprechenden Abschnitten der speziellen Traumatologie zu finden.

31.2.3 Apparative Diagnostik

Röntgen

Bei Verdacht auf knöcherne Verletzungen bzw. zum Frakturausschluss: **Röntgen immer in 2 Ebenen unter Einbeziehung benachbarter Gelenke.** Eine Fraktur kann oft so starke Beschwerden verursachen, dass andere Verletzungen kaschiert werden. Beim kindlichen Knochen sind bei gelenknahen Verletzungen gelegentlich kontralaterale Vergleichsaufnahmen erforderlich. Immer auf Begleitverletzungen achten!

Computertomographie (CT), Kernspintomographie (MRT)

Vor allem bei komplizierten Frakturen des Schädels, der Wirbelsäule und des Beckens sowie bei schwierigen Gelenkfrakturen (Fersenbein) werden CT und MRT zur differenzierten Indikationsstellung und Operationsplanung eingesetzt. Gegebenenfalls kann man eine sog. 3-D-Rekonstruktion erstellen (s. Abb. 31-10).

Sonographie

Sie wird eingesetzt bei Verdacht auf Sehnenverletzung, Muskelfaserriss, Hämatom, Gelenkerguss und Weichteilfremdkörper.

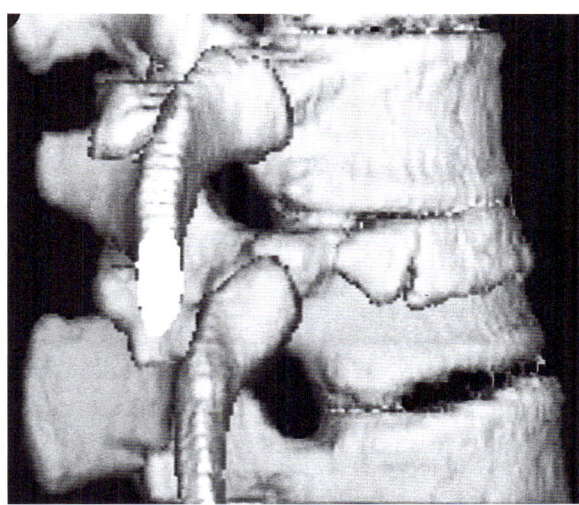

Abb. 31-10 3-D-Rekonstruktion einer Fraktur des 12. Brustwirbels.

Angiographie

Kann nach dem Trauma dopplersonographisch im Extremitätenbereich kein Puls nachgewiesen werden, muss mittels Angiographie eine Gefäßverletzung dargestellt bzw. ausgeschlossen werden.

31.3 Grundlagen der Frakturbehandlung

Die 3 Grundpfeiler der Frakturbehandlung sind die Reposition, die Retention und die Rehabilitation.

31.3.1 Reposition

Die Reposition erfolgt mit **kontinuierlichem Zug und Gegenzug,** wobei das **periphere** auf das **zentrale Fragment** eingestellt wird. Sie kann **manuell,** durch **Extension** oder **offen/operativ** erfolgen. Sie sollte möglichst frühzeitig in Bruchspalt-, Regional- oder Allgemeinanästhesie vorgenommen werden (Schmerzausschaltung und Muskelrelaxation für eine schonende Reposition!).

> **Merke**
> **Vor und nach** jeder Reposition müssen Durchblutung, Motorik und Sensibilität (DMS) kontrolliert und das Repositionsergebnis radiologisch dokumentiert werden.

Kontraindiziert ist eine Reposition bei primär eingekeilten Frakturen an Schenkelhals und Oberarmkopf, da diese früh funktionell behandelt werden können.

> **Merke**
> **Eine Luxation** muss wegen drohender Kompressionsschäden an den Weichteilen (Nerven, Gefäße, Knorpel) und nachfolgender Spannungsblasen an

der Haut schnellstmöglich reponiert werden. Die Verletzung wird sonst im schlimmsten Fall zu einer offenen Fraktur!

Manuelle Reposition

Eine manuelle Reposition erfolgt immer unter Analgesie, Muskelrelaxation und Durchleuchtungskontrolle.

Reposition mittels Extension

Die Extension (Dauerzug, s. Abb. 31-11) wird eingesetzt, wenn sich eine Fraktur in einem Manöver nicht reponieren lässt oder sie sich nach dem Repositionsmanöver wieder reloziert. Zusätzlich wird eine Fraktur durch Extension zwischenzeitlich ruhig gestellt, indem die auf eine Fraktur wirkenden Muskelkräfte durch die Extension neutralisiert werden. Zur Extensionsbehandlung werden Kirschner-Drähte oder Steinmann-Nägel in den Knochen eingebracht und anschließend mit einem Gewicht, das über einen Seilzug angebracht ist, versehen. Im Fall der unteren Extremität wird diese auf einer verstellbaren Schiene gelagert und das Bettende hoch gestellt, damit das Körpergewicht als Gegenzug am zentralen Fragment genutzt werden kann. Als Lokalisation für die Extension dienen spongiöse Knochenbereiche mit geringer Weichteildeckung (Femurkondylen, Tibiakopf, Kalkaneus). Das Zuggewicht beträgt $\frac{1}{7}$–$\frac{1}{10}$ des Körpergewichts, am Kalkaneus sind es 5 kg.

Gefahren einer Extensionsbehandlung

- Zu starke Distraktion mit Fragmentdiastase → Verringerung des Extensionsgewichts erforderlich
- Überdehnung des Kapsel-Band-Apparates des proximalen Gelenks
- Thrombose
- Pininfektionen. Die Austrittsstellen der Drähte oder Nägel stellen eine Wunde mit potenzieller Infektionsgefahr dar.

> **Merke**
> Extensionsdrähte dürfen **nicht** in verletzte Haut eingebracht werden: Infektionsgefahr!
> Zug über Gelenke möglichst vermeiden, deshalb Extensionslokalisation **proximal** der Gelenke wählen!

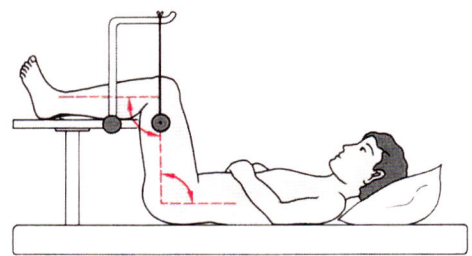

Abb. 31-11 Extensionsbehandlung einer Femurschaftfraktur beim Kleinkind.

Offene Reposition

Eine offene Reposition muss erfolgen, wenn durch Weichteilinterponate oder verkantete Fragmente ein Repositionshindernis vorliegt. Einer offenen Reposition folgt i.d.R. die operative Versorgung (s. Kap. 31.5).

31.3.2 Retention/Fixation

Reponierte Knochen müssen so lange ruhig gestellt werden, bis eine knöcherne Konsolidierung eingetreten ist. Die Retention kann sowohl **konservativ** als auch **operativ** erfolgen. Dafür stehen Extension, Gipsverband sowie Schienen und Braces oder osteosynthetische Versorgungen (s. Kap. 31.5) zur Verfügung.

Konservative Retention

Eine konservative Retention ist indiziert bei
- allen wenig bis gar nicht dislozierten, stabilen Frakturen,
- den meisten Frakturen im Wachstumsalter.
Bei Frakturen an Klavikula, Skapula, Beckenring, und Kalkaneus sowie bei wenig dislozierten proximalen Humerusfrakturen oder bei stabilen Wirbelbrüchen ohne neurologische Ausfälle kann sogar eine kurzzeitige Ruhigstellung (Gilchristverband, Rucksackverband, Desaultverband oder 3-Punktstützkorsett) mit früh funktioneller Behandlung wie frühzeitige Bewegung bis zur Schmerzgrenze ausreichend sein.

Operative Retention

Eine operative Retention beinhaltet eine operative, exakte Reposition (besonders bei Gelenkfrakturen) mit gleichzeitiger bzw. sich anschließender dauerhafter Retention durch Implantate. Somit wird eine zumindest übungsstabile Nachbehandlung möglich.

Gefahren einer operativen Retention

Bei der operativen Retention muss besonders auf Knocheninfektionen, Nerven- und Gefäßverletzungen sowie Wundheilungsstörungen geachtet werden.

31.3.3 Physiotherapie

In Abhängigkeit von Frakturtyp und Behandlungsverfahren erfolgt die Rehabilitation, d.h. die Behandlung zur Wiederherstellung der Funktion.

Die Physiotherapie kümmert sich u.a. um die Lagerung, die Mobilisation, die Kräftigung und die Gangschulung eines Patienten.

Lagerung

Je nach Krankheitsbild können durch unterschiedliche Lagerungen verschiedene Ziele erreicht werden: Entlastung, Entspannung, Schmerzlinderung, Durchblutungsverbesserung, Dekubitus- und Kontrakturprophylaxe usw.

Mobilisation

Mobilisation bedeutet die Verbesserung der Beweglichkeit des gesamten Patienten oder einzelner Körperabschnitte. Die Mobilisation kann aktiv oder passiv („Durchbewegen") erfolgen. Ziele sind u.a. die Vergrößerung des Bewegungsausmaßes der behandelten Gelenke, die Dehnung der umgebenden Muskulatur, Schmerzlinderung und die muskuläre Stabilisation.

Bei **konservativer** Therapie (Gips, Schiene) müssen die frakturnahen, nicht ruhig gestellten Muskeln und Gelenke aktiv bewegt und die ruhig gestellten Muskeln isometrisch (Änderung des Muskeltonus bei gleich bleibender Muskellänge) trainiert werden.

Bei **operativ** behandelten Frakturen wird die Rehabilitation vom Stabilitätsgrad abhängig gemacht (s. Klinikkasten).

Klinik: Stabilitätsgrad von Frakturen

Lagerungsstabilität: Nur medizinische Lagerungen sind gestattet, keine Übungsbehandlungen.

Bewegungsstabilität = Übungsstabilität: aktive, passive und assistive Bewegungen ohne Widerstand. Es dürfen keinerlei Belastungen (z.B. Körpergewicht) auf die Fraktur einwirken.

Hierbei bedeutet passiv: Der Therapeut bewegt den Patienten bzw. dessen Extremitäten. Aktiv: Der Patient bewegt eigenständig. Assistiv: Unter Abnahme des Eigengewichts wird bewegt (Therapeut gibt Hilfestellung).

Belastungsstabilität: Übungen gegen Widerstand in den Grenzen der physiologischen Belastbarkeit.

Trainingsstabilität: aktive, wiederholte Bewegungen gegen Widerstand, ohne dass die Wiederholungen negativen Einfluss auf die vormals verletzten Strukturen nehmen.

Kräftigung

Hierbei geht es um die Verbesserung der muskulären Kraft und Koordination.

Gangschule

Sie dient der Schulung des physiologischen Ganges nach Verletzungen und/oder Operationen und bei Störungen des Bewegungsapparates. Ziel ist ein möglichst physiologisches Gangmuster. Zur Gangschule gehört auch das Erlernen des Gehens an Hilfsmitteln (Unterarmgehstützen usw.).

31.4 Ruhig stellende Verbände

31.4.1 Grundlagen

Indikationen

Ruhigstellung ist eine notwendige, aber unphysiologische Behandlungsmaßnahme. Sie behindert den Patienten in seiner Bewegungsfreiheit und kann mit ernsten Komplikationen behaftet sein. Eine Ruhigstellung bzw. konservative Retention wird angeordnet
- zur Knochenbruchheilung,
- zur Unterstützung der Wundheilung/Linderung des Wundschmerzes,

- zur Schmerzreduktion (z.B. bei Distorsionen),
- bei oberflächlichen Infektionen.

Dauer

Eine kurzfristige Ruhigstellung ist zur Schmerzreduktion sinnvoll. Frakturen werden im Fall einer nicht möglichen funktionellen Therapie bis zum knöchernen Durchbau ruhig gestellt. Bei diffusen oberflächlichen Infektionen erfolgt die Ruhigstellung, bis die akute lokale Symptomatik rückläufig ist.

> **Merke**
> Dauer der Gipsbehandlung: so lange wie nötig und so kurz wie möglich!

Komplikationen

Zu den Komplikationen zählen Druckstellen und Hautmazerationen, die entstehen, wenn unter dem Gips Haut auf Haut zu liegen kommt. Allgemeine Immobilisationsschäden wie z.B. Pneumonie, Dekubitus oder Harnwegsinfekte treten bevorzugt bei alten Patienten auf. Weitere Gefahren stellen die Entwicklung einer Thrombose, eines Kompartmentsyndroms oder der Gipskrankheit (s. Klinikkasten) dar.

Klinik: Gipskrankheit

Mögliche Folgen einer Gipsbehandlung sind:
- **Inaktivitätsatrophie** von Knochen und Muskeln. Knochenentkalkungen verursachen Schmerzen! Die Behinderung der Vaskularisation erschwert die Durchblutung und den venösen Abfluss (Thrombosegefahr).
- **Gelenkeinsteifung** durch Schrumpfung des Kapsel-Band-Apparates und Knorpelatrophie.
- **Bewegungseinschränkung** durch Verklebung und Verwachsung der Sehnengleitgewebe und der Gelenkrecessus.

31.4.2 Materialien

Zur Herstellung von ruhig stellenden Verbänden kommen Gips und Kunststoff zum Einsatz (s. Tab. 31-4). Hinsichtlich der Indikation ergeben sich zwischen ihnen keine nennenswerten Unterschiede. Zur zirkulären Polsterung werden in der Regel Materialien aus Baumwolle verwendet.

Gips

Die Grundmaterialien des Gipshandwerks sind **Gips ($CaSO_4 \times 2\,H_2O$) und Baumwolle.** Durch Erhitzen auf 130 °C zerfällt Gipsstein unter Entzug von $1\frac{1}{2}$ Molekülen Wasser zu Gipspulver. Bei Wasseraufnahme führt ein Abbindevorgang in 5 min unter Wärmeentwicklung zur ursprünglichen chemischen Struktur, dem Gipsstein, mit hoher **Druckbelastbarkeit.**

Die bei der Gipstechnik verwendete Baumwolle ist ein gutes Trägermaterial (ein Quer-, ein Längsfaden), auf dem Gipspulver mit wasserlöslichem Binder fixiert wird. Beim Wässern schrumpft der Längsfaden bis zu 6 % ein. Der Gipsbrei wird in die Baumwoll-

Tab. 31-4 **Gips- und Kunststoffverbände**		
	Vorteile	**Nachteile**
Gips	Gut zu modellieren, preiswert, untoxisch, nicht brennbar, hautschonend	Schlecht röntgendurchlässig, schwer, nicht wasserfest, kaum luftdurchlässig, bröckelt leicht
Kunststoff	Sehr stabil, leicht, wasserfest, luftdurchlässig, gut röntgendurchlässig, sehr gut bei längerer Tragedauer	Schwierig zu verarbeiten (keine spätere Korrektur möglich), scharfkantige Ränder, behinderter Feuchtigkeitsaustausch, brennbar

fäden eingesaugt. Im abgebundenen Gips bildet das verankerte Gewebe die Armierung mit großer **Zugbelastbarkeit.**

Sowohl Gipsbinden als auch Gips-Longuetten sind in unterschiedlichen Längen und Breiten erhältlich.

Klinik: Gips-Longuette

Eine Gips-Longuette ist das tragende Element im Gips und dient der Konstruktion von U- + L-Schienen. Sie fängt Scheuer-, Biege- und Druckkräfte auf. Die Längsfäden der Longuette übernehmen die Biege-Zug-Belastung, der Gips selbst die Druckbelastung. Durch den Einsatz von Longuetten ist es daher möglich, durch geringen Materialverbrauch einen dünneren Gips mit geringerer Trocknungszeit zu schaffen.

Kunststoff

Kunststoffverbände bestehen aus:
- **thermoplastischem Material** → bei hohen Temperaturen (heißes Wasser) ist es weich und formbar, bei Abkühlung (Raumtemperatur) wird es hart.
- **Zwei Komponenten** → zwei separat abgepackte Komponenten werden gemischt und in einen vorgefertigten Schlauch gefüllt.
- **Kunststoffverband-Kombinationen** (rigides und semirigides Kunststoffmaterial) → Polyurethanharz wird auf verschiedene Trägersubstanzen (Polypropylen, Fiberglas) aufgetragen und polymerisiert unter Wasserzugabe.

31.4.3 Anlegen eines Gipsverbandes

Ein Gipsverband stellt für eine Extremität eine unelastische Hülle dar. Die Fraktur ist zwar ruhig gestellt, aber niemals komplett fixiert. Es sind immer noch kleinere Bewegungen möglich. **Daher muss ein Gipsverband grundsätzlich die Immobilisation beider benachbarter Gelenke gewährleisten.** Fast alle Gipsverbände erstrecken sich daher über mindestens 2 Gelenke.

Ausnahmen sind:
- distale Radiusfraktur → dorsale Unterarmgipsschiene
- Verletzungen im Ellenbogengelenk → Oberarmgips ohne Schulter
- Patellainfraktionen → ohne Sprung- und Hüftgelenk
- Außenknöchelfraktur → Unterschenkelgips.

Vorbereitung

Die Gipsanfertigung muss gut vorbereitet werden → Gips wird innerhalb von 5 min hart! Das Tauchwasser sollte ca. 20 °C haben. Falls eine raschere Abbindezeit gewünscht ist, sollte die Temperatur 30 °C betragen. **Keine Rasur** der Extremität (Pruritus, Ekzeme), **kein Einfetten** der Haut (Verstopfung der Poren). Wundauflagen **nie** mit Pflaster (Allergie) oder zirkulierenden Binden (Zirkulationsbehinderung) befestigen, sondern polstern.

Anfertigen eines Gipsverbandes (s. Abb. 31-12)
1. Hautschutz mittels Baumwollschlauchverband.
2. Zirkuläre **Polsterung** mit Verbandswatte. Hierbei gilt:
- Gelenke schon jetzt in die gewünschte Position (Funktionsstellung) bringen (s. Tab. 31-5)
- So dünn wie möglich (Retention) und so dick wie nötig (Kompressionsschäden)
- Gefährdete Druckpunkte besonders polstern (Außen- und Innenknöchel, Schienbein, Wadenbeinköpfchen etc.)
- Hervorstehende Drähte mit Kanülenhülsen versehen und nur diese fest gipsen (ermöglicht Gipsabnahme ohne versehentliches Ziehen der Drähte)
- Kommt Haut auf Haut zu liegen: Mullkompresse dazwischen wegen Mazerationsgefahr.

3. Beim Gipsverband: **Krepppapier** straff um die Watte wickeln (Gips darf nie direkt auf die Watte, da diese sonst die gesamte Feuchtigkeit aufsaugt, hart wird, zusammenfällt und zu Strangulationserscheinungen führt).
Beim Kunststoffverband kein Krepppapier auf die Watte (kein Verbund, Kunststoffverband rutscht), sondern spezielle dünne elastische Kunststoffbinden verwenden.
4. Wässern der Gipsbinde, Binde ausdrücken (schnellere Trocknung).
5. Je nach Gipsverband nun Anwickeln der **1. Lage**, Anbringen der **Longuetten** (s. o.), **2. Lage** zur Fixation der Longuette, Verstärkung bruchgefährdeter Stellen.
6. Trockenzeit: dünne Schiene 24 h, Gehgips 48 h, Großgips 5 Tage (Unterkühlungsgefahr!). Vor 24–48 h **keine** Belastung! Gips trocknet am besten auf einer saugfähigen Unterlage bei trockener Luftzirkulation (z. B. kalter Fön).

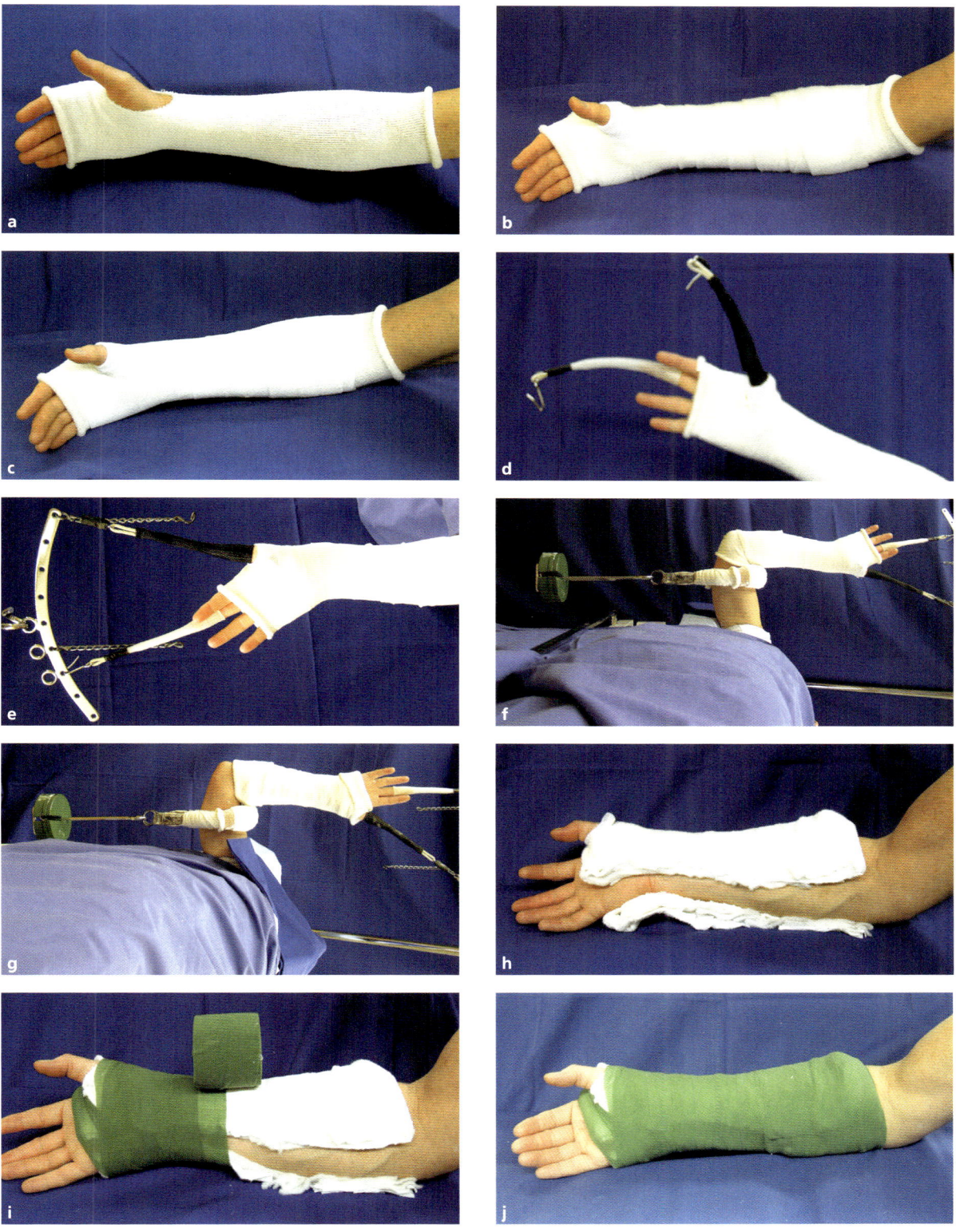

Abb. 31-12   Anlage eines Gipsverbandes a) Anlegen eines Frotteepolsterschlauches auf die Haut **b)** Polsterung mittels Watte **c)** Krepppapier soll die gesamte Polsterung (a+b) vor Nässe schützen **d)** Anlegen der sog. Mädchenfänger an Daumen und Mittelfinger **e)** Der Zug erfolgt über den Daumen, die Fixation des Mittelfingers dient der Rotationsstabilität **f)** An Gewicht kann bis zu 5 kg erforderlich sein **g)** Die Abnahme des Gewichts erfolgt erst nach aushärten des Gipses **h)** Nach Aushärten des Gipses werden sämtliche zirkulären Schichten des Gipsverbandes (bis zur letzen Faser!) gespalten **i)** Der gespaltene Gips wird daraufhin durch Anbringen einer elastischen Binde gesichert. **j)** Fertig gestellte dorsoradial angelegte Gipsschiene.

Tab. 31-5   Funktionsstellungen einzelner Gelenke

Schultergelenk	60–70° Abduktion, 30° Flexion, 0° Rotation
Ellenbogengelenk	90° Flexion (Spuckstellung des Unterarms, d.h. als ob man in die Hand spucken wollte
Unterarmgelenk	10° Pronation
Handgelenk	20° Dorsalextension (keine Ulnarabduktion)
Fingergelenke MP*-Gelenke PIP*-Gelenke	Alle Fingerkuppen weisen zum Os naviculare 60–80 % Flexion 30–40 % Flexion
Daumengelenke MP*- und IP*-Gelenke CM*-Gelenke	leichte Beugung mittlere Opposition (Flaschengriff)
Hüftgelenke	10–15° Flexion, 0° Abduktion
Kniegelenk	10–15° Flexion
Oberes Sprunggelenk	Trittstellung
Fußgelenke	Neutralstellung aller Gelenke

* CM: Karpometakarpalgelenk; IP: Interphalangealgelenk; MP: Metakarpophalangealgelenk = Grundgelenk; PIP: proximales Interphalangealgelenk

Gipskontrolle

Der **erste Gips** nach stattgehabtem Trauma, postoperativ und bei Entzündungen muss wegen möglicher Zunahme der Schwellung **bis auf den letzten Faden in der Längsachse gespalten** werden. Es droht sonst ein exogenes Kompartmentsyndrom, das zum Verlust der gesamten Extremität führen kann. Eine Spaltung des Gipsverbandes kann mechanisch und elektrisch erfolgen (oszillierende Gipssäge, Gipsschere, Rabenschnabel, Spreizzange).

Nach Gipsanlage Überprüfung von DMS und Stellung der Fragmentenden zueinander. Auf ein Kältegefühl, zunehmende Schmerzen, auffällige Blässe und Zyanose achten. Nach Druckstellen fragen. **Der Patient im Gips hat immer Recht!** Im Zweifelsfall: neuen Gipsverband anlegen. Am Tag nach der Gipsanlage Wiedervorstellung zur Kontrolle (Patienten nach Beschwerden fragen, Kontrolle von DMS).

Nach dem Rückgang der Schwellung wird der aufgeschnittene Gipsverband zu weit. Erst jetzt kann er durch einen neuen, zirkulären Verband ersetzt werden. Auch hierbei sind nach Anlage die o.g. klinischen Untersuchungen durchzuführen, und bei Beschwerden ist dem Patienten zu glauben! **Bei Ruhigstellung der unteren Extremität ist eine Thromboseprophylaxe dringend erforderlich** (sowohl bei stationären als auch bei ambulanten Patienten!).

Merke
More is missed by not looking than not knowing!

31.4.4 Funktionsstellung einzelner Gelenke

Definition

Die Funktionsstellung ist die Stellung, in der die Gelenke durch die Ruhigstellung die geringsten Funktionseinbußen erleiden und vollständige Rehabilitation rasch möglich wird.

Meist liegt die Funktionsstellung nahe der Mitte des möglichen Gelenkbewegungsumfanges (s. Tab. 31-5). Eine Abweichung von der Funktionsstellung bedarf einer zwingenden Indikation (z.B. Achillessehnenruptur → Spitzfußstellung).

31.4.5 Spezielle Gipsverbände

Dorsale Unterarmgipsschiene

Funktion: Ruhigstellung des Handgelenks.
Ausdehnung: Von den Grundgelenken bis 2 Querfinger unterhalb der Ellenbeuge. Umgreift beugeseitig den Radius. Faustschluss und Spitzgriff aller Finger müssen möglich sein!

Dorsale Unterarmgipsschiene mit Einschluss der Finger

Funktion: Ruhigstellungen bei Verletzungen von Hand und Finger.
Ausdehnung: Von den Fingerkuppen bis 2 Querfinger unterhalb der Ellenbeuge. Je nach Verletzung können 1–2 Finger ausgespart werden.

Kahnbeingips

Funktion: Nach vollständigem Abschwellen (bis zu 10 Tage) bei Kahnbeinfraktur; vorher palmare Daumengipsschiene.
Ausdehnung: Von den Fingerknöcheln bzw. der Hohlhandfurche und der Mitte des Daumennagels (Endglied eingeschränkt beweglich) bis 2 Querfinger vor der Ellenbeuge.

Oberarmgipsverband

Funktion: Ruhigstellung im Handgelenk, Unterarm und Ellenbogengelenk.

Ausdehnung: Von den Fingergrundgelenken bis 2 cm unterhalb der Schulterhöhe.

Sonderform: „hanging cast" beim Oberarmschaftbruch.

Sarmiento-Brace

Funktion: Humerusschaftfraktur im mittleren bis proximalen Drittel.

Ausdehnung: Von den Epikondylen bis unter die Axilla (Einschluss des Bizeps).

Dorsale Unter- bzw. Oberschenkelgipsschienen

Funktion: Kurzfristige Ruhigstellung der unteren Extremität (Infektionen, postoperativ).

Ausdehnung: Von der Gesäßfalte bis 1 cm über die Zehenspitzen; Knie in 25° Flexion, Sprunggelenk in 90°-Stellung.

Oberschenkelgipsverband

Funktion: Ruhigstellung des Unterschenkels.

Ausdehnung: Von den Zehengrundgelenken bis zum Trochanter major. Gelenkstellung wie bei dorsaler Oberschenkelgipsschiene.

Unterschenkelgipsverband

Funktion: Ruhigstellung im Sprunggelenk und Fußbereich.

Ausdehnung: Von den Zehengrundgelenken bis zum Wadenbeinköpfchen. Fuß in Rechtwinkelstellung (kein Spitz- oder Hackenfuß).

Gipshülse (Tutor)

Funktion: Ruhigstellung des Kniegelenks.

Ausdehnung: Von 2 Querfinger unterhalb der Leistenbeuge (innen), der Gesäßfalte (hinten) und des Trochanter major (außen) bis eine Handbreite über den Malleolen.

Sarmiento-Gehgips

Funktion: Bei undislozierter Tibiaschaftfraktur ohne Verkürzungstendenz und nach Abnahme eines Fixateur externe bis zur knöchernen Konsolidierung.

Ausdehnung: Vom oberen Patellarand, seitlich die Femurkondylen gut fassend und hinten 2 Querfinger unterhalb der Kniekehle bis 1 cm über die Zehen (s. Abb. 31-13).

31.4.6 Spezielle Verbände

Rucksackverband

Funktion: Ruhigstellung und – wenn möglich – Reposition einer Klavikulafraktur.

Technik: Mit Watte gefüllter Schlauchmull wird von hinten um den Hals nach vorn und von vorn durch die Achselhöhlen nach hinten geführt und dann auf dem Rücken unter Spannung verknotet (s. Abb. 31-14a).

Cave: Kontrolle der arteriellen (Radialispuls) und venösen (Blaufärbung) Armdurchblutung. Verband muss **täglich** nachgespannt werden.

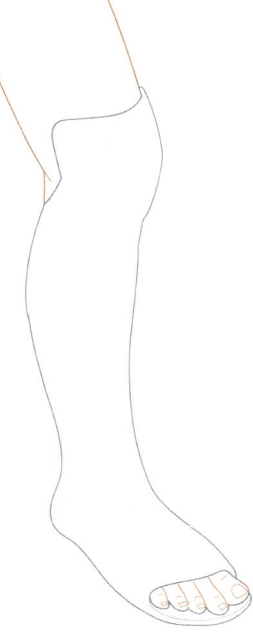

Abb. 31-13 Sarmiento-Gehgips am rechten Unterschenkel.

Desault-Verband

Funktion: Verletzungen im Schulterbereich, reponierte Schulterluxationen, Erstversorgung von Humerus- und Humeruskopffraktur, postoperative Ruhigstellung.

Technik: Achtertourige Bindegänge mit elastischen Binden gehen von der Achselhöhle der gesunden Seite über die ruhig zu stellende Schulter und über das Ellenbogengelenk zur Achselhöhle der gesunden Seite (s. Abb. 31-14b).

Cave: In die betroffene Axilla muss wegen der Gefahr der Hautmazeration immer ein Saugkissen gelegt werden.

Gilchrist-Verband

Funktion: Ruhigstellung des Schulter- und Ellenbogengelenks.

Material: Schlauch in vierfacher Armlänge von der Axilla bis zu den Fingerspitzen. Alternative: Fertigverband.

Technik: Schlauch nach dem ersten Drittel einschneiden, Arm in den längeren Teil einführen. Hochziehen, bis der Einschnitt knapp unter der Axilla liegt. Kürzeren Anteil um den Hals legen und um das Handgelenk schlingen und mit Sicherheitsnadel fixieren. Zweiter Einschnitt im Handgelenkbereich, aus dem die Hand herausgeführt wird. Das andere Ende um den Brustkorb herumlegen und oberhalb des Ellenbogens um den Oberarm der verletzten Seite führen. Fixierung der Schlaufe durch weitere Sicherheitsnadel (s. Abb. 31-15).

31.4.7 Lagerungs- und Bewegungsschienen

Volkmann-Schiene

Zur postoperativen Ruhigstellung der unteren Extremität in Streckstellung.

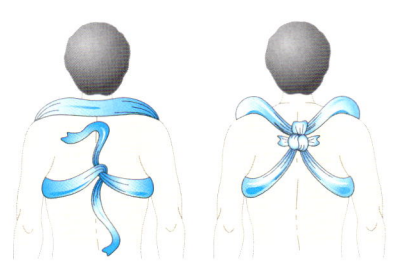

a

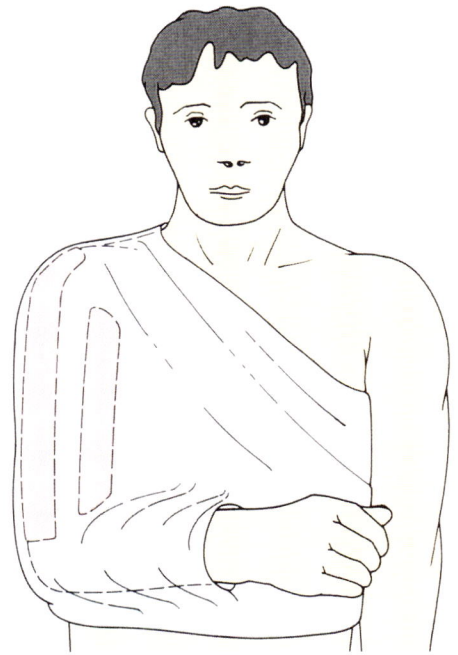

b

Abb. 31-14   a) Rucksackverband b) Desault-Verband mit anmodellierten Gips-Longuetten.

Braun-Schiene

Ruhigstellung der unteren Extremität in Funktionsstellung.

Frankfurter-Schiene

Übungsschiene zur Gelenkmobilisation durch den Patienten selbst nach physiotherapeutischer Anleitung

Motorschiene (CPM-Schiene)

CPM = **C**ontinuous **P**assive **M**ovement: kontinuierliche passive Durchbewegung des Knie- und Hüftgelenks ohne Aktivität des Patienten. Die Schiene ist

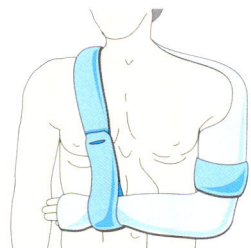

Abb. 31-15   Gilchrist-Verband.

variierbar in Bewegungsumfang und Geschwindigkeit des Bewegungsablaufes.

31.5   Osteosyntheseverfahren

Die operative Frakturbehandlung besteht zum einen aus der **Reposition** der Frakturfragmente und zum anderen aus der **Retention** durch Implantate. Ziele einer Osteosynthese sind frühfunktionelle Nachbehandlung und die Vermeidung von Immobilisationsschäden (Thrombose, Gelenkversteifung, Muskelatrophie, Dekubitus, Pneumonie).

Die osteosynthetischen Verfahren basieren auf zwei Grundsätzen, der **interfragmentären Kompression** und der **Schienung.** Eine weitere Möglichkeit ist eine **Kombination** beider Verfahren.

31.5.1 Interfragmentäre Kompression

Die Kompression kann sowohl **statisch** als auch **dynamisch** durchgeführt werden.

Statische Kompression

Eine Kompression, die sich kurzfristig nicht ändert, wird als statisch bezeichnet und durch Verwendung von **Zugschrauben** erreicht. Bei den Zugschrauben unterscheidet man je nach Knochenart
- **Kortikalisschrauben** mit durchgehendem Gewinde, die für die Frakturversorgung im **diaphysären Bereich** eingesetzt werden (Abb. 31-16),
- **Spongiosaschrauben** mit einem Gewinde im schraubenkopffernen Teil, die bei der Frakturversorgung im **epiphysären Bereich** Verwendung finden (s. Abb. 31-17).

Die Zugschrauben werden senkrecht zum Frakturspalt eingebracht und **fassen nur jenseits der Frakturlinie** in einem vorgeschnittenen Gewinde. Eine Zugschraube lockert sich mit der Zeit.

Klinik: OP-Technik der Zugschraubenosteosynthese

Diaphysäre Fraktur: Osteosynthese mit Kortikalisschrauben (s. Abb. 31-16)

Die schraubenkopfnahe Kortikalis wird so weit aufgebohrt, dass eine Kortikalisschraube in diesem Loch gleiten kann **(Gleitloch).** Auf der Gegenseite werden ein kleineres Loch gebohrt und ein Gewinde geschnitten **(Gewindeloch).** Beim Eindrehen der Kortikalisschraube zieht diese das Gleitloch gegen das Gewindeloch und erzeugt Kompression (2000–3000 N).

Epiphysäre Fraktur: Osteosynthese mit Spongiosaschrauben (s. Abb. 31-17)

Diese Schraube hat **kein** durchgehendes Gewinde. Das schraubenkopfferne Gewinde hat einen größeren Durchmesser als der Schraubenschaft, sodass der dünne Schaft im Bohrloch gleiten kann. Das Gleitloch muss für die Spongiosaschraube folglich nicht aufgebohrt werden.

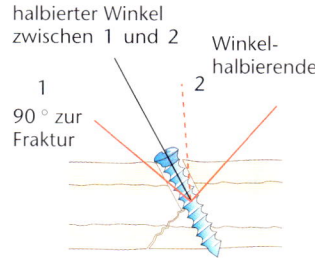

Abb. 31-16   Kortikalisschraube.

Dynamische Kompression

Die dynamische Kompression ist **belastungsabhängig** und wird durch eine Zuggurtung erreicht, bei der Zug- in Druckkräfte umgewandelt werden. Der Frakturspalt wird so komprimiert. Voraussetzung hierfür ist, dass beide Seiten der Kortikalis intakt sind und die verletzte Extremität durch Bewegung der betroffenen Gelenkabschnitte beansprucht wird. Typische mit einer Zuggurtung versorgte Frakturen sind

- Patellaquerfrakturen (s. Abb. 33-26),
- Olekranonfrakturen,
- Frakturen des medialen Malleolus (Innenknöchel) und
- Frakturen des Metatarsale-V-Köpfchens.

Eine Drahtschlinge (Kirschner-Draht oder Cerclage-Draht) wird durch Sehnenansätze oder durch einen Sehnenansatz und den Knochen gelegt. Die Kompression der Frakturfläche wird weniger durch das Anspannen des Drahtes als vielmehr durch die Kräfteumwandlung bei Bewegung erreicht. **Eine Übungsstabilität ist also für eine Zuggurtung absolut notwendig. Beispiel:** Patellaquerfraktur → Der Draht wandelt zusammen mit den Femurkondylen den Zug des M. quadriceps in dynamische Kompression um. Der Kompressionsdruck wirkt auf die Innenfläche der Patella unter Entlastung der Außenfläche.

Bei Frakturen des **Innenknöchels** übt das Lig. deltoideum Zug aus, bei **Olekranonfrakturen** zieht der Trizeps. Bei Frakturen des Metatarsale-V-Köpfchens wird der Zug über die Sehne des M. peroneus brevis ausgeübt.

31.5.2 Schienung

Die Schienung als osteosynthetisches Verfahren wird durch **intra- oder extramedulläre Implantate** verwirklicht.

Extramedulläre Schienung

Zur extramedullären Schienung werden **Platten** oder ein **Fixateur externe** verwendet. Beide können entweder eine **Abstützung** oder eine **Neutralisation/Protektion** der Fraktur bewirken. Bei der Neutralisation wird im Sinne eines Kraft-Bypasses der Kraftfluss am zentralen Hauptfragment aufgenommen und über die Frakturzone hinweg auf das periphere Fragment geleitet. Eine Neutralisationsplatte z.B. wird oft mit einer Zugschraube kombiniert, damit die Platte me-

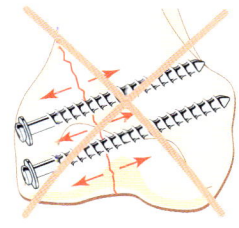

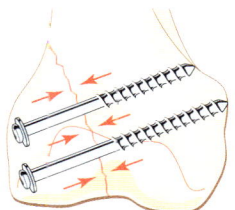

Abb. 31-17   Spongiosaschraube.

chanische Störkräfte neutralisieren kann (s. Abb. 31-18).

Plattenosteosynthese

Je nach gewünschter Funktion, Frakturlokalisation und Osteosynthesetechnik gibt es verschiedene Platten. Die Platte wird durch Schrauben am Knochen verankert. Für die meisten Montagen muss eine Platte mit **3 Plattenschrauben pro Hauptfragment,** d.h. proximal und distal der Fraktur fixiert werden. Da dies im metaphysären Bereich nicht möglich ist, gibt

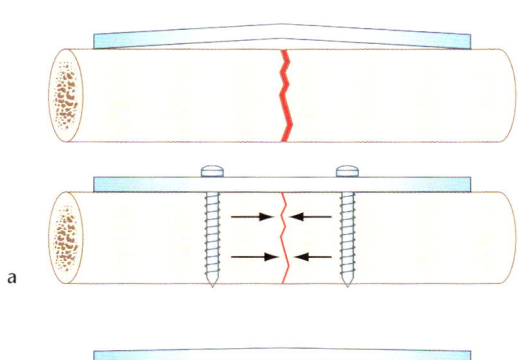

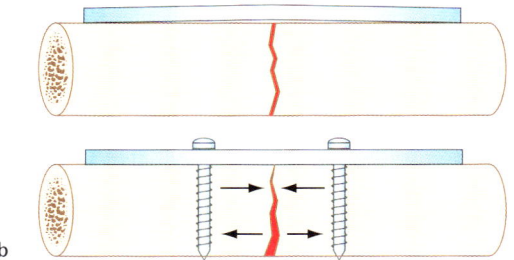

Abb. 31-18   Prinzip der extramedullären Schienung.
a) Eine verbogene Platte bewirkt Knochenkontakt an der gegenüber liegenden Knochenseite.
b) Eine plane Platte bewirkt eine Spaltbildung auf der gegenüber liegenden Knochenseite (aufgrund der phys. Knochenbiegung).

es für diese Regionen besonders geformte Platten (Winkelplatten), um die Abstützfunktion zu erfüllen. Häufig werden Platten- und Schraubenosteosynthese miteinander kombiniert: Erst erfolgt die korrekte Reposition durch interfragmentäre Zugschrauben, dann die definitive Plattenosteosynthese.

Klinik: Verbundosteosynthese

Eine Verbundosteosynthese wird hauptsächlich bei pathologischen Frakturen eingesetzt (Palliativeingriff) und bezeichnet die Versorgung einer Fraktur mit metallischen Implantaten und Knochenzement zur Auffüllung des Defekts. Diese Kombination gestattet häufig die sofortige Vollbelastung der betroffenen Extremität.

Kasuistik

Eine 42-jährige Frau sucht ihre Hausärztin auf, der sie über Schmerzen in der linken Hüfte mit zunehmender Bewegungseinschränkung berichtet. Der Ärztin fällt auf, dass ihre Patientin, die schon seit vielen Jahren nicht mehr in der Praxis war, in einem deutlich reduzierten Allgemeinzustand ist. Sie hat ein fahl-graues Hautkolorit, wirkt sehr ängstlich und stimmt auch nur widerwillig einer Ganzkörperuntersuchung zu. Dabei sieht die Ärztin eine stark ulzerös veränderte rechte Brust mit blutig-eitriger Sekretion. Sie veranlasst die sofortige Klinikeinweisung. Dort wird die Diagnose eines metastasierten Mammakarzinoms gestellt. Eine pathologische Schenkelhalsfraktur ist die Ursache der massiven Hüftprobleme. Die Fraktur wird mittels Verbundosteosynthese (Metall und Zement) versorgt, die eine sofortige Belastungsstabilität gestat-tet. Die Patientin verstirbt 3 Monate nach Diagnosestellung an der konsumierenden Grunderkrankung.

Häufig verwendete Plattentypen (s. Tab. 31-6)

Fixateur externe

Eine rasche Stabilisierungsmöglichkeit im Sinne einer extramedullären Schienung ist mittels Fixateur externe möglich. Dabei werden sog. Steinmann-Nägel oder Schanz-Schrauben in den Knochen eingebracht und durch äußere Verbindungsstangen oder Rohrsysteme miteinander verbunden. Auf diesem Weg wird ohne Manipulation an der Fraktur oder den Weichteilen Stabilität erreicht.

Indikation

Offene Frakturen (s. Abb. 31-19), geschlossene Frakturen mit schweren Hautkontusionen, Trümmerfrakturen sowie zur temporären Stabilisation in Akutsituationen.

Klinik: Verband bei Fixateur externe

Täglich mehrfache Desinfektion der Austrittsstellen mit Alkoholspray. Krusten und Verklebungen lösen (Bäder in jodhaltiger Lösung). Engmaschige Kontrolle und gute Patientenschulung sind wichtig zur Prophylaxe einer **Bohrlochostitis (Pintractinfekt)!**

(Während die Osteomyelitis endogen über den Blutstrom fortgeleitet wird, ist die Ostitis als eine exogen induzierte Knochenentzündung definiert).

Tab. 31-6 Plattentypen zur extramedullären Schienung	
Neutralisationsplatte	Platte neutralisiert Torsions- und Biegekräfte, Kompression durch Zugschrauben
Abstützplatte	Speziell geformte Platte (T- und L- Form) zur Sicherung der Fraktur im epi- und metaphysären Bereich, die durch Zugschrauben rekonstruiert wird
Kompressionsplatte: Halbrohrplatte, Drittelrohrplatte, LC-DCP („low-contact dynamic compression plate")	Meist bei quer verlaufenden und kurzen Schrägfrakturen Bei einer **LC-DCP** reduzieren Aussparungen an der Plattenunterseite die Andruckfläche auf dem Knochen und bedingen so eine bessere Blutversorgung des unter der Platte liegenden Knochens. Voraussetzung ist die Vorbiegung der Platte, die eine Kompression auf die der Platte gegenüber liegenden Kortikalis bewirkt, die bei einer direkt anmodellierten Platte fehlen würde
Winkelplatte	Anwendung am proximalen und distalen Femur

Klinik: Das Funktionsprinzip der „normalen" Plattenschraubenverbindung besteht daraus, dass zwei Bauteile durch axiale Vorspannung der Schrauben (die durch das Hineindrehen des Gewindes in den Knochen entsteht) aufeinander gepresst werden. Dabei ist die Anpresskraft eine Funktion des Schraubenanzugmoments, die Lastübertragung erfolgt durch Scherkräfte quer zur Schraubenachse

Winkelstabile Platte	Bei der winkelstabilen Platten-Schrauben-Verbindung ist ein Anpressen der Platte an den Knochen nicht mehr erforderlich, da der Schraubenkopf mithilfe eines Gewindes an der Platte fixiert wird und dadurch der Hebelarm der angreifenden Last wie auch die Festigkeit im Schraubenkopf zu suchen ist, wo die maximale Biegebeanspruchung auftritt. Hierdurch entsteht eine Konstruktion im Sinne eines einseitig eingespannten Balkens. Dadurch werden sogar monokortikale Implantate möglich, z.B. LISS, s. Kap. 33.2.2)

Intramedulläre Schienung

Das Prinzip ist die intramedulläre Schienung der Fragmente durch einen Kraftträger. Die Frakturheilung erfolgt über eine Kallusbildung im Rahmen der sekundären Frakturheilung. Ein intramedulläres Schienenimplantat ist der **Marknagel,** der bei vielen Frakturen im Schaftbereich Verwendung findet (Humerus, Femur, Tibia). Durch proximale und distale Verriegelung mittels Querbolzen können einerseits ein Zusammensintern der Fraktur und andererseits eine Rotationsinstabilität vermieden werden. Man unterscheidet die **aufgebohrte** von der **unaufgebohrten Marknagelosteosyntese** und der **Bündelnagelung.**

Aufgebohrte Marknagelosteosynthese (s. Abb. 31-20)
Die Markhöhle wird eröffnet, mit einem Bohrdorn erweitert und mit einem Markraumbohrer auf die gewünschte Weite aufgebohrt. Dann wird der Nagel eingeschlagen → übungs- und teils belastungsstabile Versorgung von Quer- und kurzen Schrägfrakturen des mittleren Schaftdrittels. Bei Rotationsinstabilität (Frakturen am Übergang zur Metaphyse, Mehrfragment- und Trümmerfrakturen) wird der Marknagel proximal und distal verriegelt (Verriegelungsnagel). Der proximale Bolzen kann dynamisch über ein Langloch und statisch über ein Rundloch verriegelt werden.

Nachteil dieser Versorgung ist eine Verschlechterung der Blutversorgung des Knochenmarks (endostal). Druck- und Hitzeentwicklung können über Mediatorfreisetzung, Fett- und Partikeleinschwemmung in der Lunge erhebliche systemische Belastungen (Fettembolien) induzieren.

Unaufgebohrte Marknagelosteosynthese

Zur Reduktion dieser Komplikationen kann man dünnere Massivnägel verwenden, die **unaufgebohrt** in die Markhöhle eingebracht werden und keinen Totraum (Totraum = Bakteriennährboden!) schaffen. Die Durchblutung des Knochens wird endostal nicht beeinträchtigt. Der unaufgebohrte Marknagel wird vornehmlich bei offenen Frakturen oder polytraumatisierten Patienten eingesetzt, um einerseits nicht zusätzlich die Weichteile zu beschädigen und andererseits das Risiko einer ARDS zu minimieren.

Kasuistik

Ein 61-jähriger Patient erleidet im Rahmen eines schweren Polytraumas eine ausgedehnte Trümmerfraktur des rechten Femurs, die sofort mit einem Fixateur externe versorgt wird. Nach 3 Wochen muss der Fixateur jedoch aufgrund lokaler Komplikationen wieder entfernt werden, sodass die Fraktur nicht weiter stabilisiert werden kann. Parallel dazu wird der Patient kreislaufinsuffizient und damit katecholaminpflichtig. Nach weiteren 3 Wochen gelingt es endlich, bei dem nun relativ stabilen, aber immer noch katecholaminpflichtigen Patienten einen ungebohrten Femurnagel zur Frakturstabilisierung einzubringen. Postoperativ kommt es

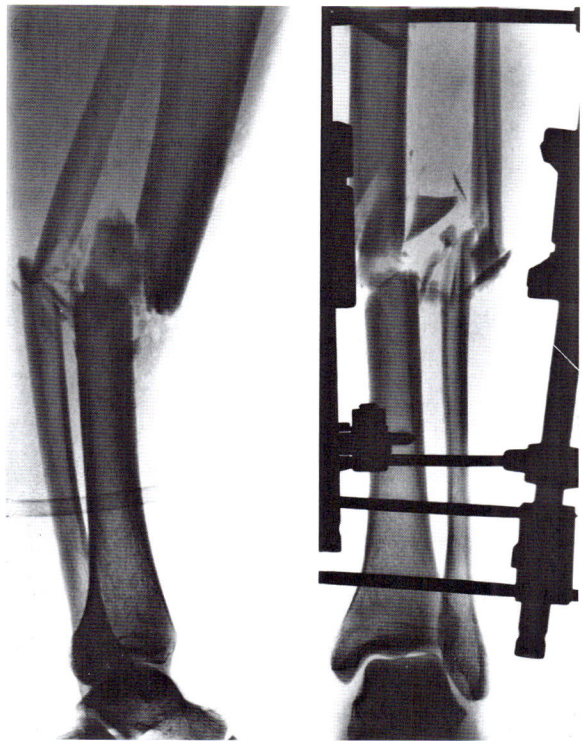

Abb. 31-19   Fixateur externe bei offener Unterschenkelfraktur.

zu einer raschen und deutlichen Stabilisierung der Kreislaufsituation bis hin zur Katecholaminfreiheit. **Fazit:** Der Krankheitsverlauf dieses Patienten liefert ein eindrückliches Beispiel dafür, wie wichtig die Stabilisierung von Frakturen ist. Die deutliche Verbesserung der Kreislaufsituation ist ein Effekt, der

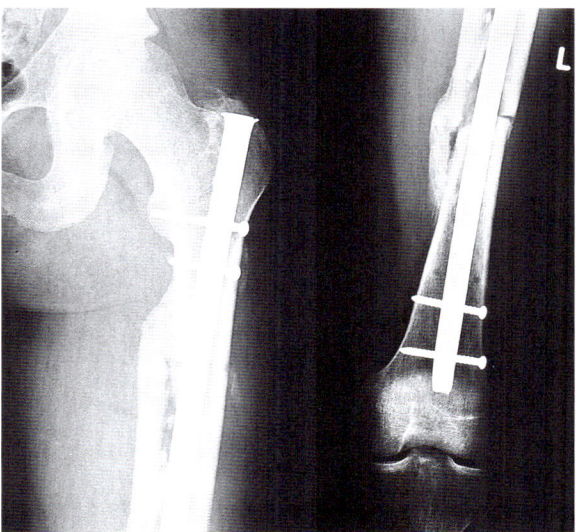

Abb. 31-20   Marknagelosteosynthese einer Femurschaftfraktur mit proximaler und distaler Verriegelung.

sich mit großer Wahrscheinlichkeit allein auf die Stabilisierung der Fraktur des langen Röhrenknochens zurückführen lässt – hier hätte auch eine durchgeschobene Platte zur Stabilisierung eingebracht werden können.

Bündelnagelung

Mehrere elastische Federnägel, die sich im peripheren Fragment aufspreizen, sichern die Fraktur gegen Rotation. Bei sich aufweiternder Metaphyse im Bereich des Knochenfensters, durch welches die Nägel eingebracht werden, müssen zusätzlich kürzere Nägel eingebracht werden, um eine Dislokation zu verhindern. Ihr Einsatz erfolgt bei Humerusschaftfrakturen und kindlichen Femurfrakturen. Durch komplettes Ausfüllen des Markraums wird eine Rotationsstabilität, z. T. sogar bis hin zur Belastungsstabilität erreicht.

31.5.3 Spickdrahtosteosynthese

Sie wird mit einem in verschiedenen Stärken erhältlichen Stahldraht durchgeführt und dient der intraoperativen Stabilisierung vor definitiver Osteosynthese oder der Adaptation von Frakturen. Als **Adaptationsosteosynthese** muss sie **immer** mit einer **Gipsfixation** kombiniert werden. **Indikation** ist die periphere und kindliche Fraktur im Epiphysenbereich (s. Abb. 31-21).

31.6 Verlaufsbeobachtung der Frakturheilung

Klinische Kontrollen

Bei stationärem Aufenthalt muss die **Kontrolle von DMS täglich** erfolgen, bei ambulanten Patienten am ersten Tag nach dem Trauma und bei jeder Röntgenkontrolle.

Die **Gipsabnahme** wird erst **nach der Frakturkonsolidierung** durchgeführt: Orientierend kann gelten: Bei druckdolentem Kallus besteht keine Bewegungsstabilität → weitere Ruhigstellung für 2–3 Wochen.

Ist der Kallus nicht druckdolent, ist die Fraktur bewegungsstabil → Belastungsbeginn nach Schmerzfreiheit.

Röntgenkontrollen

Eine Röntgenkontrolle wird am Unfalltag **nach Reposition bzw. Osteosynthese** durchgeführt. Weitere Aufnahmen werden am **7. bis 10. Tag** und **vor Entlassung** gemacht (forensisch wichtig!). Während der Konsolidierungsphase (6–12 Wochen) erfolgen Röntgenaufnahmen in der Regel alle 3 Wochen.

Eine **Abschlusskontrolle** erfolgt nach Ablauf der erfahrungsgemäßen Konsolidierungszeit. Dabei beobachtet man bei **absolut stabiler** Osteosynthese keine Resorption an den Implantaten und keinen Reizkallus. Der Frakturspalt wird allmählich unscharf und verschwindet.

Bei **nicht ganz stabiler** Osteosynthese erkennt man einen Kallus, der die Fraktur fixiert (Fixationskallus).

Bei der **konservativen Behandlung** sieht man meist anfangs einen wolkigen Kallus, der sich immer mehr verdichtet.

Beginn der Lastaufnahme

Sobald eine **osteosynthetisch versorgte Fraktur** übungsstabil ist (und das sollte das Ziel jeder Osteosynthesebehandlung sein!), kann die Extremität bewegt, aber noch nicht belastet werden. Meist kann nach 3–6 Wochen mit einer Teilbelastung (30 kg) begonnen werden. In Abhängigkeit der radiologisch nachgewiesenen Teilkonsolidierung kann die Belastung auf 60 kg und nach 9–12 Wochen schließlich auf Vollbelastung gesteigert werden.

Lastaufnahme nach Osteosynthese: meist sofortige Bewegungsstabilität mit Teilbelastung in Höhe des Eigengewichts der Extremität.

Nach **konservativer Frakturbehandlung** bleibt eine Fraktur meist nicht bis zum Ablauf der gesamten Konsolidierungszeit ruhig gestellt.

Lastaufnahme bei konservativer Frakturbehandlung: Bewegungsstabilität nach Aufbau eines Fragment übergreifenden knöchernen Kallus, d. h. nach ca. 6–8 Wochen; Gelenk- und Trümmerfrakturen der unteren Extremität bedürfen einer bis zu 12-wöchigen Entlastung.

Merke
Treten unter Teilbelastung Schmerzen auf, muss die Last reduziert werden!

Metallentfernung (ME)

Indikation

Nach osteosynthetischer Versorgung einer Fraktur muss man entscheiden, ob das Material wieder entfernt werden muss oder belassen werden kann. **Außer bei Kindern ist die Indikation zur Metallentfernung – besonders bei Beschwerdefreiheit – immer relativ.** Sie ist sinnvoll bei großen Fremdkörpern (Marknagel), bei störenden Implantaten und bei Platten bei jungen Menschen. Belassen werden sollten Implantate bei Älteren, insbesondere am koxalen Femur, sowie Platten am Humerusschaft (Gefahr der sekundären Schädigung des N. radialis).

Empfohlen wird die Entfernung nach 12–18 Monaten, Titanimplantate generell früher – je nach abgeschlossener Konsolidierung.

Nachbehandlung

Bei ME an der unteren Extremität kann der Patient i. d. R. nach 24 h ohne Unterarmgehstützen aufstehen

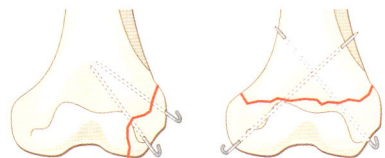

Abb. 31-21 Kirschner-Draht-Osteosynthese.

bzw. voll belasten. Gelegentlich ist zur Schonung der Weichteile (nicht Knochen!) eine Entlastung für einige Tage (6–12 d) empfehlenswert. Hautnähte werden nach 12–14 Tagen entfernt. Nach ME im belasteten Schaftbereich Sportkarenz für 3 Monate. Bei qualitativ minderwertigem Knochen (z. B. Inaktivitätsosteoporose) ggf. Teilbelastung von 20 kg für 2–3 Wochen.

31.7 Komplikationen der Frakturheilung

31.7.1 Refraktur

Definition

Bruch im früheren Frakturbereich, der noch nicht vollständig durchbaut war.

Von einer **Ermüdungsfraktur** spricht man, wenn die Fraktur außerhalb der primären Fraktur lokalisiert ist, z. B. am Ende von Implantaten.

Ätiologie

Ursache kann eine zu kurze Gipsbehandlung, zu frühe Belastung nach konservativer oder operativer Frakturbehandlung, eine nicht erkannte Pseudarthrose oder eine zu frühe Metallentfernung sein.

Symptomatik

Wie bei frischen Frakturen.

Therapie

(Re-)Osteosynthese bei Implantantlockerung, ansonsten evtl. Anlagerung von Spongiosa.

31.7.2 Kompartmentsyndrom

Definition

Druckerhöhung in einem volumenbegrenzten Raum (Muskelloge) mit **drohender** oder **manifester** Schädigung der darin befindlichen Gewebe. Das Ausmaß der Schädigung hängt von der Höhe des Drucks und der einwirkenden Zeit ab.

Kritisch wird die nutritive Durchblutung, wenn die Druckdifferenz zwischen subfaszialem Kompartmentdruck bzw. arteriellem Mitteldruck 30 mmHg unterschreitet, weshalb bei „normalen" Druckverhältnissen (stabiler Kreislauf) der intrakompartimentelle Druck ab ca. 40 mmHg die Kapillarperfusion gefährdet – bei instabilen Druckverhältnissen (Schock) ist der kritische Kompartmentdruck entsprechend niedriger anzusetzen.

Merke
Perfusionsdruck (CPP) = Arterieller Mitteldruck (MAP) – innerer Kompartementdruck (ICP).

Prädilektionsstellen

- **Obere Extremität:**
  - Ellenbeuge (tiefe Unterarmbeuger) → Volkmann-Muskelkontraktur, ischämische Muskelkontraktur
  - Handbinnenmuskeln (Mm. interossei).

Klinik: Volkmann-Kontraktur = Kompartmentsyndrom des Unterarms
Ischämische Muskelkontraktur der tiefen Unterarmbeuger mit Pronationsstellung im Unterarm, Beugung im Handgelenk und in den Interphalangealgelenken sowie Streckung der Fingergrundgelenke.

- **Untere Extremität:** Am Unterschenkel befinden sich 4 Muskellogen, in denen sich ein Kompartmentsyndrom entwickeln kann: **Tibialis-anterior-Loge** (ventrale Loge, N. peroneus profundus), **Tibialis-posterior-Loge** (tiefe hintere Loge, N. tibialis), **laterale Loge** (Mm. peronei, N. peroneus superficialis) und die **oberflächliche dorsale Loge** (M. triceps surae).

Ätiologie

Frakturhämatom, posttraumatisches Muskelödem, konstringierende Verbände (zu enger, nicht gespaltener Gips, zirkuläre Verbände), Fasziennaht, Verbrennungsnarben oder intensiver Gebrauch eines untrainierten Muskels.

Pathophysiologie

Der normale Druck in einer Muskelloge beträgt **< 10 mmHg.** Eine Schädigung der Kapillarperfusion des betroffenen Gewebes führt zu einem ischämischen Zellödem. Diese Volumenzunahme reduziert die Kapillarperfusion weiter, wodurch die Ischämie der Zellen und damit das Zellödem noch verstärkt werden. Es resultiert ein Circulus vitiosus aus Zellschwellung und immer schlechterer Gewebeperfusion. Im Verlauf kann es zu einem Druckanstieg von > 40 mmHg (Muskelnekrosen!) kommen. Wenn dann auch die Vasa nervorum der Gefäße abgedrückt werden, verschwinden die initial vorhandenen starken Schmerzen, dies zeigt den Zeitpunkt der irreveresiblen Schädigung an!

Symptomatik

Merke
Leitsymptome des **K**ompartmentsyndroms: **k**nallhart gespannte Muskulatur mit analgetikaresistenten Schmerzen, **k**eine periphere Pulslosigkeit. Ischämiebedingte Schmerzen sind immer analgetikaresistent und stellen somit die „schlimmsten" Schmerzen dar!

Drohendes Kompartmentsyndrom

- Starke, analgetikaresistente Schmerzen
- Prall geschwollenes Kompartment bzw. Muskelhartspann
- Glänzende und gespannte Haut
- Muskeldehnung und Palpation extrem schmerzhaft
- Periphere Pulse noch tastbar
- Bei Verdacht auf ein Kompartmentsyndrom ist eine lückenlose Dokumentation aus forensischer Sicht absolut notwendig!

Manifestes Kompartmentsyndrom

Bei weiterem Bestehen der Druckerhöhung kommt es zu **sensiblen Störungen** im Ausbreitungsgebiet der durch das betroffene Kompartment ziehenden Nerven. Motorische Ausfälle sind ein Spätsymptom und i.d.R. irreversibel.

Diagnostik

Anamnese (Verletzungsmuster) und **klinische Untersuchung** (Schwellung, Muskeldehnungsschmerz) sind entscheidend! Für eine **subfasziale Gewebedruckmessung** stehen industrielle Messsysteme zur Verfügung, bei denen die Messkanüle in das betroffene Kompartment gestochen wird: Normalwert < 10 mmHg, drohendes Kompartmentsyndrom ≤ 30 mmHg, manifestes Kompartmentsyndrom > 30 mmHg.

Differentialdiagnosen

Thrombophlebitis, Phlebothrombose, akute Nervenlähmung, Infektion, Pharmaka (Ergotamin), arterielle Embolie.

Therapie

Manifestes Kompartmentsyndrom

Sofortmaßnahmen Entfernen aller zirkulären Verbände und flache Lagerung der Extremität. Der Patient benötigt einen i.v. Zugang, über den Ringer-Laktat gegeben und eine forcierte Diurese begonnene wird (ggf. Hämofiltration). Im Labor erfolgt die Bestimmung von Myoglobin (↑↑), und CK (Creatinkinase ↑↑) – **sofortige OP-Indikation.**

Operative Therapie (s. Abb. 31-22)
Sofortige Dekompression (innerhalb weniger Minuten!) durch Faszienspaltung und offene Wundbehandlung. Im späteren Verlauf Sekundärnaht oder Deckung des Defekts mit Spalthaut bzw. Gittertransplant (Meshgraft) bei größerer Fläche.

Merke
Zeigen sich bei der Fasziotomie ausgedehnte Nekrosen der Muskulatur bei gleichzeitig fehlender Durchblutung, Motorik und Sensibilität, sollte kurzfristig die Amputation der entsprechenden Gliedmaße erfolgen. Jeder Erhaltungsversuch ist verlorene Zeit und gefährdet den Patienten!

Drohendes Kompartmentsyndrom

Die betroffene Extremität wird leicht hoch gelagert. Alle zirkulären Verbände müssen entfernt werden. Es erfolgt eine vorsichtige lokal kühlende Therapie.
Der klinische Befund wird in kurzen Abständen kontrolliert und dokumentiert; Druckmessung stündlich wiederholen.

Prognose

Bei rechtzeitiger Intervention Restitutio ad integrum. Nach dem Eintritt irreversibler Gewebsschäden Kontrakturen, Muskelatrophien, Extremitätenverlust möglich.

31.7.3 Sudeck-Dystrophie

Syn.: Algodystrophie, sympathische Reflexdystrophie, komplexes regionales Schmerzsyndrom, maximale Ausprägung der Frakturkrankheit, Kausalgie

Definition

Neurovegetative Fehlregulation mit Durchblutungsstörungen an Knochen und Weichteilen.

Ätiologie

Unbekannt. Bevorzugtes Auftreten bei (ängstlichen) älteren Patienten mit peripheren gelenknahen Frakturen und lang anhaltendem Frakturschmerz.

Merke
Im Kindesalter gibt es keine Sudeck-Dystrophie!

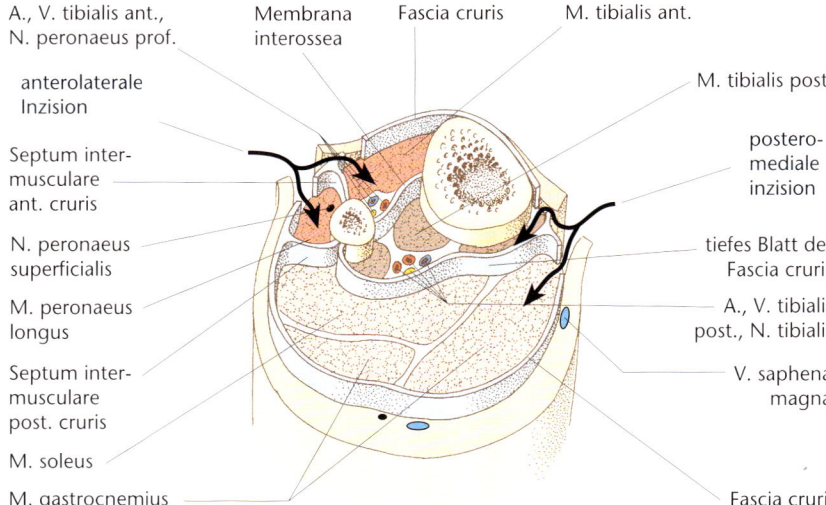

A., V. tibialis ant., N. peronaeus prof.
Membrana interossea
Fascia cruris
M. tibialis ant.
anterolaterale Inzision
M. tibialis post.
Septum intermusculare ant. cruris
postero-mediale inzision
N. peronaeus superficialis
tiefes Blatt der Fascia cruris
M. peronaeus longus
A., V. tibialis post., N. tibialis
Septum intermusculare post. cruris
V. saphena magna
M. soleus
M. gastrocnemius
Fascia cruris

Abb. 31-22 Faszienspaltung bei Kompartmentsyndrom des Unterschenkels.

Symptomatik (s. Tab. 31-7)

Diagnostik

In der **klinischen Untersuchung:** seitenvergleichende Hauttemperaturmessung, Thermographie und Schweißtest (Ninhydrintest). Im **Röntgenbild** kann man ab Stadium II charakteristische Veränderungen feststellen (s. Tab. 31-7).

Therapie

Erkennen und frühzeitig therapieren!

- **Stadium I:** Ruhigstellung, Hochlagerung, Antiphlogistika (z.B. Voltaren® 50 3 × 1 Tbl.). Keine Massagen, keine passiven Bewegungen. Eventuell Kalzitonin (z.B. Karil®100 IE s.c.) zur Osteoporoseprophylaxe.
- **Stadium II:** aktive Bewegungen bis zur Schmerzgrenze (Brush-and-carry-Programm), Antiphlogistika, warme Bäder, evtl. Plexuskatheter.
- **Stadium III:** aktive Übungstherapie, Quengelschienen, Dehnungsbehandlung, warme Bäder.

Prophylaxe

Prophylaktisch wirken schonende Reposition (insbesondere bei Radiusfrakturen) und Vermeidung von mehrfachen Repositionsversuchen sowie Hochlagerung der verletzten Extremität und das Vermeiden abschnürender Gips/Verbände.

31.7.4 Ostitis/Osteomyelitis

Siehe Kapitel 31.7.4.

31.7.5 Fettemboliesyndrom

Definition

Traumatisch oder intraoperativ bedingter Fettaustritt – bevorzugt aus langen Röhrenknochen und aus dem Becken – mit Einschwemmung in die Lungenstrombahn.

Pathophysiologie

Nach heutiger Meinung handelt es sich beim Fettemboliesyndrom um ein Epiphänomen eines nicht adäquat behandelten Schockzustandes, welches durch intravasal ausgefällte entemulgierte Blutfette entsteht.

Des Weiteren ist bekannt, dass bei Marknagelungen durch das Aufbohren der Markhöhle und beim Einschlagen des Nagels erhebliche intramedulläre Drucksteigerungen und Hitzeentwicklungen auftreten, die zu massiven pulmonalen Belastungen durch Partikeleinschwemmung und Mediatorenfreisetzung (z.B. Thromboxan) in die Lungenstrombahn führen.

Symptomatik

Das Fettemboliesyndrom kann einen insgesamt **asymptomatischen Verlauf** haben, oder es kommt – nach einem **symptomfreien Intervall** von bis zu 48 h – zu **Dyspnoe, Hypoxie** ($pO_2 \downarrow$, $pCO_2 \uparrow$), **petechialen Blutungen** (besonders an der vorderen, oberen Thoraxwand, der Axilla und den Konjunktiven) und **Bewusstseinseintrübung.**

Therapie

- Schockbekämpfung (u.a. Optimierung der Volumentherapie)
- Beatmung
- Low-dose-Heparinisierung (klärende Wirkung des Heparins auf lipämisches Serum)
- i.v. Gabe von Albumin (Albumin bindet freies Fett).

Die **Prophylaxe** besteht in der frühzeitigen Fixation der Fraktur.

> **Merke**
> Eine einfache Basismaßnahme der ersten Hilfe wird oft vergessen: die Ruhigstellung von Frakturen. Diese Retention stellt eine wichtige Prophylaxe des Fettemboliesyndroms bei frisch verunfallten Patienten dar!

Tab. 31-7   Stadieneinteilung der Sudeck-Dystrophie

	Stadium I Entzündung (bis 3 Monate, reversibel)	Stadium II Dystrophie (3–12 Monate, reversibel)	Stadium III Atrophie (irreversibles Stadium)
Schmerz	Heftig, konstant, brennend, lokalisiert	Sehr heftig, konstant, brennend/pulsierend, ausgedehnt	Gering bis fehlend
Haut	Hyperämisch, gerötet, ödematös, gespannt, schnelles Haut- und Nagelwachstum	Gefleckt, weniger ödematös, Haarwuchsminderung, brüchige Nägel	Zyanotisch, atrophisch, blass, glänzend
Temperatur	Erhöht	Erniedrigt	Erniedrigt
Schweißsekretion	Erhöht	Normal/erhöht	Erniedrigt
Funktion	Gering eingeschränkt	Deutlich eingeschränkt	Zunehmende Einsteifung, Muskelatrophie
Röntgenbild	Normal	Fleckige Entkalkung, Kortikalisauflockerung	Diffuse Entkalkung, „Glasknochen"

31.7.6 Thrombose

Siehe Kapitel 13.2.4.

31.8 Gelenkverletzungen

31.8.1 Anatomische Grundlagen

Gelenke bestehen aus **zwei Knorpel tragenden Knochen,** Kopf und Pfanne, der **Gelenkkapsel,** Synovium und fibröser Außenschicht sowie umgebenden **Bandstrukturen.**

Zur Optimierung von Kongruenz und Lastverteilung sind meist **Disken** oder **Menisken** zwischengeschaltet.

Die gelenkbildenden Skelettanteile sind mehr oder weniger kongruent und komplementär geformt, wobei konvexe Anteile als **Gelenkkopf** und konkave Anteile als **Gelenkpfanne** bezeichnet werden. Die Gelenkflächen sind von **hyalinem Knorpel** überzogen, welcher eine weiche, gleitende Oberfläche besitzt und eine erhebliche Widerstandskraft und Steifigkeit gegen Kompression aufweist. Knorpel ist ein bradytrophes Gewebe und besitzt von allen Gelenkanteilen die schlechteste Regenerationsfähigkeit.

Die **Gelenkkapsel** besteht aus einer synovialen Innenschicht **(Stratum synoviale),** die Gelenkflüssigkeit **(Synovia)** produziert, und dem **Stratum fibrosum** aus kollagenen Fasern zur Gelenkstabilisation und -führung. Die Synovia dient der Knorpelernährung, der Herabsetzung des Reibungswiderstandes und der Bekämpfung inflammatorischer Noxen. Des Weiteren liefert die Synoviazusammensetzung bei pathologischen Zuständen wichtige Informationen über Ätiologie und Krankheitsaktivität.

Die Gelenkkapsel selbst enthält viele **Propriozeptoren,** die die Afferenzen für die Steuerung der aktiven Gelenkstabilisation liefern. Über ein Gelenk hinweg ziehende Muskeln und Sehnen ermöglichen letztlich seine Bewegung.

31.8.2 Knorpelverletzungen

Knorpelverletzungen treten bei allen Gelenkfrakturen auf und sind für deren Prognose bestimmend.

Knorpelkontusion

Sie entsteht durch direkte stumpfe Gewalt. Die mildeste Form ist das **subchondrale Hämatom.** Hierbei ist die Knorpelstruktur makroskopisch intakt, die Grundsubstanz ist blutig tingiert. Die Therapie besteht in einer kurzzeitigen Teilbelastung.

Knorpelfissur

Größere Gewalteinwirkung führt zu einer Knorpelfissur mit Zerreißen des Knorpelgewebes. Die Fissuren verlaufen meist parallel. Der Nachweis ist schwierig, mit MRT-Aufnahmen kann der Nachweis dieser Verletzungen gelingen. Therapeutische Maßnahmen sind Entlastung, dann Teilbelastung und Muskelaufbautraining.

Knorpelfraktur

Eine Knorpelfraktur führt zur vollständigen Dislokation des Fragments. Man unterscheidet die chondrale von der osteochondralen Fraktur.

Chondrale Fraktur

Sie entsteht vor allem durch einen Kompressions-Rotations-Mechanismus. Die korrespondierenden Knorpelflächen werden so fest aufeinander gepresst, dass jegliche Gleitbewegung ausgeschaltet wird und allein ein Rotationsmechanismus wirkt.

Osteochondrale Fraktur

Eine Beteiligung des knöchernen Untergrundes führt zur osteochondralen Fraktur. Die Frakturlinie läuft durch die Gelenkfläche. Eine so genannte Bonebruise (Knorpelprellung) lässt sich nur mittels MRT diagnostizieren.

Diagnostik

Anamnese und klinische Untersuchung, Röntgen, MRT und Arthroskopie.

Therapie

Bei chondralen Verletzungen des Erwachsenen wird das Fragment entfernt, bei Jugendlichen replantiert. Osteochondrale Fragmente müssen schnellstens refixiert werden (Kirschner-Drähte, Fibrinkleber, Ethipin® und Schrauben).

Nachbehandlung

Frühmobilisation ohne Belastung. Die Entlastung dauert zwischen 6 und 12 Wochen.

31.8.3 Verletzungen der Bänder

Bänder sind feste, dynamische Bindegewebsstrukturen, die 2 Knochen miteinander verbinden und eine passive mechanische Funktion in der Stabilisierung von Gelenken und in der Gelenkführung ausüben.

Definition

Bandverletzungen werden unterteilt in Dehnungen, Zerrungen (Distorsionen) und Rupturen.

Bei einer **Dehnung** und bei einer **Distorsion** bleibt die Kontinuität des Kapsel-Band-Apparates makroskopisch erhalten, bei einer **Ruptur** kommt es zur Durchtrennung der Kollagenfasern.

Ätiologie

Meist indirekte Gewalteinwirkungen (Zugbelastungen), die in den Kapsel-Band-Strukturen Mikrotraumen, kleine Kapseleinrisse und intraligamentäre Auffaserungen hervorrufen.

Einteilung

Die Klassifikation einer Bandverletzung erfolgt in 3 Schweregrade anhand der Aufklappbarkeit des Gelenks und immer im Vergleich zur Gegenseite:

- **Grad I:** Aufklappbarkeit ≤ 5 mm (Dehnung)
- **Grad II:** Aufklappbarkeit ≤ 10 mm (Zerrung)
- **Grad III:** Aufklappbarkeit > 10 mm (Ruptur).

Symptomatik

Meist sind eine Weichteilschwellung und ein Hämatom zu finden. Es kommt zu Druck- und Bewegungsschmerz an den Bandansätzen, die Bewegung ist schmerzhaft eingeschränkt.

Merke
Eine Distorsion ist oft schmerzhafter als eine Bandruptur!

Diagnostik

- Anamnese mit Unfallmechanismus
- Funktionsprüfung (vermehrte Aufklappbarkeit etc.), u. U. sehr schmerzhaft für den Patienten!!!
- Röntgen: nach Ausschluss einer knöchernen Verletzung **gehaltene Aufnahmen**
- MRT.

Therapie

Überwiegend konservativ. Die Indikation zur operativen Therapie ist streng zu stellen und nur bei chronischer Instabilität und Sportlern oder Berufen mit typischer Belastung des betroffenen Gelenks (s. Tab. 31-8) angezeigt.

31.8.4 Luxationen (Verrenkungen)

Definition

Gelenkverletzung mit vollständigem und dauerndem Kontaktverlust der gelenkbildenden Knochenenden. Entsprechend dem Entstehungsmechanismus wird unterschieden zwischen der **traumatischen,** der **habituellen** und der **angeborenen Luxation** (aufgrund von Dysplasien).

Traumatische Luxation

Ätiologie

Adäquates Trauma. Kommt es nach der Erstluxation zur erneuten Verrenkung, spricht man von einer **rezidivierenden Luxation.** Besteht eine Luxation > 14 Tage, bezeichnet man sie als **veraltete Luxation.**

Symptomatik

Äußerste Schmerzhaftigkeit und aufgehobene Funktion bzw. federnde Blockierung des betreffenden Gelenks („Patient schreit vor Schmerzen").

Klinik: Luxationszeichen
Unsichere Zeichen sind Schmerz, Funktionsverlust, Schwellung und Bluterguss.

Sichere Zeichen sind Deformität, federnde Fixation, leere Gelenkpfanne, abnorme Lage des Gelenkkopfes.

Diagnostik

Typische Klinik, auf Begleitverletzungen achten (DMS etc.), Röntgen in 2 Ebenen.

Tab. 31-8	Therapie der Bandverletzungen
Dehnung und Distorsion	Hochlagerung (je nach Lokalisation), Kühlung, elastische Bandagen, Tapeverbände, antiphlogistische Salben, frühfunktionelle Physiotherapie
Ruptur	Bei starken Schmerzen ggf. Immobilisation (z.B. gespaltener Gips) für einige Tage, Hochlagerung, Kühlung, antiphlogistische Salben, nach einigen Tagen Schiene, Aircastschiene, Spezialschuh etc. für ca. 4–6 Wochen und begleitende frühfunktionelle Physiotherapie

Therapie

- **Sofortige Reposition** (Verletzung wird sonst im schlimmsten Fall zu einer offenen Verletzung!)
- Nach Reposition Stabilität des Gelenks überprüfen und röntgen
- Ruhigstellung.

Habituelle Luxation

Definition

Luxation ohne adäquates Trauma als Folge primärer oder sekundärer gelenkmechanischer oder anatomischer Veränderungen. **Beispiel:** angeborene Gelenkdysplasie im Femoropatellargelenk oder rezidivierende Luxationen mit sekundären Veränderungen der Gelenkanatomie und -mechanik.

Symptomatik/Diagnostik

Symptome entsprechend der traumatischen Luxation. Typische Anamnese (Patient „kennt" diesen Zustand), sonst wie traumatische Luxation.

Therapie

Stabilisierende Rekonstruktionsmaßnahmen der Bänder und Muskulatur und Physiotherapie (Kräftigung der Muskulatur zur besseren Gelenkstabilisierung).

31.8.5 Gelenkerguss

Definition

Flüssigkeitsansammlung im Gelenkinnenraum als Reaktion auf einen Reiz.

Einteilung

Man unterscheidet den blutigen vom klaren und den serösen vom eitrigen Gelenkerguss.

Pathophysiologie

Der normale intraartikuläre Druck in Ruhestellung liegt unter dem atmosphärischen Druck. Ein erhöhter Druck im Gelenkinnenraum führt zu einer verminderten Durchblutung mit Ischämie und Azidose und konsekutiver Schädigung der Gelenkstrukturen. Eine Kochsalzinjektion in das Kniegelenk bei Quadrizepskontraktion führt zu deutlich positiven Druckwerten. Da ein entzündlich vorgeschädigtes Gelenk weit weniger nachgiebig ist, können Druckwerte von > 500 mmHg auftreten, die zur Ruptur der Gelenkkapsel führen (schlimmster Fall).

Therapie

Gelenkpunktion zur Diagnostik (Zusammensetzung des Punktats), Schmerzreduktion, Vermeidung von Folgeschäden (Gelenkdestruktionen).

31.9 Knochen- und Gelenkinfektionen

31.9.1 Ost(e)itis/Osteomyelitis

Der Begriff Osteomyelitis wird zunehmend durch Ost(e)itis ersetzt, weil nicht nur das Knochenmark, sondern auch Kompakta und Periost betroffen sind.

Ätiologie

Endogen durch hämatogene, septische Streuung bakterieller Herde oder nach Allgemeininfekt (Osteomyelitis). **Exogen** nach Trauma, postoperativ (Osteitis). Häufige Keime sind Staphylokokkenspezies, Streptokokken, seltener Pseudomonas aeruginosa, E. coli oder andere gramnegative Keime.

Verlauf

Akut, subakut, chronisch (> 6 Wochen), klinisch stumm.

Risikofaktoren für eine Ostitis

Zu den Risikofaktoren zählen offene Verletzung, operativer Eingriff, schlechte Durchblutung, ausgedehnter Weichteilschaden, Fremdkörper sowie eine schlechte Immunlage des Patienten.

Symptomatik

Typisch sind persistierende oder zunehmende Schmerzen im OP-Gebiet nach dem 3. bis 4. postoperativen Tag, Überwärmung, Schwellung und Rötung, evtl. Wundsekretion. Im weiteren Verlauf kommt es zu Fieber und Schüttelfrost. Bei chronischer Ostitis (> 6 Wochen) treten sehr wenig Allgemeinbeschwerden auf.

Diagnostik

- **Anamnese** und **klinische Untersuchung**
- **Labor:** BSG ↑, CRP ↑, Leukozytose, Linksverschiebung, Blutkulturen im Fieberschub
- **Röntgen:** akutes Stadium unauffällig, später Destruktionen (Spongiosa und Kortikalis), periostale Reaktion, Sequesterbildung („sehr unruhiger Knochen")
- **Intraoperativer Abstrich und Probeexzision** zur Keim- und Resistenzbestimmung.

Therapie

Zunächst Wunderöffnung, radikales Débridement, Spülung und Wunddrainage. Stabile Implantate werden belassen, ansonsten für Stabilität sorgen. Wenn keine primäre Weichteildeckung möglich ist, erfolgt

die weitere Wundbehandlung offen, ggf. kann mittels Vakuumversiegelung eine temporäre Deckung gewährleistet werden.

Antibiotikatherapie: lokal (sog. Antibiotikaketten, Septopal®) und systemisch als Schutz vor Einschwemmung in den Kreislauf für 5 Tage, bei chronischem Infekt ggf. für 3 Wochen.

Prognose

Übergang in chronische Osteomyelitis oder infizierte Pseudarthrose möglich. Oft Bewegungs- und Belastungseinschränkung als Folgeschäden.

31.9.2 Gelenkinfektion

Ätiologie

Ein Trauma mit Gelenkeröffnung kann zur Gelenkinfektion führen. Oft ist die Infektion auch iatrogen verursacht durch unsteriles Arbeiten bei Punktionen, Injektionen, Arthroskopien etc. Des Weiteren kann eine periartikuläre Infektion (Osteitis, Weichteilabszess) auf das Gelenk übergreifen.

Keimspektrum

Meist Staphylococcus aureus oder epidermidis, Streptokokken, E. coli.

Lokalisation

An erster Stelle Kniegelenk, dann Schulter-, Ellenbogen-, Hand-, Hüft- und Sprunggelenk.

Symptomatik

Schmerzen, Rötung, Schwellung, Erguss (z.B. tanzende Patella) und Funktionseinschränkung des Gelenks, des Weiteren allgemeine Infektzeichen (Fieber) bis zur Sepsis. Eine Gelenkinfektion kann aber auch nahezu asymptomatisch verlaufen, z.B. bei PCP-Patienten mit Kortisonapplikation.

Diagnostik

- **Anamnese und klinische Untersuchung**
- **Labor:** Entzündungsparameter (CRP, BSG) ↑, Blutkultur
- **Gelenkpunktion** mit bakteriologischer und mikroskopischer Untersuchung des Punktats
- **Sonographie:** Gelenkerguss
- **Röntgen:** Verbreiterung des Kapselschattens und Gelenkspalts. Gelenknahe Osteoporose, unscharfe Gelenkflächen, Osteolyse bei Knochenbeteiligung
- **Arthroskopie:** Sie ermöglicht eine Stadieneinteilung (s. Tab. 31-9) und die Therapie.

Therapie

Methode der Wahl ist heute die **Arthroskopie mit Jet-Lavage** (Druckspülung mit großlumigem Ausgang), ggf. postoperative Saug-Spül-Drainage, ggf. Synovektomie – auch offen. Postoperativ kontinuierliche passive Bewegung des Gelenks zur Knorpelprotektion und Vermeidung von Verklebungen und systemische Antibiotikagabe für 2–6 Wochen.

Ultima Ratio bei nicht ausheilbaren Infektionen: Resektion der Gelenkflächen und Arthrodese.

Klinik: Parenterale Antibiotikatherapie bei Gelenkinfektionen

Als kalkulierte Therapie eignet sich ein Cephalosporin mit Wirksamkeit gegen Staphylokokken (z. B. Cefazolin), eine Kombination aus Amoxicillin und Clavulansäure oder eine Kombination aus Cefotoxim und Clindamycin.

31.10 Verletzungen der Weichteile

Ein Drittel aller Sportverletzungen betrifft Muskeln und Sehnen. Die Ursachen sind zum einen ungenügendes Training bei Freizeitsportlern und zum anderen Überlastungen bei Hochleistungssportlern.

31.10.1 Verletzungen der Muskulatur

Muskelzerrung

Definition

Als Muskelzerrung bezeichnet man eine nur histologisch erkennbare Muskelfaserschädigung.

Symptomatik

Der gesamte Muskel hat einen erhöhten Tonus und erscheint gequollen. Deutlicher Schmerz.

Diagnostik

Die **Anamnese** gibt wichtige Hinweise: Sprint → M. quadriceps, Ballsport → Adduktoren, Sprint und Springen → ischiokrurale Muskulatur.

Therapie

Konservative Therapie nach dem PECH-Schema (s. Klinikkasten), körperliche Schonung, Prophylaxe einer Muskelatrophie durch Physiotherapie.

Klinik: PECH-Schema nach Böhmer

- **P**ause: Abbruch der sportlichen Tätigkeit
- **E**is: sofortige Kälteanwendung (Eisbeutel oder Kältepackungen für mindestens 20 min). Kein direkter Haut-Eis-Kontakt → Hautschädigung durch Kälte
- **C**ompression: Druckverband mit mäßiger Spannung (am besten Eisbeutel mit Druckverband fixieren)
- **H**ochlagerung der verletzten Extremität.

Muskelfaserriss

Der Muskelfaserriss ist als Kontinuitätsunterbrechung von Faserbündeln definiert. Die intramuskuläre Blutung führt zu einem Hämatom, der Patient berichtet über stechende Schmerzen.

Die **Anamnese** bringt Hinweise auf die Art der (sportlichen) Tätigkeit, auf ungenügendes Aufwärmen/Stretching. Wichtig ist auch das Alter des Patienten (degenerative Veränderungen?). Die **Palpation** zeigt einen punktförmigen Druckschmerz und

eine zu tastende Faserunterbrechung, bei schweren Faserrissen kann eine Delle getastet werden. In der Sonographie wird die Kontinuitätsunterbrechung des Muskels sichtbar, das Hämatom präsentiert sich als echoarme Raumforderung um die Stelle der Ruptur (auch an Thrombose denken!).

Die Therapie besteht in Sofortmaßnahmen nach dem **PECH-Schema**, Tape-Verband und Schonung bis zur Schmerzreduktion.

Muskelquetschung

Definition

Ein massives, direktes Trauma führt zur Quetschung und Zerreißung der Muskulatur.

Symptomatik

Starker Schmerz, Schwellung der betroffenen Extremität, Hämatom.

Cave: Kompartmentsyndrom! Engmaschige DMS-Kontrolle!

Diagnostik

Anamnese, Röntgen der betroffenen Extremität zum Frakturausschluss, Sonographie zur Verlaufsbeobachtung (Schwellung, Hämatom).

Therapie

- **Kleinere Quetschungen:** Antiphlogistika und Ruhigstellung.
- **Ausgedehnte Quetschungen:** operatives Débridement und Entlastung der Muskellogen (Faszienspaltung); bei erheblicher Diskontinuität erfolgt die Adaptation der rupturierten Enden mit durchgreifenden resorbierbaren Nähten. Tetanusprophylaxe und Antibiotikatherapie zur Prophylaxe gegen eine Superinfektion.

Faszienverletzung

Die Faszienverletzung tritt als Begleitverletzung einer Fraktur oder Muskelquetschung auf. Auch eine Muskelhernie kann entstehen!

Der Patient berichtet über deutliche Schmerzen. Der Muskel ist durch die Faszienlücke als Vorwölbung tastbar, bei Kontraktion spürt man eine Verfestigung des Muskels in der Lücke. Durch Kompression kann man den relaxierten Muskel reponieren.

Die Diagnostik besteht aus Anamnese, Sonographie und evtl. einem MRT.

Meist reicht eine konservative Therapie aus. Bei ausgedehnten Verletzungen operative Versorgung durch Naht oder plastische Deckung.

31.10.2 Verletzungen der Sehnen und Schleimbeutel

Sehnenrisse

Man unterscheidet offene und geschlossene Sehnenverletzungen.

Die **offene Sehnenverletzung** entsteht meist durch einen Stich oder Schnitt. Die häufigsten Lokalisationen sind dabei Hand oder Unterarm. Die Therapie bei sauberen Wundverhältnissen besteht in der primären Sehnennaht.

Bei **geschlossenen Sehnenverletzung** liegt fast immer eine subkutane Ruptur aufgrund degenerativer Vorschädigung (kein Trauma!) vor.

Die am häufigsten verletzten Sehnen sind die Achillessehne, die Quadrizepssehne, das Lig. patellae, der lange Kopf der Bizepssehne und die Supraspinatussehne. Näheres zu Symptomatik, Diagnostik und Therapie in den entsprechenden Kapitel der speziellen Traumatologie.

Bursitis

Definition

Akute oder chronische Entzündung eines Schleimbeutels durch chronische Überlastung oder offene Verletzungen. Schleimbeutel sind an vorspringenden Bereichen (Hypomochlion) zum Schutz von Haut, Muskulatur und Sehnen lokalisiert.

Ätiologie

- Traumatisch
- Entzündlich: lokale Entzüdung, hämatogene Streuung, systemisch
- Metabolisch: Hyperparathyreoidismus, Hyperurikämie.

Symptomatik/Therapie

Akute Bursitis: plötzlicher Druckschmerz, Rötung und Schwellung; **chronische** Bursitis: wenig bis gar nicht schmerzhaft, oft nur Schwellung.

Zunächst konservative Therapie mit Ruhigstellung, Antiphlogistika und Kühlung, bei Rezidiven und ausgedehntem Befund operative Bursektomie.

31.10.3 Komplikationen bei Weichteilverletzungen

Kompartmentsyndrom (s. Kap. 31.7.2)

Myositis ossificans

Definition

Muskelverkalkungen aufgrund von Verletzungen mit Hämatombildung und nachfolgenden kartilaginären Metaplasien der Muskelzellen. Nach 1–2 Monaten zeigen sich Spongiosastrukturen.

Ätiologie

- **Trauma,** chronische mechanische Läsionen, Muskelverletzungen
- **Polytraumatisierte Patienten,** Paraplegie (generalisiert)
- **Iatrogen** durch zu frühe Mobilisation nach Traumen oder Muskelfaserrissen durch passive Bewegungsübungen, posttraumatische Massagen.

Symptomatik/Diagnostik

Trias aus Schmerz, palpablem Tumor und Abnahme des Bewegungsumfangs.

Das Röntgenbild zeigt kalkdichte Verschattungen der Muskulatur. Im Labor sieht man BSG ↑, AP ↑, manchmal Leukozytose.

> **Merke**
> Bei jedem Verdacht auf Myositis ossificans muss ein Sarkom ausgeschlossen werden!

Therapie

- Reduzierung der Belastung, Kälteapplikation
- Medikamentös: Indometacin und Diphosphonate
- prophylaktisch perioperative Weichteilbestrahlung
- Operativ (Exstirpation der verkalkten Areale) nur bei erheblichen Einschränkungen; hohe Rezidivrate – deswegen operative Intervention erst nach „Ausreifen" der Verkalkungen.

31.11 Spezielle Maßnahmen bei Extremitätenverletzungen

31.11.1 Traumatische Amputation

Definition

Als eine **totale Amputation** bezeichnet man die vollständige Durchtrennung aller Strukturen einer Gliedmaße. Eine **subtotale Amputation** bedeutet die Durchtrennung wichtiger anatomischer Strukturen, insbesondere der Hauptgefäß- und Nervenverbindungen.

Notfallmaßnahmen

- Volumensubstitution mit kolloidaler Lösung
- Subtotal amputierte Gliedmaßen ruhig stellen
- Stumpfversorgung: Anlegen eines sterilen Kompressionsverbandes und Stumpfhochlagerung
- **Amputat kühl und trocken lagern** (entweder in speziellen Amputatbeuteln oder aber das Amputat in sterile, trockene Kompressen einwickeln, in einen Kunststoffbeutel legen und diesen in einen weiteren Beutel mit Wasser und Eiswürfeln legen, s. Abb. 31-23).

> **Merke**
> Aus Sicht des Notarztes ist **jede** Amputationsverletzung replantationswürdig. Die Replantationsindikation wird vom replantierenden Chirurgen gestellt!

31.11.2 Replantation

Definition

Annähen eines Gewebe- oder Extremitätenteils, dessen Durchblutung durch komplette oder inkomplette Abtrennung vollständig aufgehoben ist und der ohne Gefäßanastomose nicht überleben würde.

Indikation

Ziel der Replantation ist die Wiederherstellung der Gliedmaßenfunktion. Am Beispiel der Fingerverletzungen lassen sich verschiedene Indikationsstufen darstellen: **Absolute Indikation** ist die Amputation eines Daumens oder mehrerer Langfinger, der kompletten Hand oder Mittelhand. Der Verlust einzelner Endglieder stellt nur eine **relative Indikation** dar, keine Operationsindikation besteht u.a., wenn das Amputat deutlich zerstört ist oder die Amputationshöhe distal der Nagelwurzel liegt.

Therapie

Vorschriftsmäßig gelagerte und gekühlte Amputate können noch bis zu 20 h (z.B. Finger) nach dem Amputationsereignis erfolgreich replantiert werden. Liegt der Amputationsort weiter proximal und enthält das Amputat größere Mengen Muskulatur, verringert sich dieser Zeitraum erheblich (bis auf 4 h).

> **Klinik: Ablauf einer Replantationsoperation**
> 1. Stabilisierung des Skelettsystems
> 2. Sehnennaht
> 3. Venen-, Arterien- und Nervennaht
> 4. Weichteil- und Hautversorgung.
> Postoperative Ruhigstellung im Gips, Heparinisierung.

Komplikationen

Nachblutungen, Infektion, Thrombosen im Replantat, Nekrose des Replantats, Verwachsungen der Sehnen, Ausbleiben der Reinnervation und Pseudarthrosenbildung.

Prognose

Vom präoperativen Zustand des Amputats und vom Operateur bzw. von guter OP-Technik abhängig.

31.11.3 Rekonstruktion

Siehe auch Kapitel 3.4

Rekonstruktion des Weichteilmantels

Definition

Wiederherstellung eines Gewebedefektes zur Verbesserung der Funktion oder Kosmetik. Zur Therapie stehen u.a. Hauttransplantationen und gestielte Lappenplastiken zur Verfügung.

Hauttransplantation

Transplantate werden als Spalthaut- oder Vollhauttransplantate eingesetzt.

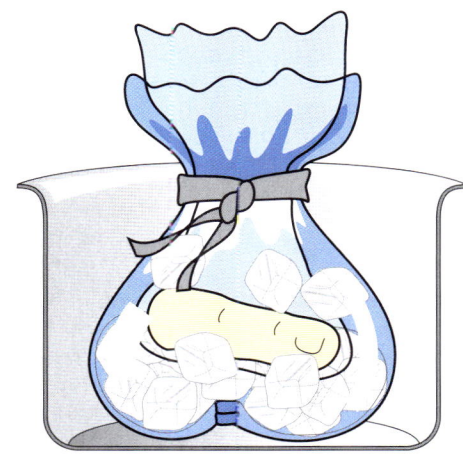

Abb. 31-23   Prinzip der trockenen Kühlung.

- **Spalthaut** besteht aus Epidermis und Anteilen der Dermis. Es sind dünne tangentiale Transplantate von 200–500 μm Dicke. Grundsätzlich eignen sich alle Körperregionen für Spalthaut, als kosmetisch unauffällig gelten die rasierte Kopfhaut und der Mons pubis. Sollen kontaminierte oder große Flächen bedeckt werden, empfiehlt sich die Aufarbeitung der Haut in Netztechnik (**Meshgraft**). Durch die Mesh-Technik (Expansionsrate bis 1 : 6) werden der Sekretabfluss verbessert und damit die Infektionskomplikationen reduziert. Nachteile sind die felderförmige Hauttextur (kein Einsatz im Gesicht und Halsausschnitt) und die Neigung zur Ausbildung dermatogener Kontrakturen.
- **Vollhaut** besteht aus Epidermis und der gesamten Dermis. Sie wird bevorzugt an Orten großer Belastung eingesetzt und aus Arealen mit Hautüberschuss (Gesäßfalten, Leiste, Oberarminnenseite) entnommen. Hierbei muss die Hautstruktur der Entnahmeregion mit der zu deckenden Region weitestgehend übereinstimmen. Vollhauttransplantate zeigen eine geringe Kontraktionstendenz.

Gestielte Lappenplastik

Ein Lappen ist ein Gewebeblock aus Haut, Subkutis und ggf. weiterem Gewebe (Muskel, Knochen).

Einsatzgebiete sind Haut- und Weichteildefekte sowie frei liegende tiefere Strukturen wie Sehnen, Knochen, Gelenke, Gefäße und Nerven. Man unterscheidet:
- **Nahlappen:** eine Plastik unmittelbar aus der Nähe der Verletzung. Der Lappen ist an der Basis zur Blutversorgung gestielt.
- **Fernlappen:** Der Lappen stammt aus einer entfernten Körperregion, wobei das verpflanzte Gewebe zunächst mit seiner Ursprungsregion verbunden bleibt. Nach der Einheilung wird der Lappenstiel dann durchtrennt.

Des Weiteren kann man die Lappenplastiken noch nach der Blutversorgung unterteilen:

- **„random pattern flap"**: Es liegt ein zufälliges Gefäßmuster vor. Das Verhältnis von Länge : Breite = 2 : 1 muss gewahrt sein, da sonst mit Zirkulationsstörungen zu rechnen ist.
- **„axial pattern flap"**: Die Lappen werden von einem zentral laufenden Gefäßsystem versorgt.

Rekonstruktion des Knochens

Indikation

Die Rekonstruktion wird zur Behandlung kortikaler und spongiöser Defekte vorgenommen, zur Beschleunigung der Kallusbildung, zur biologischen Aktivierung bei verzögerter knöcherner Konsolidierung und bei operativer Behandlung von Pseudarthrosen.

Entnahmestellen für Spongiosa

Die eigentliche Spongioseaentnahme dauert ca. 15–30 min und kann am vorderen oder hinteren Beckenkamm oder am Tibiakopf erfolgen.

Am Beckenkamm kann man kortikospongiöse Späne und eine mittlere Menge reiner Spongiosa gewinnen. Der Tibiakopf eignet sich eher für kleinere Mengen reiner Spongiosa, kortikospongiöse Späne können hier auch entnommen werden.

Klinik: Spongiosaentnahme

Nach der Hautinzision und Freilegung des Entnahmeortes wird ein Kortikalisdeckel ausgemeißelt. Die Spongiosa kann nun mit einem scharfen Löffel

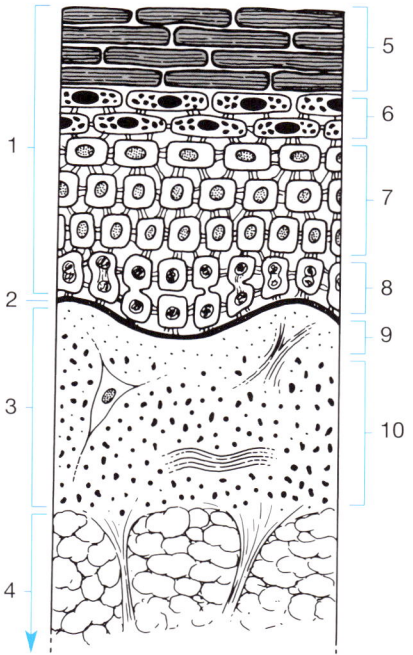

Abb. 31-24 Aufbau der Kutis (Schema)
1 Epidermis, 2 Basalmembranzone, 3 Dermis, 4 Subkutis, 5 Stratum corneum, 6 Stratum granulosum, 7 Stratum spinosum, 8 Stratum basale, 9 Stratum papillare, 10 Stratum reticulare.

oder einem Hohlmeißel entnommen werden. Nach der Entnahme muss eine sorgfältige Blutstillung erfolgen, ggf. muss ein Hämostyptikum eingelegt werden. Im Anschluss erfolgen das Anklappen des Kortikalisdeckels, die Adaptation des Periosts und der Wundverschluss. Der Eingriff dauert ca. 15–30 min.

> **Merke**
> Die Entnahme eines kortikospongiösen Spans erfolgt **ohne** vorherige Eröffnung der Kortikalis mithilfe eines Hohlmeißels.

31.12 Physikalische und chemische Verletzungen

31.12.1 Verbrennungen

Definition

Gewebsschädigung unter Hitzeeinwirkung von mehr als ca. 50 °C Hauttemperatur.

Die nach einem thermischen Trauma im Organismus ablaufenden Veränderungen werden als **Verbrennungskrankheit** bezeichnet.

Anatomie (s. Abb. 31-24)

Die Haut besteht aus der Kutis und der Subkutis. Die **Kutis** teilt sich auf in die **Epidermis** (oberste Schicht, in der eine ständige Zellerneuerung im Stratum basale stattfindet) und in das **Korium** (eine bindegewebige Verschiebeschicht mit Gefäßen, Nerven und Hautmuskeln). Der Kutis folgt die **Subkutis** (gefäßreiches Fettgewebe).

Ätiologie

- Heiße, feste Körper, Flüssigkeiten, Dämpfe und Gase
- Direkte Flammeneinwirkung, brennende Kleidung
- Heiße inerte Massen (Fette, Teer)
- Strahlen (Sonne, Solarium, Röntgenstrahlen)
- Elektrische Verletzungen.

Pathophysiologie

Akutphase

Intravasale Flüssigkeitsverluste durch Störungen der Kapillarpermeabilität führen zum **Volumenmangelschock**. Es kommt zur **Hämokonzentration** (HKt oft > 60 %), da nur Wasser, Elektrolyte und Proteine den Intravasalraum verlassen. Die Hämokonzentration verschlechtert die Fließeigenschaften des Blutes und führt zur Erythrozytenaggregation (Sludge-Phänomen), die durch Thrombozyten und Gerinnungsfaktoren verstärkt wird. Aufgrund der disseminierten intravasalen Gerinnung und einer zusätzlichen Filtration von Gerinnungsfaktoren in das Gewebe besteht **Blutungsgefahr**. Des Weiteren entzieht die Wasserverdunstung dem Körper erhebliche Mengen an Energie und führt zu einem **hohen Sauerstoffbedarf**. Bei einer Verbrennung Grad III mit einer Ausdehnung von 30 % ist z.B. mit einer Erhöhung des O_2-Bedarfs um

50 % und bei einer Verbrennung gleichen Grades mit einer Ausdehnung von 50 % mit einer Erhöhung des O_2-Bedarfs um 100 % zu rechnen. Um Energie bereitzustellen, verstoffwechselt der Körper selbst seine lebenswichtigen Proteine. Dies führt zu einer **katabolen Stoffwechsellage.**

Spätphase

Bei den meisten Verbrennungspatienten ist trotz antiseptischer Maßnahmen nach 5 Tagen eine Keimbesiedlung der Wunden festzustellen. Die Keime (Pseudomonas aeruginosa, Proteus, E. coli, Staphylococcus aureus) infizieren den Patienten, dessen Infektbarriere „Haut" geschädigt und dessen unspezifische und spezifische Abwehr geschwächt sind. Der Verbrennungspatient ist deshalb durch **Sepsis und septischen Schock** gefährdet (Hospitalismus, nosokomiale Infektionen).

Rehabilitationsphase

Die Stoffwechsellage des Patienten hat sich wieder normalisiert.

Einteilung

Die Verbrennungen werden in vier Schweregrade unterteilt (s. Tab. 31-10).

> **Merke**
> Je geringer die Schmerzangabe bei ausgedehnten Verbrennungen, desto schlechter die Prognose! Denn je tiefer die Verbrennung, desto weniger Schmerzen (Stadium II → Schmerzen, Stadium III → Analgesie).

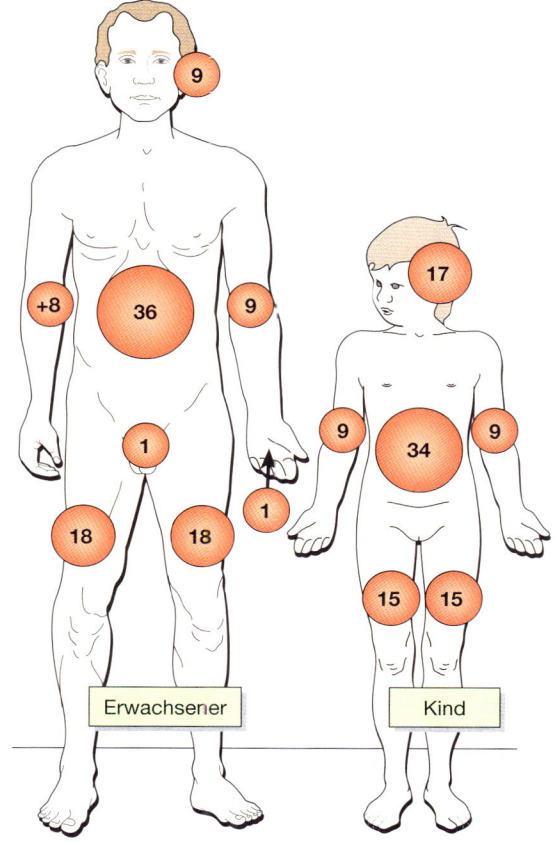

Abb. 31-25 Neuner-Regel der Verbrennungsfläche nach Wallace.

Allgemeine therapeutische Maßnahmen

Maßnahmen am Unfallort

- **Bergung** des Brandopfers aus dem Gefahrenbereich, brennende Kleidung löschen und entfernen
- **Erstversorgung** der Brandwunde mit kaltem Leitungswasser für ca. 15 min (alternativ nasse Kompressen) → lindert den Schmerz und verhindert das „Nachbrennen" durch Reduktion der Gewebetemperatur
- Abschätzen des **Verbrennungsausmaßes** (s. Abb. 31-25)

- Diagnose weiterer Verletzungen
- **Volumensubstitution** mit initial mindestens 1000 ml Ringer-Laktat i.v. über großvolumige Zugänge, weitere Gaben dann in der Klinik gemäß der **Parkland-Formel** (s. Klinikkasten)
- **Freihalten der Atemwege** und evtl. O_2-Gabe, bei V. a. auf Inhalationstrauma Gabe von Kortikoid-Aerosol (Dexamethason [Auxiloson®-Spray]) zur Lungenödemprophylaxe; Intubation nur bei „echter" respiratorischer Insuffizienz oder ausgedehnten tiefen Verbrennungen im Gesichtbereich

Tab. 31-10	Grade der Verbrennung	
Grad	**Symptomatik**	**Intensität der Schädigung**
I	Rötung, Schwellung, Schmerz	Verletzung der Epidermis, heilt ohne Narbenbildung
IIa	Rötung, Schwellung, Schmerz, Blasen	Abheben der Epidermis, heilt ohne Narbenbildung
IIb	Anämische Haut (Hautzirkulation nicht mehr erhalten), Schmerz, Blasen	Zerstörung der Kutis, Narbenbildung
III	Graufleckig bis weiße Haut, Totalnekrose, Analgesie	Zerstörung der Haut und Anhangsgebilde, keine Spontanheilung
IV	Verkohlung	Verletzung von tiefen Strukturen: Knochen, Sehnen, Muskeln

- **Großzügige Schmerzbehandlung**, z.B. Piritramid (Dipidolor®), Fentanyl; falls Sedierung erforderlich: Midazolam (Dormicum®)
- **Sterile Wundabdeckung** mit ringergetränkten Kompressen, Transport im burnpac (Schutz vor generalisiertem Wärmeverlust)
- Einweisung in spezielle **Verbrennungsklinik** erwägen (gemäß den Leitlinien der Deutschen Gesellschaft für Verbrennungsmedizin, http://www.awmf-leitlinien.de; Zentrale Vermittlung von Betten für Schwerbrandverletzte in Hamburg: 0 40/28 82-39 98 oder -39 99).

Versorgung in der Klinik

Falls nicht schon primär erfolgt: großlumige Zugänge, Urinkatheter, Analgesie oder Analgosedierung, Intensivtherapie, Indikation für Intubation und Beatmung diskutieren.

Merke

Zur Intubation eines Verbrennungspatienten darf man **keine depolarisierenden Muskelrelaxanzien** benutzen! Selbst bei normalen Serum-Kaliumspiegeln kann es zur exzessiven Kaliumfreisetzung mit irreversiblem Herzstillstand kommen (Alternative: nicht depolarisierende Relaxanzien).

Klinik: Inhalationstrauma

Der Verdacht auf Inhalationstrauma besteht besonders bei Bränden in geschlossenen Räumen und Verbrennungen an Lippen- und Mundbereich. Über den Tubus sollte bronchoskopisch abgeklärt werden, ob ein solches vorliegt (weiße, z.T. auch durch Ruß schwarze Schleimhautauflagerungen). Liegen kein Inhalationstrauma und keine Schwellung im Mund- und Gesichtsbereich vor und ist die arterielle BGA unter einem FiO_2 von 0,3 adäquat, so sollte der Patient nach der Erstversorgung extubiert werden.

Das **Wiegen** des Patienten ist essenziell für die Berechnung des Infusionsbedarfs. Anschließend erfolgt das Reinigen des Patienten im **Polyvidon-Jod-(Beta-isodona®)-Bad**. Dabei werden Verbrennungsoberfläche und Verbrennungstiefe genau festgestellt und dokumentiert. Der Patient wird komplett rasiert. Ein **Tetanusschutz** ist obligat. Im Zweifelsfall muss immer aufgefrischt werden (Simultanimpfung mit Tetanol® 0,5 ml und Tetagam® 500 IE).

Die **intensivmedizinische Überwachung** findet in einem speziellen Behandlungszimmer für Schwerverbrannte statt: steriles Bett, aseptische personelle Betreuung, Raumtemperatur ca. 32 °C und 60–95 % Luftfeuchtigkeit.

Die **Infusionstherapie** wird nach dem Parkland-Schema fortgesetzt. Eine frühzeitige enterale Ernährung ist anzustreben.

Wichtig ist darüber hinaus eine **antiinfektiöse Therapie,** d.h. die Isolierung des Patienten, regelmäßige Wundabstriche, aseptische Pflege und antiseptische Wundbehandlung. Eine gezielte **Antibiotikatherapie**

wird, wenn nötig, kalkuliert, oder nach Antibiogramm angesetzt.

Klinik: Volumensubstitution nach Parkland-(Baxter-)Schema

Ziel ist es, durch die Infusionen einen Volumenmangelschock zu beherrschen (Diurese 30–50 ml/h, Hämatokrit 48–65 %). Es sollte daher folgende Volumenmenge verabreicht werden:

4 ml Ringer-Laktat × % verbrannte Körperoberfläche × kg Körpergewicht in den ersten 24 h, davon die Hälfte in den ersten 8 h, die zweite Hälfte in den verbleibenden 16 h.

Kinder erhalten bis zu **8 ml/kg KG/% verbrannter Körperoberfläche.**

In den ersten 24 h **keine Kolloide** anwenden, weil diese durch den Kapillarschaden in das Interstitium gelangen und das Ödem verstärken!

Medikamentöse Maßnahmen

Stressulkusprophylaxe, Mukolyse, i.v. Heparinisierung. Initial **keine** Antibiotikatherapie.

Behandlung einer Brandwunde

Verbrennungen Grad I

Unproblematische Abheilung. Die Anwendung kühlender Gels reicht aus.

Verbrennungen Grad IIa

In der Regel werden die Blasen eröffnet. Die Wundfläche kann nun offen oder geschlossen behandelt werden. Eine **offene Behandlung** (Freiluftbehandlung) mittels Salbenauflage ohne Verband wird bei kleinerer Fläche bevorzugt. Bei größerer Fläche wird eine **geschlossene Behandlung** mit antimikrobielle Salben und Gazeverband (Verbandswechsel mehrmals täglich) durchgeführt.

Verbrennungen ab Grad IIb

Nach Stabilisierung des Patienten erfolgt die **operative Debridierung** der Brandwunden:

- bei Verbrennungen **Grad IIb → tangentiale Nekrektomie:** schichtweises Abtragen des Verbrennungsschorfs, bis punktförmige Blutungen auftreten = gesunde Wundoberfläche.
- bei Verbrennungen **Grad III → epifasziale Nekrektomie:** Verbrennungsschorf wird inkl. Unterhautfettgewebe bis auf die Faszie abgetragen.
- bei **zirkulären Verbrennungen Grad III** im Bereich der Extremitäten und des Thorax → **Escharotomie** (zickzackförmige Entlastungsschnitte) bis in den Bereich des vitalen Gewebes zur Prophylaxe einer Zirkulationsstörung im Sinne eines Kompartmentsyndroms bzw. zur Beseitigung einer Atmungsbehinderung.

Klinik: Chirurgische Therapie von Brandwunden

Prinzip: vollständige Nekrosektomie so früh und so aggressiv wie möglich. Die erste Sitzung erfolgt spätestens am dritten posttraumatischen Tag, pro operative Sitzung können 20 % verbrannter Körperoberfläche nekrektomiert werden. Die Versorgung von Händen, Füßen und Gesicht hat Vorrang.

Autologe Spalthauttransplantation
Ideal an Gesicht, Händen und Gelenken zur Prophylaxe späterer Kontrakturen. Die Spalthaut wird an nicht verbrannten Körperstellen entnommen, die dem Hautmuster der verbrannten Region in etwa entsprechen soll. Auf exponierte Areale wird die Spalthaut „ungemesht" aufgebracht, auf alle übrigen Areale werden expandierte Gitterhauttransplantate **(Meshgraft)** aufgebracht. Durch die Mesh-Technik (Expansionsrate bis 1 : 6) werden der Sekretabfluss verbessert und damit die Infektionskomplikationen reduziert.

Passagere Hautersatzverfahren
Stehen zur sofortigen Deckung nicht genügend Spendeareale zur Verfügung, muss eine passagere Wunddeckung zum Schutz vor Austrocknung und Infektion erfolgen (z.B. mit Epigard/Kunsthaut).

Kultivierte autologe Keratinozytentransplantate
Bei extrem großen Verbrennungen wird aus zuvor entnommenen körpereigenen Keratinozyten in vitro ein Zellrasen auf Trägergaze gezüchtet, der dann als Epidermisersatz transplantiert werden kann. Nachteile: hohe Vulnerabilität, hohe Kosten.

Komplikationen
Schock, Wundinfektionen, Sepsis, Pneumonie, gastrointestinale Komplikationen (Ileus, Ulcus duodeni/ventriculi).

Komplikationen der **Verbrennungskrankheit:** Schock, Sepsis, ARDS, ANV, Thrombozytopenie, DIC, Peritonitis, Bronchopneumonie, Pankreatitis, immunologische Störungen.

Prognose
Die kritische Verbrennungsoberfläche bei **Erwachsenen** beträgt **50–70 %** der Körperoberfläche. Je älter der Patient, desto schlechter die Prognose.

Bei Kindern liegt diese kritische Verbrennungsoberfläche bei ca. **60–80 %.** Bei Kindern heilen die Verbrennungen besser, sie sind aber in der Phase der Verbrennungskrankheit durch die Flüssigkeitsverschiebungen gefährdeter.

Faustregel: Lebensalter + % verbrannter Körperoberfläche > 100 → ungünstige Prognose.

Ein Inhalationstrauma erhöht die Mortalität um weitere 20–40 %!

> **Merke**
> Die häufigste Todesursache brandverletzter Patienten ist bis heute noch die Sepsis!

Neben der Lebensgefahr für den Patienten besteht nach dem Überstehen der kritischen Phase noch die Gefahr der Narbenbildung (z.T. sehr entstellende und damit psychisch belastende Narben) und massiver Kontrakturen. Dies bedeutet für den Brandverletzten eine langfristige sowie körperlich und psychisch belastende Rehabilitation.

31.12.2 Kälteschäden

Man unterscheidet zwischen lokalen und systemischen Kälteschäden, wobei die **lokalen Kältschäden** als **Erfrierungen** und die **systemischen Kälteschäden** als **Unterkühlungen** bezeichnet werden.

Erfrierung
Die Einteilung von Kälteschäden erfolgt in vier Schweregrade, welche die Therapie bestimmen.

Erfrierungen 1. Grades
Gefäßspasmus. Die betroffene Region erscheint aufgrund der Minderdurchblutung bläulich weiß marmoriert. Die **Therapie** besteht in schonendem Wiedererwärmen. Dabei wird die Haut hyperämisch.

Erfrierungen 2. Grades
Durch die Kälteeinwirkung entstehen Wasser- oder Blutblasen (Kapillarpermeabilität ↑ durch Kälteschädigung). Die Haut ist tiefrot, violett und kalt. Schmerz und Schwellung. Die **Therapie** besteht in der Eröffnung der Blasen unter sterilen Bedingungen. Da die Blasenbildung auf die Epidermis beschränkt bleibt, heilt sie ohne Narbenbildung ab.

Erfrierungen 3. Grades
Es besteht eine kältebedingte Gangrän, die in eine bläulich schwarze Nekrose übergeht. Die **Therapie** besteht in Nekrosenabtragung und Defektdeckung.

Erfrierungen 4. Grades
Totalvereisung. **Therapie**: Nekrosenabtragung bzw. Amputation.

> **Merke**
> Besteht neben den Erfrierungen eine gleichzeitige Unterkühlung, hat die Therapie der Unterkühlung (→ zentrale Erwärmung) höchste Priorität!

Unterkühlung
Die Körpertemperatur des Menschen unterliegt regelmäßigen Schwankungen im Tagesverlauf mit einer Amplitude von 0,5–1,0 °C um etwa 37 °C.

Ätiologie
- Kühle Umgebung (z.B. bewusstloser Patient, kalte Gewässer)
- Medikamente (Hypnotika, Antidepressiva, Tranquilizer, Alkohol, andere Drogen)
- Alte oder dünne Menschen
- Endokrinologische Erkrankungen (Coma diabeticum, Hypothyreose)
- Hirnschädigung (Störung des Temperaturzentrums).

Einteilung (s. Tab. 31-11)

Tab. 31-11   Stadien der Unterkühlung

Grad	Körpertemperatur (°C)	Symptomatik
I	37–34	Muskelzittern, Schmerzen, RR ↑, bewusstseinsklarer Patient, **Tachykardie,** Haut blass und kalt
II	34–27	Kein Muskelzittern, Somnolenz, Koma, keine Schmerzen, Bradykardie, **Arrhythmie,** RR normal oder ↓, BZ ↓, Reflexe abgeschwächt
III	< 27	Koma („Scheintod"): Puls nicht tastbar, minimale Atmung, keine Reflexe, **extreme Bradykardie**

Diagnostik

- Klinik: blasse, kalte Haut, Bewusstlosigkeit, Pupillenerweiterung
- Messung der Rektaltemperatur
- EKG: Kammerflimmern, Bradykardie, verbreiterter QRS-Komplex, ST-Hebung
- Erniedrigte Atemfrequenz und -tiefe → respiratorische Azidose.

Therapie

Grad I

Bei erstgradigen Unterkühlungen werden – falls vorhanden – feuchte Kleidungsstücke entfernt. Passive Wiedererwärmung im warmen Raum (25–30 °C), heiße, gezuckerte Getränke und warme Decken.

Grad II und III

Ab Grad II besteht Intensivpflichtigkeit!
- **Kein Kammerflimmern: vorsichtige** Wiedererwärmung (Zunahme der Körpertemperatur um 1 °C stündlich) durch Gabe von aufgewärmten Infusionslösungen und Wärmedecken
- **Cave: Kammerflimmern bei < 30 °C** spricht selten auf Defibrillation an, daher Herzdruckmassage und **schnelle** Wiedererwärmung (z.B. Herz-Lungen-Maschine, Infusionslösungen mit 40 °C, warmer Wasserdampf [46 °C] über Respirator, Hämodialyse mit überwärmtem Dialysat)
- **Kreislaufstillstand:** kardiopulmonale Reanimation.

Komplikationen

Wenn kaltes Blut aus den Extremitäten zum Herzen fließt, kann es zu Kammerflimmern kommen (**„Bergungstod"**). Des Weiteren muss auf einen RR-Abfall und eine Azidose geachtet werden. Bei der Erwärmung müssen lokale Wärmeschäden der Haut unbedingt vermieden werden.

Merke

- Die Wiederbelebungszeit für die einzelnen Organe ist unterschiedlich lang (Gehirn 5 min, Herz 15 min). Wichtig ist, dass die Wiederbelebungszeit durch Herabsetzen der Körperkerntemperatur verlängert werden kann.
- Weite, lichtstarre Pupillen sind im Rahmen von Unterkühlungen **kein** sicherer Hinweis auf irreversible Hirnschädigung → Reanimationsmaßnahmen länger als üblich durchführen!

Kasuistik

Ein 5-jähriges Mädchen bricht beim Betreten einer Eisdecke ein und treibt unter dem Eis. Die Reanimationsversuche eines Ersthelfers und des alarmierten Notarztes sind zunächst erfolglos. Unter Herzdruckmassage und kontrollierter Beatmung wird das Mädchen in eine Klinik gebracht. Bei Aufnahme bestehen weite, lichtstarre Pupillen und Asystolie, Körpertemperatur 19,8 °C (Unterkühlung Grad III). Die Aufwärmung erfolgt bei weitergeführter kardiopulmonaler Reanimation. 20 min nach Aufnahme treten im EKG Kammerkomplexe auf (Temperatur 22,1 °C), nach weiteren 10 min besteht ein Sinusrhythmus. Blutgase, Elektrolyte, BZ und Laktat werden bestimmt und entsprechend korrigiert. Zur Herabsetzung des zerebralen Stoffwechsels wird ein Barbiturat verabreicht. Des Weiteren wird das Mädchen kontrolliert hyperventiliert (pCO$_2$ ↓), um eine postischämische Hyperperfusion mit Anstieg des intrakraniellen Drucks zu verhindern. 70 min nach Klinikaufnahme wird das Kind mit stabilen Herz-Kreislauf-Verhältnissen auf die Intensivstation verlegt. Dort wird über 12 h eine weitere Erwärmung durchgeführt. Das Mädchen wird noch 10 Tage kontrolliert beatmet und nach weiteren 2 Wochen Klinikaufenthalt mit einer Restitutio ad integrum entlassen.

Fazit: Die schnelle und tiefe Hypothermie, die zu einer Stoffwechselreduktion mit verringertem O$_2$-Bedarf führte, ließ das kleine Mädchen den fast 90-minütigen Kreislaufstillstand völlig gesund überleben!

31.12.3 Chemische Verletzungen

Einteilung

Säuren führen zu **Koagulationsnekrosen,** Laugen zu **Kolliquationsnekrosen** des Gewebes: grauweiß bis schwarz verfärbte Hautareale (s. Abb. 31-26). Zudem können durch Resorption systemische Vergiftungssymptome auftreten.

Therapie

Lokalbehandlung

Kontaminierte Kleidung entfernen, alle Kontaktstellen des Körpers unter fließendem Wasser gründlich spülen. Bei flächenhafter chemischer Zerstörung der Haut Behandlung wie bei Verbrennungen Grad III mit Débridement, Hauttransplantation und Antibiotikatherapie.

Allgemeinbehandlung

- Behandlung von Hypovolämie und Blutdruckabfall (großzügige Volumengabe)
- Flüssigkeitsbilanzierung
- Kontrolle des Säure-Basen-Haushalts
- Wiederholte Spülung mit Wasser (Neutralisationsversuche sind zeitaufwändig und gefährlich → Überdosierungen!)
- Feste Partikel unter Narkose herausbürsten, ggf. Nekrosenabtragung.

31.12.4 Elektroverbrennungen

Elektroverbrennungen sind in industriell entwickelten Ländern häufig. 80 % der Unfälle sind auf Schwachstrom, 20 % auf Starkstrom zurückzuführen. Insgesamt 10 % der Unfälle verlaufen tödlich.

Symptomatik

Strommarken

Bei Haushaltsspannungen entstehen nur kleinere Strommarken, größeren Spannungen führen zu **Stromeintritts- und -austrittsmarken.** Bei sehr großen Spannungen treten **saltatorische Strommarken** auf (Ellenbogen, Axilla), bei denen der Strom über die Haut läuft und eine maximale Beugekontraktur der Extremität entsteht, was **immer** mit einem **Kompartmentsyndrom** einhergeht.

Folgen der allgemeinen Depolarisation

- Hypertonie, Angina pectoris, Tachykardie, Arrhythmie, Asystolie, Kammerflimmern
- Tetanische Krämpfe
- Dyspnoe (Lungenödem)
- Paresen, Hyperästhesien, Bewusstlosigkeit
- Myoglobinurie und metabolische Entgleisung durch Hämoglobin- und Myoglobinfreisetzung aus Muskelnekrosen, akutes Nierenversagen (ANV)
- Übelkeit, Erbrechen, Ileus, Blutungen
- Augenverbrennungen, später Katarakt
- Begleitverletzungen (Frakturen).

Therapie

Sofortmaßnahmen am Unfallort

Stromkreis unterbrechen → dabei **eigene Sicherheit** beachten! Den Verletzten von der Stromquelle lösen.
   EKG ableiten und ggf. Herzrhythmusstörungen etc. behandeln. **Venöse Zugänge** zur adäquaten Volumensubstitution legen; die Menge orientiert sich an der zwischen den Strommarken liegenden Körperoberfläche.

Operative Therapie

Bei **drohendem Kompartmentsyndrom** muss umgehend eine **Faszienspaltung** durchgeführt werden.

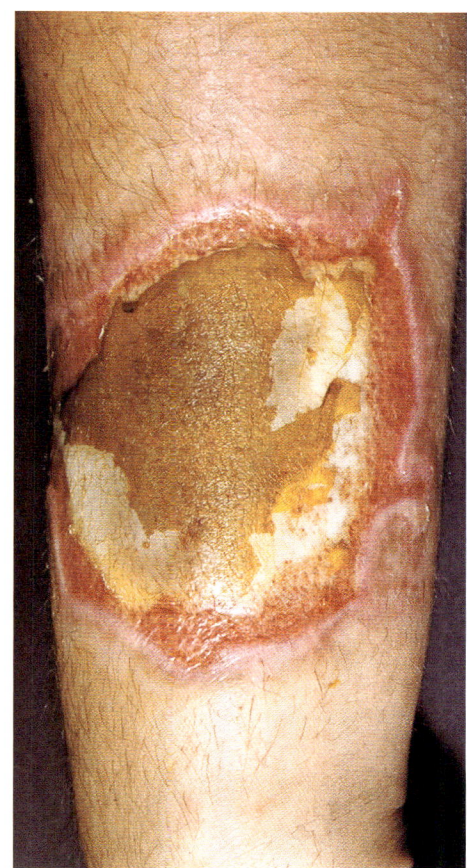

Abb. 31-26   Verätzung mit Salpetersäure.

Nekrosen der Haut, der Muskulatur und anderer Strukturen werden chirurgisch entfernt. Chirurgische Wiederholungseingriffe schließen sich wegen der progredienten Nekrosebildung in 1–2-tägigen Abständen an (Second-look-Ops).
   Bei massiven Funktions- und Weichgewebsverluste die Amputation der betroffenen Extremität erfolgen.

31.13 Polytrauma

Definition

Gleichzeitig entstandene Verletzungen einer/eines oder mehrerer Körperregionen oder Organsysteme, wobei wenigstens eine Verletzung oder die Kombination mehrerer Verletzungen **lebensbedrohlich** ist. **Häufigste Ursache:** Verkehrsunfall (> 80 %).

Symptomatik

Je nach Verletzungsmuster:
- **Beeinträchtigung des Bewusstseins:** Bewusstlosigkeit, Desorientierung (Einteilung nach der Glasgow-Coma-Scale, s. Kap. 10)
- **Zeichen des hypovolämischen Schocks:** Tachykardie, RR ↓, Zentralisation, Anurie
- **Einflussstauung:** Perikardtamponade, Spannungspneumothorax

- **Schmerzen, Prellmarken** als Hinweis auf innere Verletzungen
- Unterkühlung
- **respiratorische Insuffizienz** (s. Klinikkasten), paradoxe Atembewegungen (Rippenserienfraktur, Lungenverletzung, Pneumothorax)
- **Hämaturie, Oligurie** (Nieren-, Urether-, Harnblasenverletzung)
- **Frakturzeichen:** instabiler Thorax, abnorme Extremitätenstellung, offene Frakturen.

Klinik: Respiratorische Insuffizienz
- Atemfrequenz > 35/min
- Arterieller pO_2 < 50 mmHg unter O_2-Gabe (6 l/min)
- pCO_2 > 55 mmHg (Ausnahme: chronische Hyperkapnie bei COPD mit Lungenemphysem)
- Zeichen der Hyperkapnie: Zyanose, Kopfschmerzen, Gefäßerweiterung (Hände, Skleren → „rote Kaninchenaugen"), Tremor, Tachykardie, RR ↑, Somnolenz, Hirndruckzeichen, Koma
- Zeichen der Erschöpfung des Patienten durch erschwerte Atemarbeit.

31.13.1 Vorgehen am Unfallort

Erstmaßnahmen

An erster Stelle steht die schonende **Bergung** des Verletzten. Ist die Bergung zeitaufwändig, beginnen die lebenserhaltenden Maßnahmen – soweit möglich – bei dem noch Eingeklemmten. Höchste Priorität haben hierbei die Sicherung bzw. Wiederherstellung der **Vitalfunktionen** und die Herstellung der **Transportfähigkeit.** Die lebenserhaltenden Maßnahmen werden auf dem Transport in eine geeignete Klinik fortgeführt.

Notfalldiagnostik

- **Kurzanamnese,** falls möglich, ggf. Fremdanamnese zu Unfallhergang und -zeitpunkt, wichtigen Vorerkrankungen und Medikamenteneinnahme (Hinweise durch mitgeführte Medikamente oder Ausweise in der Brieftasche → Marcumar® etc.) **Cave:** Patientenangaben können wegen eventueller retrograder Amnesie falsch sein!
- **Klinische Untersuchung:** An erster Stelle Überprüfung der Vitalfunktionen:
  - **Bewusstsein:** Eintrübung, Koma? (s. Kap. 10.)
  - **Pupillen:** lichtstarr, entrundet, Pupillendifferenz?
  - **Atmung:** insuffizient?
  - **Kreislauf:** Schock?
  - **Herz:** Asystolie, schwere Arrhythmie?
  - **Einschätzung des Blutverlustes** (s. Abb. 31-6).
- Dann weitere orientierende Inspektion, Palpation und Auskultation in kraniokaudaler Richtung. Patienten – wenn nötig und möglich – entkleiden. Besonders zu achten ist auf
  - **Schädel-Hirn-Trauma** und **HWS-Verletzungen**
  - **Blutungen:** intrathorakal, intraabdominal, retroperitoneal
  - **Spannungspneumothorax.**

Merke: HWS-Verletzungen beim Polytraumatisierten

Bei jedem polytraumatisierten Patienten muss bis zum Beweis des Gegenteils von einer Wirbelsäulen- und/oder Rückenmarksverletzung ausgegangen werden! Daher sind das Anlegen einer immobilisierenden Halsmanschette „stiff-neck" und die Anwendung von Vakuummatratze und Schaufeltrage obligat!

Klinik: Helmabnahme bei verletzten Zweiradfahrern

Grundsätzlich gilt: **Der Helm muss runter!** Ist der Patient noch bei Bewusstsein und in der Lage, seine Extremitäten zu bewegen, sollte er versuchen, den Helm selbst abzunehmen. Ist der Patient jedoch nicht mehr bei Bewusstsein oder aus anderen Gründen nicht in der Lage, den Helm abzunehmen, muss er von den Helfern entfernt werden: Im Fall einer HWS-Fraktur besteht immer die Gefahr einer aufsteigenden Querschnittssymptomatik mit respiratorischer Insuffizienz oder globaler Atemlähmung.

Helmabnahmetechnik: Der erste Helfer kniet hinter dem Kopf des Patienten, der zweite Helfer kniet neben dem Patienten. Zuerst wird das Visier des Helms geöffnet. Dann fixiert der erste Helfer den Kopf des Patienten durch Umgreifen von Helmunterrand und Unterkiefer. Gleichzeitig hält er die Wirbelsäule unter Längszug.

Nun öffnet der zweite Helfer den Helmverschluss und übernimmt die Fixierung des Kopfes: Mit den Fingern stützt er Hinterkopf und Nacken, die Daumen werden auf den Unterkiefer gelegt. Gleichzeitig übt auch er Längszug auf die Wirbelsäule aus.

Der erste Helfer entfernt jetzt den Helm, indem er diesen zuerst im Nackenbereich bewegt und dann mit Kippbewegungen über die Nase zieht. Nach der Helmabnahme übernimmt der erste Helfer den Kopf unter Längszug, während der zweite Helfer eine Halskrawatte zur Stabilisierung anlegt.

Therapie

Das Polytrauma ist ein dynamischer Prozess. Daher ist es manchmal notwendig, die Diagnostik und Therapie anders als in der hier angegebenen Reihenfolge durchzuführen! Viele Arbeitsschritte können durch ein eingespieltes Team zudem parallel ablaufen.

1. **Freimachen und Freihalten der Atemwege bei Bewusstlosigkeit:** Entfernen von Fremdkörpern, Blut, Erbrochenem (ggf. Absaugen) aus dem Mund-Rachen-Bereich, Kopf überstrecken und Unterkiefer nach vorn und oben ziehen (Esmarch-Handgriff), evtl. Guedel- oder Wendel-Tubus einführen.
2. **Beatmung bei fehlender Atmung oder drohender respiratorischer Insuffizienz:** O_2-Gabe: möglichst frühzeitige Intubation und Beatmung (evtl. Einleitung einer Narkose mit Fentanyl, Midazolam und Etomidat [s. u.] zur Intubation), für im Intubieren Ungeübte Maskenbeatmung mit 100 % O_2. Poly-

traumatisierte gelten immer als **nicht** nüchtern → Aspirationsrisiko ↑↑.

> **Merke**
> Beseitigung des Ungleichgewichts zwischen O_2-Angebot (Hypoxie, HZV ↓, Hb↓) und O_2-Bedarf (erhöht durch Schmerz, Angst, Unruhe und Aufregung)!

3. **Herzdruckmassage bei Pulslosigkeit oder Defibrillation bei Kammerflimmern.**
4. **Schockbekämpfung** zur Wiederherstellung einer ausreichenden Perfusion und Mikrozirkulation. Volumensubstitution über mehrere großlumige venöse Zugänge mit Plasmaersatzmitteln (Stärkederivate [HES], Dextrane), Elektrolytlösungen, Druckinfusionen. Falls möglich: Schocklagerung.
5. **Schmerzbekämpfung** bei erhaltenem Bewusstsein zur Verminderung der schmerzbedingten sympathoadrenergen Reaktion mit den Folgen Vasokonstriktion, metabolische Fehlsteuerung, Azidose etc. **Substanzen:** Fentanyl 0,1–0,2 mg zur Analgesie, Midazolam (Dormicum®) 1–2 mg i.v. zur Sedierung, evtl. Etomidat (Hypnomidate®) 20 mg und Fentanyl 0,2 mg i.v. zur Narkoseeinleitung.
6. **Entlastung eines Spannungspneumothorax:** Sofortige Punktion des Pleuraraums und Ablassen des Überdrucks sind lebensrettend! **Notfalldrainage** mit einer möglichst großen Braunüle (14 G, „braun"): Punktion des 2. ICR medioklavikular (Monaldi-Zugang). Anschließend Anlage einer **Pleurasaugdrainage/Bülau-Drainage** (Punktionsort ist 4./5. ICR in der vorderen Axillarlinie, grob orientierend auf Höhe der Mamille; s. Abb. 31-27).

Klinik: Spannungspneumothorax (s. Abb. 31-28)
Pathophysiologie: Durch einen Ventilmechanismus dringt Luft während der Inspiration in den Pleuraspalt, die während der Exspiration nicht entweichen kann. Das intrathorakale Volumen nimmt ständig zu und führt somit zur Kompression der großen Gefäße und Mediastinalverlagerung zur gesunden Seite.

   Symptomatik: Thorakale Schmerzen (scharf, lokalisiert), Husten, Dyspnoe, Tachypnoe, Schock, asymmetrische Atembewegungen, hypersonorer Klopfschall bei abgeschwächtem Atemgeräusch und Stimmfremitus.

7. **Ruhigstellung von Frakturen und Wundversorgung:** Reposition und Ruhigstellung von Frakturen und/oder Luxationen (Vakuummatratze, pneumatische Schiene) → wichtig zur Fettembolieprophylaxe! Sterile Abdeckung offener Frakturen und anderer Wundbezirke. Blutungen durch manuelle Kompression/Kompressionsverband versorgen.
8. **Transport in eine geeignete Klinik:** zügig und schonend! Weiterführung der begonnenen Therapie, gezielte Information der aufnehmenden Klinik schon vor Ankunft über Funk.

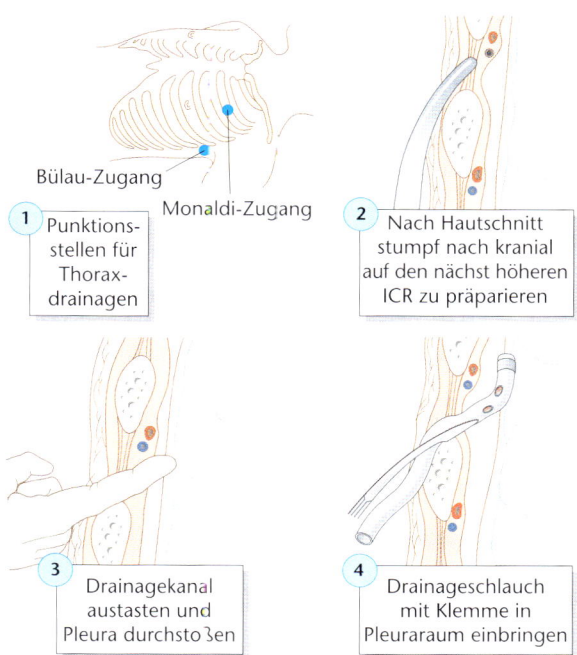

Bülau-Zugang
Monaldi-Zugang

1 Punktionsstellen für Thoraxdrainagen

2 Nach Hautschnitt stumpf nach kranial auf den nächst höheren ICR zu präparieren

3 Drainagekanal austasten und Pleura durchstoßen

4 Drainageschlauch mit Klemme in Pleuraraum einbringen

Abb. 31-27 Thoraxdrainage.

> **Merke**
> Die Therapie des polytraumatisierten Patienten **muss** am Unfallort beginnen! Studien belegen signifikant höhere Überlebensraten bei Erstversorgung durch den Notarzt, Frühintubation und Beatmung zur Prophylaxe der Schocklunge (ARDS-Lunge).

31.13.2 Vorgehen in der Klinik

Übergabe vom Notarzt an das Schockraumteam

Angaben zum Unfallmechanismus, zur Unfalldynamik, zum Verlauf von Vitalfunktionen (Kreislaufpara-

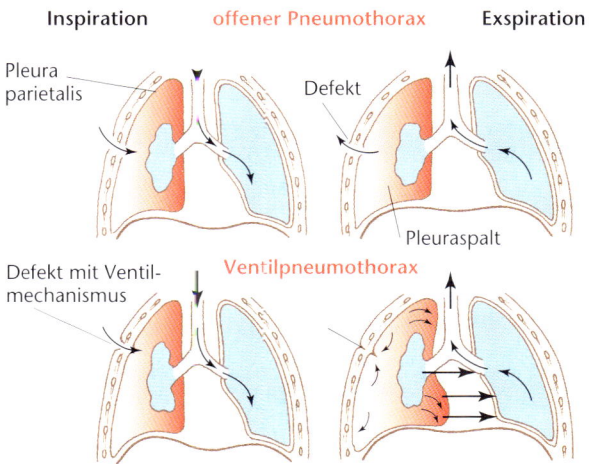

Inspiration   offener Pneumothorax   Exspiration

Pleura parietalis
Defekt
Defekt mit Ventilmechanismus
Ventilpneumothorax
Pleuraspalt

Abb. 31-28 Offener Pneumothorax und Spannungspneumothorax.

meter, Bewusstseinslage, Glasgow-Coma-Scale) und zur bereits eingeleiteten Therapie.

Diagnostik

Ziel ist die Soforteinschätzung der Vitalfunktionen und OP-Indikation (Notfall-OP). **Höchste Priorität haben Herz/Kreislauf, schwerste Blutung und intrakranielle Einklemmung!**

Kraniokaudaler Untersuchungsgang

Beurteilung von Bewusstsein, Pupillen, Schädel, Lunge, Thorax, Abdomen (Palpation → Abwehrspannung), Extremitäten, Temperatur (Ausmaß der Hypothermie) und Einschätzung des Blutverlusts.

> **Merke**
> Bei der Inspektion auf Verletzungen an Kopf, Thorax, Abdomen, Retroperitonealraum und Becken achten. Systematisch nach Gefäßverletzungen, Frakturen und Luxationen suchen!

„Parallel" zur Diagnostik

- Bei Spannungspneu → Thoraxdrainage
- Bei Perikardtamponade → Punktion
- Bei epiduralem Hämatom → Trepanation

Abdomensonographie

Hierbei muss auf intraabdominelle Blutungen (freie Flüssigkeit) oder Organrupturen geachtet werden. Die sonographische Untersuchung kann sofort bei Ankunft im Schockraum erfolgen, parallel zur Übergabe Notarzt–Klinikarzt.

Röntgen

Obligat ist das gesamte **Achsenskelett** (HWS, BWS, LWS, Becken, Schädel, Thorax), wobei an erster Stelle das Röntgen von Thorax und HWS (Becken) steht. Ein **CCT** wird zum Ausschluss intrakranieller Verletzungen/Blutungen angefertigt. Weitere Röntgenaufnahmen je nach klinischem Verdacht, ggf. CT-Thorax, CT-Abdomen.

Echokardiographie

Ausschluss einer Perikardtamponade, einer Luxatio cordis und einer traumatischen Aortendissektion.

Labor

Blutgruppe und Kreuzprobe, ggf. **ungekreuzte EKs der Blutgruppe 0 Rh-negativ** (sollten im Schockraum vorgehalten werden), BGA, BB, Gerinnung, Kreatinin, Elektrolyte, CK, Laktat.

EKG

Contusio cordis (Niedervoltage, Erregungsrückbildungsstörungen).

Reanimationsphase: präklinische Versorgung, klinische Erstversorgung und Basisdiagnostik

Ziel ist es, die präklinisch eingeleitete Diagnostik und Therapie zu intensivieren, um so Voraussetzungen für lebensrettende Operationen („erste operative Phase") zu schaffen.

Reanimation nach der ABCD-Regel (s. Kap. 6.2.1)

A → Atemwege frei machen
B → Beatmung
C → Circulation
D → Drugs (medikamentöse Therapie).

Beatmung

Sauerstoffgabe, Intubation, Beatmung, bei Pneumothorax oder Spannungspneumothorax Thoraxdrainage.

Blutung stoppen

Durch Kompression oder Druckmanschette (durch Laien angelegte Gürtel müssen gelöst werden!).

Venenwege

Ausreichend venöse Zugänge (mindestens 3 × 14 G). Ein ZVK ist initial nicht notwendig.

Volumensubstitution

Ausreichend und frühzeitig. Die Aggressivität des Volumenersatzes orientiert sich am geschätzten bzw. erwarteten Blutverlust!

Analgesie/Analgosedierung

Opioide (Mittel der Wahl Fentanyl) und Benzodiazepine (Mittel der Wahl Midazolam). Vollständige Schmerzfreiheit kann meist nur durch eine balancierte Anästhesie mit einem Opioid erreicht werden. Ziel der Narkose ist das Durchbrechen der sympathikoadrenergen Reaktion auf Schreck und Schmerz.

Blutersatz

Kreuzblut dauert 45 min, ggf. sofortige Transfusion von EKs der Gruppe **0 Rh-negativ (s. o.).**

Monitoring

Anlage einer zentralen Venendruck- und arteriellen Druckmessung, Bestimmung der Körperkerntemperatur (< 34 °C Beatmung mit angewärmten Sauerstoff), Überwachung von RR, EKG, Puls, BGA.

Erste operative Phase: Sofortoperationen

Ziel ist die Versorgung akut lebensbedrohlicher Verletzungen.

Maßnahmen

Sofortige OP bei lebensbedrohlichen Verletzungen:
- Anlage einer Thoraxdrainage (falls noch nicht geschehen) bei Thoraxtrauma mit V. a. Pneumothorax (insbes. Spannungspneumothorax), Rippenserienfraktur oder intrathorakale Blutung
- Entlastungspunktion bei Herzbeuteltamponade
- Laparotomie bei Leber- oder Milzruptur und intraabdomineller Massenblutung
- Versorgung unstillbarer Blutungen aus großen Gefäßen oder im Nasen-Rachen-Raum
- Trepanation/Kraniotomie bei epiduralem oder akutem subduralen Hämatom
- Rückenmarksentlastung bei drohendem Querschnitt
- vital gefährdete Extremitäten (drittgradig offene Frakturen).

Parallel Fortsetzung der Volumensubstitution und Korrektur des Wasser-, Elektrolyt- und Säure-Basen-Haushalts.

Erste Stabilisierungsphase: Intensivtherapie und Komplettierung der Diagnostik

Ziel ist die Schaffung der Voraussetzungen für die zweite operative Phase; die Dauer liegt bei 30 min bis mehreren Stunden.

Maßnahmen

- Fortführung der allgemeinen Therapie mit dem Bestreben, die Organperfusion zu normalisieren
- Komplettierung der diagnostischen Maßnahmen.

Zweite operative Phase: verzögerte Primäroperationen

Ziel ist die Versorgung von nicht akut lebensbedrohlichen Verletzungen, deren Komplikationen aber lebensbedrohlich werden können. Voraussetzung dafür ist die Stabilisierung von Lungenfunktion, Hämodynamik, O_2-Versorgung, Elektrolythaushalt und des Gerinnungsstatus.

Maßnahmen

Operative Versorgung von
- verletzten Hohlorganen (Darm, Blase etc.),
- instabilen Beckenringfrakturen (hoher Blutverlust möglich!),
- offenen Schädel-Hirn-Verletzungen,
- Augenverletzungen,
- anhaltenden thorakalen Blutungen (> 0,5 l/h oder 2 l/Tag),
- offenen Frakturen II. und III. Grades.

Immer das **schonendste** und **kürzeste Operationsverfahren** wählen. **So viel wie nötig** und **so wenig wie möglich** operieren!

> **Merke**
> Frakturen mit Gefäßverletzungen werden vor solchen ohne Gefäßverletzungen versorgt. Proximale werden vor distalen Frakturen behandelt.

Zweite Stabilisierungsphase: Intensivtherapie

Ziel ist die endgültige Stabilisierung aller Funktionen. Die zweite Stabilisierungsphase dauert zwischen einem bis mehreren Tagen, der Patient befindet sich auf der Intensivstation.

Verlauf

In dieser Phase kommt es zur **Erholung** des Patienten mit Normalisierung der hämodynamischen, respiratorischen und metabolischen Parameter. Es kann aber auch zu einer **Entgleisung des Gesamtorganismus** kommen, in der die Zweitkrankheiten (s. Kap. 31.13.3) den Krankheitsverlauf bestimmen. Im schlimmsten Fall führt dies zum Multiorganversagen und damit zum Tod des Patienten. In der zweiten Stabilisierungsphase werden aufgrund der „Second-Hit-Therapie" möglichst **keine** operativen Eingriffe vorgenommen.

Maßnahmen

- Low-dose-Heparinisierung zur DIC- und Thromboseprophylaxe
- Lagerung entsprechend dem Verletzungsmuster; Beispiel: Oberkörperhochlagerung von 30° bei SHT, kinetische Therapie bei Lungenkontusion → Bauchlage, RotaRest®-Bett
- Frühzeitige Tracheostomaanlage bei abzusehender längerfristiger Beatmung
- Kontinuierliche Nierenersatztherapie bei ANV
- Adäquate parenterale Ernährung
- Stressulkusprophylaxe.

Dritte operative Phase: Sekundäroperationen

Ziel der dritten operativen Phase ist die Versorgung von Verletzungen mit aufgeschobener Dringlichkeit; sie erfolgt nach abgeschlossener intensivmedizinischer Stabilisierung des Patienten.

Maßnahmen

- Plastische Operationen (u.a. Deckung von Weichteildefekten)
- Osteosynthese von einfachen Frakturen
- Definitive Frakturversorgung
- Ausräumung von Hämatomen
- Sanierung septischer Herde.

Endgültige Stabilisierung: Erholungsphase, Rehabilitation

Nach Beendigung der intensivmedizinischen und operativen Maßnahmen beginnt die Phase der Erholung des Patienten, der Wundheilung sowie der physiotherapeutischen Mobilisation und Rehabilitation. Diese Phase hat auch die soziale und berufliche Rehabilitation zum Ziel. Je nach Art der Verletzungen ist daher eine frühe Verlegung in spezielle Rehabilitationszentren, z.B. für Rückenmarks- oder Hirnverletzte, anzustreben.

Prognose

Die Letalität beträgt 15–30 %. Ein Drittel der Patienten verstirbt an respiratorischer Insuffizienz (ARDS, s. Kap. 31.13.3). Die höchste Letalität besteht bei Verletzungen beider Körperhöhlen und zusätzlichen Verletzungen des Bewegungsapparates.

Kasuistik

Bei einem Verkehrsunfall wird ein 29-jähriger Motorradfahrer beim Zusammenprall mit einem PKW einige Meter durch die Luft geschleudert. Beim Eintreffen der Notärztin ist er ansprechbar und voll orientiert. Er klagt über Schmerzen in der linken Hüfte und in beiden Beinen. Die körperliche Untersuchung ergibt einen stabilen Thorax, seitengleiche Belüftung der Lunge, ein weiches Abdomen, Beckenkompressionsschmerz, abnorme Stellung des linken Oberschenkels und Krepitationen im rechten Oberschenkel. Der neurologische Status in unauffällig. Der Blutdruck beträgt 90/60 mmHg, Puls 110/min. Der Patient ist leicht kaltschweißig und blass. 30 min später trifft die Notärztin mit dem Patienten in der Klinik ein. Bis zu diesem Zeitpunkt hat er 1000 ml Ringer-Laktat und 1000 ml HAES infundiert bekommen. Bei Ankunft ist der Blutdruck 120/80 mmHg, Puls 90/min, Hb 8,2 g/dl.

Fazit: Ein okkulter Blutverlust beim Polytrauma darf nicht unterschätzt werden! Die Beschwerden und die körperliche Untersuchung des Motorradfahrers lassen Frakturen im Bereich beider Beine mit Beckenbeteiligung vermuten. Gerade hier ist mit einem großen Blutverlust zu rechnen. Des Weiteren ist der Patient im Zustand des kompensierten hämorrhagischen Schocks. Eine präklinisch begonnene aggressive Volumensubstitution kann hier durch eine verbesserte Hämodynamik eine Dekompensation des Schocks verhindern.

31.13.3 Zweitkrankheiten des Polytraumas

Als Folge der Polytraumatisierung entwickelt sich eine „Zweitkrankheit". Zeitlich fällt sie in die zweite Stabilisierungsphase. Die Zweitkrankheit ist nicht die Summe der Einzelverletzungen und deren typischer Verläufe, sondern zeigt eine Eigenständigkeit. Sie ist durch massiven Schock, Hypoxie und metabolische Fehlsteuerungen bedingt. Je nach körperlichem Zustand des Patienten vor dem Unfall, Ausmaß der Polytraumatisierung, Zeitpunkt und Art der ersten therapeutischen Maßnahmen kommt es zu unterschiedlich starken Ausprägungen der Zweitkrankheiten.

Zu den Zweitkrankheiten zählen die Schocklunge (ARDS), Gerinnungsstörungen (DIC), Stoffwechselentgleisung (Postaggressionsstoffwechsel) mit verminderter Glucosetoleranz (BZ ↑) und Katabolie sowie Schockniere, akutes Leberversagen, SIRS (systemic inflammatory response syndrome") und Sepsis.

ARDS („acute respiratory distress syndrome")

Definition

Plötzlich einsetzende respiratorische Insuffizienz, die auf einer akuten Schädigung der Lunge beruht. Das Syndrom entsteht immer sekundär, d.h. im Gefolge anderer Störungen, und ist anfänglich gekennzeichnet durch eine gesteigerte Durchlässigkeit (Permeabilität) der Lungenkapillaren mit Austritt von Plasma und Zellen in das interstitielle Lungengewebe und Anstieg des Lungengefäßwiderstandes mit pulmonaler Hypertonie. Das ARDS stellt keine definierte Krankheitsentität dar, sondern ist die **pulmonale Manifestation des Multiorganversagens.** Eine kranial und basal sowie zentral und peripher gleichförmige streifige Vermehrung der Lungengefäßzeichnung prägt das aktuelle Bild des ARDS.

Pathogenese

Exsudative Phase: gesteigerte Kapillarpermeabilität und interstitielles Lungenödem (Tage bis Wochen), Restitutio ad integrum möglich.

Untergang von Pneumozyten Typ II: Surfactantbildung ↓ → Flüssigkeitsübertritt in die Alveolen (alveoläres Lungenödem), Bildung hyaliner Membranen, Mikroatelektasen, Ausbildung intrapulmonaler Shunts → Hypoxie.

Proliferative Phase: Lungenfibrose und Endothelzellproliferation der Alveolarkapillaren → Perfusions- und Diffusionsverschlechterung; irreversibles Stadium (Honigwabenlunge).

Klinik

Krankheitsbilder mit hoher ARDS-Inzidenz sind: Schock jeder Ursache, Sepsis, bakterielle und virale Pneumonie, Fettembolie, Polytrauma, Massivtransfusionen, Verbrauchskoagulopathie, immunologische Reaktionen, Aspiration, Verbrennungen, akute Intoxikationen, akute Pankreatitis, akutes Nierenversagen.

Symptomatik

Initial asymptomatisch, dann zunehmende **Dyspnoe** und **Tachypnoe,** Blässe, Nasenflügeln, Tachykardie und **Beatmungspflichtigkeit.** Der Verlauf lässt sich in vier Stadien einteilen, die in Tabelle 31-12 dargestellt sind.

Diagnostik

- Auslösendes Ereignis in der Anamnese
- Therapierefraktäre Hypoxämie, BGA: pO_2 < 60 mmHg mit geringem Anstieg nach O_2-Gabe; pCO_2 erst < 40 mmHg wegen Hyperventilation, später Hyperkapnie
  - **Hyperoxygenationstest:** 1–2 × täglich, BGA nach 10 min 100 % O_2 → bei ARDS typischerweise pO_2 < 200 mmHg
- Röntgen-Thorax (s. Abb. 31-29): Schmetterlingsfigur, später diffuse Transparenzminderung mit konfluierenden Infiltrationen (weiße Lunge) und positivem Bronchoaerogramm

Therapie

- Frühzeitiger Beginn der Therapie (Intubation)!
- Frühzeitige Beatmung!
- Schaukelbett (Wechsel von Bauch-, Rücken- und Seitenlagerung)

Tab. 31-12	Stadien des ARDS
Stadium I	Auslösendes Ereignis, keine klinischen Symptome
Stadium II	Hyperventilation. BGA: Hypoxie, respiratorische Alkalose. Röntgen-Thorax unauffällig
Stadium III	Tachypnoe > 20/min, Zeichen der CO_2-Retention. BGA: respir. Globalinsuffizienz. Rö-Thorax: interstitielles Lungenödem
Stadium IV	Oft therapieresistente Hypoxie durch Rechts-links-Shunt, Koma, Schock, hypoxisches Herzversagen

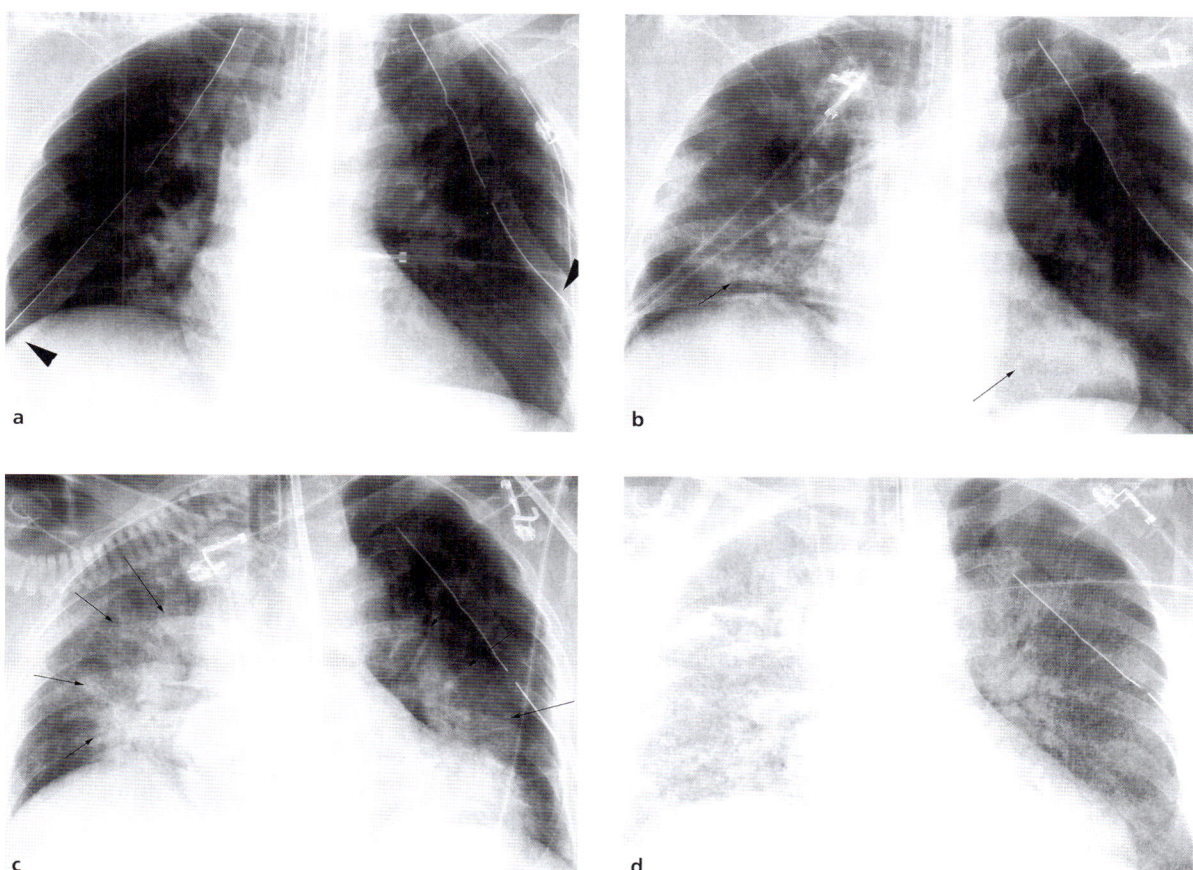

Abb. 31-29 Schocklunge:
a) Eine erste Thoraxaufnahme liegend: beidseits liegende Thoraxdrainagen (▶), kein Nachweis eines Pneumothorax oder einer intrapulmonalen Verschattung.
b) Thoraxaufnahme nach 3 Tagen: hilifugal ausstrahlende Zeichnungsvermehrung wie bei Stadium 1 des ARDS. Die in den Herzschatten projizierte Verdichtung (→) entspricht am ehesten Plattenatelektasen (zu diesem Zeitpunkt noch keine Hinweise für ARDS). Könnte sonst bereits Stadium 2 sein.
c) Thoraxaufnahme nach 5 Tagen: flächige Infiltrate (→) vom alveolären Typ, die sich unterschiedlich über beiden Lungen ausbreiten: Schocklunge Stadium 2.
d) Thoraxaufnahme nach 7 Tagen: Abnahme der Dichte einer jetzt eher milchglasigen Trübung, die jedoch mittlerweile die ganze Lunge einnimmt: Stadium 3. Der Patient überlebt diese Aufnahme nur um wenige Tage.

- Strenge Flüssigkeitsbilanzierung
- Infektionsprophylaxe.

Klinik: Beatmung bei ARDS

Das Hauptziel der Beatmungstherapie bei ARDS-Patienten liegt in der Verbesserung des O_2-Angebots zur Sicherung aller Organfunktionen, während der Lunge Zeit gelassen wird, sich von einem akuten Ereignis zu erholen. Nicht erreicht werden soll jedoch eine durch die Beatmung selbst bedingte Schädigung der Lunge durch **hohe inspiratorische O_2-Konzentrationen, große Atemvolumina und hohe Atemwegsdrücke.** Die moderne Beatmungstherapie für das ARDS wird mit der Formel P^2R^2 zusammengefasst: **p**rotect the ventilated lung, **p**revent oxygen toxicity, **r**ecruit the atelectatic lung, **r**educe the anatomic and alveolar deadspace.

Anhand dieser Grundsätze wird heute versucht, einer iatrogenen Schädigung der Lungen durch eine Begrenzung des Spitzenbeatmungsdrucks und permissive Hyperkapnie entgegenzuwirken. Die Limitierung der Spitzendrücke wird entweder durch Verwendung kleinerer Atemzugvolumina und höherer Beatmungsfrequenzen oder durch Anwendung druckbegrenzter Beatmungsformen angestrebt.

Prognose

Das respiratorische Versagen gehört zu den Haupttodesursachen auf einer Intensivstation. **Die Gesamtmortalitätsrate liegt bei 60 %.** Die Mortalität variiert jedoch mit der auslösenden Ursache und den assoziierten Organdysfunktionen. Ein Patient mit einem durch eine Fettembolie hervorgerufenen Lungenversagen hat eine 90%ige Überlebenschance, während ein ARDS im Verlauf eines Leberversagens mit einer Mortalitätsrate von fast 100 % behaftet ist.

Verbrauchskoagulopathie (DIC)

Syn.: Disseminierte intravaskuläre Gerinnungsstörung (DIG), disseminated intravasale coagulation (DIC)

Definition

Systemische Gerinnungsaktivierung, die durch natürliche Mechanismen nicht reguliert und kompensiert werden kann. Die systemische Gerinnungsaktivierung führt zur Bildung von löslichem Fibrin und Mikrothromben, die durch eine Verlegung der Endstrombahn zu einem progredienten Organversagen führen. Gleichzeitig kann es durch den Verbrauch von Thrombozyten und Gerinnungsfaktoren zu einer Blutungsneigung kommen.

Ätiologie

- **Einschwemmung von Prothrombinaktivatoren (Faktor II) in die Blutbahn,** z. B. bei geburtshilflichen Komplikationen (vorzeitige Plazentalösung), Operationen an thrombokinasereichen Organen (4P-Regel: **P**ulmo, **P**ankreas, **P**rostata, **P**lazenta), maligne Erkrankungen (metastasierende Karzinome), Hämolyse (Fehltransfusionen)
- **Indirekte Gerinnungsaktivierung über Mediatoren** (Bakterientoxine), z. B. Infektionen (Malaria, Virusinfekte), Sepsis, fulminante Meningokokkensepsis (s. Klinikkasten: Waterhouse-Friderichsen-Syndrom)
- **Kontaktaktivierung des endogenen Gerinnungssystems,** z. B. durch Störung der Mikrozirkulation im Schock, durch körperfremde Oberflächen

> **Merke**
> Jeder schwere Schock kann zu einer DIC führen und jede akute DIC zum Schock!

Klinik: Waterhouse-Friderichsen-Syndrom

Eine gefürchtete Komplikation der Meningokokkensepsis ist das prognostisch ungünstige Waterhouse-Friderichsen-Syndrom mit Schock, disseminierter intravasaler Gerinnung, flächigen Hautblutungen und Multiorganversagen. Ursache ist eine hämorrhagische Infarzierung der Nebennieren durch die Meningokokkensepsis. Therapeutisches Mittel der Wahl ist die hoch dosierte Gabe von Penicillin G i.v. oder einem Cephalosporin III i.v.

Symptomatik/Verlauf

Da die DIC durch eine schwerwiegende Grunderkrankung ausgelöst wird, stehen diese Symptome zunächst im Vordergrund. **Leitsymptome** der DIC sind spontan auftretende Blutungen und progrediente Verschlechterung einzelner Organfunktionen bis hin zum Multiorganversagen.

Die Blutungsneigung manifestiert sich in Form petechialer Blutungen, von Schleimhautblutungen, Blutungen aus Punktionsstellen und Sugillationen an Druckstellen. Bei traumatisierten Patienten können chirurgisch nicht beherrschbare diffuse Blutungen auftreten. Die parallel zur Blutungsneigung auftretende Organschädigung manifestiert sich in Form einer rasch progredienten Nieren- und Lungeninsuffizienz.

Der Verlauf der DIC ist in Tabelle 31-13 dargestellt.

> **Merke**
> In der Sepsis werden die Gerinnungsaktivierung und die Hyperfibrinolyse durch voneinander unabhängige Mediatoren getriggert.

Klinik: Kasabach-Merritt-Syndrom

Chronische Form der DIC, die durch einen Gefäßtumor charakterisiert ist. Die im Gefäßbett des Tumors stattfindende kontinuierliche Gerinnungsaktivierung induziert eine DIC mit einer ausgeprägten sekundären Hyperfibrinolyse.

Diagnostik

Bei entsprechender Grundkrankheit immer an DIC denken!!!

Im **Labor** finden sich: Thrombozytopenie und ATIII-Mangel (empfindlichste Parameter), Fibrinogen ↓, Nachweis von Fibrinmonomeren und Fibrinspaltprodukten (D-Dimer), Quick ↓ und PTT ↑ (Faktor-V- und -VIII-Verbrauch). Bei entsprechender Grundkrankheit: muss immer an eine DIC gedacht werden!

Therapie

Die **kausale Therapie** besteht in der Behandlung der auslösenden Grundkrankheit. Zur **symptomatischen Therapie** gehören:
- Heparin in der Aktivierungsphase (Ziel-PTT: das zweifache der Norm)
- Substitution von ATIII (ATIII < 70 %)
- Substitution von Gerinnungsfaktoren (FFP)
- In der späten Verbrauchsphase: ATIII, FFP, Frischblut, Thrombozytenkonzentrate
- Bei ANV: Hämodialyse bzw. Hämofiltration oder Hämodiafiltration.

> **Merke**
> 1. **Keine Antifibrinolytika!** Die sekundäre Hyperfibrinolyse darf nicht gestoppt werden, da auf diesem Weg Fibrinthromben aufgelöst werden können und die Mikrozirkulation sichergestellt werden kann.
> 2. **Prophylaktische Heparingabe** bei allen Erkrankungen, die das Risiko einer DIC beinhalten.

Tab. 31-13 Verlauf der Verbrauchskoagulopathie

Aktivierungsphase: Gerinnungsaktivierung, beginnender Thrombozytenabfall

Frühe Verbrauchsphase: Abfall von Thrombozyten und plasmatischen Gerinnungsfaktoren

Späte Verbrauchsphase + Hyperfibrinolyse: Manifeste hämorrhagische Diathese

Komplikationen

Schock, ANV, ARDS.

Prognose

Sehr ernst, wenn die frühe Verbrauchsphase überschritten wird!

SIRS („systemic inflammatory response syndrome") und Sepsis

Definition und Einteilung

Ein SIRS ist das Zeichen einer systemischen Entzündungsreaktion ohne nachweisbare Infektion. Im Gegensatz hierzu spricht man von einer **Sepsis,** wenn die systemische Reaktion des Körpers auf eine Infektion zurückzuführen ist.

> **Merke**
> **SIRS** = Fieber + Leukozytose
> **Sepsis** = SIRS + Infektion
> **Schwere Sepsis** = Sepsis + Organdysfunktion
> **Septischer Schock** = schwere Sepsis + therapierefraktäre Hypotonie.

Ätiologie

SIRS

Als Ursachen für ein SIRS finden sich ausgedehnte Gewebetraumen bei Operationen, Mehrfachverletzungen (Polytrauma), Verbrennungen und Vergiftungen, Ischämien, Hypoxie, Pankreatitis und Transplantatabstoßung.

Sepsis (s. Tab. 31-14)

Typische Ausgangorte einer Sepsis beim Polytrauma sind Harn- und Gallenwege, Endokard, Meningen, Haut, Schleimhaut (z.B. auch Wundinfekte) oder intravaskuläre Fremdkörper (Zugänge, Drainagen). Eine Sepsis kann sich postoperativ entwickeln, eine Neutropenie kann die Entstehung einer Sepsis begünstigen.

Symptomatik

SIRS

Ein **wichtiges Leitsymptom** ist die **Tachypnoe** (> 20/min). Daneben finden sich eine **Hyperthermie** (> 38 °C) oder **Hypothermie** (< 36 °C), eine **Tachykardie** (> 90/min) und eine **Hypokapnie** ($pCO_2 < 32$ mmHg). Die **Leukozytenzahl** liegt bei > 12000/µl oder < 4000/µl.

Septischer Schock

Der Patient zeigt eine sepsisinduzierte, therapierefraktäre Hypotonie (RR systolisch < 90 mmHg, kein Ansprechen auf rasche Volumengabe) mit entweder hohem Fieber und Schüttelfrost oder einer Hypothermie. Anfangs ist die Haut warm und gut durchblutet (der Patient wirkt gesünder, als er ist), später kalt und marmoriert als Zeichen der peripheren Hypoperfu-

sion. Zu Beginn des Geschehens ist der Patient agitiert, später kommt es zu progredientem Bewusstseinsverlust.

Diagnostik

- **Anamnese und klinische Untersuchung**
- **Mikrobiologische Diagnostik vor** Beginn der Antibiotikatherapie zur Fokuslokalisierung: Blutkulturen, Abstrich, Urinsediment, Trachealsekret, Liquorpunktion, Stuhl etc.; Untersuchung von Fremdmaterialien (ZVK, Blasenkatheter, Drainagen) untersuchen lassen.
- **Labor:** BGA (Hypoxämie; erst Alkalose, dann Azidose), Leukozytose mit Linksverschiebung, CRP ↑. Laktat ↑ als Zeichen der Organminderperfusion (guter Verlaufsparameter).

Therapie

- Fokussanierung
- Alle Zugänge wechseln
- Schocktherapie, großzügige Volumenzufuhr, Katecholamine
- Ausreichende Oxygenation, Intubation, Beatmung
- Wiederholt: Blutkulturen, Urinkultur, Liquor
- Dauerkatheter zur Bilanzierung und U-Stix
- Kalkulierte Antibiose sofort nach Abnahme der Blutkulturen
- Azidosekorrektur nach BGA
- Bei nachgewiesener Sepsis Applikation von aktiviertem C-Protein.

Komplikationen

ANV, Verbrauchskoagulopathie, ARDS, Multiorganversagen.

Prävention der Sepsis auf Intensivstationen

Eine Optimierung der Hygiene (Desinfektion, Isolierung sowie regelmäßige Wundkontrolle und Verbandwechsel) trägt ebenso wie ein frühzeitiges Entwöhnen vom Beatmungsgerät, eine frühzeitige Tracheotomie bei absehbarer Langzeitbeatmung und eine gute Mundpflege zur Prävention bei.

Prognose

Jeder Patient im manifesten Schock hat eine sehr ernste Prognose!

Tab. 31-14:   Häufigkeit der wichtigsten Sepsiserreger bei Intensivpatienten

Erreger	Häufigkeit
Enterobakterien (E. coli, Klebsiella sp.)	Bis zu 35 %
Staph. aureus	Bis zu 30 %
Pseudomonas aeruginosa	Bis zu 30 %
Koagulasenegative Staphylokokken	Bis zu 20 %
Problem: Mischinfektionen	Bis zu 60 %

32 Schultergürtel und obere Extremität

Almut Udolph

32.1 Schultergürtel und Schultergelenk

32.1.1 Grundlagen

Anatomie

An der oberen Extremität unterscheidet man den **Schultergürtel** und die **freie Gliedmaße.** Das Schlüsselbein, **Klavikula,** und das Schulterblatt, **Skapula,** sind die knöchernen Bestandteile des Schultergürtels. Die Klavikula bildet mit dem Sternum die **Articulatio sternoclavicularis** und mit der Skapula die **Articulatio acromioclavicularis** (s. Abb. 32-1a). Das Schultergelenk, die **Articulatio humeri,** wird vom Humerus-

kopf und von der Cavitas glenoidalis der Skapula gebildet und ist die gelenkige Verbindung zwischen Schultergürtel und freier Extremität. Es ist ein Kugelgelenk und das beweglichste Gelenk des Körpers. Bestimmend für die Form des Schultergürtels ist die Entfaltung der Muskulatur, die vom Thorax, von der Halswirbelsäule, dem Kopf und dem oberen Abschnitt des Armes zum Schultergürtel ausstrahlt.

Durch die Achselhöhle, **Fossa axillaris** (s. Tab. 32-1), zieht der Gefäß-Nerven-Strang zum Arm; er wird hier vor Zerrung und Druck geschützt, und die Beweglichkeit des Schultergelenks bleibt erhalten.

Diagnostik

Anamnese
Traumatologisch orientierte Anamnese. Hierbei ist besonders ist auf die Schmerzsymptomatik zu achten (Dauerschmerz, Nachtschmerz, Schmerzmittelverbrauch, Aktivitätseinschränkungen).

Inspektion/Palpation
Inspektion der Haltung (z. B. Zwangshaltung, federnde Fixation bei Luxation), Form und Gelenkkonfiguration. Palpiert werden können knöcherne Fixpunkte (z. B.. leere Gelenkpfanne bei Schulterluxation), Muskeltonus und Muskelkraft sowie Druckschmerzhaftigkeit (Muskel, Sehnen etc.).

Funktionsprüfung (s. Abb. 32-2)
Bewegungsausmaß des Schultergelenks nach der Neutral-Null-Methode:

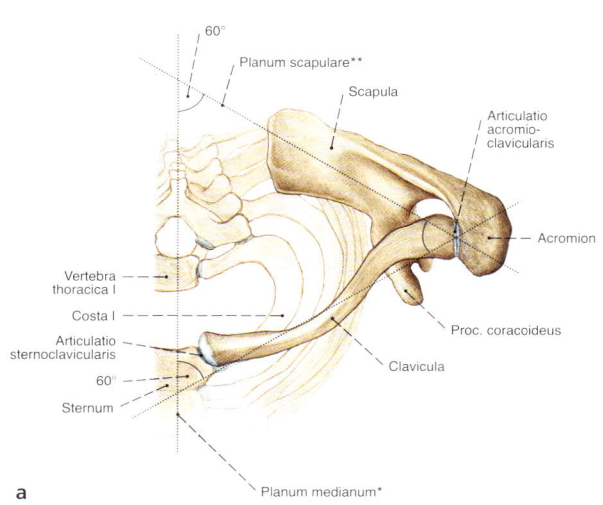

a

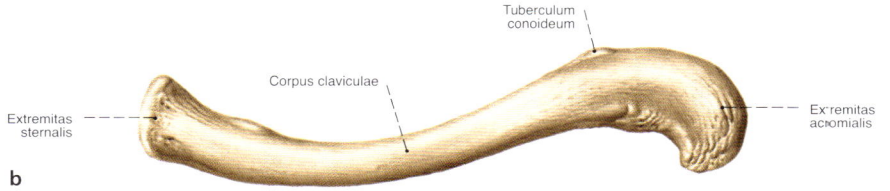

b

Abb. 32-1 Anatomie des Schultergürtels
a) Schultergürtel von kranial (links) b) Schlüsselbein (von oben).

Tab. 32-1 Topographische Anatomie der Achselhöhle (Fossa axillaris)

Begrenzung	Vorn	Freier Rand des M. pectoralis major (vordere Achselfalte)
	Hinten	Freier Rand des M. latissimus dorsi (hintere Achselfalte)
Wände	Medial	Thorax und M. serratus ant. (auf dem Muskel sind N. thoracicus longus, A. und V. thoracicae lat. gelegen)
	Lateral	Humerus, M. coracobrachialis hier verläuft der Gefäß-Nerven-Strang des Armes: A. und V. axillares, Nerven der Pars infraclavivularis des Plexus brachialis
	Ventral	Mm. pectorales major und minor
	Dorsal	M. latissimus dorsi, M. teres major und M. subscapularis (hier vorn-innen gelegen: N., A. und V. thoracodorsales)

- Retro-/Anteversion: 40°/0°/150–170°
- Ab-/Adduktion: 180°/0°/20–40°
- Außen-/Innenrotation: 40–60°/0°/95° bei anliegendem Oberarm; 70°/0°/70° bei um 90° seitwärts gehobenem Oberarm.

Röntgen
Schultergelenk in 2 Ebenen. Aufnahme **a.p.:** Skapula der betroffenen Seite liegt der Röntgenkassette an. Arm in Außenrotation. **Axial/transthorakal:** Arm in Abduktion, Ellenbogen in 90° Flexion, Unterarm parallel zur Tischplatte. Zentralstrahl in kraniokaudaler Richtung.

Klavikula: Schlüsselbein in 2 Ebenen. Aufnahme **p.a.:** Patient lehnt mit betroffener Seite am Stativ, Zentralstrahl wird senkrecht auf die Mitte der Klavikula gerichtet. **Schräge Aufnahmen:** Patient sitzt am Röntgentisch, Zentralstrahl senkrecht auf Klavikulamitte.

32.1.2 Knöcherne Verletzungen

Klavikulafraktur

Syn.: Schlüsselbeinfraktur

Anatomie

Die Klavikula ist der einzige Knochen, der den Stamm mit dem Schultergürtel und dem Arm verbindet. Das Schlüsselbein ist ein S-förmig gebogener Knochen. Er zeigt medial nach vorn hin eine Konvexität, die etwa $\frac{2}{3}$ der Länge beansprucht, während lateral nach vorn zu eine Konkavität besteht (s. Abb. 32-1b).

Ätiologie

Die Klavikulafraktur ist **eine der häufigsten Frakturen** im Kindes- und Erwachsenenalter (12 % aller Frakturen im Erwachsenenalter).
- **Indirektes Trauma** (häufigste Ursache): Sturz auf den gestreckten Arm → Fraktur eher im mittleren Klavikuladrittel wegen S-förmiger Krümmung

Schultergelenke:	Rechts		Links	
Arm seitw./körperw. (Abb. a)				
Arm rückw./vorw. (Abb. b)				
Arm ausw./einw. drehen (Oberarm anliegend) (Abb.c)				
Arm ausw./einw. (Oberarm 90 ° seitw. abgeh.) (Abb. d)				

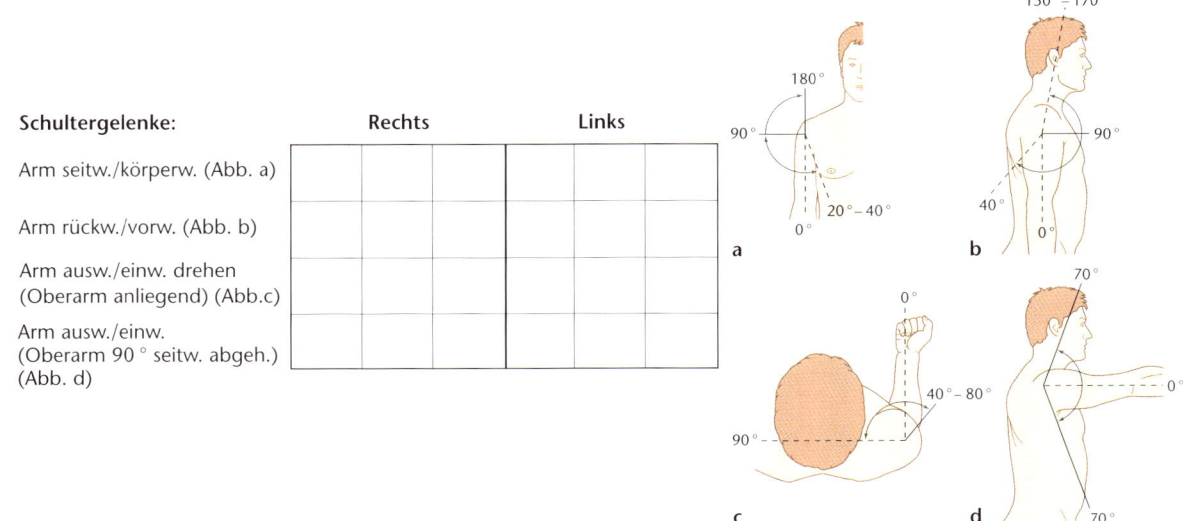

Abb. 32-2 Funktionsprüfung des Schultergelenks nach der Neutral-Null-Methode.

- **Direktes Trauma:** Sturz auf die Schulter → Fraktur eher im lateralen Klavikuladrittel
- **Geburt:** 1–2 % der Neugeborenen haben eine geburtstraumatisch bedingte Klavikulafraktur.

Einteilung

Die Einteilung erfolgt nach der Lokalisation der Fraktur. Unterschieden werden eine **mediale** Fraktur, eine Fraktur in **Schaftmitte** (ca. 80 % der Klavikulafrakturen) und eine **laterale** Fraktur (lateral des Lig. coracoclaviculare).

Symptomatik

- Schmerzhafte Einschränkung der Schulterbeweglichkeit, Schwellung, Hämatom.
- **Fehlstellung:** Dislokation des medialen Fragments nach kranial durch Zug des M. sternocleidomastoideus (s. Abb. 32-3). Das laterale Fragment wird durch den Zug des M. pectoralis nach vorn gezogen.
- **Begleitverletzungen:**
  - Gefäßverletzungen (A. und V. subclaviae)
  - Plexus-brachialis-Verletzungen
  - Verletzungen von Lunge und Pleura
  - Durchspießung der Haut
  - andere knöcherne Verletzungen (Rippen etc.).

Diagnostik

Anamnese und **klinische Untersuchung:** Hierbei besonders auf Begleitverletzungen achten → DMS überprüfen und dokumentieren. **Röntgen** der Klavikula in 2 Ebenen.

Therapie

In 98 % der Fälle konservativ!

Konservative Therapie (s. Abb. 32-4)

Eine **Reposition** ist nur bei erheblichem Achsenknick und/oder fehlendem Knochenkontakt der Fragmente notwendig. Sie wird in Bruchspaltanästhesie durchgeführt.

- Bei **Retention im Rucksackverband** muss dieser in der ersten Woche **täglich** nachgespannt werden. Bei der Kontrolle auf Nervenläsionen und Durchblutungsstörungen achten! Die Tragedauer beträgt bei Kindern 10 Tage, bei Erwachsenen 3–4 Wochen (Klavikula = Geflechtknochen → Konsolidierungszeit nur ca. 6–8 Wochen).

Operative Therapie

Sehr stark dislozierte Frakturen, offene Frakturen, Durchspießungsgefahr durch die Fragmentenden, Gefäß- und Nervenverletzungen, schmerzhafte Pseudarthrose nach konservativer Therapie und laterale Fraktur mit AC-Gelenk-Beteiligung stellen eine Indikation zur Operation dar.

OP-Technik bei **Schaftfrakturen:** Plattenosteosynthese mit Zugschraube → Rekonstruktionsplatte oder DCP schmal mit mindestens 6 Kortikalisfassungen insgesamt, d.h. jeweils 3 Schrauben in beiden Fragmenten.

Bei **lateralen Frakturen:** Hakenplatte → Haken dorsal unter das Akromion extraartikulär.

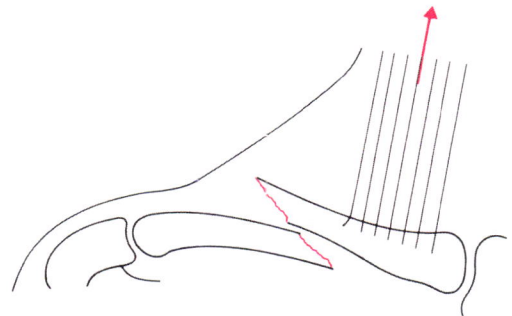

Abb. 32-3   Klavikulafraktur im mittleren Drittel mit Dislokation der Frakturenden durch Zug des M. sternocleidomastoideus.

Postoperative Retention im Desault- oder Gilchrist-Verband bis zur Wundheilung.

Nachbehandlung

Bei konservativer Therapie Physiotherapie ab der 2. Woche. Bei operativer Therapie aktive Schultermobilisation, bis 6 Wochen nach dem Trauma jedoch keine Mobilisation der Schulter über 90°. Anschließend Belastungssteigerung. Metallentfernung (ME) nach 1–2 Jahren (Gefahr der Sekundärfraktur!).

Komplikationen

Die konservative Therapie hat eine Pseudoarthroserate von 20 %. Des Weiteren kann es zu Plexus- und Gefäßirritationen durch zu starke Kallusbildung oder hypertrophe Pseudarthrosen kommen.

Kasuistik

Eine 54-jährige Hausfrau fällt wegen eines ungleichmäßigen Bremsmanövers (alleinige Betätigung der Vorderbremse) vom Rad. Sie verspürt danach Schmerzen bei der Bewegung des rechten Arms und geht sofort zu ihrem Hausarzt. Bei der Untersuchung zeigen sich eine deutliche Druckdolenz und Schwellung über der rechten Klavikula. Der Hausarzt überweist die Patientin mit dem drin-

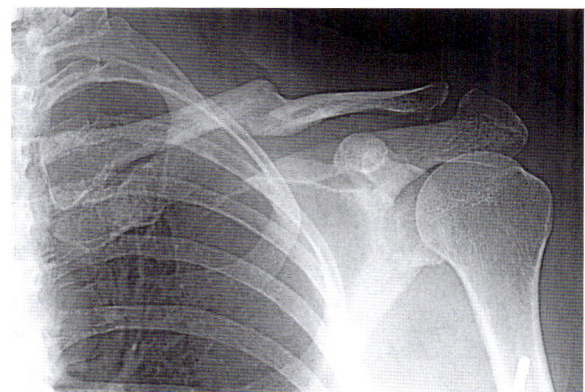

Abb. 32-4   Verheilte Klavikulafraktur nach konservativer Therapie.

genden Verdacht auf eine Klavikulafraktur in die nächste Klinik, wo sich die Verdachtsdiagnose bestätigt. Da die Fraktur wenig disloziert ist, entscheidet sich der Chirurg für eine konservative Behandlung: Die Patientin bekommt einen Rucksackverband angelegt und wird mit der Bitte, sich in der ersten Woche täglich in der Ambulanz zum Nachspannen des Verbandes zu melden, in die ambulante Weiterbehandlung entlassen.

Skapulafraktur

Anatomie

Die Skapula bildet mit der Klavikula die Aufhängung der oberen Extremität und stellt die Verbindung zum Thorax her. Der Skapulahals trägt das Glenohumeralgelenk. Das Schulterblatt ist großflächig mit Muskulatur bedeckt, die den Humeruskopf im Glenoid einstellt. Zur Muskulatur gehören die Rotatorenmanschette (M. subscapularis, M. supraspinatus, M. infraspinatus, M. teres minor) und der M. deltoideus.

Ätiologie

Direktes Hochenergietrauma (Verkehrs- und Skiunfälle). Die Skapula ist durch einen starken Muskelmantel gut geschützt.

> **Merke**
> In **über 90 %** der Fälle liegen **Begleitverletzungen** vor: Rippenfrakturen, Thoraxverletzungen, Schulterluxationen, Klavikulafrakturen, Läsionen des Plexus brachialis, N. axillaris, N. suprascapularis oder Gefäßläsionen.

Einteilung

Die Skapulafraktur wird nach ihrer **Lokalisation** eingeteilt. Man unterscheidet Frakturen des Skapulakörpers, des Skapulahalses, des Glenoids, des Akromions und des Proc. coracoideus (s. Abb. 32-5).

Symptomatik

- Der Patient hält den Arm adduziert und vermeidet die Abduktion (Einblutungen in die Muskeln der

Rotatorenmanschette). Er klagt bei der Untersuchung über Druck- und Stauchungsschmerzen im Frakturbereich. Des Weiteren können eine Schwellung, ein Hämatom, Prellmarken und eine Schulterdeformation sichtbar sein.

Diagnostik

- **Anamnese** und **klinische Untersuchung:** auf Begleitverletzungen achten!
- **Röntgen:** Schulter in 2 Ebenen und Skapulatangentialaufnahme (wegen der Form der Skapula in dieser Projektion auch „Y-Aufnahme") genannt)
- **CT/MRT** bei Pfannenfrakturen (Glenoidbeteiligung).

Therapie

Skapulakörperfraktur

Desault- oder Gilchrist-Verband für ca. 1 Woche zur Schmerzreduktion, parallel Anagetika und lokal abschwellende Maßnahmen.

Skapulahalsfraktur

Bei geringer Dislokation konservative Therapie (s. Skapulakörperfraktur); stark dislozierte Frakturen werden mit einer Plattenosteosynthese und Schrauben versorgt.

Intraartikuläre Skapulafrakturen

Wie bei allen Gelenkfrakturen: offene und exakte anatomische Reposition mittels Schraubenfixation.

Frakturen des Proc. coracoideus und des Akromions

Gewöhnlich konservativ (s. Skapulakörperfraktur); nur bei starker Dislokation operative Versorgung mittels Zuggurtung oder Verschraubung.

Nachbehandlung

Bei konservativer Therapie beginnt die Krankengymnastik nach ca. 1 Woche (also nach Schmerzreduktion). Bei operativer Therapie wird eine postoperative Ruhigstellung im Desault- oder Gilchrist-Verband (max. eine Woche) durchgeführt mit anschließender funktioneller Weiterbehandlung unter Vermeidung von Extrembewegungen.

Metallentfernung nach ca. 6 Monaten.

Komplikationen

Bei konservativer Behandlung kann es zu exzessiver Kallusbildung kommen, die die Schultermobilisation behindert und zur Schultereinsteifung führen kann. Bei komplexen Frakturen mit langwierigem Verlauf sind funktionelle Ausfälle möglich.

Schultergelenkluxation

Anatomie

Das Schultergelenk, **Articulatio humeri,** ist das beweglichste Gelenk und damit auch am häufigsten von Luxationen betroffen (50 % aller Luxationen des Körpers). Es ist ein Kugelgelenk mit einer flachen, kleinen Pfanne, die vom **Labrum glenoidale** funktionell

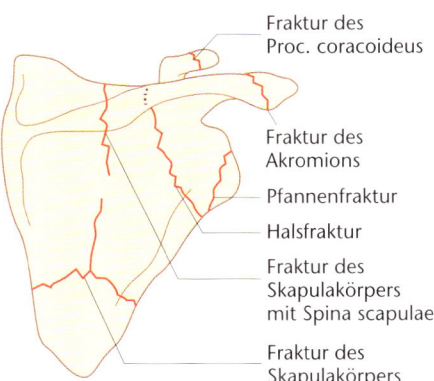

Abb. 32-5 Skapulafrakturen.

Fraktur des Proc. coracoideus

Fraktur des Akromions

Pfannenfraktur

Halsfraktur

Fraktur des Skapulakörpers mit Spina scapulae

Fraktur des Skapulakörpers

Tab. 32-2   Einteilung der Schultergelenkluxationen

Einteilung nach	Kriterien
Luxationsrichtung	• **Luxatio anterior/subcoracoidea** (80 %): nach vorn, Kopf steht ventral unter dem Proc. coracoideus (s. Abb. 32-6) • **Luxatio inferior/axillaris** (15 %): nach unten • **Luxatio posterior/infraspinata** (5 %): nach hinten • **Sonderform Luxatio erecta:** Kopf steht kaudal der Pfanne mit fixiertem eleviertem Arm
Entstehung	• **Traumatisch** (adäquates Trauma) • **Habituell** (ohne adäquates Trauma, z. B. durch angeborene Bandlaxität)
Zeitpunkt bzw. Häufigkeit	• **Erstluxation:** Diagnose innerhalb der ersten Stunden nach dem Trauma • **Rezidivierende Luxation:** erneute Verrenkung nach Erstluxation • **Veraltete Luxation:** Luxation > 14 Tage
Schweregrad	• **Luxation:** vollständige Trennung des Oberarmkopfes vom Glenoid • **Subluxation:** verstärkte Translation des Humeruskopfes auf dem Glenoid während einer Schulterbewegung

verbreitert wird, und einem großen Kopf (Humeruskopf) → Größenverhältnis 1 : 4. Die **Stabilisierung des Schultergelenks** erfolgt weitgehend **muskulär/dynamisch** durch die Rotatorenmanschette und den Bizeps. Beide verhindern eine Subluxation oder Dislokation des Humeruskopfes nach kranial. Ein stabilisierender Bandapparat ist – verglichen mit dem Hüftgelenk – nur schwach ausgebildet.

Ätiologie

Sturz auf abduzierten und außenrotierten Arm: typische Handballspielerverletzung bei Sturz auf den ausgestreckten Arm (vordere Luxation, 80 % aller Schulterluxationen). Die seltene hintere Luxation kann durch einen ungewöhnlichen Sturz, z. B. bei einem epileptischen Krampfanfall, auftreten.

Einteilung (s. Tab. 32-2)

Symptomatik

Allgemeine Symptomatik

Der Patient hält den verletzten Arm mit der gesunden Hand und klagt über Schmerzen im Schultergelenk mit Ausstrahlung in den Arm. Es finden sich eine federnde Fixation im Schultergelenk und eine leere Gelenkpfanne. Der Oberarmkopf ist außerhalb der Pfanne tastbar.

Vordere Luxation

Der Arm ist in Abduktions- und Außenrotationsstellung; es findet sich eine typische Delle unter dem prominenten Akromion.

Hintere Luxation

Der Arm befindet sich in Adduktion und Innenrotation, die vordere Schulterkontur ist abgeflacht, der Proc. coracoideus deutlich prominent.

Luxatio erecta

Bei dieser Sonderform ist der Arm in Abduktion über dem Kopf fixiert.

> **Merke**
> Bei traumatischer Schulterluxation an obligate Begleitverletzungen denken!

Begleitverletzungen

Knöcherne Verletzungen

Bei der **Hill-Sachs-Läsion** (OA-Kopfimpression, s. Abb. 32-7) besteht eine Läsion des ventralen Pfannenrandes mit Abriss des Labrum glenoidale. Die **Bankart-Läsion** (vordere Pfannenrandfraktur, s. Abb. 32-7) entsteht als eine dorsolaterale Impression am Humeruskopf durch den Glenoidrand während der Luxation.

Bei der Schulterluxation kann es weiter zu Tuberkulumfrakturen und Luxationsfrakturen des Humeruskopfes kommen.

Nichtknöcherne Verletzungen

Die häufigsten Nervenverletzungen betreffen den **N. axillaris** (bei vorderer Luxation in 30 % der Fälle

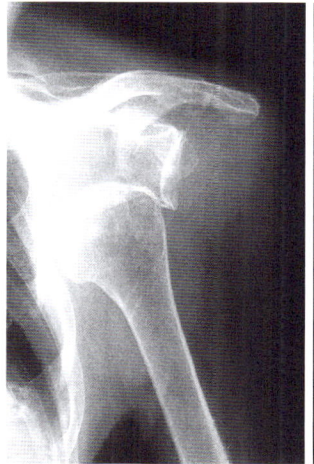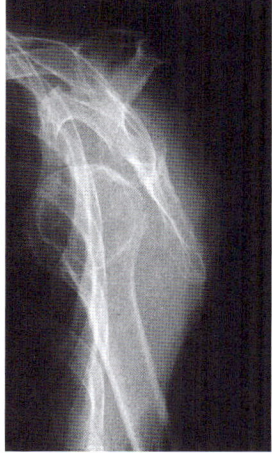

Abb. 32-6   Luxatio subcoracoidea mit Luxation des Humeruskopfes nach kaudal und ventral.

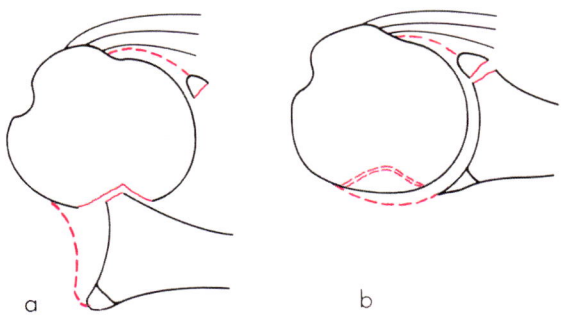

Abb. 32-7 Charakteristisches Verletzungsmuster bei einer Schulterluxation: Abriss des Labrum glenoidale (Bankart-Läsion) und Impression im dorsolateralen Humeruskopfanteil (Hill-Sachs-Läsion) (a). Lage der Läsionen nach Reposition (b).

geschädigt). Es kommt in der Folge zu Sensibilitätsstörungen über dem Schultergelenk und fehlender Tonisierung des M. deltoideus. Seltener sind der Plexus brachialis, N. radialis, N. musculocutaneus, N. medianus und N. ulnaris betroffen.

Eine Verletzung der **A. axillaris** ist durch einen fehlenden Radialispuls und eine blasse Extremität gekennzeichnet. Eine Schulterluxation kann auch zu einer **Verletzung der Rotatorenmanschette** (s. Kap. 32.1.3) führen.

Diagnostik

Bei der **Anamnese** und der **klinischen Untersuchung** muss besonderer Wert auf die Prüfung von DMS (vor und nach Reposition!) gelegt werden. Das Schultergelenk wird in 3 Ebenen (tangential-glenoidal, axillar-axial, transskapular) **geröngt**. Manchmal kann ein **CT** zur Abklärung knöcherner Begleitverletzungen oder ein **MRT** zur Abklärung von Labrum-Kapsel-Läsionen indiziert sein.

Therapie

> **Merke**
> Jede Schulterluxation – wie jede andere Luxation – muss umgehend reponiert werden, um den Stress auf Weichteile, Gefäße und Nerven so bald wie möglich zu beenden und Folgeschäden vorzubeugen!

Konservative Therapie

Unter Analgosedierung erfolgt die **sofortige Reposition** (s. Klinikkasten), evtl. auch in Allgemeinanästhesie. Vor und nach Reposition müssen DMS kontrolliert und dokumentiert werden. Frakturen müssen röntgenologisch ausgeschlossen sein. Nach der Reposition erfolgt die **Retention** im Desault- oder Gilchrist-Verband für 1–2 Wochen.

Klinik: Repositionsmethoden

Nach Arlt (s. Abb. 32-8b): Patient sitzt auf einem Stuhl mit gepolsterter Lehne, über die der luxierte Arm hängt. Nun Längszug am Arm nach lateral und kaudal bei 90° flektiertem Ellenbogen.

Nach Hippokrates (s. Abb. 32-8a): Patient befindet sich in Rückenlage. Der Arzt stemmt seinen Vorfuß in die Axilla des Patienten (Vorfuß = Hypomochlion) und übt am luxierten Arm Zug nach lateral (30°) und kaudal aus.

Operative Therapie

Bei Gefäß- und Nervenverletzungen, nicht erfolgreicher konservative Reposition, rezidivierenden Luxationen und unbedingt notwendiger Stabilität im Schultergelenk (z. B. bei Sportlern) ist eine Operation nötig.

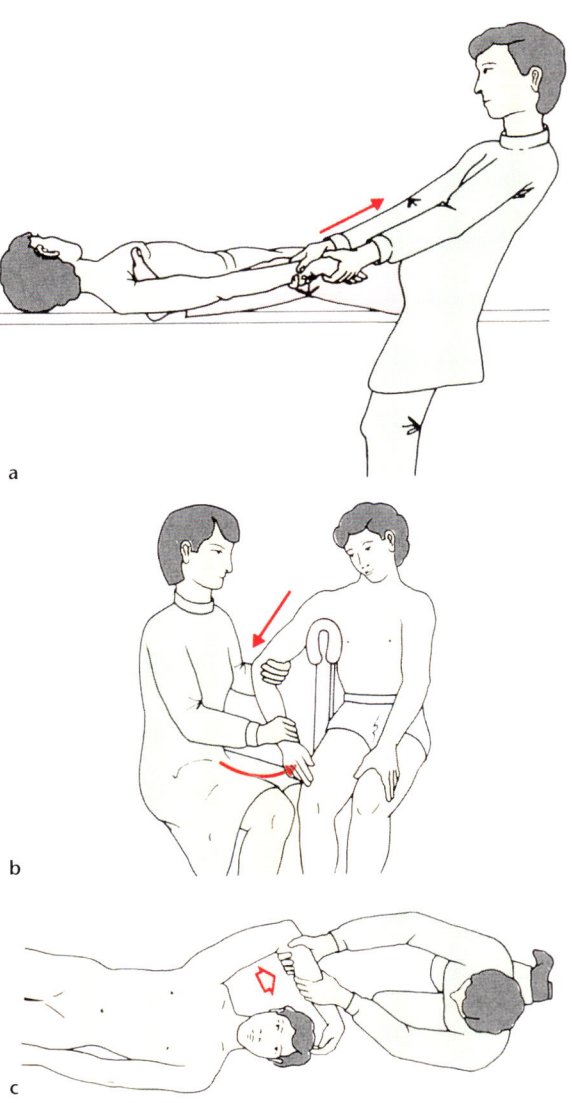

Abb. 32-8 Reposition der Schulterluxation.
a) nach Hippokrates: Der unbeschuhte Fuß dient als Hypomochlion, Längszug am gestreckten Arm.
b) nach Arlt: Der verletzte Arm liegt über einer gepolsterten Stuhllehne, Dauerzug am rechtwinklig gebeugten Arm.
c) Reposition der axillären Luxation durch Längszug nach kranial am rechtwinklig gebeugten Arm.

- **OP nach Bankart:** Rekonstruktion des Labrum glenoidale durch Reinsertion der Gelenkkapsel am Pfannenrand (auch minimal-invasiv arthroskopisch möglich) und Kapselraffung nach Neer
- **OP nach Neer:** T-förmige Kapselinzision, Übernähung der Kapselschenkel
- **OP nach Putti-Platt:** Lateralisation des M.-subscapularis-Ansatzes mit gleichzeitiger Dopplung der vorderen Gelenkkapsel
- **OP nach Eden-Lange-Hybinette:** Spaneinbolzung im vorderen unteren Pfannenrand und zusätzlich OP nach Putti-Platt.

Postoperative **Retention** im Desault- oder Gilchrist-Verband für 1–2 Wochen.

Nachbehandlung

Sofortige Mobilisation der Ellenbogen-, Hand- und Fingergelenke. Nach 1–2 Wochen Schultermobilisation mit zunächst limitierten Bewegungsausschlägen: 3–6 Wochen keine Abduktion und Flexion über 90°; postoperativ ca. 3 Monate keine Außenrotation.

Merke

Ein Patient mit Schulterluxation darf nicht zu lange immobilisiert werden → Gefahr der Schultereinsteifung! **Je älter der Patient, desto kürzer die Ruhigstellung.** Bei älteren Patienten (> 40 Jahre) wird die Ruhigstellung so kurz wie schmerzbedingt unbedingt notwendig gehalten, maximal aber 1 Woche. Junge Patienten werden länger immobilisiert, aber nie länger als 2–3 Wochen.

Komplikationen

Axillarislähmung, Rotatorenmanschettenruptur, Reluxation, Einsteifung oder Bewegungseinschränkung der Schulter bei zu langer Ruhigstellung.

Prognose

Nach traumatischer vorderer Luxation rezidivierende Schulterluxation bei ca. 50 % der unter 30-Jährigen.

Grund ist die Verletzung der kapsuloligamentären ventralen Stabilisatoren (90 %), wie z. B. der Abriss des Labrum glenoidale und Läsionen der Kapsel am vorderen Pfannenrand.

Kasuistik

Ein 18-jähriger Fußballfan wird nach dem Spiel seiner Mannschaft in eine Schlägerei verwickelt und stürzt dabei eine Treppe hinunter. Der junge Patient ist stark alkoholisiert und klagt über heftige Schmerzen in der linken Schulter. Die Dienst habende Ärztin stellt die Diagnose einer vorderen Luxation und führt sofort ein erfolgreiches Repositionsmanöver ein. Zur Ruhigstellung wird ein Gilchrist-Verband angelegt. Da der Patient jedoch aufgrund des Alkoholspiegels wenig kooperativ ist, wird er über Nacht stationär aufgenommen. Bei der Visite am nächsten Morgen stellt der Oberarzt jedoch fest, dass es zu einer Reluxation gekommen ist. Somit entschließt er sich, das Schultergelenk operativ zu stabilisieren, um die Gefahr von weiteren Rezidivluxationen zu verringern.

Sternoklavikulargelenkluxation

Anatomie

Die **Articulatio sternoclavicularis** (s. Abb. 32-9) besteht aus einer schwach konkaven Einkerbung am Sternum, der Gelenkpfanne, und der Extremitas sternalis der Klavikula als Gelenkkopf. Ein Discus articularis teilt den Gelenkraum in 2 Teile. Folgende Bänder sichern das Gelenk: **Ligg. sternoclavicularia anterius et posterius** zur vorderen und hinteren Kapselverstärkung; **Lig. interclaviculare** als Verbindung beider Klavikulae; **Lig. costoclaviculare** zwischen 1. Rippe und Klavikula.

Ätiologie

Häufigster Grund ist ein indirektes Trauma: Abduktion und Retroversion des Arms mit Luxation nach

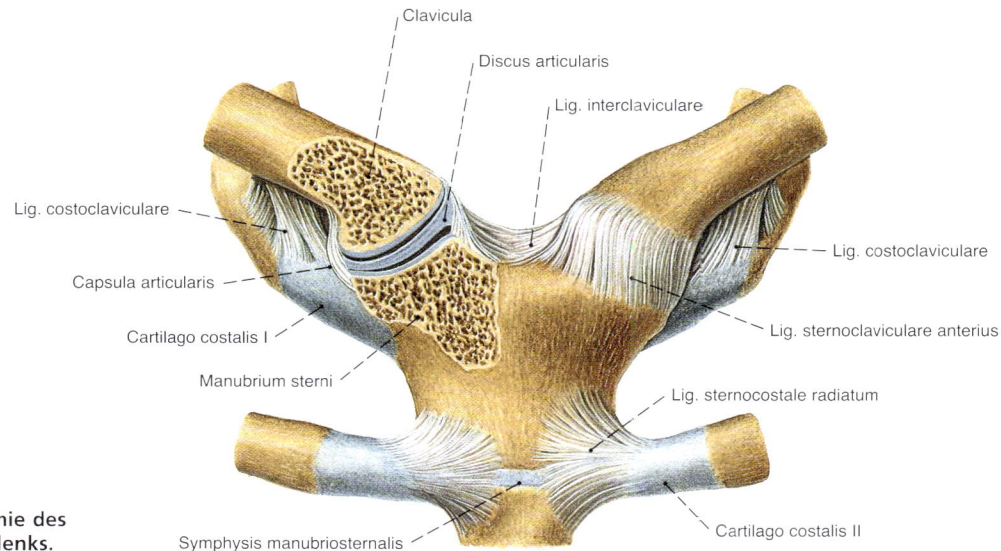

Clavicula
Discus articularis
Lig. interclaviculare
Lig. costoclaviculare
Capsula articularis
Cartilago costalis I
Manubrium sterni
Lig. costoclaviculare
Lig. sternoclaviculare anterius
Lig. sternocostale radiatum
Symphysis manubriosternalis
Cartilago costalis II

Abb. 32-9 Anatomie des Sternoklavikulargelenks.

ventral oder kranial. Seltener ist das direkte Trauma, das zu einer retrosternalen Luxation führt.

Einteilung (s. Tab. 32-3)

Symptomatik

Schwellung, Schmerzen im Sternoklavikulargelenk bei lateraler Kompression des Schultergürtels, Bewegungseinschränkung der Schulter.

Merke
Bei der **Luxatio posterior** kommt es häufig zu Begleitverletzungen des vorderen und oberen Mediastinums (Gefäße, Nerven, Tracheakompression). Daher ist hier besonders auf den neurovaskulären Status der oberen Extremität zu achten: DMS müssen genauestens und wiederholt geprüft und dokumentiert werden.

Diagnostik

- **Anamnese und klinische Untersuchung:** Die mediale Klavikula ist oft prominent, es besteht ein deutlicher Unterschied zur Gegenseite.
- **Röntgen:** Eine normale Thoraxübersicht p.a. und das Seitenbild reichen oft nicht aus. Besser ist die **Röntgenaufnahme nach Rockwood,** bei der beide Schlüsselbeine mit um 40° nach kaudal gekippter Röhre aufgenommen werden. Zusätzlich wird eine seitliche Sternumaufnahme angefertigt.
- **CT:** Eine Luxation ist computertomographisch verlässlich nachweisbar (die Beurteilung von Röntgenaufnahmen ist hier selbst für Geübte oft schwierig!).

Therapie

Konservative Therapie

Prä- und suprasternale Luxationen können konservativ behandelt werden.

Die Reposition wird in Lokalanästhesie durch Zug nach lateral am gestreckten Arm und Druck auf das sternale Klavikulaende durchgeführt. Anschließend **Retention** im Rucksackverband für ca. 4 Wochen.

Operative Therapie

Eine operative Versorgung ist bei retrosternaler Luxation oder Versagen der konservativen Therapie indiziert.

OP-Techniken: Es sind zahlreiche Techniken beschrieben, z.B. OP nach Bunnell: Fixation des Sternums und der Klavikula mit resorbierbarer Kordel (PDS®-Banding, s. Klinikkasten). Postoperativ erfolgt die **Retention** im Gilchrist- oder Desault-Verband für 4–6 Wochen.

Klinik: PDS®-Banding
PDS® ist eine resorbierbare Polydioxanon-Kordel mit einer langen Resorptionszeit und kann daher auch in bradytrophen Geweben (Faszien, Sehnen, Bänder) eingesetzt werden. Nach 5 Wochen sind noch 50 % der ursprünglichen Reißkraft vorhanden. Die vollständige Resorption dauert ca. 180 Tage. Zum Vergleich: Vicryl®, ebenfalls ein resorbierbarer Faden, hat nach 2 Wochen noch 50 % der ursprünglichen Reißkraft. Die Resorption dauert ca. 70 Tage.

Nachbehandlung

Bei konservativer und operativer Therapie: frühfunktionelle Krankengymnastik. Die ersten 6 Wochen postoperativ keine Schulterbewegungen über 90° Abduktion/Flexion, aktive Bewegungen im Ellenbogen- und Handgelenk in alle Richtungen.

Komplikationen

Mitverletzung des Akromioklavikulargelenks, Reluxation (Operation notwendig), Verletzungen von Gefäßen, Nerven, Trachea, Ösophagus (besonders bei der Luxatio posterior).

Prognose

Trotz häufig verbleibender Subluxation ist das funktionelle Ergebnis meist gut.

Akromioklavikulargelenkluxation

Syn.: ACG-Luxation, AC-Gelenk-Luxation, Schultereckgelenkluxation, Luxatio acromioclavicularis

Anatomie

Die **Articulatio acromioclavicularis** (s. Abb. 32-10) besteht aus 2 fast planen Gelenkflächen: der Extremitas acromialis claviculae und dem Akromion. Das Gelenk ist durch folgende Bänder gesichert:
- **Lig. acromioclaviculare** als Verstärkungsband an der oberen Fläche der Kapsel (übernimmt 20 % der Kraft im Schultereckgelenk)

Tab. 32-3   Einteilung der Sternoklavikulargelenkluxation

Einteilung nach	Kriterien
Nach Art der Luxation	**Luxatio praesternalis** (häufigste Form): nach vorn oben **Luxatio suprasternalis:** nach oben **Luxatio retrosternalis:** nach hinten unten
Nach Allmann bezüglich Klinik und Röntgen	**Grad I:** Unwesentliche Dislokation, Gelenk klinisch stabil, Röntgen unauffällig **Grad II:** Subluxation des Gelenks durch Teilzerreißung der sternoklavikularen Bänder **Grad III:** Komplette Zerreißung aller Bandstrukturen, deutliche Stufenbildung, radiologisch leere Gelenkpfanne.

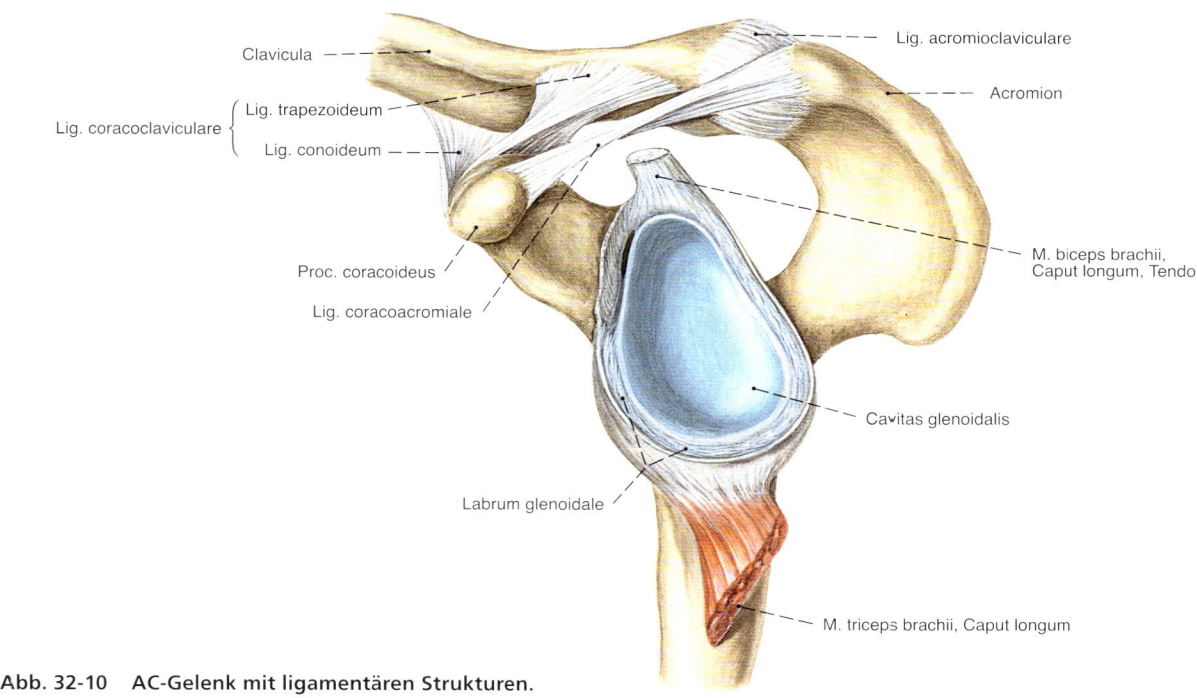

Abb. 32-10 AC-Gelenk mit ligamentären Strukturen.

- **Lig. coracoclaviculare** (übernimmt 80 % der Kraft im Schultereckgelenk) zwischen Proc. coracoideus scapulae und Klavikula. Das Band gliedert sich in einen lateralen vorderen Anteil (Lig. trapezoideum, zwischen Proc. coracoideus und Linea trapezoidea claviculae) und in einen medialen hinteren Anteil (Lig. conoideum, zwischen Proc. coracoideus und Tuberculum conoideum claviculae).
- **Discus articularis.**

Ätiologie

Direktes Trauma: Sturz mit axialem Schlag gegen die Schulter. Die einwirkende Kraft ist i.d.R. sehr heftig und tritt gehäuft bei manchen Sportarten (Eishockey,

American Football) oder bei Unfällen auf. Die AC-Gelenk-Luxation ist eine Verletzung des mittleren Lebensalters. Bei Kindern wird sie praktisch nie beobachtet.

Einteilung

Die Einteilung der Akromioklavikulargelenkluxation erfolgt nach Tossy oder Rockwood (erweiterte Tossy-Klassifikation, s. Tab. 32-4)

Symptomatik

Schmerz (auch nächtlicher Schmerz, Liegen auf der betroffenen Schulter nicht möglich), Schwellung, Hämatom und schmerzhaft eingeschränkte Schulterbeweglichkeit.

Tab. 32-4 Einteilung der Akromioklavikulargelenkluxation nach Rockwood bzw. Tossy

	Bänder	Kennzeichen
Grad I (Tossy I)	Bänderdehnung	Schmerzen, lokale Schwellung, keine Funktionseinschränkung → Überdehnung der Bänder
Grad II (Tossy II)	Riss der akromioklavikularen Bänder, Dehnung der korakoklavikularen Bänder	Alle Bewegungen im Schultergelenk schmerzhaft, laterales Klavikulaende verschiebt sich um < 1 Schaftbreite, instabil → Subluxation im AC-Gelenk
Grad III (Tossy III)	Riss der akromioklavikularen und der korakoklavikularen Bänder	Deutlicher Hochstand des lateralen Klavikulaendes (> 1 Schaftbreite) → Luxation im AC-Gelenk
Grad IV		Mit Dorsalverschiebung des lateralen Klavikulaendes in oder durch den M. trapezius
Grad V		Massive Dislokation mit Abriss der Muskulatur
Grad VI		Luxation der Klavikula unter das Akromion; starke Schwellung; sehr selten

Bei Tossy II, III und Rockwood V kann das **Klaviertastenphänomen**, eine federnde Subluxation/Luxation im AC-Gelenk, palpabel sein.

Diagnostik

- **Anamnese** und **klinische Untersuchung.** Klinische Beurteilung immer im Vergleich mit der Gegenseite!
- **Röntgen:** zunächst Schulter in 2 Ebenen zum Frakturausschluss.
  Nach Frakturausschluss gehaltene Aufnahmen beider Schultern (Panoramaaufnahme) mit je 10–15 kg Gewicht am Arm → Subluxation/Luxation wird im Seitenvergleich sichtbar durch Höhertreten des lateralen Klavikulaendes.

> **Merke**
> Die Gewichte mittels Schlaufe am Handgelenk **aufhängen!** Gewichte nicht aktiv festhalten → Anspannung der Arm- und Schultermuskulatur!

Therapie

Konservative Therapie

Bei Luxationen Typ I und II, teils auch III.

Typ I: symptomatisch mit Kryotherapie, Antiphlogistika, Salbenverbände für 1–2 Wochen, z. B. mit Voltaren® Emulgel®.

Typ II und III: Ruhigstellung im Gilchrist-, Desault- oder Tape-Verband für 3 Wochen. Schweres Heben und Kontaktsportarten für 2–3 Monate vermeiden.

Operative Therapie

Operiert werden Luxationen Typ II mit chronischem Schmerz und deutlicher Instabilität, Typ III bei körperlich aktiven, jungen Menschen und Gefahr der Hautulzeration sowie Luxationen Typ IV–VI.
OP-Techniken:
- Reposition der Klavikula und Retention mittels **Hakenplatte,** wobei der Haken dorsal des AC-Gelenks unter dem Akromion zu liegen kommt (s. Abb. 32-11). Falls möglich: Bandnaht
- alternativ: **PDS®-Banding** → Fixation der Klavikula an das Korakoid mit resorbierbarer Polydioxanon-Kordel (s. Klinikkasten PDS®-Banding, unter „Sternoklavikulargelenkluxation")
Retention im Gilchrist- oder Desault-Verband für ca. 1 Woche.

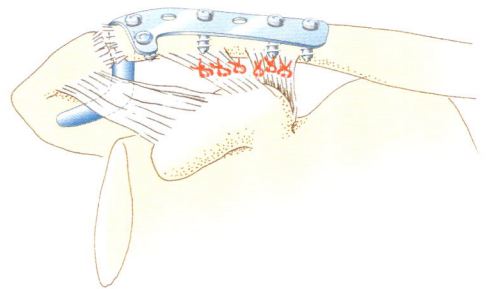

Abb. 32-11 AC-Gelenkluxation mit Hakenplatte versorgt.

Nachbehandlung

Nach konservativer Therapie wird frühfunktionelle KG mit Pendelübungen durchgeführt. Aktiv unterstütztes Bewegen ist im erlaubten Bewegungsmaß möglich.

Bei operativer Therapie ist die geführte Abduktion bis 60° aus dem Gilchrist-Verband heraus erlaubt. Danach bis 6 Wochen postoperativ geführte Abduktion bis 90°, ab 7. postoperativer Woche aktives Armhalten und -heben möglich.

Die Metallentfernung ist nach 12–24 Wochen möglich, sportliche Belastung erst 6 Wochen nach ME.

Komplikationen

- Persistierende Schmerzen
- Bewegungseinschränkung oder Instabilität im AC-Gelenk
- Arthrose des AC-Gelenks.

Prognose

Gutes funktionelles Ergebnis sowohl nach konservativer als auch nach operativer Therapie.

32.1.3 Muskel- und Sehnenverletzungen

Rotatorenmanschettenruptur

Syn.: Periarthropathia humeroscapularis pseudoparetica

Anatomie

Die Rotatorenmanschette (s. Abb. 32-12) wird aus 4 Muskeln gebildet, die an der Skapula entspringen, mit ihren Sehnen den Humeruskopf umgreifen und an den beiden Tubercula des Humerus ansetzen: **M. subscapularis** (Tuberculum minus), **M. supraspinatus, M. infraspinatus** und **M. teres minor** (alle 3 setzen am Tuberculum majus an). Hauptaufgabe dieser Manschette ist neben der Rotation die Zentrierung des Humeruskopfes in der Pfanne.

Ätiologie

In **95 %** der Fälle handelt es sich um ein **degeneratives Ereignis** bei Patienten jenseits des 50. Lebensjahres (s. Klinikkasten). Durch Sturz nach hinten auf den ausgestreckten Arm kommt es zu einer traumatischen Ruptur (nicht durch Sturz auf den nach vorne ausgestreckten Arm oder durch ein direktes Trauma!).

> **Klinik: Degeneration der Rotatorenmanschette**
> Ursache für eine Degeneration der Rotatorenmanschette ist das **subakromiale Impingement** (Einklemmung): Eine Enge im Subakromialraum verursacht eine Störung der Ernährung und des Gleitvorgangs der Rotatorenmanschette. Ursachen für ein Impingement sind wiederum:
> - knöcherne Veränderung des Akromions (Spornbildung)
> - Arthrose (AC-Gelenkarthrose)

- in Fehlstellung verheilte Fraktur des Tuberculum majus humeri
- Riss der langen Bizepssehne
- Bursitis subacromialis.

Einteilung

Die Einteilung erfolgt nach dem Ausmaß der Ruptur: Man unterschiedet die **partielle Zerreißung** von der **totalen Zerreißung** bzw. vom **knöchernen Abriss** der Rotatorenmanschette aus dem Oberarmkopf (z.B. aufgrund starker Zugbelastung bei gewaltsam rotiertem oder adduziertem Arm).

Symptomatik

Viele Patienten sind **asymptomatisch!** Symptomatische Patienten klagen über Schmerzen bei Überkopftätigkeiten, Kraftverlust und Krepitationen. Charakteristisch: Nachtschmerz! Eine **traumatische Rotatorenmanschettenruptur** geht mit einem heftigen Schmerzereignis einher. Oft berichten die Patienten von einem hörbaren Reißen oder Krachen. Bei der klinischen Untersuchung zeigt sich ein Druckschmerz über dem Tuberculum majus. Bei einer Totalruptur kann der 90° abduzierte Arm nicht mehr gehalten werden (**Pseudoparalyse, „drop-arm" Zeichen**): Die zerrissene Sehne fixiert den Humeruskopf nicht mehr in der Pfanne. Bei einer Teilruptur ist eine Abduktion zwar noch möglich, sie ist aber zwischen 60° und 110° schmerzhaft behindert (**painful arc**).

Diagnostik

- **Anamnese und klinische Untersuchung**
- **Röntgen**: Schulter in 2 Ebenen zum Ausschluss knöcherner Verletzungen, evtl. Humeruskopfhochstand sichtbar → M. deltoideus zieht den Oberarm nach oben, somit verringert sich der Abstand zum Akromion; Abstand < 6 mm gilt als pathologisch
- **Sonographie:** Ausdünnung oder Verschmälerung der Rotatorenmanschette
- **Arthrographie:** Kontrastmittelübertritt in die Bursa subacromialis bei kompletter Ruptur (s. Abb. 32-13)
- **MRT:** hohe Sensitivität, Beurteilung der Muskulatur, Unterscheidung alte/frische Läsion.

Therapie

Konservative Therapie

Bei älteren, inaktiven Patienten und tolerablen Beschwerden, bei Teileinrissen.

Maßnahmen: Antiphlogistika (z.B. Voltaren®) oder COX-2-Hemmer (z.B. Vioxx®), Infiltrationen mit Lokalanästhetika, Kryotherapie, Physiotherapie (Krafttraining, Stretching, Koordinationsschulung).

Operative Therapie

Eine operative Versorgung ist bei jüngeren, aktiven, kooperativen Patienten mit akuter Verletzung indiziert, ebenso muss eine Ruptur nach dreimonatiger erfolgloser konservativer Therapie operiert werden.

OP-Technik: Zur Planung des eigentlichen Eingriffs ist eine **Arthroskopie** sinnvoll. Kleinere Ruptu-

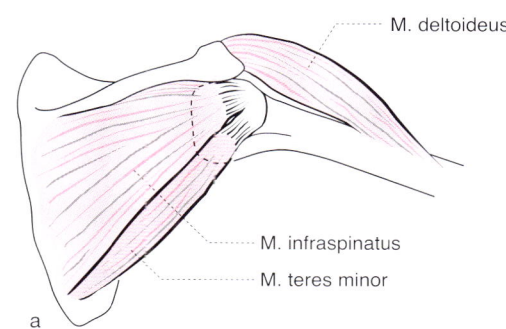

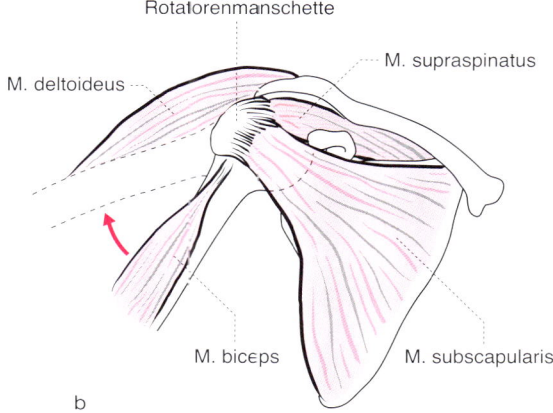

Abb. 32-12 Schematische Darstellung der Rotatorenmanschette.

ren können auch arthroskopisch versorgt werden! Die **Sehnenruptur** wird möglichst direkt durch eine Sehnennaht versorgt. Alternativ erfolgt eine transossäre Fixierung an einer Knochenkerbe am Tuberculum majus durch zwei Bohrkanäle oder der Transfer nicht rupturierter Rotatorenmanschettenanteile über den Defekt. Bei einer **Ausrissfraktur** des Tuberculum majus ist die Osteosynthese mittels Zugschraube oder Zuggurtung die Methode der Wahl.

Eine postoperative **Retention** wird für ca. 4–6 Wochen mit einem Schulterkissen in Abduktionsstellung durchgeführt.

Nachbehandlung

Die Patienten müssen auf eine **langwierige Rehabilitation** vorbereitet sein (ca. 6 Monate). Zur Wiederherstellung der passiven Beweglichkeit muss die Krankengymnastik früh postoperativ einsetzen. Je nach Operateur werden Abduktion und Rotation ca. 6 Wochen limitiert. Die Kräftigung der Rotatoren ist i.d.R. erst 6 Wochen postoperativ erlaubt. Weder bei aktiven noch bei passiven Maßnahmen dürfen Schmerzen auftreten.

> **Merke**
> Nachbehandlung der Rotatorenmanschettenruptur: Mehrmonatige Schmerzfreiheit ist wichtiger als Funktionsverlust!

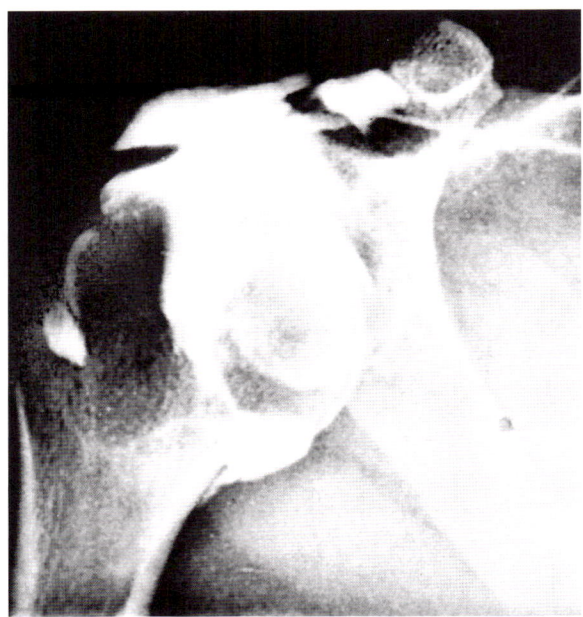

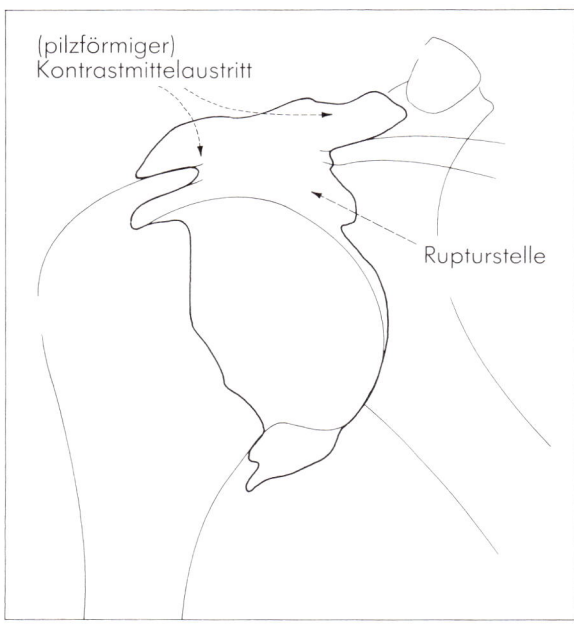

(pilzförmiger)
Kontrastmittelaustritt

Rupturstelle

Abb. 32-13   Röntgenbild eines arthrographischen Befundes bei kompletter Rotatorenmanschettenruptur.

Prognose

Je kürzer die Anamnese, je kleiner der Defekt und je jünger der Patient, umso besser die Prognose. Häufig jedoch Chronifizierung.

Bizepssehnenruptur

Anatomie

Der M. biceps brachii ist ein starker Beuger und der stärkste Supinator im Ellenbogengelenk. Er entspringt mit dem **Caput longum** (dieses zieht durch das Schultergelenk hindurch und benutzt den Humeruskopf als Hypomochlion) vom Tuberculum supraglenoidale und mit dem **Caput breve** vom Proc. coracoideus. Die beiden Köpfe vereinigen sich ungefähr in Höhe des Ansatzes des M. deltoideus zum M. biceps, der wiederum 2 Endsehnen besitzt: Er setzt mit einer kräftigen Sehne an der Tuberositas radii an, und mit einer 2. flächenhaften Sehne, der Aponeurosis m. bicipitis brachii **(Lacertus fibrosus),** strahlt er in die Unterarmfaszie der ulnaren Seite ein.

Ätiologie

Bei der Ruptur der **langen proximalen Bizepssehne** liegen meist **degenerative Veränderungen** durch mechanische Beanspruchung im Sulcus intertubercularis (subakromiales Impingement, s. Klinikkasten unter „Rotatorenmanschettenruptur"). Die **distale Bizepssehne** reißt meist **traumatisch** (ruckartige Gewalteinwirkung bei stark kontrahiertem Muskel).

Einteilung

Die Einteilung richtet sich nach der **Lokalisation** der Ruptur: Ruptur der langen proximalen Bizepssehne (96 % der Fälle), Ruptur der distalen Sehne (3 % der Fälle), Ruptur der kurzen proximalen Sehne (1 % der Fälle).

Symptomatik (s. Tab. 32-5)

Diagnostik

- **Anamnese und klinische Untersuchung:** insbesondere nach ruckartigen, kraftvollen Tätigkeiten bei der distalen Bizepssehnenruptur fragen
- **Röntgen:** nur bei distaler Ruptur Ellenbogen in 2 Ebenen zum Ausschluss knöcherner Begleitverletzungen

Tab. 32-5 Symptome der Bizepssehnenruptur	
Ruptur der langen proximalen Bizepssehne	**Ruptur der distalen Bizepssehne**
Der Ruptur geht oft eine Bizepssehnentendinitis voraus: Nachtschmerz mit Ausstrahlung der Schmerzen in den distalen Oberarm. Prädisponierend sind folgende Sportarten: Wurfsportarten, Tennis, Golf, Schwimmen - **Die eigentliche Ruptur ist oft schmerzlos** - Eventuell Schmerzen bei starker Beugung, besonders gegen Widerstand **(Speeds-Test)** - Sichtbarer Muskelbauch am distalen Oberarm (s. Abb. 32-14) - Minimaler Funktionsverlust	- **Deutlicher Schmerz** - Verlagerung des Muskelbauches nach proximal - Unterarm kann **nicht** gegen Widerstand gebeugt und **nicht** supiniert werden - Hämatom in der Ellenbeuge

- **Sonographie:** leerer Sulcus bicipitalis, Kontinuitätsunterbrechung der Sehne
- **MRT:** bei unklarer Sonographie
- **Arthroskopie:** nur bei therapeutischem Ansatz indiziert.

Therapie

Konservative Therapie

Eine lange Bizepssehnenruptur bei inaktiven Patienten > 60 Jahre kann konservativ behandelt werden, d. h. frühfunktionelle Übungsbehandlung.

Maßnahmen: einige Tage Schonung, Gilchrist- oder Desault-Verband für 3 bis max. 7 Tage (Schultereinsteifung!!!), lokal: Antiphlogistika.

Operative Therapie

Spätestens 4 bis 6 Wochen nach der Ruptur!
Indikation: Eine Indikation ist die distale Bizepssehnenruptur bei aktiven, sportlichen Patienten und bei Patienten, deren Berufe mit häufigen Supinationsbewegungen und Überkopfarbeiten verbunden sind (drohender Kraftverlust). Auch nach erfolgloser konservativer Therapie und bei persistierenden Schmerzen mit hohem Leidensdruck des Patienten wird eine Operation erwogen.
OP-Techniken:
- **„Schlüsselloch"-OP nach Froimsom:** Verknoten der Sehne und Refixation in einer Kortikaliskerbe unterhalb des Sulcus intertubercularis
- **Versetzen der langen Bizepssehne** auf den Proc. coracoideus (Gefahr des sekundären Impingementsyndroms)
- bei distaler Ruptur: **transossäre Refixation** der Sehne an der Tuberositas radii, ggf. Sehnenverlängerung notwendig.

An den Eingriff schließt sich eine 4–6-wöchige **Retention** mit einer dorsalen Oberarmgipsschiene in Beuge- und Supinationsstellung an.

Nachbehandlung

Konservative Therapie erfordert i. d. R. keine Krankengymnastik.

Bei operativer Therapie ist i.d.R. 6 Wochen postoperativ keine Ellenbogenextension erlaubt. Während der Ruhigstellung im Gips aktiv geführte Bewegungen der Schulter in alle Richtungen. Nach 2 bis 4 Wochen Beginn der aktiven Beugebewegungen, nach der 6. Woche Beginn mit Ellenbogenextension. Die volle Belastbarkeit ist meist nach 3 Monaten erreicht.

Prognose

Funktionell meist Restitutio ad integrum.

32.2 Oberarm

32.2.1 Grundlagen

Anatomie

Der Oberarmknochen (Humerus, s. Abb. 32-15) steht gelenkig mit Skapula, Ulna und Radius in Verbin-

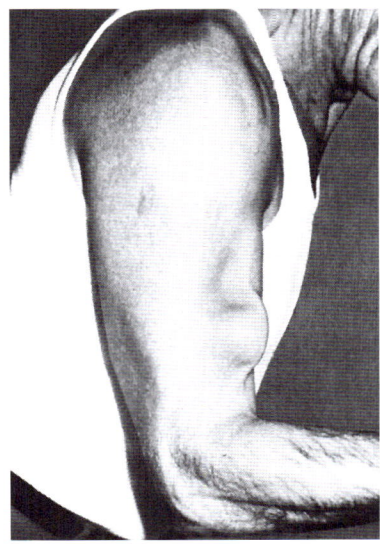

Abb. 32-14   Ruptur der langen Bizepssehne rechts.

dung. Das proximale Ende bildet das Caput humeri, das durch das Collum anatomicum abgesetzt erscheint. An der Vorderfläche der Extremitas proximalis liegen lateral das Tuberculum majus und medial das Tuberculum minus. An der Hinterfläche des Corpus humeri liegt der Sulcus n. radialis. An der distalen Extremitas finden sich die Epicondyli medialis et lateralis (außerhalb des Gelenks). Der dazwischen liegende Condylus humeri dient der gelenkigen Verbindung mit den Unterarmknochen.

Diagnostik

Siehe Kapitel 32.1.1.
Röntgen Oberarm: Oberarm in 2 Ebenen (a.p. und seitlich): Abbildung des gesamten Humerus mit mindestens einem benachbarten Gelenk

32.2.2 Knöcherne Verletzungen

Humeruskopffraktur

Syn.: Oberarmkopffraktur, subkapitale Humerusfraktur, proximale Humerusfraktur

Anatomie

Die Blutversorgung des Humeruskopfes erfolgt über eine vordere und hintere **A. circumflexa humeri** (Äste der A. axillaris), deren Äste in der Nähe des Sulcus bicipitalis in den Knochen eindringen. Daher droht eine **avaskuläre Nekrose des Oberarmkopfes** bei unfallbedingter oder operativer/iatrogener Gefäßschädigung.

Ätiologie

Charakteristischer Frakturmechanismus ist der Sturz auf den gestreckten Arm oder die Schulter. Bei gleichzeitiger Abduktion erleidet ein älterer Patient eine Fraktur, ein jüngerer hingegen eher eine Luxation.

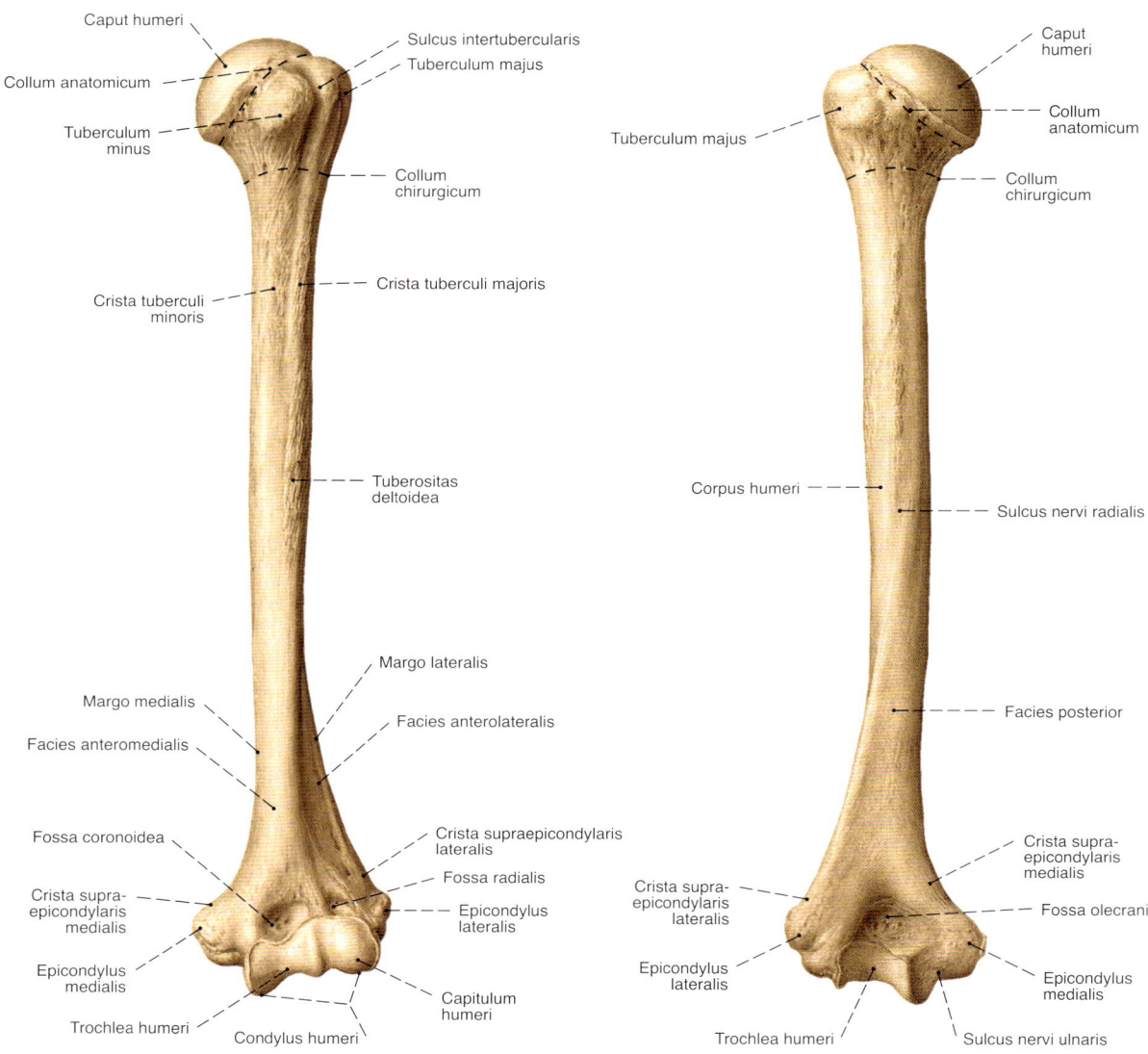

Abb. 32-15 Anatomie des Humerus.

Die Humeruskopffraktur ist die typische **Fraktur des alten Menschen**. 75 % der Patienten sind über 60 Jahre und haben eine schlechte Knochenqualität (osteoporotische Veränderungen).

Einteilung

Es existieren zahlreiche Klassifikationen der proximalen Humeruskopffrakturen:

- **AO:** aufwändig und schlecht reproduzierbar
- **Einteilung nach Neer:** Typ I–VI, ebenfalls sehr aufwändig, keine konsequente Berücksichtigung der Prognose
- **klinisch-praktische Einteilung** (s. Abb. 32-16):
  - isolierter Abriss von Tuberculum majus oder Tuberculum minus
  - Fraktur durch das Collum anatomicum (Kalottenfraktur) oder chirurgicum (subkapitale Fraktur)
  - Fragmentanzahl: 2- (Kopf und Schaft), 3- (Kopf, Schaft und Tuberculum majus oder minus) und

4-Fragment-Fraktur (Kopf, Schaft und beide Tubercula)
- reine Fraktur und Luxationsfraktur.

Symptomatik

Es kommt zu einer **schmerzhaften Bewegungseinschränkung** des Schultergelenks und einem **Druckschmerz über dem Oberarmkopf.** Bei der klinischen Untersuchung kann man evtl. Krepitationen oder auch eine **Armverkürzung** feststellen. Ein **Hämatom** ist in der Axilla, der seitlichen Thoraxwand oder am medialen Oberarm lokalisiert. Begleitverletzungen des Plexus brachialis, des N. axillaris oder der A. axillaris (Pulse tasten!) sind möglich.

Diagnostik

- **Anamnese und klinische Untersuchung:** Begleitverletzungen suchen (DMS genau prüfen und dokumentieren)!

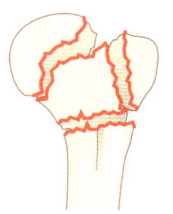
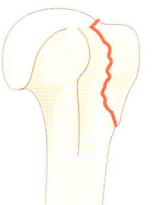
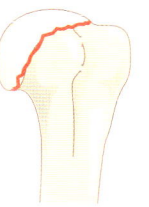
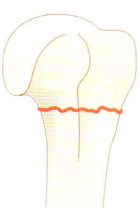

Abb. 32-16
Proximale Humerusfrakturen.

4-Fragment-Fraktur
des prox. Humerus
(nach Codman)

Abrissfraktur des
Tuberculum majus

Fraktur im Collum
anatomicum

Fraktur durch das
Collum chirurgicum
(subkapitale Fraktur)

- **Röntgen:** „trauma series" nach Neer: a.p. (orthograd zur Skapula), seitlich (in der Skapulaebene), axial (durch die Axilla)
- **CT** bei schweren/komplexen Verletzungen (Hochenergietraumen)
- **Angiographie:** bei fehlendem Puls der A. radialis.

Therapie (s. Tab. 32-6)

75 % der Frakturen sind wenig disloziert und damit konservativ therapierbar, gewöhnlich handelt es sich um eine subkapitale Fraktur in Höhe des Collum chirurgicum.

> **Merke**
> Bei subkapitaler Humerusfraktur ist **keine** Reposition nötig, da die Fraktur eingestaucht und damit stabil ist!

Komplikationen

- Ruhigstellung der Schulter > 1 Woche: rasche Kapselschrumpfung mit schmerzhafter Schultersteife als Endstadium
- Begleitverletzungen (s. o.)
- Kopfnekrose.

Prognose

Entscheidend sind das Frakturmuster und die Begleitverletzungen. Die Prognose verschlechtert sich mit der Anzahl der Fragmente. Schlechte Resultate durch Schmerzen und Bewegungseinschränkungen. Bei unkomplizierten Frakturen in 90 % befriedigende Ergebnisse.

Humerusschaftfraktur

Syn.: Oberarmschaftfraktur, Humerusfraktur

Anatomie

Der Humerusschaft ist von einem kräftigen Muskelmantel umgeben. Dies bedingt eine gute Heilung von Humerusschaftfrakturen. Zu beachten ist die **enge topographische Beziehung des N. radialis zum Humerusschaft.** Der N. radialis entstammt dem Fasciculus posterior des Plexus brachialis (C5–Th1) und läuft auf dem Periost im Sulcus n. radialis von proximal/medial nach distal/lateral.

Ätiologie

Hochenergietraumen, Schlag auf den Oberarm (direktes Trauma) oder Sturz auf Hand, Ellenbogen,

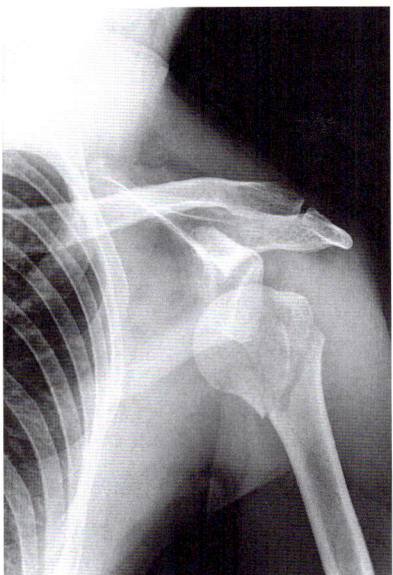
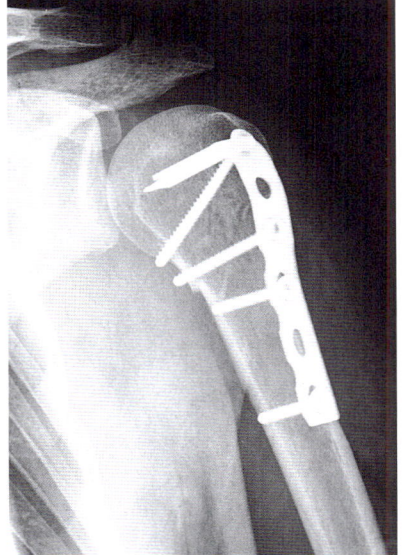
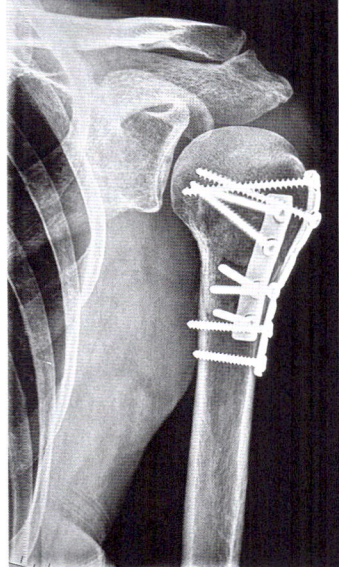

Abb. 32-17   Luxationsfraktur des Humeruskopfes vor und nach operativer Reposition.

Tab. 32-6	Therapie der proximalen Humerusfraktur	
	Konservative Therapie	**Operative Therapie**
Indikation	Eingekeilte, subkapitale Fraktur in Höhe des Collum chirurgicum, stabile Frakturen und nicht bis wenig dislozierte Frakturen	Irreponible Frakturen mit Beteiligung der Gelenkfläche, Schulter-luxationsfrakturen, dislozierte Mehrfragmentfrakturen, offene Frakturen, Pseudarthrosen nach konservativer Therapie
Maßnahmen	**Reposition** falls keine eingekeilte, subkapitale Humerusfraktur vorliegt **Retention** im Desault- oder Gilchrist-Verband für ca. 1 Woche	• **Stabilisierung** mit Kirschner-Drähten als Minimalosteosynthese • **Schrauben- und/oder Plattenosteosynthese** bei nichtosteo-porotischem Knochem mit T- oder Kleeblattplatte (i.d.R. übungsstabile Versorgung, s. Abb. 32-17) • **Verschraubung oder Zuggurtung** bei Tuberculum-majus- oder -minus-Abrissen (der Cerclage-Draht wird unter die Rotatoren-manschette geschoben) • Bei Mehrfragmentfrakturen und osteoporotischem Knochen: **prothetischen Kopfersatz** erwägen **Postoperative Retention** im Desault- oder Gilchrist-Verband für max. 1 Woche
Nachbe-handlung	Die krankengymnastische Behandlung der angrenzenden Gelenke (Hand, Finger und Ellenbogen) kann sofort begonnen werden. Bei Refixation der Tubercula dürfen während der ersten 6 Wochen keine Rotationsbewegungen durchgeführt werden. Nach 1 Woche Pendelbewegungen in der Vertikalen (Bauchlage), ab der 3. Woche assistierte, aktive Bewegungen, ab der 5. Woche gegen Schwerkraft. Vollbelastung ist nach 3 Monaten möglich	
Metall-entfernung		Eine ME wird nur bei jungen Patienten nach ca. 1 Jahr durch geführt, ggf. auch bei Impingement-Beschwerden.

Arm (indirektes Trauma). Bei Tumormetastasen (z.B. Mamma-, Nieren-, Schilddrüsenkarzinom) kann es zu pathologischen Frakturen kommen.

Einteilung

Die **AO**-Klassifikation unterscheidet **A:** einfache Fraktur, **B:** Keilfraktur und **C:** komplexe Fraktur.

Symptomatik

• Schmerz, Hämatom
• Gebrauchsunfähigkeit des Arms mit Schonhaltung
• Fehlstellung und Verkürzung des Oberarms
• **Eventuell neurologische Ausfälle** durch N.-radialis-Läsion (s. Klinikkasten)
• **Begleitverletzungen** möglich: N. radialis, N. ulnaris, A. profunda brachii, A. brachialis, Weichteil- und Thoraxwandverletzungen sowie Lungenkontusionen.

Klinik: N.-radialis-Läsion bei Humerusschaft-frakturen

Der N. radialis ist aufgrund seines Verlaufs an der Dorsalseite des Humerus im Sulcus n. radialis ge-fährdet bei Frakturen des Oberarmschafts. Bei jeder 5. Humerusschaftfraktur kommt es zu einer Radia-lisparese. Der Nerv ist besonders exponiert bei Frakturen im Übergang vom mittleren zum distalen Schaftdrittel. Zur Neurologie einer N.-radialis-Lä-sion s. Tab. 32-7 und Abb. 32-18.

Diagnostik

Wegen der Gefahr von Begleitverletzungen beson-ders sorgfältige Prüfung und Dokumentation von

DMS (Pulsstatus und neurologische Untersuchung). Im Zweifelsfall neurologisches Konsil anfordern!

In der **Röntgenuntersuchung** werden Oberarm, El-lenbogen und Schultergelenk – jeweils in 2 Ebenen – dargestellt.

Therapie

Die meisten Humerusschaftfrakturen können konser-vativ behandelt werden.

Konservative Therapie

Bei langen Schrägfrakturen, Spiralfrakturen und Trümmerfrakturen ohne Weichteilinterposition er-

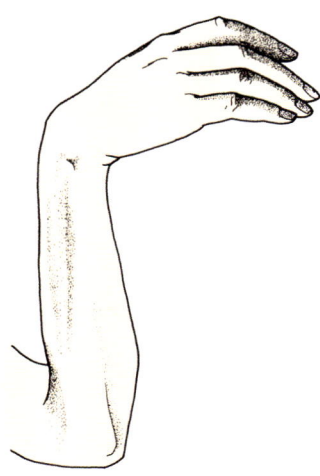

Abb. 32-18   Fallhand bei N.-radialis-Lähmung.

Tab. 32-7 Neurologie einer N.-radialis-Läsion

Motorische Innervation und Funktion	**M. triceps brachii:** Streckung des Unterarms im Ellenbogengelenk **M. brachioradialis:** Beugung des Unterarms in Mittelstellung zwischen Pronation und Supination **Mm. extensores carpi radialis et ulnaris:** Streckung und Radial- bzw. Ulnarabduktion des Handgelenks **Mm. extensores dig. communis et dig. V proprius:** Streckung der Grundphalangen II–V **M. supinator:** Supination des Unterarms **M. abductor pollicis longus:** Abduktion des Metakarpus I in der Handebene **Mm. extensores pollicis brevis et longus:** Streckung der Grundphalange bzw. der Endphalange des Daumens
Sensible Innervation	Nur auf der Dorsalseite: am Oberarm distal vom Versorgungsgebiet des N. axillaris, am Unterarm und Handrücken im radialen Abschnitt, auf der Hand über den radialen 2½ Fingern mit Ausnahme des Endgliedes (N. medianus)
Läsionsorte und Symptome	**Untere Radialislähmung:** Der Daumen kann in der Handebene nicht abduziert werden. Die Fingerstreckung im Grundgelenk ist aufgehoben. Keine Fallhand! **Mittlere Radialislähmung** (Schädigung in Höhe des Oberarms): wie untere Radialislähmung, zusätzlich noch Fallhand mit Schwäche für die Extension im Handgelenk und Lähmung des M. brachioradialis. Der RPR (Radiusperiostreflex) ist abgeschwächt oder erloschen, der TSR (Trizepssehnenreflex) ist erhalten **Obere Radialislähmung** (Schädigung im Bereich der Axilla): typische Fallhand und Trizepsparese. Abschwächung des TSR. Die lokalisatorische Bedeutung der sensiblen Störung ist wegen der anatomischen Varianten gering
Ätiologie	**Untere Radialislähmung:** durch distale Radiusfrakturen und -luxationen **Mittlere Radialislähmung:** durch Druck des Nervs gegen den Humerus, besonders im tiefen Schlaf, durch einen Alkoholrausch, in Narkose, bei und nach Humerusfrakturen **Oberer Radialislähmung:** Läsion des Nervs in der Axilla (Druck, chirurgischer Eingriff)

folgt die **Reposition** grober Fehlstellungen unter Analgesie und Längszug. **Retention** im Desault- oder Gilchrist-Verband für ca. 1 Woche; alternativ „**hanging-cast**" (s. Klinikkasten) bei starker Verkürzung. Anschließend Anlage eines **Sarmiento-Brace** (s. Klinikkasten) für weitere 6 Wochen. Der kräftige Muskelmantel bedingt eine gute Heilung.

Achsenfehlstellungen bis 20°, Rotationsfehler bis 10° und Verkürzungen von 2–3 cm werden toleriert, da der Humerus statisch nicht belastet wird.

Klinik: Reposition der Humerusschaftfraktur

Der „hanging-cast" ist ein schwerer zirkulärer Gips vom Oberarm bis zum Handgelenk. Das Gewicht bedingt die Extension. Nun wird ein Ring an der Radialseite des Unterarms befestigt, durch den eine Schlaufe um den Hals geführt wird. Die Ringposition beeinflusst die Frakturstellung.

Ein **Sarmiento-Brace** wird bei einer Humerusschaftfraktur im mittleren bis proximalen Drittel zur Ruhigstellung eingesetzt. Er reicht von den Epikondylen bis unter die Axilla (Einschluss des Bizeps).

Operative Therapie

Liegen eine offene Fraktur oder begleitende Nerven- und Gefäßläsionen, Frakturen der angrenzenden Gelenke, pathologische Frakturen sowie sehr instabile Frakturen (Querfrakturen) und unbefriedigende Repositionsergebnisse vor, ist eine operative Revision nötig.

OP-Techniken: Standardverfahren ist die **Plattenosteosynthese** (LC-DC-Flatte und Zugschraube) bei Gefäß- und Nervenschäden sowie offenen Frakturen.

Die **intramedulläre Nagelung** wird bei Querfrakturen, Polytraumen und pathologischen Frakturen durchgeführt. Zum Einsatz kommen aufgebohrte und unaufgebohrte Marknägel (mit und ohne Verriegelung → Rotationsstabilität), die von distal (retrograd unter Spaltung des M. triceps proximal der Fossa olecrani) oder proximal eingeführt werden können.

Bei weit offenen Frakturen, z.B. Defektbrüchen, kommt als temporäre oder definitive Osteosynthese ein **Fixateur externe** zum Einsatz. Eine pathologische Fraktur wird mit einer **Verbundosteosynthese** versorgt.

Merke

Die anterograde Marknagelung ist wegen möglicher Läsionen der Rotatorenmanschette nicht empfehlenswert.

Ebenso ist bei der proximalen Verriegelung des Marknagels auf den N. axillaris zu achten!

Nachbehandlung

Volle Belastung des Oberarms nach 8–10 Wochen.

Bei konservativer Therapie werden benachbarte Gelenke sofort mobilisiert. Nach Abnahme des Sarmiento-Brace (i.d.R. 6 Wochen posttraumatisch) funktionelle Weiterbehandlung.

Nach operativer Therapie werden keine Retentionsverbände angelegt. Sofortige funktionelle KG. Bei Plattenosteosynthese sind aktive Übungen in alle Richtungen erlaubt, bei einem Verriegelungsnagel Vermeidung einer maximalen Außenrotation für 2 Wochen (geringere Rotationsstabilität als Plattenosteosynthese).

Metallentfernung bei Plattenosteosynthese frühestens nach 1 Jahr (**Cave: iatrogene Radialislähmung**), bei Marknagelung: falls erforderlich nach 8–12 Monaten.

Komplikationen

Zu den Komplikationen zählen die Pseudarthrose (6 %) und eine Radialisparese bei Osteosynthese oder Metallentfernung (4 %).

Kasuistik

Ein 26-jähriger Sportstudent und passionierter Snowboarder zieht sich bei einem Sturz eine rechtsseitige Oberarmschaftfraktur mit Quetschung des N. radialis zu. Die Fraktur wird mit einer Plattenosteosynthese versorgt. Bei der neurologischen Untersuchung sind die Streckung der rechten Hand paretisch und die Supination abgeschwächt. Es besteht eine hypästhetisch-hypalgetische Zone im Bereich des rechten Handrückens und der radialen Finger. Unter Bewegungsübungen bildet sich die Radialisparese im Laufe eines Jahres fast vollständig zurück.

Distale Humerusfraktur

Anatomie

Der distale Humerus hat als Gelenkfläche für die Ulna die **Trochlea humeri** (Teil des Condylus humeri ulnaris) und für den Radius das **Capitulum humeri** (Teil des Condylus humeri radialis), sodass der distale Humerus einer Dreieckskonstruktion entspricht. Die Articulatio humeroradialis, die Articulatio humeroulnaris und die Articulatio radioulnaris proximalis bilden zusammen das Ellenbogengelenk.

Ätiologie

Sturz auf den gebeugten Ellenbogen oder gestreckten Arm (typischerweise bei einer alten Frau mit osteoporotischem Knochen), beim jungen Menschen meist als Hochenergietrauma.

Einteilung

Nach der AO-Klassifikation lautet die Einteilung **A:** extraartikuläre Fraktur (A1: apophysär, A2: metaphysär einfach, A3: metaphysär mehrfragmentär), **B:** partielle Gelenkfraktur und **C:** vollständige Gelenkfraktur.

Klinik

Zu den distalen Humerusfrakturen gehört auch die **suprakondyläre Humerusfraktur des Kindes.** In ca.

98 % tritt sie als suprakondyläre Extensionfraktur bei Sturz auf den gestreckten Arm auf (Häufigkeitsgipfel zwischen dem 5. und 10. Lebensjahr). Es ist die häufigste ellenbogengelenknahe Fraktur im Wachstumsalter.

Symptomatik

- Schmerzen und schmerzhafte Bewegungseinschränkung im Ellenbogengelenk
- Rasche und starke Schwellung
- Ausgeprägtes Hämatom bei Verletzung der A. radialis.
- Neurologische Ausfälle bei Schädigung der Nn. ulnaris, medianus und radialis.

Diagnostik

Bei **Anamnese** und **klinischer Untersuchung** besonders auf **DMS** achten, d. h. genaue Prüfung und Dokumentation von Puls und neurologischem Status. **Röntgenologische Untersuchung** des Oberarms und des Ellenbogens in 2 Ebenen (exakt a.p. in voller Streckung und streng seitlich in 90° Flexion). Auf diesen Aufnahmen kann das **positive Fettkörperzeichen** sichtbar sein. Es bezeichnet eine sichtbare Vorwölbung der ventralen oder dorsalen Gelenkkapsel durch intraartikuläre Flüssigkeit und gilt als indirektes Frakturzeichen.

Therapie

Bewegungsstabilität wird überwiegend **operativ** erreicht. Die konservative Therapie ist die Ausnahme, z. B. bei kindlichen Frakturen.

Konservative Therapie

Patienten mit nicht dislozierten Frakturen sowie alte Patienten mit ausgeprägter Komorbidität erhalten einen **Oberarmgips für 4–6 Wochen.** Die krankengymnastische Behandlung beginnt nach der Gipsabnahme.

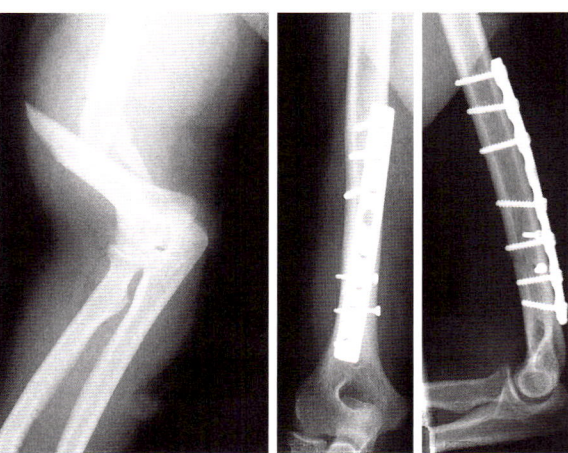

Abb. 32-19 Plattenosteosynthese einer erstgradig offenen distalen Drehkeilfraktur des Humerus.

Tab. 32-8 Operative Versorgung und Nachbehandlung der dislozierten distalen Humerusfraktur

AO-Klassifikation	OP-Methode
A1-Frakturen	Schraubenosteosynthese (Spongiosaschrauben)
A2- und A3-Frakturen	Plattenosteosynthese (3,5-mm-Rekonstruktionsplatte und/oder Drittelrohrplatte, s. Abb. 32-19)
B-Frakturen	Schraubenosteosynthese
C-Frakturen	Schrauben- und Plattenosteosynthese, evtl. Zuggurtungsosteosynthese (Kirschner-Drähte) oder Fixateur externe

Postoperative Retention in dorsaler Oberarmgipsschiene für 3 Wochen

Nachbehandlung: Die Oberarmgipsschiene sollte insgesamt 3 Wochen postoperativ getragen werden. In der 1. Woche erfolgt eine komplette Ruhigstellung, ab der 2. Woche werden geführte Bewegungsübungen aus der Schiene heraus durchgeführt

Metallentfernung: Kirschner-Drähte werden nach ca. 4–8 Wochen entfernt, Platten und Schrauben nach ca. 1 Jahr

Operative Therapie

Eine operative Behandlung ist bei **dislozierten Frakturen** indiziert (s. Tab. 32-8).

Komplikationen

- Myositis ossificans nach allzu forschen passiven Bewegungsübungen
- Bewegungseinschränkungen im Ellenbogengelenk (eher Flexion/Extension betreffend, Supination/Pronation meist unbeeinträchtigt)
- Volkmann-Muskelkontraktur.

Merke

Bei der distalen Humerusfraktur ist ein gutes Behandlungsergebnis nur durch konsequente frühfunktionelle Nachbehandlung zu erreichen.

32.3 Ellenbogen und Unterarm

32.3.1 Grundlagen

Anatomie

Das **Ellenbogengelenk (Articulatio cubiti)** ist eines der kompliziertesten Gelenke des menschlichen Körpers und setzt sich aus 3 Gelenkkörpern innerhalb der Gelenkkapsel zusammen (s. Abb. 32-20). Die gelenkbildenden knöchernen Bestandteile sind der distale Humerus, das Olekranon und das Radiusköpfchen. Es entstehen also die **Articulatio humeroulnaris**, die **Articulatio humeroradialis** und die **Articulatio radioulnaris proximalis.** Flexion und Extension erfolgen im humeroulnaren Gelenk, Supination und Pronation im humeroradialen und radioulnaren Gelenk. Die Bandsicherung übernehmen die Ligg. collateralia und das Lig. anulare radii.

Im **Unterarm (Antebrachium)** liegen lateral die kürzere Speiche (**Radius**) und medial die längere Elle

(Ulna). Sie bilden am Unterarm das knöcherne Gestänge und stellen die Verbindung zwischen Ellenbogen- und Handgelenk her. Die Ulna übernimmt die Führung des Unterarms im Ellenbogengelenk, der Radius ist der Träger der Hand. Eine **Membrana interossea** und 3 Muskeln, **M. pronator teres, M. supinator und M. pronator quadratus,** verbinden die beiden Knochen. Die Membrana interossea verhindert nicht nur eine Parallelverschiebung von Radius und Ulna, sondern überträgt auch Zug- und Druckbelastungen eines Knochens auf den anderen. Sie ist so kräftig ausgebildet, dass bei Drucküberlastung des Unterarms ihre Fasern nicht reißen, sondern es eher zu Frakturen der Knochen kommt. Während der Radius durch einen kräftigen Muskelmantel geschützt ist, wird die Ulna an ihrer Streckseite nur durch Haut bedeckt. Das hat eine erhöhte Häufigkeit von offenen Frakturen in diesem Bereich zur Folge (Parier-Frak-

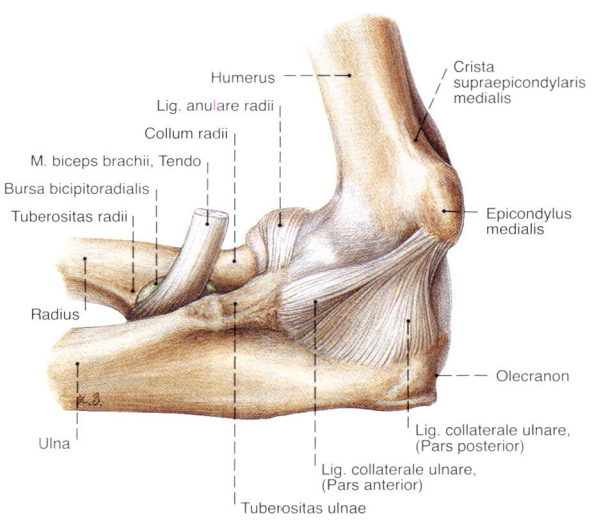

Abb. 32-20 Articulatio cubiti.

Humerus —
Lig. anulare radii —
Collum radii —
M. biceps brachii, Tendo —
Bursa bicipitoradialis —
Tuberositas radii —
Radius —
Ulna —
— Crista supraepicondylaris medialis
— Epicondylus medialis
— Olecranon
— Lig. collaterale ulnare, (Pars posterior)
— Lig. collaterale ulnare, (Pars anterior)
— Tuberositas ulnae

tur). Ebenso muss bei Verletzungen des Unterarms aufgrund der straffen Muskellogen besonders auf ein **Kompartmentsyndrom** geachtet werden (s. Kap. 31.7.2).

Diagnostik

Anamnese

Übliche traumatologisch orientierte Anamnese. Zeitpunkt und Schmerzintensität können diagnostische Hinweise geben.

Inspektion

Physiologischer Cubitus valgus (in Streckstellung und Supination) von 10° beim Mann und 15° bei der Frau.

Palpation

- **Hueter-Dreieck:** Bei 90°-Beugung des Ellenbogengelenks bilden die Epikondylen und das Olekranon ein gleichschenkliges Dreieck (s. Abb. 32-21).
- **Hueter-Linie:** Die Epikondylen und das Olekranon bilden von dorsal bei Streckung und von lateral bei Beugung eine gerade Linie.

Frakturen oder Luxationen verändern diese Konfiguration (s. Abb. 32-21).

Funktionsprüfung

Geprüft werden Flexion, Extension, Pronation, Supination nach der **Neutral-0-Methode:**

Normalwerte für Extension/Flexion: 10°/0°/150°; Unterarmdrehung auswärts/einwärts: 80°/0°/80°.

Röntgen

Ellenbogen in 2 Ebenen (a.p. und seitlich): exakt a.p. in voller Streckung und streng seitlich in 90°-Beugung.

Unterarm in 2 Ebenen (a.p. und seitlich): a.p. und in Supination, mindestens ein Gelenk muss mit abgebildet sein.

32.3.2 Knöcherne Verletzungen

Olekranonfraktur

Anatomie

Der **M. triceps brachii** ist der wichtigste Extensor im Ellenbogengelenk (Innervation: N. radialis). Er ist ein dreiköpfiger Muskel, der mit einer gemeinsamen End-

sehne am Olekranon inseriert. Bricht das Olekranon von der Ulna ab, wird es durch den Zug des M. triceps nach kranial disloziert (> 99 % der Frakturen sind disloziert).

> **Merke**
> Ellenbogenfraktur = Gelenkfraktur!

Ätiologie/Einteilung

Direktes Trauma: Sturz auf das gebeugte Ellenbogengelenk mit knöchernem Ausriss des Trizepssehnenansatzes. Indirektes Trauma: selten durch Hebel-, Biege- oder Schermechanismen.

Die Einteilung erfolgt nach der AO-Klassifikation: Die Olekranonfraktur gehört zur Gruppe B1 der proximalen Unterarmfrakturen.

Symptomatik/Diagnostik

Schwellung, Hämarthros und tastbare Stufe streckseitig am Ellenbogengelenk. Die Extension ist schmerzhaft oder aufgehoben.

Neben der **Anamnese** und der **klinischen Untersuchung** wird eine **Röntgenaufnahme** des Ellenbogens in 2 Ebenen angefertigt.

Therapie

Konservative Therapie

Nur bei im Kindesalter auftretenden nicht dislozierten Olekranonfrakturen → Oberarmgips in 90° Flexion für ca. 4 Wochen.

Operative Therapie

Eine Olekranonfraktur wird wegen der Fragmentdiastase fast immer operativ behandelt. Die präoperative Ruhigstellung des Armes bei Olecranonfrakturen erfolgt **nicht** in Funktionsstellung von 90° Beugung, sondern in 10–20° Beugung, um der Fragmentdiastase entgegen zu wirken.

OP-Techniken:

- **Zuggurtung** mit Draht bei dislozierten intraartikulären Querfrakturen (s. Abb. 32-22): 2 Kirschner-Drähte werden parallel eingeführt, in der Gegenkortikalis sicher verankert und mit einer Zuggurtung kombiniert. Der Draht wird durch ein quer im Ulnaschaft angelegtes Bohrloch gezogen, in Achterform gelegt, und hinter der Trizepssehne durch-

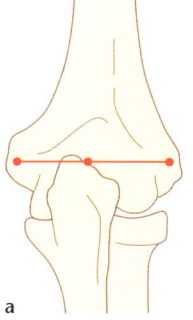
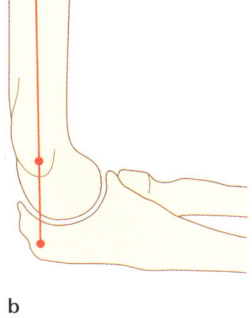
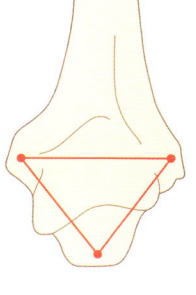

Abb. 32-21 Epikondylen und Olekranon bilden von dorsal bei Streckung (a) und von seitlich bei Beugung (b) eine gerade Linie. Von dorsal bei rechtwinklig gebeugtem Ellenbogengelenk bilden die drei Punkte ein gleichschenkliges Dreieck (c). Frakturen oder Luxationen verändern die Dreieckstruktur.

a   b   c

geführt sowie anschließend zur Erzeugung von Kompression festgezogen.

- **Schraubenosteosynthese** bei Schrägfrakturen.
- **Plattenosteosynthese** bei multiplen Frakturlinien/ Trümmerfrakturen, ggf. Spongiosaplastik.

Eine **Retention** mittels dorsaler Oberarmgipsschiene ist bis zum Abschluss der Wundheilung sinnvoll, aber nicht unbedingt nötig. Bei ausreichend stabiler Osteosynthese ist eine sofortige Krankengymnastik ohne Ruhigstellung möglich.

Nachbehandlung

Frühfunktionelle Nachbehandlung mit aktiver Extension (s. Prinzip der Zuggurtung, Kap. 31.5.1). Volle Belastung des Ellenbogens nach 6–8 Wochen, bei Trümmerfrakturen kann eine Entlastung bis zu 12 Wochen nötig sein.

> **Merke**
> Wegen der Gefahr der Weichteilossifikation (Myositis ossificans) keine allzu forschen Übungen für das Ellenbogengelenk durchführen!
> **Symptome der Ossifikation:** Schwellung, Schmerz, Verschlechterung der Beweglichkeit im Verlauf.

Die Metallentfernung wird i.d.R. nach 12 Monaten vorgenommen, bei einfacheren Frakturen auch schon nach 6 Monaten.

Komplikationen

Pseudarthrose, Arthrose im Ellenbogengelenk mit Streckdefizit, Myositis ossificans.

Kasuistik

Ein 22-jähriger Rollstuhlfahrer wird von einer Passantin durch Unachtsamkeit zu Fall gebracht und kippt aus dem Rollstuhl. In der Klinik wird eine Olekranonfraktur diagnostiziert und wegen einer deutlichen Fragmentdiastase operativ mit einer Zuggurtung versorgt. Da der junge Mann sich möglichst schnell wieder ohne fremde Hilfe im Rollstuhl fortbewegen möchte und zudem auch sehr sportlich ist, trainiert er den verletzten Arm im erlaubten Bewegungsumfang sehr intensiv. Im Lauf der Therapie kommt es jedoch zu Schmerzen und zu einer Verschlechterung der Beweglichkeit. Es besteht somit der dringende Verdacht auf eine Myositis ossificans, die röntgenologisch bestätigt wird.

Radiusköpfchenfraktur

Ätiologie

Sturz auf die Hand bei gestrecktem und proniertem Arm.

Einteilung

Eine Radiusköpfchenfraktur gehört nach der **AO**-Klassifikation zur Gruppe B2 der proximalen Unterarmfrakturen. Des Weiteren existiert eine Einteilung nach **Mason** (s. Tab. 32-9, Abb. 32-23).

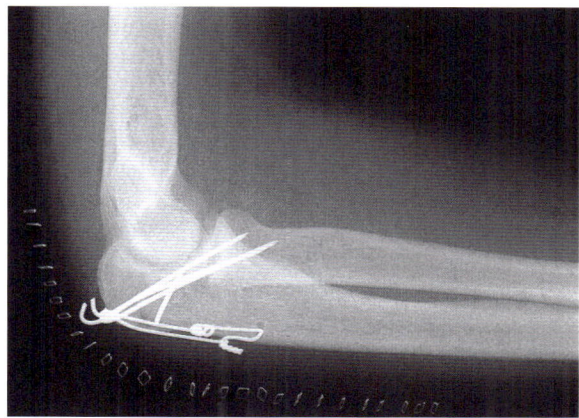

Abb. 32-22   Zuggurtungsosteosynthese einer Olekranonfraktur.

Symptomatik

- Schwellung (massive Schwellung gibt Hinweis auf stattgehabte Ellenbogenluxation [10 %] oder auf zusätzliche ligamentäre oder knöcherne Verletzung [30 %])
- Hämarthros
- Druckdolenz im Radiusköpfchenbereich
- schmerzhafte Pro- und Supination.

Diagnostik

Anamnese, **klinische Untersuchung** und **Röntgen** des Ellenbogen in 2 Ebenen → evtl. positives Fettkörperzeichen (s. distale Humerusfraktur, Kap. 32.2.2) sichtbar.

Therapie (s. Tab. 32-9)

> **Merke**
> Die konservative Therapie hat eine geringere Dislokationsrate als die operative Therapie, weil bei der OP das Lig. anulare radii durchtrennt werden muss und damit die Dislokationsgefahr wächst.

Nachbehandlung

Postoperative Retention in dorsaler Oberarmgipsschiene für 6 bis 8 Wochen, bei Trümmerfrakturen bis zu 12 Wochen. Frühfunktionelle KG in allen Fällen.

Metallentfernung nach ca. 6–12 Monaten.

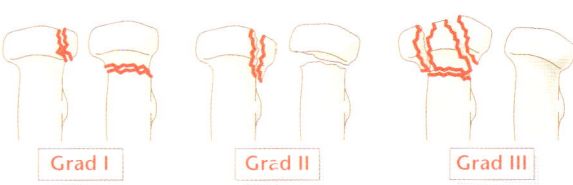

Abb. 32-23   Einteilung der Radiusköpfchenfraktur nach Mason.

Tab. 32-9 Einteilung der Radiusköpfchenfraktur nach Mason und deren Therapie

Typ I	Randabbrüche und Meißelfrakturen (Spaltbrüche) ohne Dislokation	**Konservativ** mit Oberarmgipsschiene für 4–6 Wochen und sofortiger frühfunktioneller KG. Nach 1 Woche Röntgenkontrolle wegen häufiger sekundärer Dislokation
Typ II	Meißel- und Halsfrakturen mit Dislokation	**Operativ,** wenn Dislokation > 1 mm oder Abkippen > 15° • Bei Meißelfrakturen: kleine **Zugschraube** von lateral • Bei Halsfrakturen mit Impression: winkelstabiles Implantat **(Kondylenplättchen)**
Typ III	Mehrfragment- und Trümmerfraktur	**Osteosynthese**, ggf. Resektion des Radiusköpfchens und Implantation einer Radiusköpfchenprothese
Typ IV	Typ III mit posteriorer Dislokation	**Osteosynthese** bzw. prothetischer Ersatz des Radiusköpfchens

Merke

Die Ruhigstellung des Ellenbogens führt zur Kontraktur. Daher müssen auch konservativ behandelte Frakturen früh funktionell behandelt werden.

Komplikationen

Bewegungseinschränkung in der Rotation, Arthrose, Valgusinstabilität nach Radiusköpfchenresektion.

Ellenbogengelenkluxation

Die Ellenbogenluxation ist nach der Schulterluxation und der Luxation von Langfingergelenken die häufigste Luxation. Meist luxiert das Humeroulnargelenk, weitaus seltener ist die Radiusköpfchenluxation.

Ätiologie

Sturz auf den gestreckten oder leicht flektierten Arm (indirektes Trauma).

Einteilung

Luxation des Humeroulnargelenks nach: **posterior/posterolateral (häufigste Form)**, anterior (seltenste Form), medial oder lateral.

Symptomatik

- Schmerzhafte Bewegungsblockade
- Gelenkdeformation, tastbares Hervorstehen des Olekranons
- Federnde Fixation im Gelenk
- Deutliche Schwellung
- Eventuell Hämarthros durch begleitende Gefäßverletzungen.

Merke

Auf **Begleitverletzungen** achten wie z.B. Läsionen oder Irritationen der Nn. medianus, radialis et ulnaris und Gefäßverletzungen → Pulsstatus (A. brachialis). Daher genaue Prüfung von DMS. Wichtig ist auch der Ausschluss knöcherner Begleitverletzungen: Sie treten bei ca. jeder 3. Ellenbogenluxation auf.

Diagnostik

Anamnese und **klinische Untersuchung**, DMS beachten und dokumentieren. **Röntgen** des Ellenbogens in 2 Ebenen zum Ausschluss knöcherner Begleitverletzungen (Radiusköpfchen, Proc. coronideus, Capitulum humeri radialis, Olekranon).

Therapie

Konservative Therapie

Bei traumatischer Luxation ohne Begleitverletzungen besteht die Therapie in einer **sofortigen Reposition** in Plexusanästhesie oder Allgemeinnarkose: Zug am Unterarm in Streckstellung und gleichzeitige Fixation des Oberarms, dann Ellenbogen beugen.

Prüfung der Stabilität und Beweglichkeit sowie Dokumentation des Repositionsergebnisses im Röntgenbild:

- wenn stabil: Retention im Oberarmgips in 90° Flexion für eine Woche, dann Krankengymnastik aus der Schiene für 2 Wochen
- wenn instabil: Retention im Oberarmgips für 3 Wochen. Gelegentlich operative Revision nötig.

Operative Therapie

Bei traumatischer Luxation mit Begleitverletzungen und/oder ausgeprägter Instabilität, bei Repositionshindernis oder Reluxationsneigung.

OP-Techniken: Refixation der Bänder/Kapsel-Band-Plastiken, entsprechende osteosynthetische Versorgung der knöchernen Begleitverletzungen; Gefäß- und/oder Nervennaht sowie adaptierende Naht des M. brachioradialis.

Retention im Oberarmgipsverband für ca. 4 Wochen

Nachbehandlung

Bei konservativer Therapie: Nach einwöchiger bzw. zwei- bis dreiwöchiger Retention im Gipsverband geführte aktive Bewegungen. Vollständige Extension erst 3 Wochen posttraumatisch erlaubt.

Bei operativer Therapie: Bewegungsübungen nach 1 Woche aus der Gipsschiene heraus (Flexion – Extension 30–90°).

Komplikationen/Prognose

Als Komplikationen können eine Radiusköpfchennekrose, Myositis ossificans (besonders im M. brachialis) oder eine posttraumatische Arthrose auftreten. Die Prognose ist im Allgemeinen gut, gelegentlich kommt es zur Restitutio ad integrum, nicht selten verbleibt ein Streckdefizit. Die Luxationsredizivrate liegt bei 2 %.

Subluxation des Radiusköpfchens

Syn.: Pronatio dolorosa, Chassaignac-Lähmung, „nurse maid elbow"

Ätiologie

Beim Kleinkind (fast ausschließlich 1. bis 4. Lebensjahr) kann es durch eine Pronationsbewegung und Zug am Arm zu einer Subluxation des Radiusköpfchens kommen. Dabei subluxiert das Radiusköpfchen unter das Lig. anulare radii.

Symptomatik

Schmerzhafte Fixation des Unterarms in Pronationsstellung: Das Kind schont den Arm in Pronationsstellung und benutzt ihn auch bei Ablenkung nicht! Streck- und Beugehemmung im Ellenbogengelenk.

Diagnostik

In der **Anamnese** typisch ist das „**Hinterherziehen" des Kindes an der Hand der Mutter.** Eine **Röntgenuntersuchung** ist bei eindeutiger Anamnese und Klinik entbehrlich. Die röntgenologische Untersuchung des Ellenbogens in 2 Ebenen ist nur bei unklarer Klinik zum Frakturausschluss oder aus forensischen Gründen notwendig.

Therapie

Oftmals kommt es zur **spontanen Reposition.** Ist doch ein Repositionsmanöver indiziert: Streckung des gebeugten und pronierten Arms unter Zug und Supination bei gleichzeitigem Druck auf das Radiusköpfchen. Bei Gelingen bewegt das Kind den Arm spontan und schmerzfrei. Eine **Retention** ist nicht notwendig, eine **Nachbehandlung** entfällt.

Kasuistik

Eine junge Familie ist mit ihren beiden Kindern (3 und 5 Jahre) im Urlaub. Beim Überqueren einer Straße nimmt der Vater das dreijährige Mädchen an die Hand. Es widersetzt sich jedoch vehement, sodass der Vater es die Straße „herüberzerren" muss. Plötzlich fängt seine kleine Tochter fürchterlich an zu weinen und hält sich mit schmerzverzerrtem Gesicht den Arm, an dem der Vater es über die Straße zieht. Da der Familienvater selbst Arzt ist, fällt ihm sofort die Chassaignac-Lähmung ein. Er führt ein Repositionsmanöver durch, nach dem seine Tochter sofort schmerzfrei ist.

Unterarmschaftfraktur

Ätiologie

Direktes Trauma: isolierte oder kombinierte Radius- oder Ulnaschaftfraktur. Zu einer isolierten Ulnaschaftfraktur kommt es bei einer **Parierverletzung** („parieren" als Abwehrbewegung beim Fechten). Indirektes Trauma: Sturz auf den Arm.

Einteilung

- **AO-Klassifikation** → diaphysäre Unterarmfrakturen: **A:** einfache Fraktur, **B:** Keilfraktur, **C:** komplexe Fraktur
- **Nach den beteiligten Knochen:** isolierte Radiusfraktur, isolierte Ulnafraktur oder Fraktur beider Knochen = (komplette) Unterarmschaftfraktur
- **Spezielle Verletzungsformen (Luxationsfrakturen): Monteggia-Fraktur** (s. Abb. 32-24): Ulnaschaftfraktur mit Radiusköpfchenluxation, **Galeazzi-Fraktur:** Radiusschaftfraktur mit Luxation des distalen Ulnaendes.

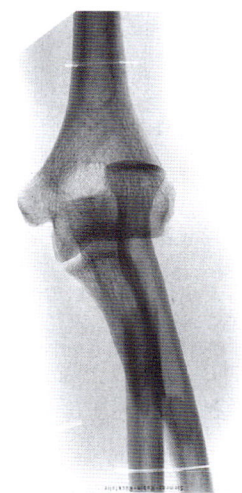
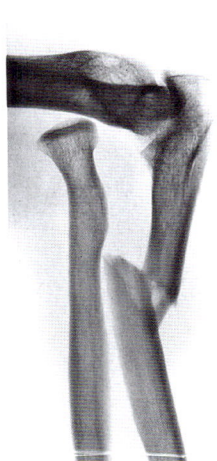
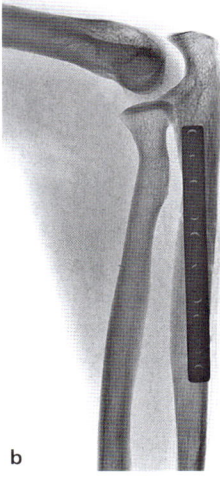

Abb. 32-24 Monteggia-Fraktur vor (a) und nach Plattenosteosynthese (b). a b

Symptomatik

Schmerz, Schwellung, Fehlstellung und aufgehobene Beweglichkeit (Einschränkung der Pro- und Supination).

Bei isolierter Radius- oder Ulnafraktur können klinische Zeichen fehlen!

Merke
Regelmäßige Kontrolle und Dokumentation von DMS zur Früherkennung eines **Kompartmentsyndroms. Frühsymptom:** Schmerzen beim passiven Strecken der Langfinger.

Diagnostik

Anamnese und **klinische Untersuchung, Röntgen** des Unterarms in 2 Ebenen. Zum Ausschluss einer Luxationsfraktur benachbarte Gelenke (Ellenbogen und Hand) **immer** mitröntgen.

Therapie

Merke
Unterarmfrakturen werden i.d.R. immer **osteosynthetisch** versorgt, da eine konservative Therapie schlechte funktionelle Resultate bringt (schwierige Reposition sowie lange und schwierige Retention) und mit einer hohen Pseudarthroserate verbunden ist.

Konservative Therapie

Nur bei Kindern mit reponiblen und nicht dislozierten Frakturen erfolgt die Reposition in Vertikalextension, Retention im Oberarmgips für 4–6 Wochen.

Operative Therapie

Alle Unterarmfrakturen des Erwachsenen werden operativ versorgt.

OP-Technik: Unterarmfrakturen (sowohl Ulna als auch Radius) werden **immer** mit einer LC-DCP-Platte (mindestens 6-Loch-Platte) versorgt. **Ausnahme:** offene Frakturen (besonders im Bereich der Ulna) → Fixateur externe. Wichtig ist eine sorgfältige Technik, da die Pseudoarthrosegefahr groß ist.

- **Monteggia-Fraktur:** Verplattung der Ulna → Radius stellt sich wieder in seiner Position ein. Eine Subluxation des Radiusköpfchens ist ein Zeichen für eine nicht korrekt reponierte Ulnaschaftfraktur.
- **Galeazzi-Fraktur:** Verplattung des Radius, wodurch sich das Ulnaköpfchen von selbst reponiert.

Retention je nach erreichter Stabilität mit Oberarmgipsschiene bis zum Abschluss der Wundheilung.

Nachbehandlung/Metallentfernung

Frühfunktionelle Nachbehandlung (aktive und passive Bewegungen). Volle Belastung des Unterarms nach 6 Wochen.

Merke
Individuelle, nicht allzu forsche Physiotherapie, in der niemals über die Schmerzgrenze gearbeitet wird

und die keine Übungen mit zu starken Widerständen beinhaltet, verringert die Gefahr eines Morbus Sudeck deutlich!

Eine Metallentfernung ist i.d.R. nicht erforderlich und sogar relativ risikoreich: Die Gefahr der Verletzung neurovaskulärer Strukturen gegenüber dem Ersteingriff ist um ein Mehrfaches erhöht. Bei Reizerscheinungen ME nach 1–2 Jahren.

Sind beide Unterarmknochen osteosynthetisch versorgt: Entfernung des Materials im Abstand von 6 Monaten wegen Gefahr der Refraktur.

Wurden Unterarmschaftfrakturen bei Kinder mittels Plattenosteosynthese versorgt, sollte das Metall nach 1 Jahr entfernt werden.

Komplikationen/Prognose

Einschränkung der Rotation durch Vernarbung der Membrana interossea oder Bildung eines Brückenkallus (knöcherne Verbindung **[Synostose]** zwischen den beiden nebeneinander liegenden Knochen), Infektionen, Pseudarthrose.

Bei korrekt durchgeführter Osteosynthese zeigen sich gute funktionelle Resultate.

Distale Radiusfraktur

Anatomie

Das **proximale Handwurzelgelenk (Articulatio radiocarpalis)** zwischen Radius und proximaler Handwurzelreihe ist ein Ellipsoidgelenk mit Bandverbindungen und einem Discus articularis zwischen Radius und Ulna. Der Proc. styloideus radii reicht etwa 1 cm weiter distal als der der Ulna. Daran ist bei der Reposition von Frakturen zu denken!

Ätiologie

Sturz auf die flektierte (Smith-Fraktur) oder dorsal extendierte Hand (Colles-Fraktur, s. Abb. 32-25). Die **Stellung des Handgelenks** im Moment der Gewalteinwirkung ist entscheidend für den Frakturverlauf.

Die distale Radiusfraktur (vor allem die Radiusfraktur loco typico, s. Einteilung) ist typisch für ältere Menschen mit osteoporotischen Knochen, z.B. die ältere Frau im Winter und bei Dunkelheit auf dem Weg zur Kirche, oder junge Menschen mit Hochenergietraumen, z.B. ein in Zeitnot geratener Medizinstudent auf dem Fahrrad („Absteigen vom Rad über den Lenker").

Merke
Die distale Radiusfraktur ist die **häufigste Fraktur** des Menschen (ca. 30 % aller Frakturen)!

Einteilung

- **AO-Klassifikation** (s. Tab. 32-10) → distale Unterarmfrakturen: **A:** extraartikuläre Fraktur, **B:** partielle Gelenkfraktur des Radius, **C:** komplexe Fraktur.

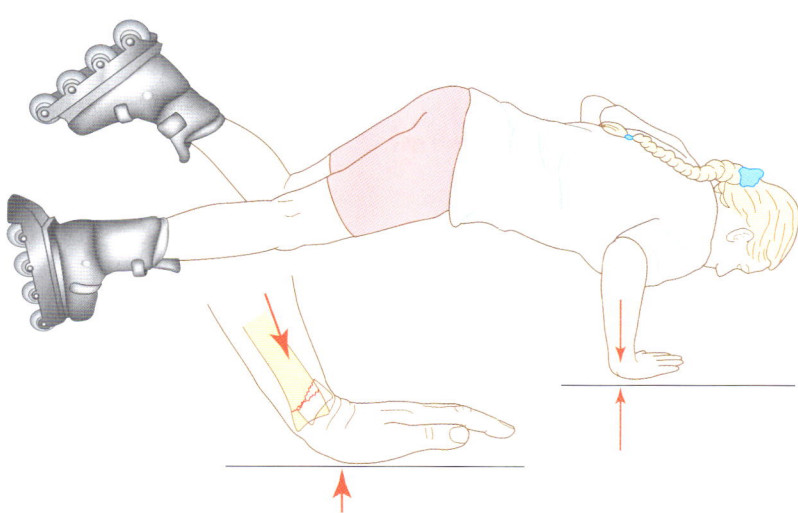

Abb. 32-25 Verletzungsmechanismus einer Radius-
fraktur loco typico.

- **Sonderformen:**
  - **Colles-Fraktur** (Radiusextensionsfraktur, Radiusfraktur loco typico): 90 % der distalen Radiusfrakturen. Das distale Fragment ist nach dorsal und radial disloziert.
  - **Smith-Fraktur** (Flexionsfraktur) entsteht durch Sturz auf die flektierte Hand. Das distale Fragment ist nach volar disloziert.
  - **Barton-Fraktur:** Fraktur der dorsalen Gelenkflächenlippe.

Symptomatik

Schmerz, Schwellung, schmerzhafte Bewegungseinschränkung im Handgelenk.

Die Fehlstellung weist auf den Frakturtyp hin:

Die **Colles-Fraktur** zeigt eine Dislokation des distalen Fragments nach **dorsal (Fourchette-Stellung) und radial (Bajonett-Stellung;** s. Abb. 32-26). Bei der **Smith-Fraktur** kommt es zur Fehlstellung von Handgelenk und Hand nach volar mit Prominenz des Proc. styloideus ulnae.

Diagnostik

Neben **Anamnese** und **klinischer Untersuchung röntgenologische** Untersuchung des Unterarms mit Ellenbogen und Handgelenk in 2 Ebenen. Ein **CT** kann bei intraartikulären Frakturen hilfreich sein.

Tab. 32-10 Einteilung und Therapie der distalen Radiusfraktur

Einteilung	Frakturart	Therapie
A: extraartikuläre Fraktur	Ulnafraktur, Radius intakt	Dorsovolare Gipsschiene
	Radiusfraktur, einfach und impaktiert („Metaphyse ist abgebrochen"), **Colles-Fraktur**	Dorsovolare Gipsschiene
	Trümmerzone in der Metaphyse des Radius	Dorsovolare Gipsschiene Falls Ulnavorschub → Spickdraht
B: partielle Gelenkfrakturen des Radius (immer instabil)	Abbruch des Proc. styloideus radii	Perkutane Spickdrähte, gelegentl. Schraube
	Dorsale Kante des Radius bricht ab, volarer Teil steht noch, **Barton-Fraktur**	Draht oder Platte (dorsale Platte schwierig wegen dort verlaufender Sehnen etc.)
	Volare Kante des Radius bricht ab, **Smith-Fraktur, Reversed Barton**	Volare Platte → T-Platte
C: komplett artikulär	Einfache Fraktur in Gelenk und Metaphyse	Fixateur externe, Spickdrähte
	Gelenkfläche hat einfache Fraktur, Metaphyse ist zertrümmert	Fixateur externe
	Völlige Trümmerfraktur: sowohl das Gelenk als auch die Metaphyse sind betroffen	Fixateur externe

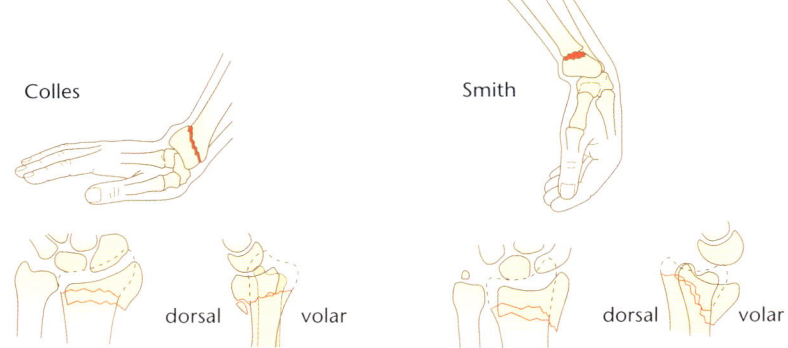

Colles

Smith

dorsal   volar

dorsal   volar

a

b

Abb. 32-26   Radiusfraktur loco typico.

Merke
Unbedingt **Begleitverletzungen** wie Bandrupturen, Kahnbeinfraktur, Medianuskompression (Karpaltunnelsyndrom) und Rupturen der langen Daumensehne beachten!

Therapie (s. Tab. 32-10)
Die therapeutischen Ziele sind die **Wiederherstellung der Radiuslänge** (Längenänderungen führen zu Störungen im distalen Radioulnargelenk) und die **Wiederherstellung der anatomischen Achsen und der Gelenkfläche** (Prophylaxe von Bewegungeinschränkungen und posttraumatischer Arthrose). Wichtig ist, dabei möglichst wenig Frakturmanipulationen durchzuführen.

Merke
Ersttherapie = definitive Therapie → Remanipulationen gehen mit einer erhöhten Sudeck-Rate einher.

Konservative Therapie
Mehr als 90 % aller distalen Radiusfrakturen können konservativ therapiert werden (s. Klinikkasten).

Klinik: Konservative Therapie der distalen Radiusfraktur
1. **Bruchspaltanästhesie:**
   10 ml 1%iges Xylocain® wird von dorsal in den Bruchspalt gespritzt, wobei der Proc. styloideus radii getastet wird und dann der Frakturspalt gesucht wird. Die Aspiration von Frakturhämatom und „Knirschen" bestätigen die sichere Lage der Kanüle.
2. **Reposition unter Bildwandlerkontrolle (s. Abb. 32-27):**
   - Patient in Rückenlage, Schulter abduziert, Ellenbogen in 90° Flexion, Unterarm zeigt zur Decke.
   - Finger 1 und 3 des verletzten Arms werden in „**Mädchenfängern"** (Fingerextensionshülsen) am Flaschenzug aufgehängt: Finger 1 gibt die Zugrichtung an, über ihn läuft das Gewicht; Finger

3 wird zur Gewährleistung der Rotationsstabilität gebraucht.
- Über eine breite Schlaufe am Oberarm wird ein Gegenzug mit 5–8 kg ausgeübt.
- Dauer der Extension: 10–15 min („Aushängen der Fraktur"): In dieser Phase nimmt man die Weichteile des Unterarms zu Hilfe, um die ursprüngliche Länge wieder herzustellen: Der Weichteilmantel der Fraktur wird beim Aushängen auseinander gezogen und erleichtert somit die eigentliche Reposition (**Ligamentotaxis**).
- Anschließend **manuelle Reposition** (Arm ist immer noch aufgehängt) unter Bildwandlerkontrolle: Man umfasst mit beiden Händen das Handgelenk von dorsal und drückt mit den Daumen von volar gegen das distale Fragment.
3. **Retention in dorsoradialer Gipsschiene:**
   Die Schiene reicht von proximal der Fingergrundgelenke bis unterhalb des Ellenbogens und wird in leichter Palmarflexion und Ulnarduktion angelegt → Der Gips muss die radiale Seite mit umfassen, um die Ulnardeviation beizubehalten. Entfernung der Extension nach Gipsanlage. Die Gipsschiene muss für ca. 10 Tage getragen werden. Anschließend wird ein zirkulärer Gips von den Metatarsalköpfchen bis zur Mitte des Unterarms für 6 Wochen angelegt.

Merke
Wegen der Dislokationsgefahr ist eine engmaschige Röntgenkontrolle nach 2, 4 und 7 Tagen, dann nach 2 und 4 Wochen wichtig!

Operative Therapie
Die operative Versorgung sollte entweder innerhalb von 6–8 h oder nach Abschwellung nach einigen Tagen erfolgen.
   Indikation: volare Dislokation (Smith-Fraktur), konservativ nicht zu stabilisierende Reposition (Trümmerzone, starke Dislokation), offene Frakturen.
   OP-Techniken:
- **perkutane Kirschner-Draht-Osteosynthese** (häufigstes Verfahren) bei instabilen Extensionfraktu-

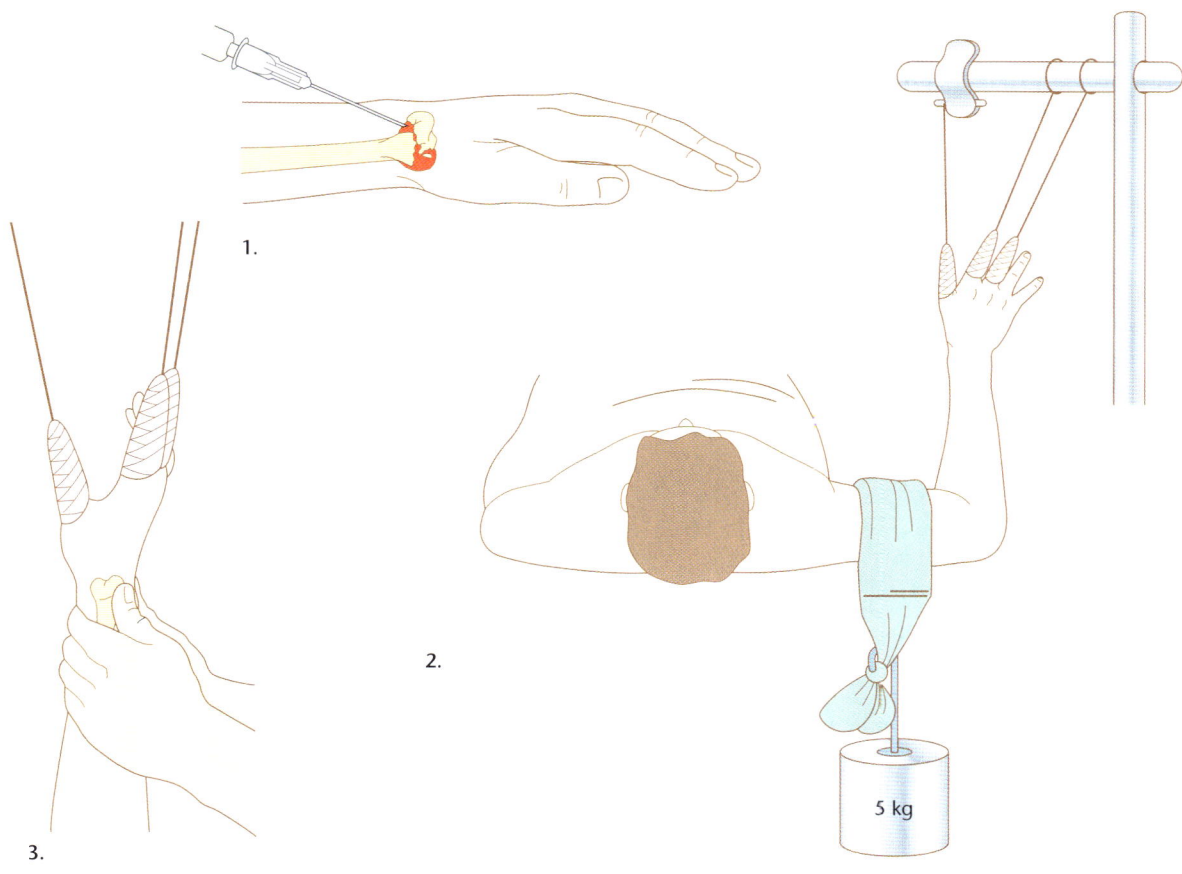

1.

2.

3.

5 kg

Abb. 32-27   Therapie der distalen Radiusfraktur.

ren und Extensionsfrakturen mit Gelenkbeteiligung:
3 Spickdrähte: 2 Drähte gekreuzt durch den Proc. styloideus radii, ein Draht von dorsoulnar zwischen das 4. und 5. Strecksehnenfach

Merke
Spickdrähte dürfen **nicht** in der Fraktur kreuzen. Bei Kreuzung in der Fraktur ist keine Rotationsstabilität mehr möglich.

- **volare/palmare Abstützplatte** (Radius-T-Platte) bei Smith-Fraktur
- **Fixateur externe** (AO-Minifixateur) bei Trümmerfrakturen.

Retention mit dorsoradialer Unterarmgipsschiene für ca. 10 Tage, dann zirkulärer Unterarmgips für 4–6 Wochen, abhängig vom Alter des Patienten.

Nachbehandlung

Bei konservativer Therapie

Eine nachfolgende Physiotherapie ist meist erforderlich, insbesondere wenn 1–2 Wochen nach Gipsabnahme noch deutliche Bewegungseinschränkungen bestehen.

Bei operativer Therapie

Bei Spickdrahtosteosynthese: wie bei konservativer Therapie. Bei Plattenosteosynthese und Anlage eines Fixateur externe: frühfunktionelle Krankengymnastik.

Merke
Keine Pro- und Supinationsbewegungen bei Versorgung der Fraktur mit Spickdrähten oder Fixateur externe, solange das Metall noch nicht entfernt ist.

Metallentfernung

Spickdrähte werden nach ca. 4 Wochen, ein Fixateur externe nach ca. 6 Wochen entfernt, Platten nach ca. 6–12 Monaten.

Komplikationen
- Sekundäre Dislokation (auch noch bis 2 Wochen nach Gipsanlage möglich)
- Morbus Sudeck (besonders nach mehrmaliger oder forscher Reposition)
- Infektion
- Posttraumatische Arthrose
- Posttraumatisches Karpaltunnelsyndrom
- Daumenstrecksehnenruptur.

Prognose

Bei 25 % aller Radiusfrakturen verbleiben Beschwerden wie **Bewegungseinschränkungen** und persistierende Schmerzen bei in Fehlstellung ausgeheilten Frakturen. Am häufigsten tritt ein **Morbus Sudeck** (s. Kap. 31.7.3) nach distaler Radiusfraktur auf.

Kasuistik

Ein 31-jähriger Inlineskater kommt zur Aufnahme in die unfallchirurgische Ambulanz. Er berichtet der Dienst habenden Ärztin von einem vor ca. 30 min stattgefundenen Sturz auf die rechte Hand. Der Unfall sei bei einem Ausweichmanöver auf einer Landstraße passiert. Zum diesem Zeitpunkt habe er keine Schutzmontur getragen, da er sich aufgrund langjähriger Inline-Erfahrung sehr sicher gefühlt habe. Der Ärztin bietet sich folgendes Bild: Der Patient hält den verletzten Arm in Schonhaltung, das Handgelenk ist deutlich geschwollen und zeigt ein ausgedehntes Hämatom. Zudem ist eine klassische Fehlstellung des rechten Handgelenks nach dorsoradial sichtbar. Es besteht ein deutlicher Druck- und Bewegungsschmerz. Die Überprüfung von DMS ist unauffällig. Die durchgeführten Röntgenuntersuchungen (Handgelenk in 2 Ebenen und Unterarm mit Ellenbogen in 2 Ebenen zum Ausschluss von Begleitverletzungen) ergeben eine Radiusextensionfraktur loco typico mit Fragmentdislokation nach dorsoradial. Die anschließende Extensionsbehandlung und manuelle Reposition verlaufen problemlos. Der Patient wird mit einer dorsovolaren Unterarmgipsschiene und der Aufforderung, sich am nächsten Tag wieder vorzustellen, in die ambulante Weiterbehandlung entlassen.

32.4 Hand

32.4.1 Grundlagen

Die Hand ist eines der faszinierendsten Elemente des menschlichen Körpers. Auf engstem Raum befinden sich Knochen, Muskeln, Bänder, Gefäße und Nerven, die uns durch ein ausgeklügeltes Zusammenspiel feinste Bewegungen ermöglichen. Zu Recht hat sich im Laufe der Zeit die Handchirurgie als eigene Disziplin herauskristallisiert. Dennoch wird jeder praktisch tätige Arzt im Laufe seines Lebens mit Handverletzungen bzw. deren Erstversorgung konfrontiert. Die nun folgenden Abschnitte sind daher auch nicht als ein Kompendium der Handchirurgie zu verstehen, sondern lediglich als eine Darstellung der für die Traumatologie relevanten bzw. häufigen Verletzungen im Bereich der Hand.

Anatomie

Knochen (s. Abb. 32-28)
Die Hand setzt sich zusammen aus der Handwurzel, **Carpus,** mit insgesamt 8 Handwurzelknochen, **Ossa carpi,** den Knochen der Mittelhand, **Ossa metacarpalia,** und den Fingerknochen, **Ossa digitorum manus.**

● **Handwurzel:** Die Handwurzelknochen sind in zwei Reihen zu je 4 Knochen angeordnet. Von radial nach ulnar befinden sich in der proximalen Handwurzelreihe das Kahnbein, **Os scaphoideum/naviculare,** das Mondbein, **Os lunatum,** das Dreiecksbein, **Os triquetrum,** und auf diesem aufgelagert das Erbsenbein, **Os pisiforme.** In der distalen Reihe sieht man von radial nach ulnar das große Vieleckbein, **Os trapezium,** das kleine Vieleckbein, **Os trapezoideum,** das Kopfbein, **Os capitatum,** und das Hakenbein, **Os hamatum.**

> **Merke: Reihenfolge der Handwurzelknochen von radial nach ulnar**
> Das Kahnbein (Os naviculare) fährt im Mondschein (Os lunatum) dreieckig (Os triquetrum) um das Erbsenbein (Os pisiforme). Vieleck groß (Os trapezium), Vieleck klein (Os trapezoideum), der Kopf (Os capitatum), der muss am Haken (Os hamatum) sein!

Der gesamte Carpus bildet einen nach proximal konvexen, nach distal konkaven Körper. Handflächenwärts ist der Carpus ebenfalls konkav und wird von einem Band, dem **Retinaculum flexorum/Lig. carpi transversum**, überspannt. Dadurch entsteht ein osteofibröser Kanal **(Canalis carpi/Karpaltunnel)**, in dem die langen Beugesehnen und der N. medianus verlaufen.

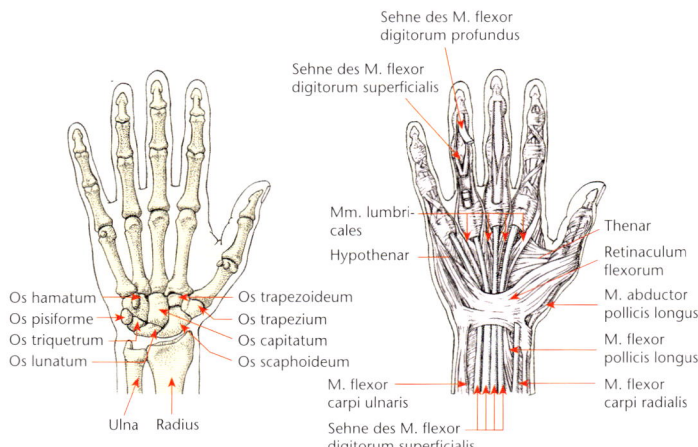

Abb. 32-28
Anatomie der knöchernen Hand.

- **Mittelhand:** Es gibt 5 Mittelhandknochen, die an beiden Enden Gelenkflächen zur Verbindung einerseits mit den Handwurzel-, andererseits mit den Fingerknochen aufweisen.
- **Finger:** Alle 5 Finger besitzen mehrere Glieder (Phalangen): **Phalanx proximalis** (artikuliert proximal mit einem Mittelhandknochen), **Phalanx media** und **Phalanx distalis.** Ausgenommen davon ist der Daumen: Er hat nur zwei Phalangen.

Gelenke

- **Articulatio radiocarpalis:** proximales Handwurzelgelenk. Eigelenk, das einerseits von Radius und Discus articularis und andererseits von der proximalen Handwurzelreihe gebildet wird. Das Os triquetrum hat keinen ständigen Kontakt zur proximalen Gelenkfläche: Es kommt erst bei Ulnarabduktion in Kontakt mit dem Diskus, bei der Radialabduktion verliert es diesen Kontakt.
- **Articulatio mediacarpalis:** distales Handwurzelgelenk. Es wird von der proximalen und distalen Reihe der Handwurzelknochen gebildet und besitzt einen S-förmigen Gelenkspalt. Die Gelenke zwischen den Handwurzelknochen einer Reihe werden als **Articulationes intercarpales** bezeichnet.
- **Metacarpophalangealgelenk (MCP)** → zwischen Os metacarpale und Phalanx proximalis.
- **Proximales Interphalangealgelenk (PIP)** → zwischen Phalanx proximalis und Phalanx media.
- **Distales Interphalangealgelenk (DIP)** → zwischen Phalanx media und Phalanx distalis.

Muskeln und Sehnen

Für die Bewegungen der Finger sind vor allem die Flexoren und Extensoren des Unterarms zuständig, die an den Epikondylen des Humerus und den Unterarmknochen entspringen und über lange Sehnen ihre Kontraktionskraft auf die Fingerknochen übertragen. Es gibt sowohl oberflächliche als auch tiefe Beuge- und Streckmuskeln am Unterarm und die Gruppe der kurzen Handmuskeln.

Die **Fingerbeugung** wird über den **M. flexor digitorum superficialis** als Beuger im PIP- und MCP-Gelenk und den **M. flexor digitorum profundus** als Beuger im DIP-Gelenk gewährleistet.

Die **Fingerstreckung** geschieht durch den **M. extensor digitorum** im Zusammenspiel mit den Mm. interossei et lumbricales. Die **Mm. interossei** entspringen von den Metacarpalia und ziehen zu den Grundphalangen. Sie bewirken eine Beugung in den MCP-Gelenken und eine Streckung in den PIP- und DIP-Gelenken. Die **Mm. lumbricales** entspringen an den radialen Seiten der Sehnen des M. flexor digitorum profundus (transportabler Ursprung, da diese Sehnen beweglich sind!) und inserieren im Bereich der Fingergrundgelenke. Sie wirken beugend auf die MCP-Gelenke und streckend auf die PIP- und DIP-Gelenke.

Daumen- und Kleinfingerbewegungen

Hierfür sind spezielle Muskelgruppen des Thenars und Hypothenars notwendig, die deren Beweglich-

keit über die reine Extension und Flexion hinaus erweitern.

Diagnostik

Anamnese

Fragen zum Unfallhergang bzw. -mechanismus, nach dem Tetanusschutz (im Zweifel auffrischen!), nach der Händigkeit. **Leitsymptome** sind Schmerzen, Bewegungseinschränkungen, Kraftverlust und Sensibilitätsstörungen.

> **Merke**
> Bei jeder Handverletzung müssen umgehend alle Ringe entfernt werden. Es droht eine distale Fingerischämie nach Schwellung!

Klinische Untersuchung

Inspektion von Form und Haltung der Hand (Achsenfehlstellungen, Krallen-, Fall- oder Schwurhand), Schwellungen, Muskelatrophien oder Beschwielung.

Palpation hinsichtlich Druckschmerzen (z. B. Tabatieren-Druckschmerz bei Kahnbeinfraktur). Das Beklopfen von Nervenstämmen und -endigungen kann Hinweise auf eine Nervenschädigung geben (Hoffmann-Tinel-Zeichen bei Karpaltunnelsyndrom).

Funktionsprüfung (s. Klinikkasten)

Klinik: Funktionsprüfung der Hand

- Prüfung der groben Kraft
- Greifformen der Hand: Spitzgriff, Schlüsselgriff, Kraftgriff und Hakengriff (s. Abb. 32-29)
- Faustschluss
- Oppositionsfähigkeit des Daumens zu den Langfingern
- Abspreizen der einzelne Finger
- Prüfung der Feinmotorik
- Bewegungsausmaß des Handgelenks nach der Neutral-0-Methode: Dorsalextension/Palmarfle-

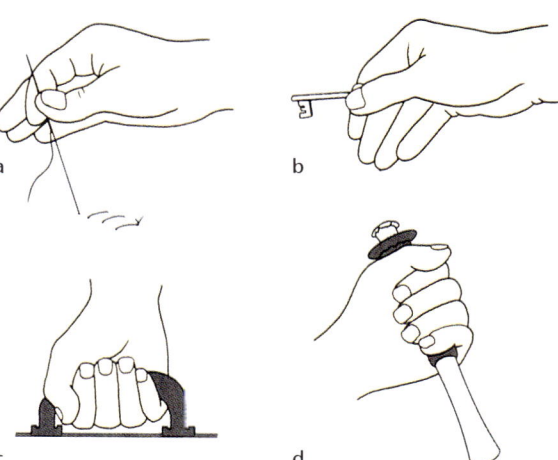

Abb. 32-29 Greifformen der Hand. **a)** Hakengriff; **b)** Schlüsselgriff; **c)** Grob- oder Kraftgriff; **d)** palmarer Spitzgriff.

xion: 60°/0°/60°, Ulnarabduktion/Radialabduktion: 30–40°/0°/30°.

Funktionsprüfung des motorischen Anteils der Nn. medianus, radialis und ulnaris

Die motorische Funktion der Unterarmnerven kann durch eine einzige komplexe Daumenbewegung geprüft werden. **Der Patient soll mit dem Daumen einen großen Kreis beschreiben:** Hierbei werden nacheinander die Mm. extensores pollicis longus und brevis (N. radialis), der M. adductor pollicis (N. ulnaris), der M. opponens pollicis (N. medianus, manchmal N. ulnaris) und der M. abductor pollicis brevis (N. medianus) geprüft. **Wenn die Kreisbewegung des Daumens möglich ist, kann keine größere motorische Lähmung der Armnerven vorliegen.**

Zusätzlich kann man am Daumen noch die Sensibilität von N. medianus und N. radialis prüfen.

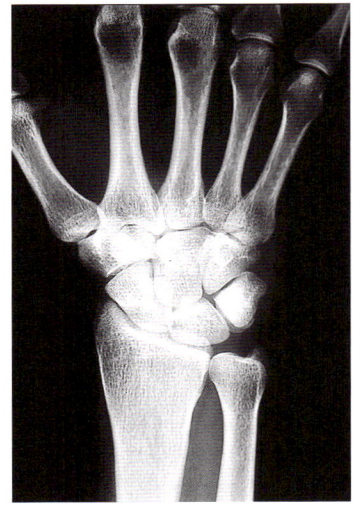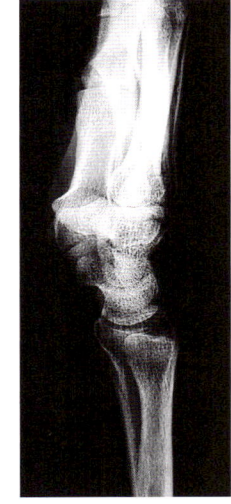

Abb. 32-30   Röntgen des Handgelenks in 2 Ebenen.

Röntgen (s. Tab. 32-11)

32.4.2 Knöcherne Verletzungen

Kahnbeinfraktur

Syn.: Os-naviculare-Fraktur, Os-scaphoideum-Fraktur

Ätiologie

Die Kahnbeinfraktur entsteht durch ein indirektes Trauma: Sturz auf die ausgestreckte Hand (analog zur distalen Radiusfraktur). Der Altersgipfel liegt zwischen 20 und 40 Jahren. Es handelt sich um die häufigste Fraktur im Handwurzelbereich (70 %), die aber auch häufig übersehen wird.

Einteilung

Die **Einteilung nach Böhler** orientiert sich nach dem **Frakturlinienverlauf:** horizontaler Schrägbruch (schräg zur Längsachse des Os naviculare, senkrecht zur

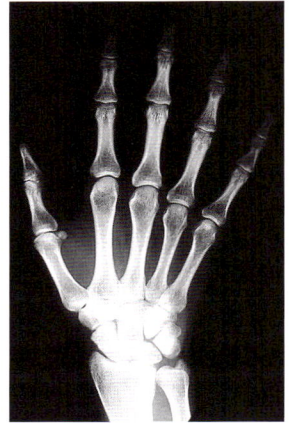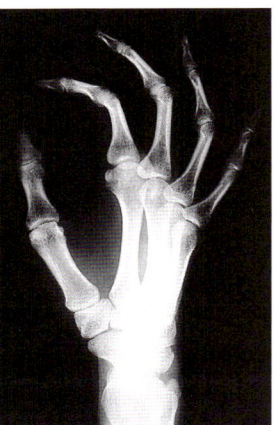

Abb. 32-31   Röntgen der Hand in 2 Ebenen.

Tab. 32-11 Röntgenuntersuchung der Hand	
Aufnahme	**Durchführung**
Handgelenk in 2 Ebenen (a.p. und seitlich; s. Abb. 32-30)	Patient sitzt am Röntgentisch. Hand liegt palmar flach auf der Kassette in leichter Supination (a.p.) bzw. die ulnare Handkante steht senkrecht zum Film (seitlich) → Zentralstrahl auf das Handgelenk
Normalaufnahme der Hand in 2 Ebenen (a.p. und seitlich; s. Abb. 32-31)	Patient wird wie bei Rö.-Handgelenk gelagert → Zentralstrahl auf die Handwurzel
Mittelhand in 2 Ebenen (a.p. und seitlich)	Patient sitzt am Röntgentisch. Hand flach palmar auf der Kassette → Zentralstrahl auf die Mitte des Metakarpale III (a.p.) Für die seitliche Aufnahme liegt die Hand rein seitlich auf der Kassette → Zentralstrahl senkrecht auf Mitte Metakarpale II
Finger in 2 Ebenen (a.p. und seitlich; s. Abb. 32-32)	Einzelner Finger a.p. und seitlich gestreckt mit Fingernummer auf dem Röntgenbild
Daumen in 2 Ebenen (a.p. und seitlich)	Daumenrücken flach aufliegend → Zentralstrahl senkrecht auf das Daumengrundgelenk (a.p.); Radialseite des abgespreizten Daumen auf Kassettenmitte (seitlich)

Radiuslängsachse), Querbruch (quer zur Längsachse des Os naviculare) und vertikaler Schrägbruch (schräg zur Längsachse des Os naviculare, parallel zur Radiuslängsachse).

Eine weitere **Einteilung** unterscheidet Frakturen des **proximalen** (20 %), **mittleren** (70 %) und **distalen Drittels** (10 %).

Frakturen des distalen und mittleren Drittels haben eine gute Blutversorgung → Ausheilung in 6–8 Wochen. Frakturen des proximalen Drittels haben eine schlechte Blutversorgung → knöcherne Konsolidierung benötigt 3 Monate.

Symptomatik

Pathognomonisch ist der **Druckschmerz in der Tabatiere** (Fossa radialis). Des Weiteren findet sich ein Stauchungsschmerz im Daumen- und Zeigefingerbereich und ein Bewegungsschmerz im Handgelenk.

Diagnostik

Anamnese und klinische Untersuchung, Röntgen des Handgelenks in 2 Ebenen und **Naviculare-Sequenz/Scaphoid-(Kahnbein-)Quartett** (= Handgelenk in 4 Ebenen): a.p., seitlich, zusätzlich 45°-Schrägaufnahmen in Pro- und Supination.

> **Merke**
> Eine frische Kahnbeinfraktur ist oft schmerzarm und wird durch eine negative Röntgenserie am Unfalltag **nicht** widerlegt. In jedem Zweifelsfall Ruhigstellung im Unterarm-Daumen-Gips für 1 Woche, dann erneute Röntgenkontrolle (Frakturlinie kann jetzt durch Resorption des Frakturhämatoms sichtbar sein). Ist bei fortbestehender Klinik immer noch keine Fraktur sichtbar, muss ein koronares CT oder ein MRT angeschlossen werden.

Therapie

Kahnbeinfrakturen heilen sehr langsam! Überwiegend wird konservativ behandelt.

Konservative Therapie

Eine Indikation ist die stabile, nicht dislozierte Fraktur.

Bis zum vollständigen Abschwellen (ca. 10 Tage) erfolgt die **Retention** in einer palmaren Daumengipsschiene, die von der Daumenspitze bis 2 Querfinger unterhalb der Ellenbeuge reicht.

Anschließend wird ein **Kahnbeingips** (Daumengrundglied einschließen und Endgelenk frei) für 8–16 Wochen angelegt. In den ersten 6 Wochen wird der Kahnbeingips i.d.R. als Oberarmgips (also unter Einschluss des Ellenbogengelenks zur Vermeidung von Unterarmdrehbewegungen) angeordnet. Nach 6 Wochen dann Ausdehnung des Kahnbeingipses bis 2 Querfinger unterhalb der Ellenbeuge.

> **Merke**
> Beim Kahnbeingips muss der Zeigefinger die Daumenkuppe berühren können (Schreibstellung).

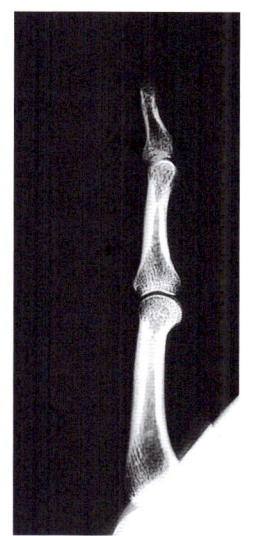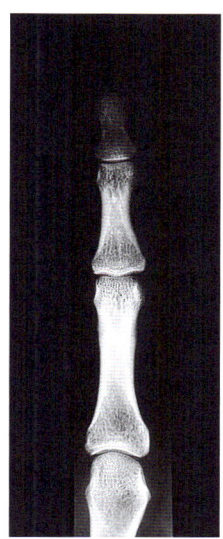

Abb. 32-32 Röntgen des Fingers in 2 Ebenen.

Operative Therapie

Dislozierte Frakturen und Frakturen mit ungünstigem Frakturlinienverlauf (horizontaler Schrägbruch → hohe Pseudarthrosegefahr) müssen operativ versorgt werden. Das Gleiche gilt für Frakturen mit verzögerter Heilung und für schmerzhafte Pseudarthrosen.

OP-Techniken:

- **Herbert-Schraube** (Kleinfragmentspongiosaschraube) bei Horizontalfrakturen und Pseudarthrosen im mittleren Drittel. Diese Schraube hat zwei unterschiedliche Gewindesteigungen und bewirkt eine sehr gute Kompression
- **Matti-Russe-Plastik** bei verzögerter Bruchheilung oder OP der Pseudarthrose. Auffüllung der Fragmente mit kortikospongiösem Span (aus Beckenkamm).

Retention im Kahnbeingips für 8–12 Wochen und **Röntgenverlaufskontrollen.**

Nachbehandlung

Bei konservativer und operativer Therapie früh funktionelle Behandlung je nach Anordnung des behandelnden Arztes. Behandlungsschwerpunkt ist die Mobilisation der eingeschränkten Gelenke, da durch die lange Ruhigstellung massive Bewegungseinschränkungen resultieren können. In der Regel keine Metallentfernung.

Komplikationen

Hauptkomplikation ist die schmerzhafte **Pseudarthrose** (je kleiner das proximale Fragment, desto schlechter seine Blutversorgung → Nekrose). Des Weiteren kann es zur Instabilität des karpalen Gelenks kommen.

Prognose

Ausheilung in 90 % der Fälle (Restitutio ad integrum).

Perilunäre Luxation

Ätiologie

Indirektes Trauma: Sturz auf die gestreckte und dorsalflektierte Hand. Dabei luxiert die Hand nach dorsal, während das Os lunatum unter einer 90°-Drehung nach palmar im Radiokarpalgelenk fixiert bleibt.

Einteilung

- Perilunäre Luxation nach **dorsal** oder nach **volar**
- Transstylo-perilunäre Luxation
- Transnavikulo-transkapitato-perilunäre Luxation
- Perilunäre Luxation + Kahnbeinfraktur = **De-Quervain-Fraktur**
- Luxation des Kahnbeins mit Mondbeinfraktur.

Symptomatik/Diagnostik

Starker Schmerz, schmerzhafte Bewegungseinschränkung im Handgelenk, Schwellung, Prominenz des Mondbeins beugeseitig am Handgelenk. Bei dieser Verletzung sind auch Parästhesien des N. medianus möglich.

Zur Diagnosestellung erfolgen zunächst die **Anamnese** und **klinische Untersuchung,** anschließend das **Röntgen** der Handwurzel in 2 Ebenen (pathologische Dreiecksform [physiologisch ist die Quadratform] und Luxation des Mondbeins nach palmar).

Therapie

Der „Goldstandard" in der Therapie der perilunären Luxation ist die konservative Therapie.

Konservative Therapie

Sofortige **geschlossene Reposition** in Plexusanästhesie oder Allgemeinnarkose: Aufhängen der verletzten Hand in Mädchenfängern. Distraktion der Handwurzel mit einem Gegengewicht von 10 kg für mindestens 10 min (s. Klinikkasten, konservative Therapie der distalen Radiusfraktur, Kap. 32.3.2). Das Mondbein wird durch manuellen Druck von palmar reponiert.

Retention im zirkulären Unterarmgips für ca. 4 Wochen.

Operative Therapie

Besteht ein Repositionshindernis oder liegt eine Beteiligung des N. medianus vor, ist die operative Therapie indiziert.

OP-Technik: offene Reposition mit temporärer Kirschner-Draht-Fixation.

Retention im zirkulären Unterarmgips für ca. 4 Wochen.

Komplikationen

Posttraumatisches Karpaltunnelsyndrom, Lunatummalazie (Morbus Kienböck, s. Klinkkasten)

Klinik: Lunatummalazie (Morbus Kienböck)
Die Lunatummalazie ist eine **aseptische Knochennekrose** mit schmerzhafter Funktionseinschränkung des Handgelenks und begleitender Synovitis. Die Ätiologie ist ungeklärt. Auslösend wirken z. B. monatelanges Arbeiten mit Pressluftgeräten und eine als Vorschaden geltende perilunäre Luxation. Die Behandlung ist problematisch. Wird die Lunatummalazie frühzeitig erkannt, erfolgt eine mehrmonatige Orthesenversorgung mit Verzicht auf kritische körperliche Belastungen. Dies kann zur vollständigen Erholung des Mondbeins führen. Daneben existieren viele operative Verfahren, die fast alle zur Schmerzfreiheit führen, aber nicht unbedingt zur Wiedererlangung der ursprünglichen Funktion. Unbehandelt führt die Erkrankung zum Zusammenbruch des Mondbeins und zum karpalen Kollaps und damit zur Arthrose des Handgelenks.

Mittelhandfraktur

Ätiologie

Zur Fraktur der Mittelhand kommt es durch ein direktes (Schlag, Sturz) oder indirektes Trauma (Sturz auf die Hand, Faustschlag)

Einteilung (s. Tab. 32-12)

Tab. 32-12 Einteilungen der Mittelhandfrakturen	
Einteilung nach	**Kriterien**
Lokalisation der Fraktur	• Bruch der Basis • Bruch des Schafts • Bruch des Köpfchens
Frakturtyp	• Biegungsbruch • Stauchungsbruch • Gelenkfraktur
Os-metacarpale-I-Basisfrakturen (Daumengrund[sattel]gelenkfrakturen → am Os metacarpale I mit oder ohne Beteiligung der Gelenkfläche des Metacarpale I zum Os trapezium)	• **Winterstein-Fraktur:** extraartikuläre, basisnahe Schrägfraktur des MCP I • **Bennett-Luxationsfraktur:** intraartikuläre basisnahe Schrägfraktur mit Subluxation im Daumensattelgelenk nach proximal/radial (s. Abb. 32-33) • **Rolando-Fraktur:** intraartikuläre, eingestauchte Y- oder T-förmige Fraktur des Basis des MCP I mit Subluxation im Daumensattelgelenk (s. Abb. 32-33)

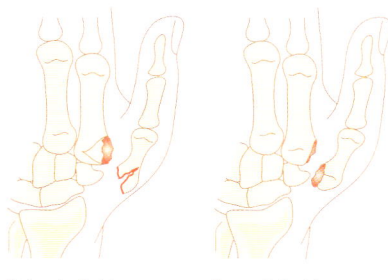

Rolando-Fraktur   Bennett-Fraktur

Abb. 32-33   Daumengrundgelenkfrakturen.

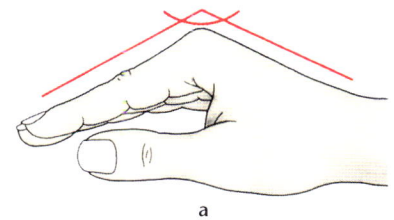

a

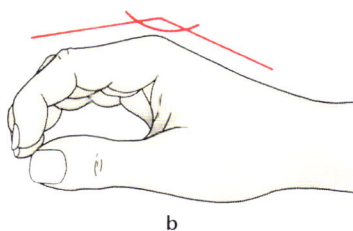

b

Abb. 32-34   Ruhigstellung der Hand.
a) Funktionsstellung
b) Intrinsic-plus-Stellung

Symptomatik

Schmerzen, Schwellung, Fehlstellung (Verkürzung, Achsenknick, Rotationsabweichung → Patient muss die Finger so weit wie möglich beugen: Fingerspitzen müssen auf das Kahnbein zeigen).

Diagnostik

Anamnese und **klinische Untersuchung**, **röntgenologische Untersuchung** der Hand in 2 Ebenen. Bei V. a. Beteiligung des MCP I zusätzlich Daumengrundgelenk in 2 Ebenen.

> **Merke**
> Ein Rotationsfehler ist eine klinische Diagnose und damit im Röntgenbild **nicht** sichtbar!

Therapie

Konservative Therapie

Bei nicht oder wenig dislozierten Frakturen.

Frakturen der MCP II–V: vierwöchige Retention in volarer Gipsschiene in „Intrinsic Plus"-Stellung → MCP in 60° Flexion, PIP und DIP in 10° Flexion (s. Abb. 32-34).

MCP-I-Frakturen (Winterstein): sechswöchige Retention im Daumengips in Abduktion und Opposition.

Operative Therapie

Dislozierte Brüche, Frakturen mit relevanter Gelenkbeteiligung, instabile Frakturen sowie Frakturen des MCP I (Bennett und Rolando) müssen operativ stabilisiert werden.

OP-Technik: perkutane Kirschner-Draht-Stabilisierung, ggf. Osteosynthese mit Kleinfragmentschrauben bei größeren Fragmenten, ggf. Minifixateur externe.

Retention im Unterarmgips für ca. 3–5 Wochen bei Kirschner-Draht-Stabilisierung, nach übungsstabiler Osteosynthese (z. B. Schrauben). Ruhigstellung im Gipsverband bis zum Abschluss der Wundheilung.

Nachbehandlung

Bei konservativer Therapie nach Abschluss der Retentionsbehandlung Krankengymnastik mit besonderer Betonung auf dem Erarbeiten der Finger- und

Handgelenkbeweglichkeit. Bei operativer Therapie frühfunktionelle Krankengymnastik.

Komplikationen

- Rotationsfehler → störende Überkreuzung der Finger bei Faustschluss (s. Abb. 32-35)
- Sehnenverklebungen
- Gelenkkontrakturen
- Bei MCP-I-Verletzungen: Sattelgelenkarthrose, Adduktionskontraktur des Daumens, Morbus Sudeck.

Fingergliedfraktur

Auslösend ist ein direktes Trauma wie z. B. Schlag, Quetschung oder Stoß. Zu einer pathologischen

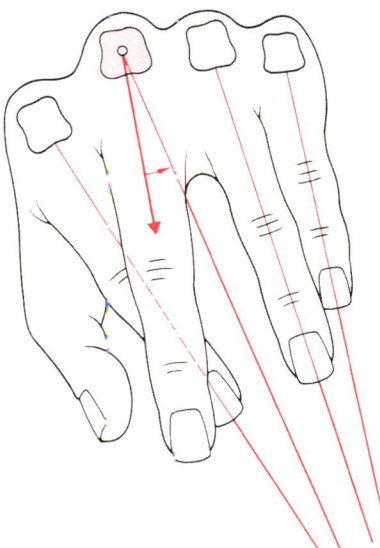

Abb. 32-35   Rotationsfehler nach Fraktur des Os metacarpale III.

Fraktur kann es im Rahmen eines Enchondroms (benigner Knochentumor) kommen. Der Patient berichtet über eine Schwellung und Bewegungsschmerzen des betroffenen Finger. Zur Diagnose wird eine **Röntgenaufnahme** des Fingers in 2 Ebenen angefertigt.

Die Therapie besteht in einer **Retentionsbehandlung** mit einer dorsalen 2-Finger-Gipsschiene in Beugestellung für 2 Wochen. Bei **Nagelkranzfrakturen** (Endgliedfrakturen nach Quetschtrauma) reicht eine einwöchige Retention in palmarer Gipsschiene in Funktionsstellung oder Alu-Fingerschiene aus. Bei begleitendem subungualem Hämatom → Trepanation. Komplizierend kann es zu einer Rotationsfehlstellung kommen.

Fingerluxation

Ätiologie/Symptomatik/Diagnostik

Direktes Trauma: Schlag, Stoß auf den gestreckten Finger. Indirektes Trauma: Hängenbleiben oder Verkanten. Die Fingerluxation äußert sich durch Schmerzen und eine Fixation des betroffenen Fingers in Fehlstellung.

Neben **Anamnese** und **klinischer Untersuchung** Durchführung einer **Röntgenuntersuchung** des Fingers in 2 Ebenen zum Ausschluss knöcherner Begleitverletzungen.

Therapie

Konservative Therapie

Eine Luxation ohne Begleitverletzung wird in Oberst-Leitungsanästhesie (s. Abb. 32-36 und Klinikkasten) reponiert. Danach erfolgen die Prüfung der Seitenbandstabilität und die **Retention** mit Fingerschiene für ca. 3 Wochen. KG zur Nachbehandlung für 1 Woche nach Reposition.

Klinik: Leitungsanästhesie nach Oberst
Eine Oberst-Leitungsanästhesie ermöglicht eine Lokalanästhesie an Finger und Zehen. Über eine Blockade der peripheren Nerven durch Injektion

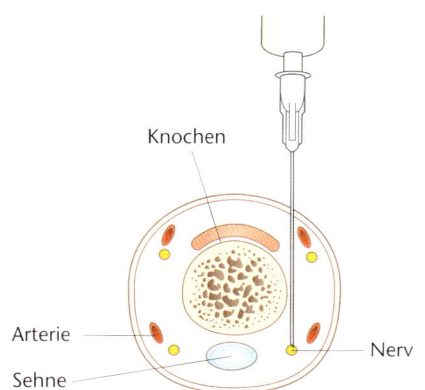

Abb. 32-36   Leitungsanästhesie nach Oberst.

eines Lokalanästhetikums distal des Grundgelenks werden kleinere Eingriffe ermöglicht.

In Höhe der Zwischenfingerfalten werden dorsal subkutan kleinere Nervenäste betäubt. Anschließend wird die Kanüle von dorsal fast senkrecht nach palmar bis in Höhe des palmaren Gefäß-Nerven-Stranges vorgeschoben. Hier wird ein subkutanes Depot (ca. 2 ml) des Lokalanästhetikums angelegt. Dies passiert sowohl auf der ulnaren als auch auf der radialen Seite.

Bei der Anästhesie fixiert der Operateur mit seiner linken Hand den gestreckten Finger des Patienten.

Operative Therapie

Die Interposition von Beugesehnen oder Kapselanteilen stellt eine Operationsindikation dar.

OP-Technik: offene Reposition und Rekonstruktion der palmaren Platte, **Retention** mittels Fingerschiene für 4 Wochen, frühfunktionelle KG. Entfernung des Materials nach 3 Monaten (aber nur dann, wenn es Probleme bereitet).

32.4.3 Band-, Sehnen- und Faszienläsionen

Skidaumen

Ätiologie

Ursache des Skidaumens ist ein indirektes Trauma. Der Daumen bleibt beim Sturz am Griff des Stocks oder in der Schlaufe hängen und wird nach radial gedrückt. Die Folge ist ein **Riss des ulnaren Seitenbandes im Daumengrundgelenk.**

Symptomatik/Diagnostik

Druckschmerzhafte Weichteilschwellung, Hämatom, Gelenkinstabilität und Verlust der groben Kraft.

Anamnese und **klinische Untersuchung**, **Röntgen** des Daumens in 2 Ebenen (p. a. und schräg) zum Ausschluss knöcherner Begleitverletzungen.

Therapie

Konservative Therapie

Liegt die Aufklappbarkeit bei leicht gebeugtem Gelenke < 35°, reicht eine **Retention** im Daumen-Unterarm-Gips für 3 Wochen aus.

Operative Therapie

Übersteigt die Aufklappbarkeit bei leicht gebeugtem Gelenk 35° oder liegen knöcherne Ausrisse vor, besteht die Therapie in einer Durchflechtungsnaht der Sehne und deren transossären Fixation. **Retention** im Daumen-Unterarm-Gips für 3 Wochen.

Nachbehandlung/Komplikationen

Nach Abschluss der Retentionsbehandlung Mobilisation, nach weiteren 2 Wochen zunehmende Belastung.

Ohne Therapie kann es zu einer chronischen Instabilität kommen, die eine operative Versorgung mit einer Bandplastik, häufig mit der Palmaris-longus-Sehne, erfordert.

Beugesehnenverletzung

Anatomie

Die Sehnen der Mm. flexores digitorum superficialis und profundus haben ihren Ursprung u.a. im Bereich des Unterarms und inserieren an den Phalangen.

Die Sehnen des **M. flexor digitorum profundus** inserieren an der Basis der **Endphalangen** des 2.–5. Fingers, die Sehnen des **M. flexor digitorum superficialis** hingegen an den Schäften der **Mittelphalangen**. Aus diesem Grund müssen die Sehnen des M. flexor digitorum profundus die Sehnen des M. flexor digitorum superficialis durchbohren, um nach distal zu gelangen. Die Spaltung des M. flexor digitorum superficialis (**Chiasma tendineum**) liegt über der Grundphalanx, wo sich die beiden Hälften trennen, um sich unter die Sehne des M. flexor digitorum profundus zu schieben und so die Mittelphalanx zu erreichen, an der sie mit kreuzförmig angeordneten Fasern ansetzen.

Ätiologie

Eine geschlossene Beugesehnenverletzung entsteht meist nur durch stärkere Traumen oder durch Sehnenerkrankungen.

Symptomatik

Je nach Art und Lokalisation der Verletzung kommt es zu einem Verlust der aktiven Beugefähigkeit:
- isolierte Verletzung der **tiefen** Beugesehnen: Das Endgelenk (DIP) eines dreigliedrigen Fingers kann nicht mehr aktiv gebeugt werden.
- isolierte Verletzung der **oberflächlichen** Beugesehnen: Alle 3 Fingergelenke (MCP, PIP, DIP) können aktiv gebeugt werden, jedoch nicht über 90° hinaus.
- Verletzung **beider Beugesehnen**: End- und Mittelgelenke (PIP, DIP) können nicht mehr aktiv gebeugt werden. Grundgliedbeugung ist noch erhalten!!!

Diagnostik

Bei der Funktionsprüfung muss das aktive Bewegungsvermögen jedes **einzelnen** Fingergelenks untersucht werden. Dabei müssen die benachbarten Finger in Streckstellung fixiert werden. **Röntgen** der Hand und/oder Finger in 2 Ebenen zum Ausschluss knöcherner Verletzungen.

Therapie

Bei Beugesehnenverletzungen wird die **primäre Naht** angestrebt (z.B. Nahttechnik nach Kessler) mit anschließender **dynamischer Retention nach Kleinert** (s. Klinkkasten und Abb. 32-37). Die Dauer der Retention beträgt ca. 6 Wochen.

Klinik: Dynamische Retention nach Kleinert
Am **ersten postoperativen Tag** beginnt die Übungsbehandlung. Dazu wird eine dorsale Unterarmgipsschiene mit 30°-Beugung im Handgelenk und 70°-Beugung in den Grundgelenken angefertigt. Die Mittel- und Endgelenke sind gestreckt. Ein am Fingernagel und im Bereich des palmaren Handgelenks befestigter Gummizug hält den verletzten Finger in ständiger Flexionsstellung. Ein aktiver Zug an der Sehne wird so vermieden. Der Patient muss nun mit aktiven Streckübungen beginnen. Das Zurückgleiten des Finger erfolgt passiv. Frühestens 6 Wochen postoperativ darf der Patient mit der aktiven Beugung beginnen. So wird ein Verkleben der Sehnen vermieden.

Prognose

Oft verbleiben Funktionsstörungen (Verwachsungen, Verklebungen). Neben einem erfahrenen Handchirurgen ist die Mitarbeit des Patienten essenziell.

Strecksehnenverletzung

Anatomie

Der **M. extensor digitorum** hat seinen Ursprung u.a. am Unterarm und inseriert an den Phalangen. Mit seinen Sehnen bildet er die **Dorsalaponeurose des 2.–5. Fingers.** Zudem entsenden seine Sehnen Zügel zu den Basen der Grundphalangen und zu den Gelenkkapseln der Grundgelenke (MCP). Zwischen den einzelnen Sehnenstrahlen finden sich regelmäßig sehnige Verbindungen (**Connexus intertendinei**) ausgehend vom 4. zum 3. und 5. Finger.

Ätiologie

- Direktes Trauma bei Basketball- oder Volleyballspielern
- Begleitverletzungen von Frakturen
- Perforierende Verletzungen (Messer, Glasscherbe)
- Degenerativ: rheumatoide Arthritis etc.

Symptomatik

Strecksehnenverletzungen haben wegen der Kreuzung in den Connexus intertendinei und dadurch bedingter Kompensationsmöglichkeiten oft keine eindeutige Symptomatik.
- Strecksehnendurchtrennung **am Endglied**: keine aktive Streckung des schlaff herabhängenden Endgliedes möglich
- Strecksehnendurchtrennung **am Mittelgelenk**: **Knopflochdeformität**: Überstreckung im DIP und

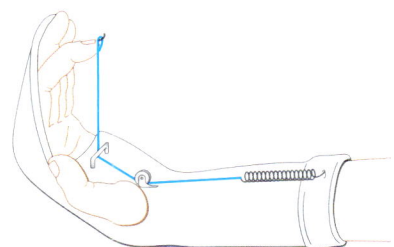

Abb. 32-37   Dynamische Ruhigstellung nach Kleinert.

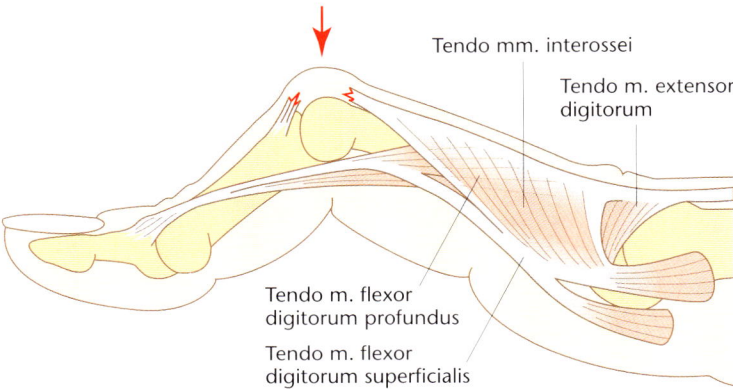

Tendo mm. interossei

Tendo m. extensor
digitorum

Tendo m. flexor
digitorum profundus

Tendo m. flexor
digitorum superficialis

Abb. 32-38   Knopflochdeformität.

Beugung im PIP wegen fehlenden Zugs am PIP und DIP (s. Abb. 32-38)

- Strecksehnendurchtrennung **am Grundgelenk: Schwanenhalsdeformität:** Beugung im Endgelenk, Überstreckung im Mittelgelenk, leichte Beugung im Grundgelenk (s. Abb. 32-39).

Diagnostik

Anamnese und **klinische Untersuchung**, **Röntgen** der Hand und/oder Finger in 2 Ebenen zum Ausschluss knöcherner Begleitverletzungen.

Therapie

Konservative Therapie   Bei subkutaner Strecksehnenruptur über den Endgelenken oder einer Knopflochdeformität reicht eine **Retention** aus.

- **Bei subkutaner Strecksehnenruptur am Fingerendgelenk: Stack-Schiene** (aus thermoplastischem Material, reicht von der Fingerkuppe bis knapp distal des Fingermittelgelenks) für ca. 6 Wochen
- **Bei Knopflochdeformität: palmare Unterarm-Finger-Gipsschiene** (von knapp über den Fingerspitzen bis 2 Querfinger vor der Ellenbeuge) in 40° Grundgliedbeugung und maximaler Streckung in Mittel- und Endgelenk für 4–6 Wochen.

Operative Therapie   Bei allen anderen Strecksehnenverletzungen.

OP-Technik: z.B. Lengemann-Naht, intratendinöse U-Naht. Bei knöchernen Ausrissen Fixation mit feinem Kirschner-Draht und temporäre Kirschner-Draht-Arthrodese in leichter Überstreckung des End-

gelenks (verhindert die Flexion und damit den Zug auf die Sehne). Möglich ist ebenfalls eine transossäre Ausziehnaht: Es wird eine Durchflechtungsnaht an der Sehne angelegt und durch einen transossären Bohrkanal fixiert. Der Faden wird dabei durch die Haut gezogen und dort fixiert.

Retention in Stack-Schiene für 6 Wochen ganztags, dann nur noch nachts für 4 Wochen.

ME: Arthrodesedraht 4 Wochen postoperativ entfernen, übrigen Drähte 8 Wochen postoperativ.

Zur **Nachbehandlung** bei konservativer und operativer Therapie KG nach Beendigung der Retentionsbehandlung.

Tendovaginitis stenosans de Quervain

Syn.: Quervain-Krankheit

Definition/Ätiologie

Schmerzhafte Einengung und Stenose der im 1. Strecksehnenfach verlaufenden Sehnen (M. abductor pollicis longus, M. extensor pollicis brevis). Ursache kann eine übermäßige Beanspruchung (chronisch, degenerativ) oder eine angeborene Fehlbildung der Hand sein.

Symptomatik/Diagnostik

Neben einer Schwellung zeigen sich belastungsabhängige Schmerzen proximal der Fossa radialis mit Schmerzausstrahlung in den radialen Unterarm.

In der **klinische Untersuchung** findet sich ein **Druckschmerz** im Verlauf der Sehnen der Mm. abductor pollicis longus und extensor pollicis brevis.

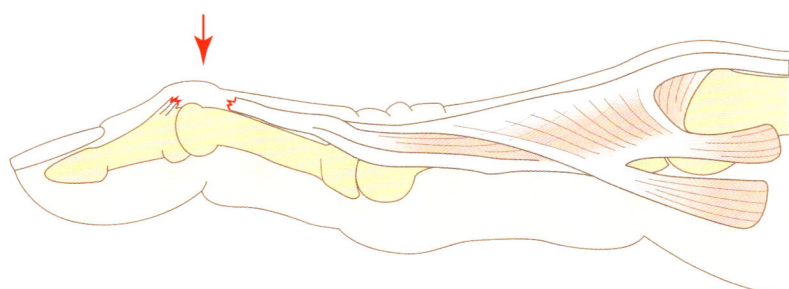

Abb. 32-39   Schwanenhalsdeformität.

Tab. 32-13	Stadieneinteilung des Morbus Dupuytren
Stadium 0	Kleine Indurationen/Knoten; keine Funktionsbeeinträchtigung
Stadium I	Beginnende Kontraktur der Finger im Grundgelenk; Summe des Streckdefizits 0–45°
Stadium II	Beugekontraktur der Langfinger im Grund- und Mittelgelenk; Summe des Streckdefizits 45–90°
Stadium III	Beugekontraktur der Langfinger im Grund- und Mittelgelenk; Summe des Streckdefizits 90–135°
Stadium IV	Extreme Beugekontraktur, Krallenstellung, Gefühls- und Durchblutungsstörungen; Summe des Streckdefizits > 135°

Weiteres Kriterium ist ein **positiver Finkelstein-Test:** Ulnarabduktion bei gebeugtem Daumen und Faustschluss der übrigen Finger → Schmerz im 1. Sehnenfach.

Therapie

Konservative Therapie im Frühstadium: komplette **Ruhigstellung** in dorsaler Unterarmgipsschiene, ggf. Antiphlogistika (oral). Bei Beschwerdepersistenz operative Spaltung des Sehnenfachs. Retention für eine Woche postoperativ in dorsaler Unterarmgipsschiene. Rasche Mobilisation. Rückgang der Beschwerden nach ca. 4 Wochen.

Schnellender Finger

Definiton

Plötzliches, schmerzhaftes Schnappen des Fingers bei Beugung und Streckung.

Ätiologie/Pathogenese

Durch Überlastung oder degenerative Veränderungen kann das Sehnengleitgewebe anschwellen. Die Sehne verdickt sich knotig in Höhe des 1. Ringbandes. Der Knoten kann nur mit Kraft durch den Ringbandkanal gezogen werden und führt zu einer Stenosierung am proximalen Rand des Bandes.

Symptomatik/Diagnostik

Schmerzen bei Beugung und Streckung in Höhe des MC-Kopfes mit dortigem Druckschmerz. Kurzzeitiges, fixiertes Beugen, das nur durch passives Nachhelfen überwunden werden kann. In der **klinischen** Untersuchung zeigen sich der **typische Schnappfinger** und ein Überstreckungsschmerz

Therapie

Konservative Therapie mittels Kortikoidinjektion an oder in die Beugesehnenscheide (Anästhesie mit 1 ml Mepivacain [Scandicain® 1 %], dann Triamcinolon 5 mg).

Eine Operation erfolgt nach erfolgloser konservativer Therapie oder beim Rezidiv durch operative Ringbandspaltung. Bei starker Synovitis: Synovialektomie des Anularsegments. **Retention** im Druckverband und sofortige Mobilisation der Finger.

Morbus Dupuytren

Syn.: Dupuytren-Kontraktur, Fibromatosis palmaris

Definiton/Ätiologie

Vermehrung der Fibroblasten im Bereich der Palmaraponeurose mit Verminderung der elastischen Fasern.

Die Ätiologie ist ungeklärt. Prädisposition besteht bei Diabetes, Alkoholismus, Leberzirrhose, Myokardschäden, Epilepsie, rheumatischen Erkrankungen.

Einteilung (s. Tab. 32-13 und Abb. 32-40)

Symptomatik/Diagnostik

In der Hohlhand bilden sich, meist ulnarseitig, sicht- und tastbare Stränge und Knoten, die bei festem Zugreifen druckschmerzhaft sind. Es kommt zu zunehmenden Beugekontrakturen des Grund- und Mittelgelenks, manchmal Überstreckung des Endgelenks.

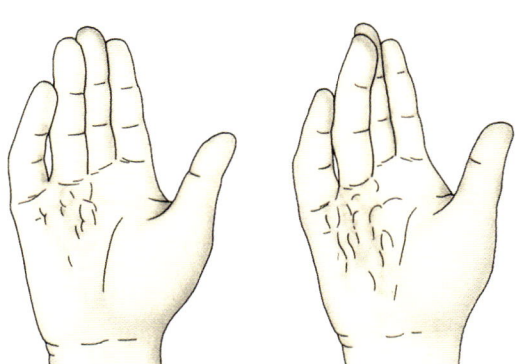
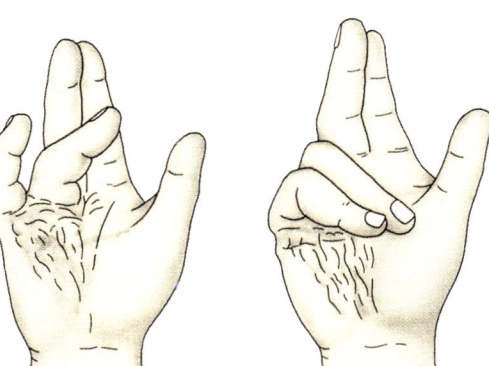

Abb. 32-40   Stadien der Dupuytren-Erkrankung.

Die Diagnostik stützt sich auf die **Anamnese** und die **klinische Untersuchung.**

Therapie

Die **konservative Therapie** ist **nicht** erfolgreich. Man sollte jedoch gerade zu Beginn der Erkrankung (Stadium 0 und I) abwarten, da der Verlauf der Krankheit nicht vorhersehbar ist. Zudem können Jahre zwischen den einzelnen Stadien liegen.

Operative Therapie ab Stadium II: Darstellung der Palmaraponeurose und Resektion des gesamten Fasziengewebes (auch gesunde Anteile müssen wegen **hoher Rezidivgefahr** entfernt werden). **Im Stadium IV** ist oft nur die Amputation des betroffenen Fingers möglich. Postoperativ regelmäßiger Verbandwechsel und frühfunktionelle Übungsbehandlung.

Komplikationen/Prognose

Komplizierend treten Morbus Sudeck, Narbenkontraktur oder Wundrandnekrosen auf. In 5–10 % der Fälle kommt es zum Rezidiv.

Karpaltunnelsyndrom

Syn.: CTS, Medianuskompressionssyndrom, Brachialgia paraesthetica nocturna, Karpalkanalsyndrom

Anatomie

Der Karpaltunnel ist ein osteofibröser Kanal, der aus den Handwurzelknochen und dem darüber ziehenden Lig. carpi transversum/Retinaculum flexorum gebildet wird. In ihm verlaufen alle Sehnen der langen Fingerbeuger und der N. medianus (C6–Th1, vorwiegend C6–8). Zur Funktion des N. medianus siehe Tabelle 32-14 und Abbildung 32-41.

Ätiologie

Kompression des N. medianus im Karpaltunnel durch:
- Entzündungen (Tendosynovitis, rheumatoide Arthritis, Dermatomyositis)
- Traumata (Frakturen/Luxationen der Handwurzelknochen oder des distalen Radius)
- Überbeanspruchung (Gehen an Unterarmgehstützen)
- endokrine Störungen (Schwangerschaft, Klimakterium → hormonelle Umstellungen, Diabetes mellitus, Myxödem bei Hypothyreose, Akromegalie).

Das Karpaltunnelsyndrom ist das **häufigste Engpasssyndrom!**

Symptomatik

Schmerzen, Parästhesien Dig. I–III, besonders nachts (Brachialgia paraesthetica nocturna), morgendliche Steifigkeit der Finger, trophische Störungen, Daumenballenatrophie (Thenaratrophie). Siehe auch Tabelle 32-14.

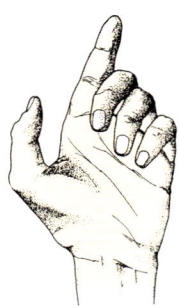

Abb. 32-41   Schwurhand bei Lähmung des N. medianus.

Tab. 32-14	Neurologie einer N.-medianus-Läsion
Motorische Innervation und Funktion	**M. flexor carpi radialis:** Beugung und Radialflexion der Hand **Mm. pronatores teres et quadratus:** Pronation des Unterarms und der Hand **M. flexor digitorum superficialis:** Beugung der Finger im 1. Interphalangelgelenk. Beugung im Grundgelenk ist eine Ulnarisfunktion! **M. flexor digitorum profundus (rad. Hälfte):** Beugung der Endphalangen II und III **Mm. flexores pollicis longus et brevis:** Beugung der Endphalangen des Daumens bzw. des Metacarpus I **M. abductor pollicis brevis:** Abduktion des Daumens (Metacarpus I) rechtwinklig zur Handfläche (s. Tab. 32-15, Flaschenzeichen) **M. opponens pollicis:** Opposition des Metacarpus I **Mm. lumbricales I et II:** Beugung der entsprechenden Grundphalangen, Streckung der übrigen Phalangen
Sensible Innervation	Volarseite der Finger I bis radiale Hälfte von IV und angrenzende Hautbezirke der Hand, Dorsalseite der Endglieder II–III. Der N. medianus versorgt nur Hautbezirke der Hand sensibel!
Läsionsorte und Symptome	**Läsion im Karpaltunnel:** isolierte Abduktor-Opponens-Parese und -Atrophie (häufigste Lähmung des N. medianus) **Läsion im distalen Abschnitt des Unterarms:** Lähmung aller vom N. medianus versorgten Handmuskeln. Thenaratrophie (**Affenhand**). Die Greiffunktion des Daumens ist aufgehoben **Läsion am Oberarm oder Ellenbogen:** komplette Medianuslähmung. Zu den o. g. Symptomen kommen eine Pronationsschwäche des Unterarms und eine Beugeschwäche der Hand. Beim Versuch, die Finger in den Zwischen- und Endgelenken zu beugen, entsteht die **Schwurhand**. Nur die vom N. ulnaris motorisch innervierten Finger IV und V und in geringem Maß der Finger III können gebeugt werden, Daumen und Zeigefinger bleiben gerade stehen Die **Sensibilitätsstörung** hat in allen 3 Fällen die gleiche Ausdehnung (s. sensible Innervation).

Tab. 32-15	Diagnostik und Therapie des Karpaltunnelsyndroms
Klinische Untersuchung (s. Tab. 32-14)	• **Hoffmann-Tinel-Zeichen:** Beklopfen des N. medianus im Karpaltunnel führt zu elektrisierenden Schmerzen • **Flaschenzeichen:** Flasche kann nicht richtig umfasst werden → Parese des M. abductor pollicis brevis • Neurologisches Konsil zur Bestimmung der **Nervenleitgeschwindigkeit** und **Elektromyographie**
Röntgen	• Handgelenk in 2 Ebenen • Karpaltunnelaufnahme zum Ausschluss knöcherner Einengungen nach Frakturen oder Luxationen im Handgelenk
Konservative Therapie	• Nächtliche Ruhigstellung des Handgelenks mit dorsaler Unterarmgipsschiene • Cortisoninfiltration des Karpalkanals
Operative Therapie	• **Indikation:** frühzeitig! Schon bei beginnendem Taubheitsgefühl, um eine Thenaratrophie zu vermeiden • **OP-Technik:** Spaltung des Retinaculum flexorum. Wenn nötig: zusätzlich Neurolyse (Entfernung komprimierenden Gewebes zur Entlastung des N. medianus)

Diagnostik (s. Tab. 32-15)

Komplikationen

• Intraoperativ: Verletzung des N. medianus oder der Beugesehnen
• Thenarmuskelatrophie
• Morbus Sudeck
• Rezidiv.

Prognose

Häufig sofortige Schmerzfreiheit. In 90 % subjektive Besserung.

Kasuistik

Eine 52-jährige Schneiderin leidet seit ca. einem Jahr unter schmerzhaften nächtlich auftretenden Kribbelparästhesien der rechten Hand, die bis in den Oberarm ausstrahlen. Wegen Taubheitsgefühlen im rechten Daumen, Zeige- und Mittelfinger kann sie nicht mehr nähen. Der Daumenballen ist atrophisch und druckdolent, die Daumen-Kleinfinger-Opposition paretisch, der Hoffmann-Tinel-Test und das Flaschenzeichen positiv. Die distale motorische Latenz des N. medianus ist rechts mit 5,4 ms verlängert, links mit 3,3 ms normal. Nach Spaltung des Lig. carpi transversum bilden sich die Beschwerden allmählich zurück, sodass die Patientin nun wieder ihrer Arbeit nachgehen kann.

33 Becken und untere Extremität

Almut Udolph

33.1 Becken

33.1.1 Grundlagen

Anatomie

Das knöcherne Becken, **Pelvis,** besteht aus den beiden Hüftbeinen, **Ossa coxae,** dem Kreuzbein, **Os sacrum,** und dem Steißbein, **Os coccygis.** Das Hüftbein wiederum setzt sich aus drei Knochen zusammen, die in der Fossa acetabuli synostosieren:

- Schambein, **Os pubis,**
- Darmbein, **Os ilium,** und
- Sitzbein, **Os ischii.**

Innerhalb des Beckens existieren keine knöchernen Verbindungen, die Kräfte werden über Synchondrosen (ventral: Symphyse, dorsal: rechtes und linkes Iliosakralgelenk) weitergeleitet. Der **Beckenring** – bestehend aus den beiden Hüftbeinen und dem Kreuzbein – dient der Übertragung der Last des Rumpfes auf die unteren Extremitäten (s. Abb. 33-1). Der Hauptkraftfluss geht dabei von der Wirbelsäule auf die Iliosakralgelenke und auf die beiden Pfannendächer. Die Symphyse ist für die Stabilität des Beckenringes weniger wichtig – sie ist Distraktions- und Scherkräften ausgesetzt. Der Discus pubis der Symphyse hat die Funktion eines bandscheibenartigen Druckkissens.

Diagnostik

> **Merke**
> Beckenverletzungen sind oft das Resultat einer massiven Gewalteinwirkung auf den Körper (Anteil der Beckenfrakturen bei Polytraumatisierten > 20 %). Häufig kommt es zu schweren Begleitverletzungen wie Harnröhrenabriss, Blasenruptur, retro- oder intraabdominellen Blutungen. Ein Blutverlust von mehreren Litern (bis zu 5 l) ist möglich. Häufigste Todesursachen sind das akute Verbluten, Sepsis und Multiorganversagen.

Anamnese

Traumatologisch orientierte Anamnese. Wichtig sind die Dauer der Beschwerden (akut → Infektion, langsam → Arthrose), Schmerzlokalisation und Ausstrahlung der Schmerzen. Frage nach unfallunabhängigen Vorerkrankungen (Hüftdysplasie beim Kleinkind, Koxarthrose im Alter etc.).

Inspektion/Palpation

Bei der Inspektion achtet man auf Beinverkürzungen, Rotationsfehlstellungen oder Hämatome. Die Palpation gibt Hinweise auf Beckenkompressionsschmerz sowie Stauchungs- und Klopfschmerz über dem Trochanter major. Bei der Gangprüfung ist auf Hinken zu

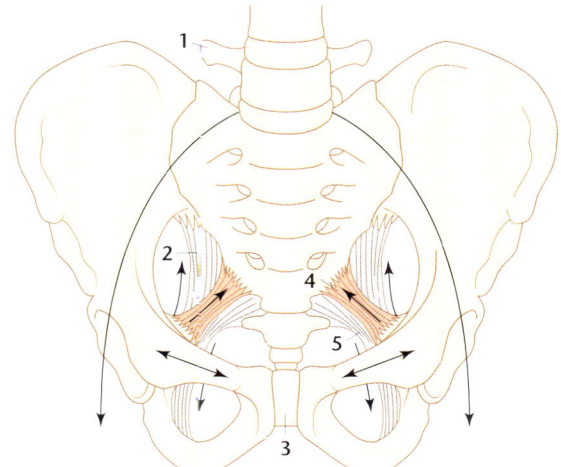

Abb. 33-1 Morphologie und Biomechanik des Beckenringes.
1 Iliosakralgelenk
2 Lig. sacroiliacum dorsalis
3 Symphyse
4 Lig. sacrospinale
5 Lig. sacrotuberale

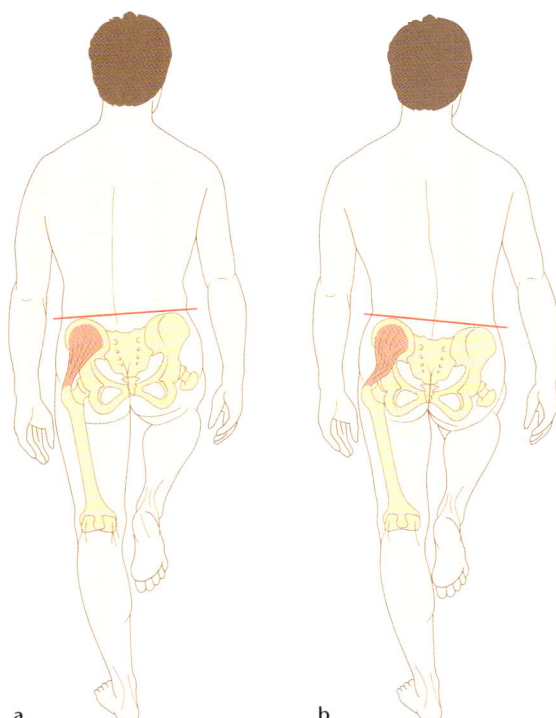

Abb. 33-2   Trendelenburg-Zeichen.
a) Normalbefund
b) Insuffizienz des M. glutaeus medius auf der linken Seite.

achten: Versteifungshinken, schmerzbedingtes Hinken, Verkürzungshinken oder Trendelenburg-Hinken (s. Klinikkasten).

Klinik: Trendelenburg-Zeichen (s. Abb. 33-2)
Beim Einbeinstand wird die Seite des von der Unterlage abgehobenen Beines (Spielbein) aufgrund einer intakten Funktion des M. gluteus medius des Standbeins angehoben. Bei Insuffizienz der Glutealmuskulatur des Standbeins fällt die Beckenhälfte des angehobenen Beins ab.

Funktionprüfung
Untersucht wird das Bewegungsausmaß des Hüftgelenks nach der Neutral-0-Methode:
- Außenrotation/Innenrotation bei gestrecktem Hüftgelenk: 50°/0°/40°
- Außenrotation/Innenrotation bei um 90° gebeugtem Hüftgelenk: 50°/0°/40°
- Extension/Flexion: 15°/0°/140°
- Abduktion/Adduktion: 40°/0°/30°.

Röntgen
Beckenübersicht: Aufnahme im Stehen, Füße 20° innen rotiert (s. Abb. 33-3). **Hüftgelenk:** Normalaufnahme in 2 Ebenen: a.p. und seitlich (gute Beurteilbarkeit von Hüftkopf und Schenkelhals).

33.1.2 Verletzungen

Beckenringfraktur

Anatomie
Der Beckenring – bestehend aus den beiden Hüftbeinen und dem Kreuzbein – überträgt die Last des Rumpfes auf die unteren Extremitäten. Die Verschiebe- und Rotationskräfte, die dabei auf den Ring einwirken, werden durch die kräftigen Ligg. sacroiliaca dorsalia sowie die sakrospinalen und sakrotuberalen Bänder neutralisiert (s. Abb. 33-1).
Als **vorderen/ventralen Beckenring** bezeichnet man Os pubis und Os ischii, als **hinteren/dorsalen Beckenring** das Os ilium.

Ätiologie
Erhebliche Gewalteinwirkungen sind nötig, um den Beckenring zu verletzen: Die meisten Beckenverletzungen entstehen bei Verkehrsunfällen (60 %), gefolgt von Stürzen aus großer Höhe (30 %) und Quetschungen (10 %). **Der Schweregrad reicht vom Bagatelltrauma über invalidisierende Verletzungen bis zu unmittelbarer Lebensgefahr durch Massenblutungen.**

Einteilung
Die AO-Klassifikation berücksichtigt das Ausmaß des Stabilitätsverlustes des dorsalen Ringsegments (s. Tab. 33-1, Abb. 33-4).
Die Einteilung nach **Art der Beckeninstabilität** (klinische Einteilung, s. Abb. 33-5) unterscheidet transsakrale, transiliakale, transpubische, transazetabuläre und transiliosakrale Instabilität.
Nach der **Lokalisation der Fraktur** werden Beckenrandbrüche (periphere, stabile Frakturen), Beckenringbrüche (Einbuße der statischen Beckenfunktion) und Azetabulumfrakturen beschrieben.

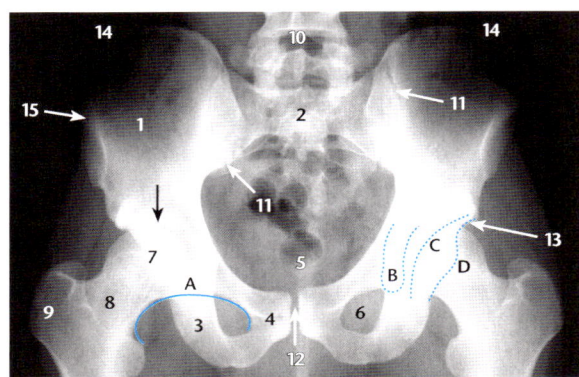

Abb. 33-3   Röntgenbild Beckenübersicht
Os ilium (1), Os sacrum (2), Os ischii (3), Os pubis (4), Vertebrae coccygeae (5), Foramen obturatum (6), Hüftkopf (7), Schenkelhals (8), Trochanter major (9), LWK V (10), Iliosakralfuge (11), Symphysis pubica (12), Hüftgelenksspalt (13), Ala ossea ilia (14), Spina iliaca anterior superior (15), Menard-Shenton-Linie (A), Köhlersche Tränenfuge (B), anteriorer Azetabulumrand (C), posteriorer Azetabulumrand (D).

Tab. 33-1   AO-Klassifikation der Beckenringfraktur

A-Fraktur: stabile Beckenringfraktur; keine rotatorische oder vertikale Instabilität; häufigster Verletzungstyp

A1	Abrissfrakturen der Spina iliaca anterior superior et inferior und des Tuber ischiadicum (Beckenring bleibt unbetroffen)
A2	Einfache Frakturen des vorderen Beckenrings ohne Dislokation (z.B. **Schmetterlingsfraktur** = beidseitige vordere Beckenringfraktur)
A3	Extrapelvine Kreuz- und Steißbeinfrakturen

B-Fraktur: Beckenringfraktur mit rotatorischer Instabilität

B1	Symphysenruptur, rotatorisches Aufklappen der Beckenhälfte → „**open-book injury**"; Symphysendistraktion < 2,5 cm: Läsion ist auf den Symphysenabschnitt beschränkt, Symphysendistraktion > 2,5 cm: Symphysenruptur mit Teilzerreißungen an den Sakroiliakalgelenken
B2	Vordere Beckenringfraktur mit Kompressionsfraktur des Kreuzbeins (vorderer und hinterer Beckenring derselben Seite sind verletzt)
B3	Beidseitige Frakturen des vorderen Beckenrings

C-Fraktur: schwere Beckenfraktur mit kompletter dorsaler und translatorischer Instabilität. Alle stabilisierenden Strukturen des hinteren Beckenrings sind ein- oder beidseitig unterbrochen, es kommt zu einer Dislokation der betroffenen Beckenhälfte in vertikaler und horizontaler Richtung

C1	Einseitige Läsion
C2	Bilateraler Typ
C3	Bilateraler Typ mit Azetabulumfraktur

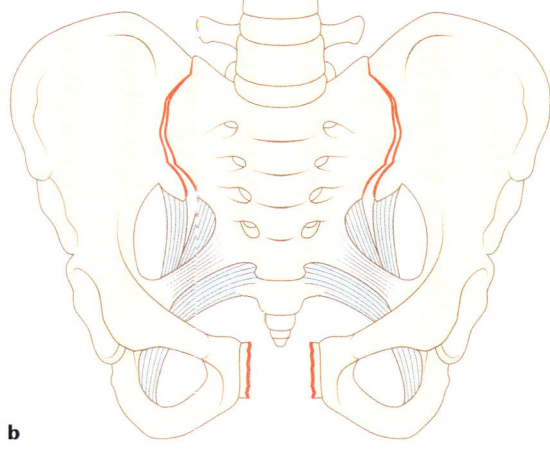

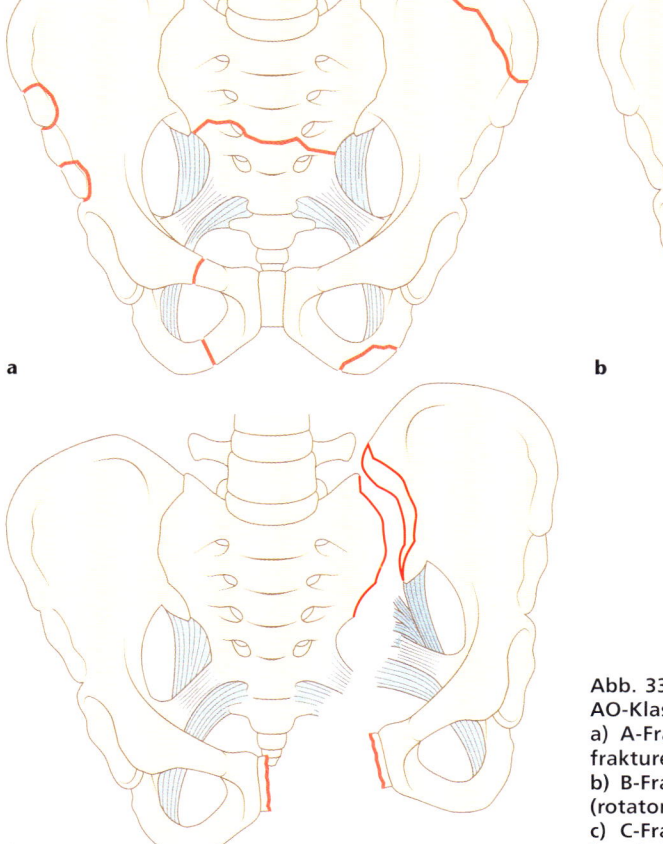

Abb. 33-4   Einteilung der Beckenringfrakturen nach der AO-Klassifikation.
a) A-Frakturen mit dorsaler Stabilität (stabile Beckenringfrakturen)
b) B-Frakturen mit teilweise erhaltener dorsaler Stabilität (rotatorische Instabilität)
c) C-Frakturen mit kompletter dorsaler Instabilität (translatorische Instabilität).

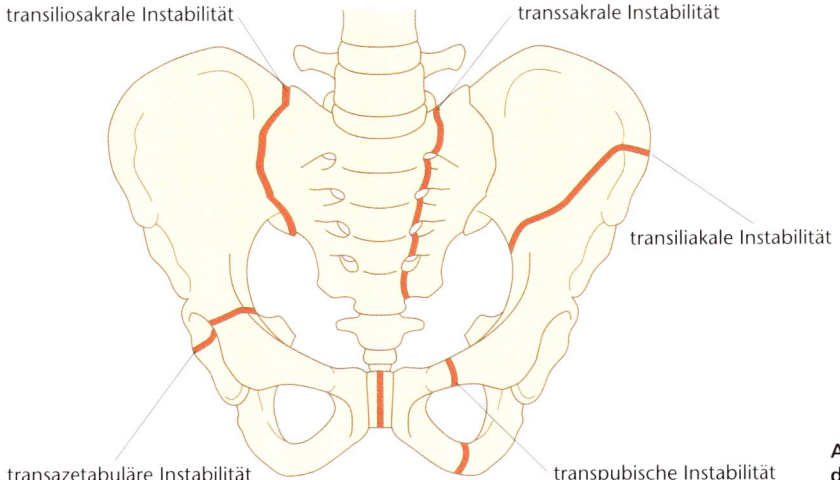

transiliosakrale Instabilität

transsakrale Instabilität

transiliakale Instabilität

transazetabuläre Instabilität

transpubische Instabilität

Abb. 33-5 Klinische Einteilung der Beckeninstabilitäten.

Symptomatik

Der Patient ist deutlich schmerzgeplagt und kann das Bein nicht mehr richtig bewegen. Neben einer Schwellung, Hämatomen und Prellmarken (auch an Damm, Harnröhre, Anus) zeigt sich eine Fehlstellung der unteren Extremität (Rotationsfehlstellungen, Beinverkürzung). Im Rahmen von Beckenringverletzungen muss besonders auf **Begleitverletzungen** geachtet werden: **Retroperitoneale Massenblutungen mit Volumenmangelschock** stellen eine vitale Bedrohung für den Verletzten dar. Mögliche Blutungsquellen sind in diesem Zusammenhang der Sakralvenenplexus, frakturierte Knochen und Äste der Iliakalgefäße. Daneben können noch Blasenrupturen, Verletzungen der ableitenden Harnwege (Miktionsstörungen!!!), der Leber, der Milz und des Darms den Krankheitsverlauf verkomplizieren. **Nervenschäden** betreffen den N. ischiadicus (Verlauf durch das kleine Becken zum Oberschenkel) und den lumbosakralen Plexus (bei C-Frakturen in bis zu 60 % der Fälle).

> **Merke**
> Bei Beckenringverletzungen muss mit einem erheblichen **Blutverlust** gerechnet werden (5 l). Somit sind für den Verlauf nicht unbedingt die Beckenfraktur, sondern eher die Begleitverletzungen ausschlaggebend.

Diagnostik

Bei der **klinischen Untersuchung** kann bei der Kompression des Beckens in sagittaler und transversaler Richtung eine schmerzhafte Instabilität palpiert werden. Wichtig ist die akribische Suche nach Begleitverletzungen. Neben der Prüfung und Dokumentation der DMS müssen eine **rektale Untersuchung** und bei Frauen zusätzliche noch eine **vaginale Untersuchung** durchgeführt werden. Sie können wertvolle Hinweise auf Begleitverletzungen geben (Blutung, knöcherne

Fragmente, Luxierbarkeit der Prostata als Hinweis auf eine Verletzung des Diaphragma urogenitale).

Zur **Röntgendiagnostik** gehören eine Beckenübersichtsaufnahme und **Inlet- und Outletaufnahmen** zur Beurteilung des dorsalen Segments (s. Klinikkasten und Abb. 33-6). Bei Verdacht auf eine Zwerchfellruptur oder intraabdominelle Luft muss noch ein Thorax in 2 Ebenen (falls die Verletzungsschwere so eine Aufnahme zulässt) angefertigt werden.

> **Klinik: Inlet- und Outletaufnahmen**
> Zur Beurteilung des dorsalen Segments werden Beckenübersichtsaufnahmen mit um 40° nach kranial (Inletaufnahme) bzw. kaudal (Outletaufnahme) gekipptem Zentralstrahl angefertigt (s. Abb. 33-6). Sie können eine Verschiebung der Beckenhälfte in vertikaler oder ventrodorsaler Richtung zeigen.

Die **Sonographie des Abdomens** (Standarduntersuchung beim Polytrauma) gibt Aufschluss über freie Flüssigkeit oder ein retroperitoneales Hämatom. Eine **Computertomographie** ermöglicht eine genaue Beurteilung des hinteren Beckenrings. Die Gabe von Kontrastmittel erlaubt auch die Beurteilung der ableitenden Harnwege. Blutet der Patient aus der Harnröhre, muss eine **retrograde Urethrographie** zusammen mit einem urologischen Konsil durchgeführt werden.

> **Merke**
> Keine Katheterisierung bei Harnröhrenverletzung → Dissektionsgefahr bei inkompletter Harnröhrenruptur!

Therapie

Typ-A-Frakturen

Typ-A-Frakturen sind stabil und werden konservativ mit Bettruhe (ca. 2 Tage), Analgetika, Antiphlogistika

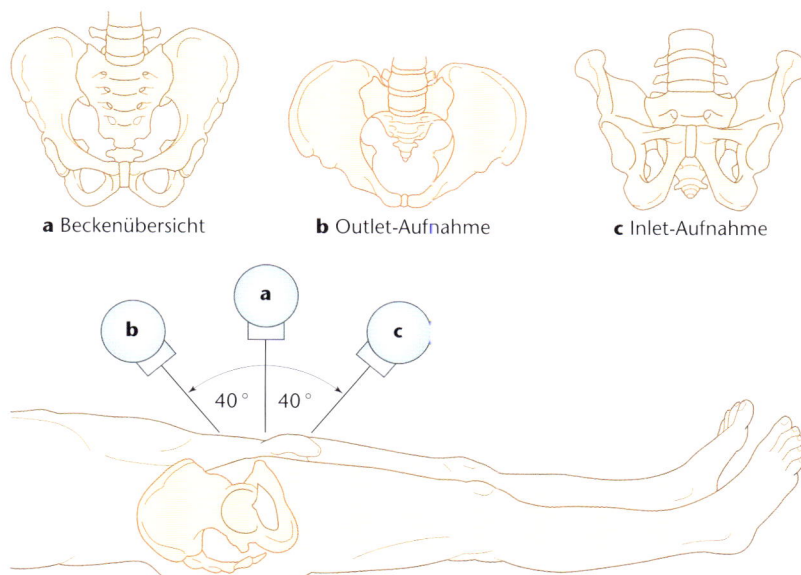

a Beckenübersicht   **b** Outlet-Aufnahme   **c** Inlet-Aufnahme

40°   40°

Abb. 33-6   Röntgendiagnostik bei Verdacht auf Beckenringfrakturen.

und Kühlung behandelt. An eine 1–2-wöchige Teilbelastung schließt sich die schmerzorientierte Vollbelastung an.

Ausnahme: Abrissfrakturen werden mit Zugschrauben oder Platten operativ versorgt, da diese Verletzungen durch den Muskelzug dislozieren. Eine Metallentfernung ist hier i.d.R. aber nicht erforderlich.

Typ-B-Frakturen

Typ-B-Frakturen sind rotatorisch instabil und werden entweder konservativ oder operativ behandelt.

- **B1:** Bei einer Symphysensprengung > 2,5 cm erfolgt eine operative Versorgung mit einer Plattenosteosynthese (s. Abb. 33-7). Angeschlossen wird eine funktionelle Nachbehandlung durch Mobilisation am Gehwagen mit halbem Körpergewicht und Vollbelastung nach ca. 4 Wochen (ME frühzeitig nach 3–6 Monaten um Synostose bzw. Plattenbruch zu vermeiden).
- **B2:** Seitliche Kompressionsfrakturen werden i.d.R. konservativ behandelt: Bettruhe für ca. 4 Wochen, dann Mobilisation am Gehwagen.
- **B3:** Bei diesen Frakturen besteht oft eine deutliche Beinlängendifferenz, sodass eine operative Versorgung mit Schanz-Schrauben oder einem Fixateur externe erfolgt. Anschließend muss Bettruhe für ca. 4 Wochen eingehalten werden. Darauf folgen die Mobilisation am Gehwagen und eine schmerzorientierte Belastungssteigerung bis zur Vollbelastung nach 12 Wochen.

Typ-C-Frakturen

Typ-C-Frakturen sind instabil und werden immer operativ versorgt (s. Abb. 33-7): Es wird offen reponiert und mit Zugschrauben und Platten fixiert. Nach 4 Wochen sollte eine Teilbelastung und nach 12 Wochen eine Vollbelastung möglich sein.

Merke
Bei isolierten Beckenfrakturen sollte eine operative Versorgung zum frühestmöglichen Zeitpunkt erfolgen. Bei Beckenverletzungen im Rahmen eines Polytraumas wird die operative Stabilisierung nach Versorgung von Blutungen oder anderen intraabdominellen Verletzungen vorgenommen. Die Mindestanforderung ist Lagerungsstabilität. Ein **Fixateur externe** (2 Schanz-Schrauben pro Beckenhälfte oberhalb des Azetabulums, s. Abb. 33-8a) ist zur temporären Notfallstabilisierung des **ventralen und dorsalen** Beckenrings geeignet, 1 **Beckenzwinge** (s. Klinikkasten und Abb. 33-8b) für den **dorsalen** Beckenring.

Klinik: Beckenzwinge

Bei starker dorsaler Instabilität kann das notfallmäßige Anlegen einer Beckenzwinge (Abb. 33-8b) die Kreislaufsituation verbessern. Durch Kompression und temporäre Stabilisierung des dorsalen Beckenringes können Blutungen aus den Sakralvenenplexus und dem Knochen reduziert werden. Die definitive Stabilisierung erfolgt nach einigen Tagen.

Nachbehandlung

Bei allen Frakturen sind bis zur vollständigen Mobilisation eine **Thromboseprophylaxe** und intensive Physiotherapie (Durchbewegen, isometrische Übungen, Kontrakturprophylaxe) unabdingbar (Beachte: wöchentliche Thrombozytenkontrolle).

Komplikationen/Prognose

Als Komplikationen werden eine postoperative Arthrose (Hüfte, Iliosakralgelenke), Beinlängendifferenz, Rückenbeschwerden (veränderte Statik möglich),

Miktions- und Defäkationsbeschwerden, Störungen der sexuellen Funktionen, Geburtshindernis bei Frauen und erhöhtes Thromboserisiko beschrieben.

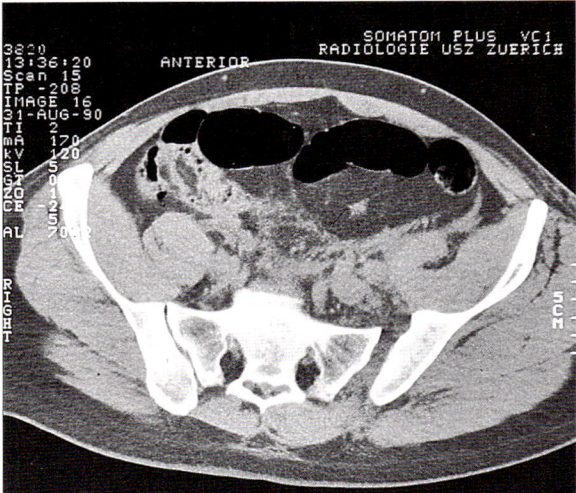

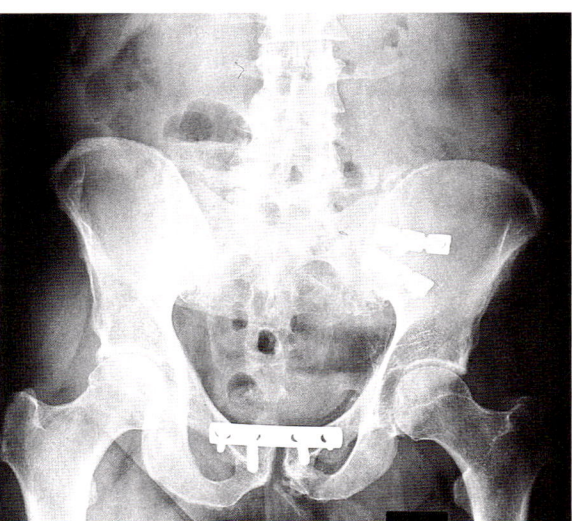

Abb. 33-7   Operative Versorgung einer Iliosakralfugensprengung und Symphysenruptur.

Die Prognose ist abhängig von der Schwere der Begleitverletzungen. Bei offenen Frakturen beträgt die Letalität bis zu 50 %.

Kasuistik

Eine 72-jährige Rentnerin ist mit ihrem Hund unterwegs und rutscht beim Überqueren eines eisglatten Fußgängerwegs aus. Sie kann das linke Bein nicht belasten und klagt über starke Schmerzen in der linken Hüfte. Der Notarzt bringt sie in die nächste Klinik, nachdem er sie an der Unfallstelle kurz untersucht hat und ihr zur Schmerzlinderung ein Schmerzmittel verabreicht hat. Die Röntgenaufnahmen ergeben eine linksseitige Schambeinastfraktur. Der behandelnde Arzt entscheidet sich für eine konservative Therapie. Nach 3-tägiger Bettruhe und Rückgang der Schmerzen wird die Patientin am Gehwagen mobilisiert, da das Gehen an Unterarmgehstützen wegen mangelnder Kooperation nicht möglich ist.

Azetabulumfraktur

Syn.: Hüftpfannenfraktur

Anatomie (s. Abb. 33-9)

Das Azetabulum besteht aus den 3 knöchernen Anteilen eines Hüftbeins: Os ilium, Os ischii und Os pubis. **Judet und Letournel** betrachten das Azetabulum als ein auf dem Kopf stehendes Y, wobei das Azetabulum im Schnittpunkt der Schenkel liegt. Ein ventraler/iliopubischer Pfeiler und ein dorsaler/ilioischialer Pfeiler bilden das Y.

Der **ventrale Pfeiler** setzt sich aus der vorderen Darmbeinschaufel, der vorderen Hälfte des Azetabulums sowie dem oberen und unteren Schambeinast zusammen. Als **dorsalen Pfeiler** bezeichnet man das Sitzbein, die hintere Hälfte des Azetabulums und die hintere Darmbeinschaufel bis zur Incisura ischiadica major.

Ätiologie

Eine Azetabulumfraktur entsteht oft durch indirekte Gewalteinwirkung. Typisch ist ein Anpralltrauma am Armaturenbrett bei einem Auffahrunfall (**„dashboard injury"**). Ursache kann darüber hinaus ein sehr schweres, direktes Trauma sein. Die Hälfte der Patienten mit einer solchen Fraktur ist polytraumatisiert.

Merke

Die Art der Azetabulumfraktur hängt von der Position des Femurkopfs zum Zeitpunkt der Krafteinwirkung ab:
- Der vordere Pfeiler ist eher bei Extension und Außenrotation des Hüftgelenks betroffen.
- Der hintere Pfeiler ist eher bei Flexion und Innenrotation betroffen.

Einteilung

Die Einteilung nach Judet und Letournel ist in Tabelle 33-2 wiedergegeben (s.a. Abb. 33-10).

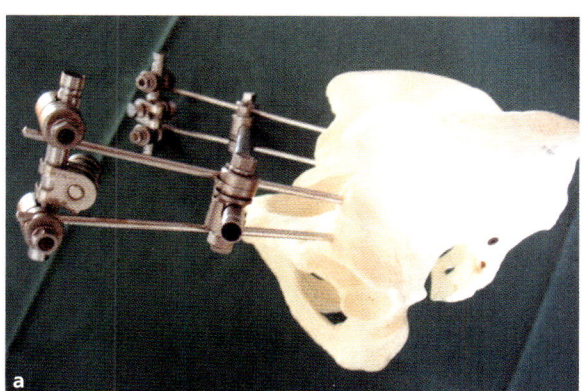
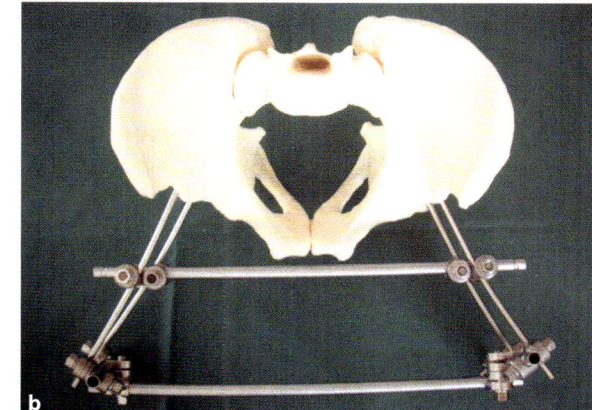

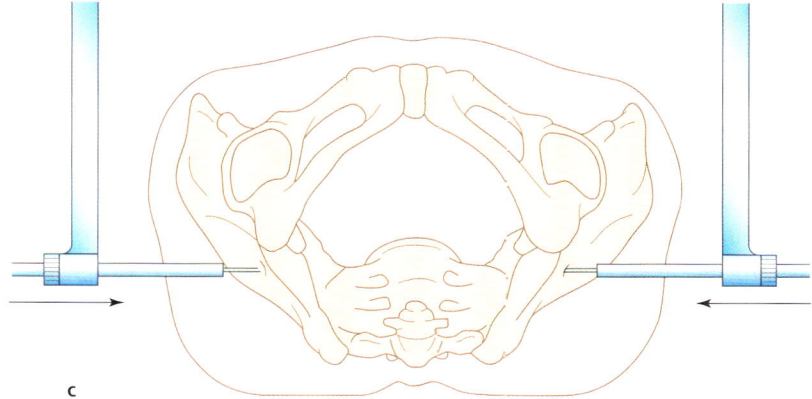

Abb. 33-8 a) + b) Fixateur externe des Beckens: Nach Einbringen von jeweils 2 Schanz-Schrauben im Bereich der Spinae iliacae ant. inf. kann nach Aufhebung der Winkelstabilität der Klammern durch eine eingelegte Unterlegscheibe mithilfe der quer verlaufenden Fixateurstangen sowohl ventral als auch dorsal Kompression auf den Beckenring ausgeübt werden. Man beachte die gebogenen Schanz-Schrauben in b).
c) Beckenzwinge.

Die **AO-Klassifikation** unterscheidet **A-Frakturen:** Frakturen eines Pfeilers bei intaktem 2. Pfeiler. **B-Frakturen:** Querfrakturen, bei der ein Teil des Pfannendaches am unverletzten Os ilium verblieben ist, und **C-Frakturen:** Frakturen beider Pfeiler, wobei das Azetabulum völlig vom übrigen Becken getrennt ist.

Symptomatik

Eine Azetabulumfraktur führt zu einer schmerzhaften Bewegungseinschränkung im Hüftgelenk (keine Belastung möglich). Es bestehen ein intensiver Stauchungs- und Beckenkompressionsschmerz und eine Beinfehlstellung (Innenrotation und Verkürzung).

Begleitverletzungen können in Form einer Beckenringfraktur, einer Luxation des Hüftkopfes und/oder einer Schädigung des N. ischiadicus oder N. peroneus (s. Klinikkasten) auftreten.

Klinik: N.-ischiadicus- und N.-peroneus-Läsion
N.-ischiadicus-Läsion: Eine Verletzung des N. ischiadicus (L4–S3) äußert sich in einem Ausfall

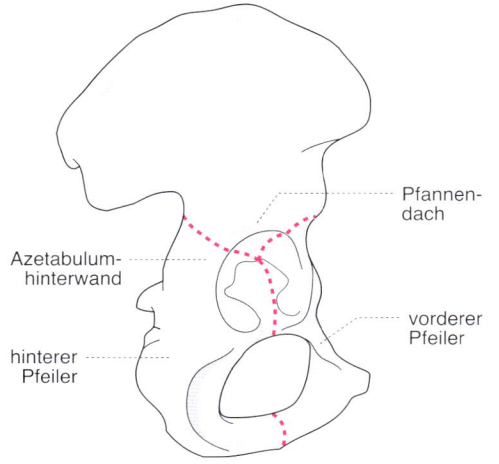

Abb. 33-9 Schematische Darstellung der anatomischen Strukturen des Azetabulums.

Tab. 33-2	Einteilung der Azetabulumfrakturen nach Judet und Letournel
Typ I	Dorsale Pfannenrandfrakturen (häufigste Form)
Typ II	Dorsale Pfeilerfrakturen
Typ III	Pfannenbodenquerfraktur (Fraktur beider Pfeiler)
Typ IV	Ventrale Pfeilerfrakturen

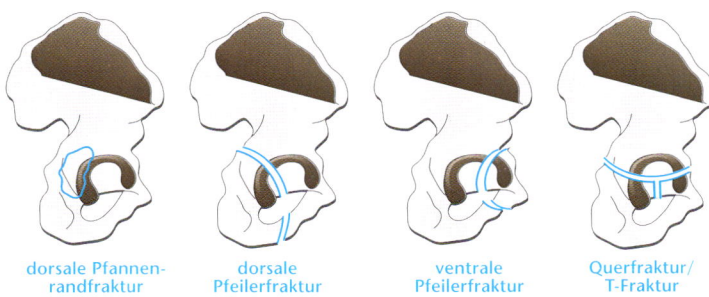

dorsale Pfannen-
randfraktur   dorsale
Pfeilerfraktur   ventrale
Pfeilerfraktur   Querfraktur/
T-Fraktur

Abb. 33-10   Einteilung der Azetabulumfrakturen.

der ischiokruralen Muskulatur, d.h. einer Parese der **Kniebeuger** und einer kombinierten Peroneus- und Tibialislähmung mit Parese des **Unterschenkels** und **Fußes.** Die Sensibilität ist an Unterschenkel und Fuß, abgesehen von der Haut über dem Malleolus medialis und medialen Fußrand (N. saphenus), herabgesetzt.

N.-peroneus-Läsion: Eine Schädigung des **N. peroneus communis (L4–S2)** ist durch eine **Fuß- und Zehenheberparese** gekennzeichnet: Der Patient muss das Bein im Knie gebeugt anheben, um den Fuß aufzusetzen **(Steppergang).** Eine isolierte Schädigung des **N. peroneus superficialis** führt zu einer Parese der Mm. peronei, Sensibilitätsstörungen am lateralen Unterschenkel und am Fußrücken. Ist der **N. peroneus profundus** isoliert geschädigt, sind die Mm. tibialis anterior, extensores hallucis longus und brevis, extensores digitorum longus und brevis mit einer umschriebenen Sensibilitätsstörung (dreieckiger Bezirk zwischen der 1. und 2. Zehe dorsal) betroffen.

Diagnostik

Nach der **Anamnese und klinischen Untersuchung** werden folgende **Röntgenaufnahmen** angefertigt: **Beckenübersicht** (zur Orientierung und Frage nach weiteren Beckenverletzungen), Hüftgelenk, Ala- und Obturatoraufnahmen.

Bei der **Alaaufnahme** wird die nicht verletzte Beckenhälfte um 45° angehoben, sodass der Röntgenstrahl senkrecht auf die Beckenschaufel trifft. Sie dient der Beurteilung von Foramen obturatum, dorsalem Pfannenrand, Pfannendach, Beckeneingang und Linea terminalis.

Bei der **Obturatoraufnahme** wird die verletzte Beckenhälfte um 45° angehoben. Der Röntgenstrahl trifft senkrecht auf das Foramen obturatum. So können der ventrale Pfannenrand, der beckenseitige Pfannengrund, der dorsale Rand des Os ilium, die Ala ossis ilii und Crista iliaca beurteilt werden.

Beim Polytraumatisierten jedoch wird die verletzte Beckenhälfte **nicht** angehoben, sondern nur der Zentralstrahl geneigt!

Ein **CT** ist zur Operationsplanung unerlässlich. Die Möglichkeit einer 3-D-Rekonstruktion kann die räumliche Orientierung erleichtern. Ein CT kann aber die klassische Röntgendiagnostik nicht ersetzen, da mit ihm keine Frakturklassifikation möglich ist.

Therapie

Konservative Therapie

Eine **Indikation** zur konservativen Therapie besteht bei nicht bis minimal dislozierten Frakturen, Frakturen mit ausreichend großem Pfannendach und Trümmerfrakturen der Gelenkpfanne nach zentraler Luxation mit unmöglicher Rekonstruktion.

Therapeutisch erfolgt eine kurze **Immobilisation** (Bettruhe) bis zur Schmerzfreiheit, ggf. wird bei Ablehnung einer Operation eine suprakondyläre Extension (bei Trümmerfraktur) für ca. 3–6 Wochen zur Hüftgelenkentlastung angelegt (s. Klinikkasten). Wichtig ist auch hier wieder die **Thromboseprophylaxe.** Der Patient wird an Unterarmgehstützen mit Teilbelastung für 12 Wochen mobilisiert.

Klinik: Suprakondyläre Extension

(s.a. Kap. 31.3.1)
Bei einer nicht rekonstruierbaren Azetabulumfraktur wird eine Extensionsbehandlung über ca. 3 Wochen, in Ausnahmefällen auch bis zu 6 Wochen durchgeführt. Dazu wird am proximalen Femur ein Steinmann-Nagel oder ein Kirschner-Draht suprakondylär eingebracht. Die Ein- (medialer Kondylus) und Austrittsstelle (lateraler Kondylus) wird vorher mit einem Lokalanästhetikum (Xylocain®) großzügig infiltriert. Anschließend wird die Haut am medialen Kondylus inzidiert, und der Nagel bzw. Draht wird parallel zum Kniegelenksspalt durch die Kondylen gebohrt bzw. geschlagen. Hieran wird dann ein Zugbügel befestigt. Der Extensionszug beträgt $\frac{1}{7} - \frac{1}{10}$ des Körpergewichts.

Operative Therapie

Indikationen zur operativen Therapie sind dislozierte Frakturen, Repositionshindernisse und Begleitverletzungen. Nach Rekonstruktion der Gelenkfläche erfolgt die Stabilisierung durch Platten und/oder Schrauben.

Die operative Therapie benötigt nach stabiler Versorgung eine **frühfunktionelle Nachbehandlung** ab dem 4. Tag mit Abrollbelastung (15 kg), einem Kontrollröntgen nach 4 + 8 + 12 Wochen (notfalls auch früher) und anschließender schmerzorientierter Belastungssteigerung bis zur Vollbelastung. Nach großflächiger Freilegung durch vorderen und hinteren Zugang sollte eine **postoperative Weichteilbestrahlung** zur Vermeidung heterotoper Ossifikationen durchgeführt werden. Alternativ bzw. kombiniert erfolgt die Gabe von Diclofenac. Eine Metallentfernung ist nur bei Komplikationen nötig.

Komplikationen

Auftreten können eine posttraumatische Arthrose, eine Hüftkopfnekrose (besonders bei Luxationsfrakturen), periartikuläre Verkalkungen/heterotope Ossifikationen und Läsionen der Nn. ischiadicus et peroneus (s. Klinikkasten).

Prognose

Eine Azetabulumfraktur ist eine schwerwiegende Verletzung. Das Resultat hängt u. a. entscheidend von der Qualität der ärztlichen Therapie ab.

> **Merke**
> Azetabulumrekonstruktionen sind anspruchsvoll und technisch schwierig. Daher ist die Verlegung in ein unfallchirurgisches Zentrum mit erfahrenen Operateuren anzustreben.

33.2 Hüfte und Oberschenkel

33.2.1 Grundlagen

Anatomie

Das Hüftgelenk, **Articulatio coxae,** setzt sich aus dem Azetabulum und dem Femurkopf zusammen. Es ist ein sehr stabiles Kugelgelenk, das durch das Labrum acetabulare, die kräftige Gelenkkapsel und die örtliche Muskulatur gesichert wird. Die Gelenkkapsel wird durch die **Ligg. iliofemorale** (stärkstes Band des menschlichen Körpers mit einer Zugfestigkeit von 350 kg), **ischiofemorale und pubofemorale** stabilisiert. Zusätzlich hemmen sie zu große Bewegungsausschläge.

Die **Gefäßversorgung** des Hüftkopfes erfolgt zu mehr als 50 % aus der **A. circumflexa femoris lateralis** und zu jeweils 25 % aus der **A. ligamenti capitis femoris** (sie verläuft im Lig. capitis femoris) und der **A. circumflexa femoris medialis.**

Der Oberschenkelknochen (aber **das** Femur!) ist der größte Röhrenknochen des menschlichen Körpers. Das Femur hat ein proximales und ein distales Ende, dazwischen liegt der Schaft bzw. die Diaphyse.

Am proximalen Ende unterscheidet man den Oberschenkelkopf, **Caput femoris,** den Oberschenkelhals, **Collum femoris,** die pertrochantäre Region und die subtrochantäre Region (s. Abb. 33-11a).

Der **Caput-Collum-Diaphysen-Winkel (CCD)** beträgt bei Erwachsenen 125–135°, bei Neugeborenen und Säuglingen bis zu 145° (s. Abb. 33-11b).

Wenn man eine Gerade durch den Oberschenkelhals und eine Gerade quer durch die Kondylen legt, erkennt man, dass ein Winkel gebildet wird, der beim Erwachsenen ca. 10–15° beträgt (**Antetorsionswinkel,** s. Abb. 33-11c). Abnorme Werte des Torsionswinkels führen zu einer atypischen Einstellung der Beine. Ist der Torsionswinkel größer, ist das Bein innenrotiert. Ist er kleiner, ist das Bein außenrotiert. Daraus resultiert ein eingeschränkter Bewegungsumfang.

Diagnostik (s. a. Kap. 33.1.1)

Röntgen Hüftgelenk

Normalaufnahme in 2 Ebenen: a.p. und seitlich (gute Beurteilbarkeit von Hüftkopf und Schenkelhals).

Röntgen Oberschenkel

Oberschenkel mit Hüftgelenk in 2 Ebenen (a.p. und seitlich): Der Patient befindet sich in Rückenlage, die Beine sind gestreckt. Der Zentralstrahl wird bei dieser Aufnahme auf die Mitte des **proximalen Femurdrittels** gerichtet (a.p.), bei seitlicher Aufnahme liegt die Oberschenkelaußenseite kassettennah.

Oberschenkel mit Kniegelenk in 2 Ebenen (a.p. und seitlich): Aufnahmetechnik wie bei Oberschenkel mit Hüftgelenk, der Zentralstrahl ist hier jedoch auf die Mitte des **distalen Femurdrittels** gerichtet.

33.2.2 Verletzungen

Hüftgelenkluxation

Ätiologie

Diese Verletzung wird durch **direkte,** sehr starke Gewalteinwirkung oder durch eine **indirekte Gewalteinwirkung** (z. B. „dashboard injury", s. Kap. 33.1.2,

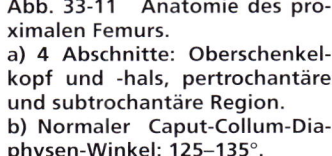
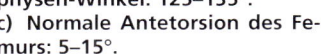
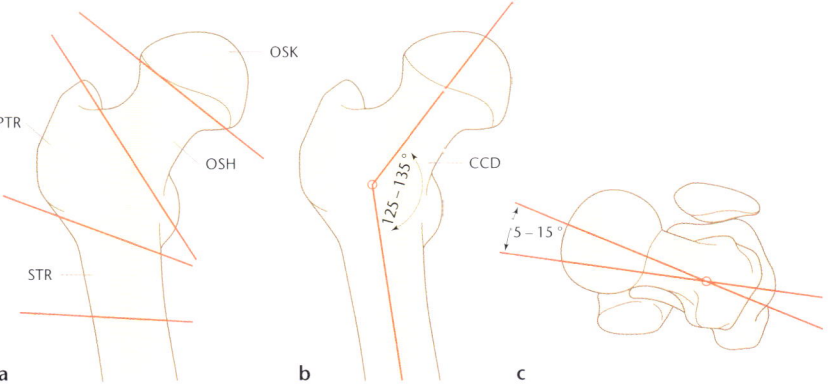

Abb. 33-11 Anatomie des proximalen Femurs.
a) 4 Abschnitte: Oberschenkelkopf und -hals, pertrochantäre und subtrochantäre Region.
b) Normaler Caput-Collum-Diaphysen-Winkel: 125–135°.
c) Normale Antetorsion des Femurs: 5–15°.

Tab. 33-3 Einteilung der Hüftgelenkluxation	
Hintere Luxation (75 %)	**Luxatio iliaca:** Bein adduziert und innenrotiert
	Luxatio ischiadica: Bein adduziert, innenrotiert, flektiert
Vordere Luxation	**Luxatio suprapubica:** Bein adduziert, außenrotiert
	Luxatio obturatoria: Bein adduziert, außenrotiert, flektiert
Zentrale Luxation	Auch als zentrale Azetabulumfraktur bezeichnet → Pfannengrund frakturiert, Hüftkopf dringt in das Becken vor
Luxation und Fraktur	An der Gelenkpfanne (Azetabulum) oder am Femur (Femurkopffrakturen, Oberschenkelhalsfrakturen)

Azetabulumfraktur) hervorgerufen. Klinisch häufiger ist die TEP-Luxation (Z.n. Hüftendoprothesenimplantation).

Einteilung

Die Einteilung wird nach der Luxationsrichtung vorgenommen (s. Tab. 33-3, Abb. 33-12).

Symptomatik

Ein Patient mit einer Hüftgelenkluxation klagt über heftige Schmerzen und kann das betroffene Bein nicht selbst bewegen. Bei der Untersuchung fällt eine federnd fixierte Fehlstellung auf.

Neben der Luxation selbst können, vor allem im Zuge einer **Kettenverletzung** (Kalkaneus – Fuß – Knie – Hüfte), **Begleitverletzungen** vorliegen: Femurfraktur, dorsale Pfannenrandfraktur, Ischiadikusparese, Gefäßverletzungen, Knieverletzungen und Fußluxationsfrakturen.

Diagnostik

Neben der **Anamnese** ist die **klinische Untersuchung** wichtig, die i.d.R. eine Fehlstellung des Beines zeigt: Bei einer hinteren Luxation ist das Bein nach innen rotiert, bei einer vorderen Luxation nach außen (s.

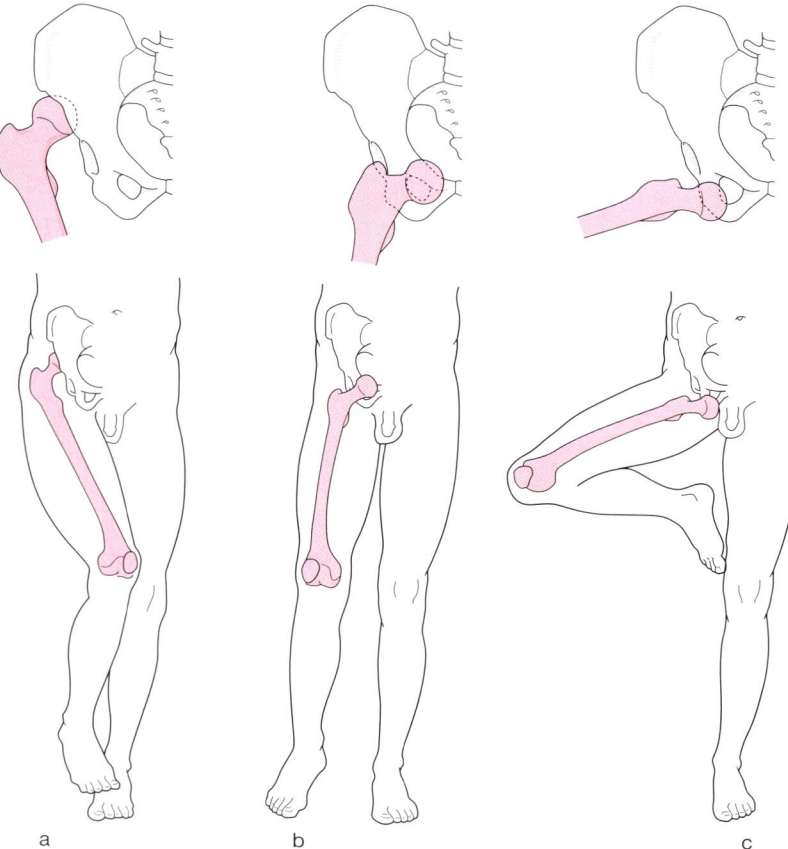

a   b   c

Abb. 33-12 Hüftgelenkluxationen.
a) nach dorsal mit Innenrotation des Beines: Luxatio iliaca
b) nach ventral mit Außenrotation des Beines: Luxatio pubica
c) Luxatio obturatoria mit abduziertem Oberschenkel.

Tab. 33-3). Wichtig: an Ketten- bzw. Begleitverletzungen denken!

In der **Röntgendiagnostik** geben eine Beckenübersichtsaufnahme, eine Aufnahme des Hüftgelenks in 2 Ebenen und ggf. Ala- und Obturatoraufnahmen (s. Kap. 33.1.2, Azetabulumfraktur) weitere Hinweise.

Nach geschlossener oder nicht erfolgreicher Reposition wird zum Nachweis abgeschlagener Knorpel-/Knochenfragmente (Flakes) ein CT durchgeführt.

Therapie

> **Merke**
> **Eine Hüftluxation ist ein Notfall!** Eine Reposition muss wegen drohender Durchblutungsstörungen des Hüftkopfes und nachfolgender Kopfnekrose umgehend in Allgemeinnarkose und Muskelrelaxation vorgenommen werden!

Konservative Therapie

Eine geschlosse Reposition wird in Allgemeinanästhesie mit Muskelrelaxation durchgeführt. Die Reposition einer **hinteren Luxation** erfolgt in Rückenlage des Patienten (s. Abb. 33-13). Hüfte und Knie sind jeweils 90° flektiert. Eine zweite Person fixiert das Becken. Die erste Person übt nun Längszug am Femur aus („Oberschenkel in Richtung Zimmerdecke ziehen"). Dabei muss das Bein an der Hüfte vorsichtig außenrotiert und adduziert werden. Ein hörbares Schnappen bestätigt eine erfolgreiche Reposition.

Die Reposition der **vorderen Luxation** erfolgt ebenfalls in Rückenlage des Patienten. Das betroffene Bein ist hierbei jedoch gestreckt. Unter Längszug und gleichzeitiger Innenrotation wird nun reponiert.

Nach der Reposition Überprüfung von **DMS** und **Kontroll-CT!**

Operative Therapie

Eine operative Revision des Hüftgelenks muss immer dann durchgeführt werden, wenn die Luxation geschlossen nicht zu reponieren ist, sich ein Interponat im Gelenkspalt befindet oder operationspflichtige Begleitverletzungen vorliegen (Azetabulumverletzungen, Femurkopffrakturen, Gefäß- und Nervenverletzungen).

Nachbehandlung

Sowohl der geschlossenen als auch der offenen Reposition folgt für ca. 3 Wochen eine Mobilisation unter Entlastung. Ihr schließt sich eine Teilbelastung für 3 Wochen an, dann eine schmerzorientierte Steigerung bis zur Vollbelastung.

Neben der Physiotherapie sind regelmäßige **radiologische Kontrolluntersuchungen** erforderlich, da die Gefahr einer Hüftkopfnekrose auch im Verlauf noch sehr groß ist (s. Abb. 33-14).

Komplikationen/Prognose

Bei Gefäßzerreißung kommt es in ca. 5–10 % der Fälle zur Hüftkopfnekrose. Das Risiko steigt bei verzögerter Reposition. Daneben können noch eine Läsion

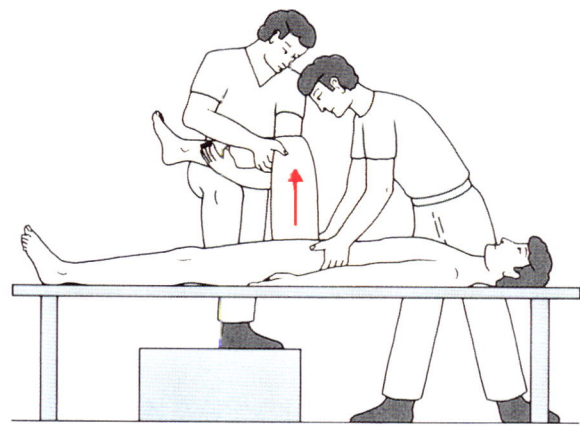

Abb. 33-13 Reposition einer hinteren Hüftluxation.

des N. ischiadicus, eine posttraumatische Arthrose (Hüftkopfknorpelschäden) und rezidivierende Luxationen auftreten.

Femurkopffraktur

Syn.: Hüftkopffraktur

Ätiologie

Die Femurkopffraktur kann durch Stauchung bei einem Knieanpralltrauma („dashboard injury"), aber auch als Begleitverletzung einer Hüftgelenkluxation entstehen.

Einteilung

Nach der **AO-Klassifikation** wird die Femurkopffraktur unterteilt in **C1**: reine Spaltung, **C2**: reine Impression, **C3**: Kombination von zwei Frakturen. Daneben existiert eine Einteilung nach **Pipkin**, die den

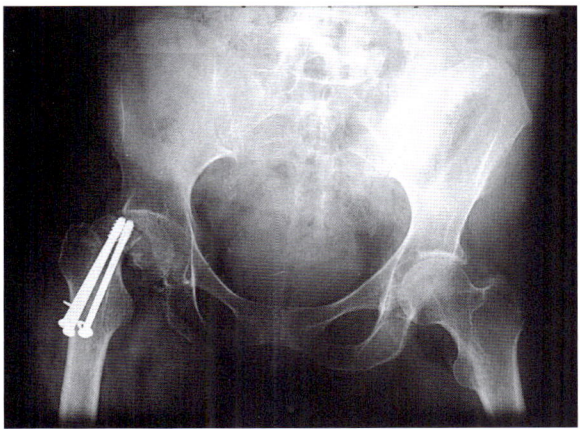

Abb. 33-14 Hüftkopfnekrose. Trotz operativer Versorgung einer medialen Schenkelhalsfraktur (Typ Pauwels III, Garden IV) mittels geschlossener Reposition und Osteosynthese durch 3 Zugschrauben ist es 10 Wochen postoperativ bei einer 52-jährigen Patientin zu einer Hüftkopfnekrose mit Dislokation und Ausriss der Zugschrauben gekommen. Diese erfordert die Implantation einer Totalendoprothese.

Tab. 33-4	Einteilung der Femurkopffrakturen nach Pipkin (Abscherfrakturen)
Typ I	Kalottenfraktur unterhalb der Fovea capitis femoris (außerhalb der Belastungszone)
Typ II	Kalottenfraktur mit der Fovea capitis femoris (innerhalb der Belastungszone)
Typ III	Typ I oder II mit Schenkelhalsfraktur
Typ IV	Typ I oder II mit Azetabulumfraktur

Frakturmechanismus berücksichtigt (s. Tab. 33-4, s. Abb. 33-15).

Symptomatik

Die Patienten klagen meist über Schmerzen in Hüfte und Leiste sowie eine schmerzhafte Bewegungseinschränkung. Mitunter verursacht eine Femurkopffraktur aber auch sehr wenig Beschwerden. Bei Typ III und IV nach Pipkin kann eine Beinfehlstellung (Beinverkürzung oder Außenrotation) auftreten.

Diagnostik

Neben der **Anamnese** und der **klinischen Untersuchung** werden **Röntgenaufnahmen** durchgeführt (Beckenübersicht, Hüfte in 2 Ebenen, Ala- und Obturatoraufnahmen). **CT-Aufnahmen** dienen der OP-Planung.

Therapie/Nachbehandlung der Pipkin-Frakturen

- Bei exakter Fragmentadaptation kann eine **Pipkin-I-Fraktur** konservativ behandelt werden. Andernfalls erfolgt die operative Entfernung des Fragments bzw. Schraubenosteosynthese. Die **Nachbehandlung** sieht eine Abrollbelastung (15 kg) für 3 Wochen, dann eine schmerzorientierte Belastungssteigerung bis zur Vollbelastung vor.
- **Eine Pipkin-II-Fraktur** wird operativ mit einer Schraubenosteosynthese versorgt (Doppelgewinde-

schrauben = Herbert-Schrauben®). Anschließend muss das betroffene Bein für die Dauer von ca. 3 Monaten entlastet bzw. teilbelastet werden.
- Bei einer **Pipkin-III-Fraktur** ist in aller Regel ein Hüftgelenkersatz notwendig. Möglich sind eine HEP (= Hemiendoprothese → nur Hüftkopfersatz) oder eine TEP (= Totalendoprothese → Ersatz von Kopf und Pfanne). Das betroffene Bein kann bei zementierter Hüft-TEP oder bipolarer Prothese i.d.R. sofort vollbelastet werden.
- **Pipkin-IV-Frakturen** werden operativ therapiert (Azetabulumrekonstruktion). Eine konservative Therapie kommt bei alten Patienten in Frage. Die **Nachbehandlung** besteht in einer 9–12-wöchigen Entlastung.

Komplikationen

Bei hüftkopferhaltender Therapie kann eine Hüftkopfnekrose auftreten. Ansonsten werden heterotope Ossifikationen, eine posttraumatische Arthrose und chronische Instabilitäten des Hüftgelenks beobachtet.

Kasuistik

Ein 22-jähriger Motorradfahrer kommt bei regennasser Fahrbahn und deutlich überhöhter Geschwindigkeit von der Fahrbahn ab und wird mehrere Meter durch die Luft geschleudert. Er wird schwerst verletzt in das nächste unfallchirurgische Zentrum geflogen. Neben einem Schädel-Hirn-Trauma, einer Schulterluxation und mehreren Frakturen der oberen Extremität wird ebenfalls eine, die Hüftluxation begleitende, Pipkin-III-Fraktur diagnostiziert. Aufgrund des Verletzungsausmaßes kann bei dem jungen Mann der betroffene Hüftkopf nicht erhalten werden, sondern muss mit einer TEP versorgt werden.

Schenkelhalsfraktur

Anatomie

Als Schenkelhals bezeichnet man die Verbindung zwischen dem Hüftkopf und der Trochanterregion.

Ätiologie

Ursache für eine Schenkelhalsfraktur ist ein **direktes Trauma** durch Sturz auf die Hüfte bzw. den Oberschenkel. Der Knochen ist oft vorgeschädigt durch Osteoporose, Tumoren, Metastasen (dann spricht man von einer pathologische Fraktur, s. Kap. 31.1.1 Frakturentstehung).

Die Schenkelhalsfraktur (SHF) ist die **typische Fraktur des alten Menschen** mit osteoporotischen Knochen.

Einteilung

Einteilung nach der Lokalisation

Man unterscheidet **mediale/intrakapsuläre Frakturen (86 %)** von **lateralen/extrakapsulären (4 %)** und **intermediären Frakturen (10 %)**.

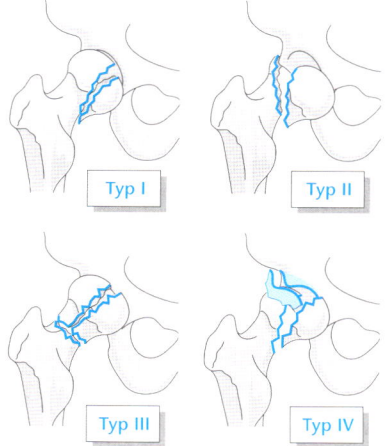

Abb. 33-15   Femurkopffrakturen nach Pipkin.

Tab. 33-5	Einteilung der medialen Schenkelhals-frakturen nach Pauwels
Pauwels I	Frakturlinie zur Horizontalen < 30° Auf die Frakturfläche wirken Druck-kräfte, gute Heilungsprognose
Pauwels II	Frakturlinie zur Horizontalen 30–50°
Pauwels III	Frakturlinie zur Horizontalen > 50° Erhebliche Scherkräfte, komprimie-rende Kraft nimmt ab, hochgradige Instabilität

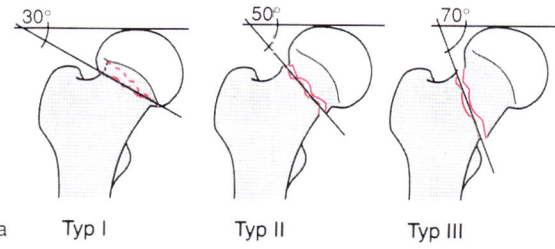

Abb. 33-16 Einteilung der Schenkelhalsfrakturen nach Pauwels.

Merke

Eine mediale/intrakapsuläre Schenkelhalsfraktur hat ein viel größeres Femurkopfnekroserisiko als eine laterale/extrakapsuläre: Bei der medialen SHF blutet das Frakturhämatom in die Gelenkkapsel → der intrakapsuläre Druck steigt und der Knochen stirbt ab!

Einteilung nach dem Unfallmechanismus

Die **Abduktionsfraktur** ist durch eine Valgusstellung (X) des Schenkelhalses mit verkeilten/eingestauchten Fragmenten gekennzeichnet. Sie ist belastungsstabil und hat ein geringes Risiko der Femurkopfnekrose.

Bei der **Adduktionsfraktur** ist der Schenkelhals in Varusstellung (O), der Kopf kippt nach hinten ab und disloziert; das Risiko, dass sich eine Femurkopfne-krose entwickelt, ist hoch.

Einteilung nach Pauwels (s. Tab. 33-5, Abb. 33-16)

Pauwels teilt die medialen SHF nach der Neigung der Frakturebene zur Horizontalen (a.p. Bild) ein und berücksichtigt damit die interfragmentäre Kompressi-on und die Scherkraft (Druck auf die Frakturfläche → gute Heilung).

Einteilung nach Garden (s. Tab. 33-6, Abb. 33-17)

Hierbei wird die SHF nach dem Dislokationsgrad in der Axialebene (axiales Bild) eingeteilt.

Merke

Ein Patient mit **Garden I darf voll belasten,** ein Pa-tient mit **Garden II darf nicht belasten,** da Garden II nicht eingestaucht ist und damit unter Belastung eine hohe Dislokationsgefahr besteht.

AO-Klassifikation

B1: subkapital, wenig disloziert, **B2:** transzervikal, **B3:** subkapital, disloziert.

Die AO-Klassifikation ist für die Operationsent-scheidung allerdings wenig hilfreich.

Symptomatik/Diagnostik

Der Patient klagt über starke Schmerzen (auch in Ruhe). Die klinische Untersuchung zeigt neben Bein-verkürzung und -fehlstellung (Außenrotation, Tro-chanterhochstand, Adduktion) eine eingeschränkte Beweglichkeit der betroffenen Extremität. Eine **Ab-duktionsfraktur** verursacht aber oft keine ausgepräg-te Klinik, da diese Fraktur eingestaucht ist. Eine **Ad-duktionsfraktur** resultiert in einer schmerzhaften Be-wegungseinschränkung, Beinverkürzung und Außen-rotationsstellung.

Zur Diagnose führen die **Anamnese und klinische Untersuchung,** ebenso **Röntgenaufnahmen** des Beckens (Übersichtsaufnahme) und der Hüfte in 2 Ebenen (a.p. und axial). Bei Verdacht auf eine patho-logische Fraktur wird immer der gesamte Oberschen-

Tab. 33-6	Einteilung der SHF nach Garden
Garden I	Eingestauchte, nicht dislozierte Ab-duktionsfrakur
Garden II	Nicht dislozierte Fraktur. Die Trajek-torien sind nicht unterbrochen, und die Fraktur ist **nicht** eingestaucht → hohe Dislokationsgefahr!
Garden III	Dislozierte Adduktionsfraktur ohne Zertrümmerung der dorsalen Kortikalis
Garden IV	Vollständige Dislokation mit Unter-brechung der Gefäßversorgung → hohes Femurkopfnekroserisiko!

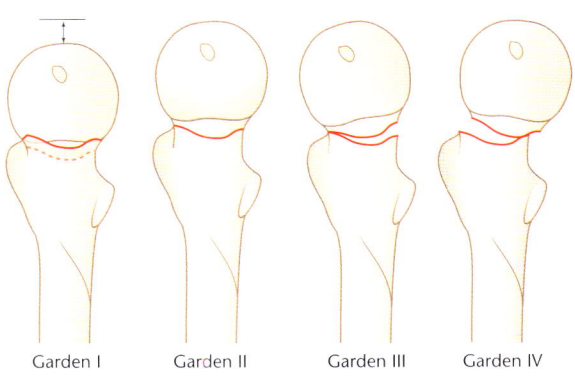

Abb. 33-17 Einteilung der SHF nach Garden.

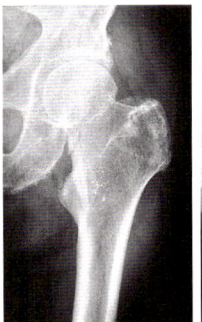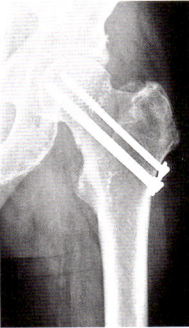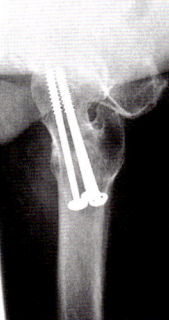

Abb. 33-18 Versorgung einer medialen SHF mit 3 Zugschrauben.

kel geröntgt, ggf. werden weitere Aufnahmen/Diagnostik angeschlossen.

Therapie

> **Merke**
> Das Ziel der Therapie muss die frühe Mobilisation des Patienten sein. Eine längere Immobilisation (vor allem älterer Menschen) kann verheerende Folgen haben und ist unter allen Umständen zu vermeiden.

Konservative Therapie

Eingestauchte Abduktionsfrakturen (Pauwels I, Garden I) können konservativ therapiert werden. Dabei wird das Bein bis zum Abklingen der Schmerzen (ca. 2 Tage) in einer Schaumstoffschiene gelagert. Danach erfolgt die Mobilisation unter Vollbelastung. Nach der ersten Belastung/Mobilisation, nach 1, 3 und 6

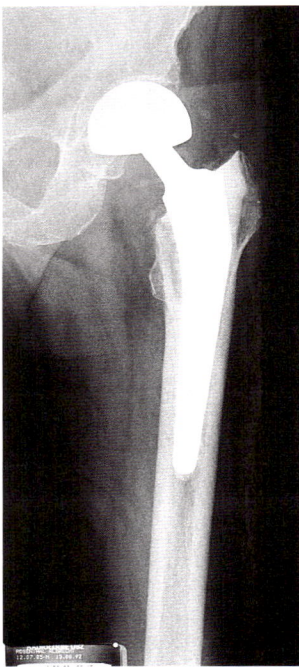

Abb. 33-19 Versorgung einer medialen SHF mit bipolarer Kopfprothese.

Wochen sowie bei plötzlicher Schmerzzunahme werden **Röntgenkontrollen** mit der Frage nach Fragmentdislokation durchgeführt. Darüber hinaus muss der Patient eine **Thromboseprophylaxe** erhalten.

Operative Therapiemöglichkeiten bei Erhalt des Femurkopfes (innerhalb von 6 h!)

Alle SHF, die weder Pauwels I noch Garden I sind, werden operativ therapiert. Man unterscheidet hierbei kopferhaltende von kopfresezierenden Verfahren.

Für kopferhaltende Verfahren liegt die **Altersgrenze bei 65 Jahren.** Hierfür muss sofort eine Gelenkkapselfensterung zur Druckentlastung des Hüftkopfes vorgenommen werden. Es folgt die Reposition der Fraktur (Extension – Abduktion – Innenrotation). Zur operativen Stabilisierung der Fraktur stehen mehrere osteosynthetische Verfahren zur Verfügung:

- **Dynamische Hüftschraube (DHS,** s. operative Versorgung per- und subtrochantärer Femurfrakturen)
- **Gamma-Nagel** (s. operative Versorgung per- und subtrochantärer Femurfrakturen)
- **Spongiosaschrauben** (s. Abb. 33-18): 3 selbstschneidende, innen hohle Titanschrauben werden über Kirschner-Drähte eingebracht. Vorteil von Titan: MRT-geeignet!
- **130°-Winkelplatten** oder **95°-Kondylenplatten**

Ist eine sofortige Operation trotz Notfallindikation bei Garden III + IV nicht möglich (Patient ist nicht narkosefähig, OP momentan nicht durchführbar wegen mangelnder Kapazität etc.): Lagerung auf einem **Extensionstisch,** um die Hüfte zu entlasten und die Schmerzen zu reduzieren. Anschließend wird eine **Gelenkpunktion** zur Druckentlastung und zur Durchblutungsverbesserung durchgeführt, danach erfolgt die geschlossene **Reposition** (Extension, Abduktion, Innenrotation).

Operative Therapie bei Hüftkopfresektion

Für ein kopfresezierendes Verfahren (Endoprothese) kann eine unipolare, eine bipolare oder eine Totalendoprothese gewählt werden.

Eine unipolare Prothese ist eine zementierte Hemiprothese mit einfach aufsetzbarem Kopfteil. Dieses artikuliert mit der Hüftpanne.

Eine **bipolare Prothese** (s. Abb. 33-19) ist eine zementierte Hemiprothese mit einem aufsetzbaren Kopfteil aus Stahl oder Keramik und einer Kunststoffschale mit Stahlkappe. Sie artikulieren untereinander und mit der Hüftpfanne. Dieses zusätzliche Gelenk schont den Pfannenknorpel und verringert die mechanischen Kräfte, die auf den Prothesenschaft wirken. Das Zementieren hat den Vorteil, dass der Patient sofort gut mobilisiert werden kann und damit die gerade beim alten Menschen gefürchteten Komplikationen wie Muskelatrophie, Thromboembolie und Pneumonie vermieden werden können. Beim Zementieren wird ein **Markraumstopper** aus Knochen in Höhe der Prothesenspitze eingesetzt. Dadurch wird ein Eindringen von Zement in die distale Markhöhle verhindert (Markraumstopper müssen bei **allen** zementierten Hüftprothesen eingesetzt werden!).

Eine **Totalendoprothese (TEP)** besteht aus einer künstlichen Pfanne und einem Schaft. Hier werden also Pfanne und proximaler Oberschenkel prothetisch ersetzt. Sie kann sowohl zementiert als auch unzementiert eingebracht werden und wird. i.d.R. bei Patienten mit schon bestehender Hüftgelenkarthrose („kaputte Pfanne") und bei Patienten älter als 65 Jahre verwendet.

> **Merke**
> Bei der unipolaren und bei der bipolaren Hemiprothese wird nur der proximale Oberschenkel prothetisch ersetzt. Die Pfanne bleibt unverändert. Bei der Totalendoprothese hingegen werden sowohl der proximale Oberschenkel als auch die Gelenkpfanne ersetzt.

Nachbehandlung

Wichtig ist eine **Thromboseprophylaxe** bis zur vollständigen Mobilisation.

Patienten mit Hüft-TEP, bipolarer Prothese oder Kopfprothese dürfen i.d.R. sofort belasten. Nach Schraubenosteosynthese wird erst nach 10 Wochen mit der Vollbelastung begonnen.

Bei konservativer Therapie → Vollbelastung, ggf. anfangs Teilbelastung (20–40 kg) an Unterarmgehstützen.

> **Merke**
> Eine stabilversorgte Fraktur heilt immer besser, wenn sie belastet wird!

Komplikationen

Pseudarthrose (bis zu 15 %), Femurkopfnekrose (bis zu 40 %), Dislokation, Infektion und Thromboembolie.

Per- und subtrochantäre Femurfraktur

Im Gegensatz zur SHF handelt es sich hier um eine **extrakapsuläre Fraktur.** Die Hüftkopfdurchblutung ist meist nicht gefährdet. Das Alter der Patienten mit diesen Femurfrakturen liegt meist > 75 Jahre.

Ätiologie

Siehe Kapitel 33.2.2, Ätiologie der Schenkelhalsfrakturen.

Einteilung

Die AO-Klassifikation differenziert **A1:** einfach pertrochantär, **A2:** pertrochantäre Mehrfachfraktur und **A3:** intertrochantäre Fraktur. Nach der **Klinik** werden **stabile** und **instabile** Frakturen unterschieden. Das Entscheidungskriterium für die Instabilität stellen der Abriss und die Dislokation des **Trochanter minor** dar; dieser bildet die mediale Abstützung des Femurs.

Symptomatik

Der Patient beklagt Schmerzen in der Leiste und eine schmerzbedingte Bewegungseinschränkung.

Die **Beinverkürzung** und **Außenrotation** können ausgeprägter als bei der Schenkelhalsfraktur sein, der äußere Fußrand liegt der Unterlage auf.

Subtrochantäre Frakturen haben eine typische Varusstellung mit Flexion und Abduktion des proximalen Fragments durch die Muskelzüge der Mm. gluteus medius, gluteus minimus und iliopsoas sowie Adduktion und Außenrotation des distalen Fragments (M. adductor).

Diagnostik

Siehe Kapitel 31.2.2, Diagnostik der Schenkelhalsfraktur.

Therapie

Konservative Therapie

Die konservative Therapie ist wegen langer Immobilisation (12 Wochen, drohende Komplikationen: Pneumonie, Thromboembolie, Dekubitus, Muskelatrophie) **obsolet.**

Operative Therapie

Zur Osteosynthese bzw. als Implantate stehen zur Verfügung: Dynamische Hüftschraube (DHS), Gamma-Nagel, proximaler Femurnagel (PFN) oder Winkelplatte.

Zu beachten ist, dass es deutliche **hausinterne Unterschiede** bei der Versorgung dieser Frakturen und damit auch in der Verfügbarkeit des Osteosynthesematerials gibt. Daher kann hier keine Empfehlung für die Indikation eines bestimmten osteosynthetischen Verfahrens gegeben werden. Wichtig ist jedoch, die unterschiedlichen Prinzipien der einsetzbaren Implantate zu verstehen.

- **Prinzip der DHS** (s. Abb. 33-20): Die DHS besteht aus einer Schraube und einer Platte. Sie ist ein extramedullärer Kraftträger. Die Schraube ist innen

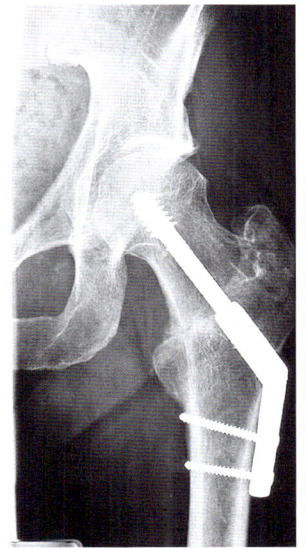
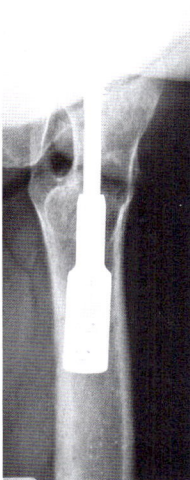

Abb. 33-20 Dynamische Hüftschraube bei trochantärer Femurfraktur.

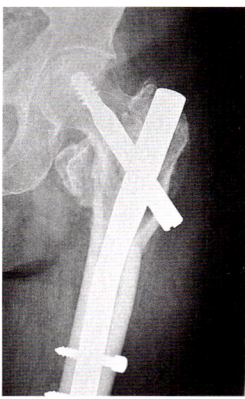

Abb. 33-21 Gamma-Nagel zur Versorgung einer pertrochantären Femurfraktur.

hohl und hat ein kurzes, dickes Gewinde, welches im Femurkopf fasst. Sie gleitet in der Führung der Platte bei Kompression/Belastung (dynamisches Prinzip). Die Platte muss am distalen Fragment mit mindestens 3–4 Schrauben verankert werden. Die DHS ist oft sofort belastungsstabil.

Vorteil der DHS: Die Frakturflächen haben viel Kompression, was die Heilung begünstigt (eine Fraktur heilt immer besser, wenn sie belastet wird). **Nachteil** der DHS: Die Platte ist außen platziert (extramedullärer Kraftträger), der Druck kann nicht so gut abgefangen werden → größere Gefahr des Implantatbruchs als beim Gamma-Nagel.

- **Prinzip des Gamma-Nagels** (s. Abb. 33-21): Eine Hüftschraube wird durch einen Marknagel platziert. Sie gleitet in der Führung des intramedullären Kraftträgers im Femur (dynamisches Prinzip). Am distalen Ende wird der Nagel zur Rotationsstabilität mit 2 Schrauben gut verriegelt. Die Patienten können sofort belasten, und die Kraft wird gut abgefangen. Die Gefahr des Implantatbruchs ist geringer als bei der DHS.
- **Prinzip des PFN** (s. Abb. 33-22): Das Prinzip des proximalen Femurnagels wie auch des Gamma-Nagels ist die Stabilisierung der entsprechenden Frak-

tur (pertrochantär, subtrochantär) durch Implantation einer Laschenschraube im Schenkelhals. Als Führung (über Zielgerät) dient der im Femurschaft implantierte Nagel. Gegen die Rotation des proximalen Fragments dient beim PFN eine zusätzliche Schraube, die ebenfalls im Schenkelhals Platz findet. Das heißt also, dass insgesamt 2 Schrauben im Schenkelhals bzw. Hüftkopf platziert werden. Beim Gamma-Nagel wird eine Madenschraube durch den Nagel von proximal eingebracht, die in einer der 4 Nuten in der Schenkelhalsschraube einrastet und so lediglich ein Gleiten zum Einstauchen der Fraktur erlaubt, nicht jedoch ein Rotieren. Der Vorteil beider Verfahren gegenüber der DHS ist, dass der Patient auch bei instabilen Frakturen fast immer voll belasten kann.

Nachbehandlung

Bei stabilen Frakturen kann sofort mit der Vollbelastung begonnen werden. Bei instabilen Frakturen ist eine Abrollbelastung (15 kg) für 6 Wochen erforderlich.

> **Merke**
> Können ältere Patienten keine Teilbelastung durchführen, muss eine Vollbelastung durchgeführt werden. Die Mobilisierung hat eindeutig Vorrang vor einer möglichen Beinverkürzung.

Eine **Metallentfernung** wird nur bei jungen Patienten nach 1–2 Jahren durchgeführt.

Komplikationen

Es können auftreten: Schaftsprengung beim Gamma-Nagel, Schraubenperforation bei inkorrekter Schraubenlage, Blutverlust durch ausgedehnte Hämatome → Schockgefahr, Rotationsfehler sowie Perforation der Schenkelhalsschraube im Hüftkopf.

Femurschaftfraktur

Anatomie

Das Femur hat eine große, exzentrische axiale Belastung zu tragen. Die **Traglinie** verläuft von der **Femurkopfmitte** über die **Kniemitte** bis zum **Sprunggelenk.** Eine Verletzung des Femurschafts bedarf wegen des schützenden Weichteilmantels erheblicher Gewalteinwirkung.

Ätiologie

Femurschaftfrakturen entstehen meist bei Hochenergietraumen (Sturz, Verkehrsunfall, breitflächige Krafteinwirkung). Durch indirekte Gewalteinwirkung kann es zu einer Drehfraktur kommen.

Einteilung

AO-Klassifikation: A: einfache Fraktur, **B:** Keilfraktur, **C:** komplexe Fraktur.

Symptomatik

Die Patienten haben starke Schmerzen und können die betroffene Extremität weder bewegen noch belasten. Der Oberschenkel ist verkürzt und verformt. Es

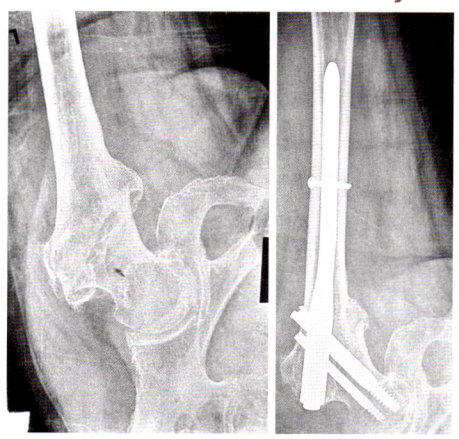

Abb. 33-22 Proximaler Femurnagel bei trochantärer Femurfraktur.

besteht eine Rotationsinstabilität. Liegt ein offene Fraktur vor, kann der Weichteilschaden erheblich sein. Daneben ist noch ein hoher Blutverlust möglich → **Schockgefahr!**

Diagnostik

Bei **Anamnese** und **klinischer Untersuchung** muss auf **Schocksymptome** geachtet werden: blasse, kaltschweißige Haut, Hypotonus, Tachykardie, Dyspnoe. Es erfolgen eine **Röntgendarstellung** des Oberschenkels in 2 Ebenen (Knie- und Hüftgelenk mit einschließen) und eine Beckenübersichtsaufnahme. Es ist wichtig, ein **Kompartmentsyndrom** (s. Kap. 31.7.2) auszuschließen.

Therapie

Konservative Therapie

Bei Kinder < 3 Jahre wird eine **Overheadextension** für 3 Wochen durchgeführt, da wegen Verletzungsgefahr der trochantären Wachstumsfuge keine Marknagelung erfolgen darf. Alle anderen Patienten werden operativ versorgt. Die konservative Therapie bei Femurschaftfrakturen ist – außer der genannten Ausnahme – wegen langer Immobilisation und deren Komplikationen **obsolet.**

Operative Therapie

Methode der Wahl ist die **Marknagelung.** Der Marknagel kann sowohl mit als auch ohne Aufbohren des Markraums **antegrad** von der Trochanterspitze aus in den Knochen eingebracht werden. Er stellt einen belastungsstabilen Zustand her. Der ungebohrte Marknagel wird bevorzugt bei erst- bis zweitgradig offenen Frakturen eingesetzt. Der klassische, gebohrte Marknagel wird vor allem bei geschlossenen Frakturen eingesetzt. Er kann statisch (Rundloch) oder dynamisch (Schlitzloch) verriegelt werden **(Verriegelungsnagel).** Es besteht auch die Möglichkeit, den Marknagel **retrograd** vom Knie aus einzubringen.

Bestehen Kontraindikationen für eine Marknagelung (z. B. Polytrauma), wird eine **Plattenosteosynthese** durchgeführt.

Als Zwischenlösung gilt der **Fixateur externe.** Er wird bei schwersten Weichteilschäden und sehr schlechtem Zustand des Patienten eingesetzt. Nach der Stabilisierung des Patienten wird ein Verfahrenswechsel auf Platte oder Marknagel angestrebt.

Klinik: Marknagelung

Der **ungebohrte** Marknagel ist relativ dünn. Er wird ohne Aufbohren des Markraums eingebracht und schädigt daher das intramedulläre Gefäßsystem weniger als der gebohrte Marknagel. Da das Aufbohren des Markraums vermieden wird, entsteht kein Totraum und damit auch kein Bakteriennährboden. Beim ungebohrten Marknagel besteht aber die Gefahr einer verzögerten Knochenheilung oder gar Pseudarthrosebildung, wenn die Fragmente keinen Kontakt haben und eine Diastase im Frakturbereich bestehen bleibt.

Für den **gebohrten** Marknagel muss die Markhöhle eröffnet/aufgebohrt werden. Es resultieren eine hohe Druck- und Hitzebelastung mit der **Gefahr der Fetteinschwemmung und pulmonaler Embolisation.** Bei offenen Frakturen besteht des Weiteren die Gefahr, über den Marknagel Erreger in den Markraum zu verschleppen und eine **Markraumphlegmone** zu verursachen. Der gebohrte Marknagel ist daher bei offenen Frakturen kontraindiziert. Bei gleichzeitig bestehendem Thoraxtrauma erhöht sich zudem die ARDS-Gefahr (s. Kap. 31.13.3). Der Vorteil des gebohrten Marknagels ist das im Frakturbereich austretende Bohrmehl, das wie eine „interne Spongiosaplastik" wirkt und somit die Knochenheilung „ungewollt" unterstützt. Gelegentlich ist bei verzögerter Knochenheilung mit ungebohrtem Marknagel der Umstieg auf einen gebohrten Marknagel indiziert.

Nachbehandlung

Oft ist wegen pulmonaler Komplikationen eine kurzfristige Intensivüberwachung nötig.

Der Marknagel in Kombination mit einer Verriegelung ist i.d.R. sofort belastungsstabil, sodass nach nur kurzzeitiger Teilbelastung schnell die Vollbelastung erfolgen kann. Plattenosteosynthesen hingegen sind nicht belastungsstabil: Abrollbelastung für ca. 6 Wochen, dann Belastungssteigerung; Vollbelastung erst nach 12–14 Wochen.

Eine **Metallentfernung** wird bei älteren Patienten nicht durchgeführt, sonst frühestens nach $1–1\frac{1}{2}$ Jahren.

Komplikationen

Hoher Blutverlust → hämorrhagischer Schock, Fettembolie nach Marknagelung,

Pseudarthrose, Rotationsfehler, Infektionen.

Kasuistik

Ein 45-jähriger Fußgänger wird von einem PKW erfasst und stürzt zu Boden. Der Patient berichtet dem Notarzt über starke Schmerzen im rechten Bein, das er auch kaum bewegen kann. Der Notarzt verabreicht ihm ein Schmerzmittel und begleitet den Transport in das nächste Krankenhaus, wo die Diagnose einer geschlossenen Oberschenkelschaftfraktur gestellt wird. Während der Patient für die operative Frakturversorgung (Marknagelung) vorbereitet wird, entwickelt er das Vollbild eines hämorrhagischen Schocks. Die Stabilisierung seines Zustandes nimmt einige Zeit in Anspruch, sodass die OP erst 2 Tage nach dem Trauma durchgeführt werden kann. Zur postoperativen Überwachung wird der Patient auf die Intensivstation verlegt. Dort entwickelt er ca. 12 h nach der Marknagelung folgende Symptome: Dyspnoe, Tachypnoe, Tachykardie, Kaltschweißigkeit, Zyanose, Unruhe und Bewusstseinseintrübung. An der Vorderseite der Schultern, Oberarme und Konjunktiven finden sich petechiale Blutungen. Es besteht aufgrund des zeitlichen Zusammenhangs mit der Marknagelung der dringende Verdacht auf eine Fettembolie. Als Therapie werden die Volumensubstitution optimiert und eine Beatmungstherapie eingeleitet. Zusätzlich erhält der Patient eine Low-dose-Heparinisierung: (Heparin wirkt klärend auf lipämisches Serum, erleichtert den Abtransport der Fette aus der Lunge, wirkt antikoagulatorisch und prophylaktisch hinsichtlich einer DIC).

Fazit: Entscheidend zur Prävention einer Fettembolie ist die Frühosteosynthese, besonders wenn lange Röhrenknochen betroffen sind. Leider ist in diesem Fall auch eine Basismaßnahme der ersten Hilfe vergessen worden: die einfache Schienung bzw. Ruhigstellung des verletzten Beins auf dem Transport bzw. bis zur OP. Die Bedeutung der Immobilisierung von Frakturen ist immens, da eine ungenügende Ruhigstellung während des Transportes mit einer wesentlich höheren Inzidenz von Fettembolien verbunden ist.

Distale Femurfraktur

Ätiologie

Als Verletzungsmechanismus kommen hauptsächlich „dashboard injury" oder ein Sturz mit gestrecktem Kniegelenk in Frage.

Einteilung

Distale Femurfrakturen werden nach der AO-Klassifikation eingeteilt in:

A: extraartikuläre Fraktur, **B:** partielle Gelenkfraktur, **C:** vollständige Gelenkfraktur.

Symptomatik

Kennzeichnend sind massive Schmerzen, die mit einer Gehunfähigkeit und einer Beinverkürzung einhergehen; daneben findet man eine Verformung der Kniekontur und Funktionseinschränkung bzw. Ausfall des Kniegelenks.

Oft treten **Begleitverletzungen** auf: Weichteilläsionen, Knieläsionen (Bandstrukturen, Meniskus, Knorpel, Patellafraktur), Gefäß- und Nervenverletzungen (A. femoralis superficialis, A. politea, N. peroneus).

In 20 % der Fälle finden sich **Kettenverletzungen** (Fuß, Knie, Hüfte, Wirbelsäule).

Diagnostik

Anamnese und **klinische Untersuchung,** hierbei besonders auf Begleitverletzungen achten. **Röntgen** des Oberschenkels mit Knie in 2 Ebenen, Beckenübersicht.

Therapie

Konservative Therapie

Sie stellt eine absolute Ausnahme dar und kommt auch fast nie vor. Der Patient erhält einen Oberschenkelliegegips, bis die Schwellung zurückgegangen ist. In der Folge wird für 8 Wochen ein Gipstutor (Gipshülse, s. Kap. 31.4.5) angelegt. Unter Anleitung kann eine schmerzorientierte Belastungssteigerung begonnen werden. Wichtig: Thromboseprophylaxe!

> **Merke**
> Die konservative Therapie der distalen Femurfraktur stellt eine absolute Ausnahme dar.

Operative Therapie

Methode der Wahl bei der distalen Femurfraktur ist die operative Therapie mit **übungsstabiler Osteosynthese** (s. Tab. 33-7, Abb. 33-23).

Klinik: Less Invasive Stabilization System, LISS
Minimal invasives Stabilisationssystem für das distale Femur. Es besteht aus einer anatomisch vorge-

Tab. 33-7	Therapie der distalen Femurfraktur
A-Frakturen	• Retrograder Verriegelungsnagel (wird vom Kniegelenk aus eingebracht) • 95°-Kondylenplatte oder LISS (s. Klinikkasten)
B-Frakturen	• Spongiosazugschrauben • Kirschner-Drähte bei sehr kleinen Fragmenten
C-Frakturen	95°-Kondylenplatte oder LISS und Spongiosaschrauben, Burri-Platte, DCS
Trümmerfrakturen	Ggf. Fixateur externe, zur Defektdeckung autologe Spongiosaplastik

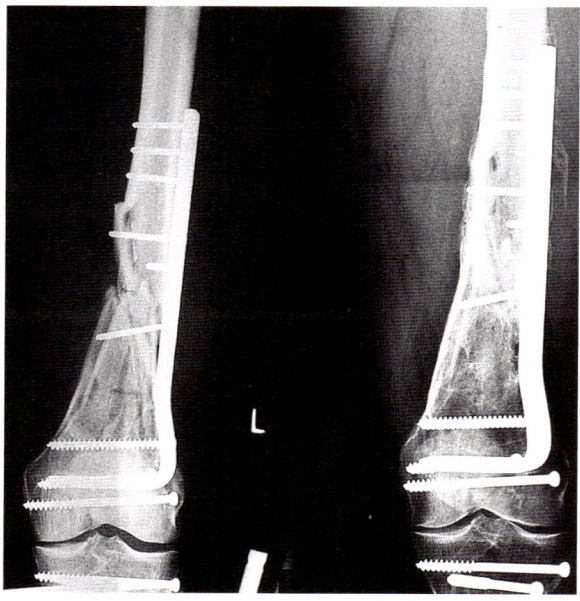

Abb. 33-23 Distale Femurfraktur, versorgt mit Kondylenplatte.

formten Platte, die über eine Stichinzision unter den Muskel geschoben wird. Die Verriegelungsschrauben werden ebenfalls durch kleine Stichinzisionen perkutan eingedreht. Platte und Schrauben agieren dabei als Fixateur interne. Sie traumatisieren das Gewebe deutlich weniger und gewährleisten eine bessere Durchblutung.

Nachbehandlung

Bei ausgeprägtem Weichteilschaden wird für einige Tage eine dorsale Oberschenkelgipsschiene angelegt. Der Patient beginnt mit isometrischen Übungen für Gesäß- und Oberschenkelmuskulatur. Aktive oder passive Kniemobilisation kann je nach Stabilität durchgeführt werden. Teilbelastung für 8–12 Wochen (Osteosynthese ist nur übungsstabil!). Die **Metallentfernung** erfolgt nach 12-18 Monaten.

Komplikationen

An Komplikationen sind eine posttraumatische Gonarthrose oder eine Kniegelenksversteifung durch Muskelschrumpfung, Narbenstränge und Recessusverklebungen zu erwähnen.

33.3 Kniegelenk und Unterschenkel

33.3.1 Grundlagen

Anatomie

Das **Kniegelenk, Articulatio genus,** ist ein Scharniergelenk und in Beugestellung zusätzlich ein Drehgelenk. Es wird aus vier Knochen gebildet: Femur, Tibia, Fibula und Patella. Das Gelenk wird ligamentär und muskulär stabilisiert. Der Bandapparat setzt sich u. a. aus den beiden Seitenbändern, **Ligg. collateralia fibulare et tibiale,** und aus den Kreuzbändern, **Ligg. cruciata anterius et posterius** zusammen (s. Abb. 33-24). Die muskuläre Stabilisierung erfolgt ventral/streck-

seitig durch den **M. quadriceps** mit der Patella, lateral durch den **Tractus iliotibialis und M. biceps femoris,** medial durch den **M. semimembranosus und Pes anserinus** (gebildet aus den Sehnen der Mm. sartorius, gracilis et semitendinosus).

Die **Menisken** bilden eine Gleitfläche für die Femurkondylen und vergrößern die Gelenkfläche zwischen Femur und Tibia. Sie gleichen Unregelmäßigkeiten der Gelenkflächen aus und verteilen das Gewicht bei Belastung der unteren Extremitäten. Es gibt einen lateralen, kreisförmigen Meniskus und eine medialen, halbmondförmigen Meniskus, der am medialen Seitenband fixiert ist.

Der **Unterschenkel** wird knöchern von Schienbein, **Tibia** und Wadenbein, **Fibula,** gebildet. Sie sind im Schaftbereich durch die **Membrana interossea** verbunden. Die Tibia ist der kräftigere Knochen, der allein die Verbindung zwischen Femur und Fußskelett herstellt. Auf der Ventralseite des Unterschenkels liegt die Tibiakante direkt unter der Haut, die Weichteilbedeckung ist also sehr gering, sodass die darüber liegende Haut bei ossären Traumen häufig beteiligt ist (→ Neigung zu Wundheilungsstörungen).

Wichtig am Unterschenkel sind die **straffen Faszien,** die die Muskelgruppen umhüllen und ein **Kompartmentsyndrom** (s. Kap. 31.7.2) verursachen können.

Diagnostik

Anamnese
Übliche traumatologisch orientierte Anamnese. Wichtig ist die Frage nach dem **Unfallmechanismus** (z. B. Verdrehung im Kniegelenk bei festgestelltem Unterschenkel → Meniskusschaden, Wegknicken → vordere Kreuzbandinsuffizienz).

Inspektion/Palpation
- Schwellung
- **Erguss:** Ein Hämarthros in den ersten 2 h nach dem Unfall spricht für eine ernsthafte Knieverletzung.

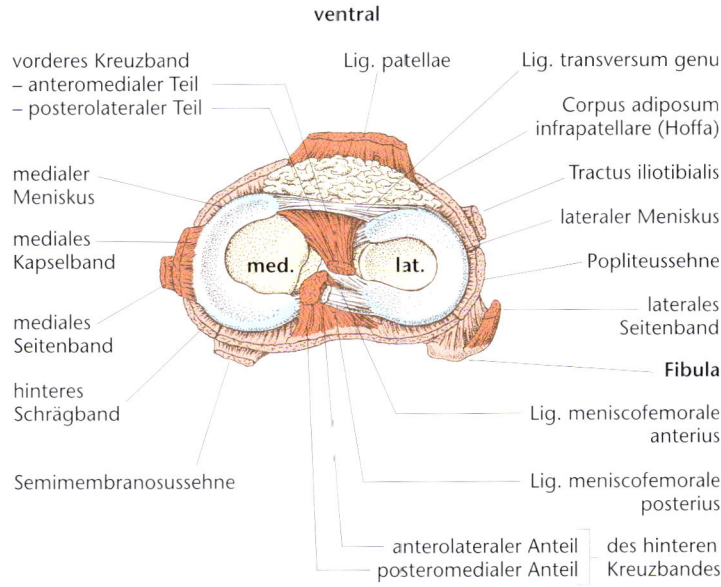

ventral

vorderes Kreuzband
– anteromedialer Teil
– posterolateraler Teil

medialer Meniskus

mediales Kapselband

mediales Seitenband

hinteres Schrägband

Semimembranosussehne

Lig. patellae

Lig. transversum genu

Corpus adiposum infrapatellare (Hoffa)

Tractus iliotibialis

lateraler Meniskus

Popliteussehne

laterales Seitenband

Fibula

Lig. meniscofemorale anterius

Lig. meniscofemorale posterius

med.   lat.

anterolateraler Anteil   des hinteren
posteromedialer Anteil   Kreuzbandes

Abb. 33.24   Kapsel-Band-Strukturen des Kniegelenks.

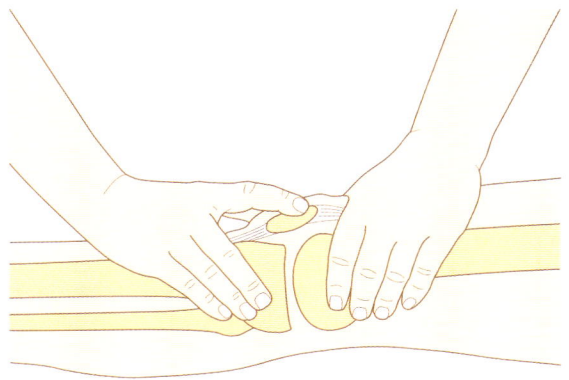

Abb. 33-25   Tanzende Patella.

Während große Ergüsse auf Anhieb durch die Schwellung zu erkennen sind, werden kleinere durch das Phänomen der tanzenden Patella (s. Klinikkasten und Abb. 33.25) nachgewiesen.

- Infektions- bzw. Entzündungszeichen.
- Achsenabweichungen.

Klinik: Tanzende Patella

Zur Palpation des Kniegelenks soll der Patient auf dem Rücken liegen, das Kniegelenk (soweit möglich) vollständig strecken und die Oberschenkelmuskulatur völlig entspannt haben.

Der obere Recessus wird zwischen Daumen und Zeigefinger nach kaudal ausgepresst. Liegt ein Erguss vor, so wird die Patella vom Femoropatellargelenk abgehoben. Mit dem Zeigefinger der anderen Hand wird die Patella zurückgedrückt, wobei ein federnd-elastischer Widerstand zu spüren ist.

Funktionsprüfung

Gerade für ein so kompliziertes Gelenk wie das Knie gibt es zahlreiche Tests, die z.B. das Ausmaß der Instabilität prüfen. Aufgrund der Fülle wird der entsprechende Test im Rahmen des jeweiligen Krankheitsbildes vorgestellt. Darüber hinausgehende Informationen sind den Lehrbüchern der Orthopädie zu entnehmen.

Bewegungsausmaß des Kniegelenks nach der Neutral-0-Methode:

- Extension/Flexion: 5°/0°/140°
- Abduktion/Adduktion und Innenrotation/Außenrotation in Streckstellung nicht möglich
- Außenrotation/Innenrotation bei 90° Knieflexion: 20°/0°/10°.

Röntgen

Kniegelenk   Normalaufnahme in 2 Ebenen (a.p. und seitlich) bzw. Standaufnahme a.p.

A.p: gestrecktes Knie, Patella genau ventral. Jeweils $\frac{1}{3}$ des Femurs und $\frac{1}{3}$ der Tibia müssen abgebildet sein. **Seitlich:** 30°-Beugung des Kniegelenks.

Patella   Axial: 30° Flexion des Kniegelenks, **Défilé:** axiale Aufnahme bei 30°, 60° und 90° Kniebeugung;

tangential beidseits: 45° Knieflexion, Zentralstrahl senkrecht durch das Femoropatellargelenk.

Unterschenkel   Normalaufnahme **mit Kniegelenk** in 2 Ebenen (a.p. und seitlich): Hierbei ist der Zentralstrahl auf die Mitte des proximalen Unterschenkeldrittels gerichtet.

Normalaufnahme **mit oberem Sprunggelenk** in 2 Ebenen (a.p. und seitlich): Für diese Aufnahmetechnik wird der Zentralstrahl auf die Mitte des distalen Unterschenkeldrittels gelenkt.

33.3.2 Knöcherne Verletzungen

Patellafraktur

Anatomie

Die Patella, das größte Sesambein des menschlichen Körpers, ist dreieckig: Die **Basis** sieht nach proximal und die Spitze, **Apex patellae,** nach distal. Es gibt eine **Facies anterior,** die in die Sehne des M. quadriceps femoris eingebaut ist, und eine **Facies articularis** für das femoropatellare Gleitlager, die Gelenkfläche ist zu 75 % von Knorpel bedeckt.

Ätiologie

Ein Sturz auf das Knie, ein starkes Anpralltrauma oder eine extreme Kontraktion des M. quadriceps femoris können zu einer Patellafraktur führen.

Einteilung

Man unterscheidet Fissuren von osteochondralen Absprengungen, obere und untere Polabrissfrakturen, Quer-, Längs- und Randfrakturen. Darüber hinaus gibt es noch Stern- und Trümmerfrakturen.

Symptomatik

Der Patient klagt über Schmerzen und kann das Knie nicht strecken bzw. das gestreckte Bein nicht anheben. Hierbei muss der **Reservestreckapparat** beachtet werden: Die Retinacula patellae, die beidseits seitlich der Kniescheibe zu den Tibiakondylen ziehen, ermöglichen noch eine gewisse Streckung. Das Knie zeigt eine tastbare Delle, evtl. besteht ein Gelenkerguss.

Diagnostik

Zur Diagnostik gehören die **Anamnese,** die **klinische Untersuchung** sowie die **Röntgenaufnahmen** des Kniegelenks in 2 Ebenen und axiale Aufnahmen der Patella (keine Patella-Défilé-Aufnahmen bei Patellafraktur!). Die **Computertomographie** hilft beim Ausschluss osteochondraler Frakturen. Eine begleitende Kontinuitätsunterbrechung der Quadrizeps- oder Patellarsehne kann neben der tastbaren Lücke durch eine **sonographische Untersuchung** dargestellt werden.

Eine **Arthroskopie** des Kniegelenks dient sowohl diagnostischen als auch therapeutischen Zwecken. Sie kann chondrale und osteochondrale Verletzungen, Knorpelquetschungen und Knorpeldefekte sowie Begleitverletzungen der Kniebinnenstrukturen aufdecken. Gleichzeitig besteht aus therapeutischer Sicht die Möglichkeit, osteochondrale Fragmente zu entfernen oder zu refixieren und ein Hämatom auszuspülen.

Therapie

Konservative Therapie

Stabile Frakturen ohne Dislokation (z.B. Längsfraktur) werden im Gipsverband zur Schmerzlinderung für einige Tage ruhig gestellt. Ist der Patient kooperativ, erfolgt eine gipsfreie **Frühmobilisation.** Ansonsten wird ein Gipstutor angelegt (Gipshülse, s. 31.4.5).

Operative Therapie

> **Merke**
> Durch den Zug des M. quadriceps femoris besteht besonders bei Abriss- und Querfrakturen i.d.R. eine Dislokation der Fragmentenden. Die Patellaquerfraktur ist somit eine klassische Indikation zur Zuggurtungsosteosynthese.

Frakturen mit Stufenbildung, Diastase bzw. Dislokation sowie Trümmerfrakturen und offene Frakturen werden operativ versorgt.

Die Patellaquerfraktur ist ein klassisches Beispiel für eine **Zuggurtungsosteosynthese:** Zwei Kirschner-Drähte werden **dorsal** in der Patella parallel eingebracht. Über deren Enden wird eine achterförmige Drahtcerclage **ventral** der Patella gelegt (s. Abb. 33-26).

Bei Längs- oder Schrägfrakturen kommt eine Zugschraubenosteosynthese in Frage, bei Trümmerfraktur, Pol- und Kantenabrissen erfolgt gelegentlich die partielle oder komplette Patellektomie.

Nachbehandlung

Bei konservativer Therapie muss der Patient eine Teilbelastung an Unterarmgehstützen für ca. 2–3 Wochen ausführen. Knieflexion ist anfangs nur bis 40° erlaubt.

Wurde die Fraktur mit einer Zuggurtungsosteosynthese versorgt, ist die Belastung der Fraktur essenziell (sonst geschieht keine Kompression der Fraktur): Die betroffene Extremität darf im gestreckten Zustand voll belastet werden, eine Knieflexion ist in den ersten Wochen bis 60° erlaubt. Bei unsicherer Osteosynthese und unkooperativen Patienten muss für ca. 6 Wochen ein Gipstutor (Gipshülse, s. Kap. 31.4.5) angelegt werden.

Sowohl bei konservativer als auch bei operativer Therapie muss eine **Thromboseprophylaxe** bis zur Vollbelastung durchgeführt werden.

Eine **Metallentfernung** wird nach 6–12 Monaten bzw. bei Metalldislokation vorgenommen.

Komplikationen

Zu den Komplikationen zählen eine Arthrose der Retropatellarfläche, Knorpelverletzungen der Femurkondylen und eine bleibende Bewegungseinschränkung.

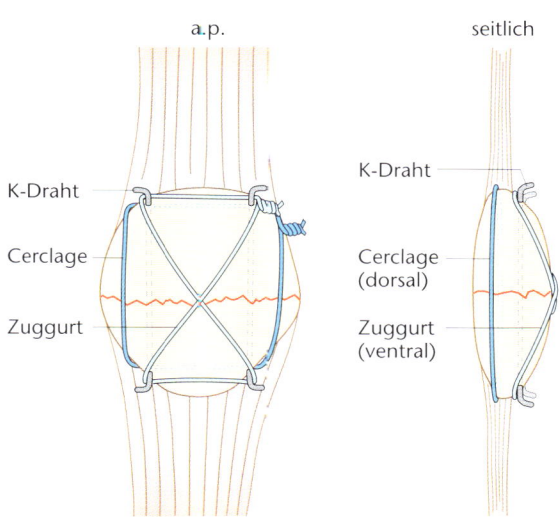

Abb. 33-26 Zuggurtungsosteosynthese bei Patellaquerfraktur.

Patellaluxation

Ätiologie

Die Patellaluxation wird durch ein direktes Trauma, wie z.B. grobe Gewalteinwirkung, ausgelöst. Meist sind Begleitverletzungen an Knorpel, Knochen oder am Bandapparat zu verzeichnen.

Einteilung

Man unterscheidet **traumatische** (adäquates Ereignis), **habituelle** (Patella luxiert in leichter Beugung ohne wesentliche Beschwerden), **rezidivierende** (erneutes Trauma, Schmerz, keine Gelegenheitsursache) und **kongenitale** Patellaluxationen.

Symptomatik

Der Patient hat Schmerzen und ein Streckdefizit. Begleitend kann ein Erguss auftreten (Hämarthros mit Fettaugen bei osteochondraler oder chondraler Verletzung). Bei der Inspektion sieht der Untersucher eine nach lateral luxierte Patella: „Die Patella hängt daneben" (Abb. 33-27).

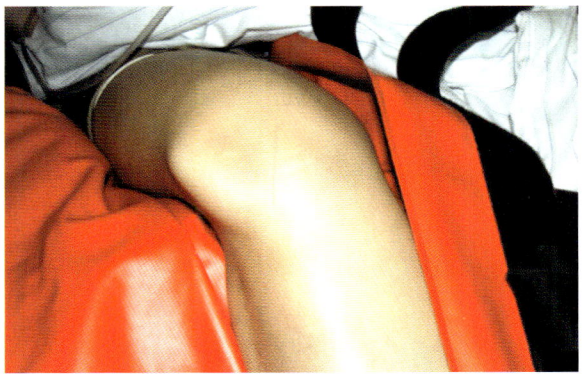

Abb. 33-27 Patellaluxation.

Diagnostik

Anamnese zum Unfallhergang und **klinische Untersuchung** (Deformierung des Kniegelenks). Im Fall der habituellen Luxation kennen die Patienten die Symptomatik sehr gut. Die **Röntgenaufnahmen** des Knies in 2 Ebenen und die Patella-Défilé-Aufnahmen in 30°/60°/90° Beugung sind zum Frakturausschluss anzufertigen.

Therapie

Konservative Therapie

Sie besteht in der sofortigen Reposition. Das Kniegelenk ist gestreckt. Die Patella wird nun in Richtung des Gleitlagers gedrückt. Bei einem Gelenkerguss wird das Knie punktiert (blutiges Punktat mit Fettaugen). Handelt es sich um eine Erstluxation, wird das Bein 3–6 Wochen in einer Oberschenkelgipsschiene oder Orthese ohne Fußeinschluss ruhig gestellt. Das Bein kann im gestreckten Zustand voll belastet, aber höchstens 10–20° gebeugt werden.

Operative Therapie

Liegt nach stattgehabter Patellaluxation ein Kniegelenkserguss vor, sollte eine Kniegelenkspunktion durchgeführt werden.

Häufig zeigen sich Abschlagfragmente am lateralen Kondylus, die, wenn sie lose sind, arthroskopisch entfernt werden.

Daneben sieht man meist auch die Zerreißung des medilen Retinakulums. Es erfolgt dann ein sog. **laterales Release,** also die Durchtrennung des lateralen Retinakulums und eine **mediale Raffung,** d.h. eine Naht und Doppelung des medialen Retinakulums.

Die rezidivierende Patellaluxation stellt immer eine Indikation für das operative Vorgehen dar. Bei der **OP nach Emsley** wird eine Medialisierung des Lig.-patellae-Ansatzes an der Tuberositas tibiae durchgeführt, d.h., es erfolgt eine Transposition des Lig.-patellae-Ansatzes nach medial. Alternative ist eine Zügelungsoperation der Patella.

Nachbehandlung

Wurde der Patient konservativ behandelt, schließt sich eine frühfunktionelle Übungstherapie mit isometrischem Aufbau der Oberschenkelstreckmuskulatur an. Nach einem operativen Eingriff wird das Gelenk zunächst in 10–20° Streckstellung für ca. 6 Wochen immobilisiert (Oberschenkelgips ohne Fußeinschluss), danach kann mit den Übungen wie bei der konservativen Therapie begonnen werden. Auch hier nicht vergessen: Thromboseprophylaxe!

Kniegelenkluxation

Ätiologie

Sehr seltene Verletzung, die vor allem durch Hochenergietraumen verursacht wird. **Absoluter Notfall!**

Einteilung

Die Einteilung richtet sich nach der Luxationsrichtung: dorsal, ventral, medial, lateral. Daneben gibt es noch die Rotationsluxation.

Symptomatik

Der Patient ist deutlich schmerzgeplagt. Es fällt eine Fehlstellung der Extremität mit Ekchymosen in der Fossa poplitea auf.

> **Merke**
> Eine Kniegelenkluxation ist eine **sehr schwere Verletzung,** da alle Bänder, Gefäße und Nerven, die zwischen Femur und Tibia ziehen, an- oder abgerissen sein können. Die Luxation muss sofort, möglichst noch am Unfallort beseitigt werden. Es ist jedoch auch möglich, dass sich die Luxation spontan reponiert und daher übersehen wird!

Diagnostik

Anamnese und **klinische Untersuchung,** hierbei besonders auf Begleitverletzungen achten (neben komplexen Kapsel-Band-Verletzungen können A. poplitea, N. tibialis und N. peroneus geschädigt sein). DMS sorgfältig überprüfen und dokumentieren! **Röntgen** des Oberschenkels mit Knie in 2 Ebenen, angrenzende Knochen und Gelenke mit einbeziehen **(Verletzungskette).** Zusätzlich sollte ein **MRT** durchgeführt werden.

Therapie

Die konservative Therapie ist heute wegen häufiger und schwerer Restinstabilitäten obsolet.

Die operative Therapie besteht aus einer geschlossenen **Reposition** in Allgemeinanästhesie und Muskelrelaxation, gefolgt von der OP mit **Rekonstruktion von Gefäßen und Nerven** und anschließender **Osteosynthese,** z.B. mit einem gelenkübergreifenden Fixateur externe. **Bandrekonstruktionen** werden meistens primär oder erst sekundär nach 2–3 Wochen durchgeführt. Bis zur definitiven operativen Stabilisierung wird die **Ruhigstellung** durch den gelenkübergreifenden Fixateur externe gewährleistet.

Nachbehandlung

Die Nachbehandlung ist sehr unterschiedlich und stark von der Schwere der Verletzung und der operativen Therapie abhängig. In der Regel passive Mobilisierung auf der CPM-Schiene (s. Kap. 31.4.7) und aktive KG nach Weichteilkonsolidierung. Oft muss der Patient lange teilbelasten. **Thromboseprophylaxe!**

Komplikationen

Die Amputationsrate des Oberschenkels liegt bei 5 %. Bleibende Schäden können durch eine „hintere Instabilität" des Kniegelenks und eine Femoropatellararthrose bedingt sein. Eine hintere Instabilität tritt bei Insuffizienz des hinteren Kreuzbandes auf.

Tibiakopffraktur

Ätiologie

Durch Gewalteinwirkung von lateral oder medial (direktes Trauma) oder Sturz auf das Bein, z.B. aus größerer Höhe (indirektes Trauma).

Einteilung

Die AO-Klassifikation kennt Frakturen der Gruppe **A:** extraartikulär, **B:** partiell artikulär und **C:** komplett artikulär.

Daneben existiert noch eine Einteilung nach Moore (Abb. 33-28):

- **Typ I:** Abbruch der hinteren Tibiakondyle
- **Typ II:** seitliche Kondylenfraktur mit Einbeziehung der Eminentia intercondylaris
- **Typ III:** knöcherner Randabriss mit medialem Kapselband
- **Typ IV:** Randimpressionsfraktur
- **Typ V:** Depressionstrümmerbruch mit Abriss der Eminentia intercondylaris, sog. Vierteilfraktur.

> **Merke**
> Junge Patienten erleiden oft Spaltbrüche, alte Patienten wegen des osteoporotischen Knochens eher Depressions- und Impressionsfrakturen.

Symptomatik

Das Kniegelenk ist angeschwollen und deformiert, die Patienten klagen über eine schmerzhafte Bewegungseinschränkung. Das Kniegelenk ist deutlich instabil. Der Gelenkerguss ist fast immer blutig **(Hämarthros).**

Diagnostik

In der **klinischen Untersuchung** muss besondere Sorgfalt darauf verwandt werden, ein Kompartmentsyndrom ausschließen (s. Kap. 31.7.2)! **Röntgen** des Kniegelenks in 2 Ebenen und 45° schräg mit angrenzenden Knochen. Bei komplizierten Frakturen/Unklarheiten wird zusätzlich ein **CT** angefertigt.

Therapie (s. Tab. 33-8)

Nachbehandlung

Tibiafrakturen bedürfen oft einer langen Entlastungsphase!

Bei **konservativer Therapie** ist eine Frühmobilisation mit Abrollbelastung erlaubt. Nach 8–12 Wochen Vollbelastung.

Bei **operativer Therapie** wird das betroffene Bein ab dem ersten postoperativen Tag auf einer CPM-Schiene (s. Kap. 31.4.7) gelagert. Der Patient muss

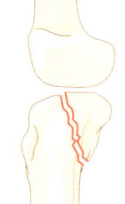 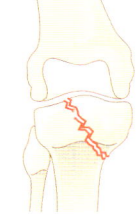 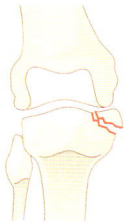

| **Typ I:** | **Typ II:** | **Typ III:** |
| Abbruch der hinteren Tibiakondyle | seitliche Kondylenfraktur mit Einbeziehung der Eminentia intercondylica | knöcherner Randabriss mit medialem Kapselband |

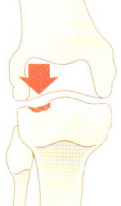 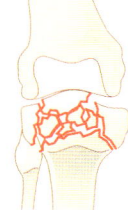

| **Typ IV:** | **Typ V:** |
| Randimpressionsfraktur | Depressions-Trümmerbruch mit Abriss der Eminentia intercondylica, sog. Vierteilfraktur |

Abb. 33-28   Tibiakopffrakturen.

mit isometrischem Muskeltraining und Abrollbelastung beginnen. Nach ca. 8–12 Wochen Vollbelastung, bei komplexen Frakturen erst nach 12–14 Wochen Vollbelastung. **Metallentfernung** nach ca. 18 Monaten.

Komplikationen

Posttraumatische Arthrose, zusätzliche Band-, Meniskus- und Kapselverletzungen mit bleibender Instabilität, Kompartmentsyndrom.

Unterschenkelschaftfraktur

Ätiologie

Die Unterschenkelschaftfraktur kommt fast ausschließlich durch ein Anpralltrauma, wie z.B. eine Stoßstangenverletzung (direktes Trauma), zustande.

Tab. 33-8	Therapie der Tibiakopffraktur	
	Indikation	**Durchführung**
Konservative Therapie	Wenig bis gar nicht dislozierte Frakturen mit erhaltener Gelenkfläche	Zunächst Punktion des Gelenkergusses, dann Retention in einer Oberschenkelgipsschiene bis zur Schmerzreduktion. Anschließend CPM-Schiene alternativ: perkutanes Einbringen von Zugschrauben unter arthroskopischer Kontrolle
Operative Therapie	Dislozierte und offene Frakturen, instabiles Kniegelenk und Abrissfrakturen	Impressionsfrakturen werden mit Spongiosa unterfüttert, evtl. Spongiosaschrauben und Abstützplatte Kondylenfrakturen können mit einer Plattenosteosynthese (Abstützplatte) stabilisiert werden Trümmerfrakturen werden mit einem Fixateur externe versorgt

Einteilung

Die Einteilung wird nach der AO-Klassifikation oder klinisch nach der Anzahl der beteiligten Knochen vorgenommen. Die AO-Klassifikation unterscheidet **A:** einfache Fraktur, **B:** Keilfraktur und **C:** komplexe Fraktur.

Die klinische Unterteilung kennt die isolierte Fibula- und isolierte Tibiafraktur sowie die komplette Unterschenkelschaftfraktur (Fraktur von Tibia **und** Fibula).

Symptomatik

Die Patienten geben an typischer Stelle Schmerzen an. Meist kann man eine Fehlstellung der betroffenen Extremität registrieren. Bei offenen Frakturen findet sich darüber hinaus ein Weichteilschaden.

Diagnostik

Anamnese und **klinische Untersuchung.** Wichtig ist der Ausschluss eines Kompartmentsyndroms (s. Kap. 31.7.2). Gegebenenfalls muss eine kontinuierliche invasive Messung des Logendrucks erfolgen. Es werden **Röntgenaufnahmen** des Unterschenkels in 2 Ebenen und der angrenzenden Gelenke (Knie- und Sprunggelenk) angefertigt.

Therapie

Konservative Therapie

Isolierte Fibulafrakturen, nicht dislozierte hohe Tibia- und Unterschenkelschaftfrakturen können konservativ behandelt werden.

Der Patient wird mit einem **Unterschenkelgehgips** versorgt. Liegt eine isolierte Fibulafraktur nach direktem Anralltrauma vor und äußert der Patient kaum Beschwerden, reicht eine alleinige Entlastung bis zur Beschwerdefreiheit aus (es ist also **keine** Retetion erforderlich).

Bei Tibia- und Unterschenkelschaftfrakturen wird ein **Oberschenkelliegegips** für 6 Wochen angelegt, dann 4 Wochen Gehgips. Nicht dislozierte Tibiafrakturen können auch mit einem Sarmiento-US-Gips behandelt werden (s. Kap. 31.4.6). Dieser umfasst die Femurkondylen unter Aussparung der Kniekehle und erlaubt Streckung und Beugung im Kniegelenk. Nach 3 Wochen ist die Vollbelastung möglich. Thromboseprophylaxe!

Operative Therapie/Nachbehandlung (s. Tab. 33-9)

Komplikationen

Häufigste lokale Komplikation ist das Kompartmentsyndrom. Des Weiteren treten eine verzögerte Knochenbruchheilung, Implantatbruch und Achsenfehler auf.

Distale Tibia- und Pilon-tibiale-Fraktur

Syn.: Distale Tibiagelenkfraktur, Pilonfraktur

Definiton

Pilon bedeutet Keule. Es handelt sich um eine Fraktur gelenktragender Anteile der distalen Tibia. Bei gleichzeitiger Fibulafraktur werden Kanten- oder Fragmentausrisse **nicht** den Pilon-tibiale-Frakturen zugeordnet.

Ätiologie/Einteilung

Axiale Gewalteinwirkung (beim Skilaufen durch Sturz nach vorn infolge Zuggurtungswirkung der Achillessehne).

Tab. 33-9 Operative Therapie und Nachbehandlung der Unterschenkelschaftfraktur

Indikation: zweit- bis drittgradig offene Frakturen, dislozierte Frakturen, Trümmerfrakturen und Polytrauma (bessere Pflege möglich)

OP-Technik	Nachbehandlung
Marknagelung (verriegelt oder unverriegelt, aufgebohrt oder unaufgebohrt, s. Abb. 33-29)	I.d.R. belastungsstabil. Beginn meist mit 20 kg Teilbelastung, bei günstiger Fraktur rasche Steigerung der Belastung bis zur Vollbelastung (nach ca. 6 Wochen)
Plattenosteosynthese, wenn Marknagelung ungeeignet (z.B. bei weit proximalen oder distalen Frakturen)	Übungsstabilität. Teilbelastung von ca. 15 kg für 6 Wochen. Je nach Befund Belastungssteigerung bis zur Vollbelastung nach 8–12 Wochen
Fixateur externe als Notfallmaßnahme (großer Weichteilschaden, Polytrauma, Trümmerfrakturen). Verfahrenswechsel nach Konsolidierung der Weichteilverhältnisse	Übungsstabilität. Entlastung bzw. Teilbelastung von 15 kg für 6 Wochen. Nach Verfahrenswechsel Gipsschiene für 1 Woche bis zur Abheilung der Pin-Eintrittsstellen

Metallentfernung nach ca. 18 Monaten

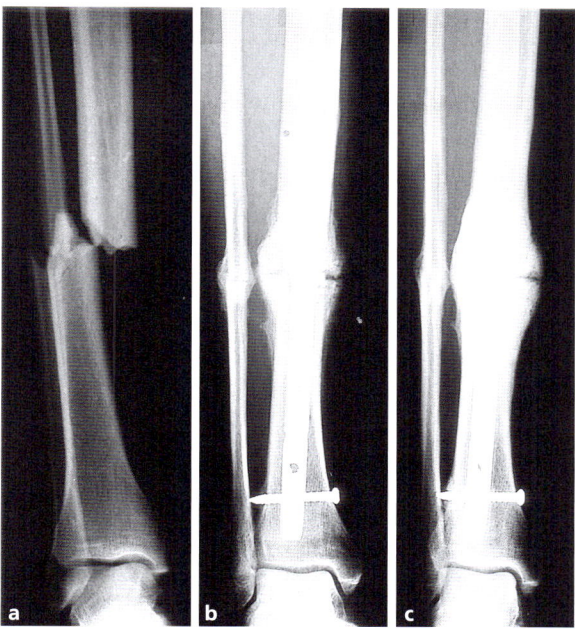

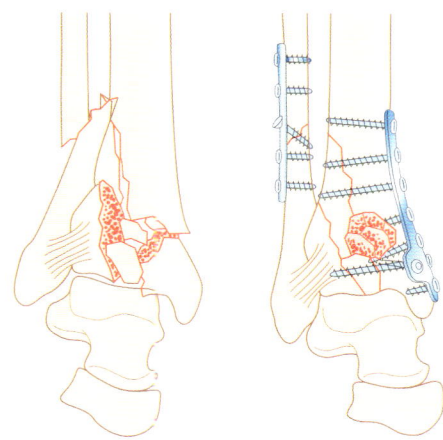

Abb. 33-30 Osteosynthese einer Pilon-tibiale-Fraktur.

Abb. 33-29 Unterschenkelbiegungsfraktur. (a), drei (b) und neun Monate (c) nach Versorgung mit einem Unterschenkelmarknagel.

Einteilung nach der AO-Klassifikation: **A:** extraartikulär, **B:** partiell artikulär, **C:** intraartikulär.

Symptomatik

Es kommt zu Schmerzen, Fehlstellungen, Gehunfähigkeit und Schwellung. **Verletzungskette** beachten (Fuß/Kalkaneus – Wirbelsäule)!

Diagnostik

Nach der **Anamnese** und der **klinische Untersuchung** werden **Röntgenaufnahmen** des Unterschenkel in 2 Ebenen und des Sprunggelenks angefertigt.

Bei komplizierten Frakturen muss eine **Computertomographie** angeschlossen werden.

Therapie/Nachbehandlung

Die konservative Therapie ist der Ausnahmefall: Unterschenkelgips für 6 Wochen, 8 Wochen Teilbelastung.

Operative Therapie (s. Abb. 33-30): Wenn die Fibula ebenfalls gebrochen ist, wird sie zuerst osteosynthetisch versorgt, da sich dann die genaue Unterschenkellänge einstellt. Dadurch gelangt das mit der Fibula über die Syndesmose in Verbindung stehende anterolaterale Tibiafragment in die richtige Höhe. Dann folgt die Gelenkrekonstruktion mit Kirschner-Drähten und Kleinfragmentschrauben. Danach werden der Knochendefekt mit Spongiosa aufgefüllt und eine stabile Fixation mit medial oder ventral angelegter Platte hergestellt (winkelstabile Implantate!).

Bei bestehendem Weichteilschaden wird ein Fixateur externe zur Stabilisierung verwendet. An die operative Versorgung (Ausnahme: Fixateur externe)

schließt sich die **Mobilisation** mit Abrollbelastung (10 kg) an, Vollbelastung erst nach ca. 12–16 Wochen.

Zur Nachbehandlung gehören isometrisches Quadrizepstraining, aktive Bewegungsübungen der nicht betroffenen Gelenke und Thromboseprophylaxe bis zur Vollbelastung!

Wegen schlechter Weichteildeckung gibt es eine strenge Indikationsstellung zur Metallentfernung. Sie kann nach 18 Monaten erfolgen.

Komplikationen

Zu den Komplikationen gehören neben der Infektion die Osteitis (s. Kap. 31.9.1) und die posttraumatische Arthrose.

33.3.3 Band-, Sehnen- und Knorpelverletzungen

Seitenbandverletzungen

Ätiologie

Eine Verletzung des Seitenbands geschieht durch ein Rotationstrauma, Valgus- oder Varusstress. Verletzungen des medialen Seitenbandes (Lig. collaterale fibulare) sind häufig, Verletzungen des lateralen Seitenbandes (Lig. collaterale tibiale) eher selten. Innenbandverletzungen sind gravierender, da hier der Meniskus fixiert ist.

Einteilung (s. Tab. 33-10)

Tab. 33-10	Einteilung der Bandverletzungen nach Hughston
Grad I	Minimale Bandzerrung, keine Instabilität, deutliche Druckdolenz
Grad II	Mäßig schwere Bandverletzung, keine Instabilität, deutliche Druckdolenz
Grad III	Vollständige Bandruptur, Instabilität, aufklappbar + (bis 5 mm) ++ (bis 10 mm) +++ (> 10 mm)

Symptomatik/Diagnostik

Der Patient mit einer Seitenbandverletzung klagt über Schmerzen im medialen oder lateralen Gelenkbereich, die von einem Instabilitätsgefühl begleitet werden. Begleitverletzungen wie Ruptur der Kreuzbänder, Meniskusriss oder Knorpelläsion müssen im Rahmen der Diagnostik abgeklärt werden. Dazu gehört neben der **Anamnese** die **klinische Untersuchung** (seitliche Aufklappbarkeit [s. Klinikkasten], Druckdolenzen) und **Röntgenaufnahmen** des Knies in 2 Ebenen. Ein **MRT** hilft beim Ausschluss von Meniskusverletzungen oder anderen Begleitverletzungen.

Klinik: Seitliche Aufklappbarkeit

Die Seitenbänder des Kniegelenks werden getestet, indem bei fast gestrecktem Knie durch Valgus- und Varusdehnung ein Zug auf diese Bänder ausgeübt wird. Da bei gestrecktem Knie die Gelenkkapsel straff ist, kann ein instabiles Seitenband unbemerkt bleiben. Deshalb muss dieser Test auch bei 10–20° Beugung im Kniegelenk durchgeführt werden.

Therapie/Nachbehandlung

Eine **konservative Therapie** ist prinzipiell bei allen Verletzungsgraden des medialen Seitenbandes möglich.

Liegen Begleitverletzungen oder eine Läsion des lateralen Seitenbandes vor, ist ein **operatives Vorgehen** angezeigt.

Der Operateur kann Adaptationsnähte oder Fibrinkleber, transossäre Nähte oder eine Schraubenosteosynthese bei knöchernem Ausriss einsetzen. Bei Substanzdefekt erfolgt eine Augmentation mit autologer Fascia lata.

Bei beiden Therapieformen startet die **Nachbehandlung** mit frühfunktioneller Behandlung. Nach Schmerzrückgang Mobilisation in einer Orthese (s.

Klinikkasten) mit Unterarmgehstützen, begleitendes isometrisches Quadrizeps- und Adduktorentraining. Nach 6 Wochen kann das Gelenk ohne besondere Einschränkungen wieder bewegt werden.

Klinik: Orthese

Orthesen sind orthopädische Hilfsmittel, die bewegungssteuernd, belastungsregelnd, richtungsbeeinflussend, wachstumslenkend, korrigierend oder fixierend wirken können. Diese Funktionen können sowohl durch statische (stabilisierende) als auch durch dynamische (elastische) Merkmale erreicht werden. Orthesen werden nach Indikationsstellung, Wirkungsweise und Anwendungsort eingeteilt.

Kreuzbandruptur

Anatomie

Es gibt ein vorderes und ein hinteres Kreuzband (s. Abb. 33-31). Beide sichern das Gelenk gegen Translation und führen die Rotation.

Ätiologie/Einteilung

In über 90 % ist das vordere Kreuzband betroffen: Typisch ist eine belastete Valgusflexion mit Außenrotation oder Varusflexion mit Innenrotation.

Man unterscheidet eine partielle Ruptur, die interligamentäre Elongation, den kompletten Riss und den knöcherner Ausriss.

Merke

„unhappy triad": Kombinationsverletzung von vorderem Kreuzband, Innenband und Innenmeniskus.

Symptomatik

Zur Kreuzbandläsion gehören der starke Schmerz und die zunehmende Knieschwellung. Ein Hämar-

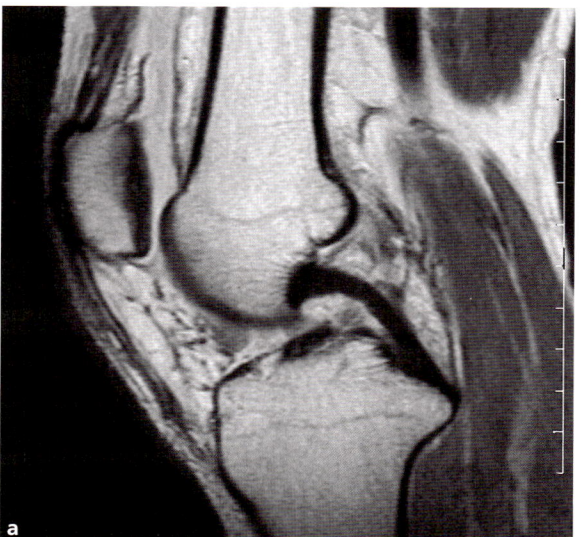
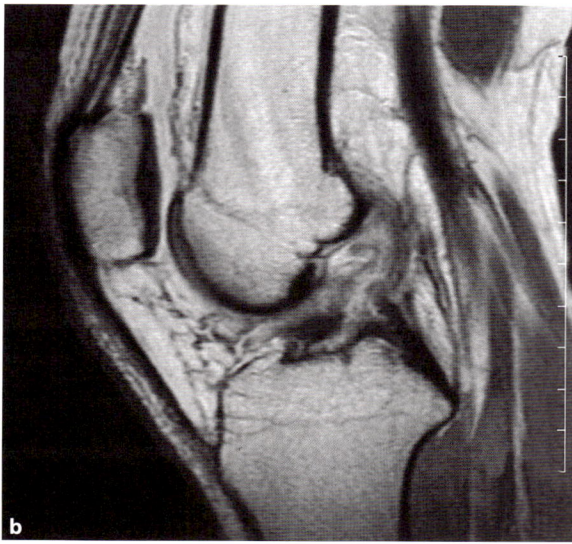

Abb. 33-31 MRT des Kniegelenks. a) intaktes hinteres Kreuzband b) Ruptur des vorderen Kreuzbands.

thros kann begleitend auftreten. Das Instabilitätsgefühl kann bis zum „Weggehen" des Kniegelenks („giving way"), bei welchen häufig ein krachendes Geräusch auftritt, reichen.

Diagnostik

Die **klinische Untersuchung** ist in der akuten Situation oft wegen starker Schmerzen nur eingeschränkt möglich. Bei Verdacht auf eine Kreuzbandläsion können einige klinische Tests sehr hilfreich sein (s. Klinikkasten).

Klinik: Klinische Tests bei Kreuzbandläsionen

- **Vordere und hintere Schublade** (s. Abb. 33-32): Beim liegenden Patienten wird das Knie in 90° Flexion gebracht. Der Untersucher setzt sich nun halb auf den Fuß des Patienten, um ihn zu fixieren. Wird der Unterschenkel nun mit beiden Händen nach ventral und dorsal gezogen bzw. gedrückt, so sollten bei intakten Kreuzbändern keine Bewegungen möglich sein.
- **Pivot-Shift-Test** (s. Abb. 33-33): Der Patient liegt auf dem Rücken, der Fuß ist innenrotiert und das Knie in Extension. Der Untersucher bringt den Oberschenkel in Valgusstress und provoziert anschließend eine Flexions-Extensions-Bewegung → Subluxation der Tibiakondyle, beim Zurückgleiten schnappendes Geräusch.
- **Lachmann-Test** (s. Abb. 33-34): Unterschenkel fixieren und Schubladenbewegung bei 20°-Flexion provozieren. Negativ: harter, eindeutiger Anschlag. Positiv: weicher, fehlender Anschlag.

An die klinische Untersuchung schließen sich **Röntgenaufnahmen** des Knies in 2 Ebenen, Patella tangential in 30° Beugung, 45°-Tunnelaufnahme p.a. zur Beurteilung der Interkondylenhöcker an. Ein **CT** hilft bei der Beurteilung knöcherner Bandausrisse. Eventuell wird ein **MRT** und/oder eine diagnostische **Arthroskopie** durchgeführt.

Therapie

Die **konservative Therapie** ist bei älteren, wenig aktiven und unsportlichen Patienten indiziert. Sie besteht aus einer **Knieorthese** (s. Klinikkasten bei Seitenbandverletzungen) für 6 Wochen. Isometrisches Quadrizepstraining und schmerzorientierte Vollbelastung.

Bei jüngeren aktiven und sportlichen Patienten ist die Indikation für eine Kreuzbandplastik gegeben, insbesondere, wenn ein Instabilitätsgefühl oder z. B.

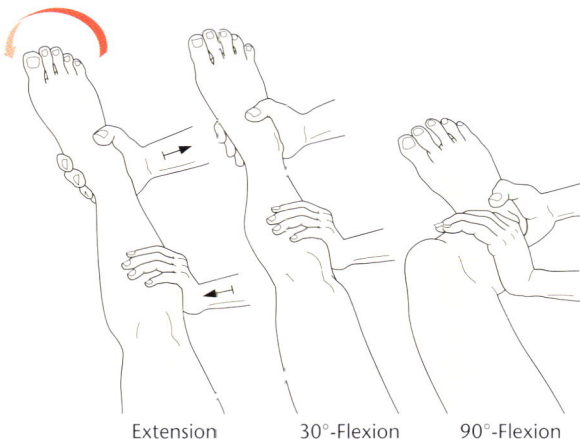

Extension   30°-Flexion   90°-Flexion

Abb. 33-33   Pivot-Shift-Test.

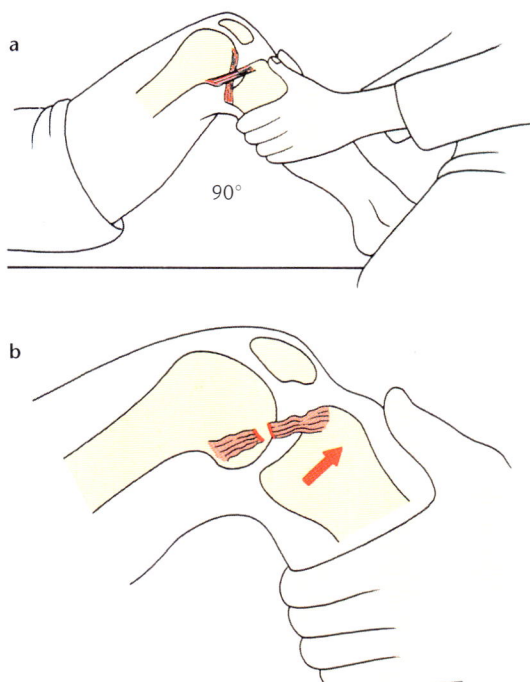

a

90°

b

Abb. 33-32   Untersuchung des Schubladenphänomens.

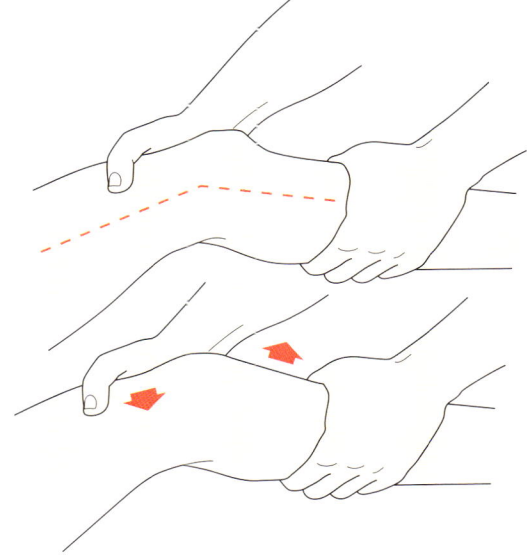

Abb. 33-34   Lachmann-Test.

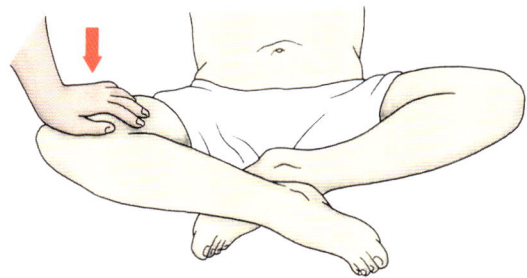

Abb. 33-35   Payr-Zeichen.

ein Erguss auftritt. Auch bei knöchernem Ausriss wird eine **operative** Reinsertion vorgenommen. Ein **Kreuzbandersatz** oder eine **Kreuzbandplastik** kann entweder mittels autologer Lig.-patellae-Plastik oder Semitendinosussehne durchgeführt werden.

Merke
Kreuzbänder kann man nicht nähen!

Nachbehandlung/Prognose

Die Patienten müssen sich auf eine lange Rehabilitationsphase einstellen. Eine volle Sportfähigkeit wird u. U. erst nach einem Jahr wieder erreicht!

Begonnen wird mit sofortiger Mobilisation. Dabei ist in den ersten 4 Wochen die aktive Streckung bis 0° erlaubt, ebenso die aktive Beugung – soweit schmerzfrei möglich – bis 90°. In der nächsten Stufe (2–4 Wochen) Teilbelastung an Unterarmgehstützen mit einer Knieorthese, anschließend Vollbelastung.

Die Prognose ist abhängig vom Vorliegen begleitender Meniskusläsionen. Diese können, je nach Versorgung, die Prognose hinsichtlich einer Arthrose verschlechtern.

Meniskusläsion

Anatomie

Die Menisken bilden eine Gleitfläche für die Femurkondylen und vergrößern die Gelenkfläche zwischen Femur und Tibia. Sie gleichen Unregelmäßigkeiten

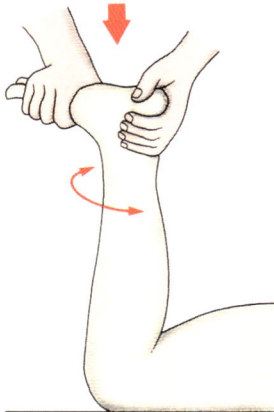

Abb. 33-36   Apley-Zeichen.

der Gelenkflächen aus und verteilen das Gewicht bei Belastung der unteren Extremitäten. Es gibt einen lateralen, kreisförmigen Meniskus und eine medialen, halbmondförmigen Meniskus, der am medialen Seitenband fixiert ist.

Ätiologie

Die Hälfte aller Fälle haben Degenerationsprozesse zur Ursache; diese führen zu einem Riss ohne adäquates Unfallereignis. Fliesenleger sind aufgrund ihrer knienden Tätigkeit besonders häufig betroffen.

Dreh- und Scherkräfte an den Menisken (primär traumatisch) sind eher selten (10 %), sekundär traumatische Ereignisse finden sich in 40 %.

Die Geschlechterverteilung liegt bei m : w = 2 : 1.

Merke
Prädilektionsstellen der Meniskusläsion sind das Hinterhorn des Innenmeniskus und die Pars intermedia des Außenmeniskus; der Innenmeniskus ist häufiger als der Außenmeniskus betroffen.

Einteilung

Die Einteilung folgt der Topographie, die Läsion kann aber auch einer Rissform zugeordnet werden: längs, horizontal, quer, Korbhenkelriss oder Lappenriss des Vorder- und/oder Hinterhorns.

Symptomatik

Der Patient hat Schmerzen über dem Gelenkspalt und nimmt eine Schonhaltung (Knie in Flexion) ein. Das Gelenk ist blockiert. Er beklagt ein Instabilitätsgefühl. Eine Gelenkschwellung kann auftreten, evtl. auch ein Hämarthros.

Diagnostik

Das Erfragen des genauen Unfallmechanismus und der beruflichen Anamnese gehört ebenso wie die systematische **Untersuchung** des Knies (s. Klinikkasten) zur Diagnostik.

Klinik: Meniskuszeichen
- **Steinmann I:** Rotation des Unterschenkels im gebeugten Kniegelenk nach außen oder innen führt zu Schmerzen am äußeren bzw. inneren Gelenkspalt (Schmerzen bei Außenrotation = Innenmeniskus).
- **Steinmann II:** nach dorsal wandernder Druckschmerz bei Kniebeugung.
- **Payr-Zeichen** (s. Abb. 33-35): medialseitiger Schmerz im Schneidersitz (Innenmeniskus).
- **Apley-Zeichen** (s. Abb. 33-36): Patient befindet sich in Bauchlage, Knie in 90° Flexion → Kompressions- und Rotationsschmerz im Kniegelenk.

Die **Röntgenuntersuchung** (Knie in 2 Ebenen, Patella tangential) dient dem Ausschluss freier Gelenkkörper und Begleitfrakturen. Das **MRT** gehört mittlerweile vor der Arthroskopie fast zur Routine. Die **Arthro-**

skopie ermöglicht eine sichere Diagnosestellung und gleichzeitige therapeutische Intervention.

Therapie (s. Tab. 33-11)

Prognose

Der Außenmeniskus heilt besser als der Innenmeniskus. Nicht adäquat behandelte Meniskusläsionen führen zu Knorpelverschleiß und im Weiteren zur Arthrose.

Baker-Zyste

Syn.: Poplitealzyste, Arthrozele, Kniegelenkshygrom

Bei einer Baker-Zyste handelt es sich um eine Ausstülpung der dorsalen Kniegelenkkapsel mit stielartiger Verbindung zum Gelenk. Sie kann angeboren sein (primäre Poplitealzyste, selten) oder sekundär nach Kniebinnentraumen oder durch degenerative Veränderungen entstehen (häufigste Ursache).

Das Krankheitsbild äußert sich gelegentlich durch einen **Kniegelenkerguss,** Druckgefühl in Knie und Kniekehle und eine deutliche, **fluktuierende Schwellung in der Kniekehle**. Die Schmerzen im Kniegelenk nehmen besonders bei Streckung zu. Die übliche traumatologische Diagnostik, ergänzt durch die Sonographie, führt zur Diagnose. Im Röntgenbild werden knöcherne Verletzungen ausgeschlossen, die Arthroskopie dient dem Ausschluss einer Kniebinnenerkrankung.

Differenzialdiagnostisch kommen ein Ganglion oder ein Tumor (vor allem bei lateraler Lokalisation), Aneurysmen, vergrößerte Lymphknoten oder auch eine Thrombose in Frage.

Die Zyste wird bei Beschwerden und/oder funktioneller Beeinträchtigung exstirpiert. Zuvor muss immer durch eine Arthroskopie die Ursache der Baker-Zyste festgestellt und behoben werden (meist handelt es sich um einen Meniskusschaden).

Rezidive sind möglich!

Quadrizepssehnenruptur

Anatomie

Der **M. quadriceps** besteht aus vier Anteilen: M. rectus femoris, M. vastus intermedius, M. vastus medialis und M. vastus lateralis. Die vier Muskeln vereinigen sich zu einer gemeinsamen Sehne, die an der Patella ansetzt. Distal von der Patella setzen sich die Sehnenzüge als **Lig. patellae** fort und inserieren an der Tuberositas tibiae.

Ätiologie

Die Quadrizepssehnenruptur ereignet sich bei einer plötzlichen Quadrizepskontraktion. Häufig ist die Sehne bereits degenerativ vorgeschädigt.

Symptomatik

Der Patient kann das gestreckte Bein nicht aktiv heben. Es bildet sich eine typische Delle oberhalb der Patella. Beim Versuch, das Bein zu belasten, knickt dem Patienten der Unterschenkel weg.

Tab. 33-11	Therapie der Meniskusläsion
Erstmaßnahme: bei ausgeprägtem Kniegelenkerguss sofortige Entlastung durch Punktion	
Konservative Therapie	
Indikation	Asymptomatische Rupturen < 10 mm (Zufallsbefund im MRT), bei Kontraindikationen zur operativen Versorgung
Durchführung	Physikalische Maßnahmen, Antiphlogistika Entlastung an Unterarmgehstützen, schmerzorientierte Belastungssteigerung Thromboseprophylaxe!
Nachbehandlung	Frühfunktionelle KG nach Schmerzrückgang. Isometrisches Quadrizepstraining. Schmerzorientierte Belastung. Sportverbot für 2 Monate
Operative Therapie: Ziel ist die den Meniskus so weit wie möglich erhaltende Arthroskopie zur Prophylaxe von Instabilitäten und Gelenkverschleiß!	
Indikation	Symptomatische Risse (Schmerzen, Streck- und Beugehemmung), blutiger, seröser Erguss, starke Schmerzen, Begleitverletzungen
OP-Technik	**Meniskusteilresektion** ist der Regelfall. Ziel ist der Erhalt von möglichst viel vitalem Gewebe (wichtig für Gelenkfunktion und -stabilität). Eine komplette Resektion wird nur in Ausnahmefällen durchgeführt, z.B. bei ausgedehnter Läsion, Mehrfachrissen usw. Eine anschließende Immobilisation ist nicht erforderlich **Nachbehandlung:** frühfunktionelle KG. Isometrisches Quadrizepstraining. Schmerzorientierte Belastung. Vollbelastung nach 2 Wochen möglich. Sportverbot für 1 Monat
	Meniskusrefixation bei frischen kapselnahen Longitudinal-Vertikal-Rupturen des Meniskus, Riss > 15 mm, keine Sekundärveränderungen. Es erfolgen ein sog. Anfrischen der Rissränder, Reposition, präzise Positionierung der Nähte und Stabilisation. Anschließend Teilbelastung mit einer Schiene (Bewegungslimitation Flexion/Extension 60°/10°/0°) für 2 Wochen **Nachbehandlung:** Teilbelastung mit Schiene (s. o.) für 2 Wochen, dann isometrische Anspannungsübungen, zunehmende Vollbelastung. Ab der 9. Woche Beugung bis 120° bei freier Streckung. Sport ist nach ca. 6 Monaten wieder erlaubt
Komplikationen: Verletzung der dorsalen Gefäß-Nerven-Bahnen (A. poplitea, N. peroneus, N. saphenus, V. saphena), tiefe Beinvenenthrombose, posttraumatische Arthrose und rezidivierende Kniegelenkergüsse bei verbliebenem schadhaften Restmeniskus	

Diagnostik

Anamnese und **klinische Untersuchung** werden durch **Röntgenaufnahmen** (Knie in 2 Ebenen, Patella tangential) zum Frakturausschluss und die **Sonographie** mit der Frage nach Sehnendiskontinuität ergänzt.

Therapie/Nachbehandlung

Bei inkompletter Ruptur kann eine **konservative Therapie** erfolgen: Für 6 Wochen wird ein Gipstutor in Streckstellung oder eine Orthese angelegt (Bewegungsausmaß: 0°/0°/20°).

Die komplette Ruptur ist eine **Operationsindikation.** Dabei werden die Sehnenenden durch End-zu-End-Naht (nach Bunnell) verbunden. Eventuell wird die Naht zusätzlich durch eine PDS®-Kordel oder Draht gesichert. Wichtig ist, sowohl bei der konservativen als auch bei der operativen Therapie, die Thromboseprophylaxe. Während der Immobilisation (wie bei der konservativen Therapie) schmerzorientierte Vollbelastung, dann isometrisches Quadrizepstraining.

Patellasehnenruptur

Auch der Patellasehnenruptur geht eine plötzliche Anspannung des M. quadriceps femoris voraus. Es kommt zu einem **Patellahochstand,** der Patient kann das Bein nicht mehr aktiv heben oder belasten.

Therapeutisch wird eine Primärnaht angelegt. Die Zugbelastung kann durch eine zusätzliche Drahtcerclage zwischen Patella und Tuberositas tibiae (**McLaughlin-Schlinge**) verringert werden. Danach muss die betroffene Extremität für ca. 6 Wochen im Oberschenkelgipstutor oder in einer Orthese immobilisiert werden. Die Drahtcerclage wird nach 3 Monaten entfernt.

In der **Nachbehandlung** wird die Thromboseprophylaxe konsequent fortgeführt. Nach ca. 6 Wochen sind eine Teilbelastung und eine aktive Streckhebung erlaubt.

33.4 Sprunggelenk und Fuß

33.4.1 Grundlagen

Anatomie

Das Fußskelett (s. Abb. 33-37) gliedert sich in die Fußwurzel, **Tarsus,** den Mittelfuß, **Metatarsus,** und die Zehen, **Digiti.** Der Tarsus besteht aus 7 Knochen, dem Sprungbein, **Talus,** dem Fersenbein, **Kalkaneus,** dem Kahnbein, **Os naviculare,** dem Würfelbein, **Os cuboideum,** und den drei Keilbeinen, **Ossa cuneiformia.** Der Metatarsus enthält 5 Metatarsalknochen, die Zehen werden von den **Phalangen** gebildet.

Wichtige Fußgelenke sind das obere Sprunggelenk, **OSG, Articulatio talocruralis,** und das untere Sprunggelenk, **Articulationes subtalaris** und **talocalcaneonavicularis.** Daneben ermöglichen zwei Gelenklinien das Amputieren des Vorfußes bzw. des Vor- und Mittelfußes. Die **Chopart-Gelenklinie** erstreckt sich zwischen Talus und Kalkaneus sowie Os naviulare

und Os cuboideum. Die **Lisfranc-Gelenklinie** befindet sich zwischen Fußwurzelknochen und Metatarsalknochen. Das Os metatarsale II springt nach proximal vor, sodass die Gelenklinie nicht gradlinig verläuft.

Diagnostik

Anamnese

Traumatologisch orientierte Anamnese. Unfallmechanismus, Tätigkeit zum Unfallzeitpunkt (Sport etc.).

Inspektion/Palpation

Beurteilung des Weichteilmantels und Fußgewölbes. Erkennen von Deformitäten, Schwellungen, Durchblutungsstörungen. Beurteilung der Fußachse und Betrachtung der Zehenstellung.

Palpation der Pulse, Hauttemperatur, Sensibilität, Druckdolenzen.

Funktionsprüfungen

Untersucht werden vorwiegend die Dorsal- und Plantarflexion (vorwiegend OSG) sowie die Pro- und Supination (vorwiegend USG). Passive Supination prüft den lateralen Bandapparat und durch laterale Verschiebung des Talus die Syndesmosenstabilität im OSG.

Das Bewegungsausmaß des Sprunggelenks wird nach der Neutral-0-Methode wie folgt beschrieben: Pronation/Supination (bei fixiertem Kalkaneus): 15°/0°/35°, Dorsalextension/Plantarflexion: 30°/0°/40°.

Röntgen

OSG Standardaufnahme in 2 Ebenen (a.p. und seitlich): a.p. in 20° Innenrotation des Fußes. Streng seitlich: Malleolengabeln müssen genau übereinander liegen.

Fuß Standardaufnahme in 2 Ebenen: dorsoplantar sitzend oder stehend, seitliche Aufnahme stehend.

Mittelfuß/Vorfuß Standardaufnahme in 2 Ebenen a.p. und seitlich.

Großzehe Standardaufnahme in 2 Ebenen a.p. und seitlich. Zentralstrahl auf Großzehengrundgelenk.

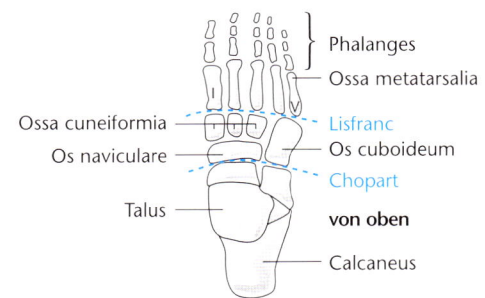

Abb. 33-37 Anatomie des Fußskeletts mit Darstellung wichtiger Bänder und der Amputationslinien.

33.4.2 Verletzungen

Sprunggelenkfraktur

Anatomie/Pathomechanismus

Das **obere Sprunggelenk (OSG)** wird von den beiden Facies articulares der Malleoli und der Facies articularis inferior aufgebaut und umgreift die einem Kegelstumpf vergleichbare Trochlea tali. Für die federnde Festigkeit der Malleolengabel sind die Membrana interossea sowie die vordere und hintere Syndesmose von Bedeutung. Alle Frakturen sind Folgen von (Sub-)Luxationen der Talusrolle aus der artikulierenden Knöchelgabel. Zur Vermeidung innerer Weichteilschäden müssen eindeutige Luxationsfrakturen sofort reponiert werden.

Die **Fibula** wirkt beim Auftreten des Fußes als Puffer für den Talus. Da die Fibula nur in der Malleolengabel von statischer Bedeutung ist, ist bei einer weiter oben gelegenen Fibulafraktur keine Versorgung notwendig (hohe Weber-C-Fraktur).

Der Innenknöchel hat vorwiegend statische Funktion und bildet zusammen mit dem Lig. deltoideum einen Schutz gegen Pronation.

Einteilung

Die topographische Einteilung nach **Weber** ist in Tabelle 33-12 und Abbildung 33-38 dargestellt.

Neben der Einteilung nach Weber gibt es die Untergliederung nach **Lauge-Hansen**, die sich am Verletzungsmechanismus orientiert: **Supination-Eversion (häufigste Form)**, Supination-Abduktion, **Pronation-Eversion ("Maisonneuve")** und Pronation-Abduktions-Mechanismus.

Symptomatik

Es zeigen sich Schwellung, Hämatom, Deformierung und eingeschränkte Gehfähigkeit bzw. Gehunfähigkeit.

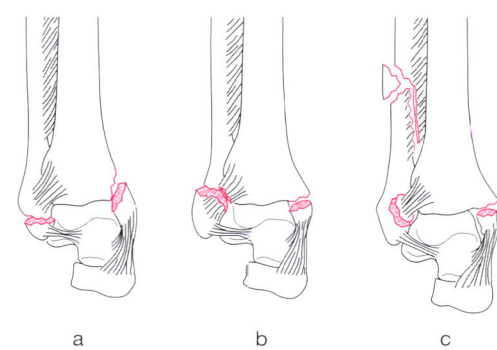

Abb. 33-38 Einteilung der Malleolarfrakturen nach Weber.

Diagnostik

Die Diagnostik umfasst neben **Anamnese** und **klinischer Untersuchung** die **Röntgenaufnahmen** des Sprunggelenks in 2 Ebenen, ggf. in 15° Innenrotation zur Darstellung der tibiofibularen Linie. Ein **CT** wird bei V. a. Impression veranlasst.

> **Merke**
> Bei isolierter Innenknöchelfraktur immer Aufnahmen des **gesamten** Unterschenkels anfertigen zum Ausschluss einer hohen Fibulafraktur.

Therapie

Konservative Therapie

Sie ist bei einer **Weber-A-Fraktur** indiziert: Unterschenkelgips für 6 Wochen, Abrollbelastung (15 kg), KG. Bei Kontraindikation für ein konservative Therapie oder auch bei einer dislozierten Fraktur kann eine Zuggurtung durchgeführt werden.

Tab. 33-12 Einteilung der Außenknöchelfraktur nach Weber

Einteilung	Verletzungsart	Verletzungsmechanismus
Weber A	Syndesmose intakt, Fibulafraktur unterhalb der Syndesmose	Supination-Adduktion
Weber B	Syndesmose kann beschädigt sein (Teilruptur), Fibulafraktur auf Höhe der Syndesmose	Pronation-Eversion
Weber C	Syndesmose beschädigt, Fibulafraktur oberhalb der Syndesmose	Pronation-Eversion
Sonderformen		
Maisonneuve Fraktur	Hohe Weber-C-Fraktur, d. h. proximale Fibulafraktur mit Einriss der Membrana interossea und Innenknöchelfraktur	Distorsion
Trimalleolarfraktur	Bimalleolare Sprunggelenkfraktur oberhalb der Syndesmose mit Fraktur der Tibiahinterkante **(Volkmann-Dreieck)**. Es werden artikuläre und extraartikuläre Fraktur unterschieden. Der Ausriss der hinteren Syndesmose führt zur Instabilität	Pronation-Hyperreflexion

Operative Therapie

Bei allen anderen Frakturen ist ein operatives Vorgehen angezeigt. Eine Weber-B-Fraktur wird in aller Regel verplattet und mit einer interfragmentären Zugschraube versorgt.

Bei einer **bimalleolären Fraktur** (Fraktur des Außenknöchels mit Abrissfraktur des Innenknöchels) wird zunächst die Fibula reponiert, weil nur bei regelrechter Fibulalänge das distale Wadenbein in die Incisura tibiae passt und eine Ausheilung der Syndesmose und Membrana interossea gewährleistet.

Fibulafrakturen werden immer verplattet, und am **Innenknöchel wird immer eine Zuggurtung** angewendet. Die Zuggurtung (2 Kirschner-Drähte) muss parallel sein, denn nur dann kann das Lig. deltoideum ziehen.

Die **Syndesmose** kann genäht oder mit einer Stellschraube gesichert werden. Die Stellschraube gewährleistet die Fixierung der Fibula an der Tibia. Bis die Stellschraube wieder herausgenommen wird, darf nicht belastet werden (ca. 6 Wochen), da die Schraube sich sonst verbiegt und nicht mehr entfernen lässt. Wegen der Gefahr der Verknöcherung muss die Schraube nach 6 Wochen entfernt werden.

Eine graduierte Teilbelastung ist bei allen operativen Verfahren möglich, mit Ausnahme von Frakturen mit großem hinterem Tibiakantenfragment (Volkmann-Dreieck).

Bänder und Sehnen müssen nach 6 Wochen geheilt sein. Die **Metallentfernung** erfolgt in der Regel nach ca. 12 Monaten (Stellschraubenentfernung jedoch nach 6 Wochen, da dann das Band bereits verheilt ist).

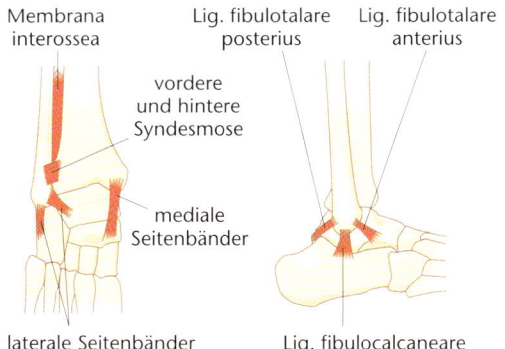

Membrana interossea — Lig. fibulotalare posterius — Lig. fibulotalare anterius — vordere und hintere Syndesmose — mediale Seitenbänder — laterale Seitenbänder — Lig. fibulocalcaneare

Abb. 33-39   Bandapparat am oberen Sprunggelenk.

Komplikationen

Zu den Komplikationen zählen Knorpelabscherungen am Talus, Gelenkinstabilität sowie Gefäß- und Nervenläsionen.

Bandverletzungen am Sprunggelenk

Syn.: OSG-Distorsion, Außenbandruptur, Sprunggelenkdistorsion

Anatomie (s. Abb. 33-39)

Ätiologie

Trauma in Supination und Adduktion. Als Erstes rupturiert das Lig. talofibulare anterius (90 %), dann das Lig. calcaneofibulare (60 %).

Einteilung (s. Tab. 33-13)

Symptomatik

Das betroffene Sprunggelenk zeigt eine Schwellung und ein Hämatom. Der Patient klagt über heftige Schmerzen und kann das Bein nicht oder nur eingeschränkt belasten. Die Beweglichkeit des Gelenks ist eingeschränkt, und die Bandansätze sind druckdolent.

Diagnostik

In der **klinischen Untersuchung** werden die Aufklappbarkeit in Supination und der Talusvorschub bzw. das Schubladenphänomen überprüft (eine Hand umfasst das Fersenbein, die andere den Unterschenkel, dann Verschieben des Fußes gegen den Unterschenkel). Zunächst wird das Sprunggelenk in 2 Ebenen **geröntgt,** nach Ausschluss knöcherner Verletzungen werden gehaltene Aufnahmen (ggf. im Seitenvergleich) durchgeführt.

Klinik: Gehaltene Aufnahmen

Der Fuß wird in ein sog. Scheuba-Gerät eingespannt. Dann werden Aufnahmen im Supinationsstress mit nach ventral gerichtetem Schub mit 15 kp angefertigt. Ein tibiotalarer Winkel > 10° weist auf eine Instabilität im betroffenen OSG hin.

Therapie/Nachbehandlung

In der Regel wird heute **konservativ** therapiert. Operativ werden nur Verletzungen Grad III, z. B. bei Leistungssportlern, und chronische Gelenkinstabilitäten behandelt.

Tab. 33-13 Einteilung der Bandverletzungen am Sprunggelenk		
Grad	**Bänder**	**Klinische Zeichen**
I	Zerrung Gelenkkapsel und Lig. talofibulare anterius	Taluskippung < 10°, Schublade < 5 mm
II	Ruptur Lig. talofibulare anterius, Zerrung/Ruptur Lig. calcaneofibulare	Taluskippung 10–20°, Schublade < 10 mm
III	Ruptur der Ligg. talofibulare anterius und calcaneofibulare, Zerrung/Ruptur des Lig. talofibulare posterius	Taluskippung 20–30°, Schublade > 10 mm

- Zuerst Vorgehen entsprechend dem **PECH-Schema** (s. Kap. 31.10.1): **P**ause, **E**is/Kühlung, **K**ompression und **H**ochlagern
- Salbenverband (mit Voltaren®), Schonung und Entlastung für 1–2 Wochen
- Tape-Verband/Orthese (Aircast®-Schiene) für insgesamt 6 Wochen
- Unterschenkelgips nur initial bei extrem geschwollenen Weichteilen und starken Schmerzen
- Thromboseprophylaxe bis zur vollen Belastung!

Wichtig für die adäquate Nachbehandlung ist die frühfunktionelle KG (Pronatoren- und Eigenreflextraining zur Gelenkstabilisierung).

Komplikationen

Hierzu zählt vor allem die Reruptur, daneben auch chronische Instabilität bzw. verbleibende Restinstabilität.

Kasuistik

Eine 26-jährige Studentin knickt beim Badmintonspielen mit dem rechten Fuß um. Es entwickelt sich sofort eine starke Schwellung. Die junge Frau kann die betroffene Extremität kaum belasten. In der Notaufnahme können durch Röntgenaufnahmen knöcherne Verletzungen ausgeschlossen werden. Auf gehaltene Aufnahmen wird wegen heftiger Schmerzen verzichtet. Die Studentin bekommt einen Salbenverband und Unterarmgehstützen zur Entlastung des Beins. Eine weitergehende Ruhigstellung ist nicht erforderlich. Nach 2 Wochen beginnt sie mit der Physiotherapie und kann nach 3 Monaten auch wieder mit dem Badmintontraining beginnen.

Achillessehnenruptur

Anatomie

Die Achillessehne ist die gemeinsame Endsehne der Mm. soleus et gastrocnemius und inseriert am Tuber calcanei.

Ätiologie

Die Sehne weist obligat eine Vorschädigung bzw. eine degenerative Veränderung auf (→ Achillodynie): Sie reißt dann bei plötzlichem Anspannen des Triceps surae.

Symptomatik

Die Achillessehne reißt mit einem hörbaren, schmerzhaften Knall. In der Untersuchung finden sich eine Delle und ein Hämatom oberhalb des Tuber calcanei. Der Zehenstand ist nicht möglich, dagegen kann im Liegen wegen erhaltenen Muskelzugs der Sehnen des M. plantaris, M. tibialis posterior, der langen Flekto-

ren und des M. peroneus auch gegen geringen Widerstand noch plantar flektiert werden.

Diagnostik

Nach der **Anamnese** und der **klinischen Untersuchung** (s. Klinikkasten) wird eine **Sonographie** der Sehne in Bauchlage (!) mit Seitenvergleich bei Dorsalextension und Spitzfußstellung durchgeführt. Der Fuß muss dabei frei hängen. **Röntgenaufnahmen** des Fersenbeins in 2 Ebenen dienen dem Ausschluss knöcherner Verletzungen.

Therapie

Konservative Therapie

Voraussetzung für einen konservativen Therapieversuch ist eine Adaptation der Sehnenstümpfe bei Plantarflexion (sonographisch zu verifizieren). Das Bein kommt für 3 Tage in einen Unterschenkelgips in 20° Spitzfußstellung. Die Industrie bietet auch spezielle Schuhe an. Dann Tape-Verband und beidseitige Absatzerhöhung, Vollbelastung nach 3 Wochen. Der Tape-Verband wird nun entfernt, und der Patient behält für die kommenden 3 Wochen die Absatzerhöhung, anschließend darf er wieder normales Schuhwerk tragen.

Operative Therapie

Können die Sehnenstümpfe in 25° Plantarflexion nicht zur Adaptation gebracht werden, ist die Ruptur älter als 3 Tage oder besteht eine offene Verletzung, muss die Sehnenruptur operativ behandelt werden.

OP-Technik: Eröffnung des Peritendineums, dann **Naht nach Bunnell** oder Kirchmayr-Kessler.

Der Fuß wird für 3 Wochen in Spitzfußstellung, danach für 3 Wochen in 90°-Stellung des Sprunggelenks eingegipst. Im Anschluss daran folgt eine Absatzerhöhung im Schuh für 3 Monate. Keine KG zwischendurch!

Komplikationen

Die wichtigste Komplikation ist die neuerliche Ruptur. Auch eine tiefe Beinvenenthrombose kann auftreten.

Prognose

In der Regel Restitutio ad integrum.

Talusfraktur

Syn.: Sprungbeinfraktur

Ätiologie/Einteilung

Nur ein starkes Trauma, wie z.B. eine Längsstauchung des Beins (häufig bei Polytraumatisierten), führt zu einer Fraktur des Sprungbeins.

Die Einteilung erfolgt nach der Topographie und unterteilt **periphere Frakturen** (Taluskopf, Taluskantenfraktur, Proc. lateralis tali, Proc. posterior tali) von **zentralen Frakturen** (Talushals, Taluskörper, Trümmerfrakturen).

Symptomatik/Diagnostik

In der **klinischen Untersuchung** zeigen sich eine deutliche Weichteilschwellung, ein Hämatom und eine schmerzhafte Bewegungseinschränkung. Zur Diagnose wird eine **Röntgenaufnahme** des Sprunggelenks und des Fußes in 2 Ebenen angefertigt. Zusätzliche Informationen kann ein **CT** liefern.

> **Merke**
> Aufgrund des Verletzungsmechanismus (Sturz aus großer Höhe) muss eine zusätzliche Kompressionsfraktur der Wirbelsäule ausgeschlossen werden!

Therapie

Selten ist die Fraktur nicht disloziert (d. h. keine knöchernen Absprengungen am Corpus tali) und es besteht keine Gelenkbeteiligung; in diesem Fall wird eine **konservative Therapie** mit Unterschenkelgips für 6 Wochen begonnen. In dieser Zeit darf der Patient lediglich mit ca. 15 kg belasten. Anschließend erfolgt die schmerzorientierte Belastungssteigerung bis zur Vollbelastung.

Meist handelt es sich um dislozierte Frakturen des Talushalses. Hier muss immer eine **operative Versorgung** mittels Verschraubung oder mit Kirschner-Drähten innerhalb von 6 Stunden (Notfallsituation!) erfolgen. Eventuell vorhandene Defekte werden mit Spongiosa unterfüttert.

Komplikationen

Hierzu gehören die posttraumatische Arthrose sowie Gefäß- und Nervenverletzungen. Die Talusfraktur ist mit einer hohen Gefahr einer posttraumatischen Knochennekrose behaftet.

Talusluxation

> **Klinik: Definition der Talusluxationsformen**
> **Talusluxation:** Luxation im OSG (zwischen Talus und Tibia/Fibula) → eingelenkig.
> **Subtalare Luxation:** Luxation im USG (zwischen Talus und Kalkaneus/Os naviculare) → zweigelenkig (s. Abb. 33-40).
> **Kombination von OSG- und USG-Luxation** → dreigelenkige totale Talusluxation.

Ursache einer Talusluxation können ein Sturz aus großer Höhe und eine extreme Plantarflexion sein. Sie wird nach der Luxationsrichtung eingeteilt in vordere und hintere Luxation, seitliche Luxation immer in Kombination mit einer Fraktur (wegen straffer Bänderführung), subtalare Luxation: Talus in Malleolengabel und Luxation aller subtalaren Anteile.

Der Patient beklagt Schmerzen und eine Bewegungseinschränkung. Klinisch fällt die Deformität des betroffenen Fußes auf. Zur Diagnose gehören die **Anamnese** und **klinische Untersuchung, Röntgen** des Sprunggelenks und der Fußwurzel in jeweils 2 Ebenen.

Die unkomplizierte Talusluxation heilt bei Reposition und Entlastung des Sprunggelenks für 4–6 Monate. Die operative Versorgung erfolgt mittels Verschraubung, ggf. Defektfüllung mit Spongiosa oder Kirschner-Drahtosteosynthese. Der Patient bekommt postoperativ eine Unterschenkelgipsschale für 1–2 Monate ohne Belastung. Thromboseprophylaxe. Die Talusluxation ist mit einer hohen Nekroserate behaftet.

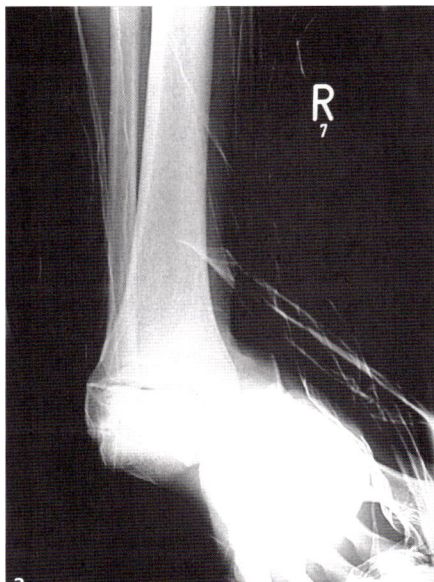 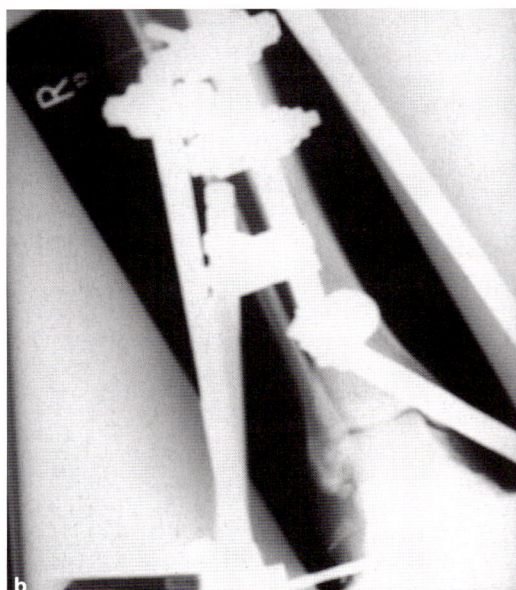

Abb. 33-40 Subtalare Luxation im Röntgen prä- (a) und postoperativ (b).

Kalkaneusfraktur

Syn.: Fersenbeinfraktur

Ätiologie

Ein Sturz aus großer Höhe (Absturztrauma) führt zu einer Kalkaneusfraktur. Da der Talus deutlich härter ist als der Kalkaneus, kommt es zu einer **Kompressionsfraktur** des Kalkaneus durch den Talus.

> **Merke**
> Die Kalkaneusfraktur ist die häufigste Fraktur der Fußwurzelknochen. Gleichzeitig ist sie relativ „unangenehm", da der Kalkaneus von keinem Weichteilmantelmantel umgeben ist und damit schlechte postoperative Heilungsbedingungen herrschen.

Einteilung

Morphologisch unterscheidet man Abrissfrakturen (Proc. anterior, Tuber), Entenschnabelfrakturen („tongue-type") sowie Impressions- und Trümmerfrakturen mit Zerstörung des USG (s. Abb. 33-41).

Symptomatik

Belastungsschmerz, Rückfußdeformierung, Hämatom, Schwellung und Fersenbeinklopfschmerz, Kompressionsschmerz.

Diagnostik

Anamnese und **klinische Untersuchung** mit genauer Untersuchung von DMS → Kompartmentsyndrom des Fußes! Begleitverletzungen der Wirbelsäule müssen sorgfältig ausgeschlossen werden!

Das Sprunggelenk und der Fuß werden in 2 Ebenen (Bestimmung des Tubergelenkwinkels) **geröntgt.** Bei komplexen Gelenkfrakturen wird ein **CT** durchgeführt.

Klinik: Tubergelenkwinkel

Das Ausmaß der Kompression kann am Tubergelenkwinkel (Böhler-Winkel, s. Abb. 33-42) abgeschätzt werden. Der physiologische Böhler-Winkel misst ca. 35°. Bei einer Kompression ist eine Abflachung bis 0° oder sogar ein negativer Tubergelenkwinkel möglich.

Therapie (s. Tab. 33-14)

Kasuistik

Eine 59-jährige Kleingärtnerin stürzt beim Kirschenpflücken von der Leiter. Sie kann mit dem linken Fuß kaum auftreten. Im Krankenhaus zeigt sich auf den Röntgenbildern eine Kalkaneusfraktur mit einem negativen Tubergelenkwinkel von –25°. Erst 14 Wochen nach der operativen Versorgung darf die Patientin den Fuß voll belasten. Auch 2 Jahre nach der Fraktur ist die Patienten noch deutlich schmerzgeplagt, da sich als Folge der Fraktur arthrotische Veränderungen im oberen und unteren Sprunggelenk ausgebildet haben.

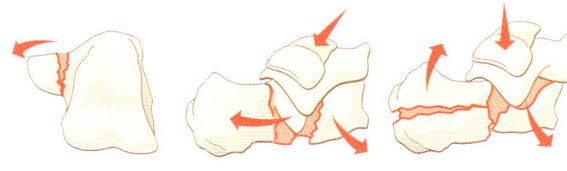

a) Fraktur des Sustentaculum tali   b) Joint depression type   c) Tongue type

Abb. 33-41 Einteilung der Kalkaneusfrakturen.

Fußwurzelfraktur/Fußwurzelluxation

Anatomie

Die Fußwurzel wird gebildet vom Os naviculare, Os cuboideum und den Ossa cuneiformia mediale, intermediale und laterale. Die Chopart- und die Lisfranc-Linie sind gleichzeitig Amputationslinien (s. Abb. 33-37).

Ätiologie

Ein Sturz auf die Fußspitze kann zur Luxation führen. Eine Fraktur kommt meist durch ein direktes Trauma wie z.B. Quetschung oder ein Überrolltrauma zustande. Frakturen im Bereich der Fußwurzel sind aber insgesamt relativ selten!

Einteilung

Die Einteilung der Luxationen richtet sich nach der Topographie. Die Luxation im Chopart-Gelenk liegt **distal** von Tuber und Kalkaneus, die Luxation im Lisfranc-Gelenk **proximal** der Mittelfußknochenbasis.

Symptomatik

Man findet typische Zeichen einer Fußverletzung wie Belastungsschmerz, Fußdeformierung, Schwellung sowie Steh- und Gehunfähigkeit. Zur apparativen Diagnostik werden **Röntgenaufnahmen** der Fußwurzel in 2 Ebenen sowie, bei komplexen Brüchen und Luxationen, **CT-Bilder** herangezogen.

Therapie/Prognose

Die unverschobene oder perfekt reponierte geschlossene Fraktur heilt durch **Immobilisation** im Unterschenkelgehgips für 6 Wochen.

Nicht zu reponierende Frakturen und begleitende Luxation sind eine Indikation zum operativen Vorge-

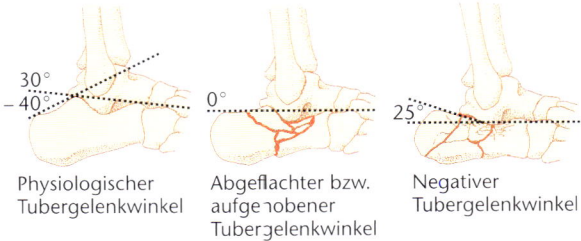

30°
–40°   0°   25°

Physiologischer Tubergelenkwinkel   Abgeflachter bzw. aufgehobener Tubergelenkwinkel   Negativer Tubergelenkwinkel

Abb. 33-42 Formen des Tubergelenkwinkels.

Tab. 33-14	Therapie der Kalkaneusfraktur
Konservative Therapie	
Indikation	Extraartikuläre Frakturen ohne Rückfußfehlstellung und ohne Formveränderung des Kalkaneus, alte Patienten und Patienten mit Suchterkrankungen
Durchführung	**Immobilisation** in Unterschenkelgipsschiene mit Entlastung für 6–12 Wochen. Thromboseprophylaxe!
Nachbehandlung	Ab dem 2. Tag KG mit Dorsal- und Plantarflexion für 4 Wochen, dann Pro- und Supination. Entlastung für 6–12 Wochen
Operative Therapie	
Indikation	Dislozierte Frakturen mit inkongruenten Gelenkflächen, extraartikuläre Frakturen mit inakzeptabler Abflachung des Tubergelenkwinkels, Verbreiterung/Verkürzung des Rückfußes, Aufhebung des Fußgewölbes
OP-Technik	• Autologe Spongiosa • Kirschner-Drähte • Spezielle Kalkaneusplatten oder -schrauben Entlastung für ca. 3 Monate. Thromboseprophylaxe! Evtl. Anlage eines Allgöwer-Apparates
Nachbehandlung	Der Fuß muss viel bewegt, darf aber nur wenig belastet werden. Langfristige Physiotherapie. Abrollbelastung mit 10 kg für bis zu 14 Wochen
Komplikationen: Sudeck-Dystrophie, posttraumatischer Plattfuß, Knochennekrose, Arthrose	

hen. Die Reposition erfolgt mit Kirschner-Draht oder Schraubenosteosynthese. Eine postoperative **Immobilisation** wird im Unterschenkelgips für ca. 6 Wochen erreicht. Komplizierend kann sich eine posttraumatische Arthrose, eine Knochennekrose oder auch ein Plattfuß entwickeln.

Mittelfußfraktur

Syn.: Metatarsalfraktur

Anatomie

Die Ossa metatarsalia I und V haben eine besondere Bedeutung, da sie den medialen und lateralen Pfeiler des Fußgewölbes bilden. Häufig sind mehrere Metatarsalknochen gleichzeitig betroffen.

Ätiologie/Einteilung

Verschiedene Unfallmechanismen können eine Mittelfußfraktur nach sich ziehen. Neben dem direkten Trauma, z.B. Quetschung durch einen schweren Gegenstand oder ein Überrolltrauma, gehört das indirekte Trauma, z.B. in Form einer forcierten Supination und der sog. **Ermüdungsfraktur** →

Marschfraktur (meist Ossa metatarsalia II und III), dazu.

Die Art der Fraktur dient der Einteilung: Querfraktur, Schrägfraktur oder Trümmerfraktur.

Symptomatik/Diagnostik (s. Fußwurzelfraktur)

Eine **Szintigraphie** kann diagnostische Sicherheit bringen, falls der Verdacht auf eine Marschfraktur besteht, im Röntgen jedoch kein Hinweis auf eine Fraktur zu erkennen ist.

Therapie

Die nicht dislozierte Mittelfußfraktur wird **konservativ** durch einen Unterschenkelgehgips bzw. Vorfußentlastungsschuh für 6 Wochen behandelt.

Dislozierte, offene und Serienfrakturen werden **operativ** versorgt.
- Ossa metatarsalia I und V: Miniplatten
- Ossa metatarsalia II–IV: Spickdrähte
- Os metatarsale V mit Gelenkbeteiligung: Zuggurtungsosteosynthese.

Postoperative Retention im Unterschenkelgips für ca. 6 Wochen. Nach 2 Wochen ist ein Wechsel vom Liegegips zum Gehgips möglich.

Meist kann die Restitutio ad integrum erreicht werden. Auf Hinweise einer sich entwickelnden Sudeck-Dystrophie muss aber geachtet werden.

Kasuistik

Auf einer längeren Wandertour bemerkt eine 33-jährige Zahnarzthelferin plötzlich einen heftigen Schmerz im rechten Mittelfuß, der sie zum Abbruch der Tour zwingt. Die Röntgenaufnahmen sind unauffällig. Da sie aber über starke Schmerzen klagt und die Ärztin aufgrund der Anamnese an eine Marschfraktur denkt, bekommt die Patientin zur Sicherheit einen Unterschenkelgehgips und eine Thromboseprophylaxe. Ein 7 Tage später durchgeführtes Kontrollröntgen zeigt eine nicht dislozierte Fraktur des Metatarsale II.

Zehenfraktur/Zehenluxation

Die 2.–5. Zehen besitzen eine Phalanx proximalis, eine Phalanx media und eine Phalanx distalis. Die 1. Zehen besitzen nur zwei Phalangen.

Eine Luxation entsteht durch „Hängenbleiben". Die Fraktur wird in den meisten Fällen durch ein direktes Trauma, wie z.B. Quetschung, Überrolltrauma, hervorgerufen.

Symptomatik/Diagnostik

Der oder die betroffenen Zehen sind deformiert, angeschwollen, schmerzhaft und zeigen ein Hämatom. Zur Diagnosestellung wird eine **Röntgenaufnahme** des Vorfußes in 2 Ebenen herangezogen.

Therapie

Ist die Zehenfraktur wenig bis gar nicht disloziert, genügt ein Dachziegelverband für ca. 3 Wochen (s. Abb. 33-43).

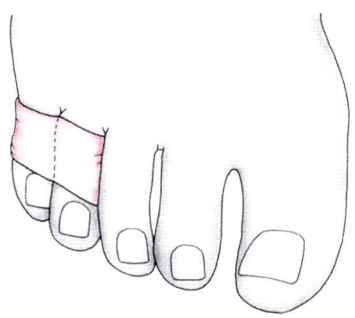

Abb. 33-43 Ruhigstellung einer Zehenfraktur im Dachziegelverband.

Liegt jedoch eine dislozierte Fraktur, eine offene Fraktur oder eine Fraktur mit Gelenkbeteiligung vor, muss sie operativ mit einer Spickdrahtosteosynthese oder einer Kleinfragmentplatte versorgt werden. Bei ausgedehnten Trümmerfrakturen müssen die Trümmer entfernt werden = Amputation. Nach der Operation muss das Bein für 4 Wochen im Unterschenkelgehgips immobilisiert werden.

34 Rumpf

Almut Udolph

34.1 Wirbelsäule

34.1.1 Grundlagen

Anatomie

Die Wirbelsäule, **Columna vertebralis** (s. Abb. 34-1), besteht aus 7 Halswirbeln, 12 Brustwirbeln, 5 Lendenwirbeln, 5 Kreuzwirbeln, die zum Kreuzbein (**Os sacrum**) verschmolzen sind, und 4–5 Steißwirbeln, die zum Steißbein (**Os coccygis**) verschmolzen sind. Zwischen den Wirbeln befinden sich als „Stoßdämpfer" die Zwischenwirbelscheiben/Bandscheiben (**Disci intervertebrales**).

Die Wirbelsäule des Erwachsenen zeigt in der Sagittalebene zwei nach vorn konvexe (**Lordosen**) und zwei nach hinten konvexe (**Kyphosen**) Krümmungen. Man unterscheidet im Hals- und Lendenbereich eine Lordose, im Brust- und Sakralbereich eine Kyphose.

Am größten ist die Beweglichkeit in der Halswirbelsäule in allen Ebenen, gering in der Brustwirbelsäule. In der Lendenwirbelsäule sind Beugung und Streckung gut möglich, Rotation jedoch fast gar nicht.

Diagnostik

Anamnese
Traumatologisch orientierte Anamnese unter besonderer Berücksichtigung von Vortraumen bzw. bereits bekannten degenerativen Veränderungen. Der Unfallhergang muss bei diesen Verletzungen genau erfragt und dokumentiert werden. Oftmals resultiert aus der Diagnose eines Schleudertraumas (eigentlich ein Vorgang und keine Diagnose) eine lange Auseinandersetzung mit den entsprechenden Kranken- und Unfallversicherungen.

Inspektion
Bei der Insepktion ist besonders auf die Kopfhaltung und die Form der Wirbelsäule (Skoliose etc.) sowie auf das Stand- und Gangbild des Patienten zu achten.

Palpation
- Druck-, Stauch-, Klopf- oder Rüttelschmerz
- Muskelverspannungen, Myogelosen, Hartspann
- Irritationspunkte in Austrittsnähe des Spinalnervs
- Hängenbleiben einzelner Rippen bei In- oder Exspiration.

Funktionsprüfung
Das Bewegungsausmaß der Wirbelsäule wird nach der **Neutral-0-Methode** angegeben. **Seitwärtsneigung** 45°/0°/45°, **Beugung** 40°/0°/40° und Seitwärtsneigung bei fixiertem Becken bis zu 60°.

Des Weiteren gibt es einige Funktionstests für die **Wirbelsäulenbeweglichkeit** (s. Klinikkasten und Abb. 34-2).

Klinik: Wirbelsäulenbeweglichkeit
Schober-Zeichen: Maßzahl für die Beweglichkeit der Lendenwirbelsäule: Bei maximaler Vorwärtsneigung vergrößert sich der Abstand zwischen dem Dornfortsatz S_1 und einem Punkt 10 cm weiter kranial normalweise um 4–5 cm. Geringere Entfernung bei Bewegungseinschränkung der Wirbelsäule.

Ott-Zeichen: Maßzahl für die Beweglichkeit der Brustwirbelsäule: Bei maximaler Vorwärtsneigung vergrößert sich normalerweise der Abstand zwi-

---

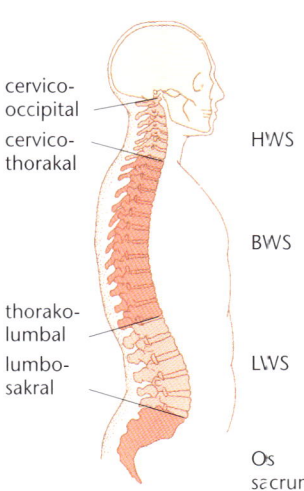

cervico-occipital
cervico-thorakal
HWS
BWS
thorako-lumbal
lumbo-sakral
LWS
Os sacrum

Abb. 34-1 Aufbau der Wirbelsäule.

Bewegungsausmaße (Normalwerte)

Werte beziehen sich auf Erwachsene mit durchschnittlicher Beweglichkeit

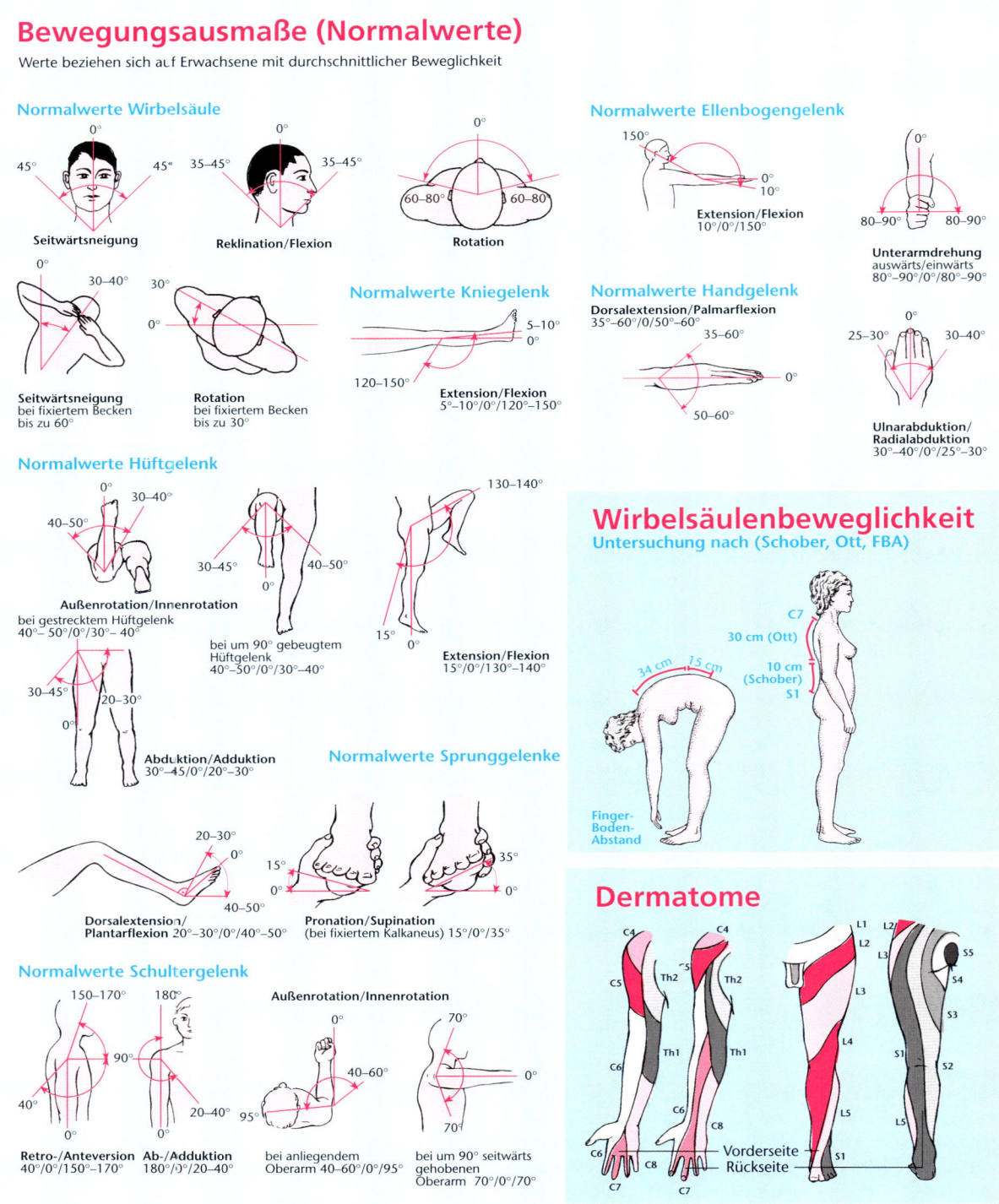

Abb. 34-2   Wirbelsäulenbeweglichkeit.

schen dem Dornfortsatz C7 und einem Punkt 30 cm weiter kaudal um ca. 8 cm.

Finger-Boden-Abstand: maximales Vorbeugen bei gestreckten Kniegelenken. Messung des Abstandes der Fingerspitzen zum Fußboden (Norm 10–15 cm).

Röntgen

Röntgen Halswirbelsäule

Die Halswirbelsäule wird i.d.R. in 4 Ebenen geröntgt: a.p., seitlich und schräg (schräg jeweils rechts und links).

- Normalaufnahme in 2 Ebenen: seitlich und a.p.
- Schrägaufnahme: zur Beurteilung der Zwischenwirbellöcher (Neuroforamina)

> **Merke**
> **Alle** Halswirbelkörper müssen abgebildet und eindeutig zu beurteilen sein: Eine Fraktur des HWK 7 wird am häufigsten übersehen, da der HWK oftmals nicht mit abgebildet ist!

- Funktionsaufnahmen: in maximaler Ante- und Retroflexion.

> **Merke**
> Funktionsaufnahmen sind erst bei sicherem Ausschluss von Frakturen oder Luxationen der HWS indiziert. An erster Stelle stehen immer Normalaufnahmen, ggf. CT.

Röntgen Brustwirbelsäule

Es gibt die **Normalaufnahme** in 2 Ebenen (a.p. und seitlich), wobei der Patient steht und der Zentralstrahl auf den 7. BWK zentriert ist. Daneben können noch **Schrägaufnahmen** angefertigt werden.

Röntgen Lendenwirbelsäule

Normalaufnahme in 2 Ebenen: seitlich und a.p. Der Patient steht dabei.

Röntgen Kreuzbein

Normalaufnahme in einer Ebene (a.p.). Der Patient befindet sich in Rückenlage, der Zentralstrahl ist auf den oberen Symphysenrand gerichtet.

34.1.2 Verletzungen

HWS-Trauma

Syn.: HWS-Distorsion, „whiplash injury", HWS-Beschleunigungsverletzung, HWS-Schleudertrauma (sollte als Diagnose vermieden werden).

Ätiologie/Pathomechanismus

Beim Auffahrunfall kommt der Beschleunigunsimpuls meist von hinten, wobei der Körper unter dem Kopf weggeschoben wird. Es kommt dadurch zu einer zweiphasigen Bewegung des Halses mit Schleuderwirkung und Retroflexion. Wichtig ist der Überraschungseffekt des Anpralls! Eine HWS-Distorsion des Schweregrads I (s. u.) ist bereits bei einer Geschwindigkeit von 10–30 km/h zu erwarten, Grad II–III treten bei Geschwindigkeiten von 40–80 km/h auf.

Einteilung/Symptomatik/Therapie (s. Tab. 34-1)

Diagnostik

Anamnese und klinische Untersuchung: Wichtig ist hierbei der genaue Unfallhergang (s. u.). In der klinischen Untersuchung muss auf Druck- und Klopfschmerzhaftigkeit über der HWS, Myogelosen und eingeschränkte Beweglichkeit (Strecken/Beugen, Rotation, Neigung) geachtet werden. Neurologische Ausfälle müssen sorgfältig dokumentiert werden.

> **Merke**
> Wichtig sind die **genaue** Anamneseerhebung und Befunddokumentation, da die HWS-Distorsion eine der häufigsten Erkrankungen im Rahmen der gesetzlichen und privaten Unfallversicherung ist.

An apparativer Diagnostik werden **Röntgenuntersuchungen der HWS in 4 Ebenen** (Schrägaufnahmen zur Beurteilung der Foramina intervertebralia) durchgeführt. Ergänzend werden Funktionsaufnahmen angefertigt, wenn eine Fraktur der Wirbelkörper sicher ausgeschlossen ist. Ein **CT** dient der Beurteilung des Wirbelkanals bei neurologischem Defizit, und ein **MRT** muss bei V.a. ein Hämatom oder ein Ödem des Rückenmarks erfolgen.

Tab. 34-1	Einteilung der HWS-Distorsionen nach Erdmann			
	Beschwerdefreies Intervall	**Symptome**	**Therapie**	**Arbeitsunfähigkeit (max.)**
Grad I	Mehrere Stunden	Nacken- und Bewegungsschmerz	Schanz-Verband vermeiden	1–3 w
Grad II	Wenige Stunden	Zusätzliche Ausstrahlung in den Kopf	Schanz-Verband 1 Woche	Ca. 2–4 w
Grad III	Fehlt ein Intervall von > 24 h erweckt Bedenken, ein Intervall > 3 d ist nicht glaubhaft für die Diagnose einer HWS-Distorsion	Haltlosigkeit des Kopfes, Schmerzen, retropharyngeales Hämatom (Schluckbeschwerden!!!)	Schanz-Verband 1–2 Wochen, gleichzeitig KG-Beginn	> 6 w

Schanz-Verband (Schanz-Krawatte): Halskrawatte zur Entlastung/Ruhigstellung der HWS in leichter HWS-Flexion: nur in der Akutphase, ansonsten Gefahr der Chronifizierung

Wirbelfrakturen

Definition

Man unterscheidet Wirbelkörperfrakturen, Wirbelkörperkompressionsfrakturen, Wirbelbogenfrakturen, Wirbelgelenkfortsatzfrakturen, Quer- und Dornfortsatzfrakturen, Luxationsfrakturen, Wirbelluxationen, Bänder- und Bandscheibenverletzungen.

Ätiologie

Als **indirektes Trauma** kommen ein Sturz auf die ausgestreckten Beine, Gesäß oder Kopf (Kopfsprung in flaches Gewässer) oder eine extreme Verbiegung der Wirbelsäule, z. B. bei einem Verkehrsunfall mit Aufprall auf das Lenkrad, in Frage. Schlag-, Stich- und Schussverletzungen können als **direkte Traumata** zu Wirbelfrakturen führen. Eine weitere Ursache kann eine **pathologische Fraktur** sein.

Einteilung

Denis teilt die Wirbel und den dazugehörigen Bandapparat in ein vorderes, mittleres und hinteres Segment (s. Abb. 34-3). Auf dieser Einteilung beruhen die meisten der heute gebräuchlichen Verletzungsklassifikationen (für nähere Informationen s. Lehrbücher der Neurochirurgie).

Die **hintere Säule** besteht aus dem Wirbelbogen mit seinen Anhängen (Dornfortsatz, kleine Wirbelgelenke, Bogenwurzeln, zwischen den Bögen und dessen Fortsätzen ausgespannten Bändern). Die **mittlere Säule** setzt sich aus der **Wirbelkörperhinterwand**, dem dorsalen Anteil des Anulus fibrosus und dem hinteren Längsband zusammen. Die **vordere Säule** besteht aus dem ventralen Teil des Anulus fibrosus und dem vorderen Längsband.

Klinik: Instabilität der Wirbelsäule bei Frakturen

Instabilität besteht dann, wenn die Wirbelsäule unter physiologischen Belastungen den normalen Bewegungsspielraum nicht so beibehalten kann, dass kein neues oder zusätzliches neurologisches Defizit, Deformitäten oder Schmerzen auftreten (Definiton nach **White** und **Panjabi**).

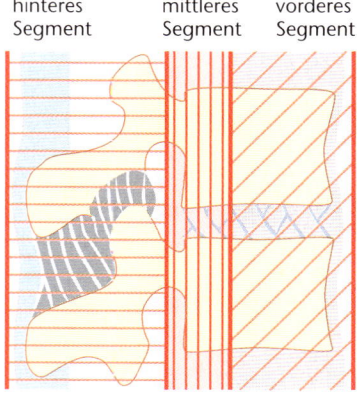

hinteres   mittleres   vorderes
Segment   Segment   Segment

Abb. 34-3   Drei-Säulen-Modell nach Denis.

Ist nur eine Säule betroffen (meist vordere oder hintere), gilt die Wirbelsäule als noch stabil. Ist eine weitere Säule betroffen (meist dann die mittlere), ist die Wirbelsäule **instabil.**

Da die Wirbelkörperhinterwand Bestandteil der mittleren Säule ist, ist auf Röntgenbildern immer nach einer sog. Hinterkantenbeteiligung zu suchen!

Symptomatik

Bei einer Wirbelfraktur bestehen ausgeprägte Druck-, Klopf- und Stauchungsschmerzen, die Beweglichkeit ist eingeschränkt oder ganz aufgehoben. Oft kann eine Deformität gesehen oder getastet werden. Neurologische Zusatzverletzungen wie z. B. Hypästhesien und motorische Ausfälle sowie ein Reflexverlust der betroffenen Segmente sind gelegentlich vorhanden.

Diagnostik

Zur Diagnostik gehört eine sorgfältige **Anamnese.** Der Unfallhergang und die Richtung der Gewalteinwirkung müssen beschrieben werden. Daran schließt sich eine peinlichst genaue **neurologische Untersuchung** an. An apparativer Diagnostik folgen eine **Röntgenuntersuchung** der gesamten Wirbelsäule, der HWS in 4 Ebenen und des Beckens. Ein **CT** dient der Beurteilung des Spinalkanals (Einengung durch Fragmente etc.) und ein **MRT** zur Beurteilung eines die Fraktur begleitenden Weichteilschadens (Myelonkompression etc.).

Therapie

> **Merke**
> Besteht nur der geringste Verdacht auf eine Verletzung der Wirbelsäule, muss bei der Erstversorgung eine stabile Lagerung auf einer Vakuummatratze erfolgen, evtl. in Kombination mit einer Schaufeltrage, und natürlich als HWS-Schutz ein Stiff-Neck angelegt werden. Dieser darf erst nach sicherem Frakturausschluss wieder entfernt werden!

Konservative Therapie

Sie ist bei allen stabilen WS-Verletzungen indiziert und erfolgt durch eine adäquate Schmerztherapie und frühfunktionelle Weiterbehandlung, evtl. wird ein Stützkorset angepasst (s. Abb. 34-4).

Operative Therapie

Sie sollte **bei allen instabilen Verletzungen** der Wirbelsäule erfolgen. Auch bei der kompletten irreversiblen Querschnittslähmung sollte eine Stabilisierung der Wirbelsäule durchgeführt werden, um eine bessere Pflege und raschere Rehabilitation des Patienten zu ermöglichen. Die Ziele einer operativen Therapie sind
- Reposition,
- Dekompression des Rückenmarks und der Nervenwurzeln,
- Stabilisierung der Wirbelsäule.

Die Methode der Wahl ist die Stabilisierung der Fraktur mittels **Fixateur interne** von dorsal. Zur Fu-

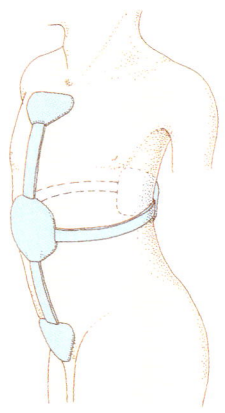

Abb. 34-4 Dreipunktkorsett bei stabilen Verletzungen der Brustwirbelsäule.

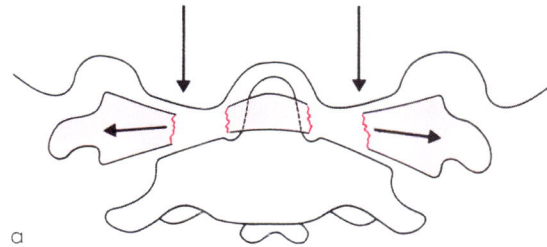

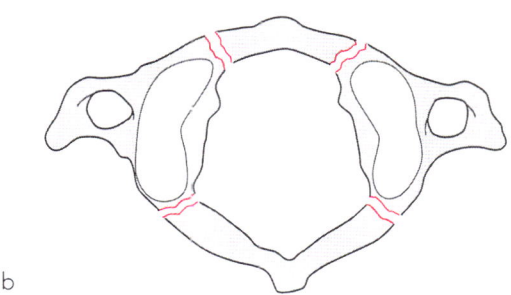

Abb. 34-5 Jefferson-Fraktur.

sion von Wirbelsäulensegmenten kann **dorsal** autologe Spongiosa angelagert oder **ventral** ein autologer Knochenspan eingesetzt werden. Bei ausgedehnter ventraler Destruktion sollte eine ventrale Instrumentation mit trikortikalem Vollprofil-Span und Osteosyntheseplatten bzw. Plattenfixateur erfolgen.

Komplikationen

Zu den Komplikationen zählen Rückenmarksverletzungen aller Art, Atemdepression bei hoher Rückenmarksschädigung oder Verletzungen der Rückenmarksgefäße. Auch ein retroperitoneales Hämatom kann auftreten.

Prognose

In 20 % der Fälle erfolgt die Rückbildung eines primär kompletten Querschnitts, unabhängig von der Therapie!

Spezielle Wirbelfrakturen

Atlasfraktur

Der Atlas ist der 1. Halswirbel. Eine axial auf den Kopf einwirkende Gewalt kann zur sog. Berstungsfraktur des Atlas führen, **Jefferson-Fraktur** (s. Abb. 34-5). Sie äußert sich in Nacken- und Hinterkopfschmerzen, der Kopf wird mit den Händen abgestützt. Meist sind keine neurologischen Ausfälle vorhanden. Therapeutisch kommen ein **Minervagips,** ein **Halo-Fixateur** (s. Klinikkasten) oder eine **Spondylodese C1/2** in Frage. Eine Spondylodese ist eine operative Versteifung bestimmter Wirbelsäulensegmente durch Anfrischen der kleinen Wirbelgelenke und autoplastische Spongiosaanlagerung oder durch interne Fixation mit Metallstäben.

Klinik: Minervagips und Halo-Fixateur

Ein **Minervagips** ist ein Thorax-Hals-Gipsverband zur Anschlussbehandlung einer instabilen Wirbelkörperfraktur im Bereich der HWS unter Einbeziehung des Unterkiefers, der Hinterhauptschuppe und des Thorax.

Ein Halo-Fixateur dient der Extensionsbehandlung von Halswirbelfrakturen mit einem Zugsystem über einen an der Schädelkalotte befestigten Ring.

Axisfraktur

Der Axis ist der 2. Halswirbel. Frakturen in diesem Bereich entstehen durch Autounfälle (meist Hyperextension) und beim Erhängen (doppelseitiger Bogenwurzelbruch des Axis = **Hanged-Man-Fraktur,** s. Abb. 34-6). Die Axisringfrakturen werden nach Effendi eingeteilt (s. Tab. 34-2).

Da eine Axisfraktur meist im Rahmen eines Polytraumas entsteht, ist die klinische Diagnose erschwert. Neurologische Ausfälle sind auch hier selten.

Kasuistik

Das Fahrzeug einer 56-jährigen Taxifahrerin gerät bei überhöhter Geschwindigkeit ins Schleudern und stößt frontal mit einem entgegen kommenden

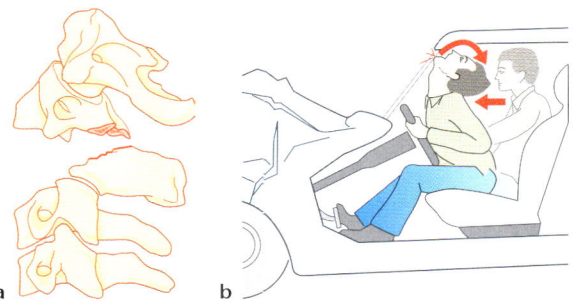

Abb. 34-6 Hanged-Man-Fraktur.

Tab. 34-2   Klassifikation der Axisringfrakturen nach Effendi und deren Therapie

	Merkmale	Therapie
Typ I	Fraktur des Axisringes mit geringer Dislokation des Körpers, wobei die Fraktur weitgehend senkrecht oder aber schräg zum Axiskörper verläuft. Die darunter liegende Bandscheibe ist weitgehend unverletzt und stabil	Halo-Fixateur oder Minervagips für 6 Wochen
Typ II	Dislokation des vorderen Fragments bei Veränderung des Band-scheibenraums. Bei der Dislokation kann es auch zu einer Kippung des Körpers in Extensions- oder Flexionsstellung kommen	Extension mit Crutchfield-Zange (s. Abb. 33-7) für 6 Wochen, dann Halo-Fixateur für weitere 6 Wochen
Typ III	Dislokation des Axiskörpers nach vorn, wobei die Gelenke zwischen C2 und C3 ebenfalls disloziert und evtl. verhakt sein können	Operative Stabilisierung
Typ IV	Luxation des gesamten HWK 2 über HWK 3	Offene Reposition und ventrale Spondylodese

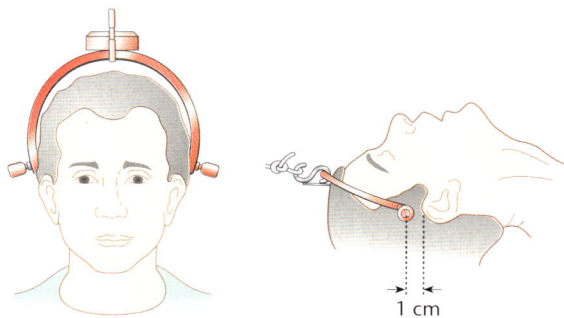

Abb. 34-7   HWS-Extension mit Crutchfield-Zange.

Fahrzeug zusammen. Die Lenkerin des Taxis erleidet eine Fraktur des 2. Halswirbelkörpers mit Bogen-wurzelbeteiligung links. Neurologisch besteht eine dissoziierte Sensibilitätsstörung von C2 abwärts mit herabgesetzter Berührungs- und Lageempfindung links sowie kontralateraler Hypalgesie und Therm-hypästhesie. Nach Ausräumung der Bandscheibe C2/3 wird eine ventrale Spondylodese durch Kno-chenspanimplantation und Plattenverschraubung vorgenommen. Nach Abklingen des spinalen Schocks bildet sich die Querschnittssymptomatik innerhalb von 2 Wochen vollständig zurück.

34.2   Knöcherner Thorax

Sternumfraktur (s. Kap. 11.7.1).

Rippenfraktur (s. Kap. 11.7.1).

34.3   Abdomen (s. Kap. 23)

Definition

Das **abdominale Trauma** entsteht durch äußere Ge-walt auf die Bauchwand und führt zu Verletzungen der Bauchorgane. Man unterscheidet stumpfe von offenen Bauchtraumen.

Das Zeitintervall zwischen Trauma und Laparoto-mie ist für die Prognose des Patienten, vor allem Poly-traumatisierter, von entscheidender Bedeutung. Man unterscheidet 3 Dringlichkeitsstufen.

Dringlichkeitsstufen (s. Tab. 34-3)

Diagnostik von Abdominaltraumen

- **Klinische Untersuchung:**
  - Vitalparameter
  - Palpation
  - Druckschmerz
  - Peritonismus
  - Schmerzangaben mit Ausstrahlung
  - Markieren von Kontusionen (Verlaufsbeurteilung)
  - Inspektion oberflächlicher Wunden (tiefe Wun-den werden im OP versorgt).
- **Sonographie: Entscheidende und schnelle Unter-suchung,** die sicher beherrscht werden muss. Vor-rangig ist die Frage nach freier Flüssigkeit und dabei die Angabe über die ungefähre Menge!

Merke
Eine Peritoneallavage zum Nachweis freier Flüssig-keit ist heute wegen der schnellen und einfach durchzuführenden Sonographie obsolet. Insbeson-dere ist eine Kontrollsonographie im Verlauf nicht mehr möglich.

- **Röntgen:** Thorax im Liegen, Abdomenübersicht in Linksseitenlage (freie Luft unter der seitlichen Bauchwand → Perforation), KM-Darstellung des oberen oder unteren GI-Trakts.
- **Computertomographie:** Ein CT wird bei unklaren Befunden oder schwierigen Schallbedingungen durchgeführt. KM kann bei der Darstellung paren-chymatöser Organe hilfreich sein.
- **Angiographie:** Bei V.a. Gefäßverletzungen, nicht geklärtem Blutverlust, Abklärung von Organschä-den etc.
- **Urethrozystographie:** Bei V.a. Harnröhrenabriss.

- **Laparoskopie:** Die Laparoskopie dient zur gezielten Inspektion der Abdominalhöhle, zur Beurteilung freier Flüssigkeit sowie zur Abklärung unklarer Abdominalbefunde im Intervall.

Stumpfes Bauchtrauma

Ätiologie

Auffahrunfall, z. B. mit Aufprall auf das Lenkrad, Gurttrauma, Stoßverletzung, Explosion oder Einklemmungsverletzung. Häufig liegen **weitere Verletzungen außerhalb des Abdomens** vor!

Symptomatik

- Wenig bis stärkste Schmerzen
- Prellmarken, Hämatome, Vorwölbungen
- Bild des akuten Abdomens
- Schockzeichen.

Diagnostik

Anamnese und klinische Untersuchung, **Sonographie** zur Beurteilung von Organverletzungen (Milz, Leber, Pankreas) und freier Flüssigkeit.

> **Merke**
> Engmaschige Hb-Kontrolle und Messung des Bauchumfangs ermöglichen keine ausreichende Aussage über eine intraabdominelle Verletzung und sind daher wenig hilfreich!

Therapie

Falls intraabdominelle Verletzungen wahrscheinlich sind, muss eine operative Intervention zur Lokalisation der Verletzung und möglicher Blutungsquellen erfolgen. Hierbei sind alle Bauchorgane und das Retroperitoneum zu inspizieren und ggf. zu versorgen.

Offenes Bauchtrauma

Definition

Das offene Bauchtrauma wird durch einen Fremdkörper verursacht, der neben der Bauchdecke auch das Peritoneum verletzt.

Symptomatik

- Einstichstellen
- Eventuell Fremdkörper noch sichtbar
- Schmerzen
- Schockzeichen.

Tab. 34-3 Dringlichkeitsstufen bei der Versorgung abdomineller Traumata

Akut lebensbedrohlicher Befund	Der Charakter der Abdominalverletzung ist sofort erkennbar, z.B. bei massiver intraabdomineller Blutung. Es besteht ein hypovolämischer Schock mit Zentralisierung, Beatmungspfichtigkeit oder eine Desorientiertheit des Patienten **Merke:** sofort Schocktherapie einleiten. Eine Organdiagnostik entfällt, weil i.d.R. nach kurzer Sonographie sofort laparotomiert werden muss
Sichere Pathologie, aktuell keine vitale Bedrohung	Der Patient ist wach und ansprechbar. Die abdominelle Symptomatik äußert sich als Peritonismus, Druckschmerz, Harnverhalt oder Ileus **Merke:** Die Diagnostik muss in wenigen Stunden abgeschlossen sein (Sonographie, CT, Angio), da es sonst zur akuten Lebensbedrohung des Patienten kommt
Diskreter Befund	Immer an schwerwiegende Verletzung denken, z.B. subkapsuläre Milzblutung, Pankreaskontusion. Daher immer eine sorgfältige Diagnostik und engmaschige Befundkontrolle gewährleisten. Bei diesen Patienten ist eine gute präoperative Vorbereitung möglich, um so optimal laparotomieren zu können

Diagnostik/Therapie

Jeder Patient mit V. a. ein perforierendes Bauchtrauma **muss laparotomiert** werden. Alternativ ist bei fehlendem Hinweis auf eine intraabdominelle Verletzung eine Laparoskopie möglich.

> **Merke**
> Ein in situ verbliebener, die Bauchdecke perforierender Gegenstand darf nicht vom erstversorgenden Arzt entfernt werden! Die Entfernung erfolgt erst intraoperativ, da ein vorzeitiges Entfernen eine massive innere Blutung auslösen kann.

34.4 Urogenitalsystem

Siehe Kapitel 27.9

35 Kinderchirurgie

Gerlind Souza-Offtermatt

35.1 Grundlagen

Hauptindikationen in der Kinderchirurgie stellen einerseits **Fehlbildungen** der verschiedenen Organsysteme dar, die sich dem behandelnden Arzt in sehr unterschiedlicher Form präsentieren können, andererseits auch **kinderchirurgische Notfälle** (z. B. Invagination), aber auch **maligne Tumoren.**

Präoperatives Vorgehen

Anamnese
Bei der kinderchirurgischen Anamnese sollen über die allgemeine Anamnese hinaus folgende Fragen geklärt werden:
- letzter Kontakt mit Infizierten (z. B. Varizellen, Masern, Scharlach); hämorrhagische Diathese (Familienanamnese)
- bei einer Notfall-OP: Zeitpunkt der letzten Nahrungsaufnahme.

Klinische Untersuchung
Die klinische Untersuchung muss altersspezifisch vorgenommen werden, evtl. unter Hinzuziehung eines pädiatrischen Konsiliarius.

Insbesondere auf Infektionen der oberen Luftwege achten → Kontraindikation für elektive Eingriffe.

Diagnostik
Bei Routineeingriffen wird meist verzichtet auf:
- **Röntgen-Thorax in 2 Ebenen**; Ausnahme: vorbestehende Lungenerkrankung und pathologischer Auskultationsbefund;
- **EKG**; Ausnahme: vorbestehende Herzerkrankung und pathologischer Auskultationsbefund.

Laboruntersuchungen
Diese sind bei unauffälliger körperlicher Untersuchung und Eigen- und Familienanamnese vor kleineren, elektiven Eingriffen nicht erforderlich. Ansonsten sind präoperativ folgende Untersuchungen durchzuführen:

- Gerinnungswerte;
- großes BB, Blutgruppe;
- CRP und BSG: deutliche Erhöhung der Werte → Kontraindikation für elektiven Eingriff;
- Elektrolyte; **cave:** präoperativ erhöhtes Kalium kann durch Succinylcholingabe während der Narkose noch zusätzlich ansteigen → hyperkaliämischer Herztod;
- BZ;
- Kreatinin, Urinstatus.

Bei größeren Eingriffen→ Kreuzblut und Bereitstellung von Erythrozytenkonzentraten.

Notfalldiagnostik
- CCT → V. a. Hirnblutung (bei Neugeborenen und Säuglingen erfolgt eine Sonographie des Schädels via Fontanelle);
- Sonographie Abdomen → Abklärung freier Flüssigkeit in der Bauchhöhle;
- Abdomenübersicht→ Abklärung freier Luft und Darstellung von Spiegeln.

Präoperative Maßnahmen

Ausgleich von Dehydratation und Elektrolytverlusten
Das Kind kann keineswegs als kleiner Erwachsener aufgefasst werden kann; schon hinsichtlich der Körperoberfläche weist es völlig andere Verhältnisse auf (s. Tab. 35-1). Die Körperoberfläche beträgt beispielsweise beim Säugling bezogen auf das Körpergewicht das 2–3fache des Erwachsenen, der Flüssigkeitsumsatz erfolgt sogar 3–4-mal so schnell wie beim Erwachsenen. Es ist aus diesem Grund gegenüber Störungen des Flüssigkeitshaushaltes anfälliger als der Erwachsene, was bei der perioperativen Flüssigkeitszufuhr zu berücksichtigen ist; die Anpassungsmöglichkeit im Fall einer Exsikkose ist im frühen Kindesalter wesentlich geringer als im späteren Lebensalter.

Erfolgt die Aufnahme und Operation nach anhaltendem Erbrechen und mangelnder Nahrungsauf-

Tab. 35-1 Durchschnittliche Körperoberfläche nach Gewicht und Alter

Alter	Gewicht (kg)	Körperoberfläche (m²)
Neugeborenes	3,5	0,25
5 Monate	7,0	0,35
2 Jahre	12,0	0,5
5 Jahre	19	0,75
9 Jahre	30	1,0
12 Jahre	40	1,25
15 Jahre	50	1,50

nahme im Zustand einer Exsikkose, sind zunächst **Dehydratation** und **Elektrolytverluste** auszugleichen.

Darmentleerung

Eine Darmentleerung ist insbesondere bei intra- und retroperitonealen Eingriffen erforderlich und wird bei Säuglingen mit Microklist®, bei älteren Kindern mit Practo-Clyst® am Abend vor der OP durchgeführt. Vor allem bei Darmoperationen ist eine möglichst vollständige Entleerung wichtig, weshalb Einläufe auch wiederholt werden können.

Nahrungskarenz

Es gelten die in Tabelle 35-2 aufgeführten Richtlinien für die Nahrungskarenz.

Bei einer Notfall-OP stimuliert man entweder durch Gabe von Erythromycin die Magenentleerung, oder der Mageninhalt wird mit der Sonde abgezogen.

35.2 Kinderchirurgische Krankheitsbilder

Nachfolgend werden verschiedene häufig auftretende kinderchirurgische Krankheitsbilder nach dem betroffenen Organsystem aufgeführt. Da einige von ihnen schon im Rahmen der speziellen Chirurgie abgehandelt wurden, wird in dem Fall auf die Kapitel

Tab. 35-2 Nahrungskarenz vor Operationen

Säuglinge bis 4 kg KG	Bis 4 h vor Narkosebeginn Fütterung von Muttermilch oder Flaschenmilch
Säuglinge über 4 kg KG	Bis 4 h vor Narkosebeginn gesüßter Tee
Säuglinge über 6 Monate sowie Kleinkinder	Bis 4 h vor Narkosebeginn gesüßter Tee
Schulkinder	Spätestens 6 Stunden vor OP oder am Abend vor OP letzte Mahlzeit

hingewiesen, andere, noch fehlende werden beschrieben.

35.2.1 Nervensystem

Hydrozephalus im Kindesalter (s. Kap. 10.1.5)

Spina bifida (s. Kap. 10.2.4)

Neuroblastom

Syn.: Sympathoblastom

Definition

Tumor wechselnder Malignität, der von sympathischem Nervengewebe ausgeht. Er kann überall auftreten, wo sympathisches Nervengewebe vorhanden ist, also entlang dem **Grenzstrang,** am häufigsten jedoch in der **Nebenniere.**

Epidemiologie

Das Neuroblastom steht bei den Tumoren im Kindesalter an dritthäufigster Stelle, im Säuglingsalter ist es sogar der häufigste Tumor. 90 % der Betroffenen sind jünger als 6 Jahre.

Stadieneinteilung (Tab. 35-3)

Symptomatik

Die Symptomatik ist abhängig von der Lokalisation des Primärtumors:
- **zervikal** → in 15–20 % Horner-Syndrom;
- **intrathorakal** → Luftnot, neurologische Symptome, Einflussstauung;
- **retrobulbär** → Brillenhämatom.

Bei Wachstum vom Grenzstrang aus in die Foramina intervertebralia nach intraspinal → **Querschnittssymptomatik** (Erwachsenenalter).

Weitere Symptome sind diffuse Durchfälle, Fieber, Blutdruckkrisen, Bauchschmerzen. Zuweilen wird der Tumor auch zufällig bei der Diagnostik anderer Krankheiten (z.B. bei Hydronephrose, Varikozele) entdeckt.

Diagnostik

- Sonographie und MRT → Lokalisation des Tumors.
- Tc-Skelettszintigraphie und MIBG-(Metajodbenzylguanidin-)Szintigraphie zur Metastasendiagnostik.
- Labor: Katecholaminmetaboliten (Vanillinmandelsäure, Homovanillinsäure, Dopamin) in Serum und 24-h-Urin ↑.
- Tumormarker: NSE.

Therapie

Abhängig vom Stadium wird folgende Therapie empfohlen:
- Stadium I: Tumorexstirpation
- Stadium II: Tumorexstirpation und Chemotherapie
- Stadium III und IV: präoperative Chemotherapie und Bestrahlung, dann Tumorexstirpation.

Prognose

Wenn die Diagnose erst spät (Stadium IV) gestellt wird, ist die Prognose insgesamt schlecht. Im Stadium

I, II und IV-S gute Heilungsrate (90 %), im Stadium IV Heilungsrate bei 10–20 %. Jedoch wurden bei Säuglingsneuroblastomen Spontanregressionen unter minimaler Therapie beobachtet.

35.2.2 Thorax

Trichterbrust (s. Kap. 11.4.1)

Kongenitales Lobäremphysem (s. Kap. 11.6.1)

35.2.3 Herz

Fehlbildungen des Herzens (s. Kap. 12.4)

35.2.4 Gesicht und Mundhöhle

Lippen-Kiefer-Gaumen-Spalten (s. Kap. 14.2)

35.2.5 Hals

Halszysten/Halsfisteln (s. Kap. 15.1.2)

Muskulärer Schiefhals (s. Kap. 15.1.2)

35.2.6 Gastrointestinaltrakt

Ösophagusatresie (s. Kap. 17.4)

Hypertrophe Pylorusstenose (s. Kap. 19.4)

Duodenalatresie und -stenose (s. Kap. 19.4)

Mekoniumileus

Definition/Ätiologie

Als Mekonium (Kindspech) wird der erste, noch intrauterin gebildete Stuhlgang des Neugeborenen bezeichnet, der aufgrund des hohen Biliverdingehalts ein schwarzgrünes Aussehen hat.

Ausbleibender Mekoniumabgang aufgrund zähen, eingedickten Mekoniums kann ein erstes Zeichen einer **Mukoviszidose** sein und führt zu Obturationsileus. Der Verschluss ist im terminalen Ileum lokalisiert, was eine massive Dilatation der proximalen Dünndarmabschnitte zur Folge hat.

Symptomatik/Diagnostik

- Eventuell schon intrauterin erkennbare Dilatation der proximalen Dünndarmschlingen, möglich auch intrauterine Perforation und nachfolgende Mekoniumperitonitis; typische radiologische Zeichen sind multiple, intraperitoneale Verkalkungen (Perforation).
- Obwohl Rektum und Anus durchgängig sind, Ausbleiben des Mekoniumabgangs.
- **Galliges Erbrechen** nach der Geburt (innerhalb der ersten 24–48 h).
- Darmsteifungen, Meteorismus.
- Röntgen-Abdomenübersicht im Hängen: stark erweiterte Dünndarmschlingen **ohne** Flüssigkeitsspiegel (das eingedickte Mekonium kann keine Spiegel bilden) und kleinfleckige Verschattungen,

Tab. 35-3 Stadieneinteilung des Neuroblastoms nach dem „International Neuroblastoma Staging System" (INSS)

Stadium I	Tumor auf Ursprungsort begrenzt, vollständige Entfernung möglich
Stadium IIa	Unilateraler Tumor ohne LK-Metastasen, Entfernung nur inkomplett möglich
Stadium IIb	Unilateraler Tumor mit homolateralen LK-Metastasen
Stadium III	Tumor überschreitet Mittellinie, homolaterale oder bilaterale LK-Metastasen
Stadium IV	Fernmetastasen (Knochen, Knochenmark, Leber)
Stadium IV-S	Wie Stadium I oder II, aber mit Fernmetastasen in Haut, Leber, Knochenmark, aber nicht in Knochen (S = sine Knochen)

die von **feinsten Luftbläschen** durchsetzt sind, Verkalkungen bei Perforation.
- Mekoniumtest: Schnelltest zur Früherkennung der Mukoviszidose durch Nachweis eines Albumingehalts im Mekonium.

Therapie

Konservative Therapie

Zunächst Entlastung mit nasogastraler Sonde, Ausgleich von Elektrolytverschiebungen; Versuch der Lösung der zähen Mekoniummassen durch Einlauf mit hochosmolaren Lösungen.

Operative Therapie

Bei Fehlschlagen des konservativen Therapieversuchs Operation mit offener Entfernung des Mekoniums, eventueller Resektion des dilatierten Ileumabschnitts und Anlegen einer passageren doppelläufigen Ileostomie. Substitution von Pankreasfermenten bei Mukoviszidose.

Invagination

Definition/Ätiologie

Die wichtigste Form des Ileus im Säuglingsalter ist die Invagination. Meist schiebt sich dabei das untere Ileum in das Kolon mit nachfolgender Abschnürung der Mesenterialgefäße, Ischämie und Nekrose der Darmwand.

Ätiologisch spielt dabei eine Behinderung des Bewegungablaufs der Propulsivperistaltik eine Rolle, wie sie bei **Meckel-Divertikel, Darmwandhämatomen und vergrößerten mesenterialen Lymphknoten** vorkommt. Anamnestisch lässt sich häufig eine Nahrungsumstellung eruieren (vergrößerte Peyer-Plaques). Das Prädispositionsalter liegt zwischen dem 6. und 12. Lebensmonat.

Symptomatik

Das Krankheitsbild beginnt **aus völliger Gesundheit** mit **kolikartigen Bauchscherzen,** die Kinder krümmen sich und schreien. Nach einem **freien Intervall** von ½ h bis zu mehreren Stunden **erneute Schmerzattacke** mit **rezidivierendem, galligen Erbrechen** und **verfallenem Gesichtsausdruck.** Etwa 12–18 h nach Beginn kommt es zu **peranalem Abgang von blutigem Schleim.**

> **Merke**
> Aufgrund des symptomfreien Intervalls wird die Krankheit häufig erst spät erkannt.

Diagnostik

- Klinische Untersuchung: Palpation des Invaginats als walzenförmige Resistenz und blutiger Fingerling bei der rektalen Untersuchung.

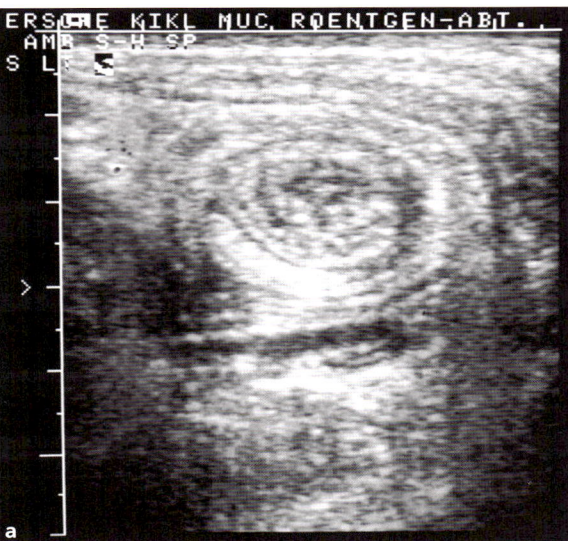

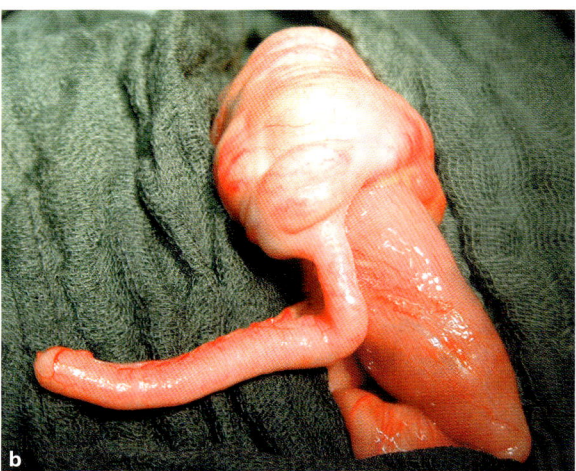

Abb. 35-1 Invagination. a) Sonographischer Befund mit typischem Schießscheibenphänomen. b) intraoperativer Befund: ileozökale Invagination mit Einstülpung des Ileums in das Zäkum.

- Sonographie → typisches Schießscheibenphänomen (s. Abb. 35-1).

Therapie

Eine Reposition darf nur durchgeführt werden, wenn der Patient keine peritonitischen Zeichen präsentiert.

Unter sonographischer Kontrolle wird mittels Einlauf ein Repositionsversuch vorgenommen. Alternativ kann unter radiologischer Kontrolle versucht werden, den invaginierten Darmteil mit Hilfe von Gastrografin® bei maximalem Druck von 100 cm Wassersäule zu reponieren oder mit Hilfe von Luft (pneumatische Reposition).

Ist eine Reposition nicht mehr möglich, wird laparotomiert und offen reponiert. Ggf. wird der nekrotisch veränderte Darmabschnitt reseziert.

Nekrotisierende Enterokolitis

Vermutlich aufgrund von Darmischämien im **Verlauf einer Kreislaufzentralisation (perinatalen Asphyxie)** kommt es zu nekrotischen Darmwandveränderungen, die meist im distalen Ileum oder proximalen Kolon lokalisiert sind. Es entsteht eine hämorrhagisch-ulzeröse Entzündung, die bei längerer Dauer zu Gangrän und Perforation führen kann. Meist erkranken Früh- oder Mangelgeborene.

Erste Anzeichen sind Apathie und Trinkschwäche, dann kommt es zu **galligem Erbrechen, Meteorismus** und **blutig-schleimigen Durchfällen.**

Röntgenologisch zeigen sich auf der Abdomenübersichtsaufnahme Gasansammlungen in der Darmwand und evtl. freie Luft.

Die nekrotisierende Enterokolitis wird konservativ behandelt. Eine Indikation zur Operation sind Perforation, Darmgangrän und Striktur des Ileus

Atresien und Stenosen des Dünndarms

Non-Rotation und Malrotation I und II (s. Kap. 20.4)

Appendizitis im Kindesalter (s. Kap. 21.5)

Eine akute Appendizitis kann schon bei Säuglingen und Kleinkindern vorkommen, am häufigsten betroffen sind jedoch Kinder zwischen dem 8. und 12. Lebensjahr.

> **Merke**
> Prinzipiell gilt: Je jünger das Kind ist, umso schneller kommt es zur Vereiterung und zur Perforation; umso schwieriger ist auch die Diagnose zu stellen. Bei Bauchschmerzen im Kindesalter muss stets an eine Appendizitis gedacht werden.

Initialsymptome sind häufig Obstipation, **Übelkeit** und **Erbrechen,** Schmerzen in der **Nabelgegend,** bevor sich der typische Druckschmerz mit Abwehrspannung im rechten Unterbauch zeigt. Die häufig sehr unterschiedliche Symptomatik ist jedoch charakteristisch für eine akute Appendizitis im Kindesalter.

Morbus Hirschsprung (Megacolon congenitum) (s. Kap. 21.4)

Rektum- und Analatresie (s. Kap. 22.4)

Kindlicher Rektumprolaps (s. Kap. 22.7)

35.2.7 Leber, Gallenblase und Gallenwege, Pankreas

Zystenleber (s. Kap. 24.4)

Gallengangsatresie/Choledochuszyste (s. Kap. 25.3)

Pancreas anulare (s. Kap. 26.4)

35.2.8 Niere und Harnwege, Genitalorgane

Fehlbildungen der Niere, des Harnleiters, der Harnblase und Harnröhre (s. Kap. 27.4)

Hodentorsion (s. Kap. 27.8)

Wilms-Tumor
Syn.: Nephroblastom

Definition/Einteilung

Es handelt sich um einen meist einseitig, aber auch doppelseitig auftretenden **malignen embryonalen Mischtumor** der Niere, der aus epitheloiden und mesenchymalen Anteilen besteht. Man unterscheidet zwischen drei Subtypen mit niedrigem, mittlerem und hohem Malignitätsgrad.

Nach der SLOP (international Society of Paediatric Oncology) besteht die in Tabelle 35-4 angeführte Klassifikation.

Der Wilms-Tumor zählt zu den häufigsten Tumoren des Kindesalters (10 %). Der Häufigkeitsgipfel liegt ohne Geschlechtsbevorzugung zwischen dem 2. und 5. Lebensjahr.

Symptomatik/Diagnostik

Den Eltern fällt als Erstes meist zufällig der **dicke Bauch** auf, Bauchschmerzen und Fieber kommen eher selten vor.

Tab. 35-4	Klassifikation des Wilms-Tumors
Stadium I	Tumor auf eine Niere beschränkt, Kapsel nicht durchbrochen
Stadium II	Tumor durchbricht die Nierenkapsel, infiltrierendes Wachstum in Blutgefäße und Fettgewebe, chirurgisch noch vollständig zu entfernen
Stadium III	Peritoneale Metastasierung, Tumor nicht mehr vollständig zu entfernen
Stadium IV	Hämatogene Fernmetastasen in **Lunge, Leber, Knochen und Gehirn**
Stadium V	Beidseitiger Tumor

Bei der Palpation ist ein **riesiger, derber Tumor** zu tasten, der über die Mittellinie hinausreichen kann. **Cave**: vorsichtige Palpation wegen Rupturgefahr. Im Urin findet man gelegentlich Mikrohämaturie, eine Hypertonie kann vorhanden sein.

Bildgebende Diagnostik mit Sonographie, MRT und Röntgen-Thorax (Lungenmetastasen). Ggf. Szintigraphie zur Abgrenzung von Neuroblastom. Keine primäre Biopsie!

Therapie

Im Stadium I und II ist eine primäre Tumornephrotomie möglich, ansonsten wird eine präoperative Chemotherapie zur Tumorreduzierung durchgeführt, dann En-bloc-Resektion von Tumor und Niere mit regionären Lymphknoten. Abhängig von Stadium und histologischen Typ evtl. postoperative Chemotherapie und Bestrahlung.

Prognose

Die 5-Jahres-Überlebensrate aller Nephroblastome beträgt 85 %.

Tab. 35-5	Verteilung kinderchirurgischer Krankheitsbilder auf Altersstufen	
Neugeborenes (–28 Tage)	**Säugling**	**Kleinkind (evtl. Schulkind)**
• Hydrozephalus • Spina bifida • Kongenitales Lobäremphysem • Fehlbildungen des Herzens • Lippen-Kiefer-Gaumen-Spalten • Ösophagusatresie • Mekoniumileus • Duodenalatresie und -stenose • Nekrotisierende Enterokolitis • Dünndarmatresie • Nonrotation, Malrotation I und II • Rektum- und Analatresie • Gallengangsatresie • Angeborene Zwerchfellhernie • Omphalozele	• Muskulärer Schiefhals • Hypertrophe Pylorusstenose • Invagination • Megacolon congenitum* • Pancreas anulare • Hodentorsion • Leistenhernie und Hydrozele* • Fehlbildungen der Niere, des Harnleiters, der Harnblase und der Harnröhre	• Neuroblastom • Trichterbrust • Halszysten • Appendizitis • Rektumprolaps • Zystenleber • Wilms-Tumor

*Megakolon und Leistenhernie können auch schon im Neugeborenenalter auftreten/symptomatisch werden

35.2.9 Hernien und Hydrozelen

Angeborene Zwerchfellhernie des Neugeborenen
(s. Kap. 18.3)

Leistenhernien (s. Kap. 30.1.2)

Omphalozele und Nabelbruch (s. Kap. 30.1.1)

Hydrozele (s. Kap. 30.2)

Die in diesem Kapitel aufgeführten Krankheitsbilder verteilen sich auf die verschiedenen Alterstufen wie in Tabelle 35-5 ersichtlich.

36 Kleine Chirurgie

Gerlind Souza-Offtermatt

Panaritium

Definition und Einteilung

Panaritien sind eitrige Entzündungen der Finger, die meist an der Volarseite lokalisiert sind. Dorsalseitige Abszedierungen sind weit seltener.

Die Einteilung der Panaritien ist Tabelle 36-1 und Abbildung 36-1 zu entnehmen.

Ätiologie

Ein Panaritium entsteht aus einer kleinen **Bagatellverletzung** des Fingers, aus Stichverletzungen oder Bisswunden. Erreger sind in der Regel **Staphylokokken**, evtl. in Kombination mit gramnegativen Stäbchen.

Tab. 36-1 Panaritien	
Oberflächlich	
Paronychie = Panaritium paraunguale	Infektion des Nagelrands
Panaritium subunguale	Panaritium des Nagelbetts, das aus einer Paronychie entsteht
Panaritium cutaneum	Subepithelial gelegene eitrige Infektion mit Bildung einer Eiterblase
Panaritium subcutaneum	Infektion des Unterhautgewebes
Kragenknopf-panaritium	Sonderform des P. subcutaneum, welches über einen kleinen Gang mit der Cutis verbunden ist
Tief	
Panaritum ossale	Panaritium mit Knochenbeteiligung als Folge eines P. subcutaneum
Panaritium articulare	Panaritium mit Gelenkbeteiligung
Panaritium tendinosum	Eine Infektion der Sehnenscheiden (Sehnenscheidenphlegmone)
Hohlhand-phlegmone	Panaritium der Hand im Bereich der Palmaraponeurose, der Beugesehnenfächer oder in noch tieferen Schichten. Geht fast immer mit Fieber, Schüttelfrost und Lymphangitis einher **Sonderfall: V-Phlegmone,** bei der ein Panaritium in den Sehnenscheiden des 1. und 5. Fingers vorliegt

Das Panaritium beginnt als Panaritium cutaneum bzw. subcutaneum und breitet sich ohne wirksame Therapie auf den Knochen (Panaritium ossale), das Gelenk (Panaritium articulare) und die Sehnenscheiden (Panaritium tendinosum) aus.

Symptomatik

Typische Zeichen sind **Rötung, Schwellung** und **Überwärmung** sowie ein **pulsierender Schmerz** an der betreffenden Stelle. Zusätzlich sind feststellbar:
- **bei Panaritium ossale:** Schwellung des gesamten Fingers und Fistelung aus dem Knochen.
- **bei Panaritium articulare:** Schmerzhafte Beweglichkeit und Schwellung des Gelenks.
- **bei Panaritium tendinosum:** Der Finger wird in Schonhaltung (Beugestellung) gehalten; es besteht eine schmerzhafte Bewegungseinschränkung; die Schmerzen verstärken sich bei passiver Streckung.

Diagnostik

Die Diagnose wird durch die **klinische Untersuchung** gestellt. Zum Ausschluss einer Knochen- oder Gelenkbeteiligung (subperiostale Einschmelzungen, Verbreiterung des Gelenkspalts) werden **Röntgenaufnahmen** angefertigt. Bei einer Inzision darf nicht übersehen werden, einen Abstrich zur Keim- und Resistenzbestimmung zu entnehmen.

Komplikationen

Ausbreitung → Entwicklung einer V-Phlegmone oder Hohlhandphlegmone, evtl. auch über den Karpaltunnel auf den Unterarm.

Therapie

Generell ist die Indikation zur OP gegeben, um eine Ausbreitung der Infektion zu verhindern. Dabei gelten verschiedene allgemeine Grundsätze:

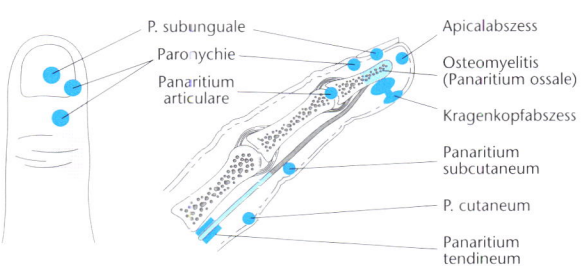

Abb. 36-1   Panaritien.

623

Merke
Statt in Lokalanästhesie werden Infektionen im Bereich des Fingers in Oberst-Leitungsanästhesie durchgeführt, um eine Verschleppung in tiefer gelegene Schichten zu vermeiden.

Zur besseren Übersicht wird eine **Blutsperre** angelegt. Dann wird inzidiert und breit eröffnet, Nekrosen werden entfernt, wobei Gefäß-Nerven-Bündel präpariert werden. Anschließend wird eine Gummilasche eingelegt und auf einer palmaren Unterarmschiene für 3–5 Tage **ruhig gestellt; täglicher Verbandswechsel** und **Handbäder.**

Bei Eingriffen am Nagel muss darauf geachtet werden, dass die Matrix nicht beschädigt wird, sodass der Nagel nachwachsen kann.

- **Panaritium ossale:** Zusätzlich Sequesterentfernung und Antibiotikaschutz. Stationäre Behandlung ist erforderlich. In weiter fortgeschrittenen Fällen kann u. U. auch eine Amputation erforderlich werden.
- **Panaritium articulare:** Eröffnung des Gelenkes und Spülung. Der Patient wird stationär behandelt. In Hinblick auf die Gelenkfunktion ist die Prognose ungünstig. In vielen Fällen ist eine spätere Arthrodese notwendig.
- **Panaritium tendinosum:** Sofortige OP ist indiziert. Nach entlastender Inzision wird die Sehnenscheide dargestellt und eröffnet; offene Behandlung und mehrmalige Saug-Spül-Drainage mit isotoner Lösung, evtl. Ringer-Laktat; Antibiotikatherapie und stationäre Behandlung.
- **Hohlhandphlegmone:** Eröffnung des Parona-Raumes d. h. des Raumes zwischen M. pronator quadratus, der Membrana interossea und den Beugesehnen zur Verhinderung einer weiteren Ausbreitung auf den Unterarm; Abtragung von Nekrosen, Drainage, Ruhigstellung und Antibiotikaschutz; stationäre Behandlung.

Merke
Bei operativen Eingriffen an der Hand ist zum Erhalt der uneingeschränkten Beweglichkeit eine frühzeitige Mobilisation äußerst wichtig.

Unguis incarnatus
Syn.: Eingewachsener Nagel

Definition
In den meisten Fällen an der medialen Seite der Großzehe lokalisiertes Einwachsen des Nagels in den Nagelfalz.

Ätiologie
- Falsche Nagelpflege, bei welcher der seitliche Nagelrand zu kurz geschnitten wird;
- enges Schuhwerk, durch welches der seitliche Druck auf den Nagel zu groß ist;
- anlagebedingtes zu breites Nagelbett.
Es bildet sich eine chronische Entzündung mit überschießender Granulation, sodass Weichteile seitlich über den Nagel wuchern.

Symptomatik/Diagnostik
Schmerzhafte Schwellung und **Entzündungszeichen.** Die Veränderung wird durch die klinische Inspektion diagnostiziert.

Komplikationen
Durch Taschenbildung und den ständigen Druck kann sich eine **akute Paronychie** entwickeln.

Therapie
Die **konservative** Behandlung besteht in der Einlage einer Nagelkorrekturspange, die jedoch mehrere Monate angewandt werden muss. Akute Entzündungen werden mit Kamille- oder Betaisodona-Fußbädern behandelt.

Meist ist jedoch die Indikation zur **OP** gegeben, da die konservative Behandlung häufig zu Rezidiven führt oder nicht ausreichend ist. Es wird eine **laterale Keilexzision** (sog. Emmet-Plastik) in Oberst-Leitungsanästhesie mit Blutsperre am Zehengrundgelenk vorgenommen, bei welcher der Nagel zu etwa $\frac{1}{3}$ reseziert wird und gleichzeitig Nagelwall, -bett und zugehörige Matrix mit entfernt werden. Postoperativ erfolgt offene Wundversorgung mit Salbenstreifen (Branolind®).

Merke
Bei peripheren Durchblutungsstörungen sollte wegen der schlechteren Wundheilung eine OP vermieden werden bzw. zuvor die Möglichkeit einer Durchblutungsverbesserung abgeklärt werden.

Subunguales Hämatom/Fremdkörper

Definition/Ätiologie
Traumatisch verursachte Quetschung des Nagels, die zu subungualen Blutungen mit starkem Druckanstieg im subungualen Raum und Blauverfärbung der Nagelmatrix führt.

Auch durch Einspießen von Fremdkörpern kann ein subunguales Hämatom entstehen.

Symptomatik
Starke Schmerzhaftigkeit und Blaufärbung des Nagels.

Diagnostik
Zum Ausschluss einer Fraktur → Röntgenaufnahme des/der betroffenen Fingers/Zehe.

Differenzialdiagnose
Differenzialdiagnostisch muss an einen **subungualen Nävuszellnävus** und ein **subunguales Melanom** gedacht werden.

Therapie
Eine **Nagelperforation,** die mit einer 1er-Kanüle oder auch mit einer glühenden Büroklammer durchgeführt wird, bringt durch Druckentlastung schnelle Schmerzlinderung; der Nagel wird belassen.

Ein abgelöster Nagel sollte solange auf dem Nagelbett fixiert werden, bis der nachwachsende Nagel den proximalen Nagelfalz erreicht hat, da eine frühzeitige Entfernung zu Verwachsungen führen kann und der neue Nagel nicht regelrecht nachwächst.

Ganglion

Syn.: Überbein

Definition/Ätiologie

Als Ganglion bezeichnet man einzeln oder multipel vorkommende **gallerthaltige Zysten** im Bereich der Sehnen bzw. Sehnenscheiden, die durch Traumen oder Fehlbelastungen hervorgerufen werden und durch myxoide Degeneration entstehen.

Vorwiegend finden sie sich an der Streckseite des Handgelenks, aber auch am Fußrücken und in der Kniekehle.

Symptomatik

Der **prall-elastische,** gut abgrenzbare, nicht verschiebliche Tumor wächst langsam und tritt bei bestimmten Gelenkstellungen besonders vor, manchmal verbunden mit **Schmerzen** und Bewegungseinschränkung.

Diagnostik

Die klinische Untersuchung zeigt einen typischen Inspektionsbefund. Bei der Sonographie stellt sich eine zystische Veränderung dar.

Differenzialdiagnose

Abzugrenzen sind benigne (Lipome, Atherome) und maligne (Fibrosarkome oder Synovialome) **Tumoren des Sehnengleitgewebes.** Auch an **Sehnenscheidenhygrome** ist differenzialdiagnostisch zu denken. Diese treten bei chronischen Entzündungen (Rheuma, Tbc) auf; dabei ist die Sehnenscheide verdickt, und man kann Fibringranula („Reiskörner") ertasten.

Therapie

Bei Schmerzen und Bewegungseinschränkung ist die Indikation zur OP gegeben. Sie wird mit einer Plexusanästhesie und Blutsperre durchgeführt. Wenn die Exstirpation nicht vollständig gelingt, kommt es in 25 % zu Rezidiven.

Atherom/Lipom

Definition

Atherome (sog. Grützbeutel) sind Zysten der Epidermis, die sich im Bereich der Haarfollikel, bevorzugt an der behaarten Kopfhaut, an der Stirn oder am Rücken finden.

Lipome sind benigne, weiche Fettgewebstumoren, die sich meist im Unterhautfettgewebe von Oberarm, Unterarm, Oberschenkel, Bauch oder Nacken finden. Man kann ferner gestielte Lipome, Fibrolipome (mit Bindegewebe) oder Angiolipome (mit Gefäßen) finden. Bei zahlreich in Erscheinung tretenden Lipomen spricht man von **Lipomatose.**

Symptomatik

Atherome treten als derbe, mehrere Zentimeter große, gut verschiebliche Zysten in Erscheinung.

Lipome können Faustgröße erreichen, sie sind als weiche Knoten unter der Haut tastbar.

Diagnostik

Rötgen-Schädel → zum Ausschluss von Osteomen bei Lokalisation am Kopf. Histologische Untersuchung von entferntem Gewebe.

Differenzialdiagnose

Andere Weichteiltumoren.

Therapie

Atherome werden mitsamt der Kapsel entfernt, wobei darauf zu achten ist, dass die Kapsel möglichst nicht eröffnet wird. Lipome werden mit der Kapsel stumpf oder scharf präpariert und dann exzidiert. Die Eingriffe werden in Lokalanästhesie durchgeführt.

Komplikationen

Postoperative Infektionen oder Blutungen.

Myositis ossificans

Definition/Einteilung

Eine umschriebene Umwandlung von Muskelgewebe zu Knochengewebe durch Einlagerung von Kalk wird als Myositis ossificans bezeichnet.

Ätiologie

- Traumatisch bedingt, nach Muskelprellung, Muskelfaserriss oder bei chronischer mechanischer Läsion (z. B. als sog. Reiterknochen bei Verknöcherung des M. sartorius);
- angeboren oder spontan entstehend;
- iatrogen infolge posttraumatischer Massage oder zu früher Mobilisation nach Muskelfaserrissen oder Traumen.

Symptomatik

Druckempfindliche harte Stellen in der Muskulatur, insbesondere der Adduktorengruppe, des M. brachialis oder des M. quadriceps femoris, die sich meist im Muskelbauch, seltener im Sehnenansatzbereich finden.

Diagnostik

Röntgenologisch stellen sich kalkdichte Verschattungen der Muskulatur dar.

Differenzialdiagnose

- Periartikuläre Ossifikation bei Arthrose oder nach Luxationen.
- Myositis ossificans multiplex progressiva (Münchmeyer-Syndrom): seltene, autosomal-dominant vererbliche Erkrankung mit zunehmender Verknöcherung der Muskulatur während der Wachstumsphase. Beginn vorwiegend im Nacken und am

Rumpf, meist mit anderen Deformitäten wie z.B. Mikrodaktylie einhergehend.

Therapie

Den beginnenden Umbau können Kortikoid- oder Hyaluronidaseinjektionen aufhalten, bei abgeschlossenem Umbau werden die verkalkten Bereiche exstirpiert. Allerdings kommt es postoperativ häufig auch zu Rezidiven.

Register

G

L